中国近现代中医药期刊续编
第一辑

中华医学杂志（四）

王咪咪◎主编

2019年度北京市古籍整理出版资助项目

北京科学技术出版社

流行性霍亂與中國舊醫學

余　巖 雲岫

(一) 緒言

予前著霍亂沿革說略(1)(2)及其補遺，(3)(4)以爲現在流行性凶猛之所謂亞細亞霍亂，Cholera asiatica 乃在第一次世界大流行之時（一八一七——一八二三）流入中國，非中國舊有之霍亂也。然二者之間，病候極相似，其本爲一病與否，學者之間，頗有議論。自細菌學進步以後，鑑別診斷固無大難，前乎此，則所資以爲鑑別者，惟有根據病候及周圍之狀況而已。其確實性之薄弱，固無可諱。玆篇所述，末能外此，疏陋之處，在所不免，匡其謬誤，是所望於學者。

(二) 中國舊有霍亂之定義

我國霍亂之病，其名上出內經，遠見漢代，易通卦驗云：「穀雨，……太陽雲出張，當至不至，人多病癰疽瘧振寒霍亂。」(5)班固漢書云：「夏月暑時，歐泄霍亂之疾，相隨屬也。」(5)素問云：「歲土不及，民病飧泄霍亂。」(6)又云：「土鬱之發，民病嘔吐霍亂飲發下注。」(7)又云：「太陰所至，爲中滿霍亂吐下。」(8)又云：「熱至則身熱吐下霍亂。」(9)靈樞云：「清氣在陰，濁氣在陽，營氣順脈，衛氣逆行，淸濁相干，……亂於腸胃，則爲霍亂。」(10)又云：「足太陰之別，……厥氣上逆，則霍亂，實則腸中切痛，虛則鼓脹。」(11)甲乙經，(12)太素，(13)亦載此言，而太素楊上善注云：「霍亂，卒吐利也。」(14)據此；則我國古代之霍亂，乃急性吐瀉之病也。

(三) 舊有霍亂之證候

急性吐瀉之病，其因不一，其著者；流行凶暴、殺人如麻之現代所謂霍亂，散爾蒙菌拉 Salmonella 菌屬之病，（如類傷寒菌B, 腸炎菌 Bacillus enteritidis

等，）腐敗菌，Proteusbacterien 臘腸菌， Bacillus botulinus 以及旋毛蟲 Trichina spiralis 等，又有燐中毒，砒中毒等，以急性胃腸之證狀而發病者，皆是也。今舉中國舊醫籍所載霍亂之病候，臚列之如次。

(1) 吐瀉　內經素問云：「霍亂吐下。」(8) 又云：「吐下霍亂。」(9) 張仲景傷寒論云：「嘔吐而利，此名霍亂。」(15) 又云：「病發熱頭痛身疼惡寒吐利者，此屬何病？答曰，此名霍亂。」(16) 王叔和脈經亦云：(17) 肘後有吐且下利灸法，(18)(19) 范汪方有主霍亂腹痛吐下方，(20) 陳延之小品方亂髮湯，主霍亂吐痢心煩，(21) 謝士泰删繁方亦有「霍亂吐利」之文，(22) 巢元方病源候論云：「挾風而實者，身發熱、頭痛、體疼而復吐利，虛者，但吐利、心腹刺痛而已。」(23) 孫思邈千金方云：「陰陽乖隔，變成吐利，頭痛如破，百節如解，遍體諸筋皆爲囘轉。」(24) 至如外臺秘要所載諸家方論，如廣濟，(25) 必效，(26) 崔氏，(27) 救急，(28) 皆有吐痢之證。有宋而後，霍亂敍證，不改舊物。宋太宗之聖惠方有高良薑治霍亂吐痢腹痛，(29) 徽宗聖濟總錄有霍亂吐利之目，(30) 他如陳言，(31) 朱端章，(32) 許叔微，(33) 金劉河間，(34) 元張從正，(35) 王好古，(36) 明劉宗厚，(37) 王肯堂，(38) 清初郭右陶，(39) 王養吾，(40) (41) 莫不有吐下之候，（乾霍亂除外）所謂濕霍亂也。(42)

以上所引吐瀉一證，在唐以前者稍詳，宋以後醫書過繁，略捃摭一二，以明時代而已。(以下他證仿此)成無已曰：「若止嘔吐而利，經止謂之吐利。必也上吐下利，躁擾煩亂，乃謂之霍亂，其與但稱吐利者，有以異也。」(43) 原書謂之作得之，誤。茲從圖書集成醫部彙考二百五十七霍亂門一引。 王肯堂曰：「蓋暴於旦夕者爲霍亂，可數日久者爲吐利。」(44) 然則霍亂之吐利，乃最急性吐瀉兼作之病也。此爲現代流行性霍亂病，散爾蒙菌拉菌屬病，旋毛蟲病，以及諸中毒病所共有之候，前已言之矣。

(2) 腹痛　傷寒論理中丸方後云：「腹中痛者加人參，足前成四兩半。」(45) 仲景論霍亂言腹痛者，只此一見。肘后頗有之，(46) (47) (48) 范汪有霍亂胸滿腹痛吐下方，(49) 删繁黃連湯有「腹中虛痛。」(50) 黃龍膝湯有「胸腹脹痛」(51) 之候，巢氏病源有心腹絞痛之候，(52) (53) 唐之千金方治中湯(外臺卷六霍亂腹痛吐利方引作理中湯。) 亦言心腹痛(54)，廣濟，

(55)(56)救急，(57)(58)亦言之。宋之聖惠方，(29)聖濟總錄，(59)三因方，(60)元之王好古(61)皆言之。至明王肯堂曰：「病之將作，必先腹中疠痛。」則以腹痛爲霍亂必發之證矣。至清中葉，徐大椿論霍亂外證，亦本陳言三因方，有腹痛之候。(70)

自巢氏病源言「先心痛者則先吐，先腹痛者則先利，心腹並痛者則吐利俱發。」(62)蓋謂霍亂之吐瀉，隨心腹痛而發也。後之醫家論霍亂者，多有心腹痛之候，雖言有詳略，未有舉巢氏病源之言而非之者，至王肯堂遂以爲必發之證，實所見霍亂，證候皆如此，故無異議也。然則中國舊有之霍亂，腹痛乃必發之證也。急性吐瀉之有腹痛者，亦散爾蒙喦拉菌屬病，臘腸菌等菌病，旋毛蟲病及砒中毒等所共有之急性胃腸炎病候也。

(3) 發熱　仲景論霍亂有惡寒發熱內寒外熱之候，(16)病源則分虛實，謂挾風而實者，有發熱頭痛身疼吐利之候，虛者，但吐利心腹刺痛而已。(23)千金方述仲景之文，亦列發熱及裏寒外熱之候，(63)宋之陳言，敍霍亂之證云：「霍亂者，心腹卒痛、嘔吐、下利、惡寒、壯熱、頭痛、眩暈，先心痛則先吐，先腹痛則先利，心腹俱痛，吐利並作，甚則轉筋，入腹則斃，霍亂惡證，無越於斯。」(64)明之王肯堂，(65)虞摶，(66)劉純，(67)孫一奎，(68)清之翁藻，(69)徐大椿，(70)皆祖述其言，以其敍證簡備也。

急性吐瀉而有發熱者，散爾蒙喦拉菌屬，及旋毛蟲病也。此外如腐敗菌、大腸菌感染之肉中毒，則發熱之有無不定，臘腸菌中毒亦然，魚肉中毒之神經型則無熱，砒中毒等亦無熱。然則急性吐瀉之有熱者，大都爲細菌傳染及細菌毒之中毒也。

(4) 轉筋　轉筋者，肌肉痙攣也。吐瀉之甚，全身水分損失，神經肌肉，均受影響，因而攣縮也。仲景云：「吐利汗出，發熱惡寒，四肢拘急，手足厥冷者，四逆湯主之。」(71)四肢拘急，卽轉筋也。然仲景轉筋之證治，則在金匱要略，(72)而不入傷寒論霍亂篇。脈經則將金匱轉筋之條，編入霍亂篇末，且注云：「仲景、經心錄、備急、集驗、必效同。」(73)肘后亦有轉筋入腹用雞屎白散之條，雞屎白散者，仲景金匱轉筋之方也，肘後蓋祖述仲景。外臺採之，亦入霍亂轉筋方門。(74) 故日本喜多村直寬云：「舊經編次，當如脈經。」蓋謂金匱轉筋一條，宜在傷寒論霍亂篇內也。(75) 然則金匱轉筋之病，自王叔和以下，皆以爲當屬於霍亂矣！删繁，(76)病源，(77)千金，(24) (78) 而下，言霍亂者，悉有轉筋之候。

轉筋之證候，凡急性吐瀉失水過多者，皆得有之，陳言三因方所謂甚則轉筋也。(64)

(5) 脈絕、手足冷　傷寒論有脈微欲絕，手足厥冷之候，(79) 所謂四逆也。病源四逆候所云：「其脈欲絕，手足皆冷，名爲四逆，」(80) 是也。此亦千金而下論霍亂者悉有之。

此亦吐下多而失水，血液稠厚，脈管收縮，體之表面及四末，血液流通減少遲滯故也。於各種急性吐瀉病之甚者，皆得有之。

(6) 頭痛、身疼、眩暈　傷寒論有頭痛身疼之候，(16) 病源候論則謂挾風而實者，有發熱頭痛體疼之候，(23)千金方云：「頭痛如破，百節如解，」(24)百節如解，卽身體疼也。三因方又有眩暈之候。(64)

此爲動物性食物中毒所常見之候，食物中毒之病候，約分三類，其一；以急性胃腸炎證候而發者。其二；吐瀉劇烈，呈失水及虛脫證候者，謂之霍亂型。其三；爲傷寒型。傷寒型有自急性胃腸炎型移行者，有發而卽似傷寒者，皆有頭痛、關節牽引痛、眩暈之候，不過輕重不等耳。

(7) 築悸　此謂心悸動也。仲景傷寒論理中丸方後加減，有臍上築候，(81) 巢氏病源有霍亂心腹築悸候，(82)范汪方有臍上築而悸之候，(83)删繁有臍上築築之候，(84) 千金有臍上築之候，(85) 聖濟總錄有霍亂心腹築悸候。(86)

此證宋以後醫家罕有論及者，實爲急性吐瀉病中不甚明著之證也。

(8) 煩躁、臥不安　巢氏病源，(87)肘後(88)有煩躁臥不安候。文仲，(89) 備急，(90)有煩躁候，病源又有煩悶，(91)心煩，(92)煩亂，(93)煩滿，(94) 之別，其實一也。外臺所引亦頗多，(95) 聖濟總錄亦多見之。(96)不繁引。

此多於重篤之急性吐瀉病見之，往往爲將死之候。然臘腸菌中毒無此候。

（9）面青　此今之所謂紫紺色證 Cyanose 也。聖濟總錄一言之。(97)

（10）絕語、音不出　千金有此候，(98)聖濟總錄亦有音聲不出，(99)語音不出，(100)語聲不出(101)之候。

此爲聲帶失水之候。又爲獸肉中毒初期之候，但不常見，所謂急性胃腸炎型之流行性感冒樣證候也。

（11）氣急　備急有氣急而渴候，(102)千金有心腹虛滿拘急、短氣候，(103)喘息垂死候，(104)聖濟總錄亦載之，(105)(106)聖濟又有心腹脹滿氣逆候，(107)不得利、氣急膨滿候，(108)胸脇疠痛喘急候，(109)煩渴喘促無力候，(110)心悶氣短候。(111)

此爲心臟衰弱之候，諸急性吐瀉病皆可有之。

（12）嘔不止　廣濟有心腹痛煩、嘔不止候，(112)肘后有苦嘔不息候，(113)删繁有嘔吐不止候。(114)

肉中毒之毒素，刺戟大腦，往往發二次的增加嘔吐，乃豫後不良之候也。

（13）本是霍亂，今是傷寒　傷寒論有此語，(115)千金亦載之。(116)

此肉中毒之先發急性胃腸炎型，而移行成傷寒型者也。

（14）渴　傷寒論有渴欲得水之候，(117)外臺亦載之，(118)病源有霍亂煩渴候，(119)外臺秘要亦載之。(120)千金之引飲，(121)必效之口乾，(122)皆與渴同。聖濟總錄亦有煩渴候。(123)

此爲失水之候，又爲臘腸菌中毒，分泌機能障礙低下之候。

（15）氣息劣　病源有氣息劣候。(124)

劣，說文訓弱，謂呼吸微弱也。是呼吸痲痺之候，多於臘腸及魚中毒見之。此證候惟病源一見，蓋我國習俗，多尚熟食，臘腸菌及其類似菌之中毒，完全由細菌在肉中所製造之毒質而生，以此種毒素，煮沸之後，則破壞而不能爲害也。

（16）神志昏冒　聖濟總錄有霍亂昏塞下利候，其證爲神識不明，大便遺利，無所覺知也。(125)又有中惡霍亂候，其證爲精神冒昧，靡所知識。(126)

肉中毒之重篤急性胃腸炎型及傷寒型，往往見之。

(17)利血　聖濟霍亂下利候，有利血如鵝鴨肝片之證。(127)

肉中毒之急性胃腸型，有粘液血便，散爾蒙茄拉菌中毒有之，腐敗菌、大腸菌中毒亦有之。

(18)惡寒　傷寒論有發熱、頭痛、身疼、惡寒之候，(128)小品有惡寒、四肢拘急、手足厥逆候，(129)聖濟總錄亦言之。(130)

此爲發熱之先兆，食物中毒之急性胃腸炎型及霍亂型，多有此候。

(19)困乏　病源有困乏候，(131)聖濟總錄有無力候。(132)

此爲肉中毒急性胃腸炎型及霍亂型所常有病候。

(20)手足指腫　千金有此候，(133)聖濟總錄亦載之。(134)

此心臟衰弱之候也。

(21)汗　傷寒論有吐利汗出之候，(135)又有大汗出之候，(136)病源有汗出之候，(137)千金方有汗出，(138)(139)(140)流汗(141)之候。聖濟總錄尤多此候。(142)

此虛脫之候也。

(22)汗不出　千金有此候。(143)

此爲分泌障礙，於臘腸中毒見之。又失水過多，則皮膚乾燥，急性吐瀉病多有之。

(23)手足痲痺　聖濟總錄有此候。(144)

痲說文作痲，訓牖。(145)牖則半枯。(146)痲爲運動障礙，痺爲知覺障礙，蓋與今之以痲痺爲專屬運動障礙而言者，其義少異。此乃轉筋之先驅也，亦心臟衰弱之候。(運動障礙之痲痺字，依說文當作痲痺。)

(24)痞　千金方云：「霍亂病法多痞，」(147)又有心下痞候，(148)聖濟總錄之煩悶痞滿，(149)胸膈氣痞，(150)逆滿，(151)心下痞塞，(152)心煩痞逆，(153)心下痞滿，(154)氣痞不通，(155)皆是。又病源之煩悶逆滿，(156)聖濟之脹悶，(157)心下堅滿妨悶，(158)亦是。

心臟衰弱，横膈膜痲痺，及胃不消化者，皆能有此候。亦食物中毒所常見者也。

以上二十四候，對於舊有霍亂所發生之病證，雖未能悉數包羅，然已得其大要矣。詳其證候，大部爲食物中毒之急性胃腸炎。究其原因，除少數過敏體質及砒燐等特殊中毒之外，多爲細菌及其毒素之祟。然自古以來，至清之中葉，言霍亂者，未有殺人如麻及大流行之記載，此最可注目之點，所以與現今之流行性霍亂不同者也。

（四）弓形菌流行性霍亂入我國之始

此卽西人所謂亞細亞霍亂也。西方第一次大流行，在西曆一千八百十七年至一千八百二十三年，當有清嘉慶二十二年至道光三年，綿亘者凡七年。傳染之猛，蔓延之廣，死亡之多，爲從前急性吐瀉病所未見。歐西人以其從印度傳入，而與舊有之急性吐瀉病不同，名之曰亞細亞霍亂，而以其舊有之急性吐瀉病，名爲內地霍亂， Cholera nostras 亦謂之歐羅巴霍亂。Cholera-Europaea 其與舊有霍亂不同之點，最著者有三焉；（一）流行性猛也，（二）死亡率高也，（三）無痛性排便 Schmezlose Stühle 也。

其入我國也；舊籍所載，以嘉慶二十五年庚辰始，當西曆一千八百二十年，卽世界第一次大流行之第四年也。陸定圃冷廬醫話云：「自嘉慶庚辰年後，患者不絕。」又引許辛木云：「道光辛巳，此症盛行。」(159)辛巳，爲道光元年，當西曆一千八百二十一年，卽傳入我國之第二年也。陳修園醫學實在易云：「庚辰辛巳歲，吾閩患此而死者不少。」(160)與陸定圃之言合。又王淸任醫林改錯云：「道光元年，歲次辛巳，病吐瀉轉筋者數省，京師尤甚，傷人過多，貧不能葬埋者，國家發帑施棺，月餘之間，費數十萬金。」(161)王楚堂所刊之痧症全書，前有三序，第一序爲宋如林道光元年七月望日所作，其言曰：「嘉慶庚辰秋，人多吐瀉之疾，次年辛巳，其病更劇，不移時而殞者，比比皆是。此症始自廣東，今歲福建臺灣患者尤甚。或云自舶趠風來，此言未盡無稽。」第二序爲吳渭泉道光二年壬午所作，其言曰：「道光辛巳夏，余自皖赴閩任，假歸雉皋，展視松楸，時淮揚間痧疫流行，猝不及治，過吳門尤甚，晤姑蘇諸名醫，詢以治療之方，據云，痧症時有，特未見如是之奇且驟者。……壬午夏，泉州郡亢旱，痧疫復行，延及省垣，諸槐坡明府精岐黃術，憐痧症猝死之多，云，閩醫涼熱兼投，十不治一。」第三序爲王楚堂作，亦在道光二年，其言曰：「辛巳承乏泉內，會痧疫流行，夏秋尤劇，雖多方拯救，十嘗六七不治。」(162)徐子默弔脚痧方論云：「古無弔脚痧之名，自道光辛巳夏秋間，忽起此病。」(163)俞蕅峯經驗方彙云：「道光元年，江浙兩省，時疫盛行。」(164)異痧奇方云：「道光初年，浙江多患急症，俗呼吊脚痧。」(165)王孟英霍亂論諸葛氏序，爲道光十八年所作，謂：「近行時疫，俗有吊脚痧一證，古書未載，舉世謂爲奇病，紛紛影射，夭札實多。」(166)據上所引諸書，可以知嘉慶庚辰以後，異病特起，其證爲急性吐瀉，其流行之廣，則嘉慶二十五年流行於廣東福建，次年道光元年，蔓延至江浙，遠及燕京，傳染之猛速如此，非舊有霍亂記載之所有也。此其一。

自許仁則言：「乾霍死者多，濕霍死者少，」(167)劉河間申之曰：「吐利爲急，十死其一二，如揮霍撩亂而不得吐瀉，此名乾霍亂，必死。」(168)成無己亦云：「乾霍亂死者多，濕霍亂死者少。」(169)徐子默吊脚痧方論云：「霍亂之症，吐瀉者爲輕，不能吐瀉者爲重，……從無愈吐愈重，愈瀉愈劇者，此吊脚痧之不同於霍亂也。」(170)蓋自嘉慶庚辰，異病特起而後，陳修園謂死者不少，王清任謂傷人過多，宋如林謂不移時而殞者比比皆是，吳渭泉謂凉熱兼投，十不治一，王楚堂則謂多方拯救，十嘗六七不治，其死亡率之高，可爲之色變，亦非舊有霍亂記載之所有也。此其二。

舊有霍亂，多有腹痛，王肯堂大書特書，以爲必發之候，後人無議之者，至清初郭右陶著痧脹玉衡，立霍亂痧之名，尙云：「痛而吐瀉，」(171)林藥樵痧症全書同。(172)實所見之霍亂，與王氏之言合也。若弓形菌所起之霍亂，則成書所載有無痛性排便 Schmerzlose Stühl 之語，(173)而近來之報告，則有謂腹痛或有或無者，(174)有謂二十名中訴腹痛有九名者，(175)有謂腹痛多屬輕微者，(176)有謂無腹痛雷鳴者，(177)然則流行性霍流，以無痛爲其本色，統計上不及半數，雖有，亦甚輕微，非主要必發之證候也。田雲槎醫寄伏陰論云：「其爲病也；先利而後嘔，並無腹痛，較霍亂之心腹絞痛，嘔吐而利者，有間。」(178) 卓哉言乎！此亦弓形菌霍亂之病，爲嘉慶庚辰以後特起之證據也。此其三。

(五) 弓形性菌霍亂之異名

此病初來，俗稱吊脚痧，以腓腸肌痙攣收縮故，即轉筋之現象也。當時醫家，皆不與舊有霍亂相分別。陳修園聞之老醫，道光三年，其年爲七十一歲，則嘉慶庚辰，當弓形菌傳入之初年，其年已六十八歲矣。(179)亦以庚辰辛巳之疫，歸入霍亂，王孟英謂是霍亂轉筋，(180)二人皆當時名流也。田雪帆名爲時行霍亂，然亦謂卽霍亂轉筋，(181)王清任認爲瘟毒，(182)俗又有癟螺痧之稱，謂失水過多，皮肉乾枯，手指螺紋部，顯現陷縮也，(183)田雲槎名爲時行伏陰。(184)

吊脚痧固是俗名，又祇舉腸痙攣一候，不足以代表弓形菌吐瀉病。霍亂轉筋係舊有之名，亦祇舉腓腸痙攣一候，不可用。瘟毒、伏陰，以假想之病因，以定病名，在今日病源確定之時，已成廢跡。惟田雪帆「時行霍亂」之名，頗爲雅正。然倣現代命名之式，則當名爲流行性霍亂，欲省字，則可名爲疫霍亂。日本高島久貫，名爲瀉疫，著瀉疫新論。

附霍亂二字釋義　巢氏病源云：「霍亂，言其揮霍之間，便致繚亂也。」此解最古。文選蜀都賦：「翕響揮霍，」劉淵林注云：「翕響揮霍，奄忽之間也。」又文賦：「紛紜揮霍，」李善注云：「揮霍，疾貌。」然則揮霍繚亂者，謂短時間內，吐瀉轉筋四逆等險證，紛然雜出，平人生態爲之紊亂也。

（六）　流行性霍亂與舊有霍亂之辨證

細菌學診斷未行以前，傳染力大，死亡率高，及無痛性排便之三大特點，足以鑑別之，已於上文論之矣，今復鈔錄一二先哲之言，以見涯略。

徐子默曰：「古無吊脚痧之名，自道光辛巳夏秋間，忽起此病，其症或吐或瀉，或吐瀉並作，有腹痛者，亦有不痛者，吐瀉數次後，卽兩腿抽搐，或手足並皆彎攣，痛愈甚，抽亦愈甚，頃刻肌肉盡削，漸覺氣短聲嘶，眼窠落陷，渴欲飲冷，周身冷汗如冰，六脈漸無，或半日卽死，或夕發旦死，旦發夕死。甚至行路之人，忽然跌倒，或侍疾問病之人，傳染先死。醫以霍亂之法治之，百不救一。」(185)

又曰：「霍亂之症，吐瀉者爲輕，不能吐瀉者爲重，或取嚏，或引吐，或攻下，或外除挑刮，或內服痧藥。因其病由於熱閉，嚏則開其肺氣，吐則開其胃氣，下則開其脾氣，挑括開其皮毛經絡之氣，痧藥開其臟腑之氣，總取其通，通則氣行而熱亦洩矣。從無愈吐愈重，愈下愈劇者，此吊脚痧之不同於于霍

亂也。」(186)

田雲槎論時行伏陰證候云：「胸中不樂，頭微眩、四末微痲、小便不通、下利清水、嘔嘔欲吐、聲瘖耳鳴、面塵肌消、目眶陷、目睛冒、渴飲熱湯、四肢逆冷、脈微或伏、轉筋疼痛、冷汗自出、有類霍亂。變則嘔止而噦、或噫或呃、或欬或懊憹、或心下痞塞、或心煩惡熱、而肢體若冰，甚則心中如焚、渴欲冷飲、搧扇不知風、飲冰不知冷、臥地不起。」(187)

又辨伏陰霍亂云：「伏陰一症，古書鮮見，而近代病此最多。因其嘔利轉筋，有類霍亂，故世以霍亂稱之。夫霍亂……爲病，則心腹絞痛，嘔利並作，內亂極而之外，則爲轉筋疼痛。……若伏陰之病，……先利而後嘔，並無腹痛。較霍亂之卒然心腹絞痛，嘔吐而利者有間。」又云：「霍亂之候，四時皆得有之，不僅發在夏秋，病則一井之中，僅見一二。伏陰之候，專在夏秋，病則遠近一律，如傳疫然。」(188)

觀徐田二先生之言，能別白弓形菌霍亂於新舊混淆之中，卓然不爲名詞所惑，眞臨證家之豪傑也。

（七） 流行之區域

弓形菌霍亂之流行區域，霍亂概論言之綦詳，(189)不復贅論，然亦有遺漏者，就所見補五條於左。

清道光十七年丁酉（一八三七年）見於浙江杭縣(190)

清咸豐元年辛亥（一八五一年）見於浙中(191)

清咸豐六年丙辰（一八五六年）夏秋之交，見於浙江杭縣(192)

清同治九年庚午（一八七〇年）見於漢皋(193)

清光緒十四年戊子（一八八八）始見廣閩，繼行江浙，並及湖湘(194)

（八） 結　論

一、舊有霍亂諸病候，皆各種食物中毒所應有之證候。

二、臘腸菌毒中毒 Botulismus 證候之眼障礙等，舊有霍亂諸病候中獨少見之。此我國習俗，凡肉類食物，多喜熟食之功也。

三、弓形菌霍亂病發生之時，其傳染力之猛，死亡率之高，及無痛性排便三事，嘉慶二十五年庚辰以前論霍亂諸載籍中，絕不可見，知中土舊無此病。

四、弓形菌霍亂入中國，以嘉慶庚辰始，當西曆一八二〇年，為世界第一次大流行之第四年。

五、弓形菌霍亂既與舊有霍亂有別，當名之曰時行霍亂，或流行性霍亂，必不可單稱曰霍亂。

附　記

無錫恆善堂傳葫蘆丹原刻云：「道光元年，江浙兩省時疫盛行，時有宿儒於藏書中檢得此方，注云，崇正辛巳歲，京師有疫流行，後得此方，服之立愈，方中所註病象，與現行疫氣相同。」(195)崇正不知何帝年號？正字疑禎之誤，辛巳，乃明崇禎十四年（一六四一）也。豈明末已有流行性霍亂乎？或曰，鼠疫，非霍亂。

神授急救異痧奇方云：「乾隆年間，黔中人多感異症，病發輒立死，方書不載治法，有人於丹平山得神授奇方，分四十九痧，全活甚衆。後此方傳至關中，以治諸怪異急症，無不奇驗。道光壬午年，粵東奇症，多有相似者，偶得此方，試之立效，當經刊布。今歲夏秋之間，浙中時疫，俗名吊腳痧，亦頗類此，爰急重梓以廣流傳。……咸豐辛亥（一八五一年）仲秋上浣覺因道人識。」(196)則乾隆年間，（一七三六——一七九五）貴州方面，有類似弓形菌霍亂之疫。

以上二則，皆在嘉慶庚辰以前，謂有與弓形菌相類似之流行病。然單文孤證，旁無據佐，且審別病候，非舊日醫家所長，類似之說，未可遽信。況刊傳時疫驗方，多屬市井好事者之所為，宣傳誇大之言，未必出名醫之手，則病情之訛以傳訛，影響附會者，恐未能免，姑錄之以存疑云。

余所藏醫書不多，閱讀之暇亦少，草率成篇，疏陋之咎，自不能辭，儻國內外學者，教其不逮，是所切望。又起草時，蒙王吉民先生假以霍亂概論，吳雲瑞先生假以吊脚痧方論，神授急救異痧奇方，救急經驗良方。范行準先生假以痧症全書。得廣眼界而資參攷，非常感謝。

中國上古藥學的起源和演變

陳　邦　賢

一、藥物的起源

有史之初，人類的記載，大多荒渺難稽，不很明白，和史前時代，也相差不遠。上古醫藥的起源，究竟是先有醫，還是先有藥，還是醫藥同時並有。大概是先有醫而後有藥的，因為原始時代人民的生活，異常簡陋，茹毛飲血，穴居野處，夏和烈日相爭，冬和霜雪抵抗，皮膚異常堅固，所以感冒很少；因為鬪爭掠奪的緣故，所以創傷很多；因為食物不能預先準備，有則飽餐，餓則絕食，所以患消化器病的很多。但是當時一切的疾病，都是以為鬼神作祟，所以除祈禱以外，尚有卜筮，呪咀等一切迷信行為，用藥物療法的很少；這就是先有醫而後有藥的一個明證。

藥物的療法，是從極簡單的經驗開始，日趨於複雜，而成為後世蔚然獨立的科學。當原始時代，人民穴居野處，徧地皆毒蛇猛獸，而新野人乃以石器為唯一抗戰的武器，偶一傷殘，便塗裹包紮，這就是起初簡單的經驗；人類是有理智的，能殼集合許多的經驗，做後來療法的張本。

吾民族上古時代，由漁獵社會進而為農業社會，以植物為治療疾病的藥品，這是農業國家的現象。吾國農業社會，始於神農；史記綱鑑都說是神農嘗百草，始有醫藥，所以神農為藥物學的鼻祖。

白虎通義：「古之人民，皆食禽獸肉。至於神農，人民衆多，禽獸不足，於是神農因天之時，分地之利，製耒耜，教民農作，神而化之，使民立之，故謂之神農也。」

世本：「神農和藥濟人。」

淮南子：「神農乃始教民，嘗百草之滋味，當時一日而遇七十毒，由此醫方興焉。」

通鑑外紀：「民有疾病，未知藥石，炎帝始味草木之滋，嘗一日而遇七十毒，神而化之，遂作方書，以療民疾，而醫道立矣！」

由以上所說，可以知上古民智未啓，居處沒有定所，人民未識耕種畜牧之法，以自然產生的植物，拿來做生活的資料；其中含有催吐或促瀉的植物，也混和在食品中。神農氏在這時候，能縠辨別某種植物不可當做食料；某種催吐的植物，可以治療心窩苦悶的疾患；某種促瀉的植物，可以治療腹脹便秘的疾患，所以藥物的起源，是始於神農氏。

二、藥學的演變

上古巫和醫不分的時候，藥學不過是一種魔術。

呂覽盡數篇：「巫醫毒藥，逐除治之。」

山海經：「開明東有巫彭、巫抵、巫陽、巫履、巫凡、巫相、夾窫窳之尸，皆採不死之藥以拒之。」

逸周書大聚：「鄉立巫醫，具百藥以備疾災。」

患病的人，祈禱咒詛以外，繼之以針灸砭石之類，再進而爲簡單的藥物治療，認爲藥物是一種魔術。

到了商周的時候，藥物的療法，漸次盛行。商時，武丁對傅說說：「若藥不瞑眩，厥疾弗瘳。」

曲禮：「醫不三世，不服其藥。」

又：「君有疾飲藥，臣先嘗之，親有疾飲藥，子先嘗之。」

論語鄉黨篇：『康子饋藥，拜而受之，曰：「丘未達，不敢嘗。」』

以上所說，可見商周時藥物療法的盛行。至於湯液的創製，確始於伊尹。

晉皇甫謐甲乙經序：「湯液始於伊尹。」

又伊尹答湯問的話：「用其新，棄其陳，腠理遂通，精氣日新，邪氣盡去，及其天年。」高誘註：「用藥物之新，棄去其陳以療疾，則腠理肌脈，遂通利不閉也。」

古代還有一種，就是禁方，以呪術禁止，又稱做越方。

史記『……長桑君亦知扁鵲非常人也，出入十餘年，乃呼扁鵲私坐間與語曰：「我有禁方，年老欲傳與公，公毋泄」！扁鵲曰：「敬諾」！乃出其懷中藥予扁鵲曰：「飲是以上池之水，三十日當知物矣」。乃悉取其禁方書盡與扁鵲……』

又藥學行政，在周代以前，亦無從稽考：到了周代，始有文獻可以紀載。

周禮天官：「醫師上士二人，下士二人，府二人，史二人，徒二十人，掌醫之政令，聚毒藥以供醫事。」王安石註：「醫師聚毒藥以供醫事，故有府以藏……」

杜佑通典：「秦有太醫令丞，主醫藥。」

史記刺客列傳：「侍醫夏無且。」

按周禮之所謂府，就是藏藥的官吏；周秦以來，都是藥由醫師兼任。據刺客列傳所記，是令丞以外，尙有侍醫，主提藥囊在殿上侍立。

三、藥學的學說

甲、藥物的分類

吾國本草，始於神農本草經。藥分三品，所以使人就三品的分類，識別藥物的有毒無毒，而藥物的分類，也就發原於此。神農本草分上中下三品，藥共三百六十有五種。上藥一百二十種爲君，主養命以應天，無毒，多服久服不傷人，欲輕身益氣，不老延年者，本上經。中藥一百二十種爲臣，主養性以應人，無毒有毒，斟酌其宜，欲遏病補虛羸者，本中經。下藥一百二十五種爲佐使，主治病以應地，多毒不可久服，欲除寒熱邪氣，破積聚，愈疾者，本下經。三品合三百六十五種，法三百六十五度，一度應一日，以成一歲，倍其數，合七百三十名也。這是中國藥物分類的開始。

乙、藥物的氣味

藥物氣味之說，始於素問。藥味的辛、甘、酸、鹹、苦，這叫做味；藥性的寒、熱、温、涼，這叫做氣。至眞要大論曰：「辛甘發散爲陽，酸苦涌泄爲陰，鹹味涌泄爲陰，淡味滲泄爲陽。」又曰：「五味之變，不可勝窮。」本草經，藥有寒熱的配合。可見古代對於藥物氣味之說，很爲重要。

丙、治療的方法

汗法　經曰，「因其輕而揚之。」又曰：「風寒客於人，使人毫毛畢直，皮膚閉而爲熱；當是之時，可汗而發也。」又曰：「三陽經絡皆受病，而未入於臟者，故可汗而已。」又曰：「邪在皮毛者，汗而發之。」又曰：「體若燔炭，汗出而散。」以上是用藥物發汗的方法。

下法　經曰：「因其重而減之。」又曰：「其下者引而竭之，中滿者瀉之於內。」又曰：「其實者散而瀉之。」又曰：「其未滿三日者，可汗而已。其滿三日者，可瀉而已。」以上是用藥物攻下的方法。

吐法　經曰：「上者因而越之；病在胸中，上焦氣壅，必因其高而越之。」又曰：「下劑脈遲而滑者，內實也；寸口脈微滑者，上實也；皆可吐之。」以上是用藥物嘔吐的方法。

補法　經曰：「形不足者，溫之以氣；精不足者，補之以味。」又曰：「氣主煦之，血主濡之。」難經曰：「損其肺者，益其氣；損其心者，和其營衛；損其脾者，調其飲食，適其寒溫；損其肝者，緩其中；損其腎者，益其精，此正補也。」以上是用藥物補益的方法。

溫法　經曰：「寒者熱之。」這是用溫治寒的方法。

鎮法　至眞要大論曰：「高者抑之。」又曰：「驚者平之。」這是用藥鎮靜的方法。

又如關於攻補者，素問曰：「實者瀉之，虛者補之，不實不虛，以經調之。」

丁、藥劑的配合

黃帝曰：「夫約方者，猶囊也。囊滿而弗約，則輸泄；方成弗約，則神與弗俱。」這是主張處方貴乎簡約。

岐伯曰：「氣有多少，形有盛衰，治有緩急，方有大小。」又曰：「病有遠近，證有中外，治有輕重；近者奇之，遠者偶之；汗不以奇，下不以偶；補上治上，治以緩；補下治下，治以急；近而奇偶，制小其服；遠而奇偶，制大其服；大則數少，小則數多；多則九之，少則一之；奇之不去則偶之，偶之不去則反佐以取之，所謂寒、熱、溫、涼，反從其病也。」以上是處方的方法。

帝曰：「方制君臣，何謂也？」岐伯曰：「主病之謂君，佐君之謂臣，應臣之謂使，非上中下三品之謂也。」又曰：「有毒無毒，所治爲主，適大小爲制也。」帝曰：「請言其制。」岐伯曰：「君一臣二，制之小也；君一臣三佐五，制之中也；君一臣三佐九，制之大也。」這是君臣佐使配合的方法。

戊、藥物的使用

素問：「形數驚恐，經絡不通，病生於不仁者，治以醪藥。」醪藥就是酒醴，古代用酒醴者，十之六七，如內經所謂雞矢醴者：「一劑知，二劑已！」之類。

經筋篇云，治口僻，以膏膏其急者，以白酒和桂，以塗其緩者。這是用膏治病的方法。

血氣形志論：「病生於筋，治以熨引。」玉機眞藏論：「痺不仁腫痛，可湯熨及火灸刺之。」以上是用藥熨的方法。

經曰：「陽氣怫鬱在表，當解之薰之。」這是用藥物薰蒸的方法。

玉機眞藏論：「脾風可浴。」經曰：「有邪者漬形以爲汗。」以上是以浴治病的方法。

四、古代的藥品

艾　詩王風：「彼采艾兮！」傳：「艾所以療疾。」急就篇註：「艾，一名冰臺，一名醫草。」博物志：「削冰令圓，舉以向日，以艾承其影，得火，故號冰臺。」本草註：「醫家用灸百病，故曰灸草。」

芫　玉篇：「芫草，遠志也。」本草：「遠志苗名小草。」世說：『謝安云：「處則爲遠志，出則爲小草。」』

芄　藥草，蒿類。

苲　藥草。

芍藥　詩衛風：「贈之以芍藥。」古今註：「芍藥一名可離，故將離而後贈之。」本草釋名：「芍藥，猶綽約也；此草花容綽約，故以爲名。」

芎藭　香草。楊雄甘泉賦：「發蘭蕙與芎藭。」註：「芎藭，葉似槀本。」本草註：「芎本作营，或云人頭穹窿，高天之象也。此藥上行，專治頭痛諸疾，故名芎藭。」

苄　說文：「地黃也。」爾雅釋草：「苄地黃。」註：「苄，一名地髓。」

葞　爾雅釋草：「葞，春草。」註：「一名芒草。」山海經：「葌山有木，狀如棠，赤葉，名曰芒草，可以毒魚。」

芝　說文：「神草也。」本草：「有青、赤、黃、白、黑、紫六色。」註

：「芝爲瑞草，服之神仙。」

芊　類篇：「芊藤，藥草。」

芣苢　詩周南：「采采芣苢。」玉篇：「芣苢馬舄。」陸璣疏：「馬舄一名車前，一名當道，喜在牛跡中生。」關尹子九藥篇：「聖人大言金玉，小言桔梗芣苢。」

芨　玉篇：「芨，堇草，卽烏頭也。」

芩　說文：「草也。」詩小雅：「呦呦鹿鳴，食野之芩。」

芪　黃芪，藥名。本草：「一名戴椮，一名王孫。」

芏　本草：「常山名互草。」

芫　說文：「魚毒也。」山海經：「首山草多芫芫。」急就篇註：「芫華一名魚毒，漁者煮之以投水中，魚則死而浮出，故以爲名。」

芵　爾雅釋草：「蘇䓍芵光。」今羊躑躅。

芷　白芷，藥名。本草：「一名芳香，一名澤芬，生河東川谷中，主長肌膚，潤澤顏色，可作面脂。」荀子勸學篇：「蘭槐之根是爲芷。」屈原離騷：「扈江蘺與辟芷兮！」

芸　禮月令：「芸始生。」註：「芸，香草也。」採置席下，能去蚤蝨。

苖　說文：「莒蒲也。」

茯苓　藥名。淮南子說山訓：「千年之松，下有茯苓。」

苕　爾雅釋草：「連異翹。」註：一名連苕。

苙　博雅：「白苙，花蒼也。」集韻：「藥草，白芷也。」

薏苡　本草：「一名囘囘米，又呼西番蜀林，俗名草珠鬼。」吳越春秋：「有莘氏之女，得薏苡而呑之生禹。」

杜若　玉篇：「杜若，香草。」楚辭九歌：「采芳洲兮杜若！」夢溪筆談：「杜若，卽今之高良薑。」

苨　爾雅釋草：「苨，薺苨。」註：「薺苨也。」

藤弦　玉篇：「藤弦，胡麻也。」

茈　山海經：「女儿之山，其草多菊茈。」

苷　說文：「甘草也。」王十朋詩：「閒庭勝蒔苷。」

莓　類篇：「卽覆盆草也。」

茅　易泰卦：「拔茅連茹。」詩召南：「白茅包之。」書禹貢：「包匭菁茅。」

茈胡　藥名。急就篇註：「茈胡，一名地薰，一名山菜。」

茛　本草：「毛茛。」註：「茛乃草烏頭之苗，此草形狀及毒皆似之，故名。」

茜　本草：「一名地血，一名風車草，一名過山龍，今染絳茜草也。」

茳　爾雅疏：「茳，芎藭苗也。一名蘪蕪。」

茒苦　藥名。

芺茪　今之決明。

茾　玉篇：「茾蒖也，齊人謂之瓜蒖。」又名果蓏。

茺蔚　玉篇：「茺蔚，卽今益母草。」

秦芁　藥草。

荎　爾雅釋草：「菋，荎藸。」註：「荎藸，五味子。」孔子墓上有此木。

茢茈　今之荸薺。

荓　類篇：「藥草。」爾雅釋草：「荓，虵牀。」註：「蛇牀也。」

菖蒲　本草：「菖蒲，蒲類之昌盛者。」

蒿菣　今之青蒿。

堇　類篇：「藥名，烏頭也。」

菺　今蜀葵。

萆薢　類篇：「萆薢，藥草。」山海經：「小華之山，其草有萆荔。」

萸　齊民要術：「萸，木耳也。」

萰　爾雅釋草：「萰，蘆葩。」註：「葩宜爲菔，蘆菔也。」

莐母　玉篇：「莐母，卽知母也。」

葚　玉篇：「桑實也。」詩魯頌：「食我桑葚，懷我好音。」

葶藶　山海經：「熊耳山有草，狀如蘇而赤華，名葶藶，可以毒魚。」

葽　詩豳風：「四月秀葽。」傳：「葽，葽草也。」爾雅釋草註：「今遠志也。」

蒲　詩大雅：「維筍及蒲。」

蒴　玉篇：「蒴，藋藥也。」

茨 卽蒺藜。韻會：「蒺藜，藥草。」

石蔛 集韻：「石蔛，藥草也。」

蔯 今之茵陳。

蕎 爾雅釋草：「蕎，卽鉅。」註：「藥草，大戟。」

荛花 藥名。

菟蒵 類篇：「菟絲，藥草。」

蓡 說文：「人蓡，藥草。」本草：「一名神草，一名人銜，一名地精；年深浸漸長成者，根如人形，故謂之人蓡。」又：「人蓡、元蓡、沙蓡、丹蓡、苦蓡，共爲五蓡。」

蒨 玉篇：「仙草。」直言：「黃精也。」

虋冬 爾雅釋草註：「虋冬，一名滿冬。」山海經：「鮮山其草多虋冬。」

薏 禦濕藥。

蒿 青蒿。

薇 生水邊。

葵 味甘滑，可以調和五臟。

芥 子極辛辣。

茹藘 葉似棗，說文說是人血所生，如今之紅花。

萹竹 煮汁可治小兒蚘蟲。

蘇 今蘇子。

蓷 今益母草。

蘦 羅願說：「今之甘草。」

莔 今貝母。

杜衡 沈存中說是細辛。

款冬 雪中生花。

椇 卽枳椇，味很甜，江東叫做木蜜。

射干 花如萱而小，上有紅點。

木堇 花代茶飲，可以安眠。

巵 花六出，白色，很香。

辛夷 北人叫做木筆。

枸杞　實如櫻桃，皮似厚樸。

桂　江南木，味極辛辣，呂氏春秋：「桂枝之下無雜木，合浦交趾高山之巔常有之。」

檓　今茱萸。又名萸，說文：「茱萸也。」

櫨　呂氏春秋：「箕山之東有甘櫨。」山海經：「平丘有甘櫨。」

柚　列子：「食其皮汁，已憤厥之疾。」

披　即榧。

楙　今木瓜。

椒　似茱萸有針刺，實多而香。

附神農本草經藥品名稱

上品藥一百二十種：

礦物類：　丹砂　雲母　玉泉　石鍾乳　礬石　硝石　朴硝　滑石　空青　曾青　禹餘糧　白石英　紫石英　太一餘糧　五色石脂

植物類：　菖蒲　菊花　人參　天門冬　甘草　乾地黃朮　菟絲子　牛膝　茺蔚子　女萎　防葵　麥門冬　獨活　車前子　木香　薯蕷　薏苡仁　澤瀉　遠志　龍膽　細辛　石斛　巴戟天　白英　白蒿　赤箭　菴閭子　菥蓂子　蓍實　赤芝　黑芝　青芝　白芝　黃芝　紫芝　卷柏　藍實　蘼蕪　黃連　絡石　蒺藜子　黃芪　肉蓯蓉　防風　蒲黃　香蒲　續斷　漏蘆　天名精　决明子　丹參　飛廉　五味子　旋花　蘭草　蛇牀子　地膚子　景天　茵陳蒿　杜若　沙參　徐長卿　石龍芻　雲實　牡桂　菌桂　松枝　王不留行　槐實　枸杞　橘柚　柏實　茯苓　榆皮　酸棗　乾漆　蔓荊實　辛夷　杜仲　女貞子　蕤核　藕實莖　大棗　葡萄　蓬蘽　雞頭實　胡麻　麻黃　冬葵子　莧實　白冬子　苦菜

動物類：　龍骨　麝香　熊脂　桑寄生　白膠　阿膠　石蜜　蜂子　蜜臘　牡蠣　龜甲　桑螵硝

以上久服可以輕身益氣，不老延年。

中品藥一百二十種：

礦物類：　雄黃　雌黃　石硫黃　水銀　石膏　磁石　凝水石　陽起石　理石　長石　石膽　白青　扁青

植物類： 瞿麥 膚青 乾薑 葈耳實 葛根 括蔞 苦參 茈胡 芎藭 當歸 麻黃 通草 芍藥 蠡實 茜根 玄參 秦艽 百合 知母 貝母 白芷 淫羊藿 黃芩 石龍芮 茅根 紫菀 紫草 敗醬 白蘚皮 酸漿 紫參 藁本 狗脊 萆薢 白兔藿 營實 白薇 薇銜 翹根 水萍 王瓜 地榆 海藻 澤蘭 防己 牡丹 款冬花 石韋 馬先蒿 積雪草 女菀 王孫 蜀羊泉 爵牀 梔子 竹葉 蘗木 吳茱萸 蕪荑 枳實 厚朴 秦皮 秦椒 山茱萸 紫葳 豬苓 白棘 龍眼 木蘭 五加皮 桑根白皮 衞茅 合歡 披子 梅實 桃核仁 杏核仁 蓼實 葱實 薤 假蘇 小蘇 水靳

動物類： 髮髲 白馬莖 鹿茸 牛角鰓 羖羊角 羚羊角 犀角 牛黃 豚卵 麋脂 丹雄雞 鴈肪 鼈甲 蛇魚甲 蠡魚 牡狗陰莖 鯉魚膽 海蛤 文蛤 石龍子 露蜂房 蚱蟬 白殭蠶 烏賊魚骨

以上可以抗疾病，補虛弱。

下品藥一百二十五種：

鑛物類： 孔公孽 般孽 鐵粉 鐵落 鐵 鉛丹 粉錫 錫銅鏡鼻 代赭 戎鹽 大鹽 鹵鹹 青琅玕 礬石 石灰 白堊 冬灰

植物類： 附子 烏頭 天雄 半夏 虎掌 鳶尾 大黃 葶藶 桔梗 莨菪子 草蒿 旋覆花 藜蘆 鉤吻 射干 蛇含 常山 蜀漆 甘遂 白蘞 青葙子 雚菌 白芨 大戟 澤漆 茵芋 貫衆 蕘花 牙子 羊躑躅 芫花 姑活 別羈 商陸 羊蹄 萹蓄 狼毒 鬼目 白頭翁 羊桃 女青 連翹 藺茹 烏韭 鹿藿 蚤休 石長生 陸英 藎草 牛扁 夏枯草 屈草 石下長卿 巴豆 蜀椒 皂莢 柳華 楝實 郁李仁 莽草 雷丸 梓白皮 桐葉 石南 黃環 溲疏 鼠李 松蘿 藥實根 蔓椒 欒華 淮水 腐婢 瓜蒂 苦瓠 大豆黃卷

動物類： 燕屎 六畜毛蹄甲 天鼠屎 鼺鼠 伏翼 蝦蟆 馬刀蠏 蛇蛻 猬皮 蠮螉 蜣螂 蛞蝓 蠐螬 石蠶 雀甕 樗雞 白頭 蚯蚓 斑蝥 螻蛄 蜈蚣 馬陸 地膽 螢火 衣魚 鼠婦 水蛭 木虻 蜚虻 蜚蠊 䗪蟲 貝子

以上可以除寒熱邪氣，破積聚。

五、本草的考證

本草的名稱，始於漢書平帝紀及樓護傳。漢書平帝紀：「元始五年，舉天下通知方術本草者所在，詔傳遣詣京師。」又樓護傳：「護少誦醫經本草方術數十萬言。」可見本草是西漢時的出品。

中國是農業社會的國家，植物與農業很有關係，本草中百分之八十是植物，而藥字又從草；說文：「藥，治病草。」史記三皇本紀：「神農氏嘗百草，始有醫藥。」觀此可知當時因食穀類菜蔬的經驗，始發明某種草可治某種疾病。急就篇註：「草木、金石、鳥獸、蟲魚之類，堪愈疾者總名爲藥。」

藥的範圍很廣，商周時藥物療法最爲盛行。

周禮天官：「醫師掌醫之政令，聚毒藥以供醫事。」

又：「以五味、五穀、五藥養其病。」鄭康成註：「五味：醯、酒、飴、蜜、鹽之屬；五穀：麻、黍、稷、麥、豆；五藥：草、木、蟲、石、穀也。」又：「凡和；春多酸，夏多苦，秋多辛，冬多鹹，調之以甘。」晉皇甫謐甲乙經序：「伊尹撰神農本草一書。」因此又疑本草係商周時代的作品。

亦有謂本草係漢代作品的，如：梁陶弘景別錄序：「書中所出郡縣，乃後漢時制，疑係仲景、元化等所記。」宋掌禹錫說：「上古未著文字，師學相傳，謂之本草；兩漢以來，名醫益衆，張華輩因古學，附以新說，通爲編述，本經由是見於經錄。」

更有疑是神農黃帝時作品的；例如：漢書藝文志：「神農黃帝食禁七卷。」北齊顏之推家訓：「本草神農所述，而有豫章、朱崖、趙國、常山、奉高、眞定、臨淄、馮翊等郡縣名，皆由後人所羼入，非本文。」晉皇甫謐帝王世紀：「黃帝使岐伯嘗味本草，定本草經，造醫方以療衆疾。」宋寇宗奭本草衍義序：「漢書雖言本草，不能斷自何代所作；淮南子雖言神農嘗百草以和藥，亦無本草之名；惟帝王世紀云云，乃知本草之名，自黃帝始。」

傅青主父子書卷

王 吉 民

（中華醫學出版社）

予夙好搜藏名醫遺墨，前獲徐大椿手蹟，旣已製圖刊諸本誌，近復得傅青主父子書卷，不敢自秘，仍援曩例，複製刊佈，以供同好。書卷長一丈四尺，高一尺，裱裝精工，盛以紅木長匣，雅緻可愛，原屬其裔孫節子舊藏，後歸江陰孫邦瑞。卷首有胡（澍）甘伯趙（之謙）撝叔題字及魏稼孫鑑定印，次爲傅氏父子眞蹟，末爲近人吳湖帆題跋。

考傅氏名山，字青主，一字公佗，山西陽曲人，生於明萬歷三十五年（一六〇七），卒於淸康熙二十三年（一六八四），年七十八歲。爲晚明遺老，尙氣節，入淸代卽奉母隱居，詔舉博學鴻詞，亦不就。詩書畫三者均推絕詣，尤精醫學，名重一時。所著醫書不傳，今所行之傅氏男科女科，皆爲後人所依托者。子眉，字壽髦，先卒，醫術亦良。

附趙吳兩氏題字

（一） 趙之謙題字

此傅氏公之佗及其子壽髦兩先生眞蹟也得一已難今兼有之抑亦忠孝之氣常相應與卷末署年七十四是年爲薦舉博學鴻詞稱疾不赴之時蓋康熙已未歲也同治丙寅二月將之台州
節子十一丈出以見示倚裝匆遽爲識數字
丈于先生爲遠宗平昔慕先生爲人方輯明史附編宜家學爲世寶　　趙之謙

（二） 吳湖帆題跋

陽曲傅青主以稱病辭鴻博世人高之其書法大令有龍蛇奔放之致其子壽髦守其法而眞迹流傳較乃父爲更罕也此卷爲傅節子舊藏前胡甘伯趙撝叔題字及魏稼孫鑑定印用爲是卷增色今歸邦瑞吾兄收藏　戊寅七月吳湖帆獲觀因識

AUTOGRAPHS OF FU CHING-CHU AND HIS SON

K. C. Wong

This rare scroll contains the authographs of Fu Ching-chu and his son Fu Mei. It measures 14 feet long and 1 foot wide, mounted in old Chinese style and encased in an exquisite blackwood box. Fu Ching-chu was a famous painter, calligrapher and poet in addition to being a noted physician. He was born in 1607 and died in 1684. Two books, one on "Men's Diseases" and one on "Women's Diseases", though bearing his name, were in reality written by others. His son Fu Mei was also a good doctor.

傳青主父子書卷

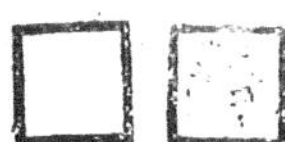

近世免疫學之第一頁
科學防瘈發明史(1)

劉　永　純

引　言

法國化學兼微生物學大師巴斯德氏，爲近世有數之大科學家。巴氏研究所至，皆有重要發明。無論化學，農學，醫學，衛生學，自其研究之後，皆起重大變化。巴氏之各種發明中以『科學防瘈』最具特殊位置。何則，巴氏未發明防瘈之前，知其名者，僅限于科學界耳。自發明防瘈之後，巴氏之名傳遍世界，婦孺皆知。因此發明，法國政府頗爲感動，于是覺有興建研究院之需要。其興建此院之意，爲製造防瘈苗液及接種注射。如無防瘈之發明，恐終巴氏之一生，此院亦不能實現也。

科學防瘈，在嚴納爾(Jenner)氏以牛痘預防天花之後，爲人類以疫苗防病之第一次。其方法實開後來「用病者臟器製苗」之源。在近世免疫學中當列入「毒力低減活菌免疫」項下。論其免疫機構，似可位置于「自動」兼「被動」免疫之中。由此一說，又當推之爲後來血淸治療之濫觴也。

人類科學防瘈沿用至今已五十八年。在此五十八年之中，除巴氏原法之外；防瘈之法新增甚多。卽以常用者而論，如后其靄氏 (Högyes) 之稀釋苗，范爾米氏(Fermi) 之石炭酸製苗，施道寬氏(Van Stockum)之猴腦製苗及巴拜氏(Babes) 之温度苗等，似皆新奇，與巴氏原法無關。殊不知巴氏對于瘈學之研究，五十餘年前，卽甚透澈。今人翻閱巴氏當時所發表之論文，卽可見現在所有新法皆不出巴氏之試驗範圍，或在其預計之中，欲試驗而未暇及者。讀巴氏之書，更可見巴氏之偉大矣。

人皆知巴氏爲發明『科學防瘈』之始祖。但巴氏如何殫精竭力以及巴氏發明之原委，知之者恐甚鮮也。余特詳叙此發明之經過，亦温故而知新之意。

距今八年前，在防瘈五十週紀念時，余卽有撰此文之意，奈稿未成而時已

(1) 民國三十二年十二月六日在中華公教醫師會演講時曾採用此文中之材料

過。今中華醫史學會主席王吉民先生徵稿于余，卽以舊作稍加增減以應。如言醫史，『科學防瘈』實近世免疫史中光榮之一頁。大雅君子以爲然否？

防瘈發明之前奏曲

在公元一八八〇年左右，巴氏於研究病原微生物時特別注意者二事：一爲嚴納爾氏于十八世紀之末發明用牛痘接種使受接種者不患天花。是天痘由牛體經過而毒性低減之徵。而低減程度恰到好處，正可用以預防人類之天痘。一爲高遲氏(Coze)及費爾茨氏（Feltz）于十年前所發明之事實：如以一病毒（當時對以微生物尙未能明白認識，統名之爲病毒 'Virus"）[底]繼注射于相宜之動物體中，通過次數愈多，毒性愈增，此又爲毒性由體經過而增強之象。他人對此二事視爲毫無關係，而巴氏却見其中連繫之處。據其研究之經驗，斷此二者皆由于病毒與其生存條件之關係。動物體中之條件有宜于病毒之低減，亦有宜于病毒之增高者。明乎此，則可進一步談巴氏之免疫研究。

巴氏當時所研究之病原微菌爲雞霍亂菌。此菌形如小桿，從病雞血中取出，在滅菌而中和之雞湯中培養，繁殖極易。如以已培養此菌之雞湯過濾，雞湯之外表與未接種者相同。但再以之培養，他菌可生，而同類之菌不能在其中生長，與已病而愈之體呈免疫者，情形相似。以培養之微菌接種于雞類，往往罹病而死亡極速，有時病期甚長，雖終不免於一死，然較病重而死速者，似有相對免疫現象。

斯病可用人工而致免疫否？此爲巴氏下意識中所懸而待解之問題。但用何法可致免疫，巴氏本人亦不之知。一八七九年之夏，巴氏研究中忽發生一不幸中大幸之事。在巴氏休假之時，所有雞霍亂菌未能如期移植。及巴氏歸來，所有菌種強半皆死。其未死者亦老而無毒，種于雞類，雞類有時無病，有時病甚輕微，無一死者。用盡各種方法，未能還其毒性。巴氏試驗室中，咸感失望，以爲前功盡棄。惟有再分出新種以繼續研究。新種旣得以後，巴氏忽有意將數月前已受接種『老種』之雞，試以『新種』之接種。其結果超出巴氏意料之外：此項已種之雞，無一死者，而新購之雞，受種卽死。此可以證明『新種』之確然有毒，而受『舊種』接種之雞，已免疫矣。于是雞霍亂人工免疫法遂告成立。古人有言：『塞翁失馬，未始非福，』此之謂歟？

從此以後，巴氏對於鷄霍亂菌遂得人工減毒之法：培養愈老，其毒愈減。人工免疫，須用減毒之程度恰能致鷄于病而不能致之於死者爲最佳。巴氏于研究鷄霍亂時，念念不忘于從前研究之炭疽病。巴氏曾以羣羊置于一易染炭疽病之處若干時後，以有毒之炭疽菌接種此羣，其中有數隻不病，而新羊之受種者幾無一不病。此事似指示未病者已經免疫。不久之後，巴氏以炭疽菌接種牛類，其中有牛二頭重病未死。未幾，再試以同類毒菌，毫無病象。此又爲此病能致免疫之明證。巴氏于是效鷄霍亂之成法，欲得一人工免疫方則。炭疽菌之培養可以人工使之變老，但有一難題，卽其在普通培養情形中恆生芽胞。培養可老而芽胞不老。于是不能不思一禁止芽胞生長之法。幾經試驗之後，遂得一美滿之結果：如培養溫度高至四十二度與四十三度之間，而培養基淺薄時，芽胞不生。芽胞旣無，則鷄霍亂菌苗之製法可以悉用于炭疽菌苗。培養八日之菌，其致病力已低減。一月後菌物全死。在八日與一月之間，可得各種程度之毒力低減之苗。接種之時，先用毒力甚低之苗，繼用次低之品。受接種之牛羊幾全數受其保護。法國于一八九四年曾作一統計，接種牛羊四百萬隻左右，較之未接種以前牛羊死于炭疽病者頓行減少。以佛郎計之，法國于十年中共少損失（卽贏餘）七百萬之多云。

研究瘈病之經過

巴氏研究上述二病免疫之後，卽着手於研究瘈病，其動機大概以爲上述二病僅限于動物，而瘈病則爲人類與動物共有之病。在巴氏未曾研究此病之時，以爲第一重要問題，須知其病原微生物爲何。一經發見病原菌後，予以適當條件，加以培養。培養時亦可將製鷄霍亂或炭疽菌苗之法移用于瘈病。殊不知事實有出乎意料之外者。

普通瘈病傳染于人或其他動物，係由有瘈動物之咬傷。病毒之在口涎，毫無疑問。巴氏以爲瘈病之樞紐在于口涎。于是首先取病者之口涎在兎類皮下接種，繼作培養。結果兎類之受接種者，皆於卅六小時後死亡，毫無瘈病現象。而血中有一微生物似鷄霍亂菌而略大，以之轉注于他兎亦病而死。惟豚鼠則不然，接種後往往不病。巴氏對此微菌，覺其富有研究之興趣。但因此菌可于無病者之口涎得之（照巴氏當時對此細菌之描寫，卽肺炎菌是也），斷其非瘈病之原。有時于皮下接種口涎之後，兔類果然得瘈。但此種結果甚少。而潛伏期旣無一定時期，病原菌物又不能得，無從作具體之研究。

巴氏此項研究旣無結果，不得不尋新途徑。先決問題卽于口涎之外須知何處爲藏毒之所。患瘈者之症候係神經中樞病象，求之于神經中或可發現病徵菌。此乃巴氏忖度之後，卽時實行者也。先以神經中樞培養毫無結果，以之接種于皮下，犬類有時得瘈，有時不病。卽使得病，而潛伏期又無一定，因此仍無從作具體之研究。

于是巴氏進一步發問，『何不以病者之神經中樞直接種于病者之神經中樞耶？』巴氏實驗室中，凡有實驗計畫一經決定以後，卽時施行。但此次計畫，却未能隨時實現。巴氏一生雖犧牲動物甚多，爲其研究之用，但不願動物在試驗室中受任何痛苦，卽最簡單之皮下注射，巴氏在施行手術時如見動物畏痛而喊叫，卽生惻隱之心，出言安慰，似動物亦知人語者，其慈愛之情，令人感動。此次計畫，非尋常注射可比。欲直接接種于神經中樞，非切開腦蓋骨不可。對於活犬而欲行此重大手術，巴氏思之，于心實有不忍，故極思行之而未卽行者此也。某日適巴氏外出，其弟子盧克氏（Roux）將一犬之腦骨穿破，而以瘈毒注射于腦中。次日，盧克氏以此事告知巴氏，巴氏卽作憐惜之語曰：『可憐之動物，其腦定受傷矣，其身或已麻痺矣。』盧克氏不語，隨時入地下室，將受手術之犬引出。巴氏見其活潑狀態與常犬相同，殊爲奇異。因卽出語安慰此犬，並對之表示感激之意，于是前之視爲可畏者，從此以後，可以施行無阻。接種瘈毒確有把握之途徑遂正式產生矣。

動物受此項接種之後，潛伏期旣有一定，且百發百中，此爲試驗瘈病上之一大進步。無需認識徵菌，而可知其存在，並可使其發育。以動物之神經中樞爲其天然培養基，確爲最佳方法。但非巴氏及其弟子之精心毅力，曷克臻此？

巴氏旣得準確方法接種瘈病，遂作各種動物之試驗。除犬爲已經試驗之動物外，兔，豚鼠，猴，鷄等皆在試驗之列。所可注意者，動物通常受接種之後，毒性漸次增加，而獨于猴類體中，數次通過之後，毒性漸次低減。巴氏根據前人關於他病研究所得之事實，以及自己之經驗，對此項毒性之『在此增加』『在彼低減』並不爲奇，且思利用瘈猴之腦以作防瘈之苗。但猴類不易多得，不合實用。幾經試驗之餘，巴氏覺最合用者，惟有兔腦，于是專門致力于瘈毒在兔類通過之研究。

巴氏用作試驗之瘈毒係由一瘈牛而來，公元一八八二年在法國慕南（Melun）附近某小村中有牛十六隻爲瘋犬所咬。一個多月之後皆病瘈而死。其中母牛一頭死後，卽由獸醫師羅斯略爾氏(Rossignol)于十一月十九日送至巴氏實驗室中，請其檢查。巴氏卽以此牛之延髓研細，接種于兔腦之中，其潛伏期漸次縮短。巴氏視之爲毒力增加之徵：第一次通過爲十八日，第五次通過爲十一日，第九次通過爲十日，第十二次通過爲九日，第廿一次至五十次通過爲八日，第五十一次通過爲七日，第一百七十八次通過爲七日或六日（按此項最後結果爲巴氏一八八八年所報告，乃五六年不斷的繼續通過之結果）。

巴氏于此瘈毒之潛伏期至七日八日之時，以爲瘈毒卽已相當固定，此後想不致再行過于增強。卽用此毒以作犬類接種試驗之用。但從來用微生物所製之疫苗，巴氏皆用人工方法使其減低毒性，方可用以免疫。動物于接種後，至多有微病現象而不致于死。此次瘈毒之試驗，巴氏不但不思減低其毒性，而用人工方法使之增加。巴氏之用意蓋爲試驗上便利起見，先欲得潛伏期固定之毒。固定之後，如何減低，當再設法可也。

巴氏對於炭疽菌曾用高熱度而置于乾燥之空氣中，若干時後，其致病能力卽行低減。瘈毒之低減亦可利用此法。巴氏於幾度研究之後，以瘈毒之脊髓置于廿五度溫度而爲鉀所乾燥之空氣中，其毒性卽依日遞減。染瘈毒之脊髓在此燥乾條件之下，十四日後完全無毒。爲犬類免疫試驗起見，巴氏第一日用無毒之脊髓，第二日用十三日乾燥之髓，第三日第四日漸次遞推，以至于十四日接種新鮮之脊髓爲止。犬之受此項接種者，雖以瘈毒注射于腦中，亦不得病，而對照之動物皆得瘈而不爽。

巴氏所得結果，毫無虛飾。然發前人所未有，科學界中亦有呈懷疑之態度者。巴氏于是請求國家科學機關審查其試驗之是否合于事實。法國教育部允其請，于一八八四年五月十九日組織瘈病免疫審查會。所有人選，皆一時碩彥，其中有科學家醫學家獸醫學家農學家，計主席一人，委員五人。此項審查會自六月一日起始工作，至六月廿八日竣事，報告結果如下：

在此時期之中共作三項試驗，共用犬四十二頭。其中二十三頭爲巴氏所供給，已受巴氏之人工免疫。其餘十九頭爲免疫之犬。此十九隻中，六隻與瘋狗同居，被咬之後，三隻得瘋病，八隻于靜脈中受瘈毒接種之後，六隻得瘋病。五隻于腦中受瘈毒接種之後皆得瘋病。所有巴氏視爲免疫之犬無論被咬，在靜脈中或在腦中受瘈毒之接種，皆不得病。審查會結論，甚爲美滿。巴氏之對於犬類之人工防瘈方法，于是證實其有效矣。

第一次人類防瘈接種

巴氏嗣又接種犬類五十隻，使其免疫，仍無一爽。巴氏之信念愈堅，遂思用之于人類。但人犬之間究竟不同，用之于犬者未必卽能用之于人。巴氏先欲知其免疫方法對于人類確然無害，思惟有試于自身，正在計劃此項試驗之時，忽有人（時爲一八八五年七月六日）自亞爾薩斯省來，稱爲瘋犬所咬，登巴氏之門而求治。來人共三。其一爲該省某城之日用百貨商店之店主，于七月四日爲其自蓄而患瘋之犬所咬。其一爲九歲之兒童，于同日爲此犬所咬。此童爲犬咬時，跌倒在地，咬傷腿部手部，傷口有幾處甚深，咬後十二小時方受某醫之石炭酸之消毒。其一卽爲此童之母，未爲犬咬。此犬死後曾受獸醫解剖，斷爲瘋病，巴氏細察被咬之人。店主咬處甚輕，且內衣未破，勸其歸家，無庸治療。至于如何處置咬傷甚重之童，巴氏猶豫不定，不敢貿然從事。此日適値科學院開會。巴氏在會中遇費佩揚(Vulpian)及葛郎階 (Grancher) 兩位醫界泰斗，以此事告之，幷告以最近在犬體所得之新結果。二氏特來巴氏研究室中察看被咬之童，見其咬傷有十四處之多，據已往經驗，如袖手旁觀，勢在必死，二氏力勸巴氏試用其防瘈之法。

于是此孩于七月六日晚間八時受乾燥十五日之瘈兔脊髓之接種，此後每日兩次上午九時下午六時受瘈兔脊髓之接種，但其乾燥遞減。玆將其詳列于下端：七月七日接種十四日及十二日之脊髓。七月八日接種十一日及九日之脊髓。七月八日接種九日之脊髓。七月九日接種八日之脊髓。十日接種七日之脊髓。十一日接種六日之脊髓。十二日接種五日之脊髓。十三日接種四日之脊髓。

巴斯德夫人于七月十三日寫信與其女及婿曰：『爾等親愛之父親又一夜失眠，因其不願意在此孩身上作最後之決試。但又不能避免，奈何？』所謂決試者，卽以最有毒之脊髓注射于此孩體中，以證前所注射之脊髓確能免疫是也。

巴氏亦寫信與其婿曰：『大事業正在醞釀之中，梅詩透（案卽受治兒童之名）(Meister) 已出試驗所矣。最後一針，將在十六日注射。此孩神氣甚佳，眠食都好，已無寒熱……』。

最後于其信中勸其婿來巴黎數日躬親參與大事業之演進云。

巴斯德最擔心者是十四，十五，十六三日。十四日注射乾燥三日之脊髓。十五日注射乾燥二日之脊髓。十六日注射乾燥一日之脊髓。

十六日晚間，梅詩透向巴斯德先生祝晚安後，卽去安穩就寢，巴斯德却不能睡，在此長夜緜緜之中，各物變形，智慧爲幻象所迷。巴斯德躲出其試驗室，忽然對其多年所積之經驗發生懷疑，料想此孩將死。

其弟子盧氏，其妻其女及婿，則皆信其法不致發生危險。

治完梅家兒童之後，巴氏精神疲倦萬狀，卽往毛爾坊 (Morvan) 休息數日，每日盼信來報告之起居。七月廿七日梅童體健如常，遂由巴黎返家。行前，巴氏致書與其醫師魏伯爾 (Veber) 博士，請其囑該童將已貼郵票之信封，每二日寄信一次。巴氏于信尾特標明其掛念之忱。

該童消息依時寄來，距咬期愈遠，巴氏愈爲放心。八月廿日，巴氏致信于某友人，欣然謂該童危險之期已過。幷謂又作新試驗，結果良好，于是巴氏對其防瘈方法之信心日益堅固。

九月十月皆平安過去，巴氏于十月廿六日在法國科學社作一論文，題曰：『被咬後之預防瘈病方法。』巴氏先述對于犬類之試驗。由此法用于犬類之無害而有效，推知其可以用于人類。繼詳述其所用方法，幷報告治療梅童之經過。其結果論曰：『梅童非特未罹其被咬而可得之瘈，而且未得所注射固定瘈毒之瘈。此項瘈毒較其通常瘈毒潛伏期爲短，其毒力較強。用以接種，可以證明預防之實效。于治療終了之前注射強力之瘈毒，其用處不僅可以鞏固免疫之功，且令人對于被咬者之擔心時期可以縮短。因此毒之潛伏期甚短，發作必較常毒爲速。予對于梅童，八月中旬卽已據此斷其無恙。今日距其被咬時期已三個月另三個星期，其身體仍好，可以斷此法已使之對于瘈病完全免疫矣。』

在巴氏報告之後，費佩揚 (Vulpian) 氏起立曰：『吾人對于巴氏此項重大之發明，異常欽佩，吾想醫界同人皆同此感想。可畏之瘈病至今迄無治療方法，前人之試驗皆無效果，現在治瘈方法居然成功，巴氏之發明可謂前無古人。巴氏積多年之研究，結果昭昭在人耳目。此次發明治瘈最可靠方法，皆由前此研究遞嬗而來。余謂此法可靠，蓋據余在巴氏研究室所見而言。如人於被咬不久之後，即完全用巴氏之法，必不致罹瘈。余對此點决不置疑也。』

費氏之言，完全證實，五十八年以來，全世界受此法治療者何止億萬，所救之人實更僕難數。巴氏初發明此法之時，尚有懷疑之人，經此長期之後，巴氏之發明，益見有效而無害。

信乎華來禮（Pasteur Vallery-Radot）教授之言曰：『一八八五年七月六日，乃巴氏一生中最足紀念之一日。巴氏膽敢以防瘈新法試于人身，乃巴氏事業之重大樞紐。』如其試驗成功，則巴氏之學說完全告成，否則全部事業將蒙其不良影響，巴氏所有學說皆以實驗爲根據，故自信之心甚堅，但因負責之心，不敢輕試于人，但在一八八五年七月六日，巴氏以爲時機已至，可以試其多年渴望之試驗，化『毒』菌爲『護』菌，炭疽雞霍亂皆歷試不爽。今移其法用之于瘈，而試之于人，在科學史中，誠爲驚天動地之舉，但在巴氏觀之，蓋等量而齊觀者也。

巴氏此法發明之後，法政府即公開募捐興建研究院爲防瘈之用。此院于一八八八年開幕，迄今亦逾五十年矣。其中工作，造福于人羣不限于防瘈而已。巴黎之研究院開設不久之後，世界各處設立分院，今已有十五處之多。其造福于各地方，又不限防瘈。但迴溯淵源，不能不歸功于防瘈法之發明也明矣。

巴氏之人類防瘈發明，實開一切人類防疫之先路。巴氏嘗曰：『如以流行病若霍亂鼠疫黃熱病之病原菌，作防疫苗液。以殺人之具，作救人之用。寧非天下一大快事。』自巴氏發明防疫之後，學者乃有所遵循，沿用巴氏免疫原則，所有重要流行之病幾無一無防疫之苗。巴氏生時理想之談，今皆成爲事實。此又不能不歸功于防瘈發明者也。

防瘈機構之臆說

巴氏對其防瘈方法之機構，曾作精確之研討，以爲可作下列兩項臆說：

（一）瘈兔之脊髓在溫度二十三至二十五度而空氣爲鉀所乾燥之景況之下，日愈久而毒愈減，以至于無。免疫方法即利用此項毒性遞減之脊髓，先用無毒，繼用微毒，終用有毒之脊髓。免疫之成，由漸而固。此說似能差強人意，但事實與理想有不符者：即視爲毒力減輕之脊髓，第一次在兔身接種，其潛伏期果然較長，但再連續接種一次，其潛伏期仍屬甚短。是故爲溫度乾燥而造成之毒力輕重之脊髓，似爲瘈毒『量』之問題，而非『質』之問題。

（二）第二臆說似乎較與事實相近，即吾人所注射之苗液可分爲兩部，一爲病原毒（Virus），一爲免疫質。病原毒在乾燥光景之中減少其量，而免疫質則較爲難變。

證明此項臆說者有下列之事實，如以瘈脊髓研細加水，成爲乳液，以多量注射動物之皮下，反不及少量注射易于發生瘈病，而且受多量注射之動物，往往免疫。腦中接種，從未能免症者，固以瘈毒（Virus）直接入神經之故，同時免疫質之量太少，恐亦原因之一也。

又足證明此項免疫質之存在者，即用已經消毒之瘈脊髓乳液注射動物，可以使之對於瘈病免疫。

巴氏關于此臆說結論曰：『用無毒之瘈脊髓乳液而生免疫性，此事之利益不言可喻。如能成功，乃科學上之一重要發明，而預防瘈病之一大進步也。』

結　論

人類科學防瘈在近世免疫學上爲最初之一頁，而在巴氏事業中爲最後之一頁。巴氏一生事業，至此登峯造極，可驚天地而泣鬼神，實非拙筆所能描寫其萬一。

巴氏于其研究之中，其天才固非常人所及，而其仁慈心腸，處處流露。學術道德，互相調和，斯成人格之偉大，此尤爲學者不當忽視者也。

附　錄

巴氏對于瘈學除與人辯論之紀錄不計外；共發表論文二十九篇。所有詳細文獻皆載于巴氏之全集（Oeuvres）第六册中。玆特將巴氏對于瘈學發明之重要事實列于下表：

一、　瘈病必由傳染而來，不能自生。

二、　瘈毒聚集于神經中樞，延髓含有瘈毒甚多，屢試不爽。

三、　瘈毒由神經中樞接種，如響斯應。

四、　瘈毒由神經中樞接種，潛伏期準確。

五、 口涎中往往有微生物，可致動物于死，而非瘈病之原因。

用病瘈者之口涎接種于動物，可得下述三結果之一：（一）為口涎中之微生物所病而死，（二）化膿過度而死，（三）病瘈而死。

六、 瘈病之病原菌，用顯微鏡亦不能見。

七、 普通人認爲可以治瘈之藥，用實驗方法，皆證其無效。

八、 瘈病之『瘋』型及『非瘋』型，爲同一瘈毒所釀成。

九、 瘈病臨床症候不同，因神經中樞受病地位不同之故。

十、 如神經中樞不腐壞，瘈毒之致病力不減（瘈腦藏于十二度溫度中，三星期毒力不減）。

十一、接種徑路，于神經中樞外，尙可利用靜脈注射。

十二、由靜脈注射，脊髓之部先病，其型爲『非瘋』型。病初起時，脊髓已有毒，而延髓尙未有毒。

十三、用病瘈之口涎或血液注射于犬之循環系中，不能生免疫作用。

十四、瘈病于呈初期症候後，有時可以自愈，但愈後二月，仍可病瘈而死。此類情形，曾于犬兔見之。

十五、如愈後不死，接種瘈毒亦不病死，是爲免疫現象。

十六、瘈毒于『末梢神經』及『口涎腺』中均有。

十七、瘈毒保存時間約一月，如在玻璃器中，將口封好，雖在夏季，亦可保存。

十八、瘈病微生物，無法用人工培養。

十九、瘈毒接種於犬兔羊，皆有致病之效。

二十、瘈兔之血，接種於犬，可以得瘈。

廿一、以極小量之瘈毒接種於皮下或靜脈之中，可生『瘋』型之瘈。

廿二、瘈毒之量如再少，則無致瘈之可能，亦不生免疫之作用。

廿三、雞類可由接種而得瘈，惟症狀不顯，恆有貧血症候。

廿四、瘈毒可單由循環系傳入神經中樞。

廿五、瘈毒在各類動物體中通過數次後，其致病能力遂生變化。在兔類則瘈毒增強，在猴類則瘈毒低減。

廿六、致病力之大小，與潛伏期之長短成正比例。

廿七、犬類在人工免疫之後，接種無論何種瘈毒，用無論何種徑路，均不得病。

廿八、以鉀乾燥瘈毒，可用作人類及犬類防瘈之法。

廿九、已含瘈菌而消毒之腦或脊髓乳劑，可以防瘈。

三十、瘈毒之潛伏期固定後，其皮下致瘈能力漸次消失。

卅一、瘈毒在兎類通過次數愈多，潛伏期愈短。

卅二、人工免疫之犬類，于二年後，百分之八九十左右仍具免疫能力。

Histoire de la Découverte du Vaccin Antirabique
Première Page de l'Immunologie Moderne.

Dr. Y. Ch. Lieou

L'auteur raconte dans cet article l'histoire détaillée de la découvorte du vaccin antirabique par Pasteur avec ses antécédents immédiats et ses conséquences heureuses.

Il fait ressortir spécialement deux des caractéristiques de l'oeuvre de ce grand savant:

1°) Enchaînement logique des découvertes successives.

2°) Harmonie du génie inventif avec les qualités morales.

Voici les différents chapîtres de cet article.

a) Introduction

b) Atténuation artificielle de la virulence de germes microbiens—Vaccin anti-choléra des poules et vaccin anticharbonneux.

c) Découverte du vaccin antirabique—Expériences sur animaux et première expérience humaine.

d) Hypothèses faites par Pasteur sur le mécanisme d'action du vaccin antirabique.

e) Conséquences de cette découverte.

f) Conclusions.

參考文獻

(1) E. Duclaux
Pasteur—La vie d'un esprit pp. 339-395. (Sceaux—Imprimerie Charaire et Cie 1896)

(2) C. Lépine L. Cruveilhier et Mlle. V. Sautter
Recherches sur la virulence des moelles rabiques en relation avec l'état actuel du virus fixe de l'Institut Pasteur. (In Numéro Commémoratif de la Rage, supplément de Annales de l'Institut Pasteur Oct. 1935 Masson, Paris. pp. 127-150)

(3) L. Pasteur
Oeuvres (réunies par Pasteur Vallery Radot) N° VI pp. 553-688 et pp. 753-760. (Masson et Cie, Paris 1933)

(4) Pasteur-Vallery-Radot
Les grands problèmes de la médecine contemporaine pp. 209-218. (Ernest Flammarion Edit. Paris 1936)

藥王與藥王聖誕

耿鑑庭

四月二十八日，相傳為藥王聖誕。是日也，藥肆必舉行盛大之慶祝，羅列珍貴藥物，以供衆覽，名曰藥王供。惟各家所懸之像不一，有繪神農而身披樹葉者，有繪扁鵲，張仲景，孫思邈等十大名醫者，有繪一僧人模樣，傍臥非獅非犬之獸，謂其姓韋者。余閱之，不禁有疑焉。陸九淵云：「為學患無疑，疑者有進」。曹聚仁氏亦云：「懷疑是學問的起點」。欲釋疑團，必徵之於書，兵燹之餘，藏書喪失殆盡，內地又乏圖書館。爰將殘餘典籍，約略翻檢，發生疑點頗多，茲述之於下。

按各業祖師會之成例，必祀發明之始祖，神農氏為農事之先知先覺者，又為醫藥之先知先覺者，亦卽康竹林氏所謂「開業成務之大聖」，依理，藥王之號唯神農足以當之。其余諸家所記之藥王，多為唐時之韋氏，如醫學大辭典引舊唐書張文仲傳及唐書方技傳云：「韋訊道，字慈藏，唐京兆人，精醫術，武后時，為侍御醫，累遷至光祿卿，常帶黑犬隨行，施藥濟人，時人敬之，稱為藥王。」鑑案，手頭無唐書，故從醫學大辭典轉錄。沈汾續神仙傳云：「藥王姓韋，名古，道號歸藏，西域天竺人，開元二十五年，到京師，紗巾攜袍，杖履而行，腰繫胡盧數十，廣施藥餌，療人多效。帝召入宮，圖其形，賜號藥王」。唐本草序云：「藥王菩薩，姓韋，名古，字老師，疏勒國得道人也」。古今醫統云：「韋訊道，號慈藏，善醫述，常帶黑犬隨行，施藥濟人，唐玄宗重之，擢官不受，當世仰為藥王」。韓旡咎桐陰舊話云：「忠獻公謂韓琦年六七歲，病甚，忽曰：「有道士牽犬，以藥飼我，俄汗而愈。」按列仙傳，韋善俊，唐武后朝京兆人，長齋奉道法，嘗攜黑犬名烏龍，世俗稱為藥王」。

余又於太平廣記中，見有故事二則，與此類似。

「韋善俊者，京兆杜陵人也，訪道周遊，遍尋名岳，遇神仙授三皇檄召之文，得神仙之道。或靜棲林野，或醉臥道途。常攜一犬，號之曰烏龍，所至之處，必分己食以飼之。犬復病疥，毛盡禿落，無不嫌惡之。其兄爲僧，久居嵩寺，最爲長老。善俊將欲昇天，忽謂人曰：「我有少債未償耳。」遂入山見兄，衆僧以師長之弟，多年忽歸，彌加敬奉。每昇堂齋食，卽牽犬於其側，分食與之。衆旣惡之，白於長老，長老怒，召而責之，笞擊十數，遣出寺。善俊禮謝曰，「某宿債已還，此去不復來矣，更乞一俗，然後乃去。」許之。及浴，移時牽犬而去，犬已長六七尺，行至殿前，犬化爲龍，長數十丈。善俊乘龍昇天，拏其殿角，蹤跡猶在。」出仙傳拾遺

「嵩山道士，韋老師者，性沉默少語，不知以何術得仙。常養一犬，多毛，黃色，每以自隨。或獨坐山林，或宿雨雪中，或三日五日至岳寺求齋餘而食，人不能知也。唐開元末歲，牽犬至岳寺求食，僧徒爭競怒問何故復來。老師曰：「求食以與犬耳」。僧發怒譏，令奴盛殘食與乞食老道士食，老師悉以與犬。僧之壯勇者，又譏罵欲摳之。犬視僧色怒，老師撫其首久之，衆僧稍引去。老師乃出，於殿前池上洗犬。俄有五色雲，遍滿溪谷，僧駭視之，雲悉飛集池上，頃刻之間，其犬長數丈，成一大龍。老師亦自洗濯，服綃衣騎龍坐定，五色雲捧足，冉冉昇天而去。寺僧作禮懺悔，已無及矣。」出驚聽錄

統觀以上之紀載，歸納之，可武斷其爲一種故事，不過紀錄不同而已。第一、各家俱記其爲修道之僧人。第二、俱謂其攜帶黑犬。第三、其名字可作兩種句讀，卽韋訊道，號慈藏。醫學大辭典引作字慈藏若以續神仙傳之姓韋，名古，道號歸藏，及唐本草序姓韋，名古，字老師，二則比例之，又可作韋訊，道號慈藏。若係單名韋訊，則「善俊」二字，亦係「訊」字之轉音，蓋以「善俊」二字反切之，其音與「訊」相近也。第四、韋氏究係何許人，諸書所載不同。唐書及桐陰舊話引列仙傳，均作京兆人，仙傳拾遺謂爲京兆杜陵人，續神仙傳作西域天竺人，唐本草序作疏勒國人。殆以其非僧非俗，故作種種臆測歟？第五、乘龍昇天之說，妄誕不稽，可見其得自傳聞者多，不勉有附會之辭雜入也。

余家數世業醫藥，幼時每聞老輩傳說云，藥王之黑犬，名曰嗅香，病家每將藥渣倒於路心者，蓋欲其嗅知藥味，而病可速愈也。此說恐係從韓琦故事演化而出，或於韓琦之前，已有此傳說，韓琦因有此印象而成夢，亦未可知。姑誌之，以俟他日，再爲攷證。

至此人是否足當藥王之稱，不待余之批評，蓋前人已有所論述矣。明王宏

翰云：「慈藏隨身帶犬而行，乃江湖遊方道流，何可稱爲藥王？但當時玄宗酷好佛老，世人好怪，時人附和，妄以藥王之名加稱。後世不攷其本末，習俗相沿……」又清康竹林三皇藥王考云：「吾醫之有三皇，猶儒者之有孔子也。若夫藥王，較之程朱諸子，尙有間焉；譬諸范歐諸儒，庶幾相近。今以若賢若神之號，而與開物成務之大聖人相混，褻慢甚矣！」

考四月二十八日之藥王聖誕，係來源於佛書，佛書之藥王，乃據印度之故事。觀藥王藥上二菩薩經之紀載，太爲繁複，玆摘錄佛學辭典於下，以其敍述簡明也。

「過去久遠刼，有佛號琉璃光照如來，刼名正安穩，國名懸勝旛。彼佛涅槃後，於法象中，有千比丘，發心修行。衆中有一比丘，曰日藏，聰明多智，爲諸衆說大乘之平等大慧。衆中有一長者，名星宿光，聞大乘心生歡喜，持訶黎勒果及諸雜藥，供養日藏比丘及諸衆，因發大菩提心。時星宿光之弟，曰電光明，亦隨兄持諸良藥，供養日藏及諸衆，發大誓願。此時大衆讚歎，號兄爲「藥王」，弟爲「藥上」。是今藥王藥上二菩薩也。佛告彌勒，是藥王菩薩大修梵行，諸願已滿，於未來世成佛，號淨眼如來；藥上亦次藥王作佛，號淨藏如來」。

據上所述，則四月二十八日所祀之藥王，當爲印度藥王，供奉之像，又當從佛書改繪，但藥王藥上二菩薩經中有云：「衆生身中，四百四病，但稱我名，卽得除愈」。是則捨藥餌外，使病人接受宗教信仰，亦精神療法之一種，與湯液治療，又別出一途矣。

高士奇扈從西巡日錄云：「鄚州城北，有藥王莊，爲扁鵲故里，藥王廟，耑祀扁鵲。明萬歷間，慈聖太后出內帑，增建神農，軒轅，三皇之殿，以古今名醫配食」。觀此則所謂藥王，似又爲扁鵲之耑稱。而北方又多有指孫思邈爲藥王者，更莫衷一是矣。

醫界舊例，以三月三日，六月六日，九月九日，爲祀三皇之期，因彼時未有甲子，故以此三日爲紀念。又四月二十八日之藥王聖誕，流傳已久，誤以印度之藥王爲韋慈藏。余意，可改此四日爲普祀醫藥先知之期，仿十大名醫之例，凡有功於醫藥，及有所發明者，均在應祀之列。孫思邈，扁鵲，韋慈藏等，均可列入。每屆此紀念日，請學識豐富之醫家，講述先賢之歷史，使與會者徹底明瞭，不僅作偶像之崇拜而已也。同時，應免除康竹林氏所謂「影射混淆，惑人酬款」，及藥商藉此而作宣傳以廣招徠等事。如改爲國歷，亦無不可。

THE BIRTHDAY OF THE MEDICINE GOD

C. T. Keng

The twenty-eighth day of the fourth month in the old Chinese calendar is generally regarded as the birthday of the god of medicine. The drug guilds worship Shen Nung as their patron god. But who is the real recognized god is still a question. Some said it was Sun Szu-mo; others stated it was Pien Chiao. Various other names such as Chang Chung-ching, Wei Tzu-chuang, Wei Kuo, etc., have been accorded this title. The writer summarizes the numerous references from literature concerning this matter and expresses the opinion that this particular day should be fixed as the medical saints day to commemorate the ancient great doctors in history.

此藥王像係揚州已故名畫家陳錫蕃先生所
繪題詞如左
唐有韋氏名訊道號慈藏施藥濟人世人共仰

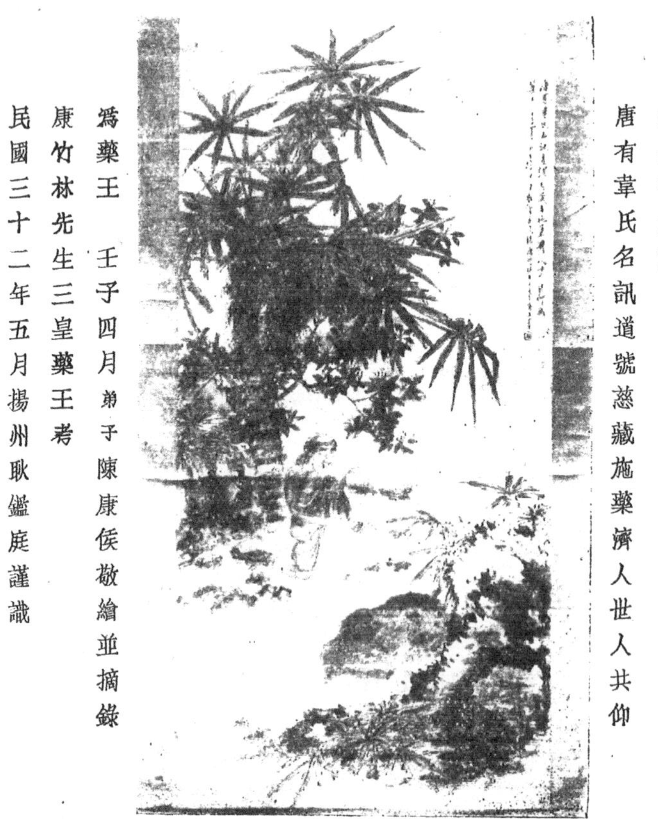

爲藥王　壬子四月弟子陳康侯敬繪並摘錄
康竹林先生三皇藥王考
民國三十二年五月揚州耿鑑庭謹識

中國歷代名醫及其著述簡表

楊　銘　鼎

（陝西三原念慈醫院）

三皇紀（公元前2953—2208）

名　醫	生卒年	著　述
伏　羲（庖羲）	2953—2837	爲中國開國皇帝，因太極圖而畫八卦。
神　農（炎帝）	2838—2698	爲醫藥之鼻祖，相傳神農嘗百草而著本草經。
黃　帝（軒轅）	2698—2598	相傳黃帝與岐伯等作內經，爲中國最古之醫書。
僦貸季	黃帝時人	爲岐伯之師，善觀色捫脈。
歧　伯	黃帝時人	爲僦貸季弟子，與黃帝作內經。
雷　公	黃　帝　人	爲製藥之名人，今之藥店目書雷公炮製，以示遵古。

周秦紀（公元前1121—207）

名　醫	生卒年	著　述
盧　氏	約704－679	
醫　緩		
醫　和		以上三人爲秦之良醫。
扁　鵲（秦越人）	644—	世稱神應王，爲古之名醫，內科學大家，相傳著難經二卷。

漢　紀（公元前206—公元後264）

名　醫	生卒年	著　述
淳于意（倉公）	公元前一世紀時人	受師於公乘陽慶，嘗自錄治驗以示診病之要，爲後世醫案之濫觴。
張　機（仲景）	二世紀時人	長沙太守，著有傷寒論十卷（217），金匱要略八卷，集漢前醫學之大成，爲方書之

		鼻祖，世稱醫聖。
華　佗（元化）	三國時人	首用麻醉藥，爲外科先師，著有中藏經八卷，內照圖一卷，舊題漢華佗之書，未必可信。
	晉　紀（公元後265—419）	
王叔和	三世紀時人	爲診斷學大家，後世言脈者多宗之，撰脈經十卷(280)。
皇甫謐（士安，元晏先生）	215—282	精鍼灸之學，著有甲乙經八卷。
葛　洪（稚川，抱朴子）	咸和時人	好神仙導養之術，著有金匱藥方一百卷，肘後備急方四卷。
	南北朝（公元420—588）	
褚　澄（彥道）	—483	褚氏遺書一卷，係後人僞託。
陶弘景（通明，華陽隱居）	456—536	性好道學，從事丹鼎，人稱爲山中宰相，著有本草經注七卷，肘後百一方三卷(500)。
徐之才	北齊時人	分藥爲十劑，爲調劑分類之始，著有徐氏八世家傳效驗方十卷，撰雷公藥對二卷。
	隋　紀(589—617)	
巢元方	大業時人	爲病原學之創始者，著有諸病源候論五十卷(610)，簡稱巢氏病源。
	唐　紀(618—906)	
孫思邈（眞人）	601—687	有崇之爲藥王者，著有千金要方三十卷，千金翼方三十卷，脈經一卷，養生眞錄一卷。
王　冰（啓玄子）	寶應時人	內經註者，撰玄珠密語十卷，昭明隱旨三卷。
王　燾	八世紀時人	外臺祕要四十卷（752），集唐以前方書之大成。
孟　詵	約810—913	補養方必效方及食療本草各三卷，今日流行之膏滋藥昉於此。
陳藏器	開元時人	本草拾遺十卷，中言人肉可療羸疾，故後

之孝子多行之。

宋 紀(960—1276)

錢　乙(仲陽)	宣和時人	爲我國第一位兒科專家，世推幼科之聖，著傷寒指微五卷，嬰孺論百篇，小兒藥證直訣三卷。
龐安時(安常)	1042—1099	難經辨數萬言，主對集一卷，傷寒總病論六卷。
陳　言(無擇)	淳熙時人	三因極一病證方論十八卷(1174)，分病原爲內因外因不內外因，頗有發明。
許叔微(知可)	紹興時人	著有類證普濟本事方十卷，傷寒百證歌三卷，翼傷寒論二卷。
陳自明(良甫，臨川)		婦人大全良方二十四卷(1237)，婦科專書以此爲最完備；又外科精要三卷(1263)。
嚴用和(子禮)		濟生方八卷。

金 紀(1115—1233)

成無已	約1060—1156	傷寒論注解十卷，傷寒明理論三卷。
張從正(子和)	大定時人	金元四大家之一，多以攻伐爲宗，著有儒門事親十四卷。
劉完素(守眞，河間)	大定時人	金元四大家之一，以益腎水爲主，著有運氣要旨論一卷，素問玄機原病式一卷，傷寒直格方三卷，宣明論十五卷。
張元素(潔古)	大定時人	倡古方不可治今病之論，著有珍珠囊引經佐使一卷，病機氣宜保命集三卷，臟腑標本藥式一卷，醫學啓源三卷，潔古本草二卷。
李　杲(明之，東垣)	1180—1251	金元四大家之一，專以脾胃立論，著脾胃論，辨惑論各三卷。

元 紀(1277—1367)

王好古(從之，海藏)	嘉熙時人	湯液大法四卷，醫壘元戎十二卷(1237)，醫家大法三卷，湯液本草三卷，斑疹論一

		卷，及仲景詳辨，傷寒辨惑論，等書。
羅天益（謙甫）	至元時人	衞生寶鑑二十四卷(1271)。
朱震亨（彥修，丹溪）	1281—1358	金元四大家之一，專以補陰爲宗，著有局方發揮一卷，金匱鈎玄三卷，丹溪心法五卷，及傷寒論辨，外科精要發揮，本草衍義補遺，等書。
葛乾孫（可久）	約—1360	醫學啓蒙論，十二經絡，及十藥神書等。
滑　壽（伯仁）	至元時人	醫韻，讀傷寒論抄，診家樞要一卷，難經本義二卷，十四經發揮三卷。
呂　復（元膺）		內經或問，靈樞經脈箋，傷寒十釋等書。
王　履（安道）	1332—	泝洄集，百病鈎元十卷，醫韻統一百卷。

明　紀(1368—1662)

戴思恭（元禮）	1373—1405	證治要訣十二卷，證治類元及類證用藥各若干卷，又訂正丹溪金匱鈎元三卷。
虞　摶（天民）	正德時人	醫學正傳八卷(1515)及方脈發蒙等書。
薛　己（新甫，立齋）	約1506—1566	家居醫錄十六種。
盧之頤		本草乘雅半偈十卷，及仲景論，金匱要略論疏，等書。
汪　機（省之）	嘉靖時人	石山醫案，醫學原理，本草會編，素問抄，脈訣刊誤，外科理例(1531)，痘治理辨，鍼灸問答，傷寒選錄，等書。
繆希雍（仲淳）		本草經疏三十卷，本草單方。
李時珍（東璧）	1522—1596	爲本草學大家，著有本草綱目五十二卷(1590)，集數千年藥物之大成，空前之鉅著也；又撰瀕湖脈學一卷(1554)，奇經八脈一卷(1572)。
趙獻可（養葵）		以養火爲主，著醫貫，內經抄，素問註，經絡考，正脈論。
王肯堂（宇泰）	萬曆時人	證治準繩一百二十卷(1604)。

張介賓（惠卿，景岳）	天啓時人	爲温補派之健者，著有類經，景岳全書六十卷。
方有執（仲行）	萬曆時人	傷寒論條辨五卷(1592)。
李中梓（士材）	崇禎時人	士材三書，頤生微論，醫統，醫宗必讀。
吳有性（又可）	崇禎時人	温疫論(1612)。

清　紀(1644—1911)

喻　昌（嘉言）	1584—1682	傷寒尚論篇八卷(1648)，醫門法律六卷(1658)，寓意草一卷(1643)。
魏之琇（玉璜）	乾隆時人	續名醫類案六十卷。
張　璐（路玉，石頑）	1617—1698	張氏醫通十六卷(1696)，本草逢原四卷，診宗三味一卷，傷寒讚緒論二卷。
汪　昂（訒庵）	康熙時人	醫方集解廿三卷，本草備要四卷(1694)，靈素類纂三卷，湯頭歌訣一卷。
柯　琴（韻伯）		傷寒來蘇集（傷寒論注六卷，傷寒論翼二卷）。
張志聰（隱庵）	康熙時人	素問集註，靈樞集註，本草原釋，傷寒論集註六卷。
葉　桂（天士，香巖）	1665—1745	臨證指南十卷，温熱論一卷，景岳全書發揮四卷，皆其弟子所輯。
薛　雪（生白）	乾隆時人	醫經原旨六卷，温熱條辨。
徐大椿（靈胎）	1693—1771	醫學源流論二卷(1757)，神農本草經一卷，傷寒類方一卷，蘭臺軌範八卷(1764)，醫貫砭二卷。
尤　怡（在京）	乾隆時人	金匱心典三卷，醫學讀書記二卷。
黄元御（坤載，研農，玉楸）	1705—	素問懸解十三卷，靈樞懸解九卷，難經懸解二卷，傷寒說意十一卷，金匱懸解廿二卷，四聖心源十卷，等書。
陳念祖（修園）	嘉慶時人	陳修園醫書四十八種。
沈金鰲（芊綠，再平）	乾隆時人	沈氏尊生書七十二卷。

吳　瑭（鞠通）	約1750—	温熱條辨六卷(1799)，醫醫病書一卷（1831），吳氏醫案四卷。
王清任（勳臣）	1768—	爲改良醫學之巨擘，著有醫林改錯二卷。
王士雄（孟英）	1808—	潛齋醫書五種。
陸懋修（九芝）	1815—1887	世補齋醫書三十三卷。

附　註

一· 表中朝代括弧內公元卽西歷，公元前卽西歷紀元前。

二· 名醫欄內括弧係字及別號。

三· 生卒年欄內數字單行如1642—係指出生年，—1642係指死時年；如兩排字1642—1702，則爲壽數年。

四· 著述欄內括弧數字係書刊行之年期。

本表承王吉民醫師詳加修改，並增生卒年一欄，殊深感激，特此誌謝。

FAMOUS DOCTORS IN CHINESE HISTORY AND THEIR WRITINGS

M. T. Yang

Seventy-three famous doctors in Chinese history are arranged in chronological order with their more important writings attached. Their different names (alias) and year of birth and death are also recorded whenever possible. The table will be useful to historians but particularly to those who are interested in Chinese medical history.

福建省各種地方病之流行實況*

陳 國 忠

（福建省立衛生實驗所）

一、引 言

凡一地疾病之流行與潛伏，其原因必多，而最重要者，莫如氣候與地勢之關係，及人民習慣與職業之問題。他如交通情形，以及人民經濟力量等，均爲缺一而不可能者。閩省疾病之多，甲於全國，世界有名之熱帶病學家，多以吾國之閩省爲研究中國傳染疾病之總樞紐，由此可見閩省一般疾病之重要性矣。

二、閩省地方病構成之原因

玆就閩省對於一般疫癘構成之原因分述於后：

1. **氣候與地勢**：氣候與疾病之流行，有莫大之關係。凡疾病發生之地，其氣候之轉變，至爲重要，蓋一般細菌寄生蟲之發生，正值適當之氣候。其中尤以溫度、濕度、及雨量等爲最顯明，例如鼠疫之發生，多在華氏四十五度至八十度之間，空氣之飽和差每不高過〇•三時以上，蓋在此項情況之下，最合鼠蚤之生長，而致傳播鼠疫桿菌是也。且福建地近熱帶，高山深谷，崎嶇險峻，全年之氣候，因受地勢之調節，致冬不嚴寒，夏不酷暑，（惟東南近海各縣較暖，西北山叢之地較寒）。閩省全年氣壓，平均數在七五七•三公厘至七六二•五公厘之間；雨量平均數在一•二〇〇至一•七〇〇公厘之間，此項氣溫等甚合各種細菌之發生，與寄生蟲之生活，且閩省長年內，溫度多在攝氏十度以上，故益增加一般微小生物之繁殖。又閩省濕地多而乾地少，最適於蚊蟲之滋生，閩省瘧疾之多，其故亦在此。他如鉤蟲、血絲蟲之病症，亦因生長條件之適合，致蔓延之勢不減。而閩省山脈縱橫，山泉澗溪之多，亦爲肺吸蟲中間宿主繁殖之所也。

2. **習慣與職業**：疾病之傳染與人民之職業習慣均爲流行病學上不可分離之事證，蓋一般病原入體，多藉中間宿主之媒介，故凡食物、泥土、昆蟲等，無一非媒病之原，故民衆之習慣與一般飲食行爲，均應注意之事，例如某一地人民喜食生水生菜(或謂爲不熟之菜)，

---

*本文係在上海雷氏德醫學研究院工作時藉該院參考文獻而成

則該地人民感染之腸寄生蟲者必多。又有一般民衆終年不喜掛帳，致被蚊蟲叮咬，而患瘧疾與血絲蟲等症。他如被不良之職業所連帶者，如血吸蟲之感染，全因農民或船夫整日於水田或河水中，被血吸蟲之尾蚴穿入膚體，致患血吸蟲病。又如一般專司採茶採桑或種花種菜之人，因手足易與糞土接觸，致感染鈎蟲病者特多，且閩省內地各縣居民之房屋，多不通風，又乏 線，實爲蚊蟲跳蚤之隱伏處，而一般習慣多將食米雜糧等任意放置，致鼠類羣集，而得延長壽命，此所以鼠疫在內地各縣蔓延不斷也。其他因教育文化之低落，亦爲原因之一。

3. **交通情形**：流行性之疾病，多循交通線而傳播，此亦爲流行病學上之普通定例，故交通越發達之處，流行性疾病之傳播亦益容易，結果疾病散佈日益擴大。至若交通不便之地，其疾病之流行不易擴大，故多屬地方性，福建多山，交通向不發達，惟自海禁開後，對外交通建立，故閩省本無該項疾病者，亦藉交通之傳帶而入閩省，其最顯明者如花柳病、鼠疫、馬來血絲蟲等，皆於近世紀中傳入本省者。近年來閩省交通事業空前發展，疾病之蔓延故益猖獗，加以閩省頻年內戰關係，民衆藉交通之工具——車船等——往返移動，致使流行性之疾病，一變而爲散發性，故一般疾病呈時斷時續之勢。

4. **經濟情形**：閩省之一般經濟情形，除沿海各縣因自海禁開後，對外貿易繁榮，人民受利不少外，其他因家鄉謀業之不易，多前往南洋各地謀生，因而致富歸籍者亦不少。惟閩省內地各縣，山脈縱橫，平原稀少，農民多以種乾糧食物爲業，故全年收入難與全年支出相抵。加之閩省內亂頻生，天災疫禍相乘，一般民衆早陷於不能生活之境，致農村稀無人影，街衢多十室九空，故閩省農村經濟早已呈破產之勢矣。

三、各種地方病之流行與調查之結果

綜合上文所述，閩省疾病之流行似爲必然之事，茲就吾人在閩數年來檢驗調查之結果，分述於後：

1. 細菌性之疾病

A. 鼠疫 （Plague）：福建省之鼠疫本爲外來疾病之一，往昔本省似無本病之發生。溯自一八九四年，香港鼠疫發生後，不數月閩省對外唯一交通口岸廈門亦迅被波及。越六年復侵入福州。嗣後漸次蔓延至閩南沿海各縣，繼之閩西之上杭及永定兩縣，亦相繼發生，惟閩北之南平、建甌、建陽、政和、松溪各地則傳染較遲。最初本省之鼠疫多屬地方性，後因交通發達，遂傳佈各縣。本病初起之時多呈猛烈之流行性，死亡頗多，其後則變爲消長性，死亡漸少。惟近數年來，閩省西南各縣之疫勢復熾，且較前更形猛烈，如一九三五年龍岩縣之鼠疫，城鄉各處死亡五百餘人，一九三七年閩南鼠疫大作，蔓延達十餘縣之多，總共死亡逾萬。至閩北方面於最近數年始見發生，最烈之地，爲松溪及政和兩縣。玆據著者居閩數年調查所得，閩省鼠疫發現之地，約佔閩省全省之半，除閩省東北及極西各縣外，餘均受其波及。至於閩省現有之鼠疫，約可分爲二大類，一爲腺鼠疫，一爲肺鼠疫，前者以淋巴腺腫大，及患處有劇烈之觸痛。其有外顯症者，以腹股溝處之淋巴腺爲最多，其次爲頸部之淋巴腺，再次爲腋部淋巴腺。至於肺鼠疫之症狀多爲嚴重之氣管炎，或由肺炎所形成，致人體之體力全衰，終於二三日內不支而死。他如鼠疫桿菌，僅見於皮下組織間，致成爲蜂窩織皮膚性鼠疫（Cellulo-cutaneous）者不少，而細菌侵入血內致患敗血性鼠疫（Septicaemic plague）者亦常見之。

B. **麻瘋**（Lepra）：吾國麻瘋一症，遠在一八七四年漢生（Hansen）氏正式發現以前已有流行，故可稱爲自有史以來之一種恐怖病。今人雖將以往潰爛性皮膚病皆稱爲麻瘋，然最風行於世界之舊約全書中，對於此種疾病已早有計載，故麻瘋一症，似早已潛伏於世界各處。最近有人推測麻瘋佈滿全球，其患者約有四百萬人。

閩省之麻瘋具有悠久之歷史，即閩省境內麻瘋院之設立，有遠在宋朝以前者，可爲佐證。據最近之估計，非律濱羣島之麻瘋患者爲二萬人中有七人，印度較多，計每萬人中有五人。他如夏威夷，非洲中部，挪威、俄國等處亦有發現，暹羅緬甸亦多，吾國西南各省亦被波及，而尤以廣東省爲最。閩省各縣患此疾者，似由廣東傳入。據吾人之調查，閩省患者極衆，幾遍佈全省。吾人曾進一步調查，獲悉於民國二十五年閩省福州有麻瘋病人三百〇八人，同年福州之人口爲六十三萬，即二千人中佔患者一人，故與印度每萬人有五人之比率相同。

吾人曾於二十七年統計閩省十二縣之麻瘋病院，其結果如下表：

表一　福建省麻瘋患者統計表

縣別	院別	醫藥設備	患病人數		
			男	女	共計
福州	東院　西院	有	252	119	371
莆田	西門，涵江，黃石三院	有	127	51	178
寧德	養濟院	無	12	10	22
福安	東院　西院	無	46	21	67
仙游	養濟院	無	16	10	26
永泰	救濟院	無	11	1	12
長樂	養濟院	無	25	3	28

福清	養濟院	無	21	5	26
建甌	養濟院	有	24	13	37
古田	濟生堂	有	37	7	44
建陽	普濟院	無	16	1	17
閩清	養濟院	無	16	4	20
總計			603	245	848

觀上表所示，閩省現有痲瘋病院者共計十二縣，而有醫藥設備者僅四縣而已。此十二縣中之痲瘋患者共八百四十八名，內女性佔二百四十五名。繼乃進一步調查痲瘋病之種類，發現共有三種之多，卽結節性神經性及混合性三種是也。其中以神經性者爲最多，計三百二十四人，結節性者次之，計二百七十八人，混合型者更少，計二百四十六人。

C.**腦膜炎**（Meningitis）：腦膜炎一病，爲人煙稠密之城市中最易流行之病症，且於每次流行後，仍然零星散發，而成爲下次大流行時之根源。他如軍隊中在戰時或平時均較一般居民患者爲多，且極迅速。一九〇三至一九一〇年間歐美各國曾不斷受其侵害，最烈之處如德國東普魯士、瑞士、英國、芬蘭，波羅地海各國及紐約、加拿大，以及北美等地，其中就紐約一地，死者卽已逾三千人。

第一次歐戰期中，本病曾於軍隊中數度流行，初發現於加拿大之遠征軍隊，繼則傳染各國友軍，直至歐戰結束，疫勢始見稍殺。事後美國軍醫勒摩爾氏（Larmol）曾估計戰時各國軍隊中腦膜炎之患者，共約十五萬人，並將本病列入作戰軍人染疫之第五種。

閩省之腦膜炎症，每年必有斷續之發生，而六七年中必有大流行一次，其死亡之多僅次於鼠疫及惡性瘧疾。根據福州各教會醫院所載，民國十五年時，曾於福州、福清、莆田、古田、長樂、水口、南平等地猛烈流行，至二十一年時，復流行於上述各縣，死亡共約五百餘人。最近於民國二十八年間，發現於南平，其後循交通線之傳遞，不久下趨永泰、古田、福清、福州、各縣，上至永安、沙縣、建甌、龍岩、各縣。一時傳染迅速，約三星期，蔓延已達十五縣之多。據當時吾人之調查，所得之結果如下表：

表二　民國二十八年福建省腦膜炎流行概況表

縣別	患者數目			死亡數目		
	男	女	總數	男	女	總數
南平	57	17	74	9	3	12

永泰	86	19	105	31	7	38
古田	7	5	12	4	1	5
福清	7	3	10	1	0	1
福州	17	11	28	3	3	6
莆田	6	2	8	2	0	2
長樂	10	1	11	0	1	1
永安	14	4	18	3	1	4
建陽	5	0	5	0	0	0
建甌	5	4	9	1	0	1
龍岩	9	7	16	1	2	3
沙縣	10	8	18	1	1	2
長汀	7	0	7	1	0	1
連江	10	3	13	2	0	2
永春	7	2	9	1	1	2
總計	257	86	343	60	20	80

民國二十八年腦膜炎蔓延之地，多爲交通發達之縣份，經調查所得，計有十五縣之多，患者共約三百四十三名。此項數字，就其得病而就醫者統計之，其中死亡爲八十人，死亡率佔百分之二十三强，其得病而未就醫者，及死亡而未有報告者，其數當倍於此，敢斷言也。

吾人並於此次腦膜炎流行時採取病人之脊髓液加以培養檢查，除查得腦膜炎球菌外，復查得腦膜炎及肺炎兩種球菌同時感染者多例，（此點擬另爲文發表之）實爲難得。

D.霍亂（Cholera）：霍亂一症，流行於世界各國甚久，有數處如印度埃及等地，成爲一地方病，終年不斷盛行，故每年死亡人數極夥。根據以往文献，獲悉十九世紀中霍亂曾大流行於全世界各地，共有五次之多，在此一世紀中，世界各地爲霍亂所犧牲者約八百萬人。其中以一八五四年法國死三十萬人，一八六五年印度死十四萬人，一八三一年及一八八三年埃及死五十萬人，一八九二年及一九〇八年至一九一〇年俄國死一百五十萬人等數次爲最驚人。

吾國霍亂亦常有流行，民國二十年與二十一年，全國沿海及長江流域之主要各省，均有發現，是時疫勢傳染迅速，福建省亦被波及，初僅及於沿海一帶，繼則擴佈至內地各縣，疫勢極爲猛烈。其後每年均有零星發生。二十八年秋，霍亂復趨激烈，最先發現於福州，嗣後蔓延至沿海一帶，及內地各縣。是年被染地區雖不廣大，然患者之死亡者，爲數已屬不少。茲將此次流行之概況製表於下：

表三 民國二十八年秋福建省霍亂流行概況表

縣別	發現日期	患染人數			死亡人數		
		男	女	總數	男	女	總數
福州	28. 9.10	213	62	275	63	31	94
福清	28. 9.18	30	18	48	8	3	11
古田	28. 9.20	16	7	23	9	0	9
南平	28. 9.13	55	31	86	14	17	31
建甌	28. 9.30	9	4	13	3	0	3
晉江	28.10.11	22	8	30	不詳		
海澄	28.10. 2	5	3	8	不詳		
惠安	28. 9.30	12	1	13	2	0	2
莆田	28. 9.24	20	12	32	8	2	10
總計		382	146	528	107	53	160

觀乎上表，可知二十八年福建省霍亂之流行，較以往各次爲差，統計染疫之九縣，共有患者五百二十八人，其中死亡者一百六十人，約佔患者百分之三十。惟較腦膜炎之死亡率則稍高云。

2. 寄生蟲性之疾病

A.血吸蟲病（Schistosomiasis）：寄生於人體之血吸蟲有三種，即埃及血吸蟲(Schistosoma hematobium)，萬氏血吸蟲(S. mansoni)，及日本血吸蟲(S. japonicum)。前者分佈於非洲，阿拉伯、西比利亞、美索不達米亞、葡萄牙等地，南北美洲亦有發現，其中尤以埃及之奈伊兒河流域蔓延最烈。其次萬氏血吸蟲分佈之區域較少，僅西非洲、西印度、及南美各地。後者爲日本血吸蟲病，流行於日本各地，台灣一部，及吾國全部。日本以廣島縣屬之片山及山梨二地爲最烈，日本之所謂片山病及山梨病者，即血吸蟲病是也。吾國之血吸蟲病區域，歷年來時有發現，幾遍佈十餘省之多。一九一四年美人浮氏(Faust)與墨氏(Melency)，曾來吾國調查各省之血吸蟲病，有云：「中國之血吸蟲病患者，至少有百二萬人以上」。此語足可證明本病於吾國蔓延情形之嚴重。

福建省之血吸蟲病經發現者，有福州、馬尾、長樂、莆田、福清等五處之多，而實際成爲普通之流行性者僅福清一縣。考以往關於本病之發現歷史，最初爲一九〇五年克氏(Catta)於星加坡解剖一屍體中，發現有本蟲之寄生，而此項屍體爲一閩籍華僑。嗣後一九二四年本省長樂教會醫院，有美籍醫師方氏（Gillette）報告結果，發現有血吸蟲病之患者一例。其後一九二九年北平協和醫學院浮氏（Faust），及福建協和大學柯氏（Kellogg）於共同研究閩省人體及家畜之寄生蟲時，發現有血吸蟲卵，一九三三年白氏（Pakiam）於星加坡解剖多數華僑屍體之結果，認爲福建沿海各地均有血吸蟲病蔓延之可能。直至一九三六年，福州之外籍醫師甘氏（Campbell）解剖一可疑之屍體，將其肝寄往上海雷氏德醫學研究院檢查，結果檢出血吸蟲卵甚多，並查得該患者係福清縣人。其時著者等得訊後，急往該處實地調查，因得結論如下：

（一）福清縣現有血吸蟲病患者，約在二百人以上，以縣城之北鄉爲最多，西鄉次之。

（二）福清縣除鄉民感染血吸蟲病外，鄉民所畜之家畜，亦有染是病者。家畜中以牛（黄牛水牛）患染最高而最普遍，其次爲狗，再次爲貓。故福清縣之血吸蟲病，成爲人畜互相傳遞之現象，是則此種患者必與日俱增也。

（三）福清縣血吸蟲病之中間宿主——釘螺螄——分佈極廣，含尾動性幼蟲之百分率最高處約爲百分之七。

觀乎以上三點，可測知福清縣血吸蟲病之大概矣。

B.**瘧疾**（Malaria）：世界有名之熱帶病學家曼生氏（Manson）曾謂：「瘧疾分佈於環球各國，可謂北至北緯六十三度，南至南緯三十六度，其中以環繞赤道之國家內較爲猛烈」。至於瘧疾在吾國蔓延之歷史頗爲悠久，紀元前六百年，吾國黄帝內經內已有瘧論專篇矣。至於正式調查全國分佈情形，首開其端者爲美人浮氏（Faust），其調查結果報告中有謂：「瘧疾在中國各部遍地可見，以東南沿海各省爲最烈，長江一帶次之，其他與印度緬甸安南接壤等處亦較猛烈，惟黄河以北各地則較少」。

閩省瘧疾最初爲人所研究者，時在一八七一年，曼生（Manson）與摩勒（Muller）二氏曾作福建廈門之瘧疾研究。其後一九三〇年海氏（R. V. Hemenway），一九三二年馮氏（L. C. Feng），一九三七年王氏（Helena Wong）等，均有關於福建省瘧疾之片段文字發表。至於全省之分佈情形，則無人加以調查。著者等自一九三七至一九三八年間，曾將福建省之瘧疾作一系統之調查，曾得有如下之結論：

（一）福建省流行之瘧疾，以間日瘧爲最多，惡性瘧次之，三日瘧更次之。

（二）福建省瘧疾之流行，以閩東及閩中爲最烈，閩南次之，閩西北更次之。

（三）福建省瘧疾型別之分佈，爲間日瘧與惡性瘧分佈全省，而以閩中及閩西北各地爲最多，三日瘧之分佈僅限於沿海各地。

（四）福建省之瘧蚊，約有二十餘種，其中以中華瘧蚊（A. hyr. sinensis）及幼小瘧蚊（A. minimus）兩種爲最多，且最普遍，故傳染瘧疾之可能性，亦以此爲最。

C.**薑片蟲病與肝吸蟲病**（Fasciolopsis and Clonorchiasis）：薑片蟲病及肝吸蟲病似爲吾國之特產病，他國殊少流行，卽有之，亦爲零星之發生，並未釀成大量之流行或分佈。至吾國則不然，據吾人所知，薑片蟲目前已發現之地，計有紹興、蕭山、杭州、武昌、北平、南昌、蘇州、上海、潮州各地，其中以浙江之蕭山、紹興二地爲最普遍。至於肝吸蟲病，則發現於廣東沿海及內地各縣。他如上海、南京、亦偶有發現。惟以上二種疾病，在福建過去均無人加以提及，經著者等加以實地檢查後，始發現之。

著者等留閩工作凡四年，對於薑片蟲病及肝吸蟲病之檢查，曾施之於閩省數縣，計得其結果如下列二表：

表四　福建省薑片蟲病之檢查結果表

縣別	檢查人數	患者人數	百分率
福州	4528	234	5.1%
南平	1046	49	4.7%
建甌	314	7	2.2%
永安	1265	18	1.4%
總計	7153	308	4.3%

表五　福建省肝吸蟲病之檢查結果表

縣別	檢查人數	患者人數	百分率
福州	4528	91	2%
南平	1046	32	3%
惠安	112	5	4.4%
晉江	96	7	7.3%
福清	217	3	1.4%
建甌	314	5	1.6%
總計	6313	143	2.2%

觀乎上列二表，知福建之薑片蟲病及肝吸蟲病，均爲閩省之地方病，故檢查各縣之糞便結果，多得有是項蟲卵。且薑片蟲感染率最高之地達百分之五，肝吸蟲病之最高感染率爲百

分之七。

D. **肺吸蟲病**（Paragonimiasis）：肺吸蟲病爲各國不常見之寄生蟲性疾病之一，在國外有本病發生，且區域較廣者，首推朝鮮，次爲台灣，而日本本土亦有之，惟不常見耳。北美各地，本病流行較廣。至吾國肺吸蟲之發現，遠在五十年前（一八八〇年），當時曼生氏曾提及之，而曼生氏所云之地，適爲福建省之廈門。其後一九三〇年應氏（Ying），一九三一年馬氏（Maxwell），一九三四年華，吳與屈三氏亦均有提及。至福建之肺吸蟲則始終未爲人道及。直至著者等發稿之時，始見唐君（Tang）對福建之肺吸蟲病略有提及，而唐君所發現之地，僅福州，南平及福清三處。茲將吾人之調查結果列表於下：

表六　福建省肺吸蟲病第一及第二中間宿主之發見表

調查縣區	福州	福清	長樂	仙遊	惠安	莆田	連江	南平	建甌	古田	永安	沙縣	龍岩	連城	長汀	晉江	東山
第一中間宿主發現	+	+	+	+	+	+	−	+	−	+	+	+	+	+	+	−	−
宿主體內幼蟲之發現	+	−	+	−	−	−	−	−	−	−	−	−	−	−	−	−	−
第二中間宿主發現	+	+	+	+	−	+	−	+	−	+	−	−	+	−	+	−	−
宿主體內幼蟲之發現	+	+	+	−	−	−	−	+	−	+	−	−	−	−	−	−	−

觀上表所示，自一九三六至一九三八年中作者等調查肺吸蟲病共十七縣，調查結果，於十七縣中，發現有肺吸蟲之第一中間宿主者（黑水螺）共十三縣，即福州，福清，長樂，仙遊，惠安，莆田，南平，古田，永安，沙縣，龍岩，連城，長汀。查有第二中間宿主者（石蟹）九縣，即福州，福清，長樂，仙遊，莆田，南平，古田，龍岩，長汀。並於黑水螺中發現肺吸蟲之各期幼蟲者，有福州與長樂二縣，於石蟹體中檢得肺吸蟲之包被幼蟲者，有福州，福清，長樂，南平，古田等五縣，復在福州，福清二縣中，檢得天然感染肺吸蟲病之貓三頭，於福州，莆田二縣，得天然感染肺吸蟲病之豹二頭。在上述動物肺中，均檢得頗多肺吸蟲之成蟲云。

E. **蛔蟲病及鈎蟲病**（Ascariasis and Ankylostomiasis）：蛔蟲病及鈎蟲病均爲近世醫學上極普通之疾病，而尤以前者爲最。曼生氏曾云『蛔蟲病係跟着人類足跡而行，是故有人之地，即有蛔蟲』。此語實非虛構。惟鈎蟲病則不似蛔蟲病之普遍，此或由於傳染不如蛔蟲之易耳。

國人關於蛔蟲病及鈎蟲病之報告論文甚多，如南京，湯山，上海，蘇州，鎮江，廣州，安慶，武漢，九江，北平，貴陽，昆明，南昌等地，不下二十餘篇。惟綜上述之報告中，未有提及福建省之蛔蟲病及鈎蟲病者，而外人如馬氏及浮氏（Maxwell 1910，年 Faust 1921 年）則於福州永春二地腸寄生蟲之檢查報告中，曾略提及之。至於吾人在閩工作數年，對於此項疾病調查甚廣，玆就吾人調查與檢驗之結果，列表於下：

表七 福建省各縣蛔蟲病及鈎蟲病之檢查結果表

縣別	檢查總數	患者人數		百分率	
		蛔蟲	鈎蟲	蛔蟲	鈎蟲
福州	4528	3868	354	85.4%	7.8%
福清	217	183	7	84.3%	3.2%
長樂	205	190	9	92.2%	1.9%
惠安	112	98	4	87.4%	3.5%
晉江	96	90	1	93.7%	1.1%
莆田	74	67	2	90.0%	2.7%
永安	1265	1099	78	87.0%	6.1%
沙縣	457	392	10	85.7%	2.1%
南平	1046	968	31	92.5%	3.0%
建甌	314	302	8	96.0%	2.6%
平潭	200	176	35	88.0%	17.5%
合計	8514	7432	534	87.2%	6.2%

此項調查計達十一縣，共檢查八千餘人，蛔蟲病百分率最高縣份達百分之九十六，最低者亦有百分之八十四之多，故各縣蛔蟲病患者總平均爲百分之八十七。至鈎蟲病患者之百分率，最高爲十七·五，最低爲百分之一，平均各縣爲百分之六·二。由此可知蛔蟲病及鈎蟲病在閩省各縣之流行，已成普遍之勢矣。

F.血絲蟲病（Filariasis）：血絲蟲病爲熱帶及次熱帶常見之一種疾病。就吾人目前所知。血絲蟲病已有五種之多，而與吾國有關之血絲蟲病，僅班氏血絲蟲病（Filaria bancrofti）一種而已。班氏血絲蟲病在吾國之分佈地域，向無人加以統計調查，惟據浮氏（Faust）云，中國之血絲蟲病區，應自山東沿海起，至廣東之海南島爲至，故沿海各省似均有之。惟確實之情形，則未見正式之文學發表。至浮氏之論斷，既非根據正式之調查，又非實地之檢查結果，其所論述者，多根據血絲蟲病所致之外形症，如象皮腫，乳糜尿，淋巴腫及陰囊腫大等症，乃係在旅行各處時由觀察而得者。

閩省血絲病蟲之發現極早，遠在一八七八年，英國有名之熱帶病學家曼生氏(Manson)首先發表血絲蟲病爲蚊蟲所傳帶之學說，實開醫學界一極重要之新紀元，而曼生氏昔時研究成功之地，即今日閩省之廈門也。

關於過去閩省血絲蟲病之調查片段報告，一八七七年曼生氏，一八八一年應氏(Rennie)，一九二一年馬氏(Maxwell)，一九三三年馮氏(Feng)，一九三七胡氏(Hu)等，先後均有簡短之文字發表，且多限於沿海數縣，關於閩省內地各縣，則迄無一人道及之。

吾人對於福建省血絲蟲病之調查，分二步着手，其一爲函詢式，其一爲實地調查。前者係將製定之表格，附以簡短之說明，及一般血絲蟲病所致之外形病症之照片，寄往全省六十三縣之公私立醫院機關，請其按條答復。後者係根據函詢之結果，選擇調查。玆將吾人之調查結果分述於後。

函詢結果：閩省六十三縣中據稱有血絲蟲病者，計三十八縣，即同安，惠安，莆田，長樂，長汀，尤溪，邵武，廈門，龍岩，連江，晉江，福州，詔安，漳浦，福清，平潭，順昌，海澄，永春，福安，建甌，霞浦，政和，寧化，龍溪，閩清，漳平，將樂，羅源，連城，寧德，東山，南平，金門，大田，平和，浦城，長泰等縣。其餘二十五縣，則答稱並無是項類似之病症發生，而上述三十八處陽性縣中，尤以前列之十五縣，發生較盛。

實地調查結果：調查之結果，可於下列表中見之：

表八 實地檢查各縣血絲蟲病之結果表

縣別	檢查總數	班氏血絲蟲	馬來血絲蟲	總計
福州	207	58	25	83
連江	163	5	0	5
長樂	156	9	5	14
莆田	76	8	3	11
惠安	186	6	6	12
南平	205	5	1	6
永安	83	0	0	0
沙縣	79	0	0	0
晉江	97	3	5	8
福清	170	26	7	33

海澄	100	12	0	12
漳浦	100	30	0	30
合計	1622	162	52	214

如上表所示，實地調查之縣份共十二縣，其中十縣經查出血絲蟲病，二縣則爲陰性，總共檢查一千六百二十二人，其中患有血絲蟲病者二百十四人，約佔全數百分之十三·二。由此顯見血絲蟲病在福建實具有相當之潛勢力焉。

此外須附帶述及者，即此次檢查血絲蟲病時，除查得班氏血絲蟲病外，並查得另一新種，即馬來血絲蟲病（F.malayi,），（詳情另文發表），故閩省流行之血絲蟲病至少已有二種可以確定矣。

3. 其他疾病

閩省除上述各種疾病外，其他疾病流行者亦多，惟佔次要之地位耳。他如細菌性者，尚有赤痢，白喉，肺結核，班疹傷寒，肺炎，百日咳，淋病等；寄生蟲性者，尚有赤痢阿米巴，條蟲病，鞭蟲病，蟯蟲病等。此外如天花，麻疹，梅毒，回歸熱，登革熱（Dengue fever），鼠咬症（Rat-bite fever）等，亦均爲閩省常見之疾病。

閩省尚有多種不明之疾病，茲例舉其一，即睪丸腫大症。此病之分佈，多限於閩東沿海各縣，如福清，平潭，莆田，三都，霞浦。此病以往未爲人發見，惟近以各縣抽調壯丁入伍，檢查體格，始漸經發現。此病患者頗衆，各縣壯丁受檢而不及格者，多因此病之故。此病純係睪丸部分腫大，陰囊則毫無變態。吾人曾疑此病即爲血絲蟲病，惟據檢查數十例之結果，並未檢得血絲蟲，此殆係另一病原歟？因其分佈頗廣，故頗有繼續研究之價值焉。

四、討論

福建省因各項疫病蔓延之結果，直接影響於閩省人口之繁殖，間接影響於經濟，文化及建設事業之推進。據目前閩省府之估計，全省現有人口約一千三百萬，其密度平均爲每方公里約有一〇一·九七八人，在吾國東南沿海各省人口密度當以此爲最低。近數十年來，閩省風俗雖開，科學文化亦見進步，然人口匪特未有增加，且反行減少，其因雖極複雜，但最重要者，厥爲受困於多種地方病而無以戰勝之故。他如非洲之睡眠病，印度之黑熱病，中美之黃熱病，爪哇之鼠疫，埃及之血吸蟲病，以及吾國西南之惡性瘧疾等，均屬同一性質，爲當地人民所不能戰勝之地方病，因而阻撓其人口之繁殖。

福建龍岩及永安二縣，於近十餘年中，人口忽減去約三分之一，後據研究結果，前者由於頻年鼠疫之流行，後者係早婚與梅毒瘧疾之關係。一縣如此，一省亦何莫不然。

閩省每年最大之死亡率爲鼠疫。考其原因，多爲染疫之鼠，藉水路交通工具而傳遞，蓋此項水路船隻，載運食糧，最易誘引鼠類，加之閩省氣候與住宅之情形，均適合於鼠蚤之生長，故繁殖極速。至於每年患鼠疫而死者，雖無確實之統計，惟根據福建全省防疫處之報告，二十六年至二十八年三年中，共診治鼠疫患者一千八百十二人（已死者不計入），平均每年患者約有六百人，假定鼠疫之死亡率爲百分之八十，則每年因鼠疫而死亡者，當有五百人之譜，此誠駭人聽聞之事也。

吾人檢查福州痳瘋之結果，平均約爲二千人中有一患者，如以全省人口爲一千三百萬計算之，則閩省痳瘋患者當有六千五百人，再以福州痳瘋病院每年每百人中死去二十五人計之，則閩省每年因痳瘋而死者約二千人。是則較諸菲律賓等地每千人中死六十三人之死亡率，已超出四倍以上。

閩省痳瘋蔓延之最大原因，厥爲以往管理之失當。國家對於痳瘋患者，本負有救濟之責，故設院以居之，給量以食之，然終因管理之不善，食糧之中飽，故院中患者多出外求乞，致毫無隔離之可言。不特此也，閩省痳瘋院中之患者多男女同居，自由擇配，所生子女，亦不分居，致傳染者更多，而痳瘋患者之生殖力仍强，平均每對夫婦可產三孩以上，此般小孩均爲帶菌者，以多入校讀書，故易傳染他人。

腦膜炎一症，最近在福建省境內已流行三次，而三次之時間相距適爲六七年左右，且每次發生之時季均爲秋末冬初，而死亡之人數，約佔患者人數百分之二十三。據吾人的調查，民國二十八年之腦膜炎患者，共有三百十三人，其實患者之確數，當不止此，蓋一般患者多留家中，或延請中醫診治，致患者之確數不易統計。吾人臆測未就診者（包括中醫治療）可三倍於就診者，故閩省二十八年份之腦膜炎患者，至少當有一千五百人之多，如以百分之二十三死亡率計算之，則此次死亡人數約爲三百二十人。

至福建省霍亂之發現，較他省爲多，且傳染亦極迅速，約一月之時間，已廣佈全縣，且因氣候關係，疫勢猖獗甚久，每至次年二月中尚有發現，此或因閩省冬不酷寒所致。至民國二十八年之本病患者，約有五百二十八人，死亡率爲百分之三十，雖較腦膜炎爲高，然較印度緬甸各地之霍亂患者，每百人中死四十二人之百分率，已降低不少。如以腦膜炎未就診患者之方法同樣計算之，則二十八年份之霍亂患者約有二千一百餘人，死亡人數約爲六百三十人。

此次霍亂流行時曾將各縣霍亂發現日期，予於調查，獲悉蔓延之各縣中，以福州發生最早，南平次之，晉蘇更次之。其流行之情形，似與交通有連帶之關係，即與福州交通較近便者，則被傳染較早，反之，距染區較遠，且交通不便之處，則發生較遲。

屬於慢性病之寄生蟲病，在福建當以瘧疾爲首，其次則爲血吸蟲病及血絲蟲病。瘧疾在福建西北各地，人民亦稱之爲瘴氣。近年在閩省受地勢與氣候之影響，各地均有流行。最重要者，閩省每年種稻兩期，水田極多，瘧蚊易於生長，而遍地高山，故瘧蚊棲息得所，加以頻年內戰，人民不能安居，故往返移動，互相傳染，以致造成今日之趨勢。

據吾國各專家之報告，中華瘧蚊爲中部平原一帶傳染瘧疾之媒介，幼小瘧蚊爲西南諸省傳染瘧疾之媒介，今福建兼而有之，其嚴重之情形，不言可喻矣。

根據吾人對於閩省疾病之調查結果，可謂瘧疾在一切疾病中佔百分之二十。現閩省人口爲一千三百萬，死亡率約爲百分之三，則本省每年因病而死亡之人數，約爲四十萬人，如按每五十病人中死一人之成例推算之，則本省每年患病者約爲二千萬人，瘧疾既佔疾病百分之二十，則本省每年患瘧人數當爲四百萬人，瘧疾死亡率雖較低，然以醫藥設備缺如，兼之惡性瘧疾之盛行，故百人中至少死亡二人，則每年因患瘧疾而死亡之人數，當有八十萬人。

瘧疾不僅能置人於死地，且直接影響於經濟及建設事業，例如閩省現有之延沙永公路，其長不過百五十餘公里，建築時因瘧疾之襲擊，工人多因而患病，致預算需時八月可完竣之工程，竟拖延至一年半之久。其於經濟及建設事業之影響，不亦大哉！

至於閩省之血吸蟲病，據吾人所知，以福清一縣爲確定區域。福清多平原，每年種稻兩期，因此血吸蟲病之傳染機會較多。至於其他各縣，有無本病發生，則尚未知之，惟毗連福清之福州，永泰，莆田等地，頗有蔓延之可能。

至薑片蟲病及肝吸蟲病之蔓延，其原因頗相似，均爲喜生食之結果，如薑片蟲在福建直接傳入之唯一媒介，爲水紅菱與荸薺，而閩人均極喜生食之。其他福建各地河沼遍野，淡水魚之發達，幾與廣東相似，加以平時慣食半熟之物，故肝吸蟲病易於發生。

肺吸蟲病之傳染，本爲食蟹所致。福建因多山，溪澗遍地皆是，蟹類繁殖極速，故肺吸蟲發育之環境極佳。幸閩人食蟹多以酒或醬油浸數日至數星期後始食之，其時蟹體內之包被幼蟲多已殺斃，故患者極少。

前述閩省之血吸蟲病，薑片蟲病，肝吸蟲病，及肺吸蟲病，除人體感染外，其他哺乳動物亦多患之，故已成爲人畜互相媒介感染之勢。

關於閩省之蛔蟲病及鈎蟲病，其一般之感染率爲：前者平均約百分之八十七，後者平均爲百分之六，與吾國其他各地所檢得之結果及傳染原因相類似。根據龍溪，漳浦，晉江，同安，平潭各縣教會醫院之報告，鈎蟲病爲各該地之一種普通疾病，尤以平潭縣爲最，幾佔全縣人口四分之一。吾人曾查考其原因獲悉該縣因土壤關係，不宜種稻，多以種植蕃茄爲主，此需多用糞便，糞內蟲卵與土接觸後，脫出卵殼，竄入土內，當農人赤手裸足工作於土地時，幼蟲即乘機穿入其皮膚，是故鄉人之感染者甚衆。

至於閩省血絲蟲病之流行，與前述之瘧疾分佈原因相同，蓋傳染血絲蟲病之庫雷蚊蟲（Culex），種類繁多故也。至馬來血絲蟲病，可斷言其係福建人民由南洋所染得者，其後攜帶歸國，而致互相傳染焉。

除上述之疾病外，其中以睪丸腫大症爲最令人注意，據吾人之檢查結果，本症旣非血絲蟲病，必爲他種特殊病原無疑。

五、結　　論

福建省因氣候及地勢關係，以及人民經濟，職業，及習慣等問題，致多種常見或不常見之細菌性寄生蟲性之疾病，在福建各地流行極爲猛烈。加之人民衛生知識較低，各地醫療設備缺乏，致各項地方病均與日俱增，每年因患病而死者不計其數，是故直接影響人民之生命，間接影響農村之經濟，社會之安寧，以及建設事業等等。

附誌：本篇之完成，得助於同仁之合作及指導者至多。如福建全省衛生處長兼防疫處長陸滌寰博士，福建省衛生試驗所所長林樑城醫師，福州衛生局局長曹守理醫師，及上海雷氏德研究院寄生蟲系吳光博士，研究員陳超常先生等，均爲熱心協助者。今就本篇刊載之時，藉此一角，謹佈謝忱。

DISEASES IN FUKIEN PROVINCE, SOUTH CHINA

K. C. Chen

Fukien Provincial Hygienic Laboratory, Yung-An, Fukien

Between 1937 to 1939, the writer was in charge of the Division of Pathology of the Fukien Provincial Hygienic Laboratory, he was given an opportunity to make a preliminary survey of the human parasitic infection and also bacterial diseases over this province.

From this general investigation he gets the knowledge of the local diseases in this region. The epidemic parasitic diseases were as follows: Ascariasis, Ancylostomiasis, Clonorchiasis, Fasciolopsiasis, Filariasis, Schistosomiasis, Paragonimiasis, and Malaria. On the other hand, Cholera, Leprae, Plague, Meningitis, were the common bacterial diseases in this province.

Concerning the local diseases in this region it was well known that the diseases represent not only the major public health problems, the lack of medical treatment and preventive method, but also the economical condition and the habits of the people, the climate and the geographic conditions.

【醫 德】

新醫醫德文獻

王 吉 民

（中華醫學出版社）

最近上海醫界方面對於醫德問題特加注意，曾由中華醫學會上海分會及上海市醫師公會聯合舉行醫德演講會，以示重視而資策勵。本誌前曾刊載李濤著「中國的醫學道德觀」及劉以祥譯「扶氏醫戒」兩文，茲再介紹三篇有價值之新醫醫德文獻於下，願與同道共勉之。

一、希波克拉底斯之誓言

『予謹以醫神阿波羅，挨斯叩雷彼，海基雅與潑納西雅，以及一切男女諸神之名宣誓，神其鑒諸。予得竭予之力以踐誓言：

『予當敬師如父，並願與之共同生活，如有需求，可分享予所有之一切。予師之子，予當視同手足，如願學醫，予當教之，不取束脩、亦毋須立約。

予當以訓誨、談論及其他各種方法，教予之子及予師之子，以及依照醫事法規立約宣誓從予學醫之門徒，此外不教一人。决不以烈藥與人，即有求者，亦加嚴拒，並决不勸人服烈藥。對於婦女，决不給以墮胎藥物，予當使予之一生與予之醫術永保純潔。予决不妨礙他人之生計，而於同業尤當力避賢路。

不論進入任何人家，予必為病人之福利着想，决不故意犯過。無論在行醫或其他時間，聞見他人隱事，予當爲之嚴守祕密，决不洩漏。决不助人姦污男女之身體，無論其爲主爲奴。

予若履行誓言，謹守勿渝，則予之一生與予之醫術或能有所成就，而爲當世及後人所尊重，否則必遭唾棄無疑也。』

附註；希波克拉底斯（Hippocrates）爲希臘著名醫學家，生於公元前四六〇年，卒於三五七年，曾從德謨頡利圖（Democritus）學，得其科學精神，嘗謂醫即仁術，並首倡自然療法及發明四液論，遺著甚多，後世公推爲醫學之鼻祖。此誓言載在其文集中，爲醫德文獻之最重要者，雖經數千年，而現代醫家仍遵守爲箴訓。

二、邁蒙尼提斯之禱文

『永生之上天旣命予善顧世人之生命與康健，惟願予愛護醫道之心策予前進，無時或已。毋令貪欲、吝念、虛榮、名利侵擾予懷，蓋此種種胥屬眞理與慈善之敵，足以使予受其誘惑而忘却爲人類謀幸福之高尙目標。

『願吾視病人如受難之同胞。

『願天錫予以精力、時間與機會，俾得學業日進，見聞日廣，蓋知也無涯，涓涓日積，方成江河，且世間醫術日新，覺今是而昨非，至明日又悟今日之非矣。

『神乎，汝旣命予善視世人之生死，則予謹以此身許職。予今爲予之職業禱告上天：

『事功艱且鉅，願神全我功，若無神佑助，人力每有窮。

啓我愛醫術，復愛世間人。存心好名利，眞理日沉淪。

願絕名利心，服務一念誠。神淸求體健，盡力醫病人。

無分愛與憎，不問富與貧，凡諸疾病者，一視如同仁。』

附註；邁蒙尼提斯（Maimonides）生於一一三五年，卒於一二〇八年，猶太人，爲阿拉伯名醫，著述甚富。此禱文可與希氏之「誓言」媲美，對於醫德貢獻頗鉅。

三、醫師信條

（一）不爲誇大廣告，不營非義之財。

（二）不無故拒絕應診，不歧視貧苦階級。

（三）不非法墮胎，不濫施手術，不使用祕方。

（四）不徇私情發給不正確之醫事證書。

（五）不作非道義之競爭，不毀謗同道。

（六）應保守病家祕密。

（七）應加入開業所在地之醫師公會，遇有糾紛，應報告公會處理。

（八）應輔助貧苦病人。

（九）應協助衛生機關，報告傳染病之流行，及指導民衆以消毒隔離諸法。

（十）應參加非常時期之救護工作。

附註：醫師信條爲全國醫師聯合會所製訂，幾經修正，於民國二十六年一月一日公佈，詞句簡括明曉，可爲吾國現代新醫開業醫師之座右銘。

吳興流行的腦脊髓膜炎

程培慶

（吳興福音醫院）

吳興位於太湖之濱，係舊烏程歸安二縣的合稱。人口約十五六萬。據最近的調査，在城區及附郊有人口五萬二千三百四十五人。雖號稱文物之邦，而公共衛生的設施，却相當落後，遠不及其他城市。自民國二十三年以來，各方面雖有很多的改進，可是經此次事變，又毀壞殆盡了。流行性腦脊髓膜炎每年均有發生，不過被舊醫的『驚風』『痰迷』等名詞掩蓋着，致缺少正確的統計。玆僅就本院年報的記載，列表於下：

年份＼人數	十九年	二十年	廿一年	廿二年	廿三年	廿四年	廿五年	廿六年	廿七年	廿八年	廿九年	三十年	卅一年	卅二年	卅三年
入院流行性腦脊髓膜炎患者人數	2	101	34	10	10	1	7	27	—	—	2	—	—	59	237

構成流行的原因，在過去有的主張是氣候的關係，有的歸咎於戰爭，各有理由。隔若干年大流行一次，各地都有相同的情形。此次戰事發生後，腦脊髓膜炎流行各處，是公認的事實。

本院歷年病案，因事變失散不全，所以本文僅能就本年流行病例作一簡單報告。

這次流行，第一個患者發見於三十二年十二月十六日，住在城內西區。此後陸續發見，住址漸向北區轉移，同時波及城南區，比較的住在東區的極少。西鄉腦脊髓膜炎的盛行，因爲地處封鎖區域，所以城中居民常常往返西鄉販售貨物，接觸傳播極爲可能，而城西區居民做單幫客人的比較多，所以接觸傳染也較容易。鼻咽腔粘膜帶菌，在流行季節却是常有的事。五月十一日最末後一個腦脊髓膜炎患者發見以後，清靜了多時，以爲可以結束了。二十八日有一皮膚病患者入院，十八歲，體格極佳，住院至第八天正準備出院時，突發腦脊髓膜炎症狀，脊髓液內腦脊髓膜炎雙球菌亦經證實，而咽頭分泌液培養也呈陽性。經治癒後二星期而咽頭培養仍舊陽性，可見帶菌者的傳播可能性是最大了。

這次以腦脊髓膜炎症狀入院求治者共計二百四十八人，確定爲流行性腦脊髓膜炎者二百三十七人。按吳興城區及附郊人口比例，是每萬人中佔四五・二人。在一家中發現二人以上者竟有二十二起。內中父子或母女同患者六家，兄弟姊妹行同患者十三家，姑姪關係者三家。比較曹芳濤氏報告，上海一千六百三十七例中，一家有二人同患者只有三起，相差太遠了。Sidney E. Seid 氏在 Navajo Indians 人中（6）也發覺一家二人同患者多起。所以從前一家一人之說，不再成立了。感染性男女相同，但是本院病人中男性却二倍於女性。

人數＼年歲	一歲以下	2－10歲	11－20歲	21－30歲	31－40歲	四十以上	總　數
男	3	63	40	26	8	4	144
女	3	36	35	12	5	2	93

是否女子少於男子呢？在人口統計上無從證實。今日女子接觸的機會也並不少於男子。按着上表，女子入院較少的原因大約是經濟壓迫，助長了重男輕女的舊俗，以致女性患病總是挨延，不能早期來醫院求治。

入院患者所呈顯的症狀，大概可分爲四種：（1）輕型者七人，佔3％，若不在腦脊髓膜炎流行期，不用脊髓液診斷，就很容易被忽略了。（2）菌血型者二十人，佔8.4％，不在流行期也容易被誤診的。（3）腦脊髓膜炎型者二百〇六人，佔87.3％。（4）慢性型者三人，佔1.3％。皮膚發生瘀斑者極多。併合脫水症狀是今年所特有，佔77.5％，共有一百八十三人需用生理食鹽水注射。平均成人用2500cc，兒童1500cc。注射後每見體液恢復，病者安靜，遠勝於其他鎮靜劑。每次注射均加入葡萄糖，藉以補充消失的血糖。據 Pulver 氏報告（8），亦有同樣的理解。可惜此次因試驗室工作過忙，未曾做有規律的血糖測定，頗引爲憾事。

在常識缺乏和經濟困難雙重牽制之下，挨延求治而喪失生命的，一定很多。單就入院人的統計，入院六小時以內死亡者十五人，二十四小時以內死亡者十二人，一日以上死亡者四人，共計三十一人，死亡率爲13.1％。

在今日腦脊髓膜炎的療法中，磺醯胺製劑已佔了血清的上峯。過去主張混合施用者，現在也漸漸傾向於單獨藥物治療了。在流行的初期，曾混合施用血清及磺醯胺製劑，而結果並不像 Campbell 氏（12）所報告。以後就專用磺醯胺製劑。初入院的病人一律給予注射，免得因嘔吐而將剛服下的磺醯胺內藥片或粉劑吐去。到症狀減退，神智清醒時，方給口服數天，然後出院。Sulfapyridine 久爲各家所稱許，但是用大量以後，常常發生血尿，增加病家的恐懼，及患者的痛苦，所以有一度改用 Sulfathiazon。雖然病例不多，但在統計上看來，效力不及 Sulfapyridine。是否像 Carey 氏所主張，Sulfathiazon 比較 Sulfapyridine 不易增高脊髓液內的飽和度（14），還待讀者的指正。值茲非常時期，原料缺乏，物價增高，爲謀減輕病者經濟上的負擔，曾試用日本山之內製Para-aminobenzolsulfonacetamide（Neo-gerison）30％溶液，行靜脈注射，却有很好的效果。在事前忙於診治，原未有比較的計劃；事後把病案分類比較，雖然非常粗率，但是還值得記述，以供參考。現在假定以平均症狀消退期算爲治療效果來比較，所謂症狀消退，是指具有四個條件的界線：（1）體溫已回到常度。（2）神智清楚。（3）脊髓液澄清，而白血球數目在五十以下（1 c.mm.）。（4）血液中白血球在一萬左右（1 c.mm.）。在此界線，稱爲症狀消退。自入院至症狀消退，各患者不同，其平均日數稱爲平均症狀消退期。按下表所示，用Para-aminobenzolsulfonacetamide 靜脈注射，平均3.8日症狀消退，見效最速。但是只有十七例，不能作爲標準。Sulfapyridine 對雙球菌有强大的作用，行肌肉注射，平均4日症狀消退，而 Sulfathiazon 肌肉注射，却需4.8日。減少 Sulfapyridine 用量，同時給予 Sulfanilamide 內服，平均4.6日症狀消退。若是用血清作脊髓腔注射，同時用 Sulfapyridine 作肌肉注射，平均症狀消退期要5日。

藥劑／日數	血清與Sulfapyridine混合注射	單用Sulfapyridine肌肉注射	單用Sulfathiazon 肌肉注射	Para-aminobenzolsulfonacetamide30%溶液靜脈內注射	少量Sulfapyridine注射同時口服Sulfanilamide
平均症狀消退期	5·0 日	4·0 日	4·8 日	3·8 日	4·6 日
平均住院日數	12·2 日	11·5 日	10·3 日	7·4 日	9·0 日

平均住院日數，事實上不可靠，因爲在現況下，私立醫院無法規定檢疫期而强迫病人留院。所以能用 Sulfapyridine 及 Thiazon 等患者，經濟情形尚佳，就多留數天，以策安全，因此平均住院日數就比較多了。另一方面，經濟困難患者除醫院方面准許免費者外，大都要求早日出院，所以平均住院日數就相當減少了。

藥的用量因年齡而不同，成人在最初二十四小時內，平均注射 6gms.。以後逐漸減少，症狀消退後就改用內服數天而出院。

年齡／注射總量	六歲以下	平均症狀消退日數	六至十二歲	平均症狀消退日數	十二歲以上	平均症狀消退日數
Sulfapyridine肌肉注射	7·3gms·	3·9	12·4gms·	4·0	13·6gms·	4·2
Sulfathiazon 肌肉注射	6·9gms·	4·3	11·0gms·	4·8	14·2gms·	5·3
P-aminobenzolsulfonacetamide靜脈注射	6·8gms·	4·0	13·2gms·	3·7	15·4gms·	3·6
Sulfapyridine肌肉注射 Sulfanilamide內服	6·1gms· 6·7gms·	5·4	8·5 gms· 6·2 gms·	4·2	10·0gms· 9·8gms·	4·4
Sulfapyridine肌肉注射 Anti-meningococcus Serum 脊髓腔注入	6·0gms· 30c·c·	4·0	8·6 gms· 40c·c·	5·6	10·8gms· 55c·c·	5·4

從上表看來，每種藥劑的用量多少對於平均症狀退消日數好像很有關係。

總之，今年在吳興流行的腦脊髓膜炎，僅就入院患者統計，每萬人中已佔四五·二。其流行之廣，由此可見。

CEREBRO-SPINAL MENINGITIS IN HUCHOW

B. C. DIH

Huchow General Hospital

During the present epidemic of cerebro-spinal meningitis, 237 cases of varying severity were admitted to the Huchow General Hospital. Clysis with normal saline as an important therapeutic adjunct was emphasized. The therapeutic effect of various sulfonamide derivatives was mentioned, and para-aminobenzolsulfonacetamide (Neo-gerison) was compared favorably with the other drugs (sulfapyridine, sulfathiazole, and sulfamilamide). Among the 237 patients 31 ended fatally, or a mortality of 13.1%.

參考文獻

1. 陳國忠：福建省各種地方病之流行實況 中華醫學雜誌 三十卷一期
2. Foreign Letters: Increase of Epidemic Cerebrospinal Meningitis. J.A.M.A. **113**: 10, P. 954.
3. 諸福棠：實用兒科學P. 649
4. *Crozer Griffith, J. P.*: The Diseases of Infants and Children. P. 300.
5. *Heimann, Henry*: Meningococcus Meningitis. P. 43.
6. *Seid, Sidney E*: Meningitis Epidemic among Navajo Indians. J.A.M.A. **115**: 11.
7. *Thomas, J. M.*: Observation on use of fluids and lumbar puncture in treatment of delirium tremens. Ann. Internal Med. **12**: 1917.
8. *Pulver, W.*: Sulfathiazole Therapy in Epidemic Cerebrospinal Meningitis. J.A.M.A. **115**: 15. P. 2225.
9. *Hendry, E.*: Cause of reduction of sugar content of cerebrospinal fluid in meningitis. Arch. of Dis. in Childhood. Dec., 1939.
10. *Hoyne, A. L.*: Epidemic Meningitis. J.A.M.A. **115**: 22.
11. *Hoyne, A. L.*: Meningococcus Infection. Arch. Pediat. **52**: 418.
12. *Campbell, E. P.*: Report of twenty-seven cases treated with serum and sulfanilamide. Med. Ann. of Dist. of Columbia. **8**: 127-160, 1939.
13. *Gregory, K. K.*: Epidemic Cerebrospinal Meningitis. J.A.M.A. **115**: 13.
14. *Carey, B. W.*: Use of Sulfanilamide and Related Compounds in Diseases of Infancy and Childhood. J.A.M.A. **115**: 11.
15. *Hobson, F. G.*: Treatment of Meningococcus Meningitis with Sulfapyridine. Lancet **2**: 1213, 1938.
16. *Scott, A. W.*: Chronic Meningococcus Septicemia and Cerebrospinal Fever. Lancet **1**: 1111, 1940.
17. *Sonners, R. B. N.*: Sulfapyridine in Cerebrospinal Fever. Lancet **1**: 913, 1939.

中国近现代中医药期刊续编·第一辑

【公共衛生】

上海霍亂流行之研究*

巴呂德

一九四三年一年間，上海區內霍亂未見流行。此事殊堪注意，蓋在過去六年中，本市每年發生霍亂，且其猖獗程度與年俱進。故去年本市雖倖免霍亂之流行，然根據過去之經驗，隨時有重行爆發之可能，是以衛生當局常在警惕戒備之中，不敢稍有疏懈，以免此症猖獗爲患。茲就本人之經驗，將本市霍亂流行之情形，霍亂之症狀，以及前法租界與其他二界當局所採取之預防方法述之於下：

上海霍亂流行歷史

霍亂係一種急性胃腸疾病，其主要症狀爲水瀉不止及四肢寒冷。此症發生之原因，前人多加揣測，諸說紛紜，莫衷一是，惟自一八八四年郭霍氏發現霍亂弧菌以來，遂確知「亞洲霍亂」之流行實由此菌作祟所致。

霍亂一症在上海以及其他各處發生流行，決非起於近時，自有其悠久之歷史，此爲吾人所敢斷言者。「霍亂」之名稱見於黃帝內經，時在紀元前二七〇〇年許，惟是否即係現時所流行之眞性亞洲霍亂，則殊乏確實之佐證。降及近世，一八一七年至一八二三年間，印度大疫（霍亂）流行，最初發生於加爾加答，於一八二一年傳至北京，漸次播及中國各地。據若干研究家之意見，中國之有亞洲霍亂當自此始。然查一八六兀年英國軍醫處所出版之『衛生醫事統計報告書』，內載一文，謂中國在一八三八年以前未嘗有霍亂發生，是年（一八三八年）英人自印度出發，侵襲中國，其軍隊由英兵及土著混合組成，當時士卒中患霍亂者甚多，霍亂病菌遂由彼等傳帶至中國各地。早期教會醫生 William Lockhart 在上海開辦醫院，其報告中亦曾述及霍亂病例多起。

一八六二年，太平天國軍圍困上海近郊，上海境內難民麕集，外兵南下，開入租界。該項軍隊原駐天津，衛生情形極爲良好，惟抵滬以後，初則屯紮於城郊四周，地多沼澤，蚊蠅滋生，以致霍亂流行，最先罹疫者爲法兵營中之一兵士，六日之內，歐籍士卒二十八名及印

*一九四三年十二月九日在上海公共衛生學會年會之講詞

兵五名相繼染疾，此後雖由城郊開入城內，然華租二界以及浦江一帶疫勢亦均熾烈，自六月起，至十一月間始行滅跡，華人染疫而死者約佔當時上海華籍居民總數八分之一，外僑八千人中死亡一千六百名，其中多數死於霍亂。英兵患霍亂者，其死亡率計百分之六五，而印兵之死亡率則達百分之七七。作者所以不辭繁瑣，重提舊事者，以當時情形與目前頗多相似之處，可供借鑑，以期撲滅本市霍亂之流行焉。

一八六三年，上海霍亂重行爆發，仍以外兵營中爲發源地，疫勢亦仍猖獗，西兵死者計佔百分之六十，印兵死者百分之二六。此次流行期間雖較短，（自六月中旬起，至七月中旬止），然華人染疫而死者爲數極夥，僅就七月十四日一天而言，已有一千五百人死於霍亂，殊足駭人，就其疫勢之猖獗觀之，則當時某英艦醫官所稱翌年上海有霍亂流行之言當屬可信。

此後十年中，上海區內未見霍亂流行，惟自一八七四年起重行爆發，此後每年流行，至一九〇八年始告消退，一八八五年，McLeod 與 Mills 二氏發明確斷霍亂弧菌之法，自此以後，亞洲霍亂病例遂得診斷無誤。一九〇二年，霍亂盛行各地，上海一地死者一千五百人。一九〇七年，患霍亂而死者六五五名，一九一二年死亡一，三〇七名。自一九一九年起，每年流行，僅在上海一隅，已有四，二八一人染疫，死亡者三一八人，其中外僑二〇名，餘爲華人，死亡率計百分之七·四，可謂甚低。

一九三三年至一九三七年間，本市無霍亂發生，蓋大疫以後，努力預防，宜其連續四年平安無事。一九三七年夏季告終時，本市尚無霍亂發生，當局及居民方額手相慶，以爲此一年復可安然渡過，孰知八月十四日戰事爆發，情形遂告劇變，八月廿九日即有霍亂數起發生，不旋踵而蔓延全市，釀成巨疫。當時以戰事關係，醫院減少，不得不設立臨時醫院，收治霍亂患者。九月間疫勢猖獗達於最高峯，此後銳行減退，至十二月間而告絕跡。總計患霍亂者五千名，其中一千名死亡。

翌年，霍亂又見流行，且蔓延更廣。五月下旬，虹橋路七二號收容所中即有難民一名患霍亂，至同月底已有廿六人患霍亂。此後患者日增，至八月間而達最高峯。自九月起。疫勢漸見減退，前法租界內十月初已告絕跡，但在前公共租界內，則十一月間尚有數起發生。總計前法租界患霍亂者三，一四四名，其中三八三名死亡，前公共租界患者八，〇九一名，其中一，六六九名死亡，合計患者一一，二三五名，死亡二，〇五二名。

一九三九年，本市仍有霍亂流行，惟發生較上年略遲。六月間前公共租界延平路收容所中有難民一名患霍亂，而在前法租界內，則直至八月底始有眞性霍亂一例發生。九月中旬疫勢最盛，不久即見銳減，至然十月底始行絕跡。計是年前法租界內僅有霍亂患者七七名，其中一三名死亡。全市患者四三三人，其中九三人死亡。

次年五月上旬，前法租界內有居民二人患霍亂，此二人新自紹興來滬，而該處此時適有霍亂流行。至六月間，前公共租界內亦有患霍亂者發現，而前法租界則於八月間重見霍亂發生。八月間流行最盛，至十月間完全滅跡。全市患者共計五七〇名，死亡九八名。

一九四一年雖有霍亂發生，然形勢較爲緩和。最初發現之霍亂患者，係自寧波紹興搭乘小輪來滬之旅客。八月下旬，疫勢最盛，以後卽告減退。患者共計八二四名，其中一〇九名死亡。

一九四二年，霍亂又告盛行。七月九日，前法租界有居民數人患霍亂。七月份內，疫勢頗熾，尤以南市爲最，至八月份卽見減退。前法租界內患眞性霍亂者共計二九七名，死亡四七名。全市患者二，六四四名，其中五三三名死亡。

一九四三年無霍亂發生，可謂幸矣。

流行學上之檢討

霍亂在印度流行之情形悉合流行學上之原則，惟在中國各地則不然，尤以上海霍亂流行之情形最爲特殊。上海境內每次霍亂猖獗流行以後，往往完全消滅，一九四三年之情形卽其明證，蓋自一九三七年以來，霍亂連續流行數年之久，至是年忽告絕跡，且數年以來如非處於非常狀態之下，則霍亂或已於一九四一年或一九四二年時絕跡矣。

上海之霍亂有時呈流行狀態，有時帶地方病色彩，有時則完全匿跡，無一定之週期，與印度每年必有多數霍亂患者不同。此種週期不定之情形或與氣象有關，蓋據羅傑爵士之研究，印度境內絕對濕度超過〇·四吋時，霍亂卽成流行狀態。而羅塞爾氏則以爲霍亂之流行與氣候有關，尤以降雨及寒暑變化對於霍亂之發生流行最有影響。全國海港檢疫處於一九二六年至一九三四年間，在上海境內從事實地調查研究，以期證實上述二家之說，惜未獲得確實之結論。

霍亂之傳播蔓延，自以人與人間之接觸爲其最大之原因，故每遇戰事，天災發生，霍亂必大爲流行，蓋斯時難民麕集，接觸既多，傳染自易，遠如一八六二年霍亂之盛行，其時適當洪楊之亂，難民五十萬人避居上海租界；近如一九三七年及一九三八年霍亂之猖獗益形空前，蓋此次戰事之劇烈與範圍之廣大遠非昔比，而難民人數之衆多亦倍蓰曩時，如八一三之初，難民流離街頭，其後始有收容所之設立，然亦不能盡量收容，而翌年前法租界內人口竟超過之一百萬之數，較平時多至三倍。人口增多以後，垃圾污物亦必隨之增加，掃除爲難，而本市處置污物之設備方法尚屬陳舊而不合衞生，此又釀成霍亂猖獗流行之一大原因也。

飲水與傳染病之流行有重大之關係，故現代城市必須有完善之飲水供給制度及設備，以防疾病之傳染。本市之自來水，係自浦江直接取水，煉淨消毒，供給市民飲用，安全可靠。惜舊式井泉仍有存在，且大多井身挖掘不深，井口離地甚近，污物堆積，細菌繁殖。前法租界衛生當局於一九四二年調查霍亂發生來源，結果發現患者多人係飲井水而起，如呂班路附近某里弄中有不潔之井泉數口，居民飲水仰給於此，結果九人患霍亂。

蒼蠅爲霍亂媒介之一，而蒼蠅之繁殖由於污穢不潔所致，如一九三七年及一九三八年二年間，前法租界附近地區衛生情形不佳，以致蒼蠅叢生，而霍亂亦同時流行，可見二者關係之密切矣。

霍亂患者新愈初愈或尚未全愈，即行離院，往往傳病於人，尤以時疫盛行之際，醫院人滿爲患，病人每多未經全痊而不得不離院，以讓後來之病人，如一九三八年八月六日一天之內，前公共租界內各醫院收納霍亂患者達一，四三四人之多，結果原來住院之病人頗多未曾全愈即令出院者，前法租界內情形亦復如是，此又霍亂蔓延之一種原因也。

霍亂之預防

霍亂流行之狀態及原因既明，然後可以談預防。歐洲各港埠禁止染疫者登陸，以防傳染，成效卓著。日本亦有同樣之措置，收效亦宏。上海之有防疫措施，始於上海防疫所之設立，其所長一職由海港檢疫處處長伍連德醫師兼任。近年以來，[illegible]由本市衛生當局，同仁會，[illegible]以及各醫事團體，聯合組織防疫委員會；一九四三年本市之得免於霍亂，該會之功居多。

預防時疫之主要方法厥爲用水消毒與預防注射，茲分述如下：

本市自來水品質優良，蓋自來水公司管理嚴密，由浦江取水，經過化學消毒後，再作細菌檢驗，務使絕對清潔可靠，然後供給市民。惜舊式井泉仍有存在，形成嚴重問題，往時以氯氣消毒，但近年以來消毒物品異常缺乏，以致進行爲難。在此種情形之下，唯一辦法莫如將此等井泉加以填塞。一九四二年夏，前法租界內有井五百三十一口，其後陸續填塞，本可減至一百口左右，但此等井泉開鑿至易，一井方行填塞，一井又告鑿成，殊使當局深感棘手也。

霍亂預防注射之功效如何，至今一般研究者之意見尚不一致。一九一二年巴爾幹戰爭時期，於兵士中試行霍亂預防注射，康塔寇生氏力稱其功效之佳。一九二六年，在巴黎舉行國際衛生大會，其報告書中亦稱霍亂預防注射確具功效。一九三八年，前法租界衛生當局與上海巴斯德研究院院長雷樂爾醫師合作，爲界內警察，電力公司職員，以及各學校學生施行霍亂預防注射，所得結果如下：

（一）凡居民人數在一百萬以上者，其發生之霍亂病例平均率從無極高者。又，在時疫最形猖獗之時期內，其平均每日患者人數從無超過四十一名者。

（二）在一團體中，如每人注射菌苗二次，（每隔十天注射一次，每一成人每次注射細菌一千兆，二次共計二千兆），並恪守衛生規律，則此團體中患霍亂者可謂絕無僅有。

（三）注射菌苗後仍患霍亂者爲數甚少，且病勢亦較緩和，其死亡率較未受注射者約低三四倍。

衛生當局以霍亂預防注射之功效既經證實，遂決心作大規模之應用，在街頭爲行人普遍注射，計一九三八年共作注射二百二十萬次以上，一九三九年注射一百四十五萬次以上，一九四一年注射一百十九萬次以上，一九四二年注射八十七萬五千次以上，一九四三年注射一百三十四萬五千次以上。一九四三年，本市人口業已減少，而注射人數反形增加，結果霍亂絕跡，足證預防注射之確屬有效矣。

其他預防方法，亦由當局隨時計劃施行，如垃圾之處置，貧民區及公坑所之改良，禁售不潔之冷飲，西瓜以及其他水菓，檢查行人等等，俱使一般衛生情形有顯著之進步。

關於防疫宣傳工作，計有無線電演講，影戲院中放映幻燈片，街頭張貼圖畫標語，報章刊載文字，分發傳單小册，並赴各學校演講霍亂預防之重要。

防止霍亂蔓延之又一措置，厥爲將染疫者之住所及其附近區域加以短期之封鎖（五天），並將病人送入隔離醫院，以免傳染。在時疫流行不甚劇烈之時，本市所有隔離醫院已足收容霍亂患者，惟遇時疫猖獗之際，則原有醫院不敷應用，不得不設立臨時醫院，以資收納。一九三八年時疫盛行，前公共租界內病床增至一千張，同時前法租界臨時增設醫院二所及病床二百張，而收治霍亂患者達一千八百名之譜。

上海之霍亂是否具有地方病性質

今當提出一問題，即上海之霍亂是否具有地方病性質？就上海霍亂流行之情形言，一九三七年以前數年內，本市並無霍亂發生，但至是年忽告猖獗，未悉當時是否已有霍亂細菌存在，抑或傳自他處，因當時正在戰事進行之際，無法實地調查，以明眞相。自一九三七年大疫流行以後，一九四二年重行爆發，恰合於大疫每隔五年流行一次之學說，然亦未敢遽下斷語。且一九四二年霍亂既大肆猖獗，揆諸情理，次年必當有弧菌存在，然何以一九四三年本市絕無霍亂發生？此又不可解也。

再就細菌學方面言，一九三八年，上海巴斯德研究院富禮愛醫師曾檢驗霍亂弧菌一，一〇三件，結果發現本市霍亂弧菌以 Hikojima 血清型爲主，計每廿五件中佔廿三件，而據此推定上海之霍亂具有地方病性質。然該院劉永純醫師研究上海霍亂弧菌血清型類之結果，則認爲本市歷年霍亂發生時所見之弧菌並不屬於同一型類，如一九三九年，一九四〇年與一九四一年所見之霍亂弧菌係屬 Inaba型，一九四二年所見之霍亂弧菌係屬 Ogawa 型，由此可見一九三二年與一九四二年本市流行之霍亂或由他處傳入也。

結論

自郭霍氏發見霍亂弧菌以來，已歷數十年之久，其間對於霍亂一症加以研究者不乏其人，然至今尚有不明之處，務望一般醫學家以及醫學衛生團體繼續努力，從事研究，同時本市衛生當局尤須隨時作種種預防之措施，不稍疏懈，以期霍亂永久絕跡於本市也。

CHOLERA IN SHANGHAI

Y. M. Palud

This paper gives a comprehensive survey of the history of cholera in Shanghai. The epidemiological data and the prophylactic measures in relation with this disease were discussed.

In Shanghai cholera manifests itself in the epidemic form followed by a complete disappearance which is totally different from the situation in India, where a comparatively large number of cases are recorded every year. It seems that this periodical irregularity may be due to certain meteorological conditions but studies made by the National Quarantine Service failed to verify these theories. As to prophylactic measures the sterilization of water and the mass inoculation of anti-cholera vaccines appear to be effective.

中華醫學雜誌三十週紀念感言

王 吉 民

（中華醫學出版社）

中華醫學雜誌創刊迄今，已歷三十寒暑，在國內出版之醫刊中，允推歷史最悠久者。其間環境雖有變遷，經濟雖多困難，然以主持者之悉心擘畫，慘澹經營，與諸同仁之熱忱愛護，踴躍惠稿，乃得屹然存在，始終爲醫界服務，誠幸事也！

夫三十而立，先聖名言，際茲非常時期，本誌得達而立之年，意義實至重大，蓋不特示已往艱苦奮鬥之成績，抑且見將來健全發展之肇端，値此具有重大意義之期，自不可無所表示，爰決議於本年第三十一卷首期刊行專號，以誌紀念而留鴻爪。

回溯本誌演進之過程，可分爲三大時期，自民國四年至十七年爲滋長時期，民十八至二十二爲發榮時期，民二十四以迄現在爲守成時期。茲將各期槪況略述如下：

本誌創刊於民國四年，初係半年刊，中英文並列，次年卽改爲季刊，至民十三年復改爲兩月刊。草創時體制甚簡，頁數不多，每卷約載論文二三十篇。其性質爲中華醫學會之機關報，大都分贈會員。自第五卷起內容漸趨充實，銷路亦逐見增加。此時期最努力者，當推兪鳳賓及伍連德兩醫師。其時寫作之人甚鮮，佳稿難求，兪伍二君各方奔走，不辭勞瘁，倘有不敷，則自行撰述，經之營之，十有餘年，由是本誌之基礎得以奠定，其功不可磨滅。此爲滋長時期之情形也。

民十七，因北方人才濟濟，復得協和醫校種種便利，編輯部乃移至北平，積極改良，質量更形豐富。至民二十，自李濤醫師主編本誌中文部份後，格式體例大事革新，並刊行各科專號，聲譽益隆。英文部份在林宗揚·許雨階二醫師主持下，亦有同樣之發展。翌年，中華醫學會與中國博醫會合併，本誌英文部歸併博醫會報·每月單獨出版，改名爲英文中華醫學雜誌（Chinese Medical Journal），中文部則與齊魯醫刊合作，沿用舊名，每兩月出版一册，改爲橫排，並採用新式標點，分欄亦大爲增加。民二十三，復擴爲月刊，延聘各科名家成立編輯委員會，指定專任幹事辦理編務。一時名著如林，嶄露頭角，咸認爲中文醫學期刊中之翹楚。此爲本誌發榮時期之盛況。

蘆溝橋戰事爆發，繼以八一三戰事，文化事業大受打擊，醫學刊物相率停頓。本誌初尙勉力支持，嗣因環境惡劣，不得不逐步緊縮。自民二十七年起，減少篇幅，改用白報紙。民三十一年，遭太平洋戰事之影響，困難尤多。三十二年，中華醫學會上海辦事處因故結束，本誌乃有停辦之勢，幸有熱心會員出而組織中華醫學出版社，一切圖書印務交由該社接辦，本誌遂得賡續出版，惟爲適應環境起見，自第二十九卷起由月刊改爲兩月刊，以迄於今。此爲守成時期之近狀也。

中華醫學雜誌既有三十年之歷史，値茲紀念之期，不無所感。回憶二十八年前，余與本誌卽發生關係，初被舉爲爲分科編輯，其後歷年爲特約撰述或編輯顧問。且曾一度爲中文部副總編輯。自民二十六年起，加入中華醫學會幹部辦事，專任書籍雜誌出版及發行事宜，對本誌致力尤多，每遇編輯人員交替之際，輒暫代任務，而近五年來，因特殊情形，不得已將社長主編發行諸職均集中於余一身，任勞任怨，煞費苦心，明知才疏學淺，難免隕越，惟使命所在，敢不勉力，祗求有裨社務，不顧個人犧牲也。

本誌得有今日，胥賴歷任編輯及主持者努力之功，其從來不事黨爭之態度，純以研究學術爲職志，精神貫徹，始終如一，撫今追昔，實堪欽佩。今本誌既有穩固之基礎，爲國內唯一之新型醫刊，復獲國際之承認，列入世界醫誌彙目季刊，則將來之發展，當無可限量，目前之挫折，係屬暫時，固毋庸過慮者也。

本誌旣稱中華，顧名思義，自須確能代表全國醫界之言論。初辦時雖係一會之刊物，惟近十年來已超越畛域，所載文稿取自各方，試觀本期紀念號惠稿諸公，包括中日德法英美各國專業之士。是則本誌不特爲國內醫刊表率，抑且進而盡其溝通世界醫學之責矣。

吾國歷史悠久，藥物豐富，寶藏所在，亟待開發，倘能悉心倡導，研究發明，於世界醫藥，，必有所貢獻，似應特闢「中華醫藥」一欄，專載關於醫史之文獻與國藥之新知。是亦本誌當然之職責也。

前人有言，辦理雜誌有三難：一曰難於集稿，二曰難於編輯，三曰難於維持。自戰事發生以來，醫校非遷卽停，醫人流離失所，心境不寧，何暇寫作，此集稿之難也。國內原著旣感缺乏，海外新刊亦斷來源，稿件無從選擇，巧婦難以爲炊，此編輯之難也。因物價飛漲，收入銳減，經費無日不在威脅之中，此維持之難也。時至今日，除以上三項外，尙有其他障碍，爲平時所無者，紛至沓來，如電力之限制，紙張之難購，檢查之規定，商情之反常等，此出版之難也。

一種事業之成敗，恆視負責人之有無。吾國歷來所辦醫誌，不可謂不多，但大都中途夭折。無專責之人故也。荀卿曰：『眞積力，久則入』。無眞力以灌輸其間，此各誌之所以不永壽也。查雜誌編輯皆屬義務性質，熱心者固不乏人，而掛名者恆居多數，若短期服務，尙可勉爲其力，長期義務，情勢有所不能。精力既不專一，水準自難提高。觀乎美國醫會會誌，質量俱佳，銷路極廣，有專任總編輯故也。本誌如欲擴展，非聘專任編輯不爲功，而欲達此目的，必須有充裕固定之基金，蓋專門雜誌祇靠廣告及定戶收入，必難維持也。

本誌數十年來所經之困難與危機，當以客秋爲最。其時中華醫學出版社經費支絀，大有停辦之勢，而編輯部方面復感稿件之缺乏，難以爲繼。幸賴董事諸公與熱心文友出而維持，僉謂醫學刊物係醫界之精神食糧，際此非常時期尤不可任其中輟。於是諸董事即糾合醫界名流，發起一百萬元募捐運動，登高一呼，羣山響應，而作家方面亦竭力贊助，鴻文紛頒，美不勝收，此一大難關乃得暫告解决。雖然，在此遍佈荆棘之路程上，前途不可預測，正需一番新勇氣新精神，始能與一切阻碍相抗衡。今既得各界熱烈之鼓勵與扶植，惟有埋頭苦幹，百折不撓，努力前進，俾本誌非但得以維特到底，並能於最近之期間得有充分之發展，則幸甚矣。

柏芙洛夫告青年書

我對於研究科學的青年們有下列三事相告：

（一）漸進　研究學問，必須從頭做起，漸漸進展，日積月累，自然成功。尤其研究科學，决無一蹴而成之理，必須先明基本原理，然後才能探其堂奧，不可躐等而進，淺鮮的尚未明瞭而妄求高深。尤忌標奇立新以自掩學識之淺陋。星泡一時雖能眩耀自己和別人的眼睛，但是瞬息之間就會破裂毀滅，徒使自己蒙受恥辱。青年學子必須養成耐心漸進的習慣，而研究科學更須有刻苦耐勞的精神，搜集材料，比較研究，不可有絲毫偷懶取巧的傾向。鳥翼構造雖妙，可是沒有空氣支持，鳥便無從飛行。事實材料是科學家的空氣，科學家沒有事實材料，便不能有所作爲，所有一切學說理論都不過空中樓閣而已。不過你們不可僅僅以搜集事實材料爲滿足，必須深究那些事實發生的原因和定律，如此纔能有偉大的發現和發明。

（二）謙虛　切勿以爲自己無所不曉。不論人們如何讚許你的學識，你應常抱謙虛的態度。一個人存了自大驕傲之心，便固執不通，不肯接受別人的指導勸告和幫助，一意孤行，結果眞理永遠不會明瞭，學問永遠不會精深。

（三）熱忱　你們應該常常牢記，研究科學須拿畢生的時間精力去對付，窮年屹屹，試驗研究，方能有所成就。

柏芙洛夫氏，生於一八四八年，卒於一九三六年，係蘇聯名醫，亦爲世界科學大家，曾用犬胃作試驗以研究胃分泌，並曾研究由心理影響而起之唾液變化。本篇「告青年書」適成於其逝世前，旨在勗勉專習科學之青年。　——編者·

中華醫學雜誌三十年來大事記

戚銘遠

（中華醫學雜誌編輯室）

民國四年（1915）　本誌根據中華醫學會例言第六條之規定，於本年十一月間在上海出版第一卷第一期。由伍連德醫師任總編輯，俞鳳賓醫師任庶務，刁信德醫師任會計。創刊號內容有伍連德俞鳳賓醫師等之論著八篇，及中華醫學會例言及附則，並宣言等，中英文並列，計中文五十七頁，英文五十二頁。

民國五年（1916）　本誌自本年第二卷起即改爲季刊，共出四期，計中文二五一頁，英文一六六頁，由伍連德，劉瑞恒，俞鳳賓醫師任編輯。全卷共載論文三十二篇，要目有「中西醫學之沿革」，「中國新醫發達之希望」，「尊重醫德芻言」，「醫家之責任」，「公衆衛生學之網領」及「中華醫學會第一次大會記」等篇。

民國六年（1917）　刊行第三卷第一期至第四期，由伍連德醫師，俞鳳賓醫師任總編輯；劉瑞恒，李樹芬，林文慶，廖德山，鄭豪，陳永漢，周逵，王吉民，陳衎芬，刁信德，梁秀雲諸醫師爲分科編輯。本卷共載論文二十五篇，計中文二二五頁，英文一六一頁。

民國七年（1918）　俞鳳賓醫師，劉瑞恒醫師任編輯，出版第四卷，全卷四期共載論文三十二篇，中文佔二二四頁，英文佔一八五頁。

民國八年（1919）　本年特闢增刊兩種：一爲俞鳳賓醫師迻譯之「醫家論理綱要」，一爲陳邦賢君編著之「中國醫學史」。全卷共載論文四十七篇，計中文部二八〇頁，英文部二三四頁。編輯由俞劉兩醫師連任外，並舉胡宣明醫師擔任英文欄編輯員。

民國九年（1920）　俞鳳賓醫師爲本誌總編輯，胡宣明，康愛德，陳永漢，王吉民，林家瑞，王完白，陳敬安，石美玉，林惠貞，江清，王德光諸醫師爲編輯。本卷論文增至五十九篇，計中文三六六頁，英文二五六頁。

民國十年（1921）　本卷載論文四十九篇，中文共計二六二頁，英文二六七頁。編輯連任。

民國十一年（1922）　刁信德醫師，俞鳳賓醫師任本誌主任。全卷共載論文三十三篇，計中文二八二頁，英文三〇六頁。第一期首篇爲俞鳳賓醫師之「近年會務成績之回顧」，內有關於本誌之發行一節，對於本誌之宗旨，內容，編輯，銷數及印刷經費等項，述之綦詳。

民國十二年（1923） 本卷共載論文六十八篇，中英文各佔三五七頁。編輯事宜仍由刁信德醫師，俞鳳賓醫師擔任。

民國十三年（1924） 本誌自本年起改爲兩月刊，全年六期，本卷共載論文五十八篇，計中文佔五二三頁，英文佔四一七頁。編輯連任。又本年適值本誌出版十週年，而本誌正自本年起由季刊改爲兩月刊，可見本誌進步之一斑。

民國十四年（1925） 本年全卷六期共載論文七十八篇，計中文五七〇頁，英文四九九頁。仍由刁信德醫師，俞鳳賓醫師任編輯。本卷第二期開始刊載高鏡朗醫師之長篇「腺體治療之要旨」，第六期開始刊載王吉民醫師之長篇「中國歷代醫學之發明」。

民國十五年（1926） 高鏡朗醫師爲本誌中文總編輯，王吉民醫師爲中文副總編輯；伍連德醫師爲英文總編輯，陳永漢醫師爲英文副總編輯。本卷共載論文九十四篇，計中文六五八頁，英文五〇九頁。本誌自出版以來，銷數日增，與東西各國交換雜誌，已達四十餘種。

民國十六年（1927） 本年第十三卷編輯事宜，仍由上屆總副編輯負責。全卷共載論文一〇二篇，中文凡四五四頁，英文四九六頁。顏福慶醫師在本卷第四期發表「國民政府應設中央衛生部之建議」一文，樹政府特設衛生部之先聲。

民國十七年（1928） 由金寶善醫師任中文正編輯，高鏡朗醫師任副編輯；伍連德醫師任英文正編輯，陳永漢醫師及顏福慶醫師任副編輯。七月間經執行委員會議決，自本卷第五期起積極改進，移至北平編印，並由伍連德醫師，顏福慶醫師及刁信德醫師與博醫會接洽合編英文雜誌事宜。八月間伍連德醫師在本卷第四期發表「對國民政府醫學前途之希望」一文，爲促進政府特設衛生部及其他衛生機關之第二大衝動。十月間本誌編輯部移平。以崇文門內大街路三二五號爲社址。改推姜文熙醫師，方擎醫師爲中文編輯。另設事務部，推林宗揚醫師爲總主筆，李濤醫師爲中文主筆，陳鴻康醫師爲英文主筆，侯祥川醫師爲廣告主任，謝志光醫師爲發行主任，王錫熾醫師爲會計主任。

民國十八年（1929） 編輯及事務兩部職員均蟬聯。篇幅較前增多，計中文六三八頁，英文八三八頁。英文部刊行眼科專號一期。十月間，本誌商准協和醫學院在該院借設編輯部。

民國十九年（1930） 林宗揚醫師爲本誌英文總編輯，李濤醫師爲中文總編輯，諸福棠醫師及金濟醫師爲編輯，陳鳳綱醫師爲英文編輯，李宗恩醫師爲主筆，王逸慧醫師爲會計主任。出版第十六卷，六期合計中文六五〇頁，英文七九六頁。本誌前總編輯俞鳳賓醫師於十二月四日因慢性腎炎逝世。

民國二十年（1931） 本誌中文擴改訂體例，擴充內容，全部一律改用五號字，改推朱恆璧醫師，林幾醫師爲編輯，委文熙醫師爲編輯部幹事。繼續出版第十七卷，刊行瘧疾專號及眼科專號各一期，篇幅與上卷相近似。李濤醫師於本卷首期發表「本雜誌中文編輯部今後之努力」一文，詳述今後之編輯方針。

民國二十一（1932） 本誌英文部開始與博醫會雜誌合併編印，每月刊行一册；中文部開始與齊魯醫刊合併編印。改爲橫排，並用標點符號，仍每兩月刊行一次。中文編輯除朱恆璧醫師繼續擔任外，加推孟合理，侯寶璋，高維醫師等分任編輯。本卷（第十八卷）論文增至一六五篇，計一一五八頁。自本卷第四期起衛生署在本誌開始附設公共衛生欄。

民國二十二年（1933） 本誌編輯及事務兩部職員仍舊，出版第十九卷，論文突增至二四四篇，計一〇八頁。本卷第一期起刊載李濤醫師關於醫學教育之論文。

民國二十三（1934） 本誌自本年第二十卷起，依照李濤醫師原定計劃，改兩月刊爲月刊，移至上海編印，除改推余巖醫師爲編輯主任外，加推龐京周醫師，宋國賓醫師及朱章賡醫師爲編輯，並請黃貽清君爲編輯幹事。本卷刊行特刊兩種，一爲中華醫學會二十年紀念號，一爲中華醫學會第二屆大會專號，全卷頁數增至一五七六頁。四月廿五日由內政部發給登記證警字第三四四二號一紙。本誌不僅在形式上較前進步，即在內容方面亦呈發展之象。

民國二十四年（1935） 本年編輯部職員蟬聯外，復加推京、滬、平、濟、湘、粵等地醫師二十九人爲特約編撰。出版第廿一卷第一至第十二期，共計一四七八頁。第七期爲中華醫學會第三屆大會專號。又本年內本誌試由兩印書館間期輪值承印，以利出版，成績尙佳。

民國二十五年（1936） 第廿二卷各期按期出版，共載論文一六二篇，計一三一二頁。編輯事宜仍由前任負責，並請史伊凡女士繼黃貽清君任編輯幹事。刊行第一次醫史專號。

民國二十六年（1937） 編輯及編輯幹事均連任，出版第廿三卷，共計一三二四頁，第二期爲結核病專號，第五期爲中華醫學會第四屆大會專號，第七期爲熱帶病學專號。三月八日編輯孟合理醫師因心臟病逝世於英國愛丁堡。王吉民醫師自本年冬起，主持本誌等出版事宜。

民國二十七年（1938） 本年第廿四卷共載論文九十三篇，計一〇一二頁，第一及第十期爲眼科專號，第三期爲兒科專號。七月間，高維醫師繼史伊凡女士任編輯幹事，不幸高醫師於十月二十三日因病逝世。

民國二十八年（1939） 余巖醫師，李濤醫師爲編輯，錢建初醫師爲編輯幹事，繼續刊行第廿五卷，第一期爲國藥專號，第五期爲眼科專號，第七期爲兒科專號，第八期爲報告特輯，第十期亦爲眼科專號，第十一期爲醫史專號，共載論文八十四篇，凡一一〇四頁。

民國二十九年（1940） 李濤醫師，朱章賡醫師爲編輯，錢建初醫師，王吉民醫師先後爲編輯幹事，王霖生，蘇祖斐，張信培醫師等十二人爲編輯顧問。本年第廿六卷首期爲廿五週年紀念專號，載有朱恆璧醫師之「中華醫學雜誌出版廿五週紀念感言」，及王吉民醫師之「中華醫學雜誌廿五年來之演進」等篇。第四期爲眼科專號，第七期爲第五屆大會專號，第八期爲寄生虫學專號，第九期原稿多屬外科，第十期亦爲眼科專號，第十一期爲細菌學免疫學專號，第十二期爲公共衛生專號（卽黃子方醫師紀念專號）。全卷共計一〇六四頁。又本年起本誌改用白報紙（原用道林紙）印刷，以省經費。由錢建初王吉民兩醫師合編本誌第一卷至廿五卷索引。

民國三十年（1941） 本年出版第廿七卷，共載論文七十餘篇，計八百餘頁。第一期爲秦思漢氏紀念號，第四期爲眼科專號，第十一期爲醫史專號，並於十二月間刊行中華醫史學會五週紀念特刊。第八期開始刊載吳光，許邦憲二氏之長篇「吾國血吸虫病之大概」。又本誌自本卷第一期起經美國醫學會編入「世界醫學索引」（Quarterly Cummulative Index Medicus），實爲吾國中文醫刊之最先獲得國際地位者。

民國三十一年（1942） 本年仍由李濤醫師，朱章賡醫師任編輯，王吉民醫師任編輯幹事，照常出版第廿八卷，第四期仍爲眼科專號。以郵遞不便，來稿大受影響，全卷頁數減至四四六頁。

民國三十二年（1943） 去年十一月間，中華醫學會上海辦事處因故結束。本誌乃交由中華醫學出版社繼續編印，由王吉民醫師主持編輯，兼發行事宜。爲適應環境起見，本年第廿九卷復改爲兩月刊，全年六期，共計三三四頁。第二，四，六期依次刊行眼科專號，婦科專號及醫史專號。

民國三十三年（1944） 本年適值本誌出版三十週年。以紙價印費激增，經濟困難，及稿件缺乏，殊感應付不易，然在編輯部悉心擘劃下，第三十卷仍得照常出版。並由王吉民醫師及威銘遠君編就本誌第廿六至三十卷索引。除第二期爲眼科專號，第五，六期爲兒科專號外，並廣集稿件定於明年首期刊行三十週年特刊，以爲本誌三十年來艱苦奮鬥之紀念。

中國鍊丹術攷證

黄素封

（上海人和化學製藥廠）

一 丹砂的發見及其應用

我國在石器時代已知應用丹砂。安特生在石器時代遺址裏發現墓葬中採用丹砂（見安特生甘肅考古記）。殷虛發掘出來的甲骨，刻文上有朱色或黑色的裝璜塗飾，大字的甲骨，有許多都塗過丹砂。據發掘的工人說：『十四畝地曾被人掘出一塊很大的骨版，上面滿刻着丹砂大字』（見董作賓用骨立斷代研究例，刊蔡元培先生六十五歲論文集）。到了周代，丹砂已成爲一種貴重的塗料。庚瀛点的銘文裏有『錫貝十朋，又丹一㭒』的話，周代把貝當作貨幣，貝和丹同樣當作賞賜的物品，可知周人對於丹砂的重視。

古人墓葬中採用丹砂，除安特生的甘肅考古記外，我們還在李濟的府身葬（安陽發掘報告第三册）和馬衡新鄭古物調查記（東方雜誌二十二卷一期）裏可以見到。安徽壽縣戰國末年楚王墓中所發掘出的棺板，上面也有金和朱的塗飾（見田野考古報告）。荀子正論篇上說：『珠玉滿體，文繡充棺，黃金充椁，加之以丹矸，重之以曾青』。楊注『丹矸，丹砂也』漢書佞幸傳孔光奏徙董賢家屬上說：『以沙畫棺四時之色，……珠璧，以棺至尊無以加』。這都可以證明古人把丹砂當作棺槨貴重的塗料的。

古人不但在墓葬中應用丹砂，就是一切應用器物上，也都塗丹色。梁思永說在安陽殷虛發現的一切儀釆，都以紅色爲主（見勞幹中國丹砂之應用及其推演，刊中央歷史語言研究所集刊七本四分）。到了周漢，漆器應用漸次普遍，丹漆裏當然以丹砂爲主要成份。書梓梓材上說：『若作梓材，旣勤樸斲，惟其塗丹雘』；春秋上說：『莊公二十三年丹桓公楹』；禮記郊特牲說：『丹桼雕幾之美』；楚辭招魂上說：『紅壁沙版』；都可明證。古人所用的『彤弓』和『彤矢』（見書文侯之命左傳昭公十五年），怕也是都用丹砂塗料的。

古代丹砂產地，大槪都在南方，荀子王制篇上說：『南海則有羽翮齒革曾青丹干焉，然而中國得而財之』。莊子呂氏春秋淮南子上有越王翳不願做王逃入丹穴的故事，禹貢荆州的貢品有礪砥砮丹，楚國的地名有丹水丹陽，楊雄蜀都賦說：『其中則有玉石嶜岑，丹青玲瓏』，可知楚越巴南方一帶，都是古代出丹砂的著名地方。史記貨殖列傳上曾說：『巴寡婦淸，其先得丹穴，而擅其利數世，家亦不訾』。丹砂在古代應用旣廣，又是貴重的原料，無怪巴寡婦可因丹穴而發大財了。漢代蜀地的漆器，最是著名，至今朝鮮漢代樂浪古墓裏出土的漆器，曾經證明爲蜀工所製作；蜀地的漆器行銷那麼遠，固然是由於製作技藝的精巧，而當地出產丹砂顏料，怕也是個重要的緣由吧！

殷的甲骨文大字都塗丹砂，到了周漢兩代，還承襲這種作風，凡是傳世典法，功臣符契，重要箴銘，奴隸契約，幾乎都是丹書。

漢書高祖本紀上說：『與功臣剖符作誓，丹書鐵契』，可見古人於人事上重要的符誓，都是用丹書以示鄭重；此外神話裏天神下降的符籙也是丹書，丹書遂由鄭重而變爲神祕了。傳說戰國的初年，趙襄子滅知伯，他的臣子原過曾得霍泰山天陽侯所賜的竹節，襄子把它剖開，其中藏有丹書符籙（見史記趙世家），這是不可信的神話。可是鄒衍的五德終始說，已把赤烏銜丹書下降，當作帝王『火德』的瑞應（見呂氏春秋應同篇史記封禪書），至少戰國末年五行家已把丹書當作天神下降的神祕符籙。到了漢代，丹書用作符命，漸次普遍。王莽篡位，就用假造的丹書符命來騙人。據說漢平帝死後，謝囂上奏，說長孟鬻井得到一塊白石，上圓下方，上有丹書，寫着：「告安漢公莽爲皇帝』（見漢書王莽傳）。漢代的緯書關於丹書的故事更多，幾乎古聖帝王都有丹書的瑞應。

戰國末年，五行家只把丹書當作天神下降的符命，到了漢代，方士應用符籙漸廣，後漢書方術解奴辜傳上說：『河南有麴聖卿，善爲丹書符劾，壓殺鬼神而使命之』。後來道士用丹書來畫符劾鬼，就是承襲漢代方士的作風，抱朴子登涉篇上所有的符，都說必須用丹寫在桃板上或絹帛上。

二　點金術的起源

（一）　古人對日與火的崇拜和尚赤的觀念

在原始時代，人們的生物受着自然界的支配，因此對自然界由畏懼而崇拜起來。他們對於太陽的發光發熱和火的發光發熱，尤其覺得驚奇，所以也特別加以崇拜，這一點，在我國古代，也不能例外。

在我國的神話裏，祝融，重黎，朱明，昭明和丹朱都是日神而兼火神的。祝融的神力，能夠光融天地（見國語鄭語），還能降火到人間（見墨子非攻下篇）；重黎有着『絕地天通』（即開闢天地）的神力，成爲下界神物的領袖（見書呂刑）。古人既然對日神和火神的神力這樣重視，因此殷人把日神昭明當作了他們的祖先神，東夷也把日神朱明當作他們的祖先神，楚人又把日神祝融丹朱當了他們的祖先神。

古人對於日和火這樣的崇拜，日和火是紅色的，因此連帶地對於赤色朱色特別重視。楚辭上說：『朱明之承夜兮』，王逸注『朱明日也』。『朱明』，『昭明』及『祝融』又是一聲之轉，這裏可以證明古人尙赤的觀念是由崇拜日和火所引起的。何况赤色又是那麽富麗堂皇，所以古人宮室衣服及應用器具都用赤色。除了衣服赤色的染料，未必用丹砂外，其餘宮室及應用器具上的塗料。皆是丹砂，因此古人也就用「丹」來代表赤色。

在鄒衍的五德終始說裏，把赤烏銜丹書當作火德的瑞應；在呂氏春秋十二紀禮記月令篇裏，夏月火德，色尙赤；由此我們可以看出尙赤和拜火的關係來。道藏太平部太平經上說：『吾道乃丹青之信也。青者生，仁而有心，赤者天下之正氣，吾道太陽仁，政之道不欲害也』（四，十一）。『夫太陽上赤氣乃火之王精也，火之王者乃光，上爲日月者乃照察姦惡人』（一一九，八）。『以赤心，心生於火，還以付火，爲治象。是則延年益壽（舊誤算），萬無失一，吾不欺子也』（七，六）。因此，更明顯地可以看出漢代方士尙赤，用丹，用火，還是由於崇拜太陽和火的緣故。

（二） 汞和汞齊的發見和混汞法的提煉

漢代的方士既然尙赤，用丹用火，又用丹書作符籙。他們用來畫符籙的丹，丹砂當然是主要的成份。南北朝時代梁人陶引景眞誥上載着：『作三黃色以畫符法』，卽『一雄黃，二雌黃，三鉛黃。右三黃華，先投朱砂一，熟研之於器中，次投雄黃熟研之，次投雌黃研之，次投鉛黃合研之，良久成也』。漢代方士畫符的丹，未必也是這樣作法，他用丹砂作主要成份，是可以斷言的。

丹砂或朱砂同是辰砂礦（Cinnabar），它的主要成分是硫化汞（HgS）。如今湖南，貴州，廣西等省出產都富，尤以湖南辰州爲最著。把辰砂燒煉，便能生汞蒸氣和二氧化硫：

$$HgS + O_2 \rightarrow Hg\uparrow + SO_2\uparrow$$

冷凝汞蒸氣便成液體，俗稱水銀。水銀能溶解多種金屬，生成汞齊（Amalgam），只有鐵和鉑等金屬爲例外。水銀多時，汞齊爲液體，水銀少時，汞齊成固體。加熱於固體汞齊，水銀便蒸發而遺留金屬，所以金銀等金屬，都可用混汞法來提鍊。如果把汞在空氣中熱至375度，便成紅粉末狀的氧化汞：

$$2Hg + O_2 \rightarrow 2HgO$$

氧化汞熱到500度便分解成汞和氧而放出氧。

$$2HgO_2 \rightleftarrows 2Hg + O_2$$

方士既然重用丹和火，有時或不免要把丹符焚燒，這樣丹砂就化成水銀，把礦石金屬和水銀混合，便無意中發見了汞齊。這不夠使世人奇怪麽？抱朴子金丹篇說：『丹之爲物，燒之愈久，變化愈妙……故能令人不老不死』。又說：『凡草木燒之即燼，而丹砂燒之成水銀，積變又還成丹砂，……故能令人長生神仙』。這很可以代表一般方士或道士的見解。他們見到丹砂燒煉變化的神妙，便以爲這是長生神仙的藥物。『點金術』和『煉丹術』，就在神秘的空氣籠罩下開始了。

方士們把汞融合礦物而成汞齊，便不斷的燒煉，汞便蒸發而留下金屬，無意中便發明了『混汞法』之提煉金銀的方法

（三） 求仙術和煉丹術

戰國時代，五行家陰陽五行的學說，既漸次爲一般人所信，齊燕一帶的方士也就和儒家或法家一樣爲國君所器重，而鄒衍便是其中最著的一個。那時幾個大國國君的威權既高，在人世間已盡作威作福的能事，那些方士便造出神仙的說法來迷惑他們。相傳齊燕都曾派方士入海求蓬萊，方丈，瀛州三神山，據說在勃海中前去不遠，給風阻住。也有人到過那裏，仙人和不死之藥都在，禽獸都是白色，宮闕都是金銀造的，三神山却在水底下。這樣他們講得神乎其神，眞把那些國君迷昏了，可是終沒有人能求仙能到的。秦始皇不被惑於 方士 徐市（卽徐福），曾派他帶了童男女入海以求不死之藥，終沒有求到。那時他們是在『求』不死之藥，還不是在『鍊』。

海上求神仙既然求不到，方士們恰巧發現了汞的神祕變化，於是他們便改變作風，不到海上去求，自已便用種種方術來鍊了。方士由『求仙術』而轉向『鍊丹術』，約在漢武帝淮南王時代，史記封禪書上說：『少君言上曰：「祠竈則致物，而丹砂可化爲黃金，黃金成，以爲飲食器，則益壽，益壽而海中蓬萊仙者皆可見，見之封禪則不死，黃帝是也」』。求仙不必到海中蓬萊，只要到丹砂鍊成黃金（當爲黃色的汞齊）做成飲食器來飲食東西，便能延年益壽，蓬萊的仙人就能見到，見後封禪，就可以成仙不死了。這裏只是主張把鍊成汞齊做飲食器，還沒有主張把鍊成的丹來服食，少君說黃帝是由丹砂化成的黃金飲食器而不死，和抱朴子等書說黃帝因服丹而上天的話不同。可知服食金丹，在武帝時代還沒有盛行。可是太平御覽九八八引淮南萬畢術已說『曾青爲藥，令人不老』。拿曾青來作藥，似乎已開始主張服食方士所鍊的藥物了。

曾青和丹砂皆是古人用的貴重顏料，荀子王制篇說『曾青丹干』，正論篇說『加之以丹矸，重之以曾青』，都把曾青和丹砂相提並論。再如荀子楊倞注說：『曾青，銅之精也，形如珠，其色極青，故謂之曾青』。曾青大概就是膽礬，它的成分是硫酸銅$CuSO_4$，是藍色的大形晶體，本來是可作顏料用的。御覽九八八引淮南萬畢術說：『取曾青十斤，燒之，以水灑

其地，雲起如山矣』。因爲燒膽礬便生水和二氧化硫的氣體，所謂『雲起如山』，便是這樣一個化學作用。可知淮南王所用的方士，不但用『朱沙爲澒』（澒卽汞，見御覽九八八引淮南畢萬術），還把其他顏料如曾青類來燒煉呢。

御覽九八八引淮南畢萬術說：『白青得鐵，卽化爲銅』。白青不知是炭酸銅（卽孔雀石）或硝酸銅。如果把炭酸銅或硝酸銅加熱成溶液，放入鐵片，鐵的離子化傾向過銅，鐵原子便把電子給與銅離子，遂使銅離子失却陽電荷而形成爲金屬銅原子，在鐵片表面析生。所謂『白青得鐵，卽化爲銅』，或是這樣一個變化。

據漢書劉向傳說：『淮南有枕中鴻寶祕書，書言神仙使鬼物爲金之術』；又說：劉向幼，而讀誦，以爲奇，獻之，言黃金可成，上乃令典，尙方鑄作事。費甚多，方不驗，上乃下更生吏』。淮南的『爲金之術』，今不可知，或許也是汞齊。周易參同契下卷下篇說：『淮南煉秋石』，也指煉金丹而言。

三 東漢時代的鍊丹術

（一） 金玉的燒鍊和服食

道士燒煉金石和服食金玉的風氣，到東漢已很盛行。論衡率性篇上說：『道人消爍五石，作五色之玉，比之眞玉，光不殊別，…… 道士之教至，知巧之意加也』。王充是東漢最有科學頭腦的學者，他對道士有所作『五色之玉』，認爲『比之眞玉，光不殊別』，還贊爲『道士之教至，知巧之意加』，東漢而這樣燒煉五石的技巧，當然千眞萬確。王充的『五色之玉』是否卽抱朴子所謂之『五石』不得而知。抱朴子金丹篇說：『五石者，丹砂，雄黃，白礬（御覽九八八引作礜），曾青，慈石也。一石輒五轉而各成五色』。丹砂是赤色，雄黃是黃色，白礬是白色，曾青是藍色，慈石是黑色，不知所謂『五色之玉』是怎樣合起來的！

論衡道虛篇又說：『聞爲道者，服金玉之精，食紫芝之英，食精身輕，故能神仙。……夫服食藥物，輕身益氣，頗有其驗，若夫延年度世，世無其效』。可知東漢中葉道士服食金玉已很普遍。道藏太平經也有『服華丹』的話（太平經一，七），東漢魏伯陽周易參同契上，就有許多專講鍊冶金丹和服食金丹的記載。

（二） 汞的鍊冶

東漢會稽上虞魏伯陽所著的周易參同契，是現存鍊丹術最古的秘本。相傳魏伯陽曾得古文龍虎經，因著這書。當時與弟子三人入山鍊丹。丹成後，先試犬，犬死了。伯陽服後亦死，有一弟子服了仆倒地上。其他二弟子以爲這術不驗，便共出山，伯陽就躍起把神丹納入死弟子的嘴裏，不久都得仙道了。說伯陽能起死成仙，當然是不可信的。服丹砂過多必然要中毒的，後來魏道武帝和憲宗，穆宗，武宗，宣宗都服金石而死（見魏書唐書本紀及趙翼二十二史劄記唐諸帝多餌丹藥條）。魏伯陽或許因多服金丹而死的！

周易參同契卷上下篇說：『河上姹女，靈而最神，得火則飛，不見埃塵，鬼隱龍匿，莫知所存，將欲制之，黃芽爲根』。彭曉注說：『河上姹女，眞汞也，見火則飛騰如鬼隱龍潛，莫知所往，或擬制之，須得黃牙爲母育養而存也。黃芽卽眞鉛也』。他們爲什麽把汞稱爲『河上姹女』，這因爲汞有使『嗇嫗成姹女』（亦見周易參同契）的特效。（抱朴子黃白篇說，『凡方書所名藥物，又或與常藥同而實非者，如河上姹女非婦人也』）。黃芽該是硫黃而不是鉛。水銀得火，便成汞蒸氣，不見蹤跡，若把硫黃和入加熱，便能還原成丹砂，所以這裏記「黃芽爲根」。周易參同契下卷下篇說：「金以砂爲主，稟和於水銀，變化由其眞，終始自相因」。似乎也指丹砂能煉成水銀，而水銀又能還原丹砂而言。

周易參同契卷上下篇又說：『太陽流珠，常欲去人，卒得金華，轉而相因，化爲白液，凝而至堅』。「太陽流珠」也指汞，因爲汞是丹砂中煉出的，而丹是太陽之色，汞又很容易像流珠那樣的滾走，因此方士又稱汞爲「太陽流珠」了（周易參同契下卷下篇說汞日爲流珠可證）。「金華」就是純粹的金屬，汞如果和金屬合起來，便漸能凝結成固體的汞齊，所謂「化爲白液，凝而至堅」，便是這個緣故。周易參同契卷上下篇又說「丹砂木精，得金乃并」。煉丹砂能得和金屬相併合，其實也是丹砂中分出汞以後，汞和金屬相溶合的緣故。把汞齊再加熱，便能把汞蒸發而留下金屬，這便是後世「混汞法」提煉金屬的方法。

周易參同契下卷下篇又說：「以金爲隄防，水入乃優游，金計有十五，水數亦如之，臨爐定銖兩，五分而有餘，二者以爲眞，金重如本初，其三遂不入，火二與之俱，三物相含受，變化狀若神，下有太陽氣，伏蒸須臾間，先液而後凝，號曰黃輿焉。歲月將欲訖，毀性傷壽年，形體如灰土，狀若明窗塵，擣冶并合之，持入赤色門，固塞其際會，務令致完堅，炎火張於下，晝夜聲正勤，始文使可修，終竟武乃陳，候視加謹愼，審察調寒溫，周旋十二節，節盡更須親，氣索命將絕，休死亡魄魂，色轉更爲紫，赫然成還丹，粉提以一丸，刀圭最爲神」。這裏所謂之「水」，也指「水銀」（黃曉法也說是水銀），下文「流珠水之母」一語可證。用金合水銀而「先液而後凝」，其實也只是汞齊罷了。大概鍊的時候，把金屬分成十五分，水銀也等量，若把五分加入水銀中，水銀還有多餘，再把五分加入，那就恰到好處，餘下第三個五分便不必加入。這樣他們以爲火和水銀金屬，便能在一起相互「含受」，燒煉不久，便能化成液體，而後凝成「黃輿」，再費十二節的工夫，晝夜謹愼候視，調節溫度，纔能煉成「還丹」。唉「還丹」究竟效果怎樣，周易參同契下卷下篇說：「巨勝尙延年，還丹可入口，金性不敗朽，故爲萬物寶。術士伏食之，壽命最長久，土遊於四季，守界定規矩，金砂入五內，霧散若風雨，薰蒸達四肢，顏色悅澤好，髮白皆變黑，齒落生舊所，老翁復丁壯，耆嫗成姹女，改形免世厄，號之曰眞人」。

（三）　鉛的煉冶

在鍊丹術中，除汞外，鉛也是主要的原料。周易參同契中對於鉛的變化，也相當注意。周易參同契下卷下篇說：「胡粉投火中，色壞還爲鉛」。抱朴子論仙篇也說：「黃丹及胡粉是化鉛所作」。鉛粉是碳酸鉛，加熱卽放出碳酸氣而成氧化鉛，就由白色而成爲灰色了。周易參同契卷上中篇說：「故鉛外黑，內懷黃華，被褐懷玉，外爲狂夫。金爲水母，母隱子胎，水爲金子，子藏母胞，眞人至妙，若有若無，髣髴太淵，乍沈乍浮，退而分布，各守境隅，採之類白，造之則朱，煉爲表衛，白裏眞居，方圓徑寸，混而相拘」。這裏所謂「採之類白，造之則朱」，也就是抱朴子所謂「鉛性白也，而赤之以爲丹，丹性赤也，而白之以爲鉛」。因爲鉛白（碳酸鉛）加熱便可促其分解，得一氧化鉛（又名密陀僧）爲黃色粉末：

$$PbCO_3 \rightarrow PbO + CO_2 \uparrow$$

把密陀僧在空氣中加熱到500度，便得紅色鉛丹（卽四氧化三鉛），但加熱到545度以上，便再行分解：

$$6PbO + O_2 \overset{545^\circ}{\rightleftarrows} 2Pb_3O_4$$

周易參同契卷末上篇說：「升熬于甑山兮，炎火張設下，白虎導倡前兮，蒼液和于後，朱雀翱翔戲兮，飛揚色五彩。……本之但二物兮，來而爲三五，三五并與一兮，都集歸一所，治之如上料兮，日數亦取甫，先白而後黃兮，赤黑通表裏，名曰第一鼎兮，食如大黍米」。這裏所說的「先白而後黃，赤黑通表裏」，怕也是指鉛的變化而言。

（四）　周易參同契中鍊丹的見解

周易參同契雖然爲陰陽五行的學說所籠罩着，瀰佈着神祕的思想，例如「白者金精，黑者水基」，「陰陽之始，玄含黃芽」，「男白女赤，金火相拘」，「五行相王，相據以生」，「金水相處，木火爲侶，四者混沌，列爲龍虎」。又把「丹砂」稱爲「木精」，「汞」稱爲「太陽流珠」，「鉛白」稱爲「白虎」，「鉛丹」稱爲「朱雀」，可是對於物質的「化學性質」，確已有相當的認識。其中卷上中篇說：「若藥物非種，名類不同，分兩參差，失其紀綱。雖使黃帝臨爐，太乙執火，八公擣煉，淮南調合，立宇崇壇，玉爲階陛，麟脯鳳臘，把席長跪，禱祝神祇，請哀諸鬼，沐浴齋戒，冀有所望，亦猶和膠補釜，以硇塗瘡，去冷加冰，除熱用湯，飛龜飛蛇，愈見乖張」。他認爲煉丹時所用藥物沒有辨認淸楚，分兩又參差，卽使有高强的冶鍊手段．虔誠的冶鍊法術，結果只是「愈見乖張」，不會煉成。他大慨已知化合物是按定比而化合的，卽所謂「定比定律」。

周易參同契卷下下篇說：「世間多學士，高妙負良材，邂逅不遭遇，耗火亡貨財，據按依文說，妄以意爲之，端緒無因緣，度量失操持，擣冶羌石膽，雲母及礬磁，硫黃燒豫章，泥汞相煉冶，鼓下五石銅，以之爲輔樞，雜性不同類，安肯合體居，千舉必萬敗，欲黠反成癡」。他認爲把性質上不能化合和混合的物質燒煉，決不能融合成金丹，其失敗是必然的。可知他對於許多物質的物理性質和化學性質，已在開始辨認了。

關於燒煉的器具，周易參同契還有個鼎器歌：「圓三五，寸一分，口四八，兩寸唇，長尺二，厚薄均，腹齊三，坐垂温，陰在上，陽下奔，首尾武，中間文，始七十，終三旬，二百大，善調匀，陰火白，黃牙鉛，兩七聚，輔翼人，贍理腦，定升玄，子處中，得安存」。這歌上所記載的鼎，我們無由推得它的形狀。

四 魏晉時代的鍊丹術

（一） 魏晉時代的方士和鍊丹術

方士在西漢時代已很炫耀，李少君欒大等人都封爲將軍，出入禁宮。東漢費長房等的方術，深入民間；熹平以後，巫祝的方術更是盛行。熹平時三輔有駱曜教民「緬匿法」，光和時東方有張角爲「太平道」，漢中張修爲「五斗米道」，都用符祝來爲人治病。到了三國，張魯也修「五斗米道」，魏曹操曾招致方士甘陵甘始主練氣，廬江左慈主房中術，陽城郗儉主辟穀，服茯苓，都官爲軍吏。吳孫權也曾用方士吳範。範死後，又募方士，封爲千戶侯。到魏晉時代，方術更盛，嵇康是當時特出人才，還是「性好服食」（見魏書二十一裴松之註引嵇喜作嵇康傳），師事道士張登，深信神仙。晉司空郗愔及弟曇，也都「奉天師道」（見世說新語排調篇劉孝標注引中興書）。王羲之也曾和道士許邁共修服食，採藥石，不遠千里（見晉書本傳）。羲之子凝之官會稽內史，也篤信「五斗米道」。孫恩攻會稽，凝之竟妄想請鬼兵來助戰，爲孫恩所殺。魏晉時代方術的深入人心，也可見一斑了。

晉句容人葛洪所著的抱朴子，是集當時方士學說的大成。葛洪祖系爲吳大鴻臚，父悌爲晉邵陵太守。他有個從祖玄，號稱仙公，也是個方士。葛洪曾從其弟子鄭隱學道，惠帝時曾爲將兵督尉，遷伏波將軍，後參廣州刺史嵇含軍事。元帝爲丞相，辟爲掾，以功賜爵關內侯。咸和初年，司徒王導召補州主簿，轉司馬掾，遷議諮參軍，選爲散騎常侍，領大著作，洪不就。以年老欲鍊丹成仙，聞得交阯出丹，求爲句漏令，到廣州，爲刺史鄧嶽留住，洪便在羅浮山鍊丹，並從事著述。我們翻檢抱朴子遐覽篇，就可以看到他所舉出來的書籍已那麽多。

如金丹篇中所切舉專講鍊丹的道理，就有那許多：金丹仙經，太清丹經，九鼎丹經，黃帝九鼎神丹經，太清觀天經，五靈丹經；黃白篇中所列舉專講黃白術的經，有金銀液經，黃白中經，玉牒記和銅柱經；龜甲文遐覽篇中還有黃白要經，八公黃白經和枕中黃白經。金丹篇中所舉的鍊丹術，除九轉神丹，太清神丹，還丹，九光丹，五石丹，黑丹，黃丹以外，還有岷山丹法，務成子丹法，羨門子丹法，赤松子丹法，石先生丹法，康風子丹法，崔安子丹法，劉元丹法，樂子長丹法，李文丹法，尹子丹法，太乙招魂魄丹法，墨子丹法，張子和丹法，綺里丹法，玉注丹法，肘後丹法，李公丹法。劉生丹法，王君丹法，陳生丹法和韓終丹法，這些都是東漢以後一直到魏晉時代方士的產物，其中或以出於魏晉時代的居多。魏晉時代鍊丹術的盛行，也可見一斑了。

（二） 鍊丹術中所用的各種原料

抱朴子仙藥篇說：『仙藥之上者丹砂，次則黃金，次則白銀，次則諸芝，次則五玉，次則雲母，次則明珠，次則雄黃，次則石中黃子，次則石桂，次則石英，次則石腦，次則石硫黃，次則石粘，次則曾青』。從這裏可以看到當時方士用藥物的等次了。至於方士鍊丹用的原料，今分述如後。

（1）汞——抱朴子金仙術引仙經：「流珠九轉，父不語子，化爲黃白，自然相使」。又對俗篇上說：「吾保流珠之可飛也，黃白之不可求也」。所謂「流珠」便指「汞」而言。金丹篇上說：「丹砂燒之成水銀，積變又還成丹砂」。又說：「丹之爲物，燒之愈久，變化愈妙」。他們所以拿「丹砂」和「汞」來煉治「不死之藥」，或因「變化愈妙」的緣故。汞又能溶解多種金屬而成汞齊，這汞齊有時顏色如金，他們便以爲汞又可燒煉成金，這也夠使他們奇異的。黃白篇引仙經說：「丹精生金」，引銅柱經又說：「丹砂可爲金」，引龜甲文說：「我命在我不在天，還丹成金億萬年」。他們的所謂金，無非是汞齊，或顏色似金屬的化合物，決非是正眞的黃金。

（2）鉛和胡粉鉛 —— 鉛仍然是魏晉鍊丹術士所用的主要原料。抱朴子黃白篇上說：「鉛性白也，而赤之以爲丹，丹性赤也，而白之而爲鉛」。鉛白燒煉能成鉛丹，正如水銀燒煉能成紅汞一樣。所以道家鍊丹，除了汞以外，鉛僅居次要地位。抱朴子黃白篇說：「錫鉛能成銀」，又引銅柱經說：「河車可作銀」，所謂「河車」卽指「鉛」。周易參同契卷上中篇說：「五金之主，北方河車，故鉛外黑，內懷金華」可證。他們用鉛作成的銀，無非是鉛的合金或化合物，決非眞銀。他們把汞和鉛當作燒煉的二種主要原料，所以他們鍊「金」用「丹砂」，鍊「銀」用「鉛」。古人所稱黑色的鉛，其實都是氧化物。抱朴子金丹篇九丹需用胡粉，欒子長丹法需用鉛，都是鉛的化合物。

（3）雄黃——雄黃一名雞冠石(Realgar)，屬輝閃礦類，或分爲二硫化二砷(AS_2S_2)，含砷百分之70，色橙紅或橙黃，條痕橙黃色。產地常和砒石鉛鑛銀鑛金鑛等相伴，可製顏料及煙火料。四川，雲南，貴州都有出產。抱朴子黃白篇說：「武都雄黃丹色如雞冠，而光明無夾石」。據金丹篇，鍊「五石」和「五靈丹」都用雄黃。「岷山丹法」和「立成丹」也都用雄黃。黃白篇治銅用雄黃，又作赤鹽雄黃水，也都用雄黃。

（4）雌黃——雌黃(Orpiment)屬輝閃礦類閃礦類，成分爲三硫化二砷（AS_2S_3）其中含砷約百分之60。本礦體質不十分潔淨，可作顏料。抱朴子金丹篇「立成丹」用雌黃。

（5）礦黃——在火山地帶有天然出產的硫，和砂土混合。抱朴子仙藥篇說：「石硫黃芝，五岳皆有，而箕山爲多。許由就此服之而長生」。又說：「石硫黃者，石之赤精，蓋石硫黃之類也」。金丹篇「五靈丹」，「太乙招魂魄丹法」和「玉柱丹法」都用硫黃或石硫黃。「務成子丹法」和「李公丹法」也用「硫黃水」。

（6）曾青和羌石膽（Chalcanthite）——曾青又名膽礬，屬石膏式礦類，成分爲含水硫酸銅（$CuSo_4+5H_2O$），含銅約百分之25，可用作顏料。羌膽不知是硫酸銅還是硫酸鐵。抱朴子金丹篇「五石」，「欒子長丹法，「張子和丹法」和「玉柱丹法」，都用曾青。黃白篇作「赤鹽」用「曾青水」，又治銅和作「丹砂水」，都用「石膽」。

（7）白礬和礬石——白礬和礬石，不外乎明礬（Kalinite）或皓礬（Goslarite）之類是硫酸鹽類。明礬的成分爲含水硫酸鉀及硫酸鋁之雙鹽（$K_2SO_4Al_2(SO_4)_3+24H_2O$）我國浙江福建安徽出產甚富。抱朴子金丹篇說「五石」，「九丹」，「五靈丹」和「赤松子丹法」，都用「白礬」或「礬石」。

（8）消石——消石卽硝石，爲硝酸鹽類，成分爲硝酸鉀（KNO_3），是針狀或毛髮狀的集合體，有時成羊狀而發見於陰溼不潔之處。我國河北·熱河·山東·山西·甘肅·四川均有出產。抱朴子黃白篇作「丹砂水」，「雄黃水」，「曾青水」，或「礬石水」，都用消石。

（9）雲母——雲母（Mica）屬含水硅酸鹽類，白雲母爲含鈉鉀等之礬土硅酸鹽類，有時又含鎂及鐵。吾國江蘇，湖南，河北等地都出產雲母。抱朴子金丹篇「劉元丹法」和「尹子丹法」都用雲母，黃白篇「小兒作黃金法」也用雲母。

（10）磁——磁卽磁鐵（Magnetite），其成分爲$FeO+Fe_2O_3\rightarrow Fe_3O_4$，含有鐵百分之72，粉末能溶化鹽酸。磁硫鐵礦（Pyrrhotite）成爲硫化鐵，磁性也強。抱朴子金丹篇煉「五石」和「五靈丹」都用磁。

（11）戎鹽——戎鹽（Rocksalt）或即天然岩鹽，我國西藏近湖地方有岩鹽出產。西藏古爲戎地，所以稱做戎鹽。成分爲氯化鈉（NaCl），或混含 $MgCl_2$, $CaCl_2$, $CaSO_4$, $MgSO_4$, K_2SO_4, NA_2SO_4，產量極巨，價亦不貴。抱朴子黃白篇說：若戎鹽，鹵鹹皆賤物，清平時了不直錢，今時不限價而買之無也』。這因爲中國本部無出產，亂時交通不便，不易買到。抱朴子金丹篇『九丹』和『五靈丹』都用戎鹽。黃白篇治銅也用戎鹽。

（12）鹵鹽和鹵鹹——鹵鹽和鹵鹹當即天然鹹，我國西北一帶有出產，成分爲炭酸鈉（Na_2CO_3）。所以抱朴子謂清平時不値錢，亂世買不到了。抱朴子金丹篇『九丹』用鹵鹽。

（13）錫——抱朴子黃白篇靑林子作黃金法，用錫。

（14）牡礪——牡礪當即磨石，乃石英礫岩，石英成分爲二氧化硅（SiO_2），能溶於氫氟酸中。

（15）赤石和代赭——赤石當是含有氧化鐵和氧化銅的砂岩。代赭石（Red ocher）爲土狀的赤鐵礦，成分爲氧化鐵（Fe_2O_3）。抱朴子金丹篇『九丹』用赤石，黃白篇『小兒作黃金法』用代赭。

（16）脂滑石——脂滑石（Elæolite）卽脂光石，面有油光，呈綠色或紅色，成分爲鋁（硅酸鈉$NaAlSiO_4$），能溶解於鹽酸中。抱朴子金丹篇『九丹』用脂滑石。

（17）寒水石——寒水石（Marble）卽大理石，乃石炭岩，主要成分爲 $CaCO_3$，其中含有 $MgCO_3$，$FeCO_3$，SiO_2，Al_2O_3等。

（18）禹餘糧——抱朴子黃白篇說：『凡方書所名藥物，又或與常藥物同而實非者，……禹餘糧非米也』。禹餘糧當指是火成岩的粒狀構造，古人不知它的應因，便解釋爲夏禹躬耕時所餘下的糧（至今山西稷山還有把石中的粒狀構造，解釋爲后稷佈穀時所餘穀粒的）。歷代醫藥典籍對禹餘糧多有記載，其功用爲辟邪氣，催生，久服輕身，延年，能耐寒暑等等。

（19）其他——黃白篇所記『小兒作黃金法』所用空青，也是銅的化合物。『小兒作黃金法』所用的凝石水，不知是不是指石膏之類而言。又黃白篇作赤鹽用的寒羽涅，今也不知何物。

（三）　神水和赤鹽的製鍊

（1）雄黃水和曾青水及礬石水——抱朴子黃白篇載『治作雄黃水法』謂，『治雄黃內（同納）生竹筩中一斤，輒加消石二兩，覆薦上下，封以漆骨丸，內醇大醋（原註：或作醇苦酒）中埋之，深三尺，二十日卽化爲水也』。雄黃卽二硫化二砷（As_2S_3），硝石卽硝酸鉀（KNO_3），同納竹筩之後，硝石可爲氧化劑，遂於竹筩裏發生氧化作用，將雄黃變爲砷和硫二者的氧化物。此等氧化物和別種物質，逐漸溶於醇大醋中，變成無色的溶液，這或許是抱朴子所稱的『水』罷。古人不知無色的水溶液和純水的分別，而混稱或誤稱溶液爲水，也不是什麽奇怪的事情。黃白篇又說：『作曾青水方及礬石水同法』。曾青卽硫酸銅（$CuSO_4+5H_2O$），礬石即硫酸鉀及硫酸鋁（$K_2SO_4Al_2(SO_4)_3+24H_2O$）的複鹽。其意或卽同用可方法，以製取硫酸銅和明礬的兩種溶液。

有人以爲此處所說的曾青水和礬石水，是指二者所含的結晶水，這未免太高看當時的化學技巧了。當時術士們決無提取物質中所含結晶水的設備。

抱朴子雜應篇說：『用丹砂曾青水以石內其中，復須臾，石柔可食也，若不卽取，便消爛盡也』。

（2） 丹砂水——抱朴子金丹篇載『作丹砂水法』：『治丹砂一斤，內生竹筩中，加石膽消石各二兩，覆薦上下，閉塞筩口，以漆滑丸封之，須乾，以內醇苦酒中埋之地中，深三尺，三十日成水，色赤味苦也』。丹砂是硫化汞(HgS)，石膽是硫酸銅（$CuSO_4+5H_2O$），硝石是硝酸鉀（KNO_3），這三種物質放置一處，並無何種作用可以發生。但因筩外的醇苦酒逐漸滲入筩中，遂把這三種物質的一部分溶爲溶液。丹砂雖不溶於水，而能溶於醇中成爲赤色的溶液。至於牠的滋味，並不是嚴格的苦——像黃連或規寧似的，極言其不可口而已。

（3） 赤鹽——抱朴子黃百篇載『治作赤鹽法』：『用寒鹽一斤，又作寒水石一斤，又作寒羽涅一斤，又作白礬一斤，合內鐵器中，以灰火火之，皆消而色赤，乃出之可用也』。寒水石卽大理石，白礬卽硫酸鉀，或硫酸鋁。寒鹽，寒水石和寒羽涅三者是否爲同物異名，無由決定。赤鹽的赤色或是由亞硫酸鐵（$Fe_4O(SO_4)_5$），硫酸鐵（$FeSO_4+7H_2O$）和氧化黃鐵（Fe_2O_3）而來。硫酸鐵雖非赤色，但因其混於赤色物質中，亦呈赤色。前者混合加熱之後，白礬便分解而放出水蒸汽和三氧化硫。三氧化硫和水蒸汽與鐵器發生作用，則成硫酸鐵和亞硫酸鐵。亞硫酸鐵的溶液，英美藥典上稱爲『孟斯爾氏溶液』(Monsel's solution)，呈紅色，爲有效的止血劑之一。抱朴子所謂『乃出之可用也』，這大槪是指這種有效止血藥而言。又硫酸鐵亦作醫療藥用，爲補劑和消毒劑。

（四） 鍊丹的種種方術

（1） 九丹——抱朴子金丹篇載九丹鍊法：『第一之丹，名曰丹華，當先作「元黃」，用雄黃水，礬石水，戎鹽，鹵鹽，礬石，牡礪，赤石，脂滑石，胡粉各數十斤，以爲「六一泥」。火之三十六日成，服之七日仙。又以元膏丸此丹，置猛火上，須臾成黃金。又以二百四十銖合水銀百斤火之，亦成黃金。金成者，藥成也，金不成，更封藥而火之，日數如前，無不成也。

第二之丹，名曰神丹，亦曰神符，服之百日仙也。行度水火，以此丹塗足下，步行水上，服之三刀圭，三尸九蟲，皆卽消壞，百病皆愈也。

第三之丹，名曰神丹，服之一刀圭，百日仙也。以與六畜吞之，亦終不死，又能辟五兵。服百日，仙人玉女山川鬼神，皆來侍之如見人形。

第四之丹，名曰還丹，服一刀圭，百日仙也。朱鳥鳳凰，翔覆其上，玉女至傍，以一刀圭合水銀一斤，火之立成黃金。以此塗錢物，用之卽日皆還。以此丹書凡人目上，百鬼走避。

第五之丹，名餌丹，服之三十日仙也。鬼神來侍，玉女至前。

第六之丹，名鍊丹，服之十日仙也。又以汞合火之，亦成黃金。

第七之丹，名柔（一本作草）丹，服一刀圭，百日仙也。以缺盆汁（或作汁）和服之，九十老翁，亦能有子。與鉛（舊作「金公」，注云：「卽鉛也」，「金公」當爲「鉛」字誤分爲二）合火之，卽成黃金。

第八之丹，名曰伏丹，服之卽日仙也。以此丹如棗核許持之，百鬼避之，以丹書門戶上，萬邪衆精不敢前，又辟（避）盜賊虎狼也。

第九之丹。名寒丹，服一刀圭，百日仙也。仙童仙女來侍，飛行輕舉，不用羽翼。

凡此九丹，但得一丹便仙，不在悉作之，服之在人所好者耳。凡服九丹，欲昇天則去，欲且止人間，亦任意』。這裏所列舉的九丹，只第一丹記有製鍊方法，其餘亦大同小異，但皆玄虛萬狀，不易索解。

(2) 太清神丹和九轉神丹

抱朴子金丹篇說：『復有太清神丹，其法出於元君，元君者老子之師也 ……。近代漢末新野陰君合此太清丹得仙 ……等詩及丹經讚并序，述初學道隨師本末，列已所知識之得者四十餘人，甚分明也』。又說：『作此太清丹，小爲難合於九鼎，然是白日昇天之上法也，合之當先作華池，赤鹽，艮雪，元白飛符三五神水，乃可起火耳。一轉之丹，服之三年得仙。二轉之丹，服之二年得仙。三轉之丹，服之一年得仙。四轉之丹，服之半年得仙。五轉之丹，服之百日得仙。六轉之丹，服之四十日得仙。七轉之丹，服之三十日得仙。八轉之丹，服之十日得仙。九轉之丹，服之三日得仙。若取九轉之丹內神鼎中，夏至之後爆之，鼎熱，內朱兒一斤於蓋下伏伺之，候日精照之，須臾翕然俱起，煌煌輝輝，神光五色，卽化爲「還丹」，取而服之一刀圭，卽白日昇天。又九轉之丹者封塗之於土釜中，糠火先文後武，其一轉至九轉，遲速各有日數多少，以此知之耳。其轉數少，其藥力不足，故服之用日多，得仙遲也；其轉數多，藥力成，故之用日少而得速也』。

上文所說的『轉』，乃指處理而言，所謂幾轉，即經過幾次的處理或燒鍊，並非變化（Chemical change）或轉變（Transmutation）。因爲當時所混置一處的各種物質，不一定處理一次卽可促起一次的化學變化，或是它們本身會發生什麼轉變。不過有一點可以注意，就是其中或有光化學作用。

(3) 五石散和九光丹——論衡率性篇上已說東漢道人能『消爍五石，五色之玉』。世說新語言語篇說：『何平叔云：服五石散，非唯治病，亦覺神明開朗』。注說：『秦丞相寒食散之方，雖出漢代而用之者寡，靡有傳焉。魏何晏首獲神效，由是大行於世，服者相尋也』可知三國時服五石散或很普遍。後來魏道武帝便是服寒食散而死的(見魏書本紀)。據抱朴子金丹篇登涉篇五石便是丹砂（硫化汞），雄黃（三硫化二砷），白礬（硫酸鉀及硫酸鋁）曾青（硫酸銅）和磁（Fe_3O_4），惟其混合比例不得而知。

史記扁鵲倉公列傳有『齊王侍醫遂病，自練五石服之』的記載。這裡的五石，是指陽起石（Tremobite），鐘乳石（Stalactite），靈磁石（卽慈石），空青石（爲銅坑之鑛石）及金剛石。宋朝名醫錢乙處方中，有治瘰五癧的五色丸，是用水銀，硃砂，雄黃，鉛和眞珠共研而成。

抱朴子金丹篇又述「九光丹」的煉法：『當以諸藥合火之，以轉五石，五石者丹砂，雄黃，白礬，曾青，慈石也。一石輒五轉而各成五色，五石而二十五色，各一兩而異盛之。欲起死人未滿三者，取青丹一刀圭，和水以浴死人，又以一刀圭發其口內之，死人立生也。欲致行厨取黑丹，和水以塗左手，其所求如口所道，皆自至可致天下萬物也。欲隱形及光知未然方來之事，及住年不老，服黃丹一刀圭，卽便長生不老矣。及坐見千里之外，吉凶皆知如在目前也』。以上諸藥經火之後，紅色丹砂變成白色水銀和二氧化硫，紅色雄黃變爲無色的三氧化二砷，曾青則失去水而變色，再變爲白色硫酸銅，火力再高終可黑色氧化銅。慈石則能變氧化高鐵——凡此皆起顏色的變化。

(4) 五靈丹——抱朴子金丹篇又說：『其次有五靈丹經一卷，有五法也。用丹砂，雄黃，雌黃，曾青，礬石慈石，戎鹽，太乙禹餘糧，亦用六一泥，及神室祭醮合之，三十六日成，又用五帝符以五色書之，亦令人不死，但不及太清及九鼎丹藥耳』。這丹與上述五石散彷彿。

（5） 羝山丹法——抱朴子金丹篇又說：『又有羝山丹法，道士張蓋蹹精思於羝山石室中得此方也。其法鼓冶黃銅以作方諸，以承取月中水，以水銀覆之，致日精火其中，長服之不死。又取此丹置雄黃銅燧中，覆以汞，曝之二十日發而治之，以井華水，服如小豆百日，盲者皆能視，……病者自愈，髮白還黑，齒落更生。』羝山丹大概是氧化高汞，可供內服為驅梅藥，惟量為0.005；若取此丹置雄黃銅燧中，覆以水銀，曝二十日，再行處理，就不知『治』成何物了。可能性最大的是汞銅齊，不過不能每日服下豆粒大小的丸子而已。至於所記功效，當為空虛之辭。

（6） 務成子丹法——抱朴子金丹篇說：『又有務成子丹法，用巴沙汞置八寸銅盤中，以土爐盛炭，倚三隅，塹以枝盤，以硫黃水灌之，常令如泥。百日服之不死』。變化無從推究，或可成為硫化高汞，但不可服食。

（7） 羨門子丹法——抱朴子金丹篇說：『又羨門子丹法：以酒和丹一斤，用酒三升和曝之，四十日服之，一日則三蟲百病立下，服之三年，仙道乃成，必有玉女二人來侍之，可役使致行廚。此丹可以厭百鬼及四方死人殃注害人宅，及起土功妨人者，懸以向之，則無患矣』。變化無由推究。惟據『必有玉女二人來侍之』一語，或可斷為催淫藥之一例。

（8） 立成丹——抱朴子金丹篇說：『又有立成丹，亦有九首，似九鼎而不及也。其要一本，更云：取雌黃雄黃燒下其中銅，鑄以為器，覆之三歲，淳苦酒上百日，此器皆生赤乳，長數分，或有五色琅玕，取理而服之，亦令人長生』。變化無由推得。

（9） 樂子長丹法——抱朴子金丹篇說：『又樂子長丹法：以曾青鉛丹合汞及丹砂，著銅筩中，乾瓦白滑石封之於白砂中，蒸之八十日，服如小豆，三年仙矣』。變化無由推得。

（10）尹子丹法——抱朴子金丹篇說：『又尹子丹法，以雲母水和丹密封，致金華池中，一年出，服一刀圭，盡一斤，得五百歲』。變化無由推得。

（11）太乙招魂魄丹法——抱朴子金丹篇說：『又太乙招魂魄丹法，所用五石及封之以六一泥，皆似九丹也。長於起卒死三日以還者』。變化無由推知。

（12）墨子丹法——抱朴子金丹篇說：『又墨子丹法，用汞及五石液於銅器中，火熬之以鐵匕撓之，十日還為丹，服之一刀圭，萬病去身，長服不死』。

（13）張子和丹法——抱朴子金丹篇說：『又張子和丹法，用鉛，汞，曾青，水合封之，蒸之於赤黍米中，八十日成，以棗膏和丸之，服如大豆，百日壽五百歲』。

（14）綺里丹法——抱朴子金丹篇說：『又綺里丹法，先飛取五石，玉塵，合以丹砂汞，內大銅器中，煮之百日，五色，服之不死』。

（15）玉柱丹法——抱朴子金丹篇說：『以華池和丹，以曾青，硫黃末覆之薦之，內筩中沙之，蒸之五十日，服之百日，玉女，六甲，六丁，神女來侍，可役使知天下之事也』。

（16）肘後丹法——抱朴子金丹篇說：『又肘後丹法，以金華和丹，乾瓦封之，蒸十八日，取如小豆，置盤中向日和之，其光與日連，服如小豆，長生矣，以投丹陽銅中，火之成金』。

（17）李公丹法——抱朴子金丹篇說：『又李公丹法，用眞丹及五石之水各一升，和令如泥，釜中火之，三十六日出，和以石硫黃液，服之十年，與天地相畢』。

（18）金液——抱朴子金丹篇說：『金液，太乙所服而仙者也，不減九丹矣，合之用古秤黃金一斤，并用元明，龍膏，太乙旬，首中石，冰石，紫遊女，元水液，金化石，丹砂，封之成水。…若求昇天，皆先斷穀一年，乃服之也。若服半兩，則長生不死，萬害百毒，不能傷之，可以畜妻子，居官秩，任意所欲，無所禁也。若復欲昇天者乃可齋戒，便服一兩，便飛仙矣。以金液爲威喜巨勝之法，取金液及水金一味合黃之，三十日出，以黃土甌盛，以六一泥封，置猛火炊之六十時，皆化爲丹，服如小豆大，便仙。以此丹一刀圭粉和水銀一斤，卽成銀。又取此丹一斤置火上扇之，化爲赤金而流，名曰丹金。以塗刀劍，辟兵萬里。以此丹金爲盤椀飲食其中，令人長生。以承日月得液，如方諸之得水也，飲之不死。以金液和黃土，內六一泥甌中，猛火炊之，盡成黃金，中用也。復以火炊之，皆化爲丹。服之如小豆，可以入名山大川，爲地仙。以此丹一刀圭粉水銀，立成銀，以銀一兩鉛一斤，皆成銀』。

（五） 黃白術

抱朴子黃白篇說：『神仙經黃白之方二十五卷，千有餘首。黃者金也，白者銀也，古人秘重其道，不欲指斥，故隱之云爾』。可知所謂黃白術，便是點金點銀的方術。方士的鍊丹術中，除煉丹以外，也還點金點銀。他們點金銀的方術，無非是把鍊成的丹合汞鉛等加熱而成。例如金丹篇『九丹』鍊法中說：『……此丹……又以二百四十銖合水銀百斤火之，亦成黃金』。『還丹……以一刀圭合水銀一斤，火之立成黃金』。『鍊丹……以汞合火之，亦成黃金』。『柔丹……與鉛合火之，卽成黃金』。『綺里丹法』也說：『以鉛百斤，以藥百刀圭合火之，成白銀』。以雄黃水和之而火之，百日成黃金』。『肘後丹法』也說把丹『投丹陽銅中，火之成金。「以金液爲威喜巨勝之法」也說：『以此丹一刀圭粉和水銀一斤，卽成銀，又取此丹一斤置火上扇之，化爲赤金。……以此丹一刀圭粉水銀，立成銀，以銀一兩，和鉛一斤，皆成銀』。大概黃白術中以汞作金，以鉛作銀，最是普遍。又黃白篇引仙經說：『丹精生金』，所謂丹精便是。黃白篇引玉牒記也說：『凝水銀爲金，可中釘也』。又引銅柱經說：『丹砂可爲金，河車可作銀』，河車便是鉛。又引魚甲文說：『還丹成金億萬年』抱朴子黃白篇又講三個故事來證明金銀的可以製作：『成都內史吳大文，……昔事道士李根，見根煎鉛錫以少許，藥如大豆者投鼎中，以鐵匙攪之，冷即成銀』。『又桓君山言漢黃門郎程偉好黃白術，娶妻得知方家女，……偉按枕中鴻寶作金不成，妻乃往視偉，偉方扇炭燒筩，筩中有水銀，妻乃出其囊中藥少少投之，食頃發之，已成銀』。『近者廬江太守華令思……後有道士說黃白之方，乃試合作之，云以鐵器銷鉛，以散藥投中，即成銀，又銷此銀，以他藥投之，乃作黃金』。這等煉鉛燒汞，和他藥合成的金銀，如果他藥是金或銀的化合物，也許能由『混汞法』而提煉出金銀來，但大部份恐是色澤類似金銀的合金或化合物罷了。

（1）作黃金法——抱朴子黃白篇認最驗的作黃金法是這樣的：『先取武都雄黃，丹色如雞冠，而光明無夾石者，多少任意，不令減五斤也。擣之如粉，以牛膽和之煮之，令燥，以赤土釜容一斗者，先以戎鹽石膽末薦釜中，令厚三分，乃內雄黃末，令厚五分，復加戎鹽於上，如此相似至盡。又加碎炭火如棗核者，令厚二寸，以蚓螻土及戎鹽爲泥，泥釜外以一釜覆之，皆泥令厚三寸，勿泄，陰乾，一月乃馬糞火温之，三日三夜，寒發出，鼓下其銅，銅流如冶銅鐵也。乃以鑄此銅以爲筩，筩成以盛丹砂水，又以馬屎火温之，三十日發爐鼓之，得其金，即以爲筩，又以盛丹砂水，又以馬屎火熅三十日，發取擣治之，取其二分，生丹砂一分并汞，汞者水銀也，立凝成黃金矣，光明美色，丁中釘也』。

（2）青林子作黃金法——抱朴子黃白篇說：『金樓先生所從青林子受作黃金法，先鍛錫方廣六寸，厚一寸二分，以赤鹽和灰汁，令如泥，以塗錫上，令通，厚一分，累置於赤土釜中，率銀十斤，用赤鹽四斤，合封固其際，以馬糞火熅之，三十日發火視之，錫中悉如灰狀，中有累累如豆者，即黃金也。合治內（納）土甌中，以炭鼓之，十煉之並成也。率十斤錫，得金二十兩。唯長沙桂陽豫章南海土釜可用耳』。

（3）稷丘子作黃金法——抱朴子金丹篇說：『角里先生從稷丘子授化黃金法；先以礬水石二分，內（納）鐵器中，加炭火令沸，乃內汞多少自在，攪令相得六七，沸注地上，成白銀。乃取丹砂水曾青水爲一分雄黃水二分於壅中，加微火上令沸數攪之令相得，復加炭火上令沸，以此白銀內其中多少自在，可六七，沸注地上，凝則成上色紫磨金也』。

（4）小兒作黃金法——抱朴子黃白篇說：『小兒作黃金法：作大鐵筩成，中一尺二寸，高一尺二寸。作小鐵筩成，中六寸，瑩磨之赤石脂一斤，消石一斤，雲母一斤，代赭一斤，流黃半斤，空青四兩，凝水石一斤，皆合擣細篩，以醯和塗之，小筩中，厚二分。汞一斤，丹砂半斤，良非半斤。一取良非法，用鉛十斤內鐵釜中，居爐上露灼之，鉛銷內汞三兩，早出者以鐵匙抄取之，名曰良非也。一攪令相得，以汞不見爲候，置小筩中，雲母覆其上，鐵蓋鎮之。取大甯居爐上，銷鉛注大甯中，沒小甯中，去上半寸，取銷鉛爲候，猛火炊之，三日三夜，成名曰紫粉。取鉛十斤於鐵器中銷之，二十日上下，更內銅器，須鉛銷內紫粉七方寸，匕攪之，即成黃金也。欲作白銀者，取汞置鐵器中，內紫

（5）務成子作黃金法——抱朴子黃白篇說：『務成子法：作鐵甯長九寸，徑五寸，擣雄黃三斤蚓螻壤等分，作合以爲泥，塗裹使徑三寸，匱口四寸，加丹砂水二合，覆馬通火上，令極乾，內銅甯中，塞以銅，合蓋堅，以黃沙築上，覆以蚓壤重泥上，無令泄，置爐炭中，令有三寸炭，甯日赤，可寒發之，雄黃皆入着銅，甯復出入如前法。三斤雄黃，精皆下入著甯中，下提取與黃沙等分合作以爲爐，爐大小自在， 也欲用之， 置爐於炭火中，爐赤內（納）水銀，銀動則內（納）鉛，其中黃從傍起交中央，注之於地，即成金』。

（6）曾青塗鐵和雞子白化銀——抱朴子黃白篇說：『詐者謂以曾青塗鐵， 鐵赤色如銅，以雞子白化銀，銀黃如金，而皆外變而內不化也』。曾青是硫酸銅塗在鐵上，因爲鉄離子化傾向大過銅，裏面一部鉄成硫酸亞鉄，而表面便有銅顯現而出，所以『赤色如銅』了。

$$CuSO_4+Fe\rightarrow FeSO_4+Cu$$

這和淮南萬畢術『白青得鐵，即化爲銅』，原因是一樣的。

雞子白便是蛋白質，蛋白質中含有些微的硫，硫能與金屬直接化合，和銀接觸便生成硫化銀（Ag_2S）而呈黃色。

當時有些方士們就利用這些化學變化， 來作方術抱朴子稱之爲『詐者』， 其實方士方『黃白術』也何嘗沒有『詐』成份呢？

五 方士鍊丹術的神秘及其服食金丹的理論

（一）方士鍊丹術的神秘

方士對於這些『葯物』燒煉後變化和煉成丹的原因，不免覺得其中富於神秘性，何況方士們本來主張神仙是可求的，於是不免把這些變化和丹煉成的原因，歸之於神鬼的帮助。又他們所用的葯物，成分不純粹，有時不能燒煉出他們所預期的變化，又不免要歸罪於燒煉時對鬼神禱祝得不虔誠。周易參同契卷上中篇， 描寫當時方士煉丹時：『立字崇壇，玉爲階陛，麟脯鳳腊，把虛長跪，禱祝神祇，請哀諸鬼，沐浴齋戒，冀有所望』。由此可知東漢方士煉丹時，對神鬼神祝的虔誠了！

抱朴子金丹篇說：『合丹當於名山之中，無人之地，結伴不過三人，先齋百日，沐浴五香，致加清潔，勿近穢汚，及與俗人往來，又不令不信道者知之，謗毀神葯，葯不成矣』。

『合此金液九丹，既當用錢，又宜入名山，絶人事，……禁勿令俗人之不信道者謗訕，評毀之必不成也。……合此大藥，皆當祭，祭則太乙元君老君元女，皆來鑒省，作藥者若不絶跡幽僻之地，令俗間愚人得經過聞見之，則諸神便責作藥者之不遵承經戒，致令惡人有謗毀之言，則不復佑助而邪氣得進，藥不成也。必入名山之中，齋戒百日，不食五辛生魚，不與俗人相見爾，乃可作大藥。……諸小小山皆不可於其中作金液神丹也，凡小山皆無正神爲主，多是木石之精千歲老物，血食之鬼，此輩皆邪炁，不念爲人作福』。方士隱藏名山煉丹的風氣，東漢時也已開始，周易參同契卷上下篇已說：『惟昔聖賢，懷玄抱眞，伏煉九鼎，化迹隱淪』。他們煉丹不但祭神，還避邪鬼，不令人知，不令人見，不令人謗，眞是神密極了。

抱朴子黃白篇說黃白術『齋潔禁忌之勤苦，與金丹神仙藥無異也』。又說：『黃白術亦如合神丹，皆須齋潔百日已（以）上，又當得閑解方書意合者，乃可爲之。非濁穢之人及不聰明人希涉術數者所辨作也。……又宜入於深山之中，清潔之地，不欲令凡俗愚人知之』。

抱朴子明本篇又說：『爲道者，必入山林，誠欲遠彼腥羶而卽此清淨也。夫入九室，以精思存眞，一以招神者，既不喜喧譁而合汚穢，合金丹大藥鍊八石之飛精者，尤忌利口之愚人。凡俗之聞見，明靈爲之不降，仙藥爲之不成』。不但鍊金丹時須『齋潔禁忌』，『一以招神』，金煉成後還得大祭神祇。金丹篇說：『金成，取百斤，先設大祭，……：禮天二十斤，日月五斤，北斗八斤，大乙八斤，井五斤，竈五斤，河伯十二斤，市，盛之時黑鞶，放社五斤，門戶閭鬼神清君各五斤，凡八十八斤，餘一十二斤，以好韋囊盛之，良日於都市中棄之於多人處，經去無復顧，凡用百斤外，乃得恣意用之耳，不先以金祀神，必被殃咎』。煉成了金須用金先祀神祇，然後再能自已服食，否則不僅淺用還要『被殃咎』呢！

（二）方士服食金丹和醫學及心理衛生學的關係

方士們主張服食金丹，固然由於他們覺得金丹神秘的緣故。抱朴子金丹篇說：『夫五穀猶能活人，人得之則生，人絶之則死。又況於上品之神藥，其益人豈不萬倍於五穀耶？夫金丹之物，燒之愈久，變化愈妙。黃金入火，百鍊不消；埋之，畢天不朽。服此二藥鍊人身體，故能令人不老不死。蓋假求於外物，以自堅固，有如脂之養火而可不滅，銅青塗脚入水不腐。此是借銅之勁以扞其肉也。金丹入身中，沾洽榮衛，非但銅青之外傅矣』。『小丹之下者，猶自遠勝草木之上也。凡草木燒之卽燼，而丹砂燒之成水銀，積變又還成丹砂，其去凡草亦遠矣』。同時，方士把金石當作比『草木之藥』高一等的『神藥』，實也有於醫藥的進步。抱朴子登涉篇說：『今帶武都雄黃，色如雞冠者五兩以上，以入山林草木，則不畏蛇，蛇若中人，以少許雄黃末內瘡中，亦登時愈也』。雄黃是二硫化二砷，體質不十分潔淨，含和砒鉛等相混雜，本可用作防腐劑，消毒劑或强壯劑。抱朴子雜應篇說：『或服雄丸一，後服雌丸二，亦可堪一日一夕不寒也。雌丸用雌黃，曾青，礬磁石也；雄丸用雄黃，丹砂，石膽也。然此無益於延年之事也』。把雌黃（As_2S_3）曾青、($CuSO_4$)、礬 (K_2SO_4) 和磁石 (Fe_2O_3) 混合加熱，或把雄黃（As_2S_2）、丹砂（HgS）、石膽（$FeSO_4$）混合起來加熱，都能產生三氧化二砷（As_2O_3），俗稱砒霜，性猛毒，有興奮作用，吃下一些，確『可堪一日一夕不寒』。方士所煉的五石散，用丹砂，雄黃，白礬，曾青，磁石，正和雌丸雄丸相同。又所謂九光丹，太乙招魂魄丹法，墨子丹法，綺里丹法，都用五石；九丹用雄黃水，礬石水，戎鹽，鹵鹼，礬石；五靈丹是用丹砂，雄黃，雌黃，曾青，礬石，磁石，戎鹽，都和『五石散』的方法相類，大槪都有些徵的砒霜分解而出。

方士們主張服食神丹，因爲神丹燒起來神妙的緣故。方士們主張服食黃金，因爲黃金能百鍊不消的緣故。但是礦產中本有自然的金銀存在，何必再用黃白術製作金銀來服食呢？抱朴子黃白篇關於這點曾有辨議：『余難曰：何不餌世間金銀而化作之？作之則非眞，非眞則詐僞也。鄭君答余曰：世間金銀皆善，然道士率皆貧，方諺云無有肥仙人富道士也。師徒或十人或五人，亦安得金銀以供之乎？又不能遠行採取，故宜作也。又作之金，乃是諸藥之精，勝於自然者也』。誰相信燒出的金，且『勝於自然者』。

抱朴子釋滯篇說：『房中之法十餘家，或以補救傷損，或以攻治衆病，或以採陰益陽，或以增年益壽，其大要在於還精補腦之一事也。……雖服名藥而不知此要，亦不得長生也。人復不可都絕，陰陽不交，則生致壅閼之病』。微旨篇又說：『俗人聞黃帝以千二百女昇天，便謂黃帝單以此事致長生，而不知黃帝於荆山之下，鼎湖之上，飛九丹成，乃乘龍登天也。黃帝自可有千二百女耳，而非單行之所由也。凡服藥千種，三牲之養，而不知房中之術，亦無所益也』。這又主張服金丹名藥之外，同時還得『採陰益陽』，於此或可證明當時煉成之丹或與春藥有關。那時昏君權貴，飽暖思淫欲，方士投其所好，製作種種藥品，巧立名目，高抬身價，藉以達到名利雙收的目的。這鍊丹術正和當時權貴和帝王的荒淫無恥互爲因果。惟『還精益腦』這事，道家知道甚早，『精神』二字是表示有精(Spermatogonium)才有神（strength）的，即精氣爲神。

初步學習煉丹的，要齋戒，休糧，採氣，離妻，斷味，採陰服氣，開頂，縮龜，採補，佈施，供養，救濟。進而再由降伏龍虎（制色止怒），以達到『煉精合氣，煉氣合神，煉神合虛』，這虛就是生死自主的仙境，鍊丹和修仙不成的原因，是由於不能解脫九難和十魔的羈絆。九難者，即一衣食迫逼、二尊長攔阻、三恩愛牽掛、四名利索絆、五災禍橫生、六師長約束、七議論差別、八志意懈怠、九步月蹉跎。十魔者卽一賊、二富、三貴、四情、五恩愛、六患難、七聖賢、八刀兵、九女樂、十女色。這可說鍊丹術又多少含了心理衛生學的成份。

總之，醫藥二科在道士的修習上極爲重要。由我國醫籍上的陰陽五行理論，隨處可以發現道家影響之重，間接更可窺見鍊丹術發展的範圍和途徑。

本篇爲本問題研究一部分初稿，屬筆時曾得楊寬政教授，王吉民醫師和程伯商先生多方助力，特此誌謝。

THE DEVELOPMENT OF CHINESE ALCHEMY

HWANG SU-FENG

Humanity Chemical Works, Ltd. Shanghai

This is a preliminary report of a study on Chinese alchemy. The subject is dealt with under the following five headings:— (1) The discovery and use of cinnabar; (2) The origin of alchemy; (3) Alchemy in the Eastern Han dynasty; (4) Alchemy in the Wei and Tsin dynasties; and (5) The mystical aspects of alchemy and the search for the pill of immortality.

Aside from the chemical aspect of the recipes for the pill of immortality, the author wishes to propose a few points deriving from his studies in Chinese alchemy. First of all, it seems to have something to do with aphrodisiacs, with which the alchemists won wealth and power while the emperors were given promise of immortality and eternal sexual happiness. In the second place, it suggests some points in sexual hygienic knowledge, for instance "absorbing spermatozoon to nourish the brain", which were perhaps unheard of in the western classical medical literature. It likewise contributes philosophical as well as physical practices in mental hygiene. Last of all, in fact, that Chinese books on medicine are full of alchemical terms and suggestions from the philosophy of Taoism, shows the importance and wide-spread influence of alchemy in its day and its lasting contributions to Chinese medicine.

Acknowledgment. The writer is indebted to Prof. Yang Kuan, Dr. K. C. Wong and Mr. Cheng Pai-sheng for valuable suggestions in the preparation of this article.

銅人始末

丁濟民

我在去年，有一次遇到王吉民先生，便談起中國醫史文物上的問題。王先生便說起數年之前，北平某古董舖有一銅人，據謂是某旗族世守之物，可惜當時沒有錢把它買下來，置之醫史博物館中，終覺是件恨事。我當時聽了想起上海公私收藏家雖多，未必有此物收藏，而此物對於醫學的歷史上，是很重要的。便對王先生說，只要該古董舖沒有把銅人賣去，費用我可以想法擔任。王先生便寫信託北平李友松醫師去訪購，幸而原物猶存，但因物主離平，和售價高漲的關係，幾經周折，才把它買下。可是在此戰亂時期，交通意外的困難，這一軀並不高大的銅人，在承平時候，由平運滬，眞是輕而易舉之事。而在今日，覺得比搬一座山還難。所以雖已把它買下，就一直擱置原地 幸而後來由王先生的令友王順和先生，因來滬之便，托他盡力想法攜來。不久果然將這軀銅人帶來。可是在途中除了種種麻煩外，而意外的費用，幾乎要超過銅人的原價。大有牛繩貴於牛之慨。這費用當然也歸我個人担任。

這次購歸的銅人原爲乾隆時御賜修纂醫宗金鑑正藍旗人福海之物。重七斤有半，高十五英寸 裝一錦箱中，附御製鍼灸像重修記一冊，作蝴蝶裝。係光緒癸卯年福氏九世孫振聲所撰。封面題光緒三十二年仲冬月，當是裝竣後補塡。其文頗稚弱，字亦庸劣。（凡灸均誤寫炙可見一斑）箱匣之蓋及底，刋有御製鍼灸像一文。裝附箱上紙色頗古，當是乾隆時原物。這都是對本問題極重要的文獻。今與振海氏所撰之御製鍼灸像重修記，並錄如下。

甲 御製鍼灸像武英殿鑒造

照管醫書館事務和碩和親王臣弘晝等，奉勑纂修醫宗金鑑一書，今已告成工竣，謹奉表恭進以聞。爲遵旨議奏事。乾隆五年二月初七日奉旨太醫院纂修醫書一事，著臣詳細查照，妥議具奏，欽此。欽遵各在案。臣謹查得前派輯書各員，俱令太醫院翰林院及各部院堂官並行文國子監直隸學政等，秉公卽將平日眞知灼見精通醫學，深照文理之人，保舉遴派。且查各員在館供事殷勤奮勉，焚膏繼晷，不辭午夜，丹鉛，分校共濟，恭輯書成，實屬有功，尙堪嘉獎以資鼓勵。所有提調纂修校閱謄錄收掌等官以及供事人員，效力人等，其應如何獎勵，及如何頒給之處，臣不敢擅便，謹奏請旨。於乾隆九年十二月十二日奏，奉旨著照修書各館，及八旗志書館舊例，各按原職加一級外，特賞銅人像一個，是書一部，以資鼓勵，而期將來醫學日新月異，諸員更宜力加策勉也歟。餘依議，欽此。

諸臣職名：武英殿監理照管醫書館事務和碩和親王臣弘晝。太保議政大臣大學士三等伯總管醫書館事務臣鄂爾泰。太醫院院使加光祿寺卿銜官三品俸紀錄三次臣錢斗保。太醫院左院判官五品俸紀錄三次臣陳止敬。太醫院右院判官五品俸兼經理事紀錄三次臣吳謙。內務府與范部中兼佐領加五級紀錄三次臣雅爾岱。內務部府廣儲司司庫加二級臣三格監造加一級臣李保。庫掌臣李延偉 太保議政大臣大學士三等伯，總管醫書館事務臣鄂爾泰，為遵旨酌議事，太醫院院使錢斗保等為欽奉上諭著修書各館舊例辦理。查有在館纂修醫書各員，分別獎勵等因一摺，奉旨遵行在案。今查該館謄錄官監生捐職州同，臣福海因在館供事有功，除按原職各加一級外，特賞御製銅人像一個 醫書金匱書一部。翌日，當即齊集帶領引見謝恩。

太醫院院使加光祿寺卿銜臣錢斗保照發。（花押）右領官監生捐職州同加一級臣福海收領（花押）大清乾隆十年四月初九日發。

乙　御製鍼灸像重修記

予九世儒醫，施術濟世，供職於太醫院。壘輩皆有聲名，並有家藏祖遺御製鍼灸像一具，頗甚精粹完整，譽喜品珍奇而為醫林之寶鑑也。溯自庚子兵燹之後，朝廷銳意求興。廢科舉，改立學堂，以近實學而獲文化之進步也。余世友徐君華清，遵奉國詔，創辦北洋軍醫學堂，委任為總辦之職。並有日籍古城梅溪君，前應清國之聘，奉職北洋督署醫官。余邀二君會筵於津門私邸。乃見於書齋案上陳此上賞御製鍼灸像。二友反覆玩索而不釋手，同聲共贊，誠為城市間罕稀之品，足資後世岐黃家之參攷矣。但其裝璜惟因年久之綾絹已被潮濕蝕蠹朽爛。然其內部字跡毫未模糊磨滅。且其銅像工精質良，所有鐫刻經絡穴邏，亦無瑕疵殘傷等弊。即勸督工按照原式裝璜修繕。仍用黃色綾羅重修，俾得保存堅固，以垂諸久遠者也。是為誌。光緒癸卯年十一月重修，正藍旗滿卅三甲福氏後裔九世曾孫振聲自敘謹題。其封面題作：光緒三十二年仲冬月

御製針灸像重修記

福氏後裔家藏

我們讀了上面二篇記載，知道今次所購得的銅人是凡是參與纂修醫宗金鑑的醫官，都各賜一尊，同時並各賜醫宗金鑑一部。而今此購歸的銅人，並不與弘晝等同時受賚，而是後諸人一年。大概福氏是太醫院的末秩，所以不與諸人同受上賞。隔了一年才由鄂爾泰等具奏請求賞賜的。由此我們知道這一軀銅人範製於乾隆十年以前，是毫無疑義的。

此銅人僅有鏤刻腧穴而無腧穴名稱，內空而不可開合，更無臟腑諸事，故製作不及宋天聖時之精詳。然其形狀當無大殊。今乘此機會，我就來談談關於醫家銅人的始末。

說起醫家的銅人，我們立刻就聯想到鍼灸大成。那一類書上所附的經絡圖像，甚至認這一類的圖像便是銅人。實則似是而非之說，因爲銅人是根據明堂針灸圖經等書而範鑄的。今日流行之鍼灸一類書的圖像，却都是根據銅人或石刻圖像上描繪下來的，當然與實物不同。

再說起中醫學說，許多人認爲它的虛玄色彩太濃。但其中有二種學說，是不能全把這二字去評駡它，一是本草單方，一是明堂針灸。中醫的本草，現在已有很多科學家埋頭研究，而針灸也有不少科學家研究着。前者不說，且說針灸家的銅人。

銅人是北宋天聖年間才出現人間之物，宋以前我們從歷史與實物二方面去考證，都考證不出有過此物的踪跡。據北宋夏竦序銅人針灸圖經說，因爲從前學針灸的，只曉得根據繪在縑素上的明堂圖像去學習。但要曉得『粉墨易糅，豕亥多譌』不如根據易傳下來的明堂經脉圖說等書，詳細考定，把他鑄爲銅人，或刻在石上。所謂『又以傳心不如會目，著辭不如按形』。在天聖四年（西歷一〇二六年）仁宗皇帝詔王惟一編了三卷針灸經之後，『復令創鑄銅人爲式，內分腑臟，旁注谿谷，井榮所會，孔穴所安，竅而達中，刻題於側。』

關於創鑄銅人年代上面所說的是天聖四年，乃是根據夏竦天聖四年針灸圖經序末所署結的年月。實際上或在天聖四年以前動工，亦未可知。但據宋王玉麟玉海說天聖五年十月壬辰，醫官院所鑄腧穴銅人式二。那末是天聖五年的事了。惟清末吳縣曹元忠跋劉氏影印金大定本銅人針灸經說，玉海之說是本於李燾資治通鑑長編的。此語恐有出入。或因範鑄二軀銅人，到五年十月才畢工之故。

天聖中所鑄的銅人，夏竦序中並沒有說出鑄有幾軀。但據玉海說，『醫官院上所鑄腧穴銅人式二。詔一置醫官院一置相國寺仁壽殿」。那末我們曉得天聖中所鑄的銅人，不止一軀了。

我們看了夏竦序中的話，當時所鑄的銅人不僅是腧穴的起訖而已。而且內中還有臟腑這並非是誇言。因爲有旁證可以証明。據南宋遺民周密齊東野語說他的舅氏章叔恭，昔官襄州時，嘗獲試針銅人，全像是用精銅鑄成的，腑臟俱全。牠的外面腧穴名稱都用一種錯金（鍍金之物），注於旁。背面二器相合則渾然全身。蓋舊都用此以試醫者。那末周密舅氏所見的必是天聖中的舊物。至於夏序中說：『鋄而達中，刻題於側』，看了周密的記載，知道當時外面腧穴名稱，並非用刀錐所刻，而是用一種化學金屬所鍍寫的。

由於當時所製的銅人軀殼藏府，可以開合，而腧穴名稱又是鍍寫的，所以摩挲歷時稍久，便有闕壞與昏暗難辨之弊。據我們今日所知，歷來政府曾修過銅人一次，重鑄一次。在元中統中（一二六〇至一二六三）有一尼泊爾（舊作尼波爾，此國介於西藏印度之間奉婆羅門敎者）國人阿尼哥，曾爲元世祖修過從輾轉流傳的宋代銅人。到至元二年（一二六五）居然修成功了。但到了明英宗正統八年（一四四三），又因銅像昏暗而難辨，乃範金重作。說是比前更加精緻。而據諸家記載，倣製的銅人，恐不止一二軀，如明嘉靖年間也曾鑄製。

天聖中所鑄的銅人，因國運而播遷。自靖康之亂，金人入汴，文物攫掠都盡，惟當時所造之二軀銅人，其一已流落到今湖北的襄陽，就是章叔恭官襄陽所見的。其一不知下落，但元史藝工傳中所載，叫阿尼哥修製的那尊銅人。據元始祖對他說，是按撫王檝使宋時所進。這恐是從戰敗者那邊掠去的謊話。朱彝尊所謂靖康之亂，自汴輦入金城的話，似可依據。那末天聖銅人有一軀在靖康之亂，給金人掠去，而元始祖再從金人那邊奪來的，這就是元時所修製的一軀銅人了。後又隨國運而入明人之手。明英宗時，又重作之。其後此像又爲清人所得。據清英廉等日下舊聞考說，先醫廟外北向之藥王廟中的銅人，即明英宗時所修，可以証明。清末御醫任錫庚太醫院志，亦主此說。院志又說庚子之役，此銅人爲俄軍所得，幾經交涉，似獲返還。然據伍連德王吉民二先生合著中國醫史所言，謂舊像於庚子拳亂，爲外兵挾往海外。今所見的，是晚出之物，才是持平之說。至謝利恆先生在民國廿三年於北平故宮延德殿看見的銅人認爲宋代銅人之說，恐不足靠了。總之天聖時的銅人，到了明代已經沒有了。正統時重製的銅人，到八國聯軍入北京時，也不知去向了。鄰國博物院中所藏的，亦無法証明爲何代之物。但靖康以後所見之銅人，可決其爲後生，而非前輩。今將天聖時銅人傳遞經過，作表如下：

宋天聖原鑄銅人二軀
- 一、南宋時流入襄州（襄陽）
- 一、金人輦入金城——元中統時重修——明置太醫院正統時重作——（一說海潮中出恐誤）
  - ——清置藥王廟——
  - ——庚子之亂不知所終

再我們曉得銅人的前身是明堂圖。明堂圖一類的書很早就有的。舊傳有神農明堂圖，黃帝明堂偃側人圖，黃帝十二經脉明堂五臟圖，明堂針灸圖，扁鵲偃側針灸圖，明堂孔穴圖，偃側圖，明堂人形圖，明堂經圖等，不下數十種。這許多圖經，都是隋唐以前的書。因銅人和銅人針灸圖經行，而諸書遂廢，所以現在沒有一種存在。但據後來所說，其腧穴多有不同，到了宋代鑄銅範石之後，腧穴的名稱部位比較固定而劃一了。這因爲鑄了銅，範了石之後，不比在紙上隨手可以改更和誤寫的。所以明堂針灸這一門學問，到了北宋可說已入一新時代了。我又讀外臺秘要脚氣門灸法。孫兆等已根據王惟一等撰銅人針灸經一書，校外臺的腧穴。考林億等進呈外臺秘要，實始於皇祐三年五月二十六日。到了治平二年二月二日，外臺秘要一書，已經孫兆等校勘完竣　至熙寧二年五月二日，才奉旨鏤版施行。（此林億等外台秘要進表，據宋刊本。明刊本此表已佚）。這是銅人針灸經最初被引用的文獻。

明堂針灸這一門學問，發展到北宋，何以有銅人發明。這因爲自北宋以來，對於醫藥的管理法，比以前進步得多，那時尤其看重這門基礎的學問，故有銅人的發明。使得學習腧穴的，有劃一的範圍可守。周密所謂舊都（汴梁）用此以試醫者，可知是爲考試醫家而作。周密又述其試法，在銅人外塗以黃蠟，中實以水銀，使醫工按穴試針，中穴則針入而水銀流出，稍差針便不可入了。這樣一來，如不記牢孔穴分寸，確是無從下手的難事。至後有蔽衣試針而中，恐是誇大的話。要之，銅人針灸這一門學問，與本草學同爲較近實際的學問，那是可以斷言的。可惜自元明以來，不用以考試醫生，而只是偶然試驗新來的御醫。況自道光二年，太醫院廢止御醫的針灸科，銅人已成告朔之羊了。其後有作爲一種神像而附會許多神怪的話，又以銅人爲銅神，都離開天聖創鑄銅人時的原旨太遠了。

至於今日流傳的針灸一類書中的銅人圖多是從石上描下翻刻的。這類銅人圖，化身千萬，而實物的銅人，國內存者僅有一二。恐難免為攀變之續，或為有力者負之而趨了。幸而王會長苦心訪求，居然獲得一軀。這在醫史上是何等重要的文物。所以今次所得的銅人，雖非高祖，究屬雲孫。所謂不得中郎，猶見虎賁。在今日情形之下，我們得此已感滿足了。但銅人從醫官院中走入藥王廟，已是它們的不幸。由葯王廟而走入博物館，這是它們最後的歸宿。在科學進步上而言，我們固然不用惆悵，但從歷史上而言，我們不願它們由博物館而走入兵工廠。假使不幸如此，那我們將來永不見它們昂藏四尺之軀，（北平故宮，與東京帝室博物館所藏銅人，長均四尺餘）。而僅看到歷史上一片模糊的影子了，這是何等可惜的事。所以我希望銅人的始末是如此：

始於醫官院，　終於博物館。

本文作者丁濟民醫師曾於民國三十三年十二月三十一日在中華醫史學會演講「銅人始末」一題，發揮詳盡，考據精確。嗣經編者之請，乃將原詞加以整理，並略事補充，付本誌發表。此不特本誌之光，抑亦醫史同志之幸也。爰綴數語於編末，用誌感激之微忱。—編者

NOTES ON THE THE BRONZE MODEL FOR ACUPUNCTURE

Ting Chi-min

A bronze model for acupuncture was bought from a curios shop in Peking in 1943. It belonged to Fu Hai, one of the compilers of the Golden Mirror of Medicine, being given to him as a reward for his service by the Emperor Chien Lung in 1745. The model measures 15 inches in height, weighs 8 pounds, and is a copy of the original in the Imperial Academy of Medicine. This paper further gives the history of the first two models cast in the Sung dynasty in 1026 and the duplicates made at various periods. A list of important books on acupuncture is also appended.

醫學史的意義和價值

陳邦賢

（重慶國立編譯館）

什麼叫做史？史就是人類活動的迹象和社會變革的歷程。社會變革不能背人類活動而獨行，人類活動不能離唯生意識而進展。古今來人類活動的方式很多，社會變革的歷程也不一致。然而一索其源，則無一而非由於人類的保生樂生謀生諸意識的指揮而構成的。所以唯生意識就是人類活動的迹象和社會變革的歷程，也就是歷史進展的原動力。

凡講學問，必須知道學和術的區別。學就是求明白事情的眞相，術就是措置事情的方法。這就是明體和達用。歷史是要明白人類活動的眞相和社會變革的方法。各種人有各種人的氣質，各地方有各地方的風俗。中國人的性質，既不同於歐洲。歐洲人的性質，又不同於日本。凡此都决非偶然的事。所以要明白一件事情，必須追溯既往。現在是决不能解釋現在的。而所謂既往就是歷史。

醫學史就是記述人類對於醫學活動的迹象和社會對於醫學變革的歷程，也就是探求已往醫學的眞相和方法。研究醫學進展的過程，叫做醫學史。更研究其文化、學術，政治，社會，經濟等背景，叫做醫史學。中國人應當知人類和社會進化的史跡。研究醫學者，更應當知中國醫學的變遷及其進化的理由。

中國是一個有數千年文化的民族國家，歷代的學術思想都有演變。學術思想是人類生活奮鬥中所醖育的燦爛之花。因為人類要滿足生存的欲望，便須和社會四圍的環境奮鬥。奮鬥的結果，便造出人類的文化來。各式各樣生活的方式就是文化的結晶。學術思想就是文化的精神。所以學術思想總離不了環境的影響。同時又總是歸結到人類生活的改進。醫學是文化的一種，當然離不開環境的影響和人類生活的改進。

醫學史是一種專門史。研究的須分三類。第一類關於醫家地位的歷史。第二類關於醫學知識的歷史。第三類關於疾病的歷史。研究這三類的史料，當先研究每一個時代環境的背景和文化的現狀。

梁任公說：「今日所需之史，當分專門史與普徧史之兩途……治專門史者，不惟須有史學的素養，此種事業與其責望諸史學家，毋寧責望各該專門學者。而凡治各專門學之人，亦須有兩種覺悟：其一當思人類無論何種文明，皆須求根柢於歷史。治一學而不深觀其歷史演進之跡，是全然蔑視時間關係，而茲學系統終末由明瞭。其二當知今日中國學界，已陷於歷史饑餓之狀况，吾儕不容不亟圖救濟。歷史上各部分之眞相未明，則全部分之眞相亦終不得見，而欲明各部分之眞相，非用分功的方法，深入其中不可。此决非一般史學家所能辦到，而必有待於各學之專門家，分擔責任，此吾對於專門史前途之希望也。」

英國大哲學家培根說：「提倡科學，非從科學史著手不可。」他曾經擬定一自然科學分類史的書目，凡一百三十種，舉凡天地現象，物理，化學，礦物，植物，醫藥，心理，教育，社會莫不賅備。歐洲科學的進步，都莫不歸功於培根的科學史。我們研究醫學，可見得醫學史的重要。

醫學史最大的效用，在於明白現在關於醫學各重要事象的由來。其由來旣明，則於未來問題的推索和解决，都有把握，其價值亦卽在此。

中國醫學史的範圍很廣，大概可分爲六類：一，中國醫學變遷史。二，中國本草沿革史。三，中國醫學行政史。四，中國醫學教育史。五，中國疾病研究史。六，中國醫學典籍史。每類更包括若干種。

史書的分類，原具有專門著述和材料彙集二性質。前者就是劉知幾說「後來之業」，章學誠說「獨斷之功」。後者就是劉知幾說「當時之事」，章學誠說「記注之功」。研究醫學專門史者，又焉能出此範圍。

史書有由過去以推測未來的效果，爲人生必要的學科。研究醫學史的方法，如鳥瞰大勢，分類取材，解剖分析，比勘眞僞，重訂新義，排比纂述，都是必要的工作。

鳥瞰大勢就是對於全部書或全盤事，能得到一個簡單明瞭的概念。

分類取材就是將歷史資料，依其性質或時代和地域來源等，分類蒐集，以便撰作專門的著述。梁啟超說：「已經沉沒了的事實，重新尋出，此類事實，愈古愈多。」

解剖分析在詳知底細，對於一章書，或一件事，能得到一個徹底的了解，這就是梁啟超氏所說「顯微鏡式的讀史法。」

比勘眞僞就是把同一事象的各種記載，互相鉤校，明白他的異同，眞僞僞和闕誤。

重訂新義就是把一樁很小的事情，從前人不注意的，給他一種新的解釋。那就是梁啟超氏所說「往往因爲眼前的問題，引出很遠的問題。因爲小的範圍，擴張到很大的範圍。」

排比纂述就是史材的排比或分配，史文的撰作或表現。所以章學誠說『史家須兼才學識德』。這是很值得研究醫學史的人注意的。

THE MEANING AND VALUE OF MEDICAL HISTORY

Chen Pang-hsien

National Bureau of Translation, Chungking.

Medical history is a special branch of history dealing with the origin and evolution of medicine, the relationship of medicine and society, the methods of investigation of its various problems, etc. Its scope may be roughly classified under the following categories: (1) Evolution of indigenous medicine, (2) beginnings and development of pharmacy, (3) rise and progress of health legislation, (4) history of medical education, (5) researches on diseases, and (6) studies on medical bibliography.

參考文獻

1. 劉知幾史通
2. 章學誠文史通義
3. 梁啟超中國歷史研究法及續編
4. 朱希祖中國史學導論
5. 羅香林擬編大學教本中國通史計劃書
6. 呂思勉本國史
7. 陳邦賢中國醫學史民國九年醫學書局出版
8. 陳邦賢中國醫學史民國二十六年商務出版

中國古籍中對肺結核之記載

朱璉

中國之古時醫學文獻中已有「結核」二字。惟此二字僅係指外科中瘰癧一症而言，與近時因肺癆患者剖解所見之結節狀小隆起 Tuberkel 而命名「結核」者，不相關聯。隋時（公元六一〇）巢元方之病源候論十四卷瘰癧瘻候篇中所謂「此由風邪毒氣，客於肌肉，隨虛處而停結為瘰癧，或如梅李棗核等，大小兩三相連在皮間，而時發寒熱是也，久則變膿潰成瘻也云云」中之「結」與「核」二字，雖係形容瘰癧之體狀，實即今之淋巴腺結核也。又病源候論五十卷，小兒雜病諸候瘰癧候篇中，述及「小兒身生熱瘡，必生瘰癧，其狀作結核，在皮肉間，三兩個相連累也，是風邪搏於血氣焮結所生也。」唐時孫思邈著千金方卷二十二，論及惡性腺肥厚症亦謂「惡核病者，肉中忽有核，累累如梅李，核小者如豆粒，皮肉㽲痛壯熱𤸷索惡寒是也……皆由冬月受溫風至春夏有暴寒相搏氣結而成此毒也。」是皆已述及「結核」二字矣。其後明末神宗萬歷年間（公元一六一七年）毓仁，陳實功所著外科正宗卷二瘰癧論中有「夫瘰癧者有風毒熱毒氣毒之異……風毒者外受風寒縛於經絡其患先寒後熱結核浮腫，熱毒者天時亢熱暑中三陽或內食膏粱厚味醲結成患色紅微熱結核堅腫。」又瘰癧看法（即診察法）中，所稱「形體消瘦寒熱往來結核頑硬痰嗽相兼者險」者，不但以結核二字為成語，抑且明示肺結核之預後如何也。又在同時期，申拱宸之外科啟玄乳癰篇中，亦謂：「如婦人年五十以外氣血衰敗常時鬱悶乳中結核天陰作痛名曰乳核」。則以上各節中所引述之「結核」二字雖多偏於外科（淋巴腺結核），但自其各症狀觀之，足以証明昔時所謂「結核」者，即今之結核病無疑也。

中國自昔統稱肺結核為癆瘵，癆瘵二字，恐係取自周時詩經中小雅蓼莪篇之「蓼蓼者莪匪莪伊蔚哀哀父母生我勞瘁」，與菀柳篇之「有菀者柳不尚愒焉上帝甚蹈無自瘵焉俾予靖之後予邁焉」之中，而爾雅則謂勞瘵二字，係罹疾之意。至宋時嚴用和濟生方明示勞瘵與虛損勞極之區別，而癆瘵又係專指肺結核而言。可是中國最早記載肺結核者，為內經所稱之肺欬，即「肺欬之狀欬而喘息有音甚則唾血」。而漢時史記扁鵲倉公傳則稱之為傷脾關內之病，隋時巢氏病源中，有五勞六極七傷之說，其中尤以五蒸中之骨蒸，極似肺結核。例如外臺引廣濟曰，「骨蒸肺氣每至日晚即惡寒壯熱頰色微赤不能下食日漸羸瘦」。至唐時肺結核之名稱更多，如骨蒸，傳屍，轉注，殗殜，伏連，無辜，肺痿等。但自崔氏別錄中所謂，「骨蒸病亦名傳屍亦謂殗殜亦稱伏連亦曰無辜……無問少長多染此疾嬰孺之流傳注更苦其爲狀也髮乾而聳或聚或分或腹中有塊或腦後近下兩邊有小結多者乃至五六或夜臥盜汗夢與鬼交通雖目視分明而四肢無力或上氣食少漸就沉羸縱延時日終於溘盡」觀之，可知瘰癧實與肺結核同源。因此不但證明「結核」二字之由來已久，且更可明瞭彼時已將結核病分爲數類矣。元時葛乾孫所著十藥神書，稱肺結核爲癆證，即「萬病無如癆證最爲難治」。李梴醫學入門則謂之肺痿，「唾中紅絲乃是肺痿難治」。清龔居中著火點雪中，稱肺結核爲痰火。其他尚有瘦病，鬼氣（中藏經），疰忤，痎瘧，鬼疰，惡氣，遁疰，屍疰（丹溪心法），血痺，疰病等。此種皆係同義而異名者。

至清道光年間（公元一八四二年後，）西洋醫學輸入中國。並在上海組織博醫會，翻譯各種醫學書藉，稱肺結核爲瘰症。至一九〇〇年，有日文譯本後，結核二字，始再被引用，而沿用迄今。

肺結核之原因，今知係結核菌所致病。古則有癆蟲之說。即宋陳言三因方（公元一一六一——一一七四）謂，取下之癆蟲，色紅者可救，青者不治。惜此蟲乃瘀血之誤，然其用意良深也。元時朱震亨之丹溪心法，首倡臟中有蟲之說。明戴思恭之證治要訣，虞摶之醫學正傳，及洪武間劉眞人紫庭追癆方，及徐春甫古今醫統，均主有癆蟲。此種論說雖有穿鑿附會之處，實則已明白暗示肺結核係結核菌傳染而致病者。惜當時無法證明其事實耳。博醫會則譯爲瘰桿茬，後始更名爲結核菌。

本文所述僅屬肺結核命名變遷之大概。至於其他各種結核病，如骨結核，腸結核，喉頭結核等名稱之考據，當另爲文詳述之。

REFERENCES TO PULMONARY TUBERCULOSIS IN ANCIENT LITERATURE

Tsu Yi

The term "Chi He" (結核), as used at present for tuberculosis, was mentioned in ancient Chinese literature, but it referred mainly to scrofula and not specifically to consumption of the lungs. However, under various names pulmonary tuberculosis was described in many of the standard works. A list of synonyms and the theories regarding the cause of this disease during the different dynasties is enumerated in this paper.

中國醫史研究運動概況

戚銘遠

一　緒言

史者所以紀事者也。凡百事物莫不有史，如政治有政治史，文學有文學史，教育有教育史，醫學亦何獨不然？蓋醫有設施，非史不足以存掌故；醫有模範，非史不足以資觀感。是故醫學進步之國家均有其國之醫學史疾病史等書，紀載歷代醫學之沿革與遞嬗，各種疾病之起因與蔓延。且醫學史爲文化史之一部，其於社會環境，及人類進化之相互關係，至深且鉅。然則醫學史之研究又烏可以已乎？

夫吾國醫學已有數千年之歷史，範圍廣博，蘊蓄宏富，自不可無專載之史籍，作有系統之紀述，用彰先賢對於醫學之貢獻，而示後來以研究之軌範。顧國人積習相沿，恒視醫學爲方技之流，對於醫學歷史素不注意，致吾國固有之醫學滯留不進，未能與他國並駕齊驅，良可慨夫！

輓近吾國有識之士鑒於醫學史之重要，始起而倡導醫史研究運動，竭力搜集醫史材料，加以整理，爲文發表，以冀保存吾國數千年之醫學史蹟，不使散佚湮沒，而後學者乃得按圖索驥，而無顧此失彼之弊。其有裨於吾國醫學文化，誠匪淺鮮。玆特將近今中國醫史研究運動之概況，分條略述於下，以供研究者之參攷。倘荷海內學者進而教之，豈獨編者個人之幸而已哉！

二　研究醫史之先驅及其著述

關於吾國醫史之研究者及著述，昔日固非無之，如唐之甘伯宗，著有名醫傳；明之李濂，著有醫史十卷；清之王宏翰，著有古今醫史。又如清代官撰之圖書集成醫學典及名流列傳等亦均爲有關醫史之鉅帙。然皆依傳記體裁，平鋪直敍，而秉筆之人亦未必盡屬醫家，卽爲醫家，亦多非博物之輩，其所論列，往往轉引文人雜著筆記之類，錯誤百出，難以徵信。平心論之，斷不足以標示數千年來之醫學正軌也。迄乎輓近，醫史研究者始人才輩出，著書行世，允推爲醫史研究運動之先驅。一九二〇年，丹徒陳邦賢氏最先刊行中國醫學史一書，詳述秦漢以下醫官掌故，醫藥制度，並以著名醫家及行世書目，各按時代，鱗次排比，誠爲中國第一部比較名實相符之醫史專著。其後一九二一年美人巴姆氏著中國與近世醫學（英文本），（Balme: China and Modern Medicine），一九二四年德人許寶德氏著中國醫學史（英文本），(Hubotter: Chinese Medical History)，又一九二九年著中華醫學（德文本），(Chinsche Medicin)，一九三一年台民廖溫仁氏著支那中世醫學史（日文本），但此皆係外人之著述，至一九三二年王吉民，伍連德二氏合著之中國醫史(英文本)出版，此書風行歐美，影響至鉅，繼起者則有一九三三年張贊臣之中國歷代醫學史畧，一九三五年謝利恒之中國醫學源流論，一九四〇年李濤之醫學史綱先後出版。同時，美人莫斯之中國醫學（Morse: Chinese Medicne.）及胡美之中國之醫道 (Hume: The Chinese Way of Medieine) 二書在美刊行，頗引起外人對中醫之注意。其他散見於各種醫誌報章之醫史論文，尤不勝枚舉，此實爲吾國醫學研究史上之盛事也。

三　研究醫史之團體

中國醫籍，汗牛充棟，如欲一一加以整理研究，自非聯合同好相互探討不爲功。是則組織醫史研究會社，實爲推動研究運動之要圖。吾國研究醫史之組織，當以一九一四年陳邦賢氏發起之醫史研究會爲濫觴。該會宗旨，在「研究歷朝醫事之沿革及其所以進化之理由，確定醫史唯一之資料，編輯中國醫學史」，惟其後實際情形如何，未有所聞爲憾耳。

一九三四年宋大仁等發起組織中西醫藥研究社成立，該社雖非專門研究醫史之團體，但其工作多與醫史有關。並設有醫史委員會，所出版之中西醫藥月刊，甚多研究醫藥文獻及醫史論文。對於引起吾人研究醫史之興趣不無相當貢獻。惜該社自中日戰事發生後，即無形停頓。迨一九三六年，中華醫史學會正式成立。數年以來，不斷努力推進醫史研究運動，成績卓著，聲聞海外，乃於一九四〇年經世界醫史協會承認爲會員之一。自此該會抑且獲得國際地位矣。玆將該會成立經過及事工概况，略述於後：

（一）成立經過　一九三五年間，中華醫學會在廣州召開第三屆大會，其時有會員多人，鑒於中國醫史之整理及研究不容再緩，爰由王吉民，朱恆璧，伍連德，胡美，海深德，伊博恩，李友松等，發起組織醫史委員會。事經出席會員一致贊同，並於翌年二月間，經中華醫學會理事會通過，於是醫史委員會乃告正式成立。其目的在鼓勵學者，致力於醫史及有關科學之整理及研究。經各委員悉心規劃，不遺餘力，翌年更擴充改組為中華醫史學會，公推杭州王吉民醫師任會長，北平李友松醫師為副會長，上海伊博恩博士為秘書，長沙楊濟時醫師，濟南魯進修醫師為委員。

（二）事工概況

（1）編輯醫史專號　該會為發表會員研究心得及鼓勵學者研究興趣起見，假中華醫學雜誌，每年刊行醫史專號一次。自一九三六年迄今從無間斷。並於一九四一年發行五週紀念特刊一厚冊，以資紀念。

（2）舉辦文獻展覽會　一九三七年中華醫學會在上海舉行大會時，該會特舉辦中國醫史文獻展覽會。徵得物品達二千餘件。計有各種珍籍，先賢墨寶，醫藥書畫，雕刻塑像，名醫照片，外科儀器，符咒仙方等，分類陳列。並刊有展覽品目錄，以便參觀者之按圖索驥。此事尙屬創舉，頗博得一般人士之讚許。

（3）創設醫史博物館　展覽會畢，多數物品，由出品人捐贈中華醫學會，以作醫史博物館之陳列品。其後經多方蒐集，收穫頗豐，規模漸具。爰於該會會所，特闢一室，陳列各物。至一九三八年冬，正式開放，任人觀覽。此為我國唯一之醫史博物館。將來發展，未可限量也。

（4）設立中醫圖書館　中華醫學會圖書館，原有少數中醫書籍，係由俞鳳賓氏所收集。自一九三七年改組為牛惠生圖書館後，乃大事擴充。至一九四〇年王吉民氏將歷年珍藏之中醫圖書雜誌，計五千餘冊，悉數捐贈該館，並募得伍連德氏鉅欵，以供添置圖書之用。嗣後絡續購入江浙藏書家大批圖書。其中孤本珍籍，為數不少。於是該館之藏書益覺豐富。現該館藏書總數約一千六百餘種，共一萬二千餘卷，及雜誌三千餘冊。為滬上最大中醫圖書館之一云。

（5）出版醫史著述　該會為提倡研究吾國醫史及發揚固有文化起見，特由姚君石氏捐助鉅欵，設置出版基金，以刊行各種有價值之醫史著述。計由該基金印行者，已有范行準所著明季西洋傳入之醫學一書，為該會醫史叢書第一種，於一九四二年出版。尙有稿本數種，因戰事關係，未能付印。

除上述三團體外，尙有醫文月刊社。該社並非醫會，係醫史學者范行準氏個人設立，以研究醫學文獻為主旨。每月僅發行「醫文」一冊，多載與醫史有關之論著。吾國尚無此科專門雜誌。「醫文」可謂醫史期刊之濫觴。其第一期於一九三三年出版。後因發生困難，發行至第六期即告停刊，頗爲可惜。

四 教育中樞對於醫史研究之態度

醫學史一門，向爲吾國教育界所忽視。故以往醫校課程表中並無醫史科目。若夫歐洲各大學，則於一九二一年已開始對醫史特加注意。波蘭全國五大學內，均設有專任醫史講席，並設立研究院，列醫史爲必修科，由專家担任教授。美國醫界領袖如 Billings, Kelly, Osler 及 Welch 氏等對於醫史均感熱烈興趣。Billings 氏在 Johns Hopkins 醫校初創時期，卽教授醫史一科。聞其稿本今尚存在焉。

一九三七年在 Baltimore 舉行學生代表大會時，曾討論課程標準問題。醫史研究竟亦爲彼等要求之一。同年據 H.E. Sigerist 氏調查統計，在七十七校中設有相當醫史課程者佔五十四校（或百分之七十）。由此可知美國醫界領袖，醫校當局及醫校學生，莫不認醫史研究具有確定不移之價值矣。

聞日本大學醫學部於明治十六年間已開始設置醫史科，俾醫史成爲一重要之學科。觀乎名古屋醫科大學之課程表中，列有醫學史一科，可以徵信。

反觀吾國，遲至一九三五年教育部始於醫學院及醫科學校暫行課目表中列醫學史爲選修課目之一，並稱「在剩餘之時數內支配之」。此可見醫史研究尚不爲吾國教育當局所重視。一九四〇年經教育部教育委員會第五次全體委員大會決議，醫學史課程中應注重中國醫學史，凡六年制之醫學專門學校，於第四年亦應增添醫學史一小時，並注重中國醫學史教程。可見吾國醫史研究之重要，已爲教育中樞所承認。惟該科之專門師資及適當教材，殊感缺乏耳。

國立中央大學醫學院早在一九二九年已設有醫史講座。他如北平協和醫學院，長沙湘雅醫學院，上海聖約翰醫學院及國立上海醫學院等亦均設有醫史講座。滬上中醫醫藥總會於一九三〇年決議，以中國醫學史定爲必修科。足徵吾國醫校及醫界對於醫史研究亦已稍加注意，惟未聞積極推進實爲美中不足耳。

五 結論

關於吾國醫史研究運動之概況，已如上述。編者認爲尙有努力推進是項運動之必要，俾得引起教育當局及醫界更進一步之注意。同時應從事培植醫史師資與編輯醫史敎材，以爲推進是項運動之初步工作。是故熱心醫史研究者今後應舉歷代醫家留傳至今之業績，以新的醫史方法作有系統之整理，追本溯源，觀其流變，詳爲攷訂，清算既往，從新估價，俾後之學者知所舍取，以爲撰述醫史之參攷資料。但如欲達以上之目的，非設立專門研究機關不爲功。故歐美各國多有此種組織。若德國來比錫之醫史研究所，美國霍金氏大學之醫史研究所，爲其中之最著者。我國如能倣照德美之先例在國立醫學院內附設醫史研究所，從事研究，則於促進醫史研究運動，必有莫大之功效也。

本文完成，多承新亞醫學博物館供給參考文獻及資助，謹此誌謝

A REVIEW ON THE MOVEMENT FOR RESEARCH IN MEDICAL HISTORY IN CHINA

M. Y. Tsih

This paper presents a brief review of the activities of individuals as well as organized groups in the promotion and study of medical history in China during the past two decades. The first society of the history of medicine was established n 1914, but no information could be obtained of its later development. In 1936 the Chinese Medical History Society was organized under the auspices of the Chinese Medical Association. Within the short period of eight years it has made rapid progress. A historical museum was founded, a Chinese library established and a historical exhibition held. The Committee on Medical Education of the Ministry of Education has incorporated medical history into the curriculum of medical schools. Neverthe-ess, there is still not enough interest in this subject by the medical professión. The author suggests that an Institute of the History of Medicine should be established so that more lecturers may be trained to fill the need.

參考文獻

1. 陳邦賢：中國醫學史。1920年，上海醫學書局出版。
2. 盧明：醫學史。杏林叢錄，1—22頁，1932年。

3. 張克成：我國醫學史編著之困難問題。新醫藥，3卷2期，121—122頁。1935年2月。

4. 余雲岫：醫史學與醫學前途之關係。醫事公論，3卷7期，18—24頁，1936年1月。

5. 余雲岫：撰述醫學史之我見。中華醫學雜誌，22卷11期，1007—1014頁，1936年11月。

6. 王吉民：中國醫史文獻展覽會展覽品目錄，1937年4月。

7. 王吉民：中國醫史文獻索引。中華醫學雜誌，22卷12期，1275—1290頁，1941年12月。

8. 王吉民：醫史委員會報告。中華醫學雜誌，23卷5期，627—629頁，1937年5月。

9. 王吉民：中華醫史學會二年工作概況。中華醫學雜誌，25卷11期，956—962頁，1939年11月。

10. 王吉民：中華醫史學會報告。中華醫學雜誌，27卷2期，113—11[illegible]頁，1941年2月。

11. 王吉民：中華醫史學會五年來之回顧。中華醫史學會五週紀念特刊，167—171頁，1941年12月。

12. 張山雷：新纂中國醫學史述略。中醫世界，2卷11期，15—17頁，1931年2月。

13. 洪貫之：研究中國醫籍之途徑。中華醫學雜誌，25卷12期，1056—1065頁，1939年12月。

14. 梅晋良：美國各醫學校中教授醫史之概況　中華醫學雜誌，25卷12期，1075—1087頁，1939年12月。

15. 范行準：發刊詞。醫文，1卷1期，1—3頁，1943年4月。

16. 丁氏醫學叢書，中國醫學史。

17. 國醫評論發刊詞，1933年。

18. 名古屋醫大規則。醫育，1卷6期，31頁，1936年3月。

19. 大學醫學院及醫科暫行課目表。中華醫學雜誌，21卷7期，801—807頁，1935年7月。

20. 中華醫史學會五週紀念特刊弁言，1941年12月。

醫藥與書畫

海燕樓主

弁言

曩年中華學醫會中華醫史學會王吉民先生等，創設醫史博物館，搜羅有關中國歷代之醫葯文物，以資觀摩研究，實開我國醫葯之新紀錄。予於習醫前，曾從事於國畫有年，是以有關醫葯之書畫，予任訪求集藏之責。先前醫學家，書畫家，曾未留意於此。良以學醫者，未必熟諳書畫。書畫家亦鮮有研習醫學。縱有若干材料，每散漫而不聯系，因此舉名相告，亦幾寥若晨星。我國古代醫學基礎未立，各憑臆測，僅具偶爾之經驗。曾爲儒者所兼幷，讀書之餘事。故醫者之治病，一方一脈而已矣。至於工具，舍筆墨外無他技。惟其不離筆墨，乃假筆墨爲排遣。興到爲之，不外山水花卉之作品，與醫葯有關者絕無而僅有。偶獲一二，幾等鳳毛麟角。今欲廣事搜羅，豈易易耶？予以天性愛好，博稽考古，蓄志於此有年矣。曾參閱經藉圖誌五六百種，轉輾探訪，或重價轉讓，或購自冷攤，或設法臨摹，或攝於影片。再加以考正題跋，重訂裝裱，分門別類，得：（一）葯物圖籍，（二）藏府圖（三）銅人圖，（四）醫葯仙釋畫像，（五）先哲之醫葯書畫，（六）石刻木篇，（七）法帖，（八）醫葯八傑圖，（九）醫哲像傳，（十）民間醫葯神像。固知遺珠尚多，但已畹備大體。自問用心甚勤，代價不鮮。値此非常時期，物價飛騰，不則用以囤積居奇，糾權子母，雖非大富，亦可小康，又何亟亟皇皇於衣食之是求耶？然而心愛之物，偶或展視，亦足以暢快心神。此雖無大補於我國醫葯，而予之生活過程，亦深足以自慰已。

醫藥與書畫

一　書畫藝事也。書爲心畫，畫寫逸氣，寄興遣情，豈無所爲而爲者可比？予以天性愛好，自幼卽喜塗鴉。及長專攻活人術，然結習未忘，間嘗瀏覽羣籍。乃知我國在昔醫學空疏淺薄，去學術之途遠甚。除禁方丹葯之外，無餘事。昧者不察，强以儒學等觀，其說乃愈野，其理乃日晦。業此者如墮雲霧中，莫知適往矣。慰情聊勝，於是水墨丹青，最為性情之寄託，排遣之良策。雖然唐宋時猶不病此，金元以後乃特甚。考諸史乘，知醫藥與畫藝，似有相關者。據張君房雲笈七籤云：「軒轅造山，躬寫五嶽眞形圖」。民間相傳內經為黃帝所著，而又為醫者必讀之書，故首及之。

藥物圖籍　醫藥圖籍，當推山海經之藥物繪圖。經中所言之動植礦三大類，可以治病者甚多。新唐志有毛詩草木蟲魚圖二十卷。抱朴子內篇遐覽有芝草圖名，如木芝圖，菌芝圖，肉芝圖，石芝圖，大魄雜芝圖。此種芝草圖隋唐經籍藝文志已經收入醫家類者。隋志收有芝草圖一卷。唐志仍之。故道家之芝草圖，雖非醫家本草之全部，然亦不能不視為醫家一部分之本草圖也。原仲平之靈秀本草圖，唐蘇敬之本草圖經，天寶丹方圖，無名氏之南海藥譜，而宋蘇頌之圖經，愼微之本草，皆各有圖。此等圖繪，都已失傳，以意度之，諒非工細。大約鈎勒輪廓，以示識別，圖實用而已，初非觀賞者可比。趙孟頫子昂畫目据周密云：「向寓杭收奇異書，見有采圖本草一部甚佳」。我國本草之設色者，据文獻所載，此係最古。惜未詳其書名，作者姓氏及年代，未免遺憾。明李時珍著本草綱目五十二卷，圖為其子建元所繪，今之治生藥學者，猶奉為典型也。及清道光間固始吳其濬，又作植物名實圖考，其圖視綱目為進步。

藏府圖　唐書刑法志云：「太祖嘗覽明堂針灸圖，見人之五藏皆近背」，此古之解剖圖也。古今圖書集成醫部全錄所載：扁鵲難經藏府圖，惟未見漢書藝文志，想係後人僞托。稽古籍當以唐裴允明之五藏旁通明鑒圖。今已存目而佚書。宋有楊介歐希範五藏存眞圖。天聖四年（一〇二六）御製銅人腧穴針灸圖，王惟一撰，萬曆時重刊，今猶傳本，王圻三才圖會身體篇亦有之。李時珍曾著五藏圖論。據顧景星白茅堂集所載，迄未一睹，想已失傳。藏府證治圖說人鏡經亦有之。明季有人身圖說，乃耶穌會會士羅雅谷，龍華民，鄧玉函三人譯述。清時王清任醫林改錯實體寫生，一掃虛構推想之弊，求證之精神，獨足珍貴。唐容川中西滙通醫經精義之圖，全受西醫影響，失眞之處亦不少。餘如朱沛文之中西藏府合纂四卷，徐延祚之臟腑圖說二卷，羅茂亭亦有一卷，祝春渠之人身譜一卷，劉銘之之中西藏府辨正，劉宗衡之中西銅人圖說一卷，高憩雲之五藏六腑圖說一卷，皆未經見。

銅人圖　銅人始見於北宋天聖四年仁宗詔王惟一編針灸經三卷，復令創鑄銅人為式，內分藏府，旁註谿谷，井滎所會。宋王應麟玉海說，天聖五年十月壬辰，醫院所鑄腧穴銅人式二。清末吳縣曹元忠跋劉氏影刻金大定本銅人針灸經謂：玉海之說本於李燾資治通鑑。玉海說醫官院所鑄腧穴銅人式二，一置醫官院，一置相官寺仁壽殿。南宋遺民周密齊東野語謂其舅氏章叔恭官襄州時，嘗獲試針銅人。全像以精銅鑄成，腑臟俱全。外表俞穴名稱，悉用錯金注於旁，背面二器相合，則渾然一體，用以考試醫者之用。當時所製之銅人軀壳，臟腑可以開合，而腧穴名稱，又爲鍍寫，故歷時摩挲，便闕損昏暗。元時中統中（一二六〇 至 一二六三）尼泊爾人阿尼哥，曾爲元始祖修治攘奪於趙宋之銅人。至至元二年（一二六五），方修治告竣，明正統八年（一四四三），又因銅像昏暗難辨，乃範金重作。據謂較前更爲精緻。明嘉靖間亦曾範鑄。

天聖中所鑄者，因靖康之亂，金人入汴，一者流落湖北襄陽，即章叔恭所見者，此外不知下落。元史藝工傳所載阿尼哥修製者，據元世祖謂按撫王檝使宋時所進。朱彝尊謂靖康之亂，自汴輦入金城，似屬可信。諒元世祖先攘奪於金人，而元時修製者，又隨國運而入於明人之手。明英宗又重作之。此後又爲滿人所得。據清英廉等目下舊聞考說：先醫廟外北向之藥王廟中之銅人，即明英宗時所修製者。清末御醫任錫庚太醫院志，謂庚子之役，此銅人爲俄人所獲，幾經交涉，始歸。但據王吉民伍連德兩先生合著中國醫史所言：謂舊像於拳亂時，爲外兵挾往海外。今所見者，乃晚出之物。總之天聖銅人，即明時已失考。正統時之重製者，八國聯軍時亦失所在。今國外博物院中所藏者，亦無法証明。庚子後所見者，决爲後身而非前蜚。銅人依明堂圖而範鑄。明堂圖一類之書，發明甚早。舊傳有神農明堂圖，黃帝明堂側人圖，黃帝十二經脉明堂五藏圖，明堂針脉圖，扁鵲偃側針灸圖，明堂孔穴圖，偃側圖，明堂人形圖，明堂經圖等，不下數十種。此皆隋唐以前所有者，今已失傳。但其腧穴多有不同。宋時鑄銅範石之後，腧穴名稱較爲固定劃一，此因不易更改，故明堂針灸之學，至宋而入新時代矣。（參丁濟民銅人始末）

醫藥仙釋畫像　仙釋之學與我國醫學頗多關涉，隋時即有引氣圖，導引圖。唐吳道玄有藥師佛像，鍾馗像。王維有維摩示疾圖。閻立本有維摩問疾圖。楊庭光有葯師佛像。常粲有神農播種像，教民稼穡。惜像未傳世爲憾。又有驗丹圖。五代時朱繇有藥師佛像，問疾維摩圖。陸晃有長生保命眞君像，九天司命眞君像。李昇有採芝太上像。丘文播有維摩示疾圖。宋時畫繪之有記載者，如王介翰之藥師佛像，藥王像。顧德謙之太上採芝像，採芝圖。侯翌之問疾維摩圖，長壽王菩薩像。武洞淸之藥王像。李德柔之呂巖仙君像，孫思邈眞人像，天師像，陶仙君像。董源之長壽眞人像，孫眞人像，採芝圖。范寬之煉丹圖。黃筌有壽星像，南極老人像，長壽仙圖。劉恆然有採藥仙子圖。僧彥深有藥王菩薩像。行上座之維摩問疾圖。趙伯駒之採芝圖，煉丹圖。劉松年之老子出關圖。李時澤之藥師佛。元趙雍有藥王像。顏輝劉貫道皆有延壽眞人像。劉因與滑二氏曾題呂洞賓畫像。鍾馗像歷代畫家，畫者綦多。唐吳道子有趨殿鍾馗圖。張渥有執笏鍾馗。五代牟元德有鍾馗擘鬼圖。韓虬有鍾馗圖。宋石恪有鍾馗小妹圖，高益鍾馗擘厲鬼圖。孫知微有雪中鍾馗。李公麟有鍾馗嫁妹圖。梁楷有鍾馗策蹇尋梅圖。董源有鍾馗圖。文同曾題蒲生氏鍾馗圖。周文矩石恪皆有鍾馗圖。馬和之有松下讀書鍾馗。龔翠岩中山出遊圖，有韓性，王肯翁，李鳴鳳，釋宗衍題詠。元馬麟有鍾馗圖，薩都拉題詠。又鍾馗像，馮海粟題。又捕鬼圖，爲鄭文祐所題。王蘗陳琳有寒林鍾馗。明李士達亦有此。李日華有鍾老馗移家圖。劉基有鍾馗役鬼移家圖。王世貞題錢叔寶鍾馗移居圖。凌雲翰題鍾進士鬼獄圖。劉溥題鍾馗殺鬼圖。蔣主孝題梁楷鍾馗圖。關武安鍾馗像。郭詡有鍾馗雜戲圖。陳洪綬有鍾馗元夕夜遊圖。李方膺有風雨鍾馗。金冬心用禪門米汁和墨吮筆，寫醉鍾馗，醉容可掬。趙之謙有端陽鍾馗。高其佩有鍾馗迎福圖。

先哲之醫藥書畫 葛洪少好學，家貧伐薪以買紙筆。夜輒寫字誦習。據米芾書史云：「葛洪天台之觀，飛白爲大字之冠，古今第一。」著有要用字苑一卷。其第三子逸其名。大曆初，鍾陵客崔希眞見一老避雪門下。請入，見其非常，敬之。崔入宅，老人於幃幄前素上，如有所圖，瞬息罷。少頃，已去，視幃得圖。有三人二樹一白鹿一藥笈，皆非常意所及。後得問茅山李含光曰：「此葛洪第三子所畫也」(原化記)。李含光唐江都人，博覽羣書，工篆隸，以淸行度爲道士。著有本草音義一書。大曆己酉（公元七六九）遁化於茅山。顏眞卿爲之銘碑。按葛洪係晋元帝時人約，當公元三二〇年，去大曆四百五十年之久。葛李二氏雖皆求道者，年歲或無若是之永。且書無記載，原化記或不免於失實也。

梁陶宏景武帝屢加禮聘，不出。唯作二牛，一牛散放水草間。一牛著金籠頭。有人執繩以杖驅之，以表其心志。陶氏書品超邁，筆法淸眞，所畫又有山居圖，所書有小楷大洞眞經隱訣　天台謝奕修家藏。小字黃庭外景經張興可家藏。丹經及屈晝帖，郭北山御史藏。書板帖王介石藏。米陽帖曾爲米元章家藏。入山帖王弇州爾雅樓所藏。龍眠居士李伯時曾繪其像，高宗爲之題贊。元楊維楨曾題陶氏移居圖有云：「自從夜讀葛洪傳，便覺白日生青雲，山中猶嫌呼宰相，從此移居金積東。」元夏迪華陽隱居圖，現藏靳克天家。今獲視於畫展中。因想時機不再，特先鈎勒其輪廓，歸乃背臨全景，以實畫笥。明仇英亦有此圖，係絹本著色。清釋道濟工山水，所繪華陽山居圖，予亦有臨本。唐孫思邈通百家擅書法。據書史會要云：「宋紹興秘閣續法帖內有思邈眞跡」。又金石略云：「孫眞人養生銘分書在嘉州。新唐志載：鄭虔氏著胡本草七卷，嘗自寫其詩并畫以獻，明皇大署其尾曰：「鄭虔三絕」，歷古播爲美談。又有山居說聽圖，高宗爲之題詠。邊鸞氏有鵪鴒藥苗圖。刁光胤畫草百合圖。五代時徐熙有藥苗圖。徐崇嗣之藥苗圖。釋了宗之藥園圖。宋黃居寀有藥苗圖，芍藥圖，與醫藥皆有相當關係。宋時蘇軾醫畫並擅。嘗在試院興到無墨，遂用硃筆寫竹，人競效之。卽有所謂朱竹者，與墨竹相輝映矣。又作枯木怪石佛像，筆皆奇古，著有東坡醫藥雜說，蘇沈良方，聖散子方，傳於世。雖經後人評論，或謂僞托，但蘇氏固非不知醫者。其手跡養生論，猶藏於故宮。李龍眠畫文忠公像，爲最古之圖。清姜壎曾有臨本，畫爲白描，今卽摹此臨本藏吾樓。沈括博覽古今，於天文，方志，律曆，音樂，醫卜，無所不通。論書畫，尤多獨見。嘗曰：書畫之妙當以神會。難可以形器求也。世之觀畫者，每能指摘其間形象，位置，彩色，瑕疵而已。至於奧理冥造者，罕見其人。書之神韻，雖得之於心，然法度必資講學。論治病有五難，辨疾，治病，飲藥，處方，別藥。精深博大，鮮有匹者。閻士安以醫術爲助教。其所作墨竹，千怪萬狀，有帶風烟雨雪之勢。高益工畫。初貨藥市中，有來購藥者，輒畫鬼神犬馬於紙上與之，得者驚異。嘗爲孫四皓畫鍾馗擊厲鬼圖，觀者驚其勁健，握手滴汗，京師之人，摩肩爭玩，孫固帝戚，進益所畫鬼神搜山圖，呈太祖觀賞。頃刻遂待詔畫院，勅畫相國寺廊壁。許道寧工詩畫，初亦買藥長安市，來者必畫樹石兼與之，見者無不稱其精妙。事與高益甚類。少時性跌宕，見人貌寢陋，必戲寫其貌於酒肆。識者輒笑，爲其人毆擊之，碎衣敗面而竟不悛。後遊太華，見峯巒猶峻，始有意於山水。遂法李成，獨造其妙。畫所長者三，一林木，二平遠，三野水。張文懋詩云：「李成謝世范寬死，惟有長安許道寧。」非過言也。趙顏宋英宗第四子，初名仲格端重明粹，博通羣書，工飛白篆籀，尤精墨竹，頗好醫書。手著普惠集效方，醫畫並美，殊不多覯。醫事之形於畫藝者，據現時所知，要以宋時李晞古村醫灸背圖爲最古。向藏古宮大內，鮮有人知。今則影印之畫遍傳寰宇，名重中外醫林藝苑。據圖畫見聞志著錄，陳坦亦有村醫之圖。未能與李畫並傳，亦陳氏之不幸也。晞古爲一代大家，以後宗師之者甚衆。晞古名唐，宋河南人。徽宗朝補入畫院。建炎間，授成忠郎畫院待詔。善山水，人物，能詩。該圖畫一村醫灸背，灸時病者殊感痛苦，故有數人扶其手足，神態栩栩如生。洵我國醫事圖中之最卓特者。圖係素絹本，著色畫，立軸，無欵識。惟其邊署李唐，上方右角有乾隆御覽之寶玉璽印。今藏古宮博物院。予特設法摹擬一幅，青山農題讀。原本歷年已久，色褪艷銷，臨本反無此弊也。徽宗所頒定之聖濟總錄，甚爲浩瀚，實爲中國最鉅之醫學類書之一，其於書畫亦皆有名。尤以徽鷹，及瘦金體，爲世所珍。宋宗室孝穎畫木瓜烏頭白頰圖，吳元瑜亦有梔子烏及瘦金體頭白頰圖。他如文人派之四君子畫，亦有關藥物。以畫者過多，未便一一標舉。元王蒙葛稚川移居圖，（按五代時李昇黃筌二氏及元時盛子昭朱仲矩皆有此圖，惜皆未傳。明文伯仁葛仙翁移居圖，絹本中堂。現藏華繹之家。布局筆法，不逮王蒙遠甚。）乃醫人畫跡之僅有者。年遠世變，得能保其眞跡，殊非易事。

王蒙字叔明，湖州人。趙孟頫甥。善詩文，好畫山水，得外家風韻。以董源王維爲宗。元鎮嘗題其畫云：「筆精墨妙王右丞，澄懷臥遊宗少文，叔明絕力能扛鼎，五百年來無此君。」品藻如此，其畫品從可知矣，世人稱爲元季四大家之一。

宣統己酉虛齋名畫續錄載：

「紙本高四尺三寸七分，闊一尺八寸三分，設色山水人物。稚川手執羽扇，携鹿度橋。前導有負笪籃者，有欵担山坡者。後一婦抱小孩騎牛，一僕牽之而行。其餘男女僮僕，負物隨從。山上茅屋數間，位置井井。屋前及山半，有童子作迎眺狀。重山複嶺，碧樹丹楓，秀潤縝密，實爲稀有之眞跡。左角下楷書一聖字，係項子京編字記號。另草書小押，其文莫辨。題欵前圖名六字篆書，並有昔年與日章畫此圖，已數年矣，今重觀之，始題其上，王叔明識。下角有怡親王寶朱文方印，項墨林鑑賞章白文長方印，子京所藏白文方印，銘河張槩藏書畫記朱文長方印，陶齋審定書畫印記白文方印等十一方。」

該畫現藏吳興龐元濟萊臣家。茲據原本尺寸，摹繪一幅，藏海煦樓。

趙孟頫曾寫有中藏經長卷，見壯陶閣書畫錄。又畫萱草圖，張雨爲之題詠。于立題天台採藥圖。王惲題周舫畫楊妃禁齒圖。宋無及薩都剌二氏題玉環病齒圖。之數人者，雖非醫家，以其所畫，有關醫事，故並列之。

明時王安道醫畫造詣皆深，卓然名家，特爲考証之：

王履字安道，號奇翁畸叟抱獨老人，崑山人。自元入明後，爲秦府良醫正。卒。子伯承，能世其業。永樂中醫名噪於兩京。無子，傳之婿沈仲實。仲實孫承先亦善醫。縣令方褒以其愈母疾，書「助孝」二字贈之。履博覽羣書，學醫於金華朱彥修，盡得其術。作溯洄集，百病鉤元，醫韻統等。兼善繪事，工詩文。少師馬遠馬逵馬麟及夏圭之作。洪武初，挾一僕遍走秦晉，曾遊華山絕頂，作圖四十二幅，記四篇，詩一百五十首，爲時所稱。說者謂其行筆秀勁，布置茂密，作家士氣咸備。初履遊華山，見奇秀天出，乃知三十年學畫，不過紙絹相承，指爲某家數而已。於是屏去舊習，以意匠就天然。明代畫家一千餘人，而能寫景知於臨摹以外，尙有造化者，僅十餘人而已。王履乃傑出者也。華山圖以宋范寬爲最早。嘗自語曰：「與其師於人者，未若師之物，與其師之物者，未若師之於心。」履之言曰：「吾師心，心師目，目師華山。」固全以寬法爲法者。金時燕懷英，元時劉因，虞集，李孝光，張翥等，亦皆有華山圖，題詠者頗不乏人。遊華山者，往往至青柯坪而止。至韓退之登其巔不能下，慟哭與家決，其語聞於人，而仙掌蓮花間，永絕縉紳先生之跡，而僅爲樵子牧豎所有。安道獨能以知命之歲，扶策冒險，凌絕頂，探幽宅，與羽人靜姝問答，歸而筆之，記若詩，又能托之於畫，而天威三峯，高奇曠奧之勝盡矣。昌黎雖曾作遊，而未嘗作畫。王摩詰則能畫，而未嘗或遊。蓋圖、傳神也。記、志事也。詩、道性情也。有圖有記有詩，備此三者，要以王履爲首選乎？是以王履華山圖記之喧騰於人口，良有以也。

履遊山時，在洪武十六年癸亥（公元一三八三年）七月二十日，回卽作圖。越十四日不得訖工。九月中，就船作記作敍，明年圖成。又明年帙成。迨後忽又不甚恰意，欲重爲之，而精神爲病所奪。欲弗爲之，而筆力過前遠甚。二者戰之胸中，久不決。其弟立道激之，由是就臥起中，强其所不能者。稍運數筆，昏眩併至。卽閉目歛神，臥以養之。少焉復起，運數筆昏眩同之。又卽臥養，如是者日數次，勞且瘁，不可言，幾半年幸完。傅色將半，忽精神頓敝甚，欲畢焉，而撥與推舉不足用。思「滿城風雨近重陽」一句，倘可寄人，況此乎？遂罷。以其弟立道其子赭皆酷好畫，爰授之并曰：「珍之亦可，忽之亦可，私之亦可，公之亦可，用爲睹物思人之具亦可，視爲手澤使後世子孫相與慎惜亦可，貽諸好事亦可。」於此亦可概知其風度矣。

此圖明時朱存理先見之於沈維時有竹莊，圖僅盈尺許。筆意縱放，出自繩墨之外。若詩若文，皆蠅頭小字。書滿蘢簪。然天眞之妙，爛然可挹，不待誦其言，則於一覽間，知其用心良苦也。因錄副墨相假以歸。正德己卯，又見於太倉武指揮家。王世貞謂：歸武氏時，曾失其四，後於長干酒肆見之，宛然延津之物也。傾橐金購歸，爲武氏雅語。王氏復從武侯所借觀，得見其畫冊與詩記。曾令陸叔平摹二十許幅。十年前尙聞有人挾之求售者。凡兩厚冊，無損敗，收藏甚佳。上冊乃遊記覽詩，下冊爲畫。首有金壽門題簽，係金箋篆書。畫重水墨，稍加青赭，色淡而墨厚，甚沉鬱也。此際烽烟漫天，不知尙在人間否？深爲繫懷不止！

神州國光社曾於民國十八年印行范中立華山圖。畫面十一紙，書楷敘一紙。每畫各繫長短題句，字跡隱微，未可畢讀。皆未標題。今持安道之遊記題詩相較，則毫髮不爽，若合符節。乃知范本，實係王作之誤。該本雖有黃賓虹氏考証題識，但確認范氏眞跡，而一無間言，抑亦異矣！

安道於明史有傳，其於醫學造詣亦深。嘗謂張仲景傷寒論爲諸家祖，後人不能出其範圍。殊不知仲景專爲卽病之傷寒設。素問云傷寒爲病熱。言常而不言變。至仲景而始分，寒熱立辨。然義猶未盡。乃備常與變，因作立法考。其言曰：「凡用藥治病，其旣效之後，須要明其當然與偶然，……惟其視偶然爲當然，所以循非踵弊，莫之能悟，而病者不幸也。」又曰：「有病因，有病名，有病形。辨其因，正其名，察其形，三者俱當，始可以言治矣。一或未明，而曰不誤於人者，吾之未信也。」又曰：「風寒分言則風陽而寒陰，風苟行於天地嚴凝凜冽之時，其得謂之陽乎？是則風寒常相因耳。」其於神農嘗藥，力闢其妄，曰：「愈疾之功非疾不能知之，其神農衆疾俱備而歷試之乎？……味固可以嘗而知。其氣，其性，其行經主治，及畏惡反忌之類，亦可以嘗而知之乎？」此種科學頭腦，求證精神，中醫界中絕尠。而中醫學之一脉相承者，乃非科學之精神耳。所以對於古說稍存懷疑而非議者，不爲人所攻學幾希矣！今所得見者，僅溯洄集而已。餘者據醫籍考云：皆已佚去。惜哉！王氏畫藝醫學，皆戛戛獨造，出類拔萃，罕有其匹。而其說不爲世重。陳氏中國醫學史竟不載其名，寧不可嘆耶？王氏固不幸，而我國醫學尤大不幸也。今後亦當知所反矣。王文恪公（鏊）曰：「予讀溯洄集，知安道之深於醫，不知其能詩也。及修蘇州志，知其能詩又工於文與畫也。嗚呼！畫末技耳。詩文姑舍是，予於安道之醫，深於取焉爾。」王氏固早有知己者在。予特鈎其沉，而發其潛耳。覽此者亦將有動於中乎！

奇士徐文長，書畫出衆，醫亦精曉。所作富於文學趣味，爲文人派之寫意者。乾嘉以後，其勢大盛。近時吳昌碩亦其流派也。曾注黃帝素問一書。青藤畫集，海上影印者凡三。白龍山人臨摹者十餘葉。士人愛好之者甚衆。其遺像現存趙叔孺家。項昕善音律，工繪事，獨以醫顯。明末陽曲傅山字青主，志節獨高，至死不降其志。書畫醫文後世傳誦。其書法淵源家學，功力甚深。嘗自言：「晉中前輩書法，皆以骨氣勝，故動近魯公，然多不傳。太原習此，傳者獨吾家代代不絕。至老夫最劣，以臨雜不純故也。」又云：「吾家現今三世習書，眞行外吾之急就。眉之小篆，皆成絕藝。吾幼習唐隸，稍變肥扁。又似非蔡李之類，旣一宗漢法，回視昔書，眞足唾棄。吾家爲此者一連六七代矣。然皆不爲人役。至我始苦應俗物，每逼面書以爲得眞。其實對人作者，無一可觀。且先有憤懣於中，大違心手造適之妙。眞正外人，那得知也。然此中亦不傳之秘，强作解人，又輒云能辨我父子書法，吾猶爲之掩口　大概以墨重筆放，滿紙槎杈者爲父。以墨輕筆韻，行間明爽者爲子。每聞其論，正詅痴耳。三二年來，代吾筆者，實多出姪仁。人輒云眞我書，人但知子不知姪。」王肯堂好讀書，著述甚富，雅工書法，尤精醫理。著有六科準繩，醫林所宗。其論畫曰：「前輩山水，皆高人逸士所謂泉石膏肓，煙霞痼癖，胸中丘壑，幽映迴繚，鬱鬱勃勃，不可終遏，而流於縑素之間，意誠不在畫也。」文人寫意，祇此數語盡之矣。據裴景福壯陶閣書畫錄：鬱岡氏曾書贈姜仲文督學詩扇，金字徑寸，行書，詩翰雙絕云。至於唐伯虎之煉藥圖，朱芝垝之罌粟花圖，仇十洲之採芝圖，金華宗原常雙溪洗藥圖，吳溥爲之題詠，吳寬書梔子，王世貞題金銀花等，皆記載於冊籍。歷經鑑賞家之審定，而許爲名作者。呂晚村工書法，又嘗提囊賣葯，雖遠近爭購之，但避名一如伯休，親故皆謝而不往，交遊之士，有造門者，支扉不納，所著醫貫一書，後人假趙養葵名以掩之，實不然也。清時薛生白吳縣人，嘗遇異僧，身掛一瓢，鐫七字曰：「吃盡天下無敵手」。奇之，邀之家，出席共飲。以瓢注酒，容一斤，僧盡三十六瓢，已纔一瓢耳。遂號一瓢。所居有掃葉山莊，故又號掃葉山人。學問淵博，工詩善畫蘭。以醫名世，著述亦多。崑山王晉用六如筆法，特繪煉丹圖以貽之。葉桂字天士，醫名震宇內。自漢張機以來，無與匹敵。王晉曾用李龍眠法為其寫一小像。（南陽小廬圖畫見聞錄）。天士父號陽生，醫學深湛，亦工書畫。尤在涇貧而好學，醫學尤神。曾粥字糊口。今時醫家知者甚鮮。徐靈胎氏題跋之畫眉泉圖，甚為工細，真蹟現存王吉民處，識者寶之。何鴻舫醫名藉甚，字亦稱雄。邇時曾集其方案如干頁，詩稿兩紙，便面一箑。金德鑑工醫善畫，前年鄧秋馬丈惠我金君尺牘一通，予甚寶之。世補齋作者陸九芝，乃潤庠公之尊翁也。於溫熱一症，頗有見地，其字雖未稱名，然美秀而勁。今得其題讚一紙，欣賞久之。湖州凌嘉六於溫熱一症，頗有心得，亦以書畫馳名。友人范行準藏有溫熱類編原稿。筆致遒媚，如曲江遊女，掉臂獨行。俞曲園名重公卿，文字卓越，更通醫理。大鶴山人即鄭氏文焯之別署，號叔問漢軍正白旗人，光緒乙亥舉人，官內閣中書。癸卯會試，自言原籍高密，為康成後裔。呈請加復本姓。工詩文，又嗜考証金石，善倚聲，通醫理，精六法。人物山水，隨筆點染，咸有生趣。著作甚富。清亡退居滬濱，不問世事。曾著醫故一書，懸壺於漢口路福利公棧，粥畫畫自給。居滬食貧時，北京大學函聘為文史教授，毅然謝絕。其畫則別饒風趣。嘗於除夕寫歲朝圖。一老梅枝上數蕚，忽生橫枝，懸一大紅爆竹，以為未經人寫出之景，命曰春色春聲。某軍長見而愛之，願斥巨資請題雙款，不應，其兀傲有如此者。年六十二卒於吳門。民七春卜葬於光福鄧尉。殁後五月，朱古微梁任公葉玉虎等八人上書內務總長錢能訓，函致江蘇省長轉行吳縣知事，護其墳墓。亦晚清之大家也。予處藏其山水中堂一幅，筆意蒼勁，位置天然，得未曾有。其遺容亦曾設法得之。故揚州名醫家陳康侯錫蕃，繪韋慈藏藥王像，殊生動悅目。近儒餘杭章炳麟太炎，為樸學大師，並善方技。篆字古雅，有西漢遺風。興到時，兼事繪素，予處藏有墨荷一幅。先師曹穎甫舉人，於諸子獨有心得，善畫梅，字跡學褚河南而加長，秀麗不類其人。醫宗長沙，仰慕者殊衆。清廉自矢，倭寇江陰，罵賊而死。死事殊慘，後當詳傳之。國父能醫，人皆知之。第一名卒業於香港醫科大學，獲優異之獎狀。亦曾操刀以割，霍然奏效，令人驚嘆不止。近蒙哲生先生函請中國國民黨黨史編纂會，抄示所有關於醫事史料多種。惟國父醫學畢業年歲考一紙，較為整齊。故裝裱之，餘皆輯入拙著國父與醫學及其肝病經過一書中。並擬其平生學行，成同門表率，拯危起廢，活人救國，鞠躬盡瘁四圖。甲午舉人夏敬觀先生號吷庵。罷官後以詩畫排遣。寫實為主。黃山圖冊八幅，有名於時。曾為予繪廬阜杏林圖，筆姿謹細，不苟點劃，而生氣勃然，自非胸羅萬卷者不辦。

石刻木簡　至於石刻壁畫之類，皆為極早時期之藝術，於我國美術史上，頗占重要位置。今所傳世者，當以公元一四七年東漢建和武氏所造之武梁祠為最古。祠在山東嘉祥縣南，紫雲山下，為順帝時任城名族，武氏一家墓之享堂。有石室四處，曰武梁祠，武榮祠，武斑祠，武開明祠。最顯者為武梁祠，遺有神農黃帝之像。余有攝片二幀，陳列於中華醫史博物館。公元五七五年北齊龍門古藥方，為藥方勒於碑石之最古者。刻於河南洛陽龍門山之老君洞。清儀閣張廷濟所藏之明拓片，後歸餘杭褚德彝，今為海煦樓所藏。字跡斑駁殊多，難以畢讀。據金石萃編則知王述菴所見之本，較該搨殘蝕處萃編猶存。萃編缺者，此搨無不泐也。今兩相較勘，另用標號說明。庶觀覽者，或能稍知其梗概焉。他日獲暇，再當據醫心方，和名本草等書，一一校正之。流沙墜簡共見醫方十一，為漢晉時物。今已攝取影片，加以說明註釋。此雖片斷殘跡，無裨於我國醫藥。然考醫史之學者，彌足珍貴焉。陶弘景為南朝之醫者，其瘞鶴銘碑，現存焦山麓。晉時葛稚川像，在於蒼溪縣雲臺之書巖。唐代邊鸞氏之藥上菩薩像，刻於寶聖寺團塔上。范瓊之藥師十二神，刻於聖興寺大殿。張旭肚痛帖，現存長安碑林。勅編唐新本草之長孫無忌，金石錄云：「唐太宗逍遙樓詩，萬年宮碑，為無忌與楊師道所書。」又高宗曾親幸其第，命圖其形象，親為畫贊以賜之。宋王惟一所著銅人腧穴針灸圖經碑石，計二十有四。題篆為仁宗御書。元至元間自汴移置三皇廟。廟在順天府治南明照坊。元元貞初建，明洪武時取入內府。公元一〇八一年宋元豐四年，石刻孫思邈像，在於陝西之耀州華原縣五台山孫眞人祠之碑首。畫像者杜穆，刊石者劉紹彭。宋郭思纂千金寶要，宣和六年，刊於華州公署。現存拓本三種。明正統八年華州知州劉肖整重刊。景泰六年，知州楊勝賢重刊，及隆慶六年刊本。羅文瑞書醫无閭碑，萬曆甲戌太宰梁夢龍勒績，拓本曾為王弇州爾雅樓所藏。鑑眞和尚為中國醫學首先傳至日本者。其紀念碑刻於民國初年，置於揚州平山堂附近。江都耿鑑庭君設法獲拓片二。一貽中華醫史學會，一則贈予。有韓國鈞題字。予更請圓瑛法師，蔣竹莊居士加題考證。與碑文署有出入，其遺容亦曾設法摹得一幅。內經圖爲光緒丙戌素雲道人木刻，現存京都白雲觀。蓋由羽流取黃庭內景經，參以己意而成。內景經與醫家有關，所言生理，視醫家反爲近似。此圖儼然具有骨骼模型。各部所繪男女老幼人物，寓有生長變化之意，藏於海煦樓。

法帖 法帖之有醫藥字面而非眞論醫藥者：西晉陸士衡平復帖。唐時虞世南理頭眩藥方，雙鈎標本在鮑思傳家，後爲俗人添入羲之兩字，傳入晉州法帖，以爲羲之書，鑿譬可笑。後宋時歸藏潤州蘇氏家。韓偓手簡十一帖內有鮑藥帖 栁公權有寄藥帖。宋蘇軾有病眼帖，又耳聾詩帖，養生論。趙清獻有山藥帖，行楷書 宣和府藏有陳景元正書陶隱居傳。蘇舜欽學館臥病等詩 王獻之腎氣丸帖，藥物帖，石膏散帖，白石散帖，寄藥帖 據孫退谷庚子消夏記，又有地黃帖，米芾有臨本。趙都承與懃家藏眼藥方，人參賦，臨右軍種藥帖 王子慶藏英宗齒藥方（生乾地黃，細辛，白芷，蛀皂角，各一兩；去黑皮并子入藏瓶，均用黃泥固濟，用炭火五六斤煆令炭盡，入白殭蚕一分，甘草二錢，並爲細末，早晚揩齒，堅固，治衂血等症。）韓宗伯存良家藏王獻之鴨頭丸帖 釋懷素肚痛帖 元句曲外史書詩文卷，有陶宏景小傳，文甚簡約 趙子昂有痔疾帖。元人天冠山題詠，有洗藥池，長生池詩各九首，鍊丹井詩八首 明有沈石田書贈醫僧詩。王陽明與弟伯顯二札，行書，專論懲忿窒慾，完養精神，薰陶德性，不藥沉疴。豐南禺臨右軍養生論，行書。莫雲卿(是龍)筆塵行書摺帖內，有蔬食可樂說，語皆精警。又記韓愈服硫黃事，以其晚年好聲樂，服硫黃而一病不痊 （按世俗以白樂天詩「退之服硫黃，一病迄不痊。」爲韓愈實誤，此退之卽衞退之也 ）沈復吉醫士植芳堂卷，明賢題序者，計有會稽楊維楨，江陰孫作等二十二人，瀏覽所及，止於此耳

名醫畫像 畫像之制。其事甚古。明熊鑑峯自序醫學撫源曰：唐甘伯宗撰歷代名醫，自三皇始而迄於唐，繪列成圖，宋許愼齋又錄唐及五季宋金數代之人，如通眞子劉元賓，潔古老人張元素等，序次以續乎伯宗所作，名之曰：歷代名醫探源報本之圖。但該名醫及報本久已佚失。今所見者，惟明陳嘉謨本草蒙筌所附十數圖。或爲鑑峯遺緒，而粗獷僅具人形，曷足麦人高山仰止之衷乎？

醫藥八傑 今乃徧查我國上下古今醫藥之史，心所嚮慕者，醫藥兩界，

各得四人焉。參以各朝衣冠風物考其遺容笑貌，舉其生平優異，足以垂訓晚世者，描繪成圖，費時三載，稿凡七易。覽此者，不但窺見我國醫藥之梗概，或者觀感興起，倘亦稍益人之心智乎？關於醫者：一爲稚川煉丹，二爲仲景著書，三爲元化剜腹，四爲勳臣改錯。關於藥者：一爲弘景審藥，二爲蘇敬製圖，三爲愼微徵方，四爲時珍殉學。內有范行準，余雲岫，王吉民，洪貫之，丁福保，葉勁秋，黃榮戎，葉遐菴，夏劍丞，沈信卿，陳夔龍，劉海粟，鄭午昌，朱天梵諸先生題詠。

中國醫藥八傑圖之作，所以明歷史演進之跡，古人治學之勤，及朝代環境之變遷，使知學術之精進，誠日新而月異者也。後之視今，亦猶今之視昔。盲目崇拜偶像，是豈晚進之士所當爲耶！（卅二年六月，業已單印成冊）

醫哲像傳 予曾輯歷代醫哲像傳，幾及百人。以近代人像畫法，並加彩色，奕奕如生。弁言曰：「我國薄視醫學，由來已久。范蔚宗作後漢書，以醫學下儕於方伎，後世作史者因之，遂以醫學爲小道。唐書方伎傳敍曰：凡推步、卜、相、醫、巧、皆伎也，前聖不以爲教。朱子小學箋注曰：孫思邈爲唐名進士，因知醫貶爲技流，我國之風習如此。迨後雖有李濂之醫史，甘伯宗之名醫傳，勒爲專書，然皆不爲世重，在若存若亡之間，惜哉！予好史事，更近醫學，乃有歷代醫哲畫像之搜求。或於家乘，或於傳記，凡有關於醫藥者，輒輾轉訪求，依樣臨摹，積若干帙。如再假以時日，蓄此志以求之，不難再有所獲，而益充其數。瞻仰遺容，如親謦欬。思人睹物，宛然若在。我國醫學或將自此而稍感興奮乎？」茲錄歷代醫哲姓氏如下：

（上古）神農，黃帝，岐伯，雷公，伊尹。（戰國）醫緩，扁鵲，倉公。（漢）張仲景，華佗。（晉）王叔和，巢元方，皇甫謐，陶宏景，葛洪。（唐）孫思邈，韋慈藏，蘇敬。（宋）蘇東坡，唐愼微，錢乙。（元）劉元素，張子和，朱丹溪，李東垣，曾幼榮。（明）徐文長，李時珍，孫東宿，傅青主，呂晚村。（清）秦昌遇，葉天士，陳修園，王清任，雷少逸，吳脩先，金天和，馬培之，費伯雄，俞曲園，王寬，金韵梅，吳雲峯，張聿青，夏春農。（民國）章太炎，曹穎甫，張錫純，張山雷，孫蓮仙，楊伯雅，何廉臣，惲鐵樵，丁甘仁，夏應堂，湯爾和，牛惠霖，牛惠生，余伯陶。

民間醫藥神像 八幅，乃予一時興至之作，視此亦可以覘知我國民間之醫俗矣。

中國新醫事物紀始

王吉民

一 醫院

第一所天主教醫院爲澳門之宻塞立哥狄醫院(Misericordia Hospital)。創立于一五六九年。創辦人爲甘奈羅主教。此爲外人在中國最早設立之醫院。

第一所基督教醫院爲廣州眼科醫院。美宣教會栢嘉醫師所設立。創辦於一八三五年。嗣經歷年擴充及改造，成爲今日中外聞名之博濟醫院。可謂在中國歷史最長之醫院。

第一所外人在華之施診所爲東印度公司李文時頓醫師與馬禮信在澳門所設立。創辦於一八二〇年。

第一所私立醫院爲澳門之眼科醫院。哥烈支醫師所設立。創辦于一八二七年。

第一所痲瘋醫院爲廣東汕頭之痲瘋醫院。成立于一八六七年。

第一所中西醫院爲香港東華醫院。成立于一八七二年。分中醫西醫兩部•任病人自擇其一。

第一所精神病院爲廣州瘋人院。一八九八年嘉約翰醫師所創立。

第一所肺病療養院爲北平美以美會肺病療養院。成立于一九〇三年。

第一所衞生療養院爲安息日會上海療養衞生院。成立于一九一八年。

第一所節育機關爲北平節育所。成立于一九三〇年。

二 學校

第一所政府所辦之醫校爲天津醫藥館。一八八一年李鴻章所設立。由英人馬根濟主持。一八九三年由政府正式接管，改名北洋醫學堂。委林聯輝爲總辦。後改稱海軍軍醫學校。一九三〇年停辦。

第一所軍醫學校爲天津北洋軍醫學堂。一九〇二年袁世凱所設立。一九〇六年改隸於陸軍部軍醫司。更名爲陸軍軍醫學校。一九一八年由天津遷至北平。一九三三年再遷至南京。

第一所美人開辦之醫校爲上海聖約翰大學之醫科。成立于一八八〇年。一九一四年與廣州本雪佛尼亞醫學校合併。現改稱聖約翰大學醫學院。

第一所德人開辦之醫校爲上海同濟醫學校。成立于一九〇七年。一九一七年由政府接管。改名國立同濟大學醫學院。

第一所法人開辦之醫校爲上海震旦大學醫學院。成立于一九一三年。

第一所日人開辦之醫校爲奉天南滿醫學堂。成立於一九一一年。

第一所國人自辦之醫校爲廣州光華醫學專校。成立于一九〇八年。一九二八年改組爲廣東光華醫科大學。翌年易名廣東光華醫學院。

第一所藥科學校爲杭州浙江公立醫藥專門學校藥科。成立于一九一二年。

第一所牙科學校爲成都華西協會大學醫學院牙科。係英美加八教會團體所合辦。成立于一九一八年。

第一所女子醫校爲蘇州女子醫學校。成立于一八九一年。一九一九年停辦。其次爲廣州夏葛醫學院。成立于一八九九年。原名廣東女子醫學校。一九〇二年夏葛捐助巨欵，乃改今名。

第一所政府所辦之助產學校爲北平第一助產學校。成立于一九二九年。

第一所政府所辦之護士學校爲國立中央護士學校。成立于一九三二年。設南京中央醫院內。

第一所獸醫學校爲上海獸醫專科學校。成立于一九三三年。一九三六年停辦。

三　醫　團

第一個醫學組織爲廣州醫藥傳教會。一八三八年旅華傳教兼行醫之醫師哥烈支，栢嘉，及裨治文等所創設。

第一個具全國性之醫學組織爲中國博醫會。成立於一八八六年。至一九三二年與中華醫學會合併。沿用後名。我國歷史最長範圍最廣之醫會也。

第一個國人之醫藥組織爲中國醫藥學會。一九〇六年留學日本千葉醫學專門學校醫藥二科學生所發起。會所設在千葉。並發行一種雜誌名醫藥學報。

第一個提倡衛生之組織爲中國國民衛生會。一九〇七年日本留學生所設立。會所設東京，並發行一種刊物，名衞生世界。

第一個護士組織為中華護士會。成立于一九〇九年。

第一個衞生教育組織為中華衞生教育會。成立於一九一一年。由中華基督教男女青年會全國協會，中國博醫會，中華醫學會。華東基督教教育會等合辦。

第一個全國衞生行政機關為北京內務部衞生司。設立于一九一一年。國府奠都南京後擴充為衞生部，時為一九二九年。至一九三一年改為衞生署，隸內政部。一九三六年改隸行政院。

第一個醫史研究組織為上海醫史研究會。成立于一九一四年。不久卽告停頓。

第一個國人自辦而具全國性之醫學組織為中華民國醫藥學會。一九一五年八月湯爾和等所創立。數年後無形停頓。同年十一月伍連德，俞鳳賓，牛惠生等組織中華醫學。會至一九三二年與博醫會合併。

第一個麻瘋救濟組織為上海之中華麻瘋救濟會。成立于一九二六年。

第一個開業醫師組織為全國醫師聯合會。成立于一九二九年。

第一個防癆運動組織為中國防癆協會。成立于一九三三年。

第一個預防花柳病組織為上海之中華花柳病預防會。成立于一九三四年。

第一個研究營養組織為中國兒童營養促進會。成立于一九三七年。

第一個醫學博物組織為中華醫史博物館。成立于一九三八年。設在上海中華醫學會內。

四　集會

第一屆中國博醫會全國大會係在一八九〇年五月在上海舉行。

第一屆中華民國醫藥學會全國大會係在一九一五年八月在上海舉行。

第一屆中華醫學會全國大會係在一九一六年六月在上海舉行。

第一屆全國醫師聯合會全國醫師代表大會係在一九二〇年一月在上海舉行。

第一屆中華護士會全國大會係在一九一四年在上海舉行。

第一屆中國防癆協會全國大會係在一九三三年十月在上海舉行。

第一次醫學名詞審查會聯合會議係在一九一五年八月在上海舉行。此會初由中華醫學會，中國博醫會，中華民國醫藥學會，及江蘇省教育會組織而成。至一九一八年應各學術團體之請，擴大範圍，改組爲科學名詞審查會。

第一次中國博醫會與中華醫學會聯席會議係在一九一六年在上海舉行。

第一屆中國博醫會與中華醫學會合併後之全國大會係在一九三二年九月在上海舉行。

第一屆中華麻瘋救濟會全國大會係在一九三二年在上海舉行。

第一屆中華醫史學會大會係在一九三七年四月在上海舉行。

五 人物

第一位傳教醫師來華者爲美國栢嘉醫師 (P. Parker)。於一八三四年抵廣州。創辦博濟醫院。主持醫務數十年。後升爲美國駐華全權公使。

第一位習種痘術者爲邱浩川。一八〇六年受業於皮爾遜醫師(Ar.Pearson)。盡得其傳。三十年間爲人種痘達一百萬人。爲我國著名種痘專家。

第一位國人習醫者爲關韜。一八一八年生。一八七四年歿。受業於栢嘉醫師。擅長外科。在博濟醫院服務多年。一八五六年曾任軍醫。此爲我國軍隊任用新醫之始。

第一位國人留學外洋習醫者爲黃寬。一八五七年畢業于蘇格蘭愛丁堡大學。

第一位外人在我國大學教授醫學者爲德貞醫師 (Dudgeon)。一八六五年在同文館担任教授內科學。

第一位來華之女醫師爲甘姆氏 (Dr. Lucindo Combs)。一八七五年到北京。開設診所，後創辦婦孺醫院。

第一位中國女子留學外洋習醫者爲金韻梅女士。一八八五年畢業於美國紐約女子醫學校。

第一位來華之正式護士爲麥堅妮 (Miss Elizabeth Mckechinie)。一八八四年到上海西門婦孺醫院服務。

第一位醫師而兼爲一國元首爲孫中山總理。係一八九二年香港西醫大學堂第一屆畢業生。

第一位中國女子留學外洋習看護者爲鍾茂豐女士。一九〇九年畢業於英國倫敦葛氏醫院。

六　書報

第一本解剖學書爲鄧玉函之人身說概。一六四三年出版。爲介紹西洋解剖知識最早之譯著。

第一本種牛痘書爲皮爾遜(Dr.Pearson)之種痘奇法。由斯當頓譯成華文。一八一五年出版。

第一本國人編纂之新醫小冊爲皮氏生徒邱浩川之引痘略。一八一七年出版問世。

第一本醫學字典爲狄文氏(T. T. Devan)之中英文醫學辭彙(The Beginner's First Book)。一八四七年出版。

第一種有系統之醫學譯述爲合信氏之全體新論。一八五一年出版。此後有西醫略論，內科新說，婦嬰新說，醫學英華字釋等先後刊行。

第一種醫學雜誌爲廣州嘉約翰之西醫新報。一八八二年創刊。每季一期。發行至第八期停刊。

第一種英文醫誌爲中國博醫會發行之博醫會報。一八八七年創刊。至一九三二年與中華醫學雜誌合併。改爲月刊。現仍繼續出版。爲我國壽命最長之醫學期刊。

第一種國人自辦之醫誌爲尹端模之醫學報。一八九四年出版。數期後停刊。

第一本醫學史專著爲陳邦賢之中國醫學史。一九二〇年出版。

第一本藥局方爲衛生部編印之中華藥典。一九三一年刊行。

七　診療

第一次實行剖驗屍體係一六二一年。鄧玉函在澳門解剖一日本傳教神父屍體。此爲外人在遠東最早病理解剖之一例。

第一次採用種痘法係在一八〇五年。由東印度公司皮爾遜醫師介紹至廣東。此爲西方醫術輸華之嚆矢。

第一次膀胱截石手術係一八四四年。由栢嘉醫師施行。

第一次割除乳癌手術係一八三六年。由栢嘉醫師施行。

第一次卵巢腫瘤截除手術係一八七五年。由嘉約翰醫師施行。

第一次胚胎截開術係一八六〇年。由黃寬醫師施行。

第一次剖腹術係一八七五年。由嘉約翰醫師施行。

第一次產婦開腹取兒術係一八九二年。在博濟醫院施行。

第一次截除甲狀腺術係一九〇〇年。由伍德醫師施行。

第一次試用醚劑麻醉法(ether)係一八四七年。由栢嘉醫師倡行(醚劑爲美國摩爾呑一八四六年發見)。

第一次試用氯仿麻醉法(chloroform)係一八四八年。由栢嘉醫師倡行(氯仿爲英國辛姆森一八四七年發見)。

第一次應用大風子油治療麻瘋係一八五〇年。由合信氏試驗,成績良佳。

第一年腥紅熱在中國發見爲一八七三年。烟台某外人小孩死於是症。海關醫官以臨床診察與病理解剖加以證明。

第一次發見鼠疫桿菌係一八九四年。日醫北里氏(Kitasato)及法醫頁桑(Yersin)氏在香港研究鼠疫,同時報告發見鼠疫桿菌。

第一次正式執行屍體解剖式係一九一三年。十一月在蘇州醫學專門學校舉行。

八 雜事

第一張醫學照片爲一八六一年。米拉(Miller)醫師在廣州博濟醫院爲一身患腫瘤之人所攝之照片。此亦爲中國照相之始。

第一年醫校有男女同學爲一八七九年。是年廣州博濟醫校錄取眞光書院兩女生。此爲我國男女同學之濫觴。

第一年政府賜留學外洋習醫畢業出身爲一九〇六年。由學部帶領引見。計謝天保,徐景文賞給醫科進士。陳仲篪,曹志沂,李應泌,傅汝勤賞給醫科醫士。

第一個華人在外國受外科手術爲倭路。其人患腹下巨瘤。由哥烈支醫師建議須送英國治療。一八三一年由東印度公司出資送往倫敦施行手術。結果不良。手術後卽死。

第一幅醫事油畫爲哥烈支醫眼圖。係一八三四年愛爾蘭名畫家辛內利所作。此圖現尙保存于倫敦葛氏醫院。

第一次中國參加萬國衛生博覽會係一八八四年在倫敦參加。展覽之出版物中，有戈登氏之「中國公共衛生之檢討」及德貞氏之「華人衣食住與衛生關係」兩篇論文。

第一篇在外國醫誌發表之國人著述為金韻梅女士之「組織物之顯微攝影術」一文。一八八七年刊登於紐約醫學雜誌。

第一位國人醫事畫家為林華，嘗為栢嘉醫師擇選有趣之病例，詳細寫生，一八四〇年栢氏返國，携該畫陳列展覽。事畢卽分贈英國葛氏醫院及美國耶路大學。

第一位提倡醫學革命為余雲岫。於一九二九年第一次中央衛生委員會提議廢止中醫，當時頗引起一般中醫之責難與反對。

第一次醫史展覽會係中國醫史文獻展覽會。於一九三七年在上海舉行。

第一種醫事郵封為聖誕防癆郵封，係上海防癆協會於一九三八年所發行。

第一次開醫學大會郵局有紀念郵戳者，係中華醫學會第六屆大會，於一九四三年在重慶歌樂山舉行。

FIRST EVENTS IN THE HISTORY OF MODERN MEDICINE IN CHINA

K. C. Wong

In this article the first events of most of the important medical facts are recorded. This is arranged under eight headings: hospitals, schools, associations, conferences, physicians, publications, treatment, and miscellaneous. The date of each event is also given.

三十年來中國公共衛生之回顧與前瞻

衛生署

金寶善

一

公共衛生爲具有社會性之事業，其發榮滋長，與一國政治經濟文化之發展息息相關。凡政治經濟文化發達之國家，其公共衛生之事業，亦必有可觀·反之政治經濟文化落後之國家，其公共衛生事業，亦不能獨形進步。故對於三十年來我國之公共衛生事業，對於我國三十年來之一般情況，不可不先有一適當之認識。

最近三十年實爲我國近代史上一段最重要最多變化最富有意義之時期。無論在政治經濟文化各方面，均表現莫大之變化與進步。就政治方面言，則承辛亥革命之後爲求國內之統一與爭取國際上之自由平等，而有十五年之北伐及二十六年之抗戰。經濟方面則素以農業生產爲主之中國，已開始步入工業化之路。至文化方面，則有五四之新文化運動導其始，中國本位文化以及民族本位文化等運動繼其後，尤呈波譎雲詭之觀。縱觀三十年來之歷史，其遭際之艱難困苦，固屬無庸諱言，然各方面之進步，亦爲不可否認之事實。或謂我國三十年來各方面之成就超過前此三百年之總和，實非過言。

在上述背景之下，我國公共衛生事業以當國步艱難之際，困扼頓挫固所不免，然在此期間所表現之進步，以視其他事業，並無多讓。値玆抗戰勝利建國方始之日，對我國三十年來之公共衛生事業，一爲檢討，並就今後所應努力之方面，畧陳所見，於我國將來衛生建設上或不無裨益歟。

二

我國近三十年來公共衛生事業之發展過程，爲敍述上之便利計，可分爲三個時期，而以北伐及抗戰爲劃分三個時期之界限。

一·第一期 本期包括自民初至北伐成功，國民政府奠都南京爲止之一階段。在此期間處於北京政府官僚統治之下，軍閥割據，內戰不絕，致民生凋弊，經濟殘破，各種事業，均鮮進步。至醫療衛生事業，則以教會醫事機關之提倡促進，及迫於事實上之需要，尙有相當成就。考現代醫學自清季由瑪禮遜(Robert Morrison)郭雷樞(Thomas R College)派克(Peter Parker)諸氏相繼介紹至我國後，迄民初爲時已逾百年。教會醫院，年有增加。醫學院校亦有相當數量之設置。自民初迄北伐止，成立之醫校，計有北平協和，上海女子，聖約翰，同德，光華，東南，南通，湘雅，遼寧等醫學院，中山，北平，河南，齊魯，震旦等大學之醫學院及江西河北浙江三省立醫專。惟各校教育方針幾完全側重臨床醫師訓練，於公共衛生課程之教學，頗嫌不足。至醫院之設置，則以教會醫院所佔之比例爲最高。中華醫學會亦於民初成立，於前此成立之博醫會，同爲我國之主要醫學學術團體，對於我國醫藥科學與衛生事業之促進，均具有顯著之貢獻。至政府方面，其時北京政府內務部之下，雖有衛生司之設，但甚少實際工作表現。此期比較重要之史實，畧如下述。

(一)鼠疫之防治 鼠疫爲急性傳染之一，於短暫之期間內，可以造成大量之死亡，且昔日無有效之治療方法，故極易引起人類之注意。民國紀元前二年東三省鼠疫流行，淸廷乃派軍醫學校會辦伍連德氏前往防治，并於京師組設防疫局及衛生會。榆奉鉄路亦停止通車，復於山海關設立檢驗所，各海口亦同時檢疫。又特設奉天鼠疫研究會，此次流行，死亡者達六萬餘人。此爲我國大規模防疫工作之第一次。爲促進我國公共衛生事業之重要因素。民國六年綏遠發現鼠疫，並延及晋北一帶。幸防治工作較爲得力，死亡人口較東北爲少，計一萬六千餘人。

(二)中央防疫處之設置 因民國六年十二月綏遠山西兩省鼠疫流行，內務部爲防止傳染病，乃令設中央防疫處，至民國八年三月正式成立。設於北平之天壇。掌理關於傳染病之研究講習及生物學製品之製造檢查鑑定等事項。關於生物學製品之製造，雖遠在一八九六年上海有牛痘苗之製造，但大規模之製造，並由中央政府經營者，則以中央防疫處之設置爲嚆矢。

(三)地方衛生機關之建立 民元前巳有市衛生機關之建立，如上海公共租界工部局於民元前十三年(一八九八)巳設立衛生處，辦理租界內之公共衛生業務。但其地爲租界，且爲外人所辦理者。至我國地方政府自辦有組織之公共衛生事業，則當以北平市第一區衛生事務所之設立爲最早，該所係由當時之京師警察廳得協和醫學院之助，於民國十四年五月所創辦者。該所工作範圍，包括生命統計，傳染病管理，婦嬰衛生，學校衛生，工廠衛生，環境衛生，衛生教育，疾病醫療等項。此爲我國政府自辦市衛生機關之始，其辦法制度，對於其後公共衛生業務之發展，實具有甚大之影響。

二・第二期 本期時間包括自北伐成功迄七七抗戰爲止。爲期約十年。自國府奠都南京，不久東北易幟，全國統一告成，實爲我國建國圖强之良好時機。不意內有剿匪之戰，外有日寇侵東北而爆發九一八事變，內憂外患之烈，較之第一期有增無已。但我政府雖處此嚴重情勢之下，仍力謀建設，十年之間，各種行政均有顯著之進步，醫藥衛生事業，亦多有發展。本期增設之醫學院校，計有中央大學醫學院，孫逸仙博士醫學院，中正醫學院，廣西福建兩省立醫學院，及山東陝西二省立醫專等校。若干醫學院，已增加公共衛生課程之講授。如協和醫學院，上海醫學院，及同濟大學等校，均有衛生科之設。關於醫藥衛生之研究機關，設立者有中央衛生設施實驗處，雷士德研究所，及上海自然科學研究所等機關。惟其中除中央衛生設施實驗處外，餘均爲外國財團所設置。博醫會及中華醫學會二學術團體亦於民國二十一年四月十五日合併爲中華醫學會，其下復陸續增設各種專門委員會。各種專門學會亦相繼成立，如中華公共衛生學會，中華結核病學會等，均於此期間建立，對於我國公共衛生問題之探討與著述，亦漸增多，本期重要公共衛生事業，約如下述：

（一）中央衛生機構之建立 國民政府鑒於公共衛生事業之重要，乃於民國十七年增設衛生部，於是年十一月一日正式成立。根據中央政治會議第一六三次會議通過之衛生部組織法，衛生部內部設總務，醫政，保健，防疫，統計五司，其後復陸續增設中央醫院，中央衛生試驗所，西北防疫處，蒙綏防疫處，麻醉藥品經理處，公共衛生人員訓練所，及各海港檢疫所等機關，中央衛生行政機關體制，漸形完備。

（二）衛生行政系統之確定 衛生行政爲新政中之新興部門，民十七以前尚無一定制度，十七年十二月一日國民政府公佈全國衛生行政系統大綱。規定省設衛生處，市縣設衛生局，未設市之省會，其衛生事宜由衛生處直接處理。各市縣衛生局及衛生業務直接由衛生處處理之。省會就其轄境內依自治區劃分若干區，處理衛生事宜。衛生行政建制，至是始告確定。其後雖迭有變更，並未盡依本大綱之規定，然其精神，則仍屬一貫。

（三）海港檢疫之收回　遜清同治十二年（一八七三）因暹羅馬來一帶霍亂流行，並波及我國上海厦門等地，死亡甚衆。當局爲防止疫勢蔓延開始辦理海港檢疫工作。由當時海關監督英人赫德氏(Robert heart)於各口岸派醫師十七人（其中十六人爲外人我國醫師僅黄寬氏一人）檢查入口船隻。是爲我國委託外人辦理交通衛生之始。直至民國十九年始由衛生部交涉收回。於上海設海港檢疫總管理處，統轄海港檢疫事宜，并於各重要海港設置檢疫所。由客卿代辦垂五十餘年之海港檢疫，至是始告收回。

（四）衛生研究實驗機關之建立　衛生技術爲衛生行政之基礎，爲求公共衛生事業之發展及效率之提高，衛生技術之研究，絕不可忽視。政府爲促進衛生技術研究，特於民國二十一年九月，於全國經濟委員會之下，增設中央衛生設施實驗處，分設細菌檢驗，化學藥物，生命統計，婦嬰衛生，衛生教育，工廠衛生，衛生工程等系，從事於我國各種衛生問題之研究實驗。旋改稱衛生實驗處，是爲我國衛生技術研究實驗之最高機關。自該處成立迄七七抗戰，雖爲時不及五年，然對於我國流行病之研究，城市鄉村衛生設施之實驗，生命統計制度之實驗，以及婦嬰衛生學校衛生之促進，均已有若干之成就。

（五）衛生技術人員之訓練　衛生部爲訓練助產人材，首於民國十八年設立國立第一助產學校。其後衛生署爲訓練臨床及公共衛生護士，復於二十一年設立國立中央護士學校。二校均爲國立同性質學校之第一所，開醫事職業教育之先河。後因學制變更，始改隸于教育部。爲改進我國醫事教育，衛生部十八年會同教育部設立醫學教育委員會，旋復增設助產護士等教育委員會。該會等對于醫學教育之改進，如學制之釐訂，課程標準之訂立等，均有甚大之貢獻。至二十二年七月，衛生署復舉辦公共衛生醫師班，訓練公共衛生醫師以應各地需要。後擴充爲公共衛生人員訓練所，以訓練各種衛生人員。

（六）頒行中華藥典　世界主要各國均有藥典之頒行，以爲全國藥品製造鑑定應用之準繩。並定期修正增益，以適應葯學之進步。我國衛生部成立後，卽從事中華藥典之編訂至十九年編製完成，於同年五月十五日令行，是爲中華藥典之第一版，舉國便之。

（七）省衛生事業之促進　在第一期各省均尙無衛生專管機關之設立。本期經中央協助各省成立省衛生專管機關者，共有七省。浙江湖南甘肅寧夏青海等五省均設衛生實驗處，江西設全省衛生處，陝西則有衛生委員會之設。至省轄衛生事業機關，至抗戰爆發爲止共五十二單位，其中包括省立醫院十五所，省立傳染病院三所，省立衛生試驗所三所，其他衛生機構三十一所

（八）市衛生事業之促進　北伐以後，各大城市相繼設市。依市組織法，各市得設衛生局，主持衛生事宜。惟各市衛生局之設，時置時撤，至不一致。亦有設衛生事務所者，至抗戰前夕，市之已設衛生局，或衛生事務所者，計有南京，上海，北平，天津，廣州，杭州，南昌，等七市，市轄衛生事業機關共有八十二單位。其中包括市立醫院十四所，傳染病院六所，衛生試驗所二所其他共六十所。

（九）縣衛生事業之促進　關於縣衛生工作之實驗，私人學術團體方面，如中華平民教育促進會，於民國十八年，已開始在河北省之定縣作縣衛生工作之實驗。旋衛生署於南京之湯山，上海市衛生局於上海之吳淞，高橋，以及各地公私學術機關團體亦相繼在各地推行鄉村衛生工作。惟泰半均屬於實驗性質。至二十一年十二月第二次內政會議通過「依照各地方情形，設立縣衛生醫療機關，以爲辦理醫藥救濟及縣衛生事業之中心案」。繼又於二十三年四月九日舉行之衛生行政技術會議，通過縣衛生實驗方案，縣衛生事業之推進乃有所依據。至抗戰開始時，各縣之已設立衛生院或縣立醫院者，計江蘇三十五縣，浙江十四縣，江西八十三縣，湖南十四縣，山東二縣，河北一縣，陝西九縣。

（十）西北及邊疆衛生事業之促進　西北及邊疆各地，資源豐富，而人民生活甚苦。衛生署爲配合中央開發邊疆，建設西北政策之實施，及改善西北及邊疆人民生活計，首於二十三年設西北防疫處於蘭州，二十四年增設蒙綏防疫處於綏遠，二十五年復於綏遠設蒙古衛生院以促進西北及綏蒙一帶之醫療防疫工作。西北及蒙綏兩防疫處爲適應西北一帶居民需要，並兼辦獸疫防治工作。

三·第三期　本期所包括之時間自七七抗戰起至三十四年抗戰勝利止，歷時八年有餘，完全處于戰時狀態之下。沿海省市，大部淪陷，敵騎所至，破壞隨之，所有被敵侵佔省市原有衛生事業，大部停頓。原有設備，損失甚重。惟內地各省市則以政府西遷人才集中後方，衛生事業，因而獲得發展之機會，醫事教育機關，亦續有擴展。新成立之醫學院計有貴陽醫學院，西北

醫學院，及江蘇醫學院等校。醫學學術團體之活動，則以戰事影響，不無減色。研究機關之增設者，則有衛生署之西北衛生實驗院，中央大學研究所之醫學部等，中央研究部亦成立醫學研究所，一般言之，此期之學術活動，較爲低落。但並未停頓，仍有少數專家利用退居後方之機會，埋頭於西北西南若干地方衛生問題之研究。如對於瘧疾黑熱病斑疹傷寒等病流行學上之研究，均獲有相當成就。關於四川嘉定一帶「痺」病之研究，亦爲近年相當重要之工作。至本期主要衛生事業，可概述如次。

（一）衛生政策之確定　第一期之公共衛生事業，並無政策之可言，至民國十七年衛生部成立以後，衛生政策亦尚未具體確定，至民國二十三年衛生技術會議時，已有實施公醫制度之提案。民國二十九年中央五屆八中全會，通過實施公醫制度案以後，推行公醫制度，遂成爲我國衛生行政之基本政策，衛生署秉承國策，對於公醫制度之推行，當卽積極促進。自三十年起，政府特撥推行公醫制度經費，由衛生署派遣推行公醫制度人員，分赴各省市衛生機關，積極策動推進。惟實施公醫制度之條件，首先應有實施公醫制度之機關，故衛生署之初步計劃，卽以普及省市縣鄉鎮各級衛生機構以爲將來實施公醫制度之準備。

（二）省衛生事業之促進　第二期已有七省設置衛生專管機關，但其組織名稱，極不一致。至二十九年六月二十一日行政院公佈省衛生處組織大綱，規定省衛生處下得設省立醫院及衛生試驗所，初級衛生人員訓練所衛生材料廠等機關。各省制度，漸趨一致，至抗戰勝利止，全國已有十六省衛生處，省轄衛生機關共有二四四單位，其中包括省立醫院五十三所，省立傳染病院七所，衛生試驗所十所，其他共一百七十四所。

（三）市衛生事業之促進　抗戰以後，沿海各大都市，相繼淪陷。後方各城市人口陡增，對於衛生設施之需要日殷，相繼成立衛生機構。至抗戰勝利爲止，各市於本期內設置衛生局或衛生事務所者，計有重慶，成都，自貢，貴陽，昆明，西安，蘭州等七市。市轄衛生機關共二十四單位，包括市立醫院，市立產院，傳染病院共十所，其他機關十四所。至於戰時已增設衛生專管機關，嗣以戰事影響而撤銷者，計有衡陽桂林二市。

（四）縣衛生事業之促進　各縣於第二期已設衛生院及縣立醫院，共二四一縣。戰時後方各衛生院年有增加，至二十九年五月十八日，縣各級衛生組織大綱公佈施行，衛生院之增設益多。中央爲補助財力不足縣份增設及充實衛生院，於三十三年規定補助辦法，是年領受補助費者共一〇一縣，三十四年仍繼續辦理，並將補助費數額增多。至抗戰勝利時止，除收復區不計外，各省已設衛生院者，達九七八縣。

（五）加强西北及邊疆衛生設施　關于西北及邊疆衛生設施，除原有機構外，衛生署復於二十八年設置西北衛生專員辦事處於蘭州，以就近輔導西北各省衛生事業，以後又陸續增設西北醫院及西北衛生人員訓練所以為西北醫療事業中心，及訓練西北衛生幹部人才。至三十三年又將西北衛生專員辦事處改組為西北衛生實驗院，從事西北衛生問題之研究實驗。至邊疆方面，於西康境內設有西昌，會理，富林，雅安四衛生院。蒙古衛生院則於三十二年改組為伊克昭盟及烏蘭察布盟二衛生所，寧夏之阿拉善旗亦增設衛生所一所，分別辦理綏蒙及寧蒙之衛生事宜

（六）戰時衛生工作之推進　早於抗戰爆發之前，政府鑒於中日關係日益緊張，救護工作不可不早為準備，遂由衛生署於二十六年春制定非常時期救護綱要，通令施行。及抗戰開始，乃於二十七年春成立醫療防疫總隊，辦理醫療防疫以及一般救護工作。同年復於長沙設立戰時衛生人員訓練所，以訓練戰時衛生工作幹部。此外又組織防疫大隊，協同國際聯盟派遣來華之防疫團辦理戰區防疫工作。至二十八年因後方公路交通日趨重要，沿途缺少衛生設施，因而創辦公路衛生站以應需要，最多時共達七十餘站，分佈於各重要公路沿線。其後又協助軍醫署組設抗瘧隊及流動輸血隊，分赴各戰區辦理軍隊抗瘧及輸血工作。

三十年來公共衛生事業演進之概況，吾人已就各期具有足以代表一般趨勢之史實，畧為說明。總結三十年來我國公共衛生事業之經驗，吾人可獲得下列數點認識。

（一）三期公共衛生事業，第一期之成就殊少，第二期已有顯著之進步，第三期雖處於抗戰期間，政府財力空前困難之際，公共衛生事業仍有甚大之發展，可証惟有在一統一而有强有力政府之下，行政方能進步。第一期處於北京政府統治之下，吾人自不能寄以過大之期望。

（二）在第一期政府根本無衛生政策之可言。公共衛生事業亦少有建樹。至衛生部成立，衛生政策乃逐漸形成。於國民政府設置衛生部之命令內，已明示衛生行政之中心任務。其後因受美國蘇聯等國關於公共衛生思潮之影響，公醫制度漸為我國衛生界之多數人之所主張，至中央五屆八中全會通過

實施公醫制度案，我國衛生政策，遂益具體化。

總之三十年來我國公共衛生事業之成就，較之先進國家雖遠爲落後，其成績亦瑕瑜互見，然持平而論，在此期間，我國公共衛生事業已獲有顯著之進步，則爲不可否認之事實。除前舉各項史實外，他如一般國民衛生知識之進步，衛生從業人員之增加，均可証前項論斷爲不誣。

三

迺者抗戰業已勝利結束，所有不平等條約，亦已取消，我國際環境之優越，洵屬前所未有。舉國上下果能把握時機，努力建設，則建國大業，必可早日完成。公共衛生事業在此種環境之下，如能遵照既定政策積極策進，亦將展開歷史上嶄新之一頁，殆可斷言。關於今後公共衛生事業所應努力之方向，爰就個人所見，畧述如次。

一．衛生設施應力求充實　我國收復區原有衛生設施，因敵偽之破壞，損失至爲嚴重。後方各省市，近年雖有相當發展，然以戰時人力財力之限制，其設備能合於標準者爲數甚少。至爲基層衛生組織之鄉鎮衛生所，不惟數量過少，質量尤形低落。故今後衛生設施，除當力求普及外，尤當注重充實已有之機構，充實其設備，使合於現代之標準。提高其工作能力，使能善盡其保衛人民健康之責任。至今後衛生工作之重心，當如下列。

1. 推行婦嬰衛生，以保障產婦嬰兒之健康，減少產婦嬰兒之死亡。
2. 推行學校衛生，以保障學齡兒童與青年之健康，改善兒童與青年之體格。
3. 推行勞工衛生，以減少疾病災害死亡，增加生產效率，促進經濟建設之發展。
4. 加强傳染病管理，以逐漸撲滅傳染病之流行，減少由傳染病所招致之大量死亡。
5. 推廣環境衛生，以改善人民生活環境，減少人民患病之機會。
6. 普及衛生教育，以提高人民衛生知識，增加其對於疾病之警覺性，使人人能享受健康之生活。
7. 擴大醫療救濟，增加醫療設備，使病者能獲得適當之醫療。

公共衛生業務，頗爲廣泛，然我國當前最重要問題爲急慢性傳染病之流行，婦嬰衛生之不講求，環境之不潔，學校與工廠衛生設備之不週及人民衛生知識之低落，今後十年內之公共衛生業務，竊意當以上舉數項工作為重心。

二·公醫制度應澈底實施　公醫制度之要義，在以政府力量辦理一切醫療衛生事業，排除營利性之私人經營，而免費為全國人民服務。蓋此種事業，由政府經營，可以根據合理之標準為妥善之分配，及最有效率之利用。可以避免私人營業自由競爭，分配偏枯，不均，及浪費之弊。且近代醫學分科日精，一人之力，不易兼長，診療設備，亦日益複雜，尤非私人力量所易購備，故就現代醫學本身發展程度言，亦已不適於私人經營方式。此與昔日之家庭手工業已為今日工廠機器工業所代替，其理正復相同。抑有進者，在私人經營制度之下，富有者，雖輕微疾病，往往為過分之利用。在無力負擔醫葯費者，雖患重篤疾病，亦無從獲得適當之醫療，於整個民族言，不啻為一種生命之浪費。吾人尤應瞭解，推行公醫制度之結果，直接受益者雖為個人，而間接獲益者，則為整個國家民族，蓋公醫制度之實施，可以普遍提高人民健康水準，以充實國防及生產力量也，我國於此次戰時，已深感精壯兵源不足之苦。為改善國民體格，尤有澈底實施公醫制度之需要。

三·衛生工程應大量舉辦　衛生工程中如給水工程下水道工程等，均為預防腸胃傳染病之重要措施。我國近年霍亂迭有流行。而傷寒痢疾流行之普遍，幾於無地無之。根據各地經驗所示，凡給水及下水道設備良好之都市，腸胃傳染病均鮮發現。即非由飲水所致之疾病，亦有連帶減少之趨勢。衛生工程與人民健康關係之密切於斯可見。我國自遜清光緒五年創辦自來水於旅順以來，迄今將近七十年，而各地之已有自來水設備者，仍祇限於少數城市。下水道之設備，卽各大都市亦欠健全。為保障人民健康計，衛生工程之興辦，實為公共衛生工作中重要之一環。至低應於二十四年內使五萬人口以上之城市均有自來水及下水道設備。人口不足五萬之城市及鄉村亦應完成安全給水設備。

四·衛生技術應提高水準　公共衛生事業為科學技術之應用，一切設施，均以醫藥衛生科學之成果為基礎。每一新技術之發明，每一新藥之引用，均足以促進衛生事業之進步。英美各國醫藥衛生科學之發展，日新月異。此次大戰期間之收獲，尤為豐碩。如美國士兵於此次大戰期間之疾病死亡率，尚不足萬分之六，比第一次大戰期間之疾病死亡率，減低百分之九十五。此種成就，洵屬驚人。我國醫藥衛生科學之落後，無庸諱言，欲期今後之進步，非認眞學習新技術，應用新技術不爲功。尤望我從事公共衛生工作同志，以迎頭趕上之精神，努力於我國公共衛生問題之研究實驗，以提高我國公共衛生技術水準，增進衛生工作之效率。

抗戰勝利之後，我國公共衛生事業已發展至一新階段，吾人欲使公共衛生事業對國家民族有更大之貢獻，對人民爲更大之服務，則上述四者，竊意當爲我國公共衛生事業今後努力之基本方向。顧如何方可以促其實現，則又有若干不可不先予注意之條件，應求政治上之安定一也。應爲有計劃之推進二也。應大量培植醫葯衛生人才三也。應建立衛生器材工業四也。盖非政治安定，衛生事業，無順利發展之環境。非爲有計劃之推進，必致步調失序，發展難期均衡。非有大量人才，無從獲得大量幹部。非有衛生器材工業，則悉賴國外輸入，一切俯仰依人，無從獨立發展。上述各點之重要，三十年來之痛苦經驗，可爲佐証。故此種問題之解决，確屬衛生建設之先决問題，而爲吾人所首應解决者也。抑有進者，此次大戰結束之前，聯合國爲統籌遭受戰禍各國之善後救濟工作，因而有聯合國善後救濟總署之設，以協助各國之救濟與復興。我國向善後救濟總署申請之救濟物資，醫藥一項，計重七萬四千餘公頓，共值美金六千六百餘萬元。其中包括醫院六百六十所，分爲五百床位，二百五十床位，一百床位，五十床位四級。婦嬰保健所及產院五百五十所，醫療防疫隊十隊，衛生試驗所十一所，衛生人員訓練所五所，製藥廠三所，及生物學用品製造所四所，所需之設備器材。將於今後一年餘之時間內陸續運華。吾人果能妥爲利用，我國衛生設施，必可頓改舊觀，對於將來之衛生建設工作，更具有甚大之助力，則尤不待言也。

婦嬰衛生之過去與現在

中央衛生實驗院

楊崇瑞

引言

國家人口組合，婦嬰及五歲以下之幼童約佔强半，又以婦嬰及幼童乃民族之延綿力，故種族强弱，當决於婦嬰之健康，因此民族之復興，端賴婦嬰之保健。

世界各國婦嬰衛生工作，率自晚近始。我國婦嬰衛生工作，開始於十數年前，過去孕產，多視爲瓜熟蒂落，不加重視，偶遇問題，多求穩婆，因而枉送生命，以致每年孕產婦死亡率高達十五，比之歐美，約高出四或五倍，至於因生產而遺留之各種殘疾，更佔絕大多數。

至於胎兒與嬰兒之先天衛生，及後天照拂，更爲忽畧，因而死產甚多，其活產者亦多於一歲以內夭折，以致每年嬰兒死亡率高達二百，較之歐美，亦高出三或四倍有奇，依據牛司侯母氏之推論：「嬰兒死亡率高，嬰兒損失之數亦多，其餘兒童殘疾亦多，生後四年內兒童（幼童）之死亡率亦高，母體及其家族必弱。」故嬰兒之死亡率，誠爲國家衛生狀况測度之衡尺，民族健康情况之表徵，我中華民族之强弱，當以減除此若大之超格死亡，爲最要策，今後國家之復興，公共衛生確爲基要，而公共衛生之推行，婦嬰衛生實爲其基礎。

婦嬰衛生工作之範圍

婦嬰衛生工作之範圍

1. 人才訓練與儲備：婦嬰衛生工作人員及學員之訓練。
2. 設計與實施：全國婦嬰衛生工作，推行方針之確定，制度之建立，及實施機構之標準釐訂等。
3. 調查與研究：有關婦嬰保健問題之調查與研究。
4. 監督與管理：對於婦嬰衛生工作人員之監督與管理。

5. 婦嬰衛生教材讀品之編審：對於婦嬰衛生教育之教材，讀品，及論文之編撰，及有關婦嬰衛生書籍之審核。

婦嬰衛生工作之對象，係以保健產育年齡（十五歲至四十五歲）之婦女（即胎兒期），嬰兒（初生至一歲）及幼童（一至五歲）爲工作之對象。其工作之實施，概以婚前予以健康之檢查，與保健知識之指導，以促進國民體質之改善，與遺傳病之防免。於孕期予以循序之健康檢查，生理變化之維護，及疾病之防免。於產時予以科學之助產，以使母子安全。產後期予以合法之維護及一般生活之指導，及育嬰方法，使產母能順利復原至生理狀態，使新生兒健康以適進嬰兒時期。對於嬰兒及幼童之疾病預防及衛生習慣之養成，均期以週詳作到。故其對象係自婚前之青年男女起，直至結婚，生產，及產後之母嬰與幼童爲止。以促進婦嬰健康，奠定成年健全之基礎爲旨。

關於婦嬰衛生工作項目如下：

1. 婚前衛生：包括產育年齡婦女之婚前健康檢查，疾病治療，保健指導，遺傳病防治，及優生奬勵與生育節制等。
2. 孕期衛生：包括孕期健康檢查（自懷孕至生產共需檢查十二次），疾病治療，缺點矯治，孕期保健，攝生指導，產前準備，及家庭訪視等。
3. 產時衛生：包括末次檢查（一次）科學助產，產後母嬰照理。產後期之生活指導，及家庭訪視
4. 產後衛生：包括產後檢查（自產後第九日至一年共四次）產後期保健，疾病治療，育嬰技術指導及家庭訪視。
5. 兒童衛生：包括嬰兒及幼童之健康發育及體格檢查，缺點矯治，疾病治療及預防，及衛生習慣之訓練。

各項工作於推行時，均以教育其父母爲重心，使眞正嬰兒及幼童之保健工作，能得深切之瞭解，而貫徹實行之

婦嬰衛生之創設與經過

我國婦嬰衛生工作，初爲社會熱心服務團體，實無地方或中央機關之規模，民國十年，因一產婦死於胎位不正，而使醫界感到；設此產婦於孕期曾受有產前檢查，及早矯治，即可免死，母子兩命，皆可安全，因而遂於當年在北京朝陽門外，設一孕婦檢查機構，次年，又在東城燈市口增設一處，十

四年北京協和醫學院公共衛生科與京師警察廳試辦公共衛生事務所，（即今第一區衛生事務所），以作公共衛生之教學，婦嬰衛生工作，亦遂因之而略具規模。依據當時工作之經驗，婦嬰衛生之推行，實屬急需，而推行工作之專門人才，更屬必需先爲儲備，故訓練專門產科人才，遂更爲工作實施之前提，因此，訓練之具體計劃，曾由中華醫學會通過，但惜以無適當人選，而未即時開始。

民國十七年，國民政府奠都南京，爲謀增進民衆之保健，行政院下面遂設衛生部（即今衛生署）職掌全國衛生行政，對婦嬰衛生之計劃爲：

1. 訓練：婦嬰衛生各級人員之訓練，如婦嬰衛生醫師之訓練及助產士之訓練等
2. 設施：對於國內產母嬰兒保健機關之廣設．
3. 研究：研究有關產母嬰兒之保健問題．
4. 管理：對於執行婦嬰衛生事務之人員，如醫師，助產士，護士，及接生婆等之登記與管理．

全國性之婦嬰衛生工作，自此遂有有系統之設施計劃，其後工作之推動，需按此四項計劃進行．

關於訓練工作：全國之婦嬰衛生工作推動，頗需大量之醫事人員，唯於我國醫護兩缺之時，專職人員之訓練，勢在必行，因此助產人員之訓練議案，當復被提起而見實施，於民國十八年，國立第一助產學校，遂因之而創立。至民國廿六年止，中央，省，市及私立立案之助產學校，共計有五十四處，畢業學生約二千人。

對於公共衛生工作人員，以欲期其工作實行，能與全國所定方針及標準相同，故補充之訓練，於十七年時曾於北平開始，其中婦嬰衛生醫師之訓練，曾有兩班，俟後又復於南京舉行，二十一年衛生署公共衛生人員訓練所成立，主管全國公共衛生之員之訓練，婦嬰衛生工作人員之訓練，亦由該所負責主辦。

關於婦嬰衛生工作人員之管理：除一般醫藥衛生人員之管理外，衛生部更責成地方衛生機關辦理（一）助產士之登記，（二）生死註冊．當時北平執助產業務者；除少數之醫師及助產士外，助產工作多在接生婆手中，（詳細調查共約三百餘人），爲實驗管理取締之方法，遂先行完善之登記，而後予以輪流之訓練，受訓時對其成績欠佳者予以取締，受訓後依據管理接生婆

之規則（十七年公佈）由局予以監督，設有觸規，即予取締，當時更規定每接生婆所接生產婦，每五百人中，不得死十人，以爲限止。迄於民國十八年止，北平居民出生率以千分之卅計算，則受有此項訓練之接生婆所助產者約百分之六十．由正式助產士或住院生產者約百分之二十五．其餘之百分之十五，為其他人員助產，此項訓練工作，十九年時，遂由北平市保嬰事務所繼續辦理．

關於婦嬰衛生机構之設施：婦嬰衛生機構之設施，除少數單獨成立之機構外，均隨各省，市立衛生處，局，及各公立助產學校之成立，而漸擴展，民國十七年，北平市衛生局成立，局中設保嬰股，專司全市婦嬰衛生工作之推進．民國十九年衛生局曾一度改組，當時局中之保嬰股遂改組爲北平市保嬰事務所，所中工作計爲：

1. 孕婦嬰兒健康檢查．
2. 接生婆及助產士之監察．
3. 保嬰問題之研究．
4. 保嬰事業之宣傳．
5. 嬰兒生死之統計．
6. 母職之訓練．

同時接生婆以及其他助產人員之訓練工作，遂亦併入，其後，保嬰事務所又分所四處，自此，北平市之婦嬰衛生工作，遂稍具規模，十年後，北平市區內之孕婦，能受科學助產之產前監護者，約達百分之五十。

關於調查及研究工作：曾先選擇與婦嬰衛生有關，且屬急切者，予以研究；計有

1. 嬰兒死亡及死因之調查．
2. 死產及死因之研究．
3. 母體健康與生育多寡之關係．
4. 嬰兒營養之研究，豆漿代乳之研究

二十年，全國經濟委員會中央衛生實驗處成立，（二十七年改隸衛生署），處中設九系，各掌全國衛生技術之設施，其中婦嬰衛生系爲全國婦嬰衛生工作設計，研究，及推行之主管部門．

全國公共衛生之推進，逐日建設，行政工作由衛生部（衛生署）主持，實驗及研究之技術工作由實驗處（今實驗院）司理，訓練工作由公共衛生人

員訓練所（今實驗院）管轄，各負專責，基礎漸立，正可循規日進，策勵建設，然七七軍興，全國政局急轉，衛生之建設遂亦隨之而將固定政策變更。

自南京撤守後（廿六年冬），婦嬰衛生工作，雖不克依照固有計劃推動，但曾努力參加戰時之救濟工作；或派赴前後方，或籌設失業醫，助產，護士學生之教學，或參加難童之保育，其中以難童保育工作係屬兒童衛生，故曾動員工作人員凡百餘名，並曾訂有保育院及保育會之醫藥衛生設施方案，交由保育會自行舉辦。

二十七年，重慶建爲陪都，人口驟增，市內公共衛生設施，急待興辦，當於衛生署到達後，短期內成立衛生診療所四處，所中工作以急需維護之孕產婦及嬰幼之衛生工作，最爲急要。二十八年五月三及四兩日，敵機肆行轟炸，政府於劃定遷建區後，即速疏散市民及機關，其中以婦女兒童之疏散爲最重要，衛生署當即於三數日內，成立衛生所三處，以担任遷建區市民之衛生工作，除一般醫藥衛生工作外，婦嬰衛生工作最屬急需。

同時衛生署於公路幹線設公路衛生站十八處，以保健運輸人員及所設地點居民之健康，婦嬰衛生系當即設計婦嬰衛生工作實施標準，及標準之接生箱，以期各地工作及實施能有統一之標準，當時曾代各站籌備標準平產及難產接生箱二十餘套，分發使用，每套且附使用法及說明，此外統一之月報表及塡表說明亦即分發，因此廣擴民間，婦嬰衛生工作，遂籍公路衛生站之設立，而漸深入。

關於幼童衛生工作之設施：抗戰後，兒童之救濟工作，興辦甚速，但多收容五歲以上之兒童，對於五歲以下之兒童保育機構，則付闕如，衛生署有鑒及此，遂聯合振濟委員會，於廿八年四月，由婦嬰衛生系設計及辦理嬰兒保育院一處，收留抗屬嬰兒，父母無力照管之嬰兒及棄兒(均爲一歲以下者)，予以保育，卅一年社會部成立，此項工作遂交由該部管理。

廿八年教育部全國性各地訓練工作開始，關於醫護助理人員之訓練，遂委托衛生署辦理，故曾舉辦護士助產士助理人員訓練班。

次年，婦嬰衛生系應工作推行時參攷書之需要，曾出版家庭衛生及家政概要，兒童飲食須知及婦嬰衛生掛圖等。

三十年四月一日，衛生署衛生實驗處與公共衛生人員訓練所合併改組爲中央衛生實驗院，院中設兩所八組，婦嬰衛生工作爲院中之一組，除仍職掌全國婦嬰衛生之實驗，研究，及設計外，更掌理訓練工作。當院成立之始，以已有之婦嬰衛生設施，多屬單行而無系統，且省，縣，鎮之設施，亦極待建立標準，同時又以對於各級婦嬰衛生工作人員之訓練，工作標準之釐訂，及婦嬰衛生問題之研究，亦皆需實驗設施完整之機構，而做推行制度之基礎，故首先確定婦嬰衛生機構之實驗。當時曾依據下述原則而選定實驗之地點：

一. 抗戰時期後方之婦嬰衛生工作，以建設西南西北婦嬰衛生機構，及人員訓練場所爲目標，期於在戰時即將西南西北之婦衛生工作基礎奠定，則戰後復員時，可免人事之遷動，而工作受有影響。

二. 聯合輔導地方工生機關，建設適合地方環境需要之婦嬰衛生機構，使此項工作成爲地方本身之工作，俾戰後能自力辦理，不受人員及經濟移動之影響。

三. 實驗婦嬰衛生各級之設施系統，自鄉鎮至縣，由縣至省，由省至中央之設施，以使醫學深入民間。

依據上述原則，遂選定四川省之成都設婦嬰保健院一處，以作西南之建設。在西北，遂選定甘肅省之蘭州設婦嬰保健所一處，以實驗省之婦嬰保健機構。兩項設施均於商同各該省衛生處後設立。更於本院之壁山教學區設婦嬰保健所一處，除教學外，更可實驗縣之婦嬰保健機構，於本院之沙磁教學區，則加强婦嬰衛生之教學及實驗，但未設獨立之機構。此外協助其他與婦嬰衛生有關之機關工作頗多；如本院實驗兒童所，新橋公路衛生站之兒童健康門診及重慶兒童園等。

關於硏究工作：戰後（卅二年）曾分別於重慶，成都，璧山，福建，及貴陽等地舉行嬰兒死亡及死因之調查，據成都之調查，死亡率爲一二六·五，璧山之調查爲一七〇·九，其他各地之材料，正整理中，死亡之原因；仍以臍風及傳染性疾病爲最多。

關於訓練工作：於各教學地點，曾經常訓練婦嬰衛生醫師，或醫學生，助產士及助產學生，及公共衛生護士。更曾參加各種班訓之課程講授，卅四年于善後救濟訓練計劃擬訂後，即開始舉辦善後救濟婦嬰衛生人員之訓練工作；設有助產講習班，助產士進修班，及婦嬰衛生醫師班三班，同時並于本院之沙磁教學區，建立教學用之產院一座，設床三十張，以作教學實習場所。

關于設計工作：卅三年曾代中央設計局設計國立產科醫院，產院之設計標準兩部，及助產士家庭接生之標準（分城及鄉兩部）。卅四年代中央設計局擬定國家建設五年計劃婦嬰衛生推進之目標，及婦嬰衛生制度，更編訂民族保育政策綱領實施辦法綱要等。

關于婦嬰衛生教育工作：除編印婦嬰衛生綱要之第一版及增修付印第二版外，更增修並再版簡易產科學，二版及三版付印家庭衛生及家政概要，此外又編印婦嬰衛生學，婦嬰保健，婦嬰衛生講座三書，關于掛圖，曾編印幼童衛生掛圖一套十二幅，再版婦嬰衛生掛圖一套十幅，關于審核出版之書籍計有懷孕與生產，及育兒兩種，關于展覽會之教育，曾于民族健康運動日及四四兒童節時與社會及及民族健康運動促進會合辦展覽會兩次，均為婦嬰衛生之教育工作。

抗戰後，各省衛生處，率多成立，婦嬰衛生工作，遂亦日益開展，四川省設保嬰事務所三處及婦嬰保健院一處（本院與四川省衛生處聯繫而設）。湖南省于婦嬰衛生系時派師資人員十名到省後，曾訓練有大批助產士，且成立婦嬰保健機構十處。廣東省于廿九年及卅二年之間，成立婦嬰保健機構十處，訓練婦嬰衛生人員三班，福建省于永安沙縣及南平各地，婦嬰衛生之進展，更屬根深葉茂，一日千里。雖于戰時環境艱苦，但衛生工作反長足進步，實屬可幸，唯人才缺乏仍為各地工作中之重要問題。

結　論

婦嬰衛生工作，乃全民之保健工作　在我國自開始迄今，巳有十數載，但以人才缺乏，物質及環境所限，雖巳有上述之設施，然距吾等之理想尙遠，戰後以民族數量損失，須待新生國民補償，因而婦嬰遂獨受國家與民衆之重視與維護，同時吾等工作同仁咸能忍苦耐勞，克服戰時環境而努力工作，更屬可貴，茲抗戰巳勝，建國伊始，婦嬰衛生在建設新民族旗幟之下，更應積極努力進行，普及全國，深入民間，以保健次代民族，奠定強國基礎。因此吾人近年來，曾參照中國之命運之人才訓練，及中央設計局國家五年建設之各目標，依據六全代會通過之民族保育政策綱領，而擬定民族保育政策初步實施綱要，以作近五年婦嬰衛生推動之準則，列為附件，期能于近年內達到吾等意想所作之目標，尙切盼各界人士予以親切之指導。

「附」民族保育政策初步實施綱要

民族保育政策初步實施辦法綱要

一. 引言

本初步實施辦法綱要，係依據卅四年五月十七日六全代會通過之民族保育政策綱領爲基本，且按照中央設計局國家五年建設計劃草案爲準則而擬定。故於實施之進度中，亦將二十年分爲四個階段，每階段以五年爲準。茲將第一階段之工作實施辦法估計其進度於后：

二. 婦嬰衛生工作目標

1. 減低初生兒死亡率（出生至滿月）

   城市由千分之七〇減至千分四〇

   鄉村由千分之二五〇減至千分之二〇〇

2. 減低嬰兒死亡率自千分之二〇〇減至千分之一五〇
3. 減低孕產婦死亡率自千分之十五減至千分之一〇（依據一萬一千個助產士每年接生共計一百二十萬（減除產褥熱死亡）計算，則全民出生一千二百萬中可減百分之一〇之死亡）
4. 推進科學助產，產前產後衛生，以達到全民孕產婦（一千二百萬）之百分之一，並能使此百分之一〇之婦女，與其夫婿，均能獲得優生指導，能使此百分之一〇中之三分之一能獲得婚前健康檢查。
5. 推進幼童衛生，促進幼童身心之健全，以能使城市中之幼童能獲得此項工作者達到百分之一〇。

三. 工作範圍

1. 婚前衛生一包括產育年齡，婚前健康檢查，保健指導，疾病治療，遺傳病防治，及獎勵優生與生育節制等
2. 孕期衛生一包括產前檢查，疾病治療，缺點矯治，孕期保健，攝生指導，臨產準備，家庭訪視。
3. 產時衛生一包括末次檢查，科學助產，產後母嬰護理，產後生活指導及家庭訪視。
4. 產後衛生一包括產後檢查，產後保健，疾病治療，育嬰指導及家庭訪視。
5. 兒童衛生一包括嬰兒及幼童之護理，定期健康檢查，缺點矯治，疾病預防與治療衛生習慣之訓練訓，心理衛生及行爲指導等。
6. 孕婦及乳母之營養改進。

7. 嬰兒及幼童之營養改進。

8. 職業婦女衛生之實施。

9. 婦嬰衛生工作人員之訓練

10. 民衆婦嬰衛生知識之灌輸（家庭衛生及親職教育）

11 生育保險之設施

以上工作以二，三，四，五，十，五項爲實施之中心項目，第一，六，七，八，九，十一，六項工作之初步推動，以僅能達於全民孕產婦百分之一〇爲本時期之目標。

四. 組織與設施

1. 中央部份

(1) 衛生署保健處婦嬰保健科（主管機構，負責工作之推進）

(2) 中央衛生實驗院婦嬰衛生實驗所(業務機構，負責技術之研究與訓練）

(3) 中央衛生實驗院婦嬰保健院（業務教學示範機構，計二單位每單位設床三〇〇）

2. 省部份（計二十八單位）

(1) 衛生處婦嬰保健科（主管機構）

(2) 省立婦嬰保健院（業務機構，其省府所在地若已有市婦嬰保健之設施者則不再另設機構）

3. 直轄市部份（計七單位）

(1) 衛生局婦嬰保健課（主管機關）

(2) 婦嬰保健所（業務機關每所設床三〇〇）

4. 普通市部份（計二十單位）

(1) 衛生婦嬰保健課（主管機關）

(2) 婦嬰保健所（業務機關每所床一〇〇）

5. 大城市部份（計一百單位）

(1) 衛生院婦嬰保健室（主管機關）

(2) 婦嬰保健所（業務機關每所設床五〇）

6. 縣部份（計二千單位）

(1) 衛生院婦嬰保健室（主管機關）

(2) 婦嬰保健所（業務機關每縣設一所，每所設床二〇張，五年內完成二百縣共設二百所）

7. 鄉鎮部份（計八萬單位）

(1) 鎮衛生所（主管機關）

(2) 婦嬰保健室（業務機關，五年內完成四千鄉鎮，平均每二十鄉鎮設婦嬰保健室一處）

[附] 婦嬰保健機構設施進度	需要數	待設所	分年進度 第一年	第二年	第三年	第四年	第五年
中央衛生實驗院婦嬰保健院	2	2	—	充實已設者	—	充實已設者	充實已設者
省婦嬰保健院	（省府所在地若已有市婦嬰保健機構之設施者則不再另設機構故其進度應隨時斟酌另列）						
直轄市婦嬰保健所	7	6	充實現有一所	設二所	設二所	設一所	設一所
普通市婦嬰保健所	20	19	設四所充實現有一	設四所	設四所	設四所	設三所
大城市婦嬰保健所	100	100	設廿所	設廿所	設廿所	設廿所	設廿所
縣婦嬰保健所	200	200	設廿所	設卅所	設四十所	設五十所	設六十所
鎮婦嬰保健室	4000	4000	設四百	設六百	設八百	設一千	設一千二

五，人員需要量	病床數	單位數	每單位所需之人數 醫師	護士	助產士	助理員	藥劑生	檢驗員
中央衛生實驗院婦嬰保健院	300	2	20	50	40	40	4	3
省立婦嬰保健院	（省所在地若已有市婦嬰保健機構之設施則不再另設機構故人員估計亦應按設施另擬）							
直轄市婦嬰保健所	300	7	14	50	40	40	4	3
普通市婦嬰保健所	100	20	8	20	40	20	2	1
大城市婦嬰保健所	50	100	3	8	20	10	2	1
縣婦嬰保健所	20	200	2	2	6	2	1	1
鎮婦嬰保健室		4000	0	0	1	0	0	0
總計			998	2050	8360	3908	245	348

六，經費

1. 婦嬰保健院及所之開辦費按每床四千元計 二六年貨幣價值（包括嬰兒床位）
2. 婦嬰保健院及所之經常費按每床每年二千計
3. 婦嬰保健室之經常費按照當地居民人口每人每年五角計
4. 婦嬰保健之開辦費每室按五百元計

最近十年來外科之進步

國立上海醫學院

沈克非 李卓榮

引 言

自1842年龍氏(Craw Ford W. Long)提倡醚之應用，及1865年里士特(Lister)滅菌程序之發明，近代外科一門，即奠其基；百年之間，日新月異；而此十年以來，進步之速，尤非昔者可比，因揭其大者，撰爲斯文。

維十年來外科之進步，殊非一人或數人之力，可竟其功；我國古代家傳秘方，分門立異之風，於今日科學倡明之世，自難立足；即有三五天才，聚於一室，日夕研討，假以十年，亦難有今日之成就。蓋科學之進步，欲求其速，必須廣思集益，捨疵存精；尤有進者，前人之發明，或已近乎盡善，然吾人并未因此而相循成習，不事改革。必須繼續研究，精益求精，以臻完善。例如治療燒傷一例，自大衛遜(Davidson)始用鞣酸治療以還，學者咸相稱道；其後流弊漸見，乃有壓力裹紮法及血漿注射治療之發明；於是鞣酸在燒傷治療上之地位，朝顯而暮沈。凡此種種，屈指難數；至如其他有關科學之進步，如人體身理病理之日漸明瞭，化學療法之猛進直追，對於外科之貢獻，不獨有直接之價值，抑且間接鼓勵外科從事人員之研究興趣。又如戰爭雖謂殘酷，其間接對於科學，實盡其推進之功，其帶來疾苦傷患，實促使一部分人類對醫學上之研究，加倍努力，外科學之進步，常萌生於大戰之際，至爲易見

最近十年來外科之進步，概可以(I)有關科學之進步及(II)特殊之成就，分別論之。

I. 有關科學之進步

(A) 麻醉劑

(1) 局部麻醉—1884年卡倫氏(Karl Kollen)介紹柯卡因(Cocain)於外科手術以後，用者稱便；局部麻醉劑之研究，乃漸爲學者所注意，1904年遂

有奴佛卡因問世。從此舉凡大小手術，除胸腔之手術外，俱可以局部麻醉或部份神經阻滯法行之，旬年以來，因奴佛卡因提鍊法更精，產量之增多及注射方法之靈準，不獨使外科之手術，能順利進行，而病人方面之痛苦，亦倍爲減少。

（2）冷凍麻醉法一年老體弱病人，常因血管病變，或以糖尿症之故，發生肢體壞疽；壞疽之部，易招感染·昔者以麻醉之法未善，截除肢體，死亡頻高。年來有倡用冰凍麻醉法者，此種方法，除將神經之之傳遞工作，完全停止外，細胞原生質之新陳代謝作用，亦暫告息竭；於是發炎之現象，無從產生，而血中毒及休克亦可免去 1943 年亞倫氏（F. M. Allen）謂於施行手術前三小時，以止血帶縛紮被截除之肢體上部，同時以冰塊包裹，遂行壞肢截除術，手術後二十四小時，除將止血帶解除，仍以冰水包裹，病者殊無痛苦。且於手術時間，可以閱讀書報，去年紐約市醫院曾有十七例之報告，僅有四例死亡 1943 年雷比氏（N. H. Rupp）又以此治療槍傷，複雜骨折，及蛇咬傷等，以爲不獨可以減除痛苦，亦可防止細菌之繁殖云

（3）靜脉注射麻醉法一基里安氏（H. Killion）及畢克氏（W. C. Beck）於1934年介紹 Sod. Evipen, 魯特氏（J. S. Lundy）於1936年及挑何氏（E. B. Tuohy）於1937年先後引進 Sod. pentothal. 之後，應用日廣。病人於注射後，漸趨熟睡，手術後又如午睡初覺，盡忘其痛；不獨需要較短時間之手術，易於施用，其於病者恐佈心理之減除，尤奏效焉。

（4）Cyclopropane — 自 1929 年漢德遜氏及魯加氏 V. E. Henderson, G. H. W. Lucas）倡用 Cyclopropane 後，斯泰氏及其同僚（J. A. Stiles, W. B. Neff, E. A. Rovenstine, etc.）於 1934 年更作詳細之報告，於是此種催眠氣體，風行一時，其對於人體肌肉放鬆之作用，比醚尤勝，且與空氣混合，僅達百分之五至百分之三十之濃度，即行奏效；危險之微，可以想見。年來美國胸腔外科所用之陽性壓力（Positiye pressure）麻醉法，多採用之。

(B) 化學藥物療法，一此種療法之鼻祖當推六十年前發明以砒製物治療梅毒之依禮克氏(Erhlich), 惟其後進步之速，品類發明之多，乃以此十年爲最，尤以磺胺類盤尼西林，堪爲時代之特殊產物；前者基於 1936 年杜馬氏(Dogmak)研究樸浪滔消（Prontotil）之成就，後者於 1929 年由沸累明氏（Fleming）發現，然精製提練，可用作注射者，當推功於 1941 佛路玲氏（Florey）之報告；至今日，其施用之便，可以口服，可以注射，可局部敷用；對於外科手術

前病人之預備，及手術後併發症之預防，均爲學醫者所熟稔；又對於傳染傷口之愈合，可以使越期之創傷，仍可作縫合術；蓋以往均認爲受傷六小時以上之傷口，不可縫接，而自磺胺類化合物及盤尼西林問世後，間有受傷四十八小時後之傷口，仍獲第一期愈合之結果。

(C) 人體生理學之明瞭與生理學原則之應用。

科病人對於水之需要，及水份在體內各組織之分配，自1933年高羅氏及麥獨氏 (F. A. Koller and Maddock) 之研究漸漸明瞭；彼等嘗作臨床實地觀察，發現病情危重之外科病人，自皮膚及呼吸器官消失之水份，平均每二十四小時二千公撮，如病者併發高熱，或係患甲狀腺分泌機能過敏性者，則每二十四小時自皮膚及肺排出之水份，可達三千公撮左右，故高麥兩氏提議供給外科病人每日水份，不能祇憑其自尿道及大腸之排洩量，從事計算和，再加二千至三千公撮，始可保持病者體內水份之平衡。健康成人每日自尿中排出之固體，如鈣磷硫等之化合物，約有四十公分（克），而每公分之固體，需要十五公分之水份始可溶解，故健康成人每日尿量，至少達六百公撮；但病人腎臟功能，比較低減，每公分之固體需水份量四十公撮；故病者平均每日尿量至少應達一千六百公撮，（尤以病情危重者爲然），而尿之比重，須在1.015以下。1940年巴列 (W. Bartlett) 氏嘗研究甲狀腺功能過敏對於體內水份平衡之影響，發現在甲狀腺毒性發作時期。胸部及肺部水腫病症，最爲顯著，故巴氏强調此種病人，每日飲水量以二千至三千公撮爲限 以上所述，僅及其要者，而外科病者需要水份之多寡，遂有所遵循。

2. 電解物—水腫現象，主要原因，因爲體內電解物過多。外科病人，常因鈣養不良，成血毒病，失血，創傷及麻醉劑等作用，用以致肝及腎臟功能失常，因而體內鹽類化合物積滯，其結果產生稀血病 (Hydremia) 即謂血漿中電解物濃度減低。其中有關生理平衡，以氯化鈉爲最要 又氯之電解物與蛋白質分子之穩定甚有關係，若前者缺乏，則後者易於分裂而產生過多之尿素，而呈水素中毒現象 (Uremia) 一百公撮之血漿中，氯化鈉每減少一百公厘（正常爲560至630公厘）應給予病人每一公斤體重以半公分之氯化鈉。例如病人體重六十公斤，其血漿每一百公分含氯化鈉四百六十公厘，則應給三十公分氯化鈉；但對於失血燒傷病例，氯化鈉與全血或血漿同時缺失，故此類病人，祇給予生理鹽水，并無大效，應輸與全血或血漿。

3. 酸鹼平衡—以血漿之酸性濃度(pH)而定。血漿 pH 在人體生理機能之重要性，概有二端：(a) 指示血內或體液內含有氫離子及氫氧離子之多寡；(b)指出呼吸器官之功能，是否正常保持炭酸與氫炭酸之比率($H_3CO_3/BHCO_3$)。在外科病人中，因手術而引起血酸性濃度之失衡，因而預後不良甚至死亡。十年來經過研究結果，始知大多血 pH 增高而呈鹼中毒者，皆由氫游子損失過多所致；叉血 pH 過低（酸中毒）其理由爲不完全之脂肪新陳代謝，或爲胆質損失過多，或爲腎臟病變功能失能所致。知其原因，預防與治療方法自易矣。

4. 蛋白質—蛋白質在人體內之作用，近年來研究之風，幾普遍及醫學各部門，每期醫學定期刊物，常有專文論述。血蛋白過低一症，尤引起外科臨床上之注意。血清蛋白有維持血滲透壓力 (Osmotic pressure) 之作用，其中以蛋蛋白(Albumin)爲主要，因其分子體積，較其他蛋白之分子小。每一公分蛋蛋白所產生之滲透壓力爲 5.5 mm. HG.，而同量之球蛋白 (Globulin) 僅產生 1.4 mm. Hg.；故正常每一百公撮之血滲透壓力，平均26mm.HG.，而蛋白所負責者，有 23mm. HG.，約合總壓力 90%.，由此可知蛋蛋白減少與水腫之關係；如蛋蛋白漸漸減少，體內之組織，即有水腫之趨勢，及蛋蛋白減少至三公分或三公分以下，在臨床上遂呈水腫現象；普通遂以每百公撮之血含有蛋蛋白三公分時，爲水腫臨界點；但此臨界點，並非一絕對之數值，譬如患長期營養不良之病人，當其開始發生水腫時，其蛋蛋白常在三公分以上；大概此類病人，皮下組織彈性與毛細管之張力，因身體消瘦而改變，於是不必等候臨界點之到達，水腫即可發生；換言之，此種病人之水腫臨點界，不能以蛋蛋白三公分爲標準。從前每以血淸蛋蛋白及球蛋白有一定之比率，但卡士登及保道咸氏 (B. Casten, M. Bodeuheimer) 以爲蛋蛋白及球蛋白不獨在化學結構及反應方面不同，抑且在血含量方面，亦無一定之比例。譬如在某種情況下，可以使血淸蛋蛋白減低，但對球蛋白並無影響；在另一情況下，球蛋白增加而蛋蛋白之量，可以完全不變。球蛋白除負責一小部分血滲透壓力外，其主要之作用，據目前所知，係與免疫體之產生，有密切關係。至於組織內之蛋白(Tissue protein) 偉培爾化 (Whipple) 有一假說：即謂組織蛋白，可分三類：(1) 自由儲備蛋白，此種蛋白經常補充血漿蛋白之不足；(2) 半固定儲蓄蛋白，此種蛋白，幷不如前者可以自由取捨，但如血漿有需求，仍可割愛；(3) 固定蛋白，此種蛋白，即在第一第二兩種組織蛋白用竭之際，仍不能被挪用故此時血漿蛋白，惟賴外來營養補充。關於充實血漿蛋白在外科上之重要，可於喜依爾氏(J.M,Hill)之實驗證明之，喜氏用四倍濃度之血漿治療或預防血蛋白過低症病人幷發之肺水腫，腸胳合傷口，及創傷傷口愈合遲緩等病例，俱有優良功效。失血病人，其紅血球損失數如達總量60%以上，應輸以全血；若小量失血，則可以血漿代替。血漿恢復血漿蛋白之速度常較全血倍勝。馬恒尼氏 (E. B. Mahony) 謂施行手術之病人，如不能即予以飲食，則大量血漿之輸與，實爲必要程序。他如外科休克病人，燒傷病人，流膿病人，其需要血漿，尤爲急切。

5. 維生素—維生素對於一般外科病人之重要，固早爲學者所知；其對一般營養狀況，傳染之抵抗，傷口之愈合，及流血之防止，均有直接之影響；故病人之飲食，應隨時加以注意與分析。如甲種維生素關係上皮細胞組織，故一切傷口，尤以燒傷傷口，及呼吸器官疾病，其全愈與豫防，皆有賴於甲種維生素供養之多寡。乙種維生素經佛拉芝菌氏(Frazier)及雷佛定氏 (I. Ravdin) 發現與甲狀腺機能過敏性之心悸及脈促有關，故該種病人於手術前後，應大量給予 Thiamin HCL。1940年奧士尼氏(. Oehsmer) 及史密斯氏 (L. Smith). 又曾報告靜脈張性腿瘡之疼痛，可服Thiamin HCL而大爲減輕。丙種維生素，促進及維持細胞間聯絡組織(In tercellular tissue)之產生。1940 年巴特列氏 (M. Bartlett) 於 188 外科病例中，發現在手術後丙種維生素在血液中之消失，較常人爲速；因信手術後細胞粗織之恢復，及傷口之愈合，所需丙種維生素，較常人爲多。同年何敏氏(E. Holman)嘗於腸阻塞，悪性瘤，及慢性疾病，發現壞血 (Scurvy)，亦謂與丙種維生素有關。丁種維生素與鈣磷新陳代謝，至爲密切；除對甲狀旁腺搐搦症之治療有效外，對於骨折之愈合，亦有影響。K 種維生素在十年前爲達姆氏(H. Dam)所發現。達姆氏發覺雞群中之出血病與飼養食物，有直接關係；如食物缺乏某種因素，常見雞皮下出血，因名該因素爲K 維生素。1938 年隙克氏 (A. J. Quick)對於血凝作用，作進一步研究，證明K 種維生素與血凝素前體 (Prothrombin) 有關。1939 年史密斯氏 (H.P. Smith) 証明K種維生素在肝內產生血凝素前體。其後保爾民氏 (J. L. Bollman) 於1940年亦作同樣研究，結果完全一致。又以K維生素溶解於脂肪油類，隙克氏乃假定胆液係其唯一媒介；食物中之K種維生素先溶解於胆液，然後由腸吸放，存積於肝，凝血素前體因而產生，凝血作用之步驟，始告完成；故患黄胆症及胆漏病人，卽食以大量K 維生素，因無胆液作其溶媒 (Solvent),

亦不能由腸壁吸收，俾能於肝內製造凝血素前體；於是身體稍經損傷或施予手術，流血不止之危險，自所難免。此種假說，亦經完全證實。數年來凡黃胆症病人，於手術前後，均注射大量K種維生素，已成定律，其手術後流血之機會，自此遂不多見。近年來又有P種維生素發現，伊偉氏及基里氏(A. C. Ivy ond J. S. Gary)以爲與血管滲透作用有關，惟迄今尙無結論，故不詳論。

6. 內分泌一年來對內分泌之研究，至爲努力；尤以美國加省大學生物實驗試驗室成積最爲滿意。腦下垂體包含七種內分泌素，已爲該實驗室用化學綜合法得之。而內分泌對於人體生理病理之關係，其直接對外科治療上有貢献者：如睪丸截除術對前列腺癌腫有相當之效果，已爲一般外科學家所公認；卵巢截除術，對乳癌之影響，亦有詳細報告。當於特殊成就一章內，分別論之。

(D) 休息之原則一凡病人無論內疾外傷，但遵醫囑，臥床靜養，在過去默守成規，惟知休息爲治療一重要原則。近十年來漸悉有患者每可因休息或過分休息而產生不幸事端，此種事實，於年老病人中尤爲多見。1940 年伯克氏及巴拉斯里氏諸醫師 (N. W. Barker, J. T. Priestley) 於梅約診療館 (Mayo Clinic)，搜集 172,888 病例，經用各種不同手術之後，有 897 例發生肺栓塞，其中有人因肺栓塞而死亡；以此言之，凡經行手術之病人，有 0.52% 可能發生肺栓塞者，因是而死者，五百人中竟有一人。同年據他加持氏及基衛氏 (De Takats, J. H. Jesser) 報告之統計，以此種併發症，佔外科病人之死亡率，爲千分之一至千分之二之間。爲避免發生肺栓塞之機會，爰分 (a) 肺栓塞之禦防及 (b) 旣有靜脉血栓之後因而引起肺栓塞之危險之治療法，畧陳於后：

(a) 肺栓塞之禦防一下肢靜脉之循環，因病者臥床或取半臥式之位置，較身體其他部分之循環爲緩，遂易形成血栓。甫德氏(E. V. Potts)於1940 年規定外科病人於清晨睡醒時及晚上睡前，須行十五次深呼吸，并須於每一呼吸時將下肢屈伸一次。甫德氏觀察 518 例，皆依照此規則晨晚肺部及下肢運動，其中無一例發生血栓；而同時有95例骨折病人不能依照規定作下肢運動，有五病人在治療期內，發生血栓性靜脉炎。1941 年沽斯章氏(H. Cogswell)亦作同樣觀察：320 病人中，雖依照甫德氏運動法，亦有兩例併法靜脉炎，兩例肺栓塞；沽氏認爲係病人及護士不能合作所致，遂發明脚踏車法，遵照此法之外科病人，四百零三例中，并無血栓之發生。1943 年炳哥奴佛氏 (F.W. Bancroft) 對於處理年老之外科病人，特有專文論述，以爲臥床所給與之危險嚴重。麥金冰氏 (W. B. Mckibbin) 發明股骨粗隆間骨折 (Intertrochanteric fracture)之追蹤性治療法，其理據此。1941 年與1942 年之間，研究抗血凝素(Anticoagulants) 者，有茂萊氏 (G. Murray) 之提倡肝素 (Heparin); 米氏，冰咸氏，亞史魯氏，亞倫氏，技德樹氏禮德氏等 (O. O. Meyer, J. B. Bingham, V. H. Axelord, E. V. Allen, W. L. Butsch, I.S, Wright) 之介紹敵結母素 (Dicumarol)。肝素可以阻止血凝素前體 (Prothrombin) 變成血凝素 (Thrombin); 敵結母素之作用，則在肝內阻止血凝素前體之形成；故二者俱可減少血栓發生之危險。

(2) 血栓治療法一血栓形成後，前有用抗血凝素治療者，但結果一般不良，故今日認爲該種病人卽須施行手術。何敏氏 (J. Holmans) 於1941 年卽提倡將股靜脈或髂靜脈縛紮或切除，以防止該靜脈之血栓，遷移至肺部。其後論者日多，但手術方法，大概相同。

病人於手術後，除須注意血栓及肺栓塞之發生外，常有肺部併發症；往日認爲手術後或久戀牀席之病者，每有墜積性肺炎之危險；而所謂墜積性肺炎，經年來研究之結果，乃因胸部呼吸運動受障（如上腹部手術後橫隔膜常呈暫時緊張狀態）肺下葉膨脹不全所致；(Atelectasis)是以手術後鼓勵病人深呼吸運動，不獨可以帮助血液循環，防止血栓之形成，抑亦可以避免肺葉膨脹不全之發生。

關於深呼吸運動之適應症，乃限於無血栓之病者而言，一旦血栓發生，則深呼吸運動，應行制止。1945年差敏氏及林頓氏 (E.M. Chapman, R.R.Linton) 根據華沙華氏之試驗 (Valsalva experiment) 先試受驗者深吸空氣，然後將其口鼻封閉，再囑其努力呼氣，同時測量其靜脈壓力，結果腿上之靜脈壓力及靜脈血量，有顯著之增加，因而推斷當時如腿靜脈有血栓，血栓將因血管內壓力之增高而與血管壁分離，及至第二次呼氣時靜脈壓力又呈低降，於是使血栓脫離原在血管之機會更多。此種解說，乃爲患有血栓之病人，不宜作任何使呼吸加速之動作，作一警告。

(E) 血庫之成立一除全血及血漿外，并製備無發熱性素之液體，(Pyrogenfree) 隨時可供靜脈注射之用，以免臨急四出徵求輸血者，及事前作檢定血型與直接配血等手續。製造血漿者，大量之輔產品一血球一又可供貧血病人之用；一舉兩得，省時省事，年來研究血型學者，發現從前所知 A,B,O, AB 四型。除 A 中可分爲 A, A2 外，尙有 M, N, P, 及 Rh 等因素；過去同型輸血，間有受血病人，突發休克而死之謎，遂以大白，因此輸血程序更趨謹愼。

上之所述，乃有關科學進步之最著者；綜而論之，則可明醫學之進步，非二三子獨據一小天地所能完成；往者醫學各門，界限嚴謹，殊不知醫學所包，千症萬病，不出生理病理原則；而治療之方針，亦以此原則爲依歸，故各部如無密切合作，其進步之難，自易見矣。

II. 特殊之成就

(A)胸腔外科—胸腔外科之發軔，當追源於肺結核外科療法，又以五十年前蘇奧巴魯克氏(Sauerbruch)及包魯阿氏(Brauer)爲宗；而包魯阿氏所發明之陽性壓力吹入術，實爲胸腔外科唯一之武器。然當時因其他設備不全，手術直接死亡率過高，不能普遍應用，及最近十年，經各學者之努力，支氣管。與肺血管處理得當，胸腔外科一門，已成外科學中之前哨。據亞方山大氏(J. Alexander) 1942 年之報告，一邊肺葉切除術之死亡率爲5%，而1945 艾樂思(L. Eloesser)則以爲肺葉切除術之簡易與闌尾截除術無異。心臟外科疾病治療之歷史，至爲短淺，其能於十數年間，急起直上，偉特氏(P. Whiti)邱吉爾氏(E. D. Churchill)亞力山大氏(J. Alexander)基拉咸氏(E. A. Graham)及白路樂克氏(A. Blalock)諸人，實有不可磨滅之功。邱吉爾氏於1929年瀏讀文獻，以外科手術治療閉塞性心包炎者，僅得三十七例，同年邱氏即作美國有史以來第一次成功之心包切除術。三年後此項手術之成功，亦由畢哥氏(I. A. Bigger)報告。至1943年止，已有六十餘例，而白路樂克止一人即有二十八例。去年亞歷山大將一病人之主動脈血瘤截除，病人竟獲康復。今年五月，白路樂氏又報告先天性肺門閉鎖症(Pulmomary atresia)三例，一例以左鎖骨下動脈胳接至肺動脈，兩例以無名動脈接合至肺動脈，三例皆告痊愈。此種治療方法之成功，自然基於心臟生理活動及病理變化之明瞭；過去從事外科學者，多着重於疾病之診斷與手術程序之改進，以爲人體器官生理作用，自有生理學者從事研究，病理之變化又有病理學者加以判斷；然今日外科學家，其一部分時間常消磨於生理病理之實驗室中；比克氏(C. S. Beck)堪爲吾人之模範，彼於三十年前即從事心臟動脈之研究，對於冠狀動脈，尤爲注意，數十年來，未嘗稍懈。至1941年報告冠狀動脈硬化症三十例，皆由比克氏施予手術；比氏之手術，係將心表面擦破，擦破之表面上塗以牛骨粉末，移種壁心包，用以增加心肌之副血液循環；此三十病人，雖不能完全痊愈，而前有症狀，日見減輕。前人以爲不可醫治之症，自此漸得解答。當筆者(沈)負笈美國之際，食道癌之治療，甚無把握，其手術後能生存者，當時僅見托力克氏(Toreck)一例，而今日食道切除之手術，已臻於盡善矣

(B) 胸腺摘出術與重症肌力衰弱病—重症肌力衰弱病早即疑與胸腺有關。1939年白路樂氏，馬順，摩根及利凡諸氏(A. Blalock, M. F. Mason, H. J. Morgen, S. S. Riven) 在文獻中搜出五十三個病例，其胸腺皆呈病理變化；白氏並爲一病人行胸腺摘出術，該病人迅即告痊，遂引起學者注意。截至目前爲止，此種疾病之療法，雖尚無結論，但深信不久之後，此項手術，將得普遍推許。

(C) 自發性血壓過高症外科療法。—十年來高尼白特氏 (Goldblatte) 在實驗中潛心研究，以爲自發性血壓過高與腎血供應多寡有關。此項證據，日有增加，但至今尚未獲最後之確論。氏用實驗方法，先在犬體中產生高血壓症，隨將支配腎臟血管之交感神經截斷，希望消除腎臟血管之收縮作用，使過高之血壓下降；但結果失敗。然根據此原理而施於人體，年來所見報告，殊使人滿意。手術之目的，係切斷使血管收縮及腎上腺分泌之交感神經。其方法乃將交感神經及橫隔膜上下之內臟神經切斷，或將自第六胸錐至第二腰推之脊神經前根切斷。1936 年賀安氏 (G. J. Heuer) 即作首次之報告，1941 年又在美國外科學會作詳細之報告。但施行此種手術，除史密新威克 (R. H. Smithwick) 有二十六例外，當推比依特氏 (M. M. Peet)；比氏曾爲三百五十例自發性血壓過高病人，行兩邊橫隔膜上之內臟神經及下胸部交感神經結切除術，結果多半滿意。1945 年一月吾人亦有一例，(會同重慶中央醫院吳英凱醫師施行手術者)患者女性，二十歲，全身乏力暈眩，頭痛；有半年，氣促，心悸，有三月，並常有下肢浮腫現象；經身體檢查，發現并無特殊現象；惟血壓恆在150/106與210/140之間；手術後，上述症狀全失，而血壓降至 130/85 左右；其觀察雖僅十月，但結果之優良，頗堪注意。

(D) 卵巢截除術與睪丸截除術對乳癌及前列腺癌腫之關係—卵巢截除術對乳癌之影響，史精格氏(Schinzinger)於1883年，即已提倡；但迄未獲普遍之重視；至近十年來，又爲學者所注意；美國紐約市紀念醫院(Memorial Hospital)積十八年之經驗，其中三十一例用外科手術將卵巢切除，三百零四例用高壓X光放射或鐳放射將卵巢破壞；又有七例男性乳癌病人，施行睪丸截除術；結果認爲乳癌頭用根治手術外，有百分之十三至百分之十五，確有特殊效力。1936年楊格氏(H. H. Young) 曾爲兩前列腺癌腫病人，行睪丸切除術，希望

將會陰部分疼痛解除，但并無大效。1941年賀根氏及柯特扎氏（C. Huggins, C. V. Hodges）報告數例患前列腺癌病人，如注射以男性生殖素（Androgen），其癌腫之活動，即可加速；反之若注射以女性生殖素（Estragen），或將睪丸截除，則活動大爲減少。翌年納必特及谷銘二氏（R. M. Nesbit, R. H .Cummings）報告二十二例病人，俱施行睪丸截除術，其中十六例，確有顯著之進步。1943年本因氏及基特里茲氏（E. Burns. W. E. Kittredge）報告二十三例，其中七例於施行睪丸截除術後六個月內，前例腺癌腫，即呈縮小，而有十二病人，於四十八至七十二小時內，前因癌腫引起之疼痛，亦告消失。時至今日，前列腺癌之治療與治療乳癌無異。除將癌腫切除，睪丸亦須截除。

(E) 瘤腫之病源學—因惡性瘤之預後，俱屬不良，瘤腫病源之研究，乃爲近年來一部分學者之中心工作。從前高威氏（Coheim）胚變之說，巳成過去。最近咸信瘤之產生，除遺傳上負一部分責任外，其中必有癌原因素（Carcinogenic factors）之作用；此種因素，計有十種；(1)機械性之刺激，經常之磨擦，(2)放射線如X光線，鐳放射線及紫外光放射線，(3)生色精染料（Aniline dyes）(4) 煤膠(5)動物脂肪，(6) 內分泌，(7) 瘤腫浸出質，(8) 寄生蟲類，(9) 慢性細菌傳染，(10) 濾過性毒。後者爲最新之學說，英國蔡平氏（Shope）於1944年發現某種濾過性毒能於白鼠之皮膚上產生乳狀瘤腫；如以此瘤腫磨爛過濾，將過濾素注入另一白鼠皮下，亦能產生同樣乳狀瘤；此既被感染之白鼠，若再注射以同樣之過濾性毒，瘤腫竟不產生；可知白鼠體內，已因首次之注射而產生免疫作用。此作用之存在，經由蔡平氏用補體固定反應（Complement fixation reaction）而證實。目下關於瘤腫之病源雖仍未完全明白，然深信此久爲吾人所考問之懸案，判决之日，當不在遠。

(F) 硫尿素之發明（Thiourea, Thiouracil）1943年麥克根茲氏，麥格林氏及阿新烏特氏（Mackenzies. Mccollum, Astwood）研究以磺胺胍餵飼鼠類，希望防止鼠腸細菌之繁殖；惟出彼等之意料，數月之間，均呈甲狀腺腫大，即於飼料增加酊素，亦不能制止此種現象之發生；但如加甲狀腺素於飼料中，則磺胺胍即失其作用，不能使甲狀腺腫大。同年里絕托氏（Richter, Clisby）觀察phenyl Jhiourea 對於老鼠甲狀腺之變化及身體新陳代謝率之關係。其後Thiouracil 及 Thiouraea 類之藥物，相繼出現。阿斯烏特氏以爲體內甲狀腺內分泌之產產生，須經過一種酵酶綜合作用；而硫尿素可直接干涉此種綜合作用，使產生甲狀腺素之程序，不能完成。現在以硫尿素治療甲狀腺功能過敏之病人甚多，據臨床經驗，確實有效，惟將來是否可以完全代替甲狀腺截除之手術，今日言之，似乎尙早；但服此類藥物可以使新陳代謝率減低，用於預備施行甲狀腺截除術之病人，確能減少甲狀腺毒性發作 (Thyroid Crisis) 之危險；而對一般不能施行手術之甲狀腺機能過敏病人，硫尿素之治療，實有特殊效用。今年又有以硫尿素治療甲狀腺炎，及心絞痛之報告，將來硫素在治療學上之價值，自有定論。

(G) 破傷風之預防—1937 高特氏(H. Gold)始倡用抗破傷風類毒素，謂第一次注射此種毒素，體內幷無若何反應，此後三星期至七星期之間，再行第二次注射，血清內即產生大量抗毒體。據第一次世界大戰在英國軍隊破傷風之病例，至爲常見，其死亡率爲 57,7%；至此次世界大戰，因注射抗破傷風類毒素，而破傷風之類，遂大爲減少。

(H) 燒傷治療之改進—燒傷之處理，爲數年來外科學之嚴重問題；其中應注意事項包含(1)燒傷病人一般之治療，(2)局部之處理，(3)肉芽傷口早期之處理，(4) 畸形之預防。此四事項，在近五年內改進之急烈，爲其他科目所罕見；其中演變之過程，因於篇幅，難一一縷述，謹擇其要者，分陳於后：

(1) 一般治療—過去燒傷病人，均給以大量之生理鹽水，以防止休克：此種步驟，今日仍認爲可以救急之用，但不宜久用；水份之補充可以維持體內血量，以防止循環之衰竭；燒傷傷口，較其他創傷傷口爲廣；身體失水之原因實爲血漿損失所致，故理論上患者所需要者，爲血漿而非生理鹽水；且事實上過量生理鹽水之供給，反而加重水腫現象；稀血症病人每有水腫，其理與此無異。1943 年愛爾民氏(R.E. Elman)分析燒傷死亡病人78例，以爲死亡主要原因，乃未用血漿治療，或用而量不足所致。輸血對於燒傷病人之功效與輸血漿無異；但此類病人，不須要血球或血色素之補充；且輸以血漿，可省去鑑定血球及直接配合等手術；故今日已公認血漿靜脈注射爲燒傷之標準治療法。給予病人血漿之多寡，赫金氏(H. N. Harkins)曾規定一標準，以爲臨床之應用：(1) 血比重較正常每高0.001度，應輸予血漿150公撮；正常血比重爲1.060，如病人血比重爲1.070，則給與1500c.c.；(2) 分血計每高出一度，給與 100c.c.；例如正常分血計(Hematocrit)爲45，如病人分血計爲 60，則給予1,500c.c.；(3) 紅血球計每增加 100,000，則給予100c.c.；正常人平均紅血球數爲 5,000,000，如病人增至6,500,000，則給與1,500c.c.血漿；餘類推。病人受傷後，血漿損失，與時增加；故受傷後二十四小時內應每四小時檢定其血比重，或分血計，或紅血球計，以後每日一次，以爲輸子血漿之標準。鑑定血比重方法，以1944年樊斯拉克(Van Slyke)倡用之硫酸銅溶液滴定法最爲便利。患者於第三日經足量血漿治療之後，其身體需要血漿蛋白之補充，應由食物供給；多數病人在第三日後，即無須注射血漿，但應隨時防備血蛋白過低。(Hypoproteinemia)之發生。

一般治療法，除注射血漿，應給與磺胺類或盤尼西林藥物；如此則因局部傳染而引起之敗血症，可大爲之減少。

2. 局部之處理—鞣酸之優點甚多，但其引起肝中毒之弊，則爲醫者所不敢樂用；後者已爲福比氏及伊文氏(J.C. Forbes, E.I. Evens)於1943年以實驗方法證實。十年來燒傷外敷藥物，據赫金氏統計凡八十種之多。其中三種爲此次大戰中普遍採用(1)鞣酸硝酸銀之混合液：係1935年比民氏(A.G. Bettmen)所介紹，其優點與鞣酸同，但因硝酸銀之故，可免鞣酸被吸收，遂免肝中毒之危險(2)磺胺類油膏：係1041年壁克雷氏(K.L. Pickrell)所倡用，謂可減少局部傳染之機會；(3)壓力包紮法：爲霍克氏(S.L. Kock)於1941年所提倡其目的在禁止血漿之繼續滲出，經賀樹浮氏，比令氏及茂恩氏(J.W. Hirshfield, MA. Pilling, M.E. Mann)用實驗方法，証明其對上皮膚之恢復，又較鞣酸爲佳再者由米爾氏及格拉明氏(K.A. Meyer, R. Gradmann)臨床觀察之報告，知其比諸磺胺類油膏，結果尤勝。故輓近趨勢，凡燒傷傷口，俱先用滅菌程序，以吸水棉衣或細紗布，蘸皂洗滌，再以生理鹽水冲洗，然後蓋上一層油紗布，再覆以五六公分厚之消毒棉花，(凡消毒之廢紗布均可用)，最後裹上綳帶，七日後始行將綳帶及敷料更換，如無傳染，兩星期始行敷料移去。

3. 肉芽傷口早期之處理　用壓力裹紮法處理第三度燒傷，於第一次更換敷料時，其新長出之肉芽，多數已適合植皮之條件。據一般之意見，以爲直徑兩英吋之傷口，或預料於三星期後不能愈合之傷口，即應考慮植皮。1942年白吉氏(E.C. Padgett)發明之植皮刀，據年來報告，實爲最近矯形術之新武器；惜筆者久居內地，未克一試爲憾。

4. 燒傷畸形之預防—幾年來處治方法，無特殊更變；惟以肉芽傷口早期處理之得法，畸形結果，自少見耳。

(I) 休克—十年以來研究休克之文献甚多，在外科學上，根據其病源，分休克爲四類：(1)失血性休克，(2)外傷性休克，(3)燒傷性休克，(4)失水性休克，其引起休克之原因不同，但其循環血量，大爲低減則一。譬如受傷者傷口流血，其體內血量，逐漸減少。但因生理平衡作用，週圍血管(Peripheral

Vessels),尤以小型動脈(Arterioles),同時亦漸行收縮,以增加循環之阻力,於是整個循環系統之血壓,藉以維持;及失血過多,至超過此維持機構彈性之限度,則所有既行收縮至於極度之小型動脈,頓呈鬆懈;因而全身循環血量,立刻減少,其引起之臨床現象,卽爲休克 是以休克處理之方法,苟明瞭其發生之原因,實無難處。但治療之秘訣,以禦防爲先,譬如將行手術之病人,應分折其體內生理之狀況,是否正常;如體內缺乏水份,應補充水份;如血漿蛋白不足 應給予大量蛋白;如呈貧血,應先治貧血;手術時尤要作嚴密之止血,對待病人體內之組織,要取温柔態度;手術後病人之保暖,脈跳,血壓等,隨時加以注意;休克自然容易防止。又如受傷患者,外表并無流血,而血漿却蒙莫大之損失。燒傷爲最好之例證。餘如挫傷之病人,其局部腫漲之原因,亦因局部積聚血漿,其結果與失血而引起循環血量減少無異。試舉一例:股骨單純骨折患者,其骨折週圍之軟組織,同時受挫;如其股長三十公分,圓週平均於受傷前十三公分,受傷後十六公切,計算其體積,卽有1403立方公分之差;此1,403cc.,大部份係由於血漿局部之積聚。由此可以想見身體其他部份,損失若干之血漿。無怪股骨骨折病人,每有休克之虞。對於失水性休克病人 (如腸阻塞,上部消化器道漏管)注射生理鹽水,可謂對症下葯;但若注射生理鹽水以治療他類如失血性,燒傷性之休克,僅可作暫時救急之用外,據哥萊氏(F.A. Coller)以爲反有害處 一般休克病人,因靜脈血內氧缺乏,故給予氧氣,亦爲今日各大醫院所必行之步驟。

結 論

以上所述,乃擇其大者;至如神經儲備與移植,有神經庫(Nerve Bank);血管之儲備與移植,有血管庫 (Vessel Bank);軟骨之儲備與移植,有軟骨庫(Cartilage Bank),檢查中樞神經之活動,有腦動電流描記器 (Electroencephalography);檢查胃之病理,有胃檢查器(Gastroscop);其他又如阿米氏管(Abbots Miller tube),異物尋覓器(Foreign body locator),外科縫合器(Surgical suturing inrument).等之發明,足爲十年來外科學上之炫耀,除此而外,其他建樹仍多筆者限於篇幅,其未屬至要者,自難一一縷述;又以抗戰以還,內外交通阻梗,對各事進展,吾人所知,容或有所未盡 於此建國肇始,本雜誌復刊之初,筆者因緣際會,藉温旬年來外科學者馳騁之進蹟,因念我國目前醫學之遠不若人,嚮往羞慚之心,悠然以起,讀者亦有同感歟?

民國三十四年十一月· 歌樂山

最近十年來小兒科之進步

國立上海醫學院

陳翠貞

醫學之進步，與一般科學之發展，有密切之關係。科學日漸發達，醫學亦隨之而前進。就小兒科學一門而論，近十年內，實有顯著之進步。昔之所謂綜合症狀者，有數起今已知其眞像。多種往昔認爲不治之病症，今已獲得有效之治療。而傳染病之預防，更有顯著之成就。茲擇其重要者分述於下：

兒童健康之先天因素

預防學在醫學上，佔極重要之地位。其在兒科學影响更大。蓋兒科之目標，在求小兒自受胎之日始，有充分的營養，適合的環境，得以正常生長發育。此後卽有疾病之傳染，亦能生有效之抵抗。再加以有效之免疫法，則縱有傳染病症；治療亦可因之而簡單，奏效更迅速。

先天各種因素，能影响個人健康者頗多，亦極爲重要。胎兒時期，胎兒係母體之一部份，凡有害於娠婦之健康者，亦可影响胎兒之命運。其最重要者，應推傳染，而傳染病中之最重要者，則爲梅毒。梅毒之能危害胎兒，已不待言，例如死胎，早產，及先天性梅毒病等，均屬常見者。近年歐美各國，因爲產前檢查之設施，先天性梅毒已屬罕見。凡梅毒患者，皆加以治療，得有正常生育結果。小兒旣傳染者，自亦須治療。惟治療時，諸多困難。因一般有效葯劑，皆須作靜脈注射，而在小兒則多不便。近年有用acetarsone砒劑口服者，結果甚佳，而用葯亦較單簡，可完全代 arsphenanime 等靜脈用之葯類。治療斯開始用 acetarsone 時，每日葯量按體重計每公斤五公絲，一星期後加至十公絲，第三星期十五公絲，第四至第九星期則爲二十公絲。嗣後繼以鉍劑治療，五星期，完畢後，再用 acetarsone。如是輪流給予 acetarsone 與 bismuth 凡五次，則大部可獲全愈。

其他病症可爲先天傳染者，亦偶有所見。如天花，水痘，傷寒，瘧疾等症。重性傳染，如肺炎，猩紅熱等症，每致流產。輕性傳染，則似與胎兒無關。但近數年內，屢見風疹 (Rubella) 與胎兒發育有關之報告，由 1944 年 Erikson 之報告中，見 Gregg 于 1941 年曾報告 78 例先天內障，其中並有44例亦有先天性心臟病。患者之母，均曾于姙娠初期患風疹症。又 Swan于1943至1944 年共報告59例同樣病狀。于初次報告之 49 例中，姙婦于受胎後二月內患風疹者25例，全數小兒有發育不全現象 內亦有患先天內障者。受胎後第三月內患風疹者18例，半數小兒有發育不全現象。受胎三月後患風疹者16例，僅有二小兒有發育不全現象，佔12%. Reese于1944 年亦報告3例。Erikson報告渠所見到之患者 11 例。 在數年內文獻中所見同樣病例如是之多，足証姙婦之患風疹者，損害可波及胎兒 尤以姙娠初期患者，爲害更深。胎兒之發育不全，實非偶然。又于觀查胎兒之發育史時，知胎兒二月時正係晶狀體與心室中隔發育之際，故易受損害。因風疹毒素之毒力較弱，不能致胎兒于死，但能阻止其正常之發育。先天性發育不全，實爲常見之現象。但其原因則多無從追究，今由風疹毒素與胎兒發育之關係，或可推測一般先天發育不全，可能係由微小之因素而來。故一切較輕之傳染病，或其他可能影响胎兒發育之因素，不可不防預之。

新生兒之病症

据歐美各國之統計，兒童之死亡率，于最近十年內，有顯著下降之趨勢。其原因係人工營養之日趨完善，腹洩等症之日漸減少等。但新生兒之死亡，並未見減低 故新生兒死亡之原因，有再研究之必要。一般醫院之政策多以小兒科性近內科，或列爲內科之一部門 但與產科應無關係 惟產科之病人，半數實爲小兒，决不得認爲無關 所幸近年已見產科與小兒科之密切合作。于臨產時，兒科醫師亦在場，以期觀查及料理新生兒之諸問題與解决之方式。產科醫師並得集中全力于產婦。如是則雙方獲益。而一般有關問題，或可早作解決。

新生兒窒息： 新生兒窒息，係新生兒死亡原因之一。窒息之原因，則或係循環系受阻碍，如難產之種種，而致血缺氧，繼而害及呼吸中樞 或生產時用葯之不合而抑止呼吸中樞機能，如嗎啡 pentobarbitol 與醚所致。再則或因呼吸道被阻塞，尤以氣管內吸入大量羊水，爲害最深。窒息之病理變化則皆原于血缺氧。据 Eastman 之研究，得知窒息時血內之二氧化炭，呈極高濃度。前之用含 7% CO_2 之氧劑爲刺激呼吸中樞，實不合理。應改用純氧劑以矯正血缺氧，始爲合理。此外呼吸道之一切異體，應用妥善方法除去之，以便呼吸之不受阻碍。

Rh 因素：重性黃疸，雖早巳有記載，但近數年來，始知其病源與治療方法。由病理之研究，先知重性黃疸，胎兒水腫，與新生兒貧血，三者實同一病症而有三種不同之臨床表現。主要之病理變化則爲溶血。由血破壞之程度，而定黃疸之有無。血破坏致貧血，繼以血生成機能增加，而呈有核赤血球增多之象徵。且髓外血生成機能，仍繼續存在。此綜合症狀，因有核赤血球增多現象，故名之爲胎兒有核赤血球增多症。關于此症，雖不乏研究，但直至 1941 年，Landsteiner 與 Wiener 發現赤血球具有一新凝集原，始明瞭此症之由來。此凝集原巳名爲Rh凝集原，或Rh因素，因 Macasus rhesus 猴子赤血球中，均有此凝集原，取其前二字 Rh 爲名。一部分人類，不論其血型之類別，尙有此凝集原之區別。白種人類85%有此凝集原，而稱之爲Rh陽性。其他15%無此凝集原故稱之爲陰性。Rh因素之遺傳，係按 Mendel 之定律，爲顯性之遺傳。設父爲Rh陽性者，母爲Rh陰性者所生之子女，則多爲Rh陽性。于姙娠時期，胎兒之陽性赤血球，如侵入母體內，則其Rh因素可刺激母體，產生抗Rh凝集素。此種抗體，再傳至胎兒血內時，則可致胎兒之赤血球凝集而破壞，於是卽有溶血現象及其變化。是胎兒有核赤血球增多症，大多係Rh因素不合所致。故有稱之為 Rh 不合症者。又溶血係主要病理變化之一，故亦有稱之爲新生兒溶血症者，後一名稱沿用已廣。Rh 不合症之名稱不甚妥當，因此病雖大多數係 Rh 不合所致，佔 90% 强，但尙有其他因素在焉。

Rh 因素不合可致三種不同之臨床症狀，似不易解釋，据 Macklin 之研究，謂胎兒之赤血球，如係巨初赤血球時期，既侵入母體，其所致之變化及結果，爲胎兒水腫症。胎兒赤血球侵入母體爲時較遲，則所生之病變爲重性黃疸。胎兒赤血球較晚始侵入母體，則致新生兒溶血性貧血，是新生兒溶血症之各種不同病徵，須視胎兒赤血球侵入母體爲時遲早而定。

治療之重要，在血之補充，而補充血之最速方法，爲輸血，但須避免血不合現象之發生。故于輸血時，應審愼選擇給血者，應限于Rh陰性者。病者之Rh 陽性赤血球，爲抗 Rh 凝集素所破壞，再輸入陽性赤血球時，亦必同樣被破壞。輸入 Rh 陰性赤血球後，可維持血之成分，待抗 Rh 凝集素消失，及小兒自宗之赤血球不復被破壞時，卽可完全康復。

新生兒出血病：　新生兒出血症，亦早有論述。然直至Dam發現凝血維生素（vitamin K）後，始有新發展。Dam于營養試驗中所得之結果有二。雞之食料中，缺乏脂肪，經久，則雞有出血現象，再檢查血之改變，既得凝血酶元減低之結果。凝血酶元減低，而不易凝固而出血。故稱營養中所缺乏之維生素爲凝血維生素。迨至測定凝血酶元方法漸完善後，始知新生兒血液之凝血酶元與一般成人者不同。以Quick之方法，測量凝血酶元時，小兒生後24小時內，並無異于成人。但至24小時後，則驟減，可達危急低度，佔正常量之10%－20%。三，四日後再漸上升。于一星期後，恢復常態。此種變化，顯然與新生兒出血症，關係甚大。新生兒之出血現象，多于生後之第二三日發現。出血過多固有性命之虞。較輕之出血症，雖不醫治，一星期後亦可自動停止。故出血原因之一，係凝血酶元減低。其他出血原因之重要者，係于生產時受損傷，血管破裂而出血。血凝集機能正常時，雖有出血現象，但于短時間內血凝固。血凝集塊既成，則不再有出血之可能。如血凝集機能減低，如凝血酶元減少，則血不凝固有繼續出血之現象。

昔日惟一之有效療法爲輸血。輸血之作用，除補充失去之血外，尚可因輸血而增加血內之凝血酶元，藉以停止出血現象。今日之治療，則利用凝血維生素；且可預防之。遇難產時，應施用凝血維生素，以防因血管破裂，而致出血之可能。較少之出血點，固可預防；大量出血，則凝血維生素亦無濟于事。

傳染病之預防

小兒對于傳染，有不同之反應。初生後小兒對于麻疹，白喉，猩紅熱等，具有强度之免疫力。此種免疫力，乃被動免疫力，係由母體得來者。母體之免疫力，則來自過去之傳染。否則母體既無免疫力，亦不能使小兒有免疫力。生後六月許，此被動免疫卽漸消失。是後小兒卽更易傳染。故此種免疫注射，應卽時施行。初生後小兒易傳染他種疾病，如百日咳。小兒死于是疾者，爲數頗大。百日咳之免疫注射應更早施行。

百日咳之預防與治療：百日咳爲幼兒傳染病之最重要者。因年齡愈小，不但易傳染，因無自動免疫力，且病勢愈重，死亡率愈高。近年有試用免疫注射于姙婦者。于姙娠期後三月內，注射六次百日咳疫苗。小兒生後六月內雖有傳染接觸，亦不生百日咳。但普遍施姙婦免疫注射，是否可實行，未敢斷言。

百日咳自動免疫法，近數年內，始見成功。蓋因疫苗製成之困難所致。有效之疫苗，須取用新自患者分離之百日咳桿菌（即第一期百日咳桿菌）。但于培養此病菌時，難以保持此期久長。而他期之桿菌又無抗體原力。疫苗須含大量之細菌。每竓須含一萬億至二萬億。免疫注射時，所須之量亦較大。又須于注射後四個月，始生免疫力。故小兒于生後四月時，即應給予免疫注射。第一次注射二竓，左右兩臂各一竓。一星期後，第二次注射三竓，左右兩臂各一竓半。再隔一星期，第三次注射與第二次同。即所謂基本免疫注射。共用疫苗八竓。此後每年或遇傳染接觸時，再給予«再度»注射。如是可使大多數小兒，具有百日咳自動免疫力。

百日咳治療，亦時感困難。而幼兒之死于百日咳及其併發症者，爲數亦甚大。恢復血清之試用，效果尚好。用之于潛伏期，可減輕病徵。用之于病發後即無效。自1936年Kendrick用曾患百日咳之成人，給予自動免疫注射後，取其血清，謂之增强免疫人血清。用之于有傳染接觸之小兒，接觸後即給10—20cc.此血清，數日後再注射同量血清。經注射者11例，僅二例發生百日咳，其他例均免疫。如病徵已現，再用此血清，則屬無效。McGuiness等設法改進免疫血清製造法，增加免疫注射至三，四期之多。每期注射三次，每次中隔一星期，每期用疫苗七八竓。每期中隔三四月。經過此番免疫注射後，取用其血清，其功效與前述者畧同。最後經用大量血清治療時，靜脈注射50—100cc.血清，療效亦頗著。免疫血清之球蛋白，可提出而單用之。其功效與血清無異。家兔亦可用以製造免疫血清與免疫球蛋白。

白喉： 白喉係小兒常患之傳染病。多數幼兒雖于生後有暫時之被動免疫力，至半歲後，即逐漸消失，而極易傳染。既傳染則又甚嚴重，時致喉阻塞，有窒息之危險。不醫卽可致命。但白喉之預防，已甚完善。今之最好免疫接種步驟，爲于小兒出生九月後，先作基本免疫注射。于九月時注射白喉類毒素(alum toxoid)一竓。三月後再注射類毒素一竓。經過此基本免疫，此後卽可隨時注射第三次類毒素一竓。如接觸後有傳染可能時。既注射第三次類毒素，血內之抗毒素可迅速上升而爲有效之免疫力。六歲以下之兒童，皆應給予白喉基本免疫注射。六歲以上者，則可先作錫克氏測驗，其反應爲陽性時，再作免疫注射。小兒未曾免疫接種者，于傳染後，宜給予抗毒素，以免傳染。用量則少于治療劑。

破傷風： 破傷風之免疫法與白喉同。免疫時所用之抗體原，係破傷風類毒素。白喉與破傷風類毒素可同時並用，所得之免疫力，無異于分別單行接種所得之效果。且可減少注射次數與其他不便。

麻疹： 麻疹之預防，頗屬困難，因缺乏有效之疫苗。恢復血清之用以預防麻疹，已有年矣。即于接觸後立刻施以注射時，可完全免疫。如注射時期較晚，行于接觸後一星期，則可有輕度之免疫。麻疹仍然發作，雖一切病徵，均較輕微。但既發生輕度麻疹後，亦可藉此而獲得恒久免疫。于選擇二者之應用時，須視小兒之年齡與身體之健康而定之。兩歲以上，身體健康之小兒，于接觸後，可使之有輕度免疫，而生輕性麻疹。因之而有恒久免疫。兩歲以下之兒童，及較大之兒童，身染其他病症者，不可再患麻疹，則宜給予完全免疫。恢復血清，頗不易得。因患者多係小兒，血少而不易取得。成人血清亦可以代恢復血清之用，蓋大多數成人，于年幼時曾患麻疹，而有恒久免疫。惟用成人血清時，其量應倍于恢復血清之量。5—10cc. 恢復血清可致效時，成人血清須 10—20cc.。免疫球蛋白亦有同樣之效能，其所以優于血清者，用量更小，2cc. 左右即有效。最初之免疫球蛋白，係由胎盤提出者。近由血漿之配製，已獲得大量之副產品 gamma globulin 免疫球蛋白。二者亦皆可用之以預防麻疹。

麻疹疫苗之製造，至最近始成功。Rake 以人工培養法，培植麻疹毒素，造成減弱麻疹毒素。用之以傳染麻疹時，先以猴子作實驗，再用之于小兒，皆得輕性麻疹之徵候。與如此傳染之麻疹患者接觸時，亦可發生同樣輕性麻疹。經傳染後再與《眞性》麻疹接觸，亦可不再傳染。是可選擇兒童最健康之時期，施之以免疫接種，而無須待兒童偶而傳染後再作免疫接種。Bloxsum 取麻疹病者之早期恢復血清，經複雜之手續，製成乾粉，用時再溶化之，注射皮內，亦得充分之免疫力。

化學治療

化學治療，尤以磺胺葯類之治療效果，已毋須再作報告。但于討論兒科進步時，不得不重複數句。今日之畢業醫生，將不知一般傳染病，如肺炎，腦膜炎，丹毒，細菌痢疾等往昔對于小兒之威脅。昔者每年死于斯類疾病之小兒，不可勝數。但近年來，自用磺胺葯後，則幾有葯下必愈之勢。但亦須警戒者　磺胺藥類，對以上諸疾，效力雖極强，但實非萬能　欲求效果强大有力，則診斷須早而正確。藥量尤須充足，先大而後視病徵減少而酌減藥量。决非先用藥，而視其結果，再作診斷。更不可不論病性而隨意服用之。

病既診斷後，再視病之輕重，病者之體重而定藥量。與給藥之方法。普通傳染，以口服爲佳，每廿四小時，劑量計體重每公斤給藥 100 公絲。重症者則可增至 200 或 300 公絲　于初次服藥時，藥量須爲廿四小時內，全量之三分之一，或二分之一。後再將廿四小時所須之量，平分爲四或六劑。每六小時或四小時服一劑　如是始可保持血內之濃度而有效。二三日後病徵稍輕，既可酌減藥量，但不宜停用過早，而致病菌復蘇，病症復發。用藥時，病人須有適合量之飲水，則不至有中毒現象。遇嚴重性傳染，或病者不能下嚥，及有嘔吐情形時，則可用靜脈或肌肉注射。于好轉後再改用口服　腦膜炎患者于作初次診斷性之腰椎穿刺術時，可將水溶性藥類，既行注射于蜘蛛網膜下腔內，以期腦脊髓液之藥濃度，可即可達到有效水準　隨即繼之口服，以保持此濃度。治療手續既簡單，而病者亦少痛苦，如腰椎穿刺之累。

青黴菌素之發現，再加强化學治療之功用。除細菌痢疾外，青黴菌素，對上述數症，較磺胺藥類，爲效尤大而幾無毒性。惟用法較複雜。今尙須用靜脈內或肌肉內注射法。口服劑尙在實驗時期。噴霧劑亦在試驗中，後者對于呼吸道傳染，或更相宜　於局部化膿時，青黴菌素須直接注射於膿腔內。如腦膜炎治療時，應注射於蜘蛛網膜下腔內，膿胸則須注射於胸腔內，否則鮮效。

化學治療，用途廣大，不能盡述，更可有無限之發展與應用，實病者之救星。

近十年來病理學之進步

國立上海醫學院

谷鏡汧

近十年來之病理學，一如其他醫學各科，有長足之進步，有其新發現，亦有新觀點，就中富有價值足資介紹於國人者，為數固非鮮尠，但此十年間，國家八年抗戰，後方各校，迭經遷移，損失慘重，大率於極度艱難中，勉為撐持，教學之基本設備，猶慮不足，遑論時代化之新書，即偶有一二可讀之書，往往無可讀之時，縱或有書與時，又鮮有能讀之情緒，抗戰時代之條件如此，在勝利而未復員之日，欲操觚為文，不亦戛戛乎難哉，茲爲勉效蚊負，又求易赴事功起見，取材於一二專著，如 1943 年版 Recent Advances in Pathology 等書，擇其中最有介紹之價值而與病理復極有關係者，鈎元提要，譯而出之，並就本人最近在他處涉獵所得，亦臚列於內，以資補充，是本篇所記，不過管窺一得，决非問題之全面，幸讀者諒察焉。

一. 炎症 (Inflammation)

炎症爲人體一種之防禦反應，迄今幾乎人盡皆知，其由來與終息之道，經研究家之推敲，亦已明其槪畧，惟其作用之微妙處與精細點，則猶待闡明，故近代各國學者，尙多致力於此，尤以美國 Menkin 與 Rich 兩氏爲研究個中問題之中心人物，兩氏研究之目標爲炎症何以能將病原菌或其他引起發炎病原物使之限制於局部，無繼續蔓延滲透各處之危險，對於此種限制作用之解釋，兩氏根據各人之各種動物試驗，各執一理；Menkin 氏謂發炎之區，所有之纖維素 (fibrin)，在間質中者形成一網，在細淋巴管者形成栓物 (Thrambus)，前者能使病原物被拘於網眼之內，後者能將淋巴通路，逐漸阻塞，使病原物不能由此而深入淋巴管，由淋巴管而入血路，以達局部化之目的，Menkin 氏之動物試驗，頗饒興趣，即以一種藍色之顏料，名曰«脫拉賓藍» (Trypan blue) 製一溶液注射於發炎之處，該種顏料，停留於炎部範圍之內。如注射之於炎部四週，則顏料被阻於邊際，未能滲入炎部，此種變化之由來，氏認爲全係纖維素之功用，如無纖維素，則無此功用，例如阻止形成纖

維素之尿素 (urea) 製成溶液後，和葡萄球菌一併注射於動物之皮下，則此菌一反通常現象，不復限制於一隅，如再以«脫拉賓藍»注射於炎部之邊際，則該項顏料亦能滲透於炎部之內，故纖維素之有限制作用，Menkin氏認爲無復疑義。乃將其他各種限制因素，一概不予攷量，例如葡萄球菌在試驗管內，本身能製造一種凝集素，可謂Staphylocoagulase,常使該菌成集團，在炎處亦復如是，故無瀰漫之趨勢，Menkin氏並不注意及此。認此非葡萄球菌凝集素之功用，並以爲炎部纖維素之作用所使然，反之鏈鎖球菌之易於瀰漫於炎部之事實，彼不歸咎於此菌之兩種產物，一曰纖維素溶素 (fibrinolysin) 一曰抗纖維素元性物質 (antifibrinogenic substance), 而認纖維素在鏈鎖球菌性之炎部，不能及早發生，故此菌常易彌蔓四散，難以控制於一隅，要之據Menkin氏之學說，發炎之意義在第一步使病原菌限制於局部，防止感染範圍之擴大，此種限制作用，大部歸功於纖維素之形成，此即所謂「機械性限制之學說」也 (The mechanical theory of localisation).

Menkin氏之學說爲Rich氏所否認。«脫拉賓藍»被限制於炎部之事實，Rich氏以爲由於發炎後局部組織之化學性反常之故，例如酸度 (pH) 之反常，能引起蛋白質對於«脫拉賓藍»附着力之改變，換言之，Rich氏之學說，大多根據組織中液體之變化，病菌之被限制於局部，並非纖維素之功，一種凝集作用(agglutination)所使然，侵入動物體內之病菌，藉此功用，不但能使病菌彼此間互相凝集，亦能使病菌粘附於組織，結集成團，且多少又被固定，使他活動能力減少，活動能力減少，而生活條件亦損色；繁殖速率，遂亦下降，此種變化，Rich氏與McKee氏嘗用動物試驗以証明之，先以兎子用肺炎球菌接種 (inoculation), 使之發生免疫性 (immunisation), 再用苯(benzol)注射皮下，使該項動物之白血球極度減少 (leucopenia), 然後再以活的肺球菌，注射於動物之皮下，結果見球菌雖尙能繁殖不息，却被限制於局部，凝集而成團，在一定時期內，無瀰漫之危險，反之在對照試驗之動物，無事先之人工免疫，亦未經苯之注射者，在較早時期，即發生敗血症，動物因之而致命，Rich氏認此種之變化，實由於免疫動物體中之有一種抗體 (antibody) 所致，惟抗體之主要作用，僅能使病菌固定凝集於發炎之局部，至於殺而滅之，則當賴噬食細胞之功用 (Phagocytosis), 換言之，發炎部份之滅菌工作，應分先後兩步，第一步即固定細菌於局部，使之凝集成團，第二步動員噬食細胞，發展噬食功用，以達最後目的。

以上關於炎症第一步以局部化爲目的之理解，Menkin 氏與 Rich 氏之學說固不同，却非絕對相反。由他方面看來，同時亦能並行不悖，或可互相補充，蓋纖維素與抗體，似能分工合作，兩者同一任務，共一目的。

Menkin 氏在近年來對於急性炎症時白血球之滲出問題，亦有新穎之見解。據說，在急性發炎之處，毛細管受《軸反應》(axon reflex) 而擴張(dilatation)，其滲透性 (permeability) 經一種白血球誘導素 (leukotaxine) 之作用而增加，白血球因之滲出，所謂白血球誘導素者，係炎處滲出液中之一種特殊液體，爲細胞被害後之產物，查無論何種炎症之病原（如各種之病菌或創傷或化學刺戟品以及其他一切之病原）引起炎症後，均能使組織之細胞受傷，受傷之細胞因新陳代謝之反常，產生各種液體性物質，上述之白血球誘導素，卽其中之一，此外尙有所謂《白血球增多症之因素》(leucocytosis promoting factor) 使全身血液中之多形核白血球總數增加，此物亦係一種蛋白質，名曰《假性球蛋白》(pseudoglobulin) 第三種物質曰《壞死素》(necrosin) 在細胞受嚴重傷害時而起，爲發炎處組織發生壞死 (necrosis) 之原因，第四種爲《生長素 (growth promoting factor) 在細胞受輕微傷害時而起，對於處理炎處之更生與增殖等善後問題極有關係，惟第三種物質究屬存在與否，不如一二兩種之有具體把握，第四種則更屬渺茫，猶待証明。Menkin氏之學理，固甚動聽，大部亦有實驗根據，惟以上所述之各種因素，其作用是否如此單一而特殊，其來源是否單純而肯定，此外是否尙有類似之物質，發生於炎處，亦能引起同樣之變化，如炎症之由病菌而引起者，各種變化，是否直接與病菌亦有關係，均成問題，猶待將來之硏究

Duran-Reynals 氏現象 (Phenomenon) Duran-Reynals 氏在 1929 年用痘苗之濾毒(vaccinia virus) 和睾丸之水浸製液 (watery extract) 一併注射於動物皮層內 (intradermally)，由此所引起之局部反應，範圍之廣異乎尋常。其中 25% 能變爲全身反應，致動物之命，如將睾丸浸製液注射皮層內，而痘苗之濾毒注射於靜脈內，則所起之局部反應，仍在皮膚，可知前者之作用，卽限於注射之處，且此浸製液之作用甚强，卽使稀薄多倍，亦未必能減低其效力，又能過濾Berk feld 氏之過濾器，但經攝氏 10 度之加溫，卽失其效用，加酸則沉澱。迄 1930 年 Mc Clean 氏用同樣浸製液，注射於皮層，使之成一疱 (bleb)，觀察其究竟，見此疱卽時消失，比之用生理食鹽水所引起者，快得甚多，迨1933年 Duran Reynals 氏旋知致病之葡萄球菌及鏈鎖球菌之浸製液亦有同樣作

用，此外肺球菌與濾毒之浸製液亦如此， Mc Clean 氏於 1936 根據下列之觀察，對本問題，更有進一步之研究，即在製造血清用之馬體內，注射白喉菌毒素(diphtheria toxin) 由此所引起之疱，經久不消，較之由葡萄球菌或 welchi 氏桿菌之毒素所成者，迥然不同，由此知各種毒素之內，必有一種特殊物質，能左右吸收毒素之快慢，此物質名之曰散播因素，(spreading factor)其性質與毒素本身有別，且可與毒素分離，亦可產生一種抗體 (antibody) 蓋各種毒素，相對之抗毒素(antitoxin)中，亦含有«抗散播因素»也 (antispreading factor) ，經 1940 年 Chain 氏及 Duthie 氏之研究，知散播因素，係一種酶素(Enzyme) ，對於一種不含蛋白質 (protein-free) 之複糖 (polysaccharide) 名曰 hyaluronic acid 者，能起反對作用，故稱之爲« hyaluronidase »所謂 hyaluronic acid者，即各種粘性液體粘性之由來物，無此物即無粘性，眼球之水晶體(vitreous humour) 臍帶與關節內之滑液(Synovial fluid)，均含 hyaluronic acid，在皮層內亦有類似之物質，故該種液體，均有相當之粘性，如加睪丸浸製液，則其粘度大減，宛如清水，細菌蛇毒(Snake Vcnum)蜂毒(bee vsnum)與螞蟥毒在動物體中之所以能散播者，莫非因含“hyaluronidase”之故，換言之，含“hyaluronidase”之物質，即有散播作用，除細菌之浸製液 (bacterial extracts) 及蛇毒之外，凡物之含“hyaluronidase”愈多者，其散播作用亦愈强。

根據以上觀察，臨床家可能利用此種散播因素，促進治療用血清(therapeutic serum) 之功用，凡皮下之注射劑，而一時不易被吸收者，亦可利用此素，增加吸收之速度，此外亦可利用此素隨意增減，細菌感染之嚴重性，例如接種(inoculation) 時所用之細菌量小，如和以散播因素，則小量之細菌，立時四散，組織中所得之細菌濃度因之減低，使組織易於抵抗，易於復原，此所謂阻遏作用 (suppression effect) 反之如細菌之量甚大，即在四散之後，其濃度仍高，則不但不能阻遏細菌之繁殖發展，且足使病性擴大，甚或引起全身感染，故同一物質如利用於不同之條件下，其結果正相反。

參考書

1. Handfield, G, & garrod, L. P, Recent Adv, Path. 1943
2. Menkin, V. New England J. Med, 229:13, 1943
3. Kich, A. R. Arch, Path. 22:228, 1936

二. 網內皮系 (Reticulo-Endothelial System)

Aschoff氏與Kiono氏當初以各種顏料之能製成膠性溶液，(colloidal solution者如 "trypan-blue,""carmine"等，注射於動物靜脈內，移時溶液中之顏料作極細之顆粒，發現於動物各臟之噬食細胞漿液內 (cytoplasm),漿液因之變色，細胞核並不受影響，其四周固定組織中之細胞，亦不變色，如注射之顏料溶液甚薄時，此種細胞亦能將顏料集中，噬食之於體內，足見此種變化，全係一種生物學上自動性反應，决非物理性或被動性之變化，此種噬食細胞在正常情形之下，在脾，淋巴結，肝與骨髓等處爲最多，且爲各臟中血竇 (sinus)之內皮細胞與網細胞，至於其他內臟則甚少，Aschoff氏故稱此爲網內皮系，如將此種顏料，繼續注射多次，則網內皮系細胞能繁殖至無量數，因之含此種細胞之內臟，如脾，淋巴結等，隨之腫大，噬食細胞增加之目的，在乎清除注射之顏料，由此更可見網內皮系之作用，係一種生理學上之保護現象，决非無的放矢或被動之變化也，病菌入動物血內，無論其數量之多寡，與最後結果之良惡，最初亦被此種細胞所噬食，使血液仍能保持其清潔，極小之原虫與乎身體不正常之新陳代謝物在循環系統內，亦與細菌同一命運，老熟之紅血球不能復有功用時，亦被網內皮系所解决，被噬食細胞噬食而分解，一大部份之分解物，即爲製造胆色素 (bilirubin)之原料

網內皮系之功用，猶不止此，並能製造各種之抗體 (antibody),此說在五六年前，尙無直接與眞確之証據，以前雖有不少研究家，用各種動物試驗希望有以証明，但所得結果，終不一致，其中最著名者，即所謂網內皮系之封鎖法(reticulo-endothelial blockade),先用上述各種顏料之溶液注射動物體內，繼續多次，使全身網內皮細胞滿積顏料以至無以復加地步，其他功用以亦完全停止，然後再用細菌感染，觀察此種動物是否尙能製造抗體，與其抵抗力之强弱如何，有時且將脾臟同時割去，使大部份之噬食細胞，脫離動物身體，但由此所得之結果，並不圓滿，與對照組相比較，不能分別感染之輕重，蓋網內皮系之封鎖法，並不能收封鎖之實效，因網內皮細胞增殖力甚大，雖用大量顏料之注射，一面固能使所有之噬食細胞滿積顏料，但一面猶能增生新細胞，注射愈多，而新生者亦愈多，其功能縱或有減退之時，但從無完全麻痺之可能，不過脾之切除術(splenectomy),據一般學者之研究，有時確能使動

物之抵抗力減抵，証明網內皮系確爲抵抗感染之工具，例如瘧之於猴，"piroplasmosis" 之於牛，"Bartonella nuris"之於鼠，以及犬之於"Bartonella canis"，如用脾之切除術，則各動物之抵抗力遠不如正常者之强，又去脾之動物如同時再用網內皮系之封鎖法，對於結核菌，"salmonella桿菌"，與回歸熱螺旋菌傳染，格外敏捷，此亦足以証明網內皮系爲抵抗感染之工具。用各種病菌接種於人工培養之組織內（如傷寒桿菌）以研究本問題，所得之結果，亦難斷定，蓋因此而產生之抗體，與組織本身之組織液中所原有者，未能分離鑑別，Goreczky 氏及 Ludany 氏在 1938 年曾發表一文，申言脾中所含抗體之分量，遠較其他各臟之血中爲多，認脾確爲抗體之製造所，翌年 Sabin 氏用一種新奇巧妙之方法，研究本題，即用一種染紅色之鴨蛋白質 (azo-dye-eggalbumin,) 以明樊沉澱 (alum-precipitate)使成細粒，作爲一種抗原 (antigen) 因其有紅色爲記，故亦稱之謂有記之抗原 (marked antigen)以之製一膠質溶液，注射於兎之皮下組織（或腹腔內或靜脈內均可）此種抗原注射後，先聚於該項細胞漿液內之空隙 (vacuolés)，繼則分解而與漿液內之蛋白質分離，終則全部溶化而消滅於無形，當抗原消滅之際，卽抗體發生之時，可用滴定法(titration)在血淸中測之，各種變化之程序，在各種動物中，各異其速度與完全度，此乃Sabin氏在本問題貢献之一，其另一貢献，卽爲發現噬食細胞能將其表層發生蛻脫(shedding of "surface films" or superficial fragments of cytoplasm)，此種變化，用腹腔液所製之新鮮標本中常易觀察，如用抗原，先制噬食細胞，則蛻脫之變化，更易發現，此所以Ranvier氏當年名此種細胞曰破析細胞("Clasmatocyte")，其蛻脫之物質據Sabin氏之見解，分裂而成球蛋白(globulin)，所以認網內皮系細胞卽爲血液中球蛋白之製造所，球蛋白乃抗體之實質也。

Sabin 氏根據此項觀察，擬將抗原之定義，重新釐定，凡物質之能特殊的改造網內皮系細胞漿液(synthesis of the cytoplasm of the cells of the reticulo-endothelial system) 者，即爲抗原，如S abin 氏之學說，果全屬實，則吾人對於抗體之來原，不但已可把握，且亦能知抗體產生之方法與過程矣

膽色素 (Bilirubin) 之形成

膽色素之形成，雖自 Mann 氏以來（先將犬截除其肝後以血色素注射於此犬之血液內，犬雖無肝，猶能製造膽色素）亦知在網內皮系之內，但更進一步之証明，實歸功於 Muir 氏及 Niven 氏之昔日動物試驗，重加詳細研究，即用紅血球和食鹽水製一液劑，注入於鼠 (mice and rats) 之皮下組織，然

後逐時追究紅血球之變化，無論在散播之組織 (spread preparation) 中或組織之切片中，紅血球漸被噬食細胞所吞噬，在其漿液內發現血鉄黃素 (hemosiderin) 之細粒，約當第七日，此種細顆粒消滅之時，發生一種之結晶體，是爲"hematoidin"，由此可知血鉄黃素去含鉄部份 (iron-containing fraction) 其餘即爲"hematoidin"．此物即胆色素之異構物(isomere)，形成全在細胞之內，(intracellular)，如用血色素代紅血球注射於動物之皮下組織，其結果亦如此，不過上述兩種之試驗，行之於鼠爲然，如用兎則僅能見血鉄黃素之形成於噬食細胞之內，逐漸被其消化，其最後一步製 hematoidin 之變化，則未能見及。

網內皮系組織之來源及構造

以上說過，Ashoff 氏之發現網內皮系，原根據細胞之噬食功能，惟據以後研究，知此種噬食細胞在脾及在淋巴結等處，與其旁無噬食功能之細胞，實有密切關係，究其發育學上之來源，在胚胎時期，同爲間葉 (mesenchyma) 之產物。此種細胞，甚爲幼稚，蘊藏分化 (differentiation) 之力量極强，能分化爲性質不同之各種細胞，固定之結締組織細胞，淋巴組織中之淋巴球骨髓中之製血細胞以及網內皮系細胞等，無不脫胎於此，故Maximow 氏嘗謂間葉組織在發育上具有全能性之潛伏力(totipotent)，此種間葉組織，遇胚胎時期而在既發育之身體中列分佈於各臟器內，在脾淋巴結，肝，骨髓與皮下組織等處，尤爲最多，其本來面目，雖有略改，但上述之潛伏力尙在，可謂《本性難移》一旦遇相當之刺激，此種分化之間葉，在上述各臟器內，能復返胚胎時間之狀况，發揮其潛伏力，隨環境之需要，產生各種不同之細胞，以爲應付之工具。

間葉之基本組織，在各臟器內，結構稀疎；爲一種細胞網，極富毛細管，Maximow 氏稱謂網形 (reticular) 或淋巴網形系 (lympho-reticular system)，Aschoff 氏所稱之網內皮系，實僅爲其中之一部份。

上述各種細胞在發育上與未分化完成之間葉細胞 (undifferentiated mesenchymal cell)關係甚爲複雜，其大槪情形祇能以下表形容之：

未化分之間葉細胞
- 血管內皮(Vascular Endothelium)
- 纖維細胞 (Fibrocyte)
- Littoral 氏細胞 (Littoral cell) 類似組織細胞 (Histiocyte-like cells)
- 網細胞 (Reticulum cell)
- 組織性之組織細胞 (Tissue histiocyte)

母單細胞(Monoblast) → 單細胞(monocyte)

血球母細胞 母淋巴球(Lymphoblast) → 淋巴球(Lymphoc-
↓
(Hsmocytoblast) 漿細胞

yte)漿細胞(Phasma cells)

骨髓母細胞(Myeloblast)→顆粒細胞(gra-
nulocyte)

母紅血球(Erythroblast) →紅血球(Erythrocyte)

如上所述，由間葉所分化(differentiated)之組織，在脾，淋巴結，與製血器內，大部成一細胞網(cell-reticulum),網中到處支配淋巴竇或血竇(sinus),竇壁細胞與網組織本身之細胞通稱為網細胞(reticulum cell),竇壁細胞又稱"Littoral"細胞，後者在靜止狀態下，為紡綞形，有一小而黑之細胞核，如遇由血中所注射之顏料，卽能羅致於細胞漿內，遇其他相當之刺激，卽脫落竇腔內，變爲組織性之遊走噬食細胞(Phagocytic wandering cells of his tiocyte type),惟肝，脾，淋巴結，骨髓，腎上腺與腦垂腺各臟之竇細胞有噬食功能，至於其餘血管與淋巴系之內皮細胞則否，即有之亦甚少，此乃值得注意之點。

至於網組織之本身細胞(reticulum cell proper)邊際有突(process),以之作彼此間之聯繫，綴成網形，細胞間不分界限，亦難辨其形態，所謂一種細胞連體(cell syncytium),其細胞漿液，着色甚淡，畧作鹹性，細胞核着色亦不濃，其膜較粗，核中之漿(nucleoplasm)毫不着色，但含有散在之着色素(Chromatin)成細顆形，無小核(nucleolus),此種細胞，有時能變爲組織性之遊走細胞(motile histiocyte),在靜止狀態下，以銀製法(silver impregnation)可以窺見許多黑色之細纖維(fibrils)通過其漿液，綴成另一縱橫交錯之網物，細纖維密集之處，即為網細胞之所在，或砌成竇壁，成爲竇細胞之附着點。

細纖維之性質，因係一種蛋白質，又因其縱橫交錯，故亦名網蛋白細纖維(reticulin fibrils),此物除在網組織之外，在其他各處，亦隨處皆有，常居個別細胞間，成為基底膜，basement membrane)至於此種之來源，尙未完全明瞭，Doljanski 氏及 Roulet 氏(1933)認爲一種間葉細胞之分泌物，止於細胞間，成一種細胞間物質(intercellular substance)，其性質似一種之酶(enzyme-like)，與細胞突决不能混爲一談，因在未分化之間葉(undifferentiated mesenchyme)，如胚胎時期之脾及淋巴結中，幷無此種物質，故推想其發生時代，當爲間葉之分化期，僅此時期，間葉有此能力，產生此種物質未分化之間葉，亦爲各種組織性之組織細胞之來源 (tissue histiolyte) ，如全身所有稀疏之結締組織，大網膜 (omentum major) 以及血管外膜 (adventitia) 中之有噬食功能兼能遊走之細胞，均發源於此，因其各處多有，在疇昔時代，未能歸源於一處，故其名甚多，徒淆人之視聽，例如在其靜止時期 maximow 氏稱之曰《靜止中遊走細胞》("resting wandering cell"), 在活動時期曰 "polyblasts"，metschnikoff 氏亦嘗稱大型噬食細胞， (macrophages), Marchand 氏稱血管外膜細胞，諸家之命名雖異，其性質實同，其功用與上述網內皮系細胞者亦完全相等，能噬食細菌與原虫，在發炎處同爲身體防禦抵抗之武器。故吾人談網內皮系，必包括此類同一性質之細胞。

網細胞 (reticulum cell)之病理變態：在病理狀態下，尤在脾與淋巴結中，網組織發生增殖 (hyperplasia) 時，網細胞體積變大，核中之小核，(nucleoli)較爲明顯，發生多核細胞， (multinucleated giant cell)普通有核二，彼此對稱作鏡面圖 (mirror-image), Hodgkin 氏病中所見之 Sternberg-Read 氏細胞，即其一例，在其他類似之病態下，細胞核常變大，富於鹹性之色素(basichromatin) 幾佔全部之細胞體積，有時形態失常，變爲不規則形，網組織有增殖變化時，網蛋白細纖維(reticulin fibril)往往亦增多。

網組織病 (Reticulosis) 之分類

本病之分類，最初爲 Ross 氏 (1933) 所倡議，1938 Robb-Smith 從而改進之，按網組織各種成份之增殖，先分爲三大類：（一）網組織之增殖發生於髓質(medulla),如在脾與淋巴結者是爲髓質型網組織病(meddullary reticulosis)，（二）增殖之網組織，排列爲淋巴結之濾泡 (follicle) 者，是爲濾泡型網組織病 (follicular reticulosis) ，（三）增殖之在竇壁細胞者，曰竇型網組織病 (sinus reticulosis),（一）髓質型網組織病 (medullary reticulosis)

此型又可分爲兩種，一曰原發性髓質型網組織病 (primary medullary reticulosis)，二曰新陳代謝性髓質型網組織病 (metabolic medullary reticulosis) 前者又包括下列各病··

（甲）急性網組織病 (acute reticulosis) 患者多一二歲之孩童，病者如急性之腸傷寒，全身淋巴結腫大，肝脾亦腫 (hepatospleno megaly), 病者多死於續發性之感染，由來於上呼吸道者爲更多。

（乙）血性網組織病(hemic reticulosis)即通常所熟知之三種白血症，即淋巴性(lymphoid)骨髓性 (myeloid) 與單細胞性 (monocytic) 是也。

中华医学杂志（四）

（丙）纖維骨髓性網組織病 (fibro- myeloid reticulosis) 此實 Hodgkin 氏病之別名。

至於新陳代謝性髓質型網組織病亦可分爲兩種，卽原發性與續發性之擬脂症 (lipoidosis) 是也。

（甲）原發性之擬脂症，包括 (1)gaucher氏病，(2)Niemann-Pick氏病，與 (3)原發性黃疸症，又稱Hand-Schrüller-christian 氏合併症狀(syndrome)。

（二）續發性者，此型甚少見，在慢性黃疸症，胆脂在血中之濃度甚高時 (hypercholesterolemia) 偶能發生此症，在糖尿症血中有大量之脂肪時，亦偶有之。

（二）原發性濾泡型網組織病 (Primary Follicular Reticulosis)

病者多中年人，時發時愈，能持續自四年至七年之久，脾與淋巴結均腫大，乃由於個別，濾泡之變大，成爲明顯之灰白點，組織上成份大多爲淋巴細胞。

（三）原發性竇型網組織病 (Primary Sinus Reticulosis)

在此病僅竇壁細胞發生大量之增殖，其餘各種之網細胞無與也，第二期之梅毒引起人體全部淋巴結之腫大，卽其一例。

以上各種網組織病，命名與分類完全根據細胞學上各種不同之變化，所謂原發性者乃不知其病原之謂也，故其中僅少數能有資格足稱單獨之病，例如 Hodgkin 氏病，白血病，及各種之原發性擬脂症等，其餘不過爲某一病全部病理變化之一環耳，希讀者幸勿誤會。（待續）

參考書

1. Handfield, G, & garrod, L. P., Recent Adv. Path. 1943

2. Muir, R. & Nieven, J. S. F. J. Path. & Bact. 41:183, 1935

俄人 Bogomolets 所發明之抗網狀系細胞毒血淸 (Antireticular Cytotoxic Serum)本刊三十一卷第六期已有喬樹民君之譯文加以介紹——編者。

最近十年來之藥物治療學進步(一)

中央衛生實驗院

張昌紹

本文原請中央大學醫學院周金黃教授執筆，周氏因故未寫，乃臨時改由作者担任。因時間忽促，未能詳引文獻爲憾——作者附識。

最近十年中，藥物治療學發展之突飛猛進，成就之輝煌燦爛，不僅遠較過去任何十年爲勝，抑亦可與過去任何一世紀之收獲一較短長而毫無遜色。作者已於現代醫學叢刊各書中，以八十萬言左右之篇幅，加以系統之介紹與客觀之檢討；本文爲篇幅所限，僅能將比較重要之進步提出數種，加以討論，以促進醫界同仁之注意而已。

(1) 蘇甦藥 (Analeptics)

定義—Analeptic一字來自希臘語,有恢復健康之意，但目前通行之定義，則係一種中樞神經興奮藥。據 Clark 之定義，Analeptic 係延髓生命中樞之興奮藥。此與吾國俗稱之『救命針』意義相當。Goodman & Gilman 則將此名限於能對抗麻醉作用，及減輕麻醉程度之藥物，似屬太偏。作者折中衆說，譯作蘇甦藥。

作用—正常之動物具有種種有效之反射，蘇甦藥不能表現其生命中樞興奮作用。但當生命中樞，特別是呼吸中樞，因疾病或毒物而受抑制時，則蘇甦藥之興奮作用大顯。理想之蘇甦藥應對生命中樞特別是呼吸中樞呈選擇性作用，對於腦及脊髓無甚作用。但目前尙無此種藥物，一般中樞神經興奮藥，亦有興奮延髓作用，但往往對於腦部或脊髓之作用較著，因此互相妨碍而不適於用。例如番木鼈鹼 (Strychnine) 之脊髓興奮作用甚强，當其劑量足以對於延髓生命中樞作有效興奮以前，往往已產生强大之脊髓興奮而致驚厥(Convulsion). 驚厥能致嚴重之呼吸中樞抑制，一旦發生，卽加深其呼吸抑制，有百害而無一利。

比較—近十年來藥理學家大都採用一種巴比土酸衍化物 (Barbiturate) 於小動物(小白鼠或大白鼠)產生深度麻醉後，比較各種蘇甦葯減輕麻醉及防止死亡之療效。此種比較結果大體與臨床觀察頗相符合。Maloney, Tatum, Barlow 等之文均係重要之文獻。同時 Chakravarti (1939) 與 Goodwin (1945) 之實驗方法與比較結果尤足稱述。Chakravarti 比較卡地阿走 (Cardiazol), 可拉明 (Coramine), 番木鼈鹼，苦味毒 (Picrotoxin), 北美山梗菜鹼 (Lobeline), 麻黃鹼 (Ephedrine) 及苯齊巨林 (Benzedrine) 等之結果，証明蘇甦藥之具有强大減輕麻醉之效力者，不一定能降低麻醉藥中毒之死亡率，反之能有效防止死亡之蘇甦藥，不一定具有强大之減輕麻醉作用，就減輕麻醉使動物早醒之效力而言，苯齊巨林之作用最强，其次順序爲卡地阿走，苦味毒番木鼈鹼，麻黃鹼及可拉明，見第一表。

第一表 蘇醒藥之催醒效價 (Awakening Potency)

小白鼠由靜脉注射 Nembutal 6.5 mg/100g. 20 分鐘後皮下注射蘇醒藥。每一劑量用鼠 25 頭。有 * 號者用鼠 50 頭。LD 50 係產生 50% 死亡率之致死量。

蘇甦藥	注射下列劑量後經一小時之小鼠回醒百分率			
	$\frac{1}{2}$ L D 50	$\frac{1}{4}$ L D 50	$\frac{1}{5.06}$ L D [illegible]	$\frac{1}{8}$ L D 50
苯齊巨林	93	80	76	60
卡地阿走	96	66*	40	36*
苦味毒	86	64	40	32
番木鼈鹼	85	56	36	20
麻黃鹼	92	36	28	20
可拉明	68	40	24	16

最近 Goodwin 等就 Chakravarti 氏方法加以改良，其所得數字更富定量的意義，見第二表。

第二表 蘇甦藥之催醒效價

回醒比值 (Analeptic Ratio)＝治療組之 AT 50: 對照組之 AT 50.

AT 50 即 50% 小鼠回醒所需之時間

蘇甦葯	LD 50 mg/20g	回醒比値					
		以 LD 50 爲單位之劑量					
		1/8	1/4	1/2	1	2	4
苯齊巨林	1.0	0.85 (2)	0.69 (4)	0.44 (2)	0.94 (2)	0.94	—
Methedrine	0.5	0.94 (2)	0.75 (2)	P	—	—	—
Cardiazol	1.2	—	1.0 (2)	0.69	0.52 (3)	0.61	—
可拉明	9.2	—	P	—	P	P	—
苦味毒	0.09	—	0.86	0.89	0.68	0.39	0.19
番木鼈鹼	0.012	—	—	0.79	P	P	—

P 係延長麻醉時間之意。括號內數字係指實驗之次數。

根據第二表可知苯齊巨林雖在低劑量時（如于 $^1/_2$ LD 50 時比較最有效，但在較高劑量時卽幾完全無效。苦味毒則在高低劑量時均屬有效，在4倍LD 50 時其效尤强。可拉明在各種劑量時不僅不能縮短麻醉時間，却反延長之，故實不應用於巴比土類藥物之中毒。

對於巴比土類中毒，各種蘇甦藥之解毒作用，即降低死亡率之作用，並不與其催醒效價相一致。苯齊巨林與麻黃鹼，不僅不能降低中毒動物之死亡率，且能顯著增加之。番木鼈鹼幾完全無效，而最有效者係苦味毒與卡地阿走，見第三表

第三表 蘇甦藥減少中毒動物死亡之效價

各藥均注射於腹腔內

Nembutal 之劑量爲 140 mg/kg

蘇甦藥	死亡百分率					
	以 LD 50 爲單位之各種劑量					
	$^1/_{32}$	$^1/_8$	$^1/_4$	$^1/_2$	1	2
無藥（對照組）之死亡率：78						
苦味毒	—	—	—	—	38	6
卡地阿走	—	—	—	—	13	7
番木鼈鹼	—	—	—	—	71	77
苯齊巨林	100	100	100	100	100	100
可拉明	—	—	—	100	97	100
麻黃鹼	100	81	100	100	100	100
北美山梗菜鹼	—	—	72	100	—	—

至於此類藥物對於 Nembutal 麻醉小鼠之呼吸刺激作用，亦與其減少中毒死亡之效價並不一致，而與其催醒效價相似。麻黃鹼，苯齊巨林及北美山梗菜鹼之作用，遠較其他各藥爲强。即對巴比土類解毒作用極佳之苦味毒，亦僅呈微弱之呼吸刺激作用。

用途—蘇甦藥之臨床用途有二：

(1) 對抗麻醉作用—又可分三種情形：

甲．麻醉意外—麻醉中忽然呼吸停止或循環衰竭等意外，若確因麻醉藥過量，過度抑制生命中樞所致者，除呼吸停止須採用人工呼吸，心臟停止可採用心部按摩外，亦可採用蘇甦藥，如麻黃鹼，苯齊巨林苦味毒與卡地阿走等。

乙．麻醉過深或過久—須減輕或中斷者，可採用咖啡鹼，苯齊巨林，麻黃鹼及卡地阿走等比較廣泛的中樞興奮藥，苦味毒與番木鼈鹼主要作用於延髓及其以下部分，奏效稍遜。

丙．麻醉藥及其他中樞神經抑制藥之中毒—蘇甦藥之最重要用途即係此種中毒。蘇甦藥之選擇，取決於中毒藥物之種類。對於巴比土類中毒，苦味毒乃最佳之解毒劑，業經實驗與臨床所充分証明，卡地阿走亦甚有效，但其治療結果較苦味毒畧遜。至於麻黃鹼，苯齊巨林，及可拉明等對於重症病例，不特無效，或反有害，文獻中報告之少數有效病例，因同時併用他種蘇甦藥，且巴比土類之劑量亦不甚高，故不足以表示此數藥之確有療效也。至於嗎啡類中毒，則苦味毒，卡地阿走，可拉明及番木鼈鹼等有增加嗎啡驚厥作用之危險，以不用爲妥。麻黃鹼，苯齊巨林及咖啡鹼等較爲適宜。

(2) 病人臨危時用作«救命針»—此係此類藥物之最大用途，蘇甦藥之注射幾爲病人危急時之例行治療，至其價值如何，實至可疑。十年前歐陸國家及我國喜用樟腦，英美則喜用番木鼈鹼，凡延醫診治之病人在其死前幾無一不被注射此種所謂«救命針»或«强心針»一針乃至數針。近年來則多改用可拉明，卡地阿走，麻黃鹼及苯齊巨林等，此種注射弊病甚多，特加檢討如下：

甲．所謂强心作用—此類藥物中之樟腦及較新之可拉明與卡地阿走等，均被認爲强心藥，商家以强心作號召，醫界亦遂信爲確有强心作用。其實此三藥均無直接强心作用，臨床上所見之任何循環作用，完全由於中樞興奮而來。故對延髓中樞未受抑制之病例，及由其他原因所致之心臟衰弱及循環衰竭，此類藥物實難奏效。臨床上中樞抑制之病例，大多由於巴比土或嗎啡類中毒，對於前者苦味毒之療效最佳，對於後者則麻黃鹼及咖啡鹼等較佳，亦無採用上述三藥之良好理由。

乙·濫用之危險—醫者面臨瀕死或危急病人，往往因急欲拯救其生命，於短時內注射多種或多針蘇甦藥，或先後數醫診治，不相商討，各注射數針而去。往昔採用樟腦或咖啡鹼之時代，其毒性甚低，故無甚中毒危險。近則多用較新之藥物，其毒性均較猛烈，如此濫用，實有中毒危險。蓋此種病人之循環滯緩，皮下注射後藥物不易吸收，因此最初一二針往往不能見效。此時醫者自易相信藥力之不足而再予多次注射，於是病人之皮下遂積蓄過量之毒性藥物，如病人一旦因藥物或其他原因而循環恢復時，突然大量吸收卽可中毒。病人有因«救命針»而復蘇，旋則因«救命針»而喪生。

丙·休克病例—危急病例中之由於休克者不在少數，戰時尤然。此種病人之主要病理乃在血量之銳減，不足以作有效之循環，至於循環中樞已因缺氧而早自興奮，甚者已達衰竭程度，故若一味注射此類«救命針»，實無益而有害。即向所例行注射之血管收縮藥如副腎鹼(Adrenaline)，近亦知應在絕對禁忌之列。對於此種病例之唯一有效治療爲輸血，或輸血代替物如血漿血清或含膠質之鹽水。

苦味毒 (Picrotoxin)—係自一種防已屬植物 Cocculus indica 提出之中性成分，化學式爲 $C_{30}H_{34}O_{13}$，現已收入十二版之美國藥典。此藥並非新藥，十九世紀初葉已經發見，至本世紀初其藥理已大體明瞭。向認爲一種毒藥，並無實用價值。自 Maloney, Fitch & Tatum (1931) 發現此藥對動物之巴比土中毒呈强大之解毒療效後，始引起醫界之注意。自 1937 年後，臨床界試用漸多，充分証實其優秀療效，今已公認爲巴比土類藥物中毒之標準療劑。

此藥主要興奮中腦與延髓，故能針對巴比土類對此兩部分之抑制。較大劑量則大腦與脊髓亦受波及，發生驚厥，多係大腦型之不對稱性協調性抽搐(Clonic convulsion)。此藥與巴比土類藥物間確有互相對抗作用：一藥中毒時，他藥可用大量（甚至致死量之數倍）而無毒性現象。此藥對於阿佛汀(Avertin), 副醛 (Paraldehyde), 氯化丁醇 (Chloretone) 等催眠藥中毒亦效，但不宜用於嗎啡類中毒，因此藥能加强嗎啡類之脊髓興奮作用而易發驚厥。驚厥能加深呼吸中樞之抑制，在麻醉藥與催眠藥中毒時此爲大忌。

此藥卽作靜脈注射，亦須經二十分鐘左右始能發揮其作用。在體內迅速破壞，經二小時後，體內遺留甚少，尿中僅有微量排泄。

用於巴比土類中毒時，此藥之千倍溶液(溶於食鹽水內)可作靜脈內或肌內注射。其劑量須視巴比土之劑量或抑制程度而定，第一劑自 2mg 至 10mg，普通可用 3—5 mg. 20 分鐘如無興奮之徵象，則加至 10 mg，每 20 分鐘注射一次，至發生興奮徵象(即肌肉顫抽)，乃改爲每小時 3—5 mg 以維持之。病人之反應須以各種淺反射如角膜反射 (Corneal Reflex) 爲標準。凡中毒病人之喪失其反射者，應立刻用藥至角膜反射回復後，乃改用小劑量維持之。此藥之催醒作用不甚强大，故意識之恢復與否，不可視作此藥奏效之示標；如以淸醒爲目標而不斷連用大量，則有中毒危險。如一旦用藥過量而發生驚厥，卽應採用適量之巴比土類藥物靜脈內注射以控制之。如用 Pentobarbital Sodium，其劑量爲 0.1—0.4 gm，Pentothal Sodium 之劑量爲 0.2—0.6 gm，至於長時作用之 Barbital 或 Phenobarbital 則不適於此種情形。

來潑他坐 (Leptasol)—來潑他坐乃英國藥典之法定名。其商品名爲卡地阿走(Cardiasol)，含有强心之意，實極不妥，蓋此藥並無直接强心作用。美國藥典並未收入此藥，但美國醫學會之化學藥物委員會定名爲美屈拉坐 (Metrazol). 其化學名爲 Pentamethylenetetrazol，構造式如下：

第一圖 來潑他坐與樟腦化學構造之比較

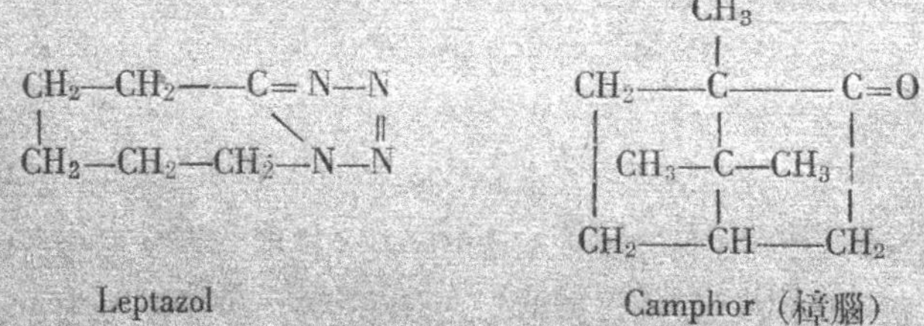

此藥與可拉明初均視作强心藥，至今廠家仍以强心作號召，其實二藥均無直接强心作用。即對血管運動中樞之興奮作用亦不甚强大。據Sinha(1940)於犬之實驗，於輕度之副醛麻醉下，此藥不僅無循環作用，且反畧降之。可拉明之循環興奮作用甚弱，尙不如水溶性樟腦之有效

此藥之主要作用在興奮高級中樞，能產生大腦型之驚厥。精神病學家基於此種大腦興奮作用，採用驚厥劑量以治癡呆症 (Schizophrenia). 大腦以下，中腦延髓及脊髓亦呈相當興奮。用作蘇醒藥，其效較苦味毒似畧遜。但此藥有下列數優點，值得再加研究。

(1) 吸收甚速，故口服，皮下，肌內及靜脈注射後之奏效速度幾無上下。

(2) 作用迅速，注射後一分鐘即能奏效，較苦味毒之需 20 分鐘者，此藥實勝多矣。

(3) 在體內迅速失去其作用， 每二小時用藥一次， 不致發生積蓄性中毒。

(4) 毒性甚低 但用藥過量，易發驚厥。

此藥用於催眠藥中毒時，如劑量不足，反延長其麻醉，過量則致驚厥，故其臨床應用不如苦味毒之容易奏效。其劑量亦須視抑制程度或中毒藥量而定。普通用其 10% 溶液 5 c.c. 作靜脈或肌內注射，以後每二小時注射 2 c.c. 至身體自動或回醒為度。

菸鹼醯乙胺 (Nikethamide)—此係可拉明 (Coramine) 之英國藥典法定名。可拉明之缺乏强心作用與其定名之不妥，已如前述。此藥之呼吸興奮作用不甚强大，除直接刺激呼吸中樞外，亦作用於頸動脈體 (Carotid Body) 之化學纖維 (Chemoreceptor) 而反射刺激中樞。對於中樞神經之其他部分，作用不著。自動物實驗結果觀之，此藥對於巴比土類中毒不僅毫無價值，或反延長其麻醉時間。據 Maloney & Tatum (1932) 之報告，此藥對於嗎啡中毒之療效較佳，尚待証實。

從其構造上觀之，此藥乃菸鹼酸之衍化物，對於 Pellagra 亦有療效。

第二圖　菸鹼醯乙胺，菸鹼酸與菸鹼之化學構造比較

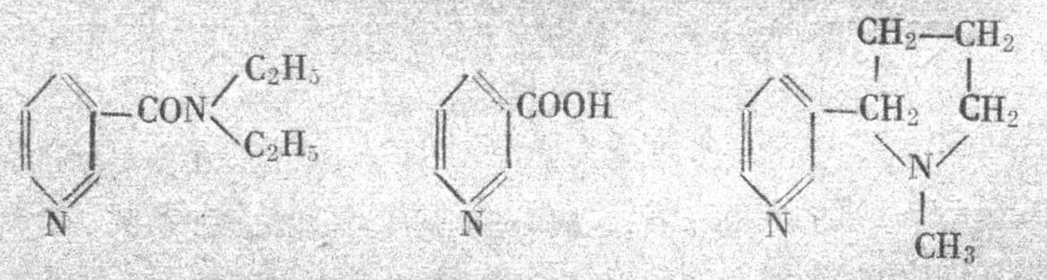

C_2H_5 —CON C_2H_5 N　　COOH N　　CH_2—CH_2 —CH_2 CH_2 N N CH_3

Nikethamide　　Nicotinic Acid　　Nicotine

菸鹼醯乙胺　　菸鹼酸　　菸鹼

番木鼈鹼 (Strychnine) — 主要作用於脊髓而發生强直性驚厥(Tetanic Convulsion)，對於延髓及中樞神經之其他部分，作用微弱，故非良好之蘇甦藥。此藥與巴比土類之關係，係片面的對抗而非相互的：番木鼈鹼中毒時能用巴比土類治之，但於巴比土類中毒時則不能恃番木鼈鹼以對抗抑制作用。按中

樞神經抑制藥對於各部分抑制之深淺，係按大腦，脊髓，延髓之次序；故巴比土類可在不嚴重抑制延髓之劑量時，對抗番木鱉之脊髓作用，而番木鱉鹼在產生脊髓性驚厥之劑量以下，對於延髓無甚作用。

咖啡鹼 (Caffeine) 一 主要作用於大腦，故對中等度之麻醉雖能催醒之，但乏延髓作用，故鮮解毒療效。茶鹼 (Theophylline) 亦然。

擬交感神經胺類 (Sympathomimetic Amines)—麻黃鹼之中樞興奮作用，早於 1913 年已為 Airila 所發現。但直至 1938 年，經 Jacobsen 等及 Larsen 對於擬交感神經胺類之中樞作用，作系統之研究後,始引起廣大之注意。Tainter 等於 1939 年及 1941 年加以推廣研究。此次大戰中，英軍在北非發現，馳騁北非沙漠中之隆美爾（德將）機械化部隊，普遍服用一種興奮藥，以驅除睡眠與疲乏，增加繼續作戰之效率。後經分析，知係一種擬交感神經藥物，於是此類藥物在軍事上亦屬重要矣。

第三圖 擬交感神經藥物之化學構造

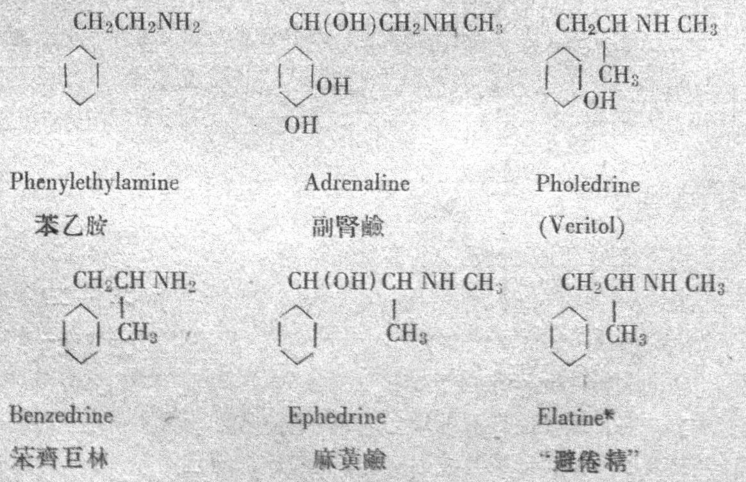

據目前所知，擬交感神精藥之中樞興奮作用與其擬交感神經作用毫無關係，其決定性之化學構造有二：(1) 無配基 (Phenolic Group) 之苯圜，(2) 異性丙胺之側鏈 (Isopropylamine)。此兩種構造缺一不可 Benzedrine, Ephedrine

---

* Elatine 係國產品之名，德國商品稱 Pervitin，英國商品稱 Methedrine 其普通名當以 Desoxyephedrine 爲最佳。

及 Elatine 均具備此條件，乃此屬藥物中最有效之中樞興奮藥，苯乙胺屬之許多重要擬交感神經药物，包括 Sympatol (Synephrine), Adrenalone (Kephrine), Epinine等，雖具强大之擬交感神經作用，但無此種中樞作用。副腎鹼有時亦呈神經過敏等輕微中樞興奮，乃此屬中之唯一例外。於異性丙胺屬之苯圜上，加入一個或多個之酚基，則其中樞作用亦即盡失，如 Veritol, Cobefrine (Corbasil) 等是也。若異性丙鏈上胺與苯之位置對調，亦可盡失其中樞作用，如 Vonephrine 是。異性丙鏈上加入醇基 (OH)，則減少其中樞作用，如麻黃鹼之作用僅約苄齊巨林之 1/10. 然後者之構造，尙不能產生最高之中樞作用，將甲基加入其一價氮基使變成二價胺，即成 Elatine（所謂«避倦精»），其效力較苯齊巨林尙大 1.5—2 倍左右。

此類藥物對於大腦，中腦及延髓，均有强大之興奮作用，在其交感神經興奮劑量之下，已能產生種種中樞興奮作用：精神興奮，情緒愉快，減少疲感，祛除倦意。三者中以 Elatine 之效力爲最强，3 mg 即效，而苯齊巨林之有效劑量爲 5—10 mg. 麻黃鹼之有效劑量爲 10—50 mg. 最近 Ivy 等 (1943) 報告，在工作前服用Elatine 有預防疲乏，增加工作量之效，苯齊巨林則無此效。對於中等度麻醉藥及催眠藥中毒，此類藥物有蘇甦之效，但對重症疾例則無效，或反有害。

主要參考文獻

1. 張昌紹 (1945) 實用藥理學（現代醫學叢刊第三種）p. 31-33.
2. Chakravarti (1939) J. Pharmacol. 67:153.
3. Goodwin & Marshall (1945) J. Pharmacol. 84:12.
4. Ivy et al (1943) J. Lab. & Clin. Med. 28:603.
5. Koppanyi (1944) J. Am. Ph. Ass. 33:65.
6. Tainter et al (1939) J. Pharmacol. 66:56. (1941) ditto 71:62.

近十年來病理學之進步（續）

（國立上海醫學院）

谷 錦 汧

人工癌研究（Experimental cancer Research）

人工製癌法（artificial carcinogenesis）

近代研究癌腫問題之專家爲數甚多，文獻之富亦大有不勝卒讀之慨，惟問題之重心，則在瘤腫之病原，扼要而言之，可歸納下列兩說：一爲化學性製癌法（chemical carcinogenesis）. 二爲感染臆說（infective hypothesis）. 茲將兩說分別述之於下：

（一） 化學性製癌法：

自 Yamagiwa 及 Ichikawa 兩氏（1915）用柏油（tar）敷兎皮，發明人工上皮癌(epithelioma)後，引起許多研究家之興趣，以類似方法製造各種瘤腫，如以滑機油（lubricating oil 在人類體能引起織工癌 mule-spinner's cancer）煤灰〔soot 在人體能引起烟囱清潔夫之陰囊癌（chimney-sweeper's cancer)〕白臘〔paraffin 能引起殼油廠工人之癌腫（cancer of shell oil workers)〕等物，試於各種動物，其結果均有相當成就，此種人工癌之性質與天然發生於各種工廠之職工者，大旨相同，至於無機化學品中，能製惡性瘤腫者，爲數不多，惟有兩物，一爲砒之化合物，一爲氯化鋅（zinc chloride），惟後者僅能在禽類之睪丸中，引起奇異瘤而不能製癌。

自 Yamagiwa 及 Ichikawa 兩氏發明人工癌之後，雖知柏油爲一種製癌因素，但柏油係一複雜之有機化合物，所含各種成份甚多，其中究以何種成份爲眞正製癌之因素，在當時並不明瞭，後經 Bloch 氏之研究，始有進一步之認識，知柏油中製癌物質，沸點甚高，其性鹹而不含氮，但究爲何物，仍屬不明，嗣後復經英國學者 Kennaway 氏等之悉心探討，認柏油中製癌物質，必爲一種炭氫化合物（hydrocarbon），乃將所有已知之各種炭氫化合物由柏油中所提鍊者，逐一試驗之於小鼠（mouse），惟結果仍無所獲，直至 1927—1930 年間 Mansord 與 Hieger 兩氏以螢光之分光法（fluorescence spectroscopy），研究柏油之性質，問題之癥結，始露端倪，兩氏以此種分光法研究柏油之光學性質，結果發現柏油在光譜中有三條吸收線，各當光波長度 4000,

4180 與 4400 A 等處 (A=10—[8] cm.), 繼則再以各種已知化學構造之炭氫化合物用同樣分光器檢查之，乃知 benzanthracene 衍化物 (derivatives) 之中 1,2—benzanthracene, 亦具三條之吸收線, 惟較之柏油所具者，各線畧偏短波方面，疑此即爲製癌物質。詎知事實猶不然，於是再從事化學研究，結果卒至發明人造炭氫物，所謂 1. 2. 5. 6—dibenzanthracene, 此物確有製癌效力，此乃有史以來以純粹之炭氫化合物，第一次達到人工製癌之目的，至 1933 年 Cook, Hewett 及 Hieger 三氏，又以螢光分光器，在柏油本身查得另一物質，所謂 1,2—benzpyrene, 其產癌之效力更爲强烈，以其千分之三苯 (benzene) 之溶液，每星期敷小鼠皮兩次，經相當時期即生癌，至此柏油製癌之謎，始得全部解答，據說，此物在柏油中之含量，甚爲微細，僅千分之三，故欲大量提鍊，必須用千百斤之柏油，大規模之工程，始能蕆事，於此可以想見其價值之昂貴矣。

迄 1943 年屬 dibenzanthracene 之炭氫化合物，而由人工所製成者，計有百四十種之多，其中僅三十一種，據試驗之結果，確有製癌之效用，尤以 3:4—benzpyrene 與以前所釋之 1:2—benzpyrene 同爲最有效，各種炭氫化合物均不溶於水，惟溶於苯或油類，溶於苯者可注射之於皮層，結果產上皮癌，溶於油類者 (oii 或 lard) 可注射之於結締組織中，結果成肉瘤 (sarcoma), 各種動物對於此種炭氫化合物之敏感性强弱不同，强者需時三十天即有結果，弱者須延長一百五十天以上，始見效力，其所需之份量，亦無標準。據 Shear 氏(1936) 之研究，至少需用 0.000.4 mgm 之 dibenzanthracene 始能發生效力，由此所產生之瘤在多數例中，僅限於原來注射處之局部，惟有少數例外，同時亦有轉移瘤 (metastatic tumor), 且見之於肺。

Magnus 氏在 1939 年用 dibenzanthracene 溶於橄欖油中，每兩星期灌胃二次，在六十三隻小鼠中，六十隻經過六月後，肺中發現癌腫，大部係惡性，該氏爲明瞭此種肺癌，是否係原發癌，抑爲續發癌起見，乃將炭末及洋紅 (carmine) 以同樣方法灌入鼠胃，灌後卽將動物殺死，檢查其兩肺，結果在細枝氣管中，發現注射之物質，於是知灌胃之物質，一部份并不入胃，而誤入細枝氣管，因之接受刺激而成癌。可見其作用限於物質所在之處，換言之，爲局部作用，而所成之癌爲局部之原發癌，并非由他處能移而來之轉移癌，但 Magnus 氏之試驗，經 Oberling 氏等之覆核，未能完全証明，迄今胃癌及腸癌之動物試驗，尚無人能達目的，惟 Stewart 氏在 1940 年以

methylcholanthrene 溶之於液體白臘 (iiquid paraffin)，注射之於小鼠之胃壁，在三十隻之小鼠中四鼠發生乳頭腫 (papilloma)，又四鼠發生癌腫

1936 年 Burrows 及 Cook 兩氏曾用水溶性之 dibenzanthracene 之化合物，注射於動物之皮下，結果除發生局部原發瘤之外，同時亦見各處之轉移瘤，轉移瘤發生之地點，與所用之溶劑 (solvent) 極有關係，例如 1936 年 Chalmers 與 Peacock 兩氏用 dibenzanthracene 溶於豬油，注射飛禽中，大部被注射之動物，在注射之處，即發生癌腫，如用鷄蛋之脂肪作爲溶劑，則僅有少數之動物發生癌腫，如用 dibenzanthracene 溶之於鷄油，以作試驗，則毫無結果，兩氏爲追究所注射之 dibenzanthracene 及 benzpyrene 踪跡起見，利用螢光作用，檢查所注射之動物，初見由靜脈所注射之各種物質，經數分鐘後，即與血液分離，轉入動物身體之脂肪組織，再經兩小時漸復消滅，最後見注射之物質，略改其原形，成一種水溶劑，集中於胆液，由此排洩於體外。

據各研究家由各種試驗所得之結果，製癌之炭氫化合物，可分三大類，(一)與 benzanthracene 有關者，此種之化合物總計六十九種，其中二十五種據 Barry 氏等 (1935) 之試驗，有製瘤之效用，(二)與 benzanthracene 無關而含 phenanthrene 系之炭氫化合物，共有七十一種，其中有製瘤之效用者僅六種，(三)不含 phenanthrene 系之炭氫化合物，例如 triphenylbenzene 與 tetraphynylmethane 二物，此二物據 Morton, Branch 及 Clapp 三氏 1936 年之報告，對於小鼠亦有製癌之效用，前者能溶於菜油，用皮下注射可能製肉瘤，後而常溶於苯，如敷動物之皮膚，則能成癌

製癌炭氫化合物對於動物生長之影響：據 1938 年 Haddow 氏之報告有製瘤作用之炭氫化合物，對於家鼠 (rat) 有阻抑生長作用，無製瘤效用者則否，製瘤之化合物不但能阻止正常生長，且亦能阻抑瘤之生長，例如用 12 mgm 1:2:5:9—dibenzanthracene 溶之於油類，注射於小鼠之生天然乳癌者之腹腔內，則此種天然癌之生長率，即行減低，或完全抑到，甚或從此逐漸縮小，此種阻抑功效對於人工瘤較爲微弱，Peacock 及 Beck, 兩氏曾用3:4—benzphyrene 由靜脈注射小鼠之有移植癌 (transplanted carcinoma) 者，所得結果，亦爲瘤腫生長率之減低，據一般學者之推測，此種阻抑作用，由於炭氫化合物之毒效所致，其所以能製瘤者，原因亦在於此，以爲動物之正常生長既被阻抑，乃變其方式爲不正常，於是成瘤。

製癌炭氫化合物之化學關係 (The Chemical Relationships of the Carcinogenic Hydrocarbons)

除phenanthrene系之化合物能製癌外，尚有數種化合物，具同樣效力，例如 sterols, œstrogenic hormones, vitamin D 及數種之 alkaloids, 前兩者且爲人體之產物，而 œstrogenic hormones 之正常作用，則爲催經，據1933—34 年 Cook, Dodds, Hewett 及 Lawson 各氏之研究，3:4—benzpyrene 及 5:6—Cyclo — 1:2 – benzanthracene 等較爲單純之化合物，除能製癌之外，亦能催經，此外尙有一物，爲製癌最有效力物質，即以上已提及之 methylcholanthrene, 其原料，亦爲一種人體之產物，其分子構造式，molecular structure), 極類 Sterol 與胆酸 (bile acid)，可用 desoxycholic acid,經過一連串之化學變化，可在實驗室中用人工製成，其性質與天然產生於人體者無異

據 Needham 等氏之研究，動物在胚胎期中，能分化 (differentiate) 各種臟器之物質，所謂«組織構成因素» (organiser)者，與上述各種製癌物，化學上彼此有密切之關係，亦屬 sterols, 當兩棲動物發育之初期，如將製癌物質放置於 gastrulæ cavity, 則往往產生神經管 (neural tube)，可見其與«組織構成因素»有同樣作用，兩者固相類似，亦具類似之功能，但前者何以常在正常生長狀態下發生效用，能分紀臟器，而後者則否，一旦發揮其效力時，則必製癌，此實令人不解，據 Needham 氏之推測，奇胎怪瘤 (teratoma)，必由于«組織構成因素»作用之不正常所致，故據該氏之學說，兩者間之關係與作用，甚爲微妙，爲一極有興趣與極有研究價値之問題。

除上述各種化合物外，其餘能製癌之化合物，尙有兩種，其化學上結構，與上述各種物質，毫無關係。一爲 0-amidoazotuol, 一爲 p-dimethylaminoazobenzene (butter yellow), 前者富於歷史性，按三十年前 Fischer 氏曾用猩紅 (scarlet red) 治療傷口，以促進其癒合，其中之有效物質，實即此物，在近時經 Schear 氏之研究始知亦爲一種製癌物質 如用皮下注射或經口服，在家鼠或小鼠均能發生惡性肝癌，至於 p-dimethylaminobenzene 之化學結構，與前者甚爲接近，亦能製癌，不過據1944 年 Orr 氏之報告，當動物試驗之中途，在肝中尙未成癌時，檢查肝臟之變化，惟見肝細胞之變性與再生 (regeneration), 而未見腫瘤細胞之形成，足見此物質直接並無製癌之效力，癌之形成，乃由於不正常之再生。

寄生虫製癌物 (Animal Parasites as Carcinogenic Agents)

關於寄生蟲製癌之問題，歷史上最聞名者，厥爲 Fibiger 氏之工作。在其第一版之著作中，敘述寄生蟲與腫瘤之關係，已甚詳盡，可惜據後人之覆按推敲，氏之發明在事實上係一種誤解，情形甚類「張冠李戴」，蓋當初 Fiebiger 氏在家鼠之前胃中，發現上皮瘤 (epithelioma)，瘤中有一種線虫，所謂 congylonema neoplasticum，其幼虫寄生於蟑螂 (cockroach) 肌肉中，因家鼠捕食蟑螂，遂得其傳染，寄生於胃中，Fiebiger 氏認家鼠胃中之瘤，卽爲寄生虫所誘起，且認此瘤有時能轉惡性，在肺能發生轉移瘤，此係 Fiebiger 氏當初研究工作經過情形之大畧。迨 1935 年 Passey, Leese 及 Knox 三氏以同樣之試驗方法，以期產生家鼠之人工瘤腫，詎知一再試驗，毫無結果，三氏不知其原因何在，經再三追究，始獲癥結，知所用喂家鼠之飼料，與當年 Fibiger 氏所用者不同，Fibiger 氏所用之飼料，僅爲一種白麵包，而無維他命 A. 因之其所用之家鼠多患維他命 A 之缺乏症，其胃之皮細胞遂發生增殖 (hyperplasia)，此種變化，被 Fibiger 氏誤認爲瘤。因變化較重時，能發生乳頭症 (papillomatosis)，但决非眞正之瘤，故 Passey 氏認 Fibiger 氏所見之肺中轉移瘤，亦非眞性之瘤，亦因缺乏維他命 A 之故，枝氣管之上皮細胞發生化生 (metaplasia of bronchial epithelium) 耳，寄生虫之能引起腫瘤者據今人所知，僅有一種，卽 cysticercus fasciolaris，此物能在家鼠肝中，引起肝肉腫，至於亞洲血吸虫 (schistosoma jap.) 與爪仁虫 (clonorchis) 之對於肝瘤，雖有人疑彼此間有直接因果關係，但迄無証據，至多或能爲一種製癌之間接因素，茲不加討論。

鐳爲製癌之因素 (Radium as a carcinogenic Agent).

曝日過度，可以引起上皮癌 (epithelioma)，其事實經動物試驗（小鼠），用紫外光線，業已證實，低溫度如固體炭養氣 (CO_2 snow) 試之於小鼠，亦能成癌 (Berenblum 氏) 至於透射性物質 (radioactive substance) 爲製癌因素，事實之最早發現在美國。美國鐘表廠常用一種含鐳及 mesothorium 之透射性物質，以飾夜光表之指時針，女工以筆爲工具，工作時常將其所用之筆以唇吮之，使之鋒利而潤澤，因之常有微量之透射性物質，進入腸胃道，其中一部份被骨系所吸收，吸收之後在最初五年間，多半由 mesothorium 之作祟，惹起貧血及頷骨之壞死，繼則鐳亦發生作用，能引起骨性肉瘤，在 1929 年 Martland 及 Humphrics 兩氏，首先發現此種肉瘤兩例，越兩年

(1931 年) 據 Martland 氏之報告，情形更爲嚴重，死於此種凶性瘤之病人增至五例，此外經診查証實或疑似而尚在病中者復有三例，據該氏之觀察，鐳之 alpha 分子 (particles) 實爲製瘤之主要因素，分析病者全部骨係中所含之透射性物質，其量多少不同，少則爲 10 micrograms（卽十萬分之一克）多則 180 micrograms 可知其威力極强，危險性甚大，因之該氏嘗謂一般「走方郎中」所用之鐳水 (radium water)，不宜飲服，其含量雖微，時亦能引起嚴重之後果，在 1933 年 Gettler 及 Norris 兩氏，誠見此種事實，一則，病者因飲鐳水甚久，前後計時五年，總計水量一千四百瓶每瓶，所含之鐳爲 2 micrograms，查其由此惹起之病變爲極度之貧血及消瘦與頷骨之壞死，病者死後，在其骨系中，查得之鐳計七十三 micrograms。1932 年 Ross 氏所見之病例，更饒興趣，一病者受鐳錠之治療，以二十六枚之鐳錠，置于一患癌腫之乳中，不久鐳錠由乳部失踪，漸入深部，而達心臟，止於兩心室之間壁 (interventriculer septum)，因之病人逐漸發生心臟衰弱症，越三年而死，經屍體解剖，果見鐳錠在心室間壁中，鐳錠之周圍，有一圈之壞死組織，在直對心尖之肝部，又發現悪性瘤腫一處，（切近於肝之表面），其性質爲血管內皮瘤 (hemangioendothelioma)，查此種所用之鐳錠外，有鉛管之保護，alpha particles 決不能透射於外，其引起之病變，當歸咎於 gamma particles.

查以鐳製癌之研究工作，開端早在 1926 年 Daels 氏用玻璃管裝微量之鐳，置於家鼠及小鼠皮下組織，結果產生肉瘤，認此種人工製瘤之方法旣簡便而又有把握，實較柏油爲佳，以後 Schuerch 及 Neklinger 兩氏 (1930-31)，用鐳錠置於兎之骨衣 (periosteum) 下，越二十天即取出，一年半後，該處即發現肉瘤，(1932 年 Sabin, Doan 及 Forkner 諸氏以鐳及 mesothrium 之靜脈注射，行之於兎，以研究其製血器與淋巴器之變化，受試驗之七兎中，一兎曾活至七月，又一兎則活至更長，兩兎中曾發生骨原肉瘤 (Osteogenic sarcoma) 觀 Ross 氏在 1936 年由大量動物實驗所得之結果，知 Gamma 注射亦爲鐳中製瘤之因素，此種瘤腫之性質常視鐳所置之地位而定，如鐳錠置於骨衣中，則發生骨原肉瘤 (osteogenic sarcoma)，如地結締組織中，則得紡經錘形細胞肉瘤如置於皮層，則得鱗狀表皮癌 (squamous cell carcinoma) 在各種方法中，所用之鐳，分量甚微，可見其威力之大。

Thorotrast (thorium dioxide) 亦有放射作用，亦爲製癌物質，惟其威

力遠不如以上所舉物質之强，故其危險性亦小，所以在當初並不知其有製瘤危險，曾利用之以透視動脈及肝脾兩臟 (hepatolienography) 透視肝脾時先用靜脈注射，將此物引入身體，旋被噬食細胞所噬食，噬食細胞集中於肝脾兩臟，因之臟器獲透視，至 1934 年始有專家發表其製癌之能力，Roussy, Oberling 及 Guérin 三氏以大量之 Thoroblast 用皮下或腹腔注射，施之於家鼠，結果得肉瘤，Selbie 氏在 1936 年亦用皮下注射，施之於家鼠小鼠，其所用之份量雖小，而所得結果則同，據 1939 年 Foulds 氏之報告，天竺鼠對於瘤腫，本富抵抗力，無論天然瘤或人工瘤均極少見，惟對于thoroblast 獨難倖免，經試驗之九隻天竺鼠中，生瘤者有四，其中二生肉瘤，一生纖維肉瘤，又一生泡型癌 (alveolar carcinoma)，所需之試驗時間，平均計三十七月較之於製癌威力甚强之 3:4—benzpyrene 需時甚長，Foulds 氏根據比點，謂此物之所以在人體未能製癌者，以其排洩較快，在體內之時間不足云，至於此外是否別有原因，或與敏感性(susceptibility) 有關，則不得而知。

催經素 為一種製癌因素 Oastrin as a Carcinogenic Agent)

催經荷爾蒙為製癌物質，由 Lathrop 及 Loe 兩氏在廿八年前經動物試驗早經証明，查兩氏當初之試驗，以大量之小鼠行卵巢切除術(ovarectomy)，結果本來易於發生乳癌之小鼠，經此種手術，乳癌逐漸減少，因此知卵巢與乳癌之間，必有密切之關係，惟此種切除術，必須行之於小鼠年齡未滿六月之前，否則並無功效，據 Loeb 氏之報告，手術行之愈早，則小鼠得癌之機會亦愈少，Cori 氏覆按 Loeb 氏之試驗，其所得結果同，用一種本易得癌鯀小鼠，其中百分之七十八原有生癌之機會者，如在未滿三星期生命之前，行卵巢切除術，則生癌之機會完全消滅在該氏試驗壹百隻，此小鼠中，無一得癌，但其中有三隻却得肉瘤，地位均在乳腺之外，由此可知卵巢之內分泌，僅對乳癌有密切關係，而對於其他惡性瘤生於其他臟器者，並無作用，比點值得注意。

Lacassagne 氏在 1935 及 1936 用反証法，以証明上述之各種試驗，即用大量之卵荷爾蒙，給與小鼠，結果動物多生乳癌，乃知卵巢與乳癌間之有密切關係，更無可疑，惟除卵巢荷爾蒙之外，與此瘤有關係者，尙有一因素，即遺傳因素，蓋此種小鼠，如使之累代同性生殖，猶人之同姓結婚，則愈遠代之子孫，得癌之機會愈多，又據 1937 年 Bonser 氏之報告，不生天然乳癌之鼠種，經大量及長期催經荷爾蒙之注射，亦能生癌，且無一能倖免，亦無雌雄性之差別，可知催經荷爾蒙威力之大，足以改變鼠之素質，(constitution),惟此種荷爾之注射，一如卵巢切除術，必須行之於鼠之幼稚時代，否則並無功效。

除 Oestrin 之外，其他類似之催經物質，同有製癌効力，Geschickter 氏曾在 1929 年用 ketohydroxyoestrin 注射家鼠，結果此種天然從不生乳癌之動物，一變亦能得之，且最有效之方法，用上述之物質製成葯丸，埋之於動物皮下，如注射於肌內，則所用之分量必須增加，且須每日注射一次，此外該氏亦能用 Stilboestrol 在家鼠製造乳癌，惟此物質一種 Sterol, 其化學構造與其他製癌之催經荷爾蒙不同，因此推測種製癌之催經荷爾蒙，其製癌之效力，並不在某種特殊之化學分子 (particular molecule) 乃由於一種化學性能，能引起一種特殊之生理變化，爲製癌之厲階，此種推測，如果正確，則各種催經荷爾蒙製癌之方式，與其他化合物者，當有分別也，Diethylstilbstrol 對於小鼠，亦有製癌之效，惟據 Lacssagne 氏 1938 年之報告，效力僅見於雄鼠，而不見於雌鼠，斯亦奇特，令人耐味，Lipschuetz 及 Vargas 兩氏在 1939 年所得之觀察，更饒興趣，其所用之動物爲天竺鼠，製癌物爲，oestradiol benzoate, 無論用皮下注射或製成葯丸用掩埋方式，均能使天然不能生瘤之天竺之得纖維肌瘤，(fibromyoma) 且爲多發性，不僅限於子宮或陰道，在腹腔內各臟亦有之，如一旦將製瘤物質，停止給與則此種之瘤腫有時能自行消滅，Liebschuetz 氏等之動物試驗，在病原學上或能應用於人類之子肌瘤 (fibromyomata of uterus) 亦未可知。

（待續）

十年來婦產科之進步

中央大學醫學院及成都公立醫院

陰毓璋

第二次世界大戰，各國大學研究工作，曾一度限於與戰事有關者類；而各醫學院教學人員，亦減至最低數；產婦科研究工作，不免於短時期內暫告停頓，臨症進展，則一如往昔；更加其他科目上新發現輸入，乃得有今日之進步。近者戰事結束，各學府不日復原，本科各種未决問題，自可迎刃以解，嶄新發現，亦得源源而來，是在有志斯道者，好自爲之。

十年來本科各項新供獻，層出不窮，以限於篇幅及作者見聞淺鮮故，恐未能道及其中之什一；但若攏統言之，或又不能使讀者明其大畧；故擬擇少數重要題目，畧爲分別陳述。其由少數人單獨研究之新穎報告，未經相當時間及多數病案之証實者，則或畧爲述及或完全省去；掛一漏萬之處，自在所不免，讀者幸有以諒之。

近代婦產科趨向

晚近婦產科趨向，似已脫離偏重手術之一途。其原因約有二端：一爲醫界對鐳錠治療術操縱有方；一爲吾人對婦科生理及各生殖器官構造及功能上，已獲得進一步之瞭解；惟其能瞭解各功能之重要；遂不願輕易毁滅之，以置病者於生理性殘廢之地步。故前此盛行一時之生殖器官全部截除術，或古傳破腹產術等，今已僅限用於少數之適應證，近者克氏(Crossen)，特倡「對症施術」之議，意卽同一之病症，可因病者之年齡。器官功能之是否仍應保留，疾病之位置，及其於生理上之影響等等問題之考慮，而異其手術之作法。用意良佳，堪供採納。產婦方面，則仍以臨產不干預爲原則。不適時理之干預，徒使孕婦死亡率日見增加，反不得與百年前之成績比美，良可嘆已！但遇必須干預之產程，則當以早動手術爲佳；勿待至病人衰竭、反失之過遲。至何者當干預，何者不當，應由產前檢查及臨症判斷取决之。手術前當先决定胎位及各部份之動向，然後順產道排擠胎兒力量，以最靈巧簡便方法，而導之使出世。其秘訣在運用巧妙，而不在猛力推拉，接生時能遵守此點，自可事半功倍。

內分泌

近代內分泌學之進展，爲醫學史上最輝煌之一頁。而產婦科專家於生育生理及病理，亦有重要之供獻。今者各種內分泌之化學提鍊法，綜合製法，其在血及小便中之定量法，以至於由小動物生理反應上之定劑方法，均堪稱完美備至。臨症應用方面，則仍不無困難，但此亦不過時間問題，未足爲白圭之玷也。

自其化學方面觀之：有關生育生理之內分泌，約可分爲二大類：卽蛋白質類(Protein)及碠類(Sterol)；前者之化學程式及作用等等，尙待研究；後者之一切化學作用，則已瞭如指掌。其綜合製品，業經問世多年。屬於前者，有大腦垂體前葉類；屬於後者，有卵巢生殖腺，腎上腺等各素。

生殖腺刺激素 (Gonadotropic Hormone)：此素以促進生殖腺之生長及功能而得名。其由大腦垂體前葉分泌者，約有二種：一爲促成卵巢內濾胞之生長；一爲促成其黃體之發育。近聞二者已均可分至相當純淨程度，是其爲二元之說，或可成立。大腦垂體前葉外，姙婦胎盤，亦產生此種內分泌素，名之曰 Chorionic gonadotropic hormone。但其在生物所起之作用，顯示其只含有促黃體生長因素。通常懷孕試驗之陽性反應，卽爲此內分泌素所致成。胎盤之外，葡萄胎上細胞及絨毛膜上皮癌 (Chorioepithelioma)，以及男性睪丸癌，亦產生此種分泌。其標準國際單位，爲一單位含 0.1 mg，之標準治劑，此量足使未成長鼠之陰道表皮角性化。牝馬懷孕中期，其血中可發現一種強有力之內分泌素，與上述二種生殖腺刺激素相類點甚多，名曰 Equine gonadotropic hormone，對於濾胞及黃體，兼可發生刺激作用。前因馬血淸毒性甚大，不能用作治療；聞今已可與其他血淸蛋白分出，他日用途正未可量。其標準單位，爲一單位含有 0.25 mg. 之國際標準治劑之效力。

Estrogenic Hormones：凡可使生殖道及乳腺，呈性慾期 (Estrus) 變化之物質，總名之曰 Estrogen. 按動物性慾期與人類月經期相稱之說，已漸不能成立；有証明其與人類排卵期相符者。此類物質在自然界中散佈甚廣，無機物中亦可發現之。大抵哺乳動物中，此素之主要來源爲卵巢；濾胞及黃體均分泌之。腎上腺及胎盤亦可分泌此素，其生理作用爲讀者所共知，故從畧。其在血中產量之最高峯爲排卵期左近之說，亦漸生動搖；因有謂此素在月經週期後半期之產量，並不亞於任何期者。其劑量單位，不幸日見混亂，近年似有改用重量之議。Stilbestcrol為此類之綜合品，其構造雖與Estrogen不同，其作用則酷似之。

Progesterone：此亦非純由卵巢分泌者，但主要來源則為黃體。Progestin乃Alpha progesterone及Beta-progesterone（後者熔點較前者為低）之合名。其功用在促成子宮內膜腺之分泌期。普通教科書所述子宮內膜，非先經estrogen之準備，不能對Progestin起作用；且Progestin工作時，必有ertrogen以輔之之說，或需改易，仍待研究。妊娠早期三個月後失去卵巢，不必妨碍胎兒之發達，因胎盤亦可產生Progestin也。此分泌之國際單位，為1 mg β-progesterone結晶體所發生之效力。亦有綜合製品。

腎上腺各素(Adrenal Hormones)：腎上腺外層所含內分泌，亦不只一種。初生兒腺之內外層間，有一厚層，名曰成雄性帶(Androgenic Zone)，乃因其與生殖腺有關而得名。此層於出生後短時期內，即行退化；但遇陰陽同體者，亦可增殖。此腺非但可產生Androgen及Estrogen，且可分泌Progesterone. 甚者謂腎上腺之分泌工作，有可取卵巢而代之之能，（排卵作用自不在內）；惟於生育時期隱匿不發，一待閉經之後，卵巢功能漸次退化，腎上腺乃出而代之，以維持各內分泌之平衡。

雄性分泌素(Androgen)：是為男性內分泌，亦可於女性之小便中發現之。婦科醫生為治療及診斷數種分泌雄性素之腺瘤（卵巢，腎上腺）計，於此類分泌，當有深切之瞭解。

近有倡抗內分泌素(Antihormone)之說者，謂其由血清中產出。其原理與普通抗體(Antibody)同。內分泌素治療應用，不能與研究結果比美，殆由於此。

治療方面：內分泌學研究方面，雖有輝煌成績；臨症應用，則仍未脫離混亂時期。其製劑之多，單位之亂，用量之差別，治療結果之不定，藥學上無與比擬者。但此亦過渡時期之當然現象，將來當不難漸趨一致。

概括言之：生育生理失常，原因多由於腦垂體前葉與卵巢間，或卵巢與子宮內膜間，聯繫失靈；故腦垂體前葉功能不足，或sterol類物質新陳代謝失調，同時子宮內膜亦顯有病態，致二者間之呼應失靈，卵巢功能即無由發展；且卵巢自身，亦可於閉經或產後受損，而不能恢復其工作。適應內分泌治療之病症雖多，其原因則不出上述三者之範圍。腦垂體前葉失靈，可以合用Equine及(Chorionic) gonadotropic hormone作循環性治療，頗見功效。

遇卵巢子宮內膜間呼應失靈，可以卵巢內 sterol 類分泌素作循環性治療，亦每奏效。惜吾人對此二種病源之鑑別，（其共同病狀不外卵巢功能減低所發生之各現象），尙無準確之方法。故臨症須用試療法，始可收效；至產後或閉經時卵巢功能減低，則於內分泌各劑不生反應。

茲更將比較標準化之治療分別列之：—

（一）甲狀腺：此腺功能爲婦科醫生所公認。最適於新陳代謝降低所引起之病症，有謂其無補於卵巢失靈者；但多數學者，則以此腺非但可以增加全內分泌系統效率，並可使各分泌間工作規律化。成年後月經不來，或來後不規則，用之極爲有效。他若不孕，生殖道發育不全，子宮生理失常性出血等等，均不妨試用之。

（二）Estrogen: Estrogen 之唯一公認有效能力，卽爲治療閉經時各種不適感覺。其他用處各書上雖亦不少記載，究未見標準化。近有將其晶體放入皮下，以作長久治療者，其弊在不得按時斷絕其效力，且足惹出副作用。Stilbesterol 可由口服，且較廉，惟少數病人服之易起副作用耳。未及年齡而閉經後，用 strogen 及 Progestin 作循環式治療，有成功亦有失敗者；其價值尙待考慮。閉經時用 Estrogen. 常易使子宮出血，而與子宮癌性出血混雜，不可不知。此類內分泌，是否可引起乳房或其他部份之癌瘤，仍爲疑問；但動物實驗旣證實其可能性，臨症時自不得不小心提防。近有用Estrogen以引產者，間亦有效；但最宜用於過期小產及死胎。

（三）Progestin: 自理論上觀之，Progestin 於流產，經痛及子宮生理失常性出血，應具相當之效力。實際則除可解除約三分之一之患經痛病者之苦外，其他二用處均未經証實。爲慣性流產用之者雖多，但無能證明其有特效。

（四）雄性分泌素 (Androgenic Hormones): Testosterone 可以使女性生殖道正常生理停頓。其作用在腦垂體前葉，而在不卵巢。但一經停用，各種正常生育生理卽恢復原狀。此藥於子宮生理失調性出血用之最當，且可制止乳腺分泌，小劑量可以止乳漲痛。他如經痛，經期及閉經期各種不適，可適用此藥之說，則尙未出試驗時期。

（五）Gonadotropin: 得自腦垂體前葉者，尙無適宜之製劑以供臨症應用。(1) Equine gonadotropin: 近代醫者對此藥，雖抱莫大希望，但其是否可以促成排卵之事實，仍屬疑問；遇求子心切，而原因在不排卵者，不妨試用之。(2) Chorionic gonadotropin：過生育生理失常，可試以 equine 及 Chorionic Gonadotropic Hormone 作循環式治療法，以冀補腦垂體前葉素之不足。

（六）Prolactin：亦爲腦垂體前葉分泌素之一，可刺激乳腺分泌。

月 經

子宮內膜因受卵巢內分泌（即 Estrogen 與 Progestin）之影響，而呈增殖及分泌期各變化，其目的在使排出之卵經受精後，得以繁育成胎，卵不受精，即有行經現象。每行經週期，平均雖爲二十八日；但三週至五週期限之內，並不爲失常。

子宮內膜底層內三分之一之動脈管，直小而短；上三分之二部動脈較長，恒呈螺旋狀彎曲，其壁亦較厚，末端集爲毛細管叢，名之曰螺旋部份。此部份於經前期內膜收歛時，現出彎轉益多；此時因受壓故，血之來源遂至不暢；行經前數小時，此螺旋部份忽分別收縮，及至鬆弛，即有血液溢出；或於子宮內膜下集成小血瘤，或衝破內膜而流出。一日之後，表層細胞始因出血點過多及血之來源斷絕而脫落；其成片之大小不一，翌日他部份動脈即發生同樣出血情事。如此各部血管繼續發作，至三四日後，子宮內膜全部，即因表皮脫落，呈不整齊狀態。行經前應先有排卵情事，但亦有不排卵而行經者，二者並不易於排出之子宮內膜上分別之。

月經週期性之統制，雖與內分泌有莫大關係，吾人仍未能盡知其詳。流血現象，操縱於管制子宮內膜層螺旋狀小動脈伸漲之因素。吾人之所知者，僅止於卵巢分泌降低後，此螺旋狀動脈即始呈上述行經前及行經時之特殊作用；惟此乃其當然，而非其所以然。蓋此時各卵巢分泌，均忽然減少；並非某一種分泌驟爾停止，以致流血也。

近有移植猴類子宮內膜於其眼部，以考查其行經時血管變化，將來或可有所收獲。

子宮頸及陰道週期性變化：

子宮頸及陰道上三分之二處，旣來自墨氏系統 (Müllerian system)，其表層細胞，亦應與子宮內膜同樣因受卵巢內分泌之影響而發生循環性變化。子宮頸腺生長繁殖；直接受卵巢內分泌之管制，已有確實之証明。陰道週期性變化，亦可於玻璃板上鑑別之。陰道中酸性反應，原因爲杜氏桿菌 (Doederlein's bacillus) 分化肝澱粉之說，或將動搖。利用動物陰道表皮細胞變化，以規定內分泌劑之作用及單位等，則應用日廣。近有利用人類此項變化，以決定其已否流產，臨症上蓋不無補益也。

子宮生理失調性出血 (Functional Uterine Bleeding):

簡言之，此種出血多由於卵巢內分泌素，受其他分泌腺之影響；或其本身生理失和，而失其平衡。此項流血，每因 Estrogenic hormone 突然大量溢出，或在血中含量驟行減低而然。並不限於前此所謂子宮內膜增生 Endometrial hyperplasia), 或子宮病理性出血 (Metropathic hemorrhage) 之類;卽正常或呈萎縮化之子宮內膜，亦可有此項出血。近有將子宮內膜片段割出，以考查其情形，而作正確之診斷者。遇流產後，亦作同樣考查，以決定胎兒之生死，但不無流弊。

痛經 (Dysmenorrhea)

除所謂卵巢性痛經 (Ovarian dysmenorrhea), 可將卵巢神經割斷，及所謂卵巢神經痛 (Ovarian neuralgia), 可將卵巢外皮翻開，而二者均尚未獲多數人之認識外；醫者對此極複雜之問題，並無較新之解答。內分泌與痛經關係，亦未脫離混亂時期，故從略。近有人研究患此類病者對於痛覺之敏感程度，謂其確較常人爲過敏；是則經痛爲一對痛感過敏之問題，亦未可知。

閉經 (Amenorrhea)

關於閉經亦無新穎之發展。數種卵巢瘤，如含睪丸細胞之卵巢腺瘤 (Arrhenoblastoma). 可致閉經，而漸化雌爲雄。腎上腺上成雄性帶繼續繁殖，亦有同樣結果，名之曰 Androgenital syndrome. 閉經之治療法，亦未臻完善。內分泌劑如卵巢素大腦垂體前葉，及甲狀腺等，均可應用。至於放射治療，則有待於將來之証實。

不育

遇此種困難，當於男女雙方作有系統之精密考查。卽查不出任何原因，亦無足怪；蓋人類生育能力相差甚遠，如二生殖能力低者相配，則雖無任何病理原因，亦不易生育。卵排出後，其堪受精期，僅一日；精虫亦僅二日壽命。精虫之形態，多寡及活動力，與生育亦有莫大關係；其精虫數在六千萬之下者，或過於肥大，或有二頭，均爲不正常。休氏 (Hühner) 試驗，乃用以考查精虫，於性交後一小時，在子宮口內活動情形。普通健壯精虫，在子宮頸活動，可至五小時之久。

輸卵管顯影術

注射不透光油類碘製劑於子宮內腔，以查子宮內腔之一切，及輸卵管是否閉塞，乃蛻化自盧氏試驗 (Rubin's test). 後者用氣，前者用油類碘製劑。近有用易於吸收之水溶液，以代油類者。輸卵管閉塞後，注射油類碘化物品，使暢通之機會，堪與手術治療比美。蓋手術開闢卵管入子宮道路之結果，多不滿人意也。遇男性生殖器官發生畸形，或其他困難，則人工射精法，頗能奏效。

節制生育

近代醫者，已感覺生育節制，在適當條件下，有施行之必要；且願担負指導之責，以免用之失當而生弊病。方法務求簡便。苟不愼而濫用之，使社會人士視爲常態，而推委其生育責任，則種族繼續將不無問題。至以外科手術法廢除男或女性之生育能力 (Sterilization), 近代雖亦簡單化，醫者除絕對少數適應証外，似當抱備而不用之態度。

子宮癌

近年醫者於各種子宮頸及子宮體癌組織之識別，臨症上决定各癌散佈情形及發生時間等問題，亦有精確之辨識方法。同時愛克斯光及鐳錠治療法發明後，應用方面，進展迅速，遂在婦科治療學上成立一新紀元。應用鐳錠及放射治療時，經多數專家研究結果，已可用過濾及集中諸方，控制其能力，不復使傷及良好組織。至臨症治療時間及劑量分配方法，亦漸形標準化。故醫者所感覺之困難，似移在治之不早，而不在應付束手。近代歐美各國醫界，以各種方法宣傳申述其危險性；使癌之可怖性深入民間，而防之若天花。於屆癌年齡之期，每半年檢查一次，猶種痘然。如是方得以早期診斷而治療，可保五年至十年或十年以上之安全。此項宣傳工作之功用，當不在治療之下也。子宮頸癌宜於鐳錠治療，已爲醫界所公認。而子宮體癌以用手術爲較佳之說，然後放射治療，則其結果更佳。

淋病

因細菌培養方法之演進，此病之診斷，已仗淋病雙球菌之培養，而不僅賴於玻璃片上之檢查。因吾人深知一兩次檢查不得爲最不可靠；磺胺類及penicillin藥品問世後，此病之治療法大見革新。但復發之病例，亦時有所聞。有謂與透熱療法並用，可以早期除根者，姑拭目以觀其效。

卵巢瘤

卵巢瘤分類法，於今尚未標準化，蓋依其組織分類，幾不可能。近有主張只列舉其個別名稱，而不必勉强分類者。Taylor於美國產婦科雜誌廿週年紀念刊上，曾發關卵巢瘤分類一文，仍以組織學爲根據，而建議脫離囊瘤及實瘤之巢臼。氏將卵巢瘤分爲四大類：第一類爲卵胞及黃小體生理失常所致之囊胞；第二類爲子宮內膜性囊胞及子宮內膜越位增殖病 (Endometriosis)；第三類乃屬於卵巢本身之瘤。共分五種：曰（一）表皮層瘤（二）結締組織瘤，（三）Teratomas （四）生殖腺上特有細胞所組成之瘤（五）性質未定之瘤；第四類爲繼發性瘤 (Metastatic tumors)。此種分類法，是否可標準化，仍爲問題；惟其較其他方法爲簡單則無疑問。臨症方面，則生殖腺特有細胞所成之瘤，於繼發性之特狀常發生影響，故於診斷上不無幫助。治療方面，則以放射法治療卵巢惡性瘤，勝於手術。

磺胺類藥品，盤尼西林及其他抗生性物質

產婦科各種染菌性發炎，經此數類藥品發明後，已不若前此之可怖。其應用方法，文獻中已詳有記載，無待贅述。惟作者願進一言，即無論此類藥品神通如何廣大，遇當行手術病症，亦僅可爲手術之良輔，而不可用以代替手術。醫者更不得以有此類葯品故，而忽略其消毒方法。此種「消炎葯品」，僅可消炎，而不能解决炎消後之餘跡，（如盆腔內粘連等），更不能防制炎症之重發 (recurrence). 吾人當特別注意。

X 光用法及放射診療之應用

近代產婦科利用X光之處，日見增加。除可用以考胎兒及骨盆一切「胎兒方面如生死，大小，位置，數目，宮內外孕，及畸形等；骨盆方面：如恥交(symphysis pubis)之聯合或分裂情形，骶髂關節情形等」之外，兼可用以診斷胎盤前置，子宮外孕，考查骨盆細軟組織情形，及窺查胎兒頭於各生育程過內之各種動作，以促進吾人對生產機例 (Mechanism of labor) 之新認識。不育者，可借以考查輸卵管閉塞情形。放射治療亦爲新近之發展。

近有用 Stereorentgenograms, 以窺骨盆之一切，及其與胎兒之關係。法至簡易，且可量得骨盆上各直徑之長短；惟此種影片，尙不能顯出細軟組織部份之情形；若專恃之以決定一切，而不顧及其他因素，則不免有顧此失彼之誚。

骨盆構造

關於此項問題，多數學者已採納 Coldwell 氏之分類法。法爲於骨盆入口橫直徑最長處，畫線分爲前後二半；而依其二半形式，及下節構造，先規定四種標準式或母式。再依其前後半及下節形式之不同，而列出各種混合式。其四種母式爲：Anthropoid, Gynecoid, Platypelloid 及 Android. 其混合式可爲Anthropoid--gynecoid, 意卽前半形爲Anthropoid, 後半爲 Gynecoid 式，餘類推。此正常混合式，共有十四種。氏並將盆骨各部份形容辭（如長，寬，曲度等）標準化，以使學者易於辨別，應用至爲簡便。病理式骨盆則分爲四類：卽（一）生長及發育不正常者；（二）盆骨關節或各骨生病而致成者；（三）由於脊椎骨不正常而變畸形者；（四）由於下肢不正常者。

維生素

此類物質之研究，或可與內分泌比美，玆擇其與產婦科有關者，畧述之。胎兒皮膚上之胎兒皮脂 (vernix caseosa), 有謂爲缺少甲種維生素之病態者，丙種維生素與 erythroblastosis 之關係，則尙待証明。缺乏維生素 D.E. 及 K 可致流產，在動物業經証明；人類預防流產，不妨引用之。孕婦水腫，服用乙種及丙種維生素，頗見功效。遇齒齦炎 (Gingivitis), 可合用甲種，丙種及丁種維生素，以作治療之輔。姙娠嘔吐，服乙種及丙種維生素，亦可防治多數神經炎 (Polyneuritis). 維生素與內分泌間，似有密切之關係，惜作者以限於見聞，未能作具體之報告。習慣性流產 (Habitual abortion), 維生素 E 與 Estrogen 及 Progestin 機構發生變化，卽其一例。

維生素K與人類流產關係，仍待精確研究；但胎兒出血，不妨用之，可生功效。

姙娠毒血病 (Toxemia of Pregnancy)：

關於此問題之許多懸案，仍未解决。1939 年 The American Committee on Maternal Health 曾擴大其於 1937 年所規定之毒血病分類法，較前雖爲複雜，但初學者反易於明瞭。吾人對此症之認識，較前自爲深切。驚厥(Eclampsia) 之原因，仍未解决。

麻醉方法 (Anesthesia and analgesia)

麻醉方法亦有重要之進步。如繼續性脊尾麻醉法及脊髓麻醉法，或脊髓四周浸葯麻醉法等，各雜誌多有討論。新葯如 Pentothal sodinm 及 Cyclop sopane 等應用，亦日見廣泛；但均在試用時期，熟習其用法者，儘可常用之，以作同仁參攷。

懷孕與疾病

孕期生病，多由於孕婦某器官蓄藏生理功能薄弱，不善應變。其薄弱原因，非發育不全，即曾患有疾病。吾人近年來非但於懷孕時各種生理變化，具有深切之了解；於妊娠與疾病，亦獲有更進一步之認識。妊娠與疾病關係，可由三點討論之：一爲疾病與妊娠各自進行，互不影響；一爲疾病可影響及妊娠，分娩及產後之復原，甚至於影響胎兒之健康；一爲原有病症因懷孕而加劇或減輕。濾過性毒及其他各毒質，每可直接穿過胎盤，以達胎兒；至結核菌，梅毒螺旋體及瘧疾原蟲，則可由胎與母分界障隔崩潰處 (Chorion-epithelial Barna), 潛入胎兒。此種疾病傳入，不一定可致胎兒於死地；大抵懷孕愈久，胎兒之抵抗力亦愈大；故出生後，每顯有曾經受病之象徵，或竟帶病以出生者。妊娠之影響疾病，亦不若前此之可怖。肺病或心臟病進行時期，禁忌懷孕或遇孕須墮胎之說，亦非勢在必行。蓋此種帶病懷孕婦人之命運，不在墮胎，而在孕期前後之適當治療。

開腹產術

近年來對此術之適應証，經多數醫者之經驗，已逐漸減少；一般醫家仍希望其能減至最低度。前此所認爲之適應証，如胎盤前置，胎盤先離，及驚厥等，反有一變而爲禁忌証之趨勢，惟亦須視情形而定，不可拘泥一說；子宮頸破腹產術已漸取古傳開腹產術而代之。子宮頸顯露法，共有三種：曰腹膜內的 (Intraperitoneal)；曰腹膜外的 (Extrapeirtoneal)；曰經過腹膜的

(Transperitoneal)；其作法，各教科書中均詳有記載。Waters 氏於 1940 年，首宣佈其膀胱上腹膜外破腹產術(Supravesical extrapeitoneal)，較Latzke 氏之法簡而易行。聞在美國已盛行一時。

破腹產術之絕對適應証，為胎頸及骨盆大小懸殊，間或有眞正子宮收縮無力 (Uterine inertia) 之症，亦以破腹較為安全。他若胎盤一部或全部前置；而胎兒已足月時，用此術固無不可；然倒轉術或置入關宮袋亦有同樣效力。他若腎病，驚厥，心臟病，肺病等等，已決非此術之適應証；但吾國因產前檢查不普通之故，常有腎病心病者，於產痛起後，全身水腫，始來就醫；遇子宮口未開，或進行甚遲慢，病人體力不能支持，未能適用產鉗時，開腹產術（施用局部麻醉）似有考慮之必要。

婦科手術方面則用 Manchester operation,以療子宮下墜；簡單而可靠，採用者日見廣泛。

生產機構

因X光應用之進步，吾人可由透視中，考查胎兒於出生時，因受產力之擠壓，所呈之各種動作，與先前想像式見解略有不同處。普通教科書中所述，胎頭於第一程內，開始下降 (Descent)；直至第二程，仍繼續下降，以至於出生。意即第一程之下降，為不完全性；實則胎頭下降，每可因子宮頸之薄邊，由四周緊擠（卽似開全而未開全時）而中止；一經開全，卽可立刻降至會陰處。但亦有胎頭已降至會陰處，經數分鐘或竟數小時之久，而子宮口仍未開全者；此時若不詳細檢查，而誤認為已至第二程，乃用產鉗或其他手術則誤矣。

產後熱

厭氣菌於產後熱之重要性，業經醫者所公認。大抵此種細菌，通常卽寄生於生殖道內，產時因休克(Shock)，流血過多，或細軟組織受挫甚劇，或水胞破裂過早，或因其他不良情形，使病者抵抗力減低；此種細菌卽乘機繁殖，以釀成產後熱。故此種傳染恆為內生的(Endogenous)，而非外傳者。其外傳性之最常見者為β hemolytic streptococcus，而在人類具有毒性者為Group A. 治療方面則自 sulfonimide, penicillin 及 streptolysin 發明後，此病似不若前此之危險，但亦有罔效者。

內科學近十年來之進展

國立上海醫學院

朱益棟

近十年來，適丁大戰。交鬬各國對于有關國防之科學研究，競相角逐，以冀爭取勝利。醫學一項，亦無例外。新知舊說，孳乳孕育；緗帙累卷，不勝卒讀。本篇以有關內科學之新近進展，就平時涉獵所及，述其大旨，以供拾遺補忘之助。惟以倉卒將事，參考資料又極匱乏，見聞不逮選擇未周之處，幸讀者諒之。

傳染病

濾過性毒病

濾過性毒，以其體積渺小，不能用普通複式顯微鏡加以視察；且必賴動植物之活胞細，爲其生長繁殖之所，不能以普通之培養基，使其繁育。甚至動物之實驗傳染，亦必須選用易受感染之生物，始克臧事。致人類疾患之濾過性毒，能用接種方法感染較小實驗之動物者，雖不罕覯（如牛痘，疱疹，黃熱病等病毒之於家兎，小鼠，荷蘭豚等；流行性感冒病毒之於棉鼠(1)，脊髓灰白質炎病毒之於棉鼠(2,3)等等）而若干病毒，仍賴體重價昂之動物（如流行性腮腺炎，麻疹等病毒之用猴類，普通感冒病毒之必須猩猩），以爲實驗。至若帶狀疱疹，傳染性軟疣，登革熱，白蛉子熱，傳染性肝炎等病，雖於臨床方面幾可確認其爲濾過性毒疾患；而其病毒，除人類外，竟無法使其他動物受染。凡此種種俱爲研究濾過性毒之障礙。幸而學者並不因是而稍餒其氣，依然效力從事而不懈。研究濾過性毒之新工具，近十餘年，乃能迭有所獲，而濾過性毒之性狀亦賴以日趨明著。

關於濾過性毒大小之測定，除十五年前已經採用之超濾法(4)外，輓近且有過速遠心沉澱法(5)，以及利用光學之紫外光線攝影術(6,7)與電子顯微鏡觀察法(8)。凡已知之人類濾過性毒，年來幾均以上述諸法，加以測度，其結果彼此頗相符合。直徑最小者爲口蹄疫病毒及脊髓灰白質炎病毒(10-15 millimicron)最大者爲鸚鵡病毒(250-300 millimicron)。

電子顯微鏡之觀察，不但能知濾過性毒之大小，並且能見其形態。人類之濾過性毒，小者大概俱屬圓形。較大者如流行性感冒病毒則爲卵圓形或豆形(6)牛痘與其他相類之濾過性毒則呈矩形，其中且有若干物質凝聚之稠密小區(10)最大之濾過性毒如鸚鵡病毒，花柳性淋巴肉芽腫病毒等等，其形態較不一致；以彼等常示較有順序之變化，自大小一致球形之初級體(Elementary body)以致長踰一粆(micron)，兩端染色，不能濾過之球桿樣體(Coccobacilloid)(11,12)。

1945年Stanley氏(13)之折得晶體之菸草鑲嵌病毒，曾使不少研究濾過性毒化學成分者，爲之鼓舞。彼等繼續從事，頗冀藉此抉發濾過性毒之奧秘。目前動物之濾過性毒，雖有不少已經相當提純，但絕未能得晶體者。即Shope氏家兎乳頭瘤病毒，祇含單純之核蛋白質(14)；在免疫學上爲獨一之抗體原(15)其簡純一如多數植物之濾過性毒；亦非例外。其他動物濾過性之成分則更較繁複；甚至與菌體之質地，不能有所辨異。吾人因此可以推論，所謂濾過性毒者，實包括種種構造成分不同之有生命小體。最單純者除具有傳染性與在活細胞繁殖之能力，足以與蛋白類之有生物活動性之物質(Biologically active substance)有所分辨外；其結構與較大之原子相差不過毫釐。最大之濾過性毒則又與較小之菌體，無從劃分界區。誠如Green氏(16)云濾過性毒不妨視爲微小菌體。彼等僅以喪失若干要質以及酵母系統，遂不得不依賴宿主細胞之新陳代謝成爲固需細胞寄生物。

濾過性毒之培養方法，自1935年Woodrutt與Goodpasture二氏(17)倡用雞胎絨毛尿囊膜培養方法並經Burnet氏(18)改良以後，又有更新進展。Buddingh與Polk二氏(19)曾以濾過性毒接種於雞胎羊膜腔中；因是幾可直接傳染雞胎之呼吸道 Good pasture與Anderson二氏(20)曾以人體皮膚與其他組織移植於雞胎絨毛尿囊膜上並於其生存時使之受染，用以克復少數人類濾過性毒不能傳染實驗動物之困難。彼等曾使在雞卵中之人類組織，傳染有帶狀疱疹病毒。被傳染之細胞核中，顯示特殊之包涵體。此外切碎之鸚鷄胚胎亦曾用爲濾過性毒之培養基。

若干濾過性毒經接種於鷄胎絨毛尿囊膜後，能於其上產生若干分散可數之病害；因此如細菌之接種於瓊脂培養基面，可用以製造濾過性毒之懸液，作免疫血清之滴定或其他研究之用。McCellond與Hare二氏以及Hirst氏(22)開割被流行性感冒病毒傳染之鷄胎，當偶被割破之血管中血液，流入羊膜腔液時，發現其赤血球特然凝集成塊。此項赤血球之凝集現象，不能以相同之步縢，產生於未受傳染之鷄胎中。嗣後經繼續研究，証明血球凝集之原因，乃係濾過性毒之被吸着於赤血球所致。流行性感冒之濾過性毒對於其他動物如荷蘭豚人類（血型屬〇者）之赤血球，亦莫不能起同樣之作用。設無適量之免疫血清同時存在，流行性感冒之濾過性毒卽經長期貯存或蟻醛處置喪失其傳染性，尙能保持其凝集力量。上述觀察所得，頗可用爲流行性感冒病毒，或其免疫血淸之定量研究基礎，惟近今尙未有加以應用者。

流行性感冒之濾過性毒，其性狀現已確定者，已有二種。即除 1933 年 Smith 氏等(23)所發現之 A 種外， Francis 氏(14)於1940年又獲得一 B 種。B種流行性感冒病毒所致之流行及症狀，與A種初無二致。其鑑別端恃補體結合試驗或其他免疫反應(25,26)。二者之傳染方法，均爲飛沫傳染。患者咳嗽噴嚏之時，除較大之口沫外每，每散佈甚多不及十秒之細小霧點。彼等因體積渺小，不能因地性引力，立即降達地面；往往懸留空中，達數小時。此種細小霧點，Wells氏(27)稱之謂飛沫核 (Droplet-nuclei)；並認其對於傳染之散佈，關係至大。

流行性感冒，每二年一度流行　在流行時期之中間，吾人往往不能得病毒之活動徵象。此時彼等究竟藏匿何處，成爲未决之謎。與人類流行性感冒病毒類似之豕流行性感冒病毒，據 Shope 氏(28)之研究可以由豕肺蟲帶入其中間宿主蚯蚓體中。於豕流行性感冒流行時節前，復以豕之吞食蚯蚓，隨肺蟲之幼蟲進入豕肺。人類流行性感冒之起伏，自不能以相似之情况，以爲解釋。或許有如 Andrewes 氏(29)所云，在流行時期中間，病毒仍然存在人體之中；不過產生若干散在較微之呼吸道疾患，不能用目前所有方法，加以認識耳。

流行性感冒之治療，迄今尙無良法。次氯酸鈉(30,31)與 Propylene Glycol (22) 溶液之噴霧，可以殺滅懸垂空氣中之流行性感冒病毒。流行時節，人口擁集塲所，可以用爲預防方法。用鷄胎培養術所得之流行性感冒病毒，再經濃縮而成之疫苗，已經美軍(23)普編採爲預防之用。其結果尙屬滿意　惟其所致之免疫時間，甚爲短暫。除非流行之侵襲，可以預測；免疫注射，施諸流行期前，成果難期必佳。

脊髓灰白質炎之傳染途徑，在猴類實驗傳染中，自病猴嗅神經道之炎性浸潤，與嗅神經球病毒之存在以及嗅膜區域經化學藥品燒灼後之得以防止傳染等種種現象，久經推測病毒係由鼻腔嗅膜沿嗅神經道侵入中樞神經系統。

近幾年來鑒於患者糞便內之常有病毒存在(34-39)，咽喉胃腸道黏膜，是否可為病毒侵入之途，抑僅係其排泌之所，遂成研究之鵠的。近來動物實驗傳染之結果，已証明咽喉胃腸道黏膜確能為病毒侵入之門徑。 Maccacus cynomolgus猴(40,41)或猩猩(42)用1%硫酸鋅溶液滴入鼻腔(40,41)或以手術截斷嗅神經束(41)以阻止病毒從嗅神經道侵入中樞神經後，以脊髓灰白質炎病毒，塗抹其咽喉，舌部或扁桃腺黏膜上(40,41)或以注入鼻腔，或用皮管以之送入胃中(42)，仍能使此等實驗動物受染。

Sabin與Ward二氏(43)之脊髓灰白質炎患者屍體剖驗之結果，亦可用為病毒得由胃腸道侵入之佐証。彼等於檢查二十二患者之臟器時，發現病毒最多所在之處，係中樞神經系統與胃腸道二者。以中樞神經系統而言，病毒之散佈，絕非漫無定章，在在皆是。發現較多之處所為大腦運動皮質，間腦，腦橋，延髓與脊髓。其他部位若嗅神經球，前穿質與附近之紋狀體，以及新外表皮質之前額與後項部份，病毒每每闕如。胃腸道中病毒存在之所，為咽喉組織，大小腸腔與已經清洗後之廻腸腸壁，其他處所如鼻腔黏膜，上頸部交感神經節，腎上腺，頸部與腸系膜之淋巴結節（除一例外）又無病毒存在之迹兆

綜上所述，脊髓灰白質炎患者糞便內之含有病毒，已屢見報告。設胃腸道黏膜為該病侵入門徑之說，能獲定讞，則吾人對於脊髓灰白質炎之流行病學與預防方法之觀點，必須另行改轍。且Trask氏等(44,45)已於脊髓灰白質炎流行之時，在蒼蠅體內獲得病毒。蒼蠅對於此病之傳佈，信亦可能。

濾過性毒所致之流行性腦炎與其相類之疾病，可以藉流行狀態，分佈區域，以及免疫學方面之特異解毒試驗(Specific Neutralization Test)或補體結合反應等以為區別者，現今已不下五六種。

聖路易腦炎，發現最早(1933年)(46,37)若干鳥獸，可能為此種病毒之天然貯藏處所。蓋以實驗室中聖路易型腦炎病毒可以傳染禽類，猴類，小鼠以及其他嚙齒類動物，並且若干禽獸之血清中常有此病之特殊抗體存在也(48)。聖路易型腦炎之傳染途徑尚未完全確定。Lumsden氏(49)根據美國密蘇里州聖路易城1933年流行狀態之研究，於其1938年之文中論及此病之傳佈與斑蚊Culex pipiens,不無干連。同年Casey與Broun二氏(50)亦謂聖路易城附近此病盛行之區，悉皆蚊蟲繁殖之所。日本Mitamura氏等(51)且曾藉C. pipiens之螫噬獲得成功之動物實驗傳染。此項試驗雖未能為Fulton氏等(52)證實，惟證以最近

Hammon 氏等(48)之發現聖路易型腦炎病毒於斑蚊 C. tarsalis 與其他蚊類體中，以及彼等之能藉受染蚊蟲之螫噬，傳染病毒於若干鳥獸。蚊類之爲聖路易型腦炎病媒，似乎極屬可能。

日本 B 型腦炎曾於1936年流行於日本　當時該地學者(53.54)以其與 Economo 氏腦炎及聖路易型腦炎迥異，因是稱之謂 B 型流行性腦炎，以示分別。其病毒可以得諸患者腦部；在免疫學上與聖路易型者雖有區別(55)惟亦頗相近似(56)，易受感染之實驗動物爲猴，羊，小鼠等獸。彼等可因病毒之注入大腦而罹傳染。天然之昆蟲病媒，亦爲蚊蟲

馬腦脊髓炎，本爲散見北美諸地之馬類疫病。1931年Meyer氏等(57)於美國西部加利福尼亞州 San Joanquin 谷馬疫流行時,發現其病原,爲一種濾過性毒　翌二年美國東部之新譯西與弗吉尼亞二州，又有同樣之馬疫流行。據 Ten Broeck 與 Merrill 二氏(58)之研究，其濾過性毒與Meyer氏等在美國西部所見者在免疫學上頗多異殊。因是馬腦脊髓炎病毒，隨分東西二型。人類傳染脊髓炎之發現，乃1938年事。其時美國馬薩諸塞州之若干區域，適有馬疫流行，而同所在之小兒，又常患類似腦炎之熱病。死亡相繼，頗費猜疑　後經於患者腦中，獲得馬腦脊髓炎病毒(59,60,61)，眞像乃得大白。人類之馬腦脊髓炎，以後遂見流行，並涉及成人。其病毒亦能於實驗室中傳染鼠，羊，家兎，荷蘭豚等獸類或雀鴿等鳥類　。此等鳥獸或即其病毒之天然貯藏處所。馬腦脊髓炎之傳染，大概亦由昆蟲爲之媒介。據Davis氏(62)之觀察黑蚊(Ædes)與其他蚊類，係人類馬腦脊髓炎之病媒　血清治療雖於一般濾過性毒疾病，無甚價值。但高度免疫之免血清曾於受馬腦脊髓炎病毒傳染之實驗小鼠，產生相當優良之療效(63)。對於人類傳染之效驗若何，尙待試用証明

1940年蘇聯 Chumakov 與 Seitlenuk 二氏(64)又有發現另一腦炎之報告。此病見於西伯利亞與蘇聯之歐洲部分。其發病多在春夏之間。患者多爲工作於森林中之樵獵者。山林間之野獸可能爲其病毒之天然貯藏處所(65)。因病毒之可於扁蝨(Ixodidae)中尋獲(66)後者遂被認爲此病之昆蟲病媒。

此外，見於蘇格蘭邊境叢山間之羊疫 — louping ill,其病毒與上述之蘇聯春夏季腦炎病毒，頗爲相類(67)，有時亦能引致人類之腦炎。

立克次氏體病

立克次氏體所致之疾病，除病原體尙未確定之戰壕熱外，目前已能從流

行病學免疫學與病理學等論點，分別爲斑疹傷寒，落機山斑疹熱，恙蟲病，與Q熱四類。斑疹傷寒在我國已有久長之歷史，(68) 分佈幾遍全國(69)其流行狀態，且兼俱地方性與流行性方式 其他三者在中國尚無証據確實之病理報告。惟流行恙蟲病之日本，越南與馬來羣島，均與中國接壤，而其昆蟲病媒，T, akamushi, 亦曾於昆明發現。此病今昔之存在或日後之出現，頗屬可能。

斑疹傷寒與其他立克次氏體之培養法，十年來自組織培養術(70) 而瓊脂組織培養術(81)而鷄胎卵黃囊培養術(72,73)已屢有進展。卵黃囊培養術之成就。在於短時期內，能獲豐茂之繁殖。以之製成高濃度之立克次氏體懸液，可爲抗體原與疫苗製造之用。目前斑疹傷寒之診斷與預防方法，能步入一新階段者，實不得不歸功乎斯。此流行性與地方性斑疹傷寒二者之立克次氏體，以其均與變形桿菌具有相同之抗體原，不能賴Weil-Felix氏反應，以爲辨別。往昔之鑑別方法，恆持操作繁複之下述諸動物實驗。地方性斑疹傷寒，本爲鼠或其他嚙齒類動物之疾病。(1) 其立克次氏體之注入家鼠，能令受染之鼠，發生熱病，甚至死亡 (2)設受染之鼠，先經X光照射以減低其抵抗力，則大量之立克次氏體往往群集腹膜(74)，甚易觀察。(3) 雄性荷蘭豚受地方性斑疹傷寒之立克次氏體傳染以後，其陰囊每見特殊反應，立克次氏體積聚於睪丸鞘膜(Neill-Mooser氏反應)。 (4) 地方性斑疹傷寒之立克次氏體亦能連續不輟轉徙接種於小鼠。反之，流行性斑疹傷寒之立克次氏體，不具上述性能 在動物實驗傳染中(1) 受傳之家鼠，儼然若無反應。(2)受X光照尉者，亦鮮見腹膜之立克次氏體積聚。(3) Neill-Mooser 氏反應，除非實驗動物之抵抗能力，因維生素供給缺乏等等，先行減弱，大多俱爲陰性。 (4) 小鼠亦不能受其連續接種，相繼傳染 自卵黃囊培養術倡用後，斑疹傷寒凝集反應之抗體原，恰如Widal 氏反應之用傷寒桿菌懸液，可以用立克次氏體之懸液爲之。地方性與流行性斑疹傷寒之立克次氏體，雖具相同之抗體原，可以產生若干交义凝集反應；惟二者亦有其所獨具之抗體原，得與同種抗血清，產生較高之凝集價 (75,76)，以爲鑑別之據。此外，斑疹傷寒與落機山斑疹熱等，亦可用立克次氏體抗體原，與患者之血清試行凝集反應或補體結合試驗(77) 以爲鑑別

用恢復者之血清或以生活或致弱之立克次氏體疫苗，爲斑疹傷寒之預防注射，或以效力乏驗，或以反應過劇，已早經廢棄。堪資研究之預防接種方

法，遂僅存試用處死之立克次氏體疫苗一途。而此種疫苗，欲其產生可恃之免疫能力，必須先具適當數量之立克次氏體以爲免疫體原。除卵黃囊培養術以外，斑疹傷寒疫苗之製造，大抵皆需取材於受染之蝨(如Weigl氏(78)疫苗)，蚤(如Dyer氏(79)疫苗)與動物(如Casteneda氏等(80-88)疫苗)以及其他組織培養(70,71)庶能獲取較高之立克次氏體產額。然以手續繁複，產量不豐，效力雖佳，不能廣事產用。而且Casteneda氏等疫苗，利用受染之家鼠小鼠等動物組織爲之者，又祇能適用於地方性斑疹傷寒。Cox氏卵黃囊培養術之應用，能使流行性與地方性斑疹傷寒以及其他立克次氏體病疫苗，成於數日。其產量之富(十四枚受染鷄卵之材料，足供製造免疫效能甚佳之疫苗八十至一百公撮之需)尤爲難能可貴。近今戰地各區於Cox氏疫苗採用頗廣。效果如何，尚待報告。此外，Zinsser, Plotz,與Enders三氏(84)曾以受立克次氏體傳染之鷄胎組織或其卵黃囊膜，切碎後放置瓊脂培養基面，再事培育，獲得更多之立克次氏體產量，以爲疫苗之製造。惟以手續較繁，所費較鉅，未能普及。

斑疹傷寒之治療，目前尚無公認之特效方法Woodward與Bland二氏(85)於詳細研究法屬摩洛哥流行性斑疹傷寒之後，認爲本病血管之病變與毛細管滲透力之增加，可以減低血量與血漿蛋白之濃度；因是招致周圍循環之衰竭。所以恢復血量與血質之一般培本治療，極爲重要。恢復者之血清，雖現今仍有用之爲治療劑者，惟一般意見，均謂其並無若何徵驗。用受傳染後之鼠肺(86)蝨腸(87)懸液注射馬體後所得之免疫馬血清，亦經用爲治療，據採用者Durand氏等(86)之報告，若於病程初期作大量之注射，可以減少死亡，縮短病程。Felix氏(88)亦曾建議以能與變形桿菌OX19種產生高度凝集價之抗變形桿菌血清與抗立克次氏體血清，合併應用。惟其效力如何，尚待考查。

在化學治療方面，曾有若干藥物，甲苯胺藍(Toludine-blue)(89)青黴菌素(90)與含有Benzamidine或Benzamidoxime核之化合物(91)等，雖於實驗室中証明其有抑制細胞內立克次氏體活力之效能，用之於臨床，則絕無功效。磺胺類藥物除於斑疹傷寒後期併發之肺炎與其他繼發傳染，或能有所裨益外，對於斑疹傷寒本症，亦無療效(92)德國Van Meerendonk氏(93)曾以蟾蜍平0.1公分每日二次給與患者，同時以10%氯化鈣溶液10至20公撮，每日爲之作靜脈注射。云能維持血壓，減低體溫。筆者曾以此法試用於重慶之斑疹傷寒五例，未見相同效驗。

Para-amino-benzoic acid 對於受斑疹傷寒立克次氏體實驗傳染之小鼠確有減少死亡之效(94,95)，而於鷄卵培養之立克次氏體，亦有遏制繁殖之能(95,96)。其作用方式，尙未闡明。一般推測，以爲 Para-amino-benzoic acid 或許能引起某種酵素系統之障碍，因而妨害立克次氏體之新陳代謝。此藥已經 Yoemans氏等(97)試用於埃及開羅之流行性斑疹傷寒患者廿人。其初服劑量，爲四至八公分。以後每二小時服二公分，維持每百公撮血液之藥濃度於十至廿公絲之間，直至患者之肛溫降達並稽留於華氏表99.5度下逾廿四小時，治療之結果，據彼等視察，在病程第一星期內受治之患者，較諸對照組之病人四十四例，病程較短，症狀亦輕。此藥亦經試用於落機山斑疹熱 (98,97) 其療效亦佳。

Q熱爲十年中新認識之疾病。其發現可追溯至1935年。彼時奧大利亞洲Queensland之Brisbane地方，曾有一種熱病，流行於屠戶牛乳業商之間，引起當地衛生醫學機關之注意。經三年之觀察研究，Darrick氏(100)於1937年斷定其爲一種未經記述之新病。於是乃詳敘其臨床現象，診斷方法，以及實驗室研究之經過，而者稱之爲Q熱。仝時Burnet與Freeman二氏(101)亦宣佈其病原體爲一種立克次氏體 (Rickettsia burnetti)。據Derrick氏等(102)之研究，Q熱本爲大鼠 (Isodon macrurus)或其他叢林間動物之疾病。藉其扁蝨(Haemaphlsalis humerosa或 Ixodes holocyclus) 之媒介，相互傳染。有時或染及牛羣。人類之傳染，大多由於牛蝨(Boophilus annulatous microplus或Haemaphysalis bispinosa)之侵襲，或牛蝨糞滴之吸入；然亦能由Ixodes holoyclus 之侵襲，直接得諸受染之大鼠。

在澳洲Q熱發現之翌年Parker與Davis二氏於美國蒙大那州之木蝨Dermacentor andersoni體中，又獲一相似之立克次氏體。同年Dyer氏(103)亦報告熱病一例，其病原可能卽係此木蝨中之立克次氏體，於實驗室染及病人者。以後同樣之熱病曾於美國各地，屢見發現(104-107)。此種熱病，以其頗與澳洲之Q熱相似，遂被稱爲美洲Q熱，而其病原體爲R. diaporica (108)。

澳洲與美洲Q熱之立克次氏體，均能通過細菌濾器。於實驗傳染之荷蘭豚中，彼等常大量存在於皮膚或脾臟表面之滲出物中。脾臟組織，睪丸鞘膜或睪丸兩端之脂肪中，亦能見有彼等存在；通常俱在細胞之外或細胞內之原漿中，偶而亦有在細胞核內空泡中見及者。

澳洲與美洲Q熱之臨床症候。大抵相若。(109,110)二者並具相互免疫性。

惟美洲Q熱常併發異型肺炎。二者之病程均長短不一，發熱與若干普通週身症狀以外，並不發生皮疹。患者血淸之Weil-Felix氏反應，與變形桿菌 OX19, OXK. OX2, OXL 諸種均不產生凝集作用。診斷多賴補體結合試驗。

肺炎球菌肺炎

肺炎球菌之菌型在 Cooper 氏等所辨之三十二型外，最近 Kaufmann 氏等(111)又發現二十新型。其中除 XXXIII, XXXIV, XXXV, XXXVII, XXXVIII 等型外，其餘均係以前所知各型之亞型。例如以前所謂VII,型者，據 Kaufmann 氏等血淸試驗之結果，實包涵 VII A, VII, B及VIIC等亞種。

磺胺類藥與青黴菌素之發現，爲細菌傳染之化學治療，創亘古未有之奇績。肺炎患者之沐其恩澤者，年以千萬計。文獻中關於此項治療之記述，亦汗牛充棟，不勝枚舉。Ungorleider.Stainhaus與Gubner三氏(112)曾以美國公平人壽保險協會 (Equitable Life Ineurrance Society)舉辦工業界僱傭人員人壽健康保險之統計，以磺胺類藥未問世前之1935至1937年間與磺胺類藥產生後之 1939年至1942 年6月間，分析有關肺炎數字之異仝。其結論爲；磺胺類藥發現後三數年內，肺炎之死亡率平均自20%降至3.9%。其平均總病程亦自三十八日(1935年)降至二十七日(1941年)。磺胺類藥之問世，實爲工業界之莫大恩賚。工作人員之性命，賴以得拯者，年約二萬五千人。因病程減短者節省之工作時間，亦年達百萬餘日。磺胺類藥之功績，舉此一隅，可見全豹。

青黴菌素之治療，年來因產量之有限，大都均施用於耐磺胺類藥性之肺炎球菌感染。療效優良，不具毒性爲其長處。其他有關磺胺類與青黴菌素之種種問題，本誌另有詳細介紹，茲不贅述。

結 核 病

電子顯微鏡攝影術之應用，已証明結核桿菌通常均被有一層莢膜，其中有時且含少數顆粒(113)。

結核桿菌之檢視，培養與動物接種等實驗室診斷方法，年來時有新得，其中尤以下述之螢光顯微鏡檢術，玻片培養術，與鷄胎絨毛尿囊膜種植術，最富意味，螢光顯微鏡檢術之原理，在能利用某種染料或物質，經光線照射以後，可以發出一種波長較原來投射光更長之螢光，得以適當顏色玻片吸收原來之投射光後察見之。用螢光顯微鏡術檢視結核桿菌，始自Hageman 氏(114)

。結核桿菌用發螢光之黃色 Auramine 染色以後，照以水銀弧光燈之紫光，然後採用黃色濾鏡，插入顯微鏡之接目鏡中，加以檢規。結核桿菌即在暗視野中，映出螢光。此法較 Ziehl-Nelson 氏染色方法，陽性結果稍多。所需尋獲結核桿菌之時間，亦稍爲短暫(115-120)

Rosenberg氏(121)之玻片培養術，以操作簡便，所費不鉅，頗值一試。其法以檢驗標本（痰液或其他分泌物）勻塗載物片，在溫箱內乾燥後，處以6%硫酸四十五分鐘，以殺滅其他菌體。然後用水漂洗約十分鐘，再侵入盛有Kirschner氏血清甜液培養基之玻器內，培養約一星期，取出漂洗後，用Ziehl-Nelsrn 氏法染色檢視。結核菌簇往往併堆成叢，於低倍鏡下即能見及。其結果，據 Roserberg 氏之報告，用塗片檢查能得陽性結果之標本中，百分九十五於六日內有清晰可見之繁殖。塗片陰性之標本一百另五例內，十一例見有良好之繁殖，三例示散在之結核桿菌。

用鷄胎絨毛尿囊膜種植結核桿菌之首倡者爲Emmart與Smith二氏(122)。此法不但成果甚佳，並可用爲結核桿菌之毒性試驗方法。據 Emmart 與 Smith 二氏之結果，毒性結核桿菌植入鷄胎絨毛尿囊膜後，在六日以內，百分之九十六可於膜上產生結核；而無毒結核菌種之接種，於六日內有結核形成者百分中不過十八。

有效之結核病化學療劑，目前仍無發現。多年來窮研勤求之結果，亦不過略具端倪，有若曙光之初透而已。磺胺類藥之產生，當然也曾一度興起不少希望。惜乎動物實驗治療之結果，不久即証明此類藥物，於荷蘭豚結核病之進行，雖有若干延滯作用，惟並不能使之完全遏止(123-125)

1940 年後若干學者曾轉移其興趣於Promin、Diazone 等 Sulfone 類藥物，Promin (p.p. diaminodi phenyl-n,n,-didextrose sulfonate) 彼等對於荷蘭豚之實驗結核傳染，確有阻止傳染，消散病灶之效(125-131)然其臨床上之功效，則甚爲輕微 Hinshaw 氏等(132)曾以 Promin 用口服法，授結核患者32人，發現此葯不但無消滅人體結核桿菌之效，且其毒性較在荷蘭豚中爲劇。Zucket 氏等(133)甚且用大量之Promin以靜脉滴入法試治12患者，亦未得若何應驗。但Promin之局部應用，似乎尚有一試價值。喉頭結核之用Promin溶液塗布(134)與結核性傷口瘻管之用Promin油膏或膠凍裹敷(135)曾獲相當成就。

Diazone (disodium formaldehyde sulfoxylate of diamino. diphenylsulfone) 係 1938 年 Raiziss 氏等(137)所製成之 Sulfone 類化學療劑。其於荷蘭豚實驗結核

病之療效，與 Promin 相彷。惟其毒性視 Promin 為遜 (138,139) 臨床試用之效果，據Petter與Prenzlau二氏(140)之報告，似乎尚屬良好。惟其作用僅能減輕症狀，使病程趨向消退，而療程甚長，且不乏毒性反應，不能視為完善之理想療劑。最近 Corper 與 Cohn 二氏(141) 且謂 Diazone 並無消滅體內與體外結核桿菌之能力，荷蘭豚實驗結核病之所以能趨好轉者，多半係因Diazone能使內臟缺氧發紺之故。臨床上所服用每日一公分之劑量。實不足以產生人體之缺氧作用，其效果因是或未能與動物實驗所得者相比擬。況人類對於缺氧之感受甚敏，Diazone之治療試驗，動物以外，不宜用諸人體。

1940年青黴菌素之問世，又為化學療法闢一新途 青黴菌本身雖無療治荷蘭豚與人類結核病之功效，然以類似之抗生劑(antibiotic)近來仍自其他之微菌中，陸續不斷有所發現。抗結核桿菌劑之產生，尚不能謂為絕望。目前較有希望之同類葯品允推 Streptothricin 與 Streptomycin 。二者均得之於生存土壤中之放線菌 (Actinomyces lavendulae 與 Actinomyces griseus) 培養液中 (142 143) 對於試管內結核桿菌之繁殖，均有遏制作用 Streptothricin具有毒性，對於荷蘭豚實驗結核病之進行，幾無阻滯作用。 Streptomycin 則不然，不但毒性輕微，感染結核病之荷蘭豚之受其治療者，大致均示若干療效 病程之進行，每得因之終止，甚或轉趨痊癒 (145) 其臨床上之試用，正在繼續研究。至今尚無具體報告 此外若干麴菌之培養液內，亦有一二物質在試管內有對抗結核桿菌之能力，目前亦正在提純，準備作動物試驗中 (146) 。夫任何葯物治療之目的，不外輔助造化，促使病變早日復原而已。以結核病病程之久痼，其所毀組織，痊癒恢復之艱難遲緩，葯物治療，縱能消滅菌體，其所有成就，亦斷不能如見諸急性傳染若肺炎等者之神且速也。

傷寒

自1934年Felix氏(147)發現傷寒桿菌含有所謂Vi抗體原以後，Felix氏與其他學者，由此更進研究，對於傷寒之治療診斷與流行調查方法遂又另闢新徑。

由含Vi抗體原傷寒桿菌接種後所產生之免疫血清，以其同時兼備抑制毒性傷寒桿菌繁殖之Vi抗體，與中和菌體內毒素之O抗體，較諸普通傷寒免疫血清，療效更為優良。此項新血清，曾經若干醫家試用於伯力斯坦(148)，愛爾蘭(149)，中國(150)，英吉利(151, 152)，南非(153)馬來(154)諸地，彼等於其療效，尤以減輕毒血症狀一端，僉一致稱許。

Vi凝集反應與用Vi嗜菌體分別傷寒菌型，亦爲Vi抗體原研究之新近產物，對於傷寒帶菌者之診斷與傷寒流行之調查，助益匪淺。所謂Vi凝集反應者，即用Vi抗體原以測驗患者血清內之是否含有Vi凝集素，與 Widal 氏反應採用同一原理之實驗方法也。其最先倡用者爲Felix,Krikorian與Reitler三氏(155)，採用培養之細菌爲抗體原。以後其法屢經改良，所用抗體原得以保藏之菌體懸液(156)或純粹之 Bhatnaqar 氏菌種 Vi I 抗體原爲之(156)。試驗之技術，因而更趨簡單。Vi 凝集反應之價值，在其能有診斷或探索慢性傷寒帶菌者之效用，以往慢性傷寒帶菌者之偵查方法，端賴細菌培養術。不但工作艱巨，而結果又常不能滿意。蓋因慢性傷寒帶菌者之排菌時間，往往間歇無常。設非於長時間內，以排泄物反復培養檢查，遺漏錯失之咎，絕難倖免。惟Vi凝集反應之結果，可以不受菌體排泄間歇性之影響。慢性傷寒帶菌者之血清，通常均含足量之 Vi 凝集素，可以用 Vi 凝集試驗產生陽性反應；除非帶菌之時間過長（三十年以上）Vi 抗體之產生能力，因而消耗竭盡。反之，正常人之血清，通常均無Vi凝集素之存在。即或傷寒患者血清內之Vi凝集素，於恢復期中，亦消失甚速，數星期後，Vi凝集反應即見陰性。而眞正慢性傷寒帶菌者之呈陰性Vi凝集反應者，Felix 氏之經驗(158)，每百例中不過五至十例。目前Vi凝集反應已在英(159)美(160-164)義(165)南非(166)印度(167,168)諸地採用。

用Vi嗜菌體以鑑別傷寒菌之菌型爲1938年 Craigie與Yen二氏(169)所發現之方法。先是若干學者已經証明有若干嗜菌體，專事侵襲含有Vi抗體原之傷寒桿菌(170-172)。Craigie與Yen二氏在培植嗜菌體於各種菌種不同之傷寒菌簇時，發現若干嗜菌體對於若干菌種具有高度之特異性。換言之，即某一嗜菌體，祇能繁殖作用於某一種傷寒桿菌，而不適於其他傷寒菌種。不寧惟是，傷寒菌種之得自不同地區而在流行學上可以溯諸同一來源者，對於各種嗜菌體所呈之反應，往往一致相同。基於上述觀察之結果，彼等認爲傷寒桿菌，恰如鏈球菌或肺炎球菌之賴血清試驗，可以藉特殊之嗜菌體分爲若干菌型。而菌型之鑑別，又可用以判斷帶菌者與患者或患者與患者，在流行傳佈方面，是否有所係屬。因源體相同之傷寒桿菌，其桿菌亦必相同也。傷寒菌型或亞型經 Craigie與Yen 二氏用Vi嗜菌體鑑別者計有 A, B1, B2, B3, B4, C, D1, D2, D3, E1, E2, F1, F2, G, H, J, L, M等同十八型。1943年Felix氏(173)又以同樣方法，獲得 D4, D5, L2, No. 91 等四型　（將來或許尚有其他新型發見）。此等菌型一經確定。永不再有變易　除上述二十二型外，有若干傷寒菌種，目前不知如何原因，不能用同樣方法定型，因而暫時目為不完全Vi嗜菌體定型試驗，近來已在加拿大，(174-176)中國(177)美國(178,179)英國(173,180)中東(181)諸地應用。各地報告之著者，莫不以其為指引散見傷寒病例流行調查之可靠方法。

傷寒之化學治療，迄今未達成功階段。磺胺類藥雖能抑制試管內傷寒桿菌之繁殖(182,183)，並具防止(184)與療治(185)小鼠實驗傷寒傳染之功效；但用諸臨床，效果大都不良(186-189)。1944年冬筆者等(190)曾以局部作用性之磺胺胍與全身作用性之磺胺噻唑合併試用於傷寒病 11 例。其中6例，治療在起病十日內開始者，其平均病程會較對照組 20 例，自28.2日減短至14.2日，全體受治病人(11例)中，無一例死亡或併發嚴重變症。但服藥較遲之 5 例，病程並無顯著之減縮，又以療治病例不多，所用磺胺化合物之劑量倍於通常標準，雖11 例中並無重要中毒症狀，亦不敢謂此法絕對安全有效。

青黴菌素祇具對抗或抑止 Gram 氏染色陽性桿菌之功效，對於 Gram氏染色陰性之桿菌所致之疾病如傷寒等，即無療效。最近 Reimann 氏等(191)曾以 Streptomycin試治傷寒患者 5 例，顯然奏效者有二例。其中一例採用大量作靜脈注射。血清之Streptomycin濃度曾達每公撮 19 至 30 單位（倍於試管內所需殺菌滅傷寒桿菌之濃度）尿中藥濃度在每公撮 400 至 1,000 單位之間，（高出試管內所需殺菌濃度百倍以上），而糞內藥濃度亦在每公分 105 至 130 單位之間（大約每公分 40 單位以上之濃度即有遏止糞內傷寒桿菌繁育之效）。一例以 Streptomycin 五十萬至一百萬單位每隔三小時作肌肉注射，血清與尿中之藥濃度，與前例大致相若。其餘三例並無顯著療效。其中二例，用125,000單位之劑量，每三小時作肌肉注射　或因藥量不敷，一例體溫下降殊漸，一例菌血症持續不退。另一例於起病五十七日後再發。初起時，用一百萬至四百萬單位之劑量，授與患者，用作口服，　在服藥期內，糞內藥濃度在每公分4,000至19,000單位之間，而尿內排泄量，僅每日口服總量0.8至1.2%，血清之藥含量，則更屬稀微。因是其結果僅使糞內之傷寒菌體歸於消滅，菌血症依然如故。在服藥停頓以後，糞內藥量減退甚速，四日以後，幾及全無。傷寒桿菌，因而重現。此例後經靜脈注射治療，體溫雖即減退，終以藥品告罄，治療中輟，溫度又趨上昇。要之，此項抗生劑之應用於傷寒必須口服與注射全時並進。蓋以 Streptomycin 不易自腸壁吸收，僅用口服不能肅淸傷寒之菌血症。注射以後，其排泄多(60%)取道泌尿系統，若不同時用口服治療，腸道內之菌體與病變卽無由撲滅減輕也。

傷寒帶菌者體內之傷寒桿菌，大都限於腸道胆管等局部，比較易受局部作用性之殺菌劑或細菌阻滯劑之影響，磺胺胍(192,193)與四碘酞鈉(Sodium tetraiodophthalein)(194,195)之能治療腸道與胆道之傷寒帶菌狀態，均曾見諸報告。然文獻中亦不乏若干帶菌病案，雖經試用磺胺胍(196)或四碘酞鈉(197)甚或與 thional, phenothiazine, 磺胺嘧啶(Sulfadiazine)等藥劑先後應用(198)，而毫不見效者。

桿菌痢疾

桿菌痢疾之傳佈，以直接接觸最屬重要。在環境衛生不良之處所，蒼蠅之媒介不容忽視；而最近試驗，螞蟻之足亦能自患者糞便携帶痢菌以達未經掩護之食物(199)。

在人類相互接觸傳染之中，帶菌者與症狀甚微之患者，往往常爲流行起源之點。以其症狀不著，卽不尋求療治，亦未受隔離之限制也。帶菌者之數量，大概因時因地而異。據二三文獻之報告，在外表健康人口之中，彼等約佔1-3%(200,201)而於菌痢流行之多人集居場所，帶菌率甚或有抵達年率80%左右者(202)。

飢饉困苦，可以降低吾人之抵抗能力，促成痢疾之發生，吾人久已深悉。根據近來猴類痢菌傳染之實驗，某種營養要素之缺乏，亦係主要因素之一。Longoton 氏等(203)發現猴類經飼用缺乏維生素之食料以後，間有產生貧血，白血球缺少與腹瀉等症狀者。此等症狀祇有乾酵母與粗製肝浸膏中之某種因素可以療治，而不能賴其他已知維生素之補充，獲得痊愈。Longston 氏等稱此種酵母與肝浸膏內之療治因素爲維生素 M。以後 Jonota 與 Dack 二氏(204)亦稱除非飼料中維生素 M 缺乏，即以大量痢菌餵飼猴類，彼等亦不受染。而帶痢菌之健康猴類，亦僅在限制食料以後，始見症狀發生。

痢疾桿菌之傳染，其症狀並不限於瀉泄下痢一端。輕者或感全身不適，糞便略帶稀薄，有微熱二三日；(286)或除噁心嘔吐以外並無其他症狀(206)傳染劇烈者，其下痢症狀，每爲一般毒性症狀所蒙蔽。因是除通常之下痢型外，Felsen 氏曾謂痢菌傳染有類似蘭尾炎(204,208209,)，腦膜炎(210-212)

肺炎(209)白血球缺乏病(207)等種種異型者。彼等於小兒中尤爲常見。

痢菌之培養，爲診斷之主要方法。據近來經驗，下列諸項之措施，每能增加陽性結果之頻率：(1)用乙狀結腸鏡與拭子自結腸潰瘍處採取物質以爲培養標本。(2)糞便標本用甘油鹽水混合液處理以後再行送往實驗室(213-216)。(3)採用改良之 Endoagar, Desoxycholate citrate, Mc Conkey 氏瓊脂或SS瓊脂(217-225)培養基。

磺胺類藥物，對於玻器內之痢疾桿菌(226-228)與小鼠之痢菌實驗傳染(228-232)均有多少抑制與療治作用，在臨床上用以治療菌痢，效果亦甚優良(220-241)。普通磺胺類衍化物之抗痢菌功效，在實驗室內之觀察，以氨苯磺胺(Sulfanilamide)較遜，磺胺胍(Sulfaguanidine)次之，磺胺吡啶(Sulfapyridine)，磺胺噻唑(Sulfathiazole)與磺胺嘧啶(Sulfadiazine)較優。在臨床上之應用，磺胺胍磺胺吡啶，與磺胺噻唑之療效，亦均優於氨苯磺胺。Sonne 氏菌痢，較爲難治，其較佳之療劑當推磺胺嘧啶(242)。其他在實驗室有效而臨床上尚未經大規模應用之衍化物則有磺胺苄胺(Sulphanilyl benzamide)(243)，磺胺甲基噻唑(Sulfamethylthiazole)(226,227)磺胺醋胺(Sulfacetamide)(230)與磺胺苯基噻唑(Sulfaphenylthiazole)(226)等。

磺胺胍(245-248)與琥珀醯磺胺噻唑(Succinylsulfthiazole)(244-2446)較其他同類藥物不易自腸道內吸收；可以在腸腔內維持有效之藥濃度，而不致在血液中產生不必要之高水準，應爲腸道傳染之理想療劑。惟於菌痢一疾，此點是否完全準確，若干學者仍具懷疑態度。因痢菌之存在不在腸腔而在腸壁粘膜之下(217)。且菌痢病人之腸壁粘膜，每每剝脫發炎，吸收狀態未必與正常粘膜相同(217,25g,249,250)。琥珀醯磺胺噻唑之腸道作用，亦可因劇度之腹瀉或其他情形爲之減色(246,249)因是吸收之遲緩，亦未必絕對有利。

磺胺類藥除療治急性菌痢以外，且有減少慢性演變(240)與防止帶菌狀態(25-1)之效。惟慢性菌痢與帶菌狀態一經形成，再用磺胺類藥治療，效果便不能如治急性菌病之優良確實矣(217,242,251,255,)。用磺胺類藥授健康接觸者以防止菌痢流行之傳佈，現今已在集團生活之機關場所如精神病院等(256-259)試用，效果頗屬良好。

瘧疾

瘧原虫之形態，已爲我人所深悉。然於瘧原虫是否侵入被染之赤血球，抑僅附着其表面之一問題，前人實未能解答。近來 Wolpers 氏 (260) 曾以被間日瘧原虫傳染之血液，用電子顯微鏡加以觀察，而得下述之結論：在間日瘧原虫侵染赤血球後之最早時期，赤血球之被膜，即產生廣泛之變化。血紅素亦起變化，沈着於赤血球被膜而成所謂Schüffner 氏點。瘧原虫則以其爪狀之突出依附於赤血球之被膜上。當裂體性生殖開始時，赤血球被膜之類脂質先爲瘧原虫所吸收；繼而乃沈着於被膜之表面，成爲一保護覆蓋。後者於裂體性芽胞產生時，始被棄置。瘧原虫於是乃進入赤血球中繼續生長。

成熟之赤血球與較幼之赤血球，二者孰易受染，亦爲頗饒興趣之論題 Hegner 氏 (261) 稱間日瘧原虫之裂體性芽胞，特喜侵襲網織血球。而三日瘧原虫及惡心瘧原虫則恆犯較爲成熟之赤血球。彼信被間日瘧原虫侵襲之赤血球之所以較大於其他赤血球者，實因網織血球本身較成熟之赤血球爲大，而非被染之赤血球有所澎大使然也。 Vyronis 氏用活體死前染色法，研究間日瘧患者之血液，証實被間日瘧原虫所侵之網織血球數，幾百倍於被侵之赤血球數，且謂網織血球之所以易被侵染者，因其含有粘性故也。

P. gallinaceum 以及其他鳥類瘧原虫，有不在赤血球中，而於網狀內皮組織或於腦髓或其他器官之微血管壁內皮細胞中發現者 此種形式曰赤血球外型 (Exo-erythrocytic form) (263)。彼等於生殖性芽胞之產生以及瘧病之復發，究有若何關係，尙無一定結論。人類瘧原虫是否亦有相似之赤血球外型，目前亦乏確據(264)。

瘧疾之症狀，變異萬端，近來頗有注意及之者 (265,266)。蘇俄瘧疾學者 (267) 近且紀述幼童及壯丁之患間日瘧者，於初次傳染或再發之早期，偶或有發生類似惡性瘧疾之腦型惡性發作者。彼等以其併發於間日瘧之病程中，而又乏其他可資探索之病原，因暫時名之爲暴發性惡性間日瘧 (Tertiana perniciosa siderans)，其症狀開始頗驟，先發寒戰，繼以嘔吐，抽搐， Cheyne-stoke 氏呼吸而入昏迷 於二三小時內致死。其豫後甚劣，但亦有因奎寧或瘧滌平之注射，而卒獲救治者，其起因彼等歸咎於大腦之缺氧，雖於大腦缺氧產生之原由，未能有所解釋。

慢性與潛性瘧疾之診斷，時或遭遇困難，蓋此等患者之周圍血液中，常不易找得瘧疾原虫也。年來一二學者頗多努力於血清試驗之應用。彼等鑒於人類瘧疾患者之血液內，被染之赤血球數量有限，不能以之製取充量之抗體原而得有效之血淸反應；抗體原之製取，多求諸其他來源 1938 年 Coggesh all與Eaton二氏(268)採用被P. Knowlesi所傳染而死之猴血。以其乾燥之受染赤血球，經冰結而復融化後，用生理鹽水提出一補體。翌年Eaton(269)又於染Knuwles氏瘧之猴血清，得一可溶性之抗體原，可以與上述補體在同種抗體存在時產生補體結合反應。此項試驗曾經Coggeshall(270)試用於人類患間日瘧，惡性瘧及Knowles氏瘧者，其結果俱爲陽性。Coggeshall氏因是謂此項補體結合試驗，祇具類屬之特異性(Group specificity)而無種屬之特異性(Species specificity)。Kligler與Yœli氏(271)曾用此法試驗人類瘧疾三百另九例 陽性反應之產生與所需血清之濃度每與發作之時間與次數成比例。設發作之次數在二次以上，通常在三星期後，可得1:160至1:320之陽性反應。在末次發作後之第四月，反應又趨消失。發作一次後即經治愈之病例，反應每爲陰性。以後Dulaney氏等(272)亦曾以此法試用於大批病人，冀求估定其診斷上之價值。結果在患瘧（試驗時其血片中有瘧原虫可找得者）之125人中，有102人(82%)具陽性反應。在臨床上疑爲患瘧而同時血片檢查陰性之患者192人中，有15人(7%)有陽性反應。按此則斯項試驗，不能謂爲絕對正確可靠。以之爲補充診斷方法則可，用以替代血片檢查則不可也。

猴類染Knowles氏瘧之赤血球內，含有凝集原，可以用作凝集反應；爲Eaton(273)1938年所發見者。此項凝集反應惜乎有種屬特異性，祇能用於Knowles氏瘧原虫之傳染 於人類瘧疾之診斷，無所裨益。近來Mulligan氏曾以瘧蚊唾液腺內所得之瘧原蟲生殖性芽胞與人類之同種瘧原蚊免疫血清，產生凝集反應；凝集價竟有高達1:4,000者 但抗體元之獲得，頗費周章，大量製造尤非易事。廣泛之臨床應用，遂受限制。

瘧原虫之培養，在1921年，Bass與Jones氏，已獲成功。惟彼等之培養方法，充其量祇能使瘧原虫之繁育得以衍綿若干時日，原虫之數量並不能見若何增加。故既不能因爲直接之診斷方法，又無利於抗體原之製取。最近Ball氏等(276)之方法，在24小時內可使Knowles氏瘧原虫之數目，增加四倍，（與瘧原虫在天然傳染之猴血內所增之數目相仿） 但方法繁複，操作不易，决非普通實驗室工作人員所能勝任。

太平洋戰事爆發後，奎寧產地淪於敵手。瘧疾之治療，遂多偏重於應用化學合成藥劑。美國之化學家於1941年已能自已合成瘧滌平。其化學方式，藥理作用，臨床療效(277)以及毒性反應之併發率(278)均與德國製品毫無軒輊。對於抑制或治療瘧疾發作之效果亦並不亞於奎寧(289)。雖於防止復發一項，似較長期服用大量之奎寧略遜(280)。二者吸收之速率，亦少顯著之差別。惟奎寧不若瘧滌平之易被組織攝取，服用後血漿內之有效濃度，較瘧滌平到達稍速。因是瘧滌平之初服劑量，不妨稍大。美國軍醫處(279)主張初服0.2公分繼以每日三次，每次0.1公分之劑量，連服六日，（治療總量爲1.9公分）。而Stephenson氏(281)甚且主張採用更大劑量。初服0.3公分，六小時後再服0.3公分。第二三日每日早晚各服0.2公分以後日服三次，每次0.1公分，迄第六日終，治程完畢。（治程總量爲2.3公分）。

瘧滌平之毒性，據1930年國聯第四次瘧疾委員會報告書中Fernando與Sandarosagara二氏(282)所云，較奎寧爲劇。彼等於錫蘭所治之229例中，發現有中毒症狀者達3.3%。彼等所用之劑量爲每日0.3公分，連服五日。1341年Bispham氏(283)曾分析服用瘧滌平之患者49,681例中之毒性反應，歸納其症狀爲：(1)胃腸道之紊亂，加腹痛，嘔吐瀉泄，(2)中樞神經之症狀，如頭痛，譫妄，抽搐，精神失常等，(3)虛脫與死亡。假設其中小孩，精神變態者，受瘧滌平注射或與其他葯物（尤以撲瘧母星，Plasmochin）同時治療者不計外，則毒性反應之種類與頻率，亦極有限。

Atabrine-dihydrochloride與Atabrine musonate可以用作肌內注射。局部反應，據一般意見，並不甚著(284)。除偶或感覺腫痛外，鮮有產生膿腫者。近來Hawking氏(286)曾以Atabrine注射於兔鼠，用顯微鏡檢視注射處所之組織變化。發現注射處所之組織每有多少壞死，雖所致損害之大小，較奎寧注射後所起者，不及三分之一。所以除非患者不能口服，瘧滌平之注射，仍宜儘量避免。

抑制療法本不能謂爲葯劑預防術，蓋目今尙葯無物可以殺滅瘧原虫之生殖性芽胞。奎寧，瘧滌平，甚至撲瘧母星之作用，僅在減低瘧原虫之生殖率，並殺滅其由生殖性芽胞所產生之無性生殖形式。一般醫家對於抑制療法在瘧疾盛行地區之價値，多持懷疑態度，奎寧或瘧滌平之用爲抑制治療，不過稽遲瘧疾之初次發作而不能增加患者之後天免疫力量，故於瘧疾猖獗地區，抑制治療一經停止，瘧疾之發生率，甚或反而增高(286-288)，然而抑制治療，對於暫居瘧疾地區之軍旅行商，不無仍有相當利益。近來美軍中用爲抑制治療之瘧滌平劑量爲每日服用0.1公分每週除星期日外每日服用一次，或每週之最初六日，每日服0.05公分一次，於第七日服0.1公分(279,289,290)就上述劑量，除偶致噁心、腹痛，瀉泄與頭痛外，絕無其他嚴重不利後果。且此等症狀於服葯停止後即行消失外，並可以重炭酸鈉或甘甜飲料之同時服用爲之防止。

摹似德國撲瘧母星之製品，最近各國均有生產。英國皇家化學工業社(Imperial chemical Industries) 所製之 Pamaquin, 據生物學之試驗，與德國拜耳葯廠之撲瘧母星，完全相同。(291) 撲瘧母星等製劑，因其毒性較劇，易致變性血紅素血症及肝炎或肝臟之脂肪性變與坏死 (292) 除於瘧疾發作時，待奎寧或瘧滌平治程終止以後用以殺滅生殖性瘧原虫外，近來一般意見，均不主張用爲抑制治療。美國軍隊中，甚且將其採棄，不再用爲急性瘧疾之常規治療。

黑熱病

白蛉子被稱爲黑熱病之病媒，傳說已久　用受染之白蛉子，螫噬健康人體，使之傳染黑熱病，則僅於三年前始獲成功(293)

銻劑之用於黑熱病之治療，已具三十年之歷史。五價銻劑尤以療效卓越，毒性輕微見勝。三四年前尙爲醫治黑熱病之唯一葯物。自 1938 年 King, Lourie 及 Yorke 氏等(295) 發現 Synthalin(decane-diguanidine-dihydrochloride) 與其相類之 Quanidine 衍化物爲有效之殺錐虫劑後，Ewins 氏及其僚屬(296) 折得無數之 Aromatic diamidine 化合物，其中尤以 Stilbamidine (4-4'-daminostilbane), Propamidine (4,4'-diamdino-propane)與Pentamidine (4,4'-diamidino-pentane) 有殺滅利什曼氏體之功效。Stilbamidine 有治愈 98% 印度黑熱病之效驗。經一次治程以後，復發率甚低，惜乎注射以後往往有若干不快狀；輕者如面頰潮紅，暈眩，以及全身燒灼感覺，較重者除上述者外復有嘔吐，出汗，上腹部不適，呼吸困難，脈搏微弱等等；甚者每見血壓驟降而致虛脫。所幸此等反應，大都可以預先注射乳酸鈣以爲防止，或用腎上腺素注射加以抑制　迄今尙未聞有因而致命者。此外Stilbamidine之注射，尙能引致三叉神經之分類性感覺缺失。患者每感三叉神經所轄區域內輕觸覺之喪失，雖溫度覺與痛覺仍然存在。此種變化，顯然在於腦橋第五顱神經之主要感覺核內　Sen 與 Gupta 二氏 (297) 曾於受 Stilbamidine 治療之黑熱病人 104 例中發現有此種毒性反應者17例。其症狀發生甚緩，往往在治程終止後之第三四月內。其痊愈亦遲。此外，動物實驗曾顯示Stilbamidire能損害肝腎二臟(298) 並能降低血淸內鈣鉀二質之濃度，(299) 受 Stilbamidine 治療之蘇代利什曼氏原虫病患者，曾有病痊數月後發生嘔吐及體重減輕者，其中之少數甚且死亡，並於瀕危時呈肝臟功能衰竭之徵象。

Pentamidine 曾經 Napier 氏等（300）試用於印度黑熱病 32 例，其立時反應不如 Stilbamidine 嚴重，且未遇任何神經系統之病變，但其療效較遜，仍不免美中不足。

綜上所述，Stilbamidine 等類劑，療效優良，惟頗多毒性，用在銻劑無效之黑熱病例，固有其特殊價值。以之替代銻劑，用爲黑熱病之常規治療，則尙非絕對安全。

（待續）

参考文獻

1. Smith, W.; Andrewes, C. H.; and Laidlaw, P. P.: Lancet, 2: 66, 1933:
2. Armstrong, C.: Publ. Hlth. Rep. Whah. 54: 1719, 1939.
3. Toomey, J. A. and Takacs, W. S.: Proc· Soc. Exper. Biol. & Med. 46: 22, 1941.
4. Elford, W. J.: J. Path· & Bact. 34: 505, 1931.
5. Elford, W. J.: In Doerr, R. and Hallauer, C.; Handbuch der Virusforschung, Berlin, A. Hirschwald, 1938, p. 195.
6. Barnard, J. E.: In discussion on Microscopy of the Filtrable Virus, J. Roy. Micro. Soc. 52: 233, 1932.
7. Barnard, J. E. and Welch, V. F.: J. Roy. Micro. Soc 56: 361, 1936.
8. Von Berries, B.; Ruska, E; & Ruska, H.: Klin. Wochschr. 17: 921, 1938.
9. Taylor. A. R.; Sharp. D. G.; Bland, D. D.; Beard, J. W.; Dingle, J. H.; and Feller, A. E.: J. Immunol. 47: 261, 1943.
10. Ruska, H.: Klin. Wchnschr. 22: 703, 1943.
11. Thygeson, P.: Properties and Nature of Viruses: Arch. Ophth. 29: 285, 1943.
12. Rivers, T. M.: Virus Diseases, The Messenger Lecture, N. Y., 1943.
13. Stanley, W. M.: Science, 81: 644, 1935.
14. Brayb, W. R. and Beard, J. W.: J. Nat. Cancer Inst. 607, 1940.
15. Kidd, J. G.: J. Exper. Med. 68: 703, 1938.
16 Green, R. G. Science, 82: 443, 1935.
17 Woodruff, A. M. and Goodpasture, E. W.: Am. J. Path. 7: 209, 1931.
18. Burnet, F. M.: J. Path. & Bact. 37: 107, 1933,
19. Buddingh, G. J. and Polk, A. C.: J. Exper. Med. 70: 485, 1939.
20. Goodpasture, E. W. and Anderson, K.: Am. J. Path. 20: 447, 1944.

21. McCelland, L. and Hare, R.: Canad. Bubl. Hlth. J. 32: 530, 1941.
22. Hirst, G. K.: Science, 94: 22, 1941.
23. Smith, W.; Andrewes, C. H. and Laidlaw, P. P.: Lancet, 2: 66, 1933.
24. Francis, T.: Science, 92: 405, 1940.
25. Francis, T.: Proc. Soc. Exper. Biol. & Med. 45: 861, 1940.
26. Rickard, E. R.; Horsfall, F. L.; Hirst, G.K.: and Lennette, E. H.: Publ. Hlth. Rep. Wash. 56: 1819, 1941.
27. Wells, W. F. and Wells, M. W.: J.A.M.A. 107.: 1698, 1936.
28. Shope, R. E.: J. Exper. Med. 74: 41, 1941; ibid. 77: 111 and 127, 1943.
29. Andrewes, C. H,: Trans, Roy Soc. Med. 36: 1, 1943.
30. Andrewes, C, H.: Lancet, 2: 770, 1940.
31. Edward, B. G. ff. and Lidwell, O. M.: J. Hyg. 43: 196, 1943.
32. Harris, T. N. and Stockes, J.: Am. J. M. Sc. 204: 430, 1942.
33. Commission on Influenza, U. S. Army, J.A.M.A. 124: 982, 1944.
34. Harmon, P. H.: J.A.M.A. 109: 1067, 1937.
35. Trask, J. D.; Vignec, A. J.; and Paul, J. R.: J.A.M.A. 111: 6, 1938.
36. Kramer, S. D.; Hostwell, B. and Grossman, L. H.: J. Exper. Med. 69: 49, 1939.
37. Kling, C.; Olin, G,; Magnussen, J. H. and Gard, S.: Bull. Acad. de Med. Paris. 121: 826, 1939.
38. Lepine, P.; Sedallian, P, and Sauffer, V.: Bull. Acad. de Med. paris 122: 141, 1939.
39. Kramer, S. D.; Gillam, A.G. and Moloner, J. G.: Publ. Hlth. Rep. Wash. 54; 1914, 1939.
40. Burnett, F. M,; Jackson, A. V.and Graeme- Robertson, E.: Aust. J. Exper. Biol. & Med. Sc. 17: 375, 1939.
41. Bernett, F. M. and Jackson, A:V.: Aust. J. Exper. Biol. & med. Sc. 18; 361, 1940.
42. Howe, H. A. and Bordian, D.: J. Ped. 21: 713, 1942.
43. Sabin, A. B. and Ward, R.: J. Exper. Med. 73: 771, 1941.
44. Trask J. D. and Paul, J. R.: Exper. Med 77; 545, 1943.
45. Trask, J. D.; Paul, J. R. and Melnick, J. L.: J. Exper. Med. 77: 531, 1953.
46. Webster, L. T. and Fite, G.L.: Science, 78: 463, 1933
47. Muckenfuss, R, S.; Armstrong, C. A.; and McCordock, H. A.: Publ. Hlth.. Rep. Wash. 48: 1341, 1933.
48. Hammon, W. M.; Reeves, W. C. and Gray, M.: Am. J. Pulb. Hlth. 33: 201, 1943.
49. Lumsden, L. L.:
50. Casey, A. E. and Broun, G. O.: Science, 88: 450, 1938.
51. Mitamura, T.; Yamada S.; Hazato, H.; Mori, K.; Hosoi, T.; Kitaoka M.;

Watanabe. S.; Okubo, K. and Tenjin, S.: Trans. Soc. Path. Japan.

52. Fulton, J. D.;Gruetter, J. E.; Muether, E. B.; Hanss, F. B. and Broun G. O.: Proc. Ex-er. Biol. & Med. 44: 255, 1940.

53. (a) Kasabara, S.; Ueda, M.: Okamoto, Y.; Yoskida, S, Hamano, R.; and Yamoda, R.: Kitasato Arch. Exper. Med, 13: 48, 1936.

53. (b) Hashimoto, H.; Kudo, M. and Uraguchi, K.: J.A.M.A. 106: 1226, 1936.

54. Kawamura, R.; Kodama, M.; Ito, T.; Yasaki, J.; and Kobayakama, Y.: Arch. Path. 22: 510, 1936.

55. Kudo, M.; Matsuda, S. and Hashimoto, H.: J. Immunol. 32: 127, 1937.

56. Casals, J.: J. Exper. Med. 79: 341, 1944.

57. Meyer, K. T.; Harring, C. M. and Howitt, B: Science, 74: 227, 1931.

58. Ten-Broeck, C. and Merrill, M. H.: Proc. Soc. Exper. Biol. & Med. 31: 217, 1933.

59. Fothergill, L. D.; Dingle, J. H; Farber, S.; and Connerley, M. L.: New Eng. J. Med. 219: 441, 1938.

60. Webster, L. T. and Wright, F. H.: Science, 88: 305, 1938.

61. Fothergill, L. D; Holden, M. and Wyckoff, R.W.L.: J.A.M.A. 113: 206, 1939.

62. Davis, W. A.: Am. J. Hyg. 32: 45, 1940.

63. Zichis, J. and Shaughnessy, H. J.:
J.A.M.A. 115: 263, 1940. Am. J. Publ. Hlth. 35: 815, 1945.

64. Chumakov, M. P. and Seitlenok, N. A.: Science, 92: 263, 1940.

65. Soloviedi V. D.: Bull. Hyg. 16: 113, 1943 (Abst.).

66. Pyshov, N. V. and Skryanik, A. N.: Bull. Hyg. 13: 112, 1943 (Abst.)

67. Casals, J. and Webster, L. T.: J. Exper. Med. 79: 45 1944.

68. Lui, W. T.; Zia, S. N.; Chun, H.L and Wang, C. W 231, 1942.

69. Lui, W. T.: Chinese, Med. J.: (Washington 61: 223, 1943.

70. Nigg, G. and Landsteiner, K.: Proc. Soc. Exper. Biol. & Med. 28: 3, 1930, ibid. 29: 1291, 1932.

71. Zinsser, H.; Fitzpatrick, P. and Wei, H.: J. Exper. Med.69: 179, 1939.

72. Braykine, W. et. al.: Bull. Office Internat, de Hyg. Publique, 30: 326, 1938.

73. Cox, H. R.: Publ. Hlth. Rep. Wasn. 53: 2241, 1938.

74. Zinsser, H. and Casteneda, M. R.: Rroc. Soc. Exper. Biol. & Med. 129: 840, 193

75. Van Rooyen, C. E. and Bearcroft, W.G C.: Eding. Med. J. 50: 257, 1943.

76. Stuart-Harris, C. H., Rettie, G.K.L. and Oliver, J. O.: Lancet, 2: 537, 1943.

77. Bengtson, I. A.: Am. J. Publ. Hlth. 37: 701, 1945.

78. Weigl, R.: Med. Klin. 20: 1046, 1924.

79. Dyer, R. E.: Publ. Hlth. Rep. Wash. 47: 1329, 1932.

80. Zinsser, H. and Casteneda, M. R.: J. Exper. Med. 52: 865, 1930. idid. 53:

325, 333, and 495, 1931; ibid. 56: 455, 1932; ibid. 57: 381. 1933.

81. Casteneda. M. R.: Am. J. Publ. Hlth. 15: 467, 1939.

82. Durand, R. and Sparrow, H.: C. R. Acad. Sci. 210: 1940.

83. Durand, R. and Giroud, P.: C. R. Acad. Sci. 210: 493, 1940.

84. Zinesser, H.; Plotz, H. and Enders, J. F.: Science, 91: 51, 1940.

85. Woodward, T. E. and Bland, F. F.; J.A.M.A. 126: 287, 1944.

86. Durand, P. and Palozer, I.: Arch. Inst. Pastuer, Tunit. 20: 1, 1941.

87. Wolman, M.: Lancet, 2: 210, 1944.

88. Félix, A.: Report of Lister, Institute, 1944.

89. Peterson, O. L.: Proc. Soc. Exper. Biol. & Med. 55: 1944.

90. Movagues, V. P.; Pinkerton, H. and Greiff, D.: J.

91. Andrewes, C. H.; King, H. vam den Ende, M. and Walker, J.: Lancet, 1: 777, 1944.

92. Wohlrab, V. W.: Klin. Wchnschr. 31: 445, 1942.

93. Van Meerendonk, P.: Deut. Deut Militararzt. 7: 541, 1942.

94. Synder, J. C; Maier, J. and Anderson, C. R.: Report to the Division of Medical Science, National Research Council, Dec. 26, 1942.

95. Greiff, D.; Pinkerton, H. and Movagues, V. P.: J. Exper. Med. 80: 561, 1944.

96. Hamilton, H. L.; Plotz H. and Smadel, J. T.: Proc. Soc. Exper. Biol. & Med. 255, 1945.

97. Yoemans, A.; Synder, J. C.; Marray, R. F.: J.A.M.A. 126: 349, 1944. F. S. Zaraforietis, C.J.D.; and Ecke, R. F.: J.A.M.A.: 126: 349, 1944.

98. Anigstein, L. and Bader, M. M.: Science, 101: 591, 1945.

99. Rosa, H. M.; Duane, R. B.; and Fischel, E. E.: J.A.M.A. 129: 1160, 1945.

100. Derrick, E. H.: Med. J. Australia, 2: 281, 1937.

101. Burnet, F. M. and Freeman, M.: Med. J. Australia, 2: 299, 1937.

102. Derrick, E. H.: J. Hyg. 43: 357, 1944.

103. Dyer, R. E.: Publ. Hlth. Rep. Wash. 52: 2377, 1938.

104. Hesdorffer, M. B. and Duffalo, J. A.: J.A.M.A. 116: 1901, 1941.

105. Dyer R. E.; Tropping, N. H. and Bentson, I. A.: Publ. Hlth. Rep. Wash. 55: 1945, 1940.

106 Hornibrock, J. W. and Nelson, K. R. Publ. Hlth. Rep Wash 55: 1936, 1940.

107 Zemp F. E.: J.A.M.A. 124: 2270 1943.

108 Cox, H. R.: Publ. Hlth. Rep. Wash. 53: 2270, 1938.

109 Burnet, F. M. and Freeman, M.: Med. J. Australia, 2: 887, 1937.

110 Dyer, R. E.: Publ. Hlth. Rep. Wash. 53: 1229, 1939.

111 Kaufmann, F.; Morch, E., and Schmith, K.: J. Immunol. 39: 397, 1940.

112 Ungerleiderm H. E.; Steinhaus, H. W. and Cubner, R. S.: Am. J. Publ. Hlth. 33: 1093, 1943.

113 Rosenblatt, M. B.; Fullam, E. F. and Gessler, A. E: Am. Rev. Tuberc. 46: 587, 1942

114 Hageman, P.K.E.: Deut. Med. Wchsnshr. 63: 514, 1937.

115 Richards, O. W. and Miller, D. K.: Am. J. Clin. Path.11: 1, 1941.

116 Richards, O. W.; Kline, E. K.; and Leach, R. E.: Am. Rev. Tuberc. 44: 255, 1941.

117 Bogen, E.: Am, Rev. Tuberc. 44: 267, 1941.

118 Lind, H. E. and Shaughnessy, H. J.: J. Lab. & Clin Med 27: 531, 1942.

119 Dienst, R. B.: Tech. Buil. Reg. Med. Technicol. 3: 61, 1942.

120 Van Dyke, A. E.: Tech. Bull. Reg. Med. Technicol 4: 6, 1943.

121 Rosenberg, K. S.: Lancet, 1: 615, 1943.

122 Emmart, E. W. and Smith, M. I.: Am. Rev. Tuberc. 47: 426, 1943.

123 Buttle, G.A.H. and Parish, H. J.: Brit. M. J. 2: 776, 1938.

124 Rich, A. R. and Follis, H.H.Jr.: Bull. Johns Hopkius Hosp. 62: 77, 1938.

125 Feldman, W. H. and Hinshaw, H. C., Proc. Staff Mayo Clinic, 14: 174, 1939.

126 Feldman, W. H.; Hinshaw, H. C. and Moses, H. E: Proc. Staff Meet. Mayo Clinic, 15: 696, 1940.

127 Hinshaw, H. C. and Feldman, W. H.: J.A.M.A. 117: 1066, 1941.

128 Smith, M. I.; Emmart, E.W. and Testfall, B. B.: J. Phar. & Exper. Therap. 74: 163, 1942.

129 Feldman, W. H.: Hinshaw, H. C. and Moses, H. E.: Am. Rev. Tuberc. 46: 702, 1943.

130 Feldman, W. H.; Mann, F. C. and Hinshaw, H. C.: Am. Rev. Tuberc. 45: 187, 1942.

131 Steunbach, M. M. and Duca, C. J.: Proc. Soc. Exper. Biol. & Med. 49:

132 Medlar, E. M. and Sazano, K. T.: Am. Rev. Tuberc. 47: 618, 1943.

133 Hinshaw, H. C.; Pfuetze, K. and Feldman, W. H.: Am. Rev. Tuberc. 47: 26, 1943.

134 Zucker, G.; Pinner, M. and Hyman, H. T.: Am. Rev. Tuberc. 46: 277, 1942.

135. Heaf, F.R.G.; Hurford, J. V.; Eiser, A and Franklin, L. M. Lancet. 1: 303, 1942

136. Tytler, W. H. and Lapp, A. D.: Brit. M. J. 2: 748, 1942.

137. Raiziss, C. W.; Clemence, R. M. and Freifelder, M.: Cited from 140.

138. Calloman, F.F.T.: Am. Rev. Tuberc. 47: 97, 1943.

139. Feldman, W. H.; Hihshaw, H. C. and Moses, H. E.. Arch. Path. 36: 64

140. Petter, C. K. and Prenzlau, W. S,: Am. Rev. Tuberc. 49: 308, 1944.

141. Corper, H.J. and Cohn, M. L.: J.A.M.A. 127: 1043, 1943.

142. Waksman, S. A. and Woodruff, H. R.: Proc. Soc. Exper, Biol. & Med. 49: 207, 1942.

143. Waksman, S. A.: J. Bact. 46: 299, 1943.
144. Schsman, A.; Bugie, E. and Waksman, S. A.: Proc. Soc. Exper, Biol. & Med. 55: 77, 1942
145. Feldman, W. H. and Hinshaw, H. C.: Proc. Staf. Meet. Mayo chinic. 593, 1944.
146. Editorial, J.A M A. 127: 922, 1945.
147. Felix, A: Lancet, 2 186, 1934.
148. Felix, A.: Lancet, 1: 799, 1935.
149. McSweeney, C. J.: Lancet, 1: 1095, 1935; Brit. M. J. 2: 1118, 1937.
150. Robertson, R. C. and Yu, H.: Brit. M. J. 2: 1138, 1936.
151. Cookson, H. and Facey, R. V.: Brit. M. J. 1: 1009, 1937.
152. Hodgson, A. E. Brit. M. J. 2: 339, 1944.
153. Pijqer, A. and Crocker, C. G.: South Africa M. J. 13: 255, 1939.
154. Landov, J. V.: Trans. Roy. Soc. Trop. Med. & Hyg. 35: 1, 1941.
155. Felix, A.; Krikorian, K. S. and Reitler, R.: J. Hyg. Camb. 35: 421, 1935.
156. Felix, A.; J. Hyg. Camb. 38: 750, 1938.
157. Bhatnagar, S. S.; Speechly, C.G.J. and Singh, M.: J Hyg. Camb. 38: 663, 1938.
158. Felix, A.: Brit. Med. Bull. 2: 269, 1944.
159. Feilx, A.: Lancet, 2: 738, 1938.
160. Eliot, C. P.: Am. J. Hyg. 31B: 3. 1940.
161. Eliot, C. P. and Cameron, W. R.: Am. J. Publ. Hlth. 599, 1941.
162. Coleman, M. B.: Am. J. Publ. Hlth. 32: 842, 1942.
163. Klein, M.: J. Inf. Dis. 72: 49, 1943.
164. Schlesinger, E. R: Am. J. Publ. Hlth. 33: 1267, 1943.
165. Giovanardi, A.: Bull. Soc. ital. Biol. sper. 11: 163 & 943, 1936; Z. Hyg. Infektkr. 120: 273, 1937.
166. Pijper, Aand Crocker, C. G.: J. Hyg. Camb. 37: 332, 1937; South Africa M. J. 11: 252, 1937; and J. Hyg. Camb. 43: 201, 1943.
167. Bhatnagar, S. S.; Brit. M. J. 2: 1195, 1938.
168. Bensted, H. J.: J. Roy. Army Med. Cps. 74: 19, 1930.
169. Craigie, J. and Zen, C. H.: Canad. Publ. Hlth. J. 29: 348 & 484, 1938.
170. Sertic, V. and Boulgakov, N. A.: C. R. Soc. Biol. Paris, 122: 35, 1936.
171. Scholtens, R. T.: J. Hyg. Camb. 36: 452, 1936. 233, 1936.
172. Craigie, J. and Brandon, K. F.: J. Path. & Bact. 43: 223, 1936.
173. Felix, A.: Brit. M. J. 1: 435, 1943.
174. Frandon, K. F.: Canad. Publ. Hlth. J. 31: 10, 1940.
175. Desranleau, J. M.: Canad. Publ. Hlth. J. 33: 122, 1942.
176. Crossley, V. M.: Canad. Publ. Hlth. J. 33: 337, 4942.
177. Yen, C. H.: Proc. Soc. Exper. Biol. & Med. 44:162, 1939.
178. Lazarus, A. S.: Am. J. Publ. Hlth. 31: 60, 1941.

179. Coleman, C. B.: Ann. Rep. Dis. Lab. Res. Albany, p. 52, 1942.

180. Bradley, W. H.: Brit. M. J. 1: 438, 1943.

181. Boyd. J.S.K.: Brit. M. J. 1:: 719, 1943.

182. Libby, R. L. and Joyner, A. L.: J. Inf. Dis. 17: 67, 1940.

183. Lawrence, C. A.: Proc. Soc. Exper. Biol. & Med. 44: 62, 1940.

184. Buttle, G.A.H.; Parish, H. J.; McLeod, M. and Stephenson, D.: Lancet, 1: 681, 1937.

185. Fisk, R. T.: J. Inf. Dis. 68: 20, 1941.

186. Hall, L. C.: J. Ped. 21: 328, 1942.

187. Watt, J. and Peterson, J. S.: Publ. Hlth. ReP. Wash. 57: 872, 1942.

188. Rachmilewiz, M. and Braun, K.: Trans. Roy Soc. Trop. Med. & Hyg. 27: 157, 1943.

189. Hoanland, R. J.: J.A.M.A. 122: 653,

190. Chu, I. T. and Jang, C. S.: Chinese M. J. (Chengtu edition): 63A: 1945.

191. Reimann, H. A.; Elias, W. F. and Price, A. H.: J.A.M.A. 129: 175, 1945.

192. Levi, J. E. and Willen, A.: J.A.M.A. 116: 2258, 1941.

193. Hoagland, R. J.: J.A·M.A. 120: 1211, 1942.

194. Enright. J. R. J.A·M.A. 116: 220, 1941.

195. Sapnir, W.; Baer, W. H .and Plotke, F.: J.A·M.A. 118: 964, 1942.

196. Watt, J. and Peterson, J. B.: Publ. Hlth. Rep. Wash. 57: 872, 1942.

197. Ames, W. R.: J.A.M.A. 119: 1217, 1942.

198. Cuttting, W. C. and Robson, G. B. J.A.M.A. 118: 447, 1942.

199. Griffitts, S. D.: Science, 96: 271, 1942.

200. Hurst, A. F. and Knott, F. A.: Lancet, 2: 1197, 1936.

201. Watt, J.; Hardy, A. V. and DeCapito, T. M.: Publ. Hlth. Rep. Wash. 57: 524, 1942.

202. Hardy, A. V.; Shapiro, R. L.; Chant, H. L. and Siegel,M.: Publ. Hlth. Rep. Wash. 57: 1079. 1942.

203. Langston, W. C.; Darby, W. G.; Shunkers, G. F. and Day, P. L.: J. Exper. Med. 68: 923, 1938.

204. Jannta, M. and Dack, G. M.: J. Inf. Dis. 65: 218, 1939.

205. Macumber, H. H.: Arch. Int. Med. 69: 624, 1942.

206. Smith, R. E.: Lancet, 2: 925, 1931.

207. Felsen, J.: New York State J. Med. 35: 1937, 1935.

208. Felsen, J.: Am. J. Path. 13: 395, 1937.

209. Felsen, J.: New York State J. Med. 37: 253, 1937.

210. Blacklock, J.W.S. and Guthrie, K. J.: Path. & Bact. 45: 79, 1937.

211. Felsen, J.: J.A.M.A. 112: 40, 1939.

212. Felsen, J.: J. Indiana State M. A. 32: 610, 1939.

213. Hardy, A. V.; Watt, J. and DeCapito, T. M.: Publ. Hlth. Rep. Wash. 57: 521, 1942.

214. Bangxang, E. and Eliot, C. P: Am. J. Hyg 31B: 16, 1940.

215. Mayfield, C. R. and Gober, M.: Am J. Publ. Hlth. 31: 363, 1941.

216. Hirschberg, H.: Am. J. Dis. Child. 64: 349, 1942.

217. Felsen, J.: New York State J. med. 42: 789, 1942.

218. Hardy, A. V.; Watt, J.; DeCapito, T. M.: and Kolodny, N. H.: Publ. Hlth. Rep. Wash. 54: 287, 1939.

219. Anderson, D.E.W.; Cruickshank, R. and Walker, J.: Brit. M. J. 2: 497, 1941.

220. Rose, H. M. and Kolodny, N. H.: J. Lab. & Clin. Med. 27: 1081, 1942.

221. Cooper, M. L.; Keller H. M. and Glesne, L.R B.: J. Red. 20: 596, 1942.

223. Gallie, T. B.: J. Path. & Bact. 54: 256, 1942.

224. Hynes. M.: J. Path. & Bact. 54: 193, 1942.

225. Libby, R. L. and Joyner, A. L.: J. Inf. Dis. 67: 67, 1940.

226. Lawrencem C. A.: Proc. Soc. Exper. Biol. & Med. 44: 162, 1940.

227. Remmelkamp, C. H. and Jeweil, M. L.: Proc. Soc. Exper. Biol. & Med. 45: 169, 1940.

228. Lawrence, C. A. and Sppague, K. D.: Proc. Soc. Exper. Biol. & Med. 48: 696, 1941.

229. Cooper, M. I. and Keller, H. M.: Proc. Soc. Exper. Biol. & Med. 45: 111, 1940.

230. Cooper, M. I. and Keller, H. M.: J. Ped. 20: 325, 1942.

231. Rist, T. and Tjibault, P.: Campt, red soc. de Biol. 133:

232. Cooper, M. I. and Keller, H. M.: J. Ped. 18: 458, 1941.

233. Carby, B. W.: J.A.M.A. 115: 924, 1940.

234. Bell, G. J.: Lancet, 2: 101, 1841.

235. Reitler, R. and Marberg, K.: Brit. M. J.: 1: 277, 1841.

236. Masefield, W. G.: Brit. M. J. 2: 189, 1941.

237. Anderson, E. V.: J. Ped. 18: 732, 1941.

238. Marshall, E. K.; Bratton, A. C., Edwards, L. B. and Walker, E.: Bull. Johns Hopkins, Hosp. 68: 469, 1941.

239. Taylor, G.: J. Ped. 18: 469, 1941.

240. Lyon, G. M.; Folson, G. T.; Parson, W. J. and Sppouse, I.: West Virginia, M. J. 38: 1, 1942.

241. Hall. L. C.: J. J. Ped. 20: 328, 1942.

242. Cruickshank, R.: Brit. M. J. 2: 106, 1942.

243. Brownles, G. and Tomkin, J. M.: Nature, 148: 167, 1941.

244. Poth, E. J. and Knott, E. L.: Proc Soc. Exper. Biol. & Med. 48: 129, 1941.

245. Poth, E. J.; Knott, F. L.; Lee, J. T. and Inui, F.: Arch. Such. 44: 187, 1942.

246. Firor, W. M.: Arch. Surg. 115: 825, 1942.

247 Marshall, E. K.; Bratton, A. C.; White, H. J. and Litchfield, J. T.: Bull. Johns Hopkins Hosp. 67: 183, 1940.

248. Hawking, F.; Lancet, 1: 209, 1942.
249. Poth, E. G. and Knott, F. L.: Arch. Surg. 44: 208, 1942.
250. Cole, S. L.: J.A.M.A. 120: 196, 1942.
251. Hardy, A. V.; Watt, J.; Reterson, J. and Schlosser, E.: Publ. Hlth. Rep. Wash. 57: 529, 1942.
252. Kirby, W.M.W. and Rantz, L. A.: J.A.M.A. 119:615, 1942.
253. Oppar, L. and Hall, V.: J.A.M.A. 119: 1489, 1942.
254. Manson- Bahr, P.: M. J. 2: 106, 1942.
255. Kraemer, M.: Am. J. Digest. Dis. 9: 356, 1942.
256. Lyon, G. M.: South M. J. 35: 606, 1942.
257. Eisenoff, H. M. and Goldstein, H.: J.A.M.A. 123: 624,45: 79, 1937. 1943.
258. Scott, J. C.: J.A.M.A. 122: 588, 1943.
259. Lucchesi, P. F. and Gildersleeve, N.: J. Ped. 22: 319, 1943.
260. Wolpers, C.: Klin. Wohnschr. 21: 1049, 1942.
261. Hegner, R.: Am. J. Hyg. 27: 609, 1938.
262. Vyronis, G.: Am. J. Hyg. 30: 41, 1943.
263. James, S. P. and Tart, P.: Rarasitology, 30: 128, 1938.
264. Howking, F.: Lancet, 1: 693, 1943.
265. Birks, P. F.: Brit. M. J. 1: 784, 1943.
266. Talbot, D. R.: J.A.M.A. 123: 192, 1943.
267. Tareyev, E. M.: Translated from an article received by the Anglo Soviet Medical Council from the Marcinov Central Institution for Malarial and Medical Parasitoligy, through Trop. Dis. Bull. 40: 668, 1943.
268. Coggeshall, L. T. and Eaton, M. D.: J. Exper. Med. 67: 871, 1938.
269. Eaton, M. D.: J. Exper. Med. 69: 517, 1939.
270. Coggeshall, L. T.: J. Exper. Med. 72: 21, 1942.
271. Kligler, I. J. and Yoeli, M. Am. J. Trop. Med. 21: 531, 1941.
272. Dulaney, A. D.: Stratmag-Thomas, W. K. and Warr, O. S.: J. Inf. Dis 70: 221, 1942.
273. Eaton, M. D.: J. Exper. Med. 67: 857, 1938
274. Mulligan, H. W.; Russell. P. F. and Nohan, J. Med. Inst. India 3: 531, 1940.
275. Bass and Jones: J. Exper Med. 16: 567, 1921
276. Ball, Science, 101: 542, 1945.
277. National Research Council Report, J.A.M.A. 120: 1942.
278. Loughlin, E. H.; Bennett,R. H.; Santora, E. and Mattucci. S.: War Med. 4: 272, 1942.
279. Office of Surgeon General of U. S. Army; J.A.M.A. 123; 205, 1943.
280. Gentzkow, C. J. and Callender, G. R.: Am. J. Hyg. 28: 174, 1938.
281. Stepheneon, R. W.: Brit. M. J. 1: 770, 1943.
282. Fernando and Sandarasagara: Bull. Hlth. Organ. League of Nations 6: 895, 1937.

內科學近十年來之進展(續)

國立上海醫學院

朱益棟

臟器疾患

原發性異型肺炎 (Primary atypical pneumonia)

原發性異型肺炎，本非新見之疾病；先前之文獻中，亦有以急性瀰漫性細枝氣管炎(Acute diffuse bronchiolitis)或急性肺間質炎 (Acute interstitial pneumonitis)稱之者 近來以病發率之增多，X光檢查之普遍應用，磺胺類藥對于本病之不生療效；遂逐漸被喚起注意而屢屢見諸載藉 其病原迄今猶未闡明。細菌(301-306)、立克次氏體(恙蟲病(307)與Q熱(105,106)之立克次氏體)，粗球蟲(Coccidiodes immitis)(308-310)原蟲(Toxoplasma)(311)與鸚鵡病類濾過性毒(312,313)雖均能產生異型肺炎，惟多數病例，均與上述種種病因無關。若干學者(314-317)因之諉其病因於某種不明之濾過性毒

致動物肺炎之病因，是否亦能引起人類之原發性異型肺炎，目前尙乏確據；雖據若干作者(312,324-327)之觀察，此說或屬可能。反之，人類原發性異型肺炎患者之血，痰，喉頭冲洗物以及得自屍體中之其他物質，組織，曾經用種種方式接種於不少禽獸及其胚胎，未能從彼等獲得可致本病之濾過性毒(328)早先若干學者雖曾稱小鼠(318,319)，荷蘭豚(329)Wild Mongoose(321)與棉鼠(322,323)等動物之實驗傳染與雞胎絨毛尿囊膜之種植(321)已獲成功。此等實驗或以接種之不能持續綿延或以解毒試驗(Meutralization test)之不相一致，未不能斷定所得之濾過性毒，即係人類原發性異型肺炎之病因。人體之實驗傳染，採用細菌濾器濾過之患者痰液，注入自願受試者之鼻腔，亦先告失敗(329)；直至最近始獲成功(328)。

原發性異型肺炎，能散在發現，亦能釀成流行。病毒於患者或其攜帶者噴嚏，咳嗽或作語之時，藉飛沫傳播。但個人之感受性差別甚大；受染者未必俱能得病。受寒，疲憊，營養不良，以及慢性疾病如竇炎，扁桃體炎等，均為主要之誘因。就年事言，雖嬰兒幼童與青年人較易受染，壯年老邁，未

必倖免。以言季候，則此病大都見於寒冷，潮濕，或寒燠多變之時節；秋冬尤甚。人類麕集之所如機關，學校，軍隊，監獄，醫院，孤兒院等，每多本病之流行。本次戰役中軍旅內罹此疾者尤衆。下述美國方面之數字，可以推測其猖獗之程度：（一）Rhoads氏(305)謂本病之發病率約四倍於肺炎球菌肺炎。（二）在陸軍中原發性異型肺炎約佔所有各種呼吸道傳染總數之20-25%(331,332),佔所有肺臟疾患半數以上，甚至高達75-85%(335)。（三）海軍中於1942年內平均每千人有2.79人患異型肺炎(333)。（四）空軍738人因患異型肺炎所損失之時間計共2000人日或55人年(334)。

原發性異型肺炎大都起始甚漸。驟然發病者不過什之三四。潛伏期約五(336) 至二十一日(337)。病發之前，或有若干先驅症狀，如怠倦，畏寒，咽喉乾燥，及膚發疹等等。迨病象顯著時，其症候與大葉性肺炎大致相彷，不過週身病徵較爲輕和；熱度不高，起伏不定，持續二(338)至三四十日(314)後，逐漸下降而及常溫；脈搏呼吸並不甚速；胸痛，發紺，銹色痰等症狀，甚爲罕見。若干病者間有急性腹痛之訴述，甚者頗似急性蘭尾炎。Karpel 氏等(339)所見之500例中有斯項症狀者佔4%。其起原由於炎症之侵及鄰近膈膜。週圍循環之白血球數目，大抵均屬正常，或稍有減低(340),雖然病程初期或恢復期內，常有顯著之增高(301,341-348)。中性多核白血球，往往在65-90%之間。據Drye氏(346)之觀察淋巴球增多症（淋巴球在50%以上者）並不鮮見。偶亦有見嗜伊紅性與單核細胞增多者(349,350)。血液化學之變化甚微，不若大葉性肺炎之常見氨基酸之減少及氯化鈉與水分之留滯(351)。多數病例在病起八九日以後血清中有冷凝集素產生，與自體赤血球在寒溫中發生凝集反應(340,352-355)。凝集價與病症輕重或肺部病灶大小，並無若何關係。

檢查肺部時，所得之理學徵狀甚少。扣診之結果，都屬正常。聽診時呼吸音之減低較管樣呼吸音爲多見。在病程後期或能得一二乾性囉音。濕性囉音則每於熱度下降時纔開始出現(310)。彼等存留頗久，往往在X光所見變化完全恢復正常以後，仍然存在(331,356)。Karpel 氏等(339)之500病例中完全無理學象徵者約佔10%。

肺部之X光檢視，常爲主要之診斷方法。所見之變化每較所得之理學徵象，遠爲顯著。蓋原發性異型肺炎之病理變化多在肺臟間質，肺泡恆少實變，即有時雖有稍稍實變，以其深藏正常肺泡之內，不能以理學檢查方法，獲得象徵也。原發性異型肺炎之X光徵象常見者爲：（一）氣管血管迹影之過分顯著，呈條紋狀之陰影由肺門向下展達肋膈或肋心角（357）；（二）肺門週圍陰影之增加向附近肺組織作扇狀式之浸潤（338）；（三）由於肺泡膨脹不全所致之肺葉內帷幕狀陰影，有時幾佔肺葉全部三分之二（338）；（四）與肺結核相似之肺臟實質浸潤（359,360），（五）肺野中之混濁性，棉絮樣，斑點狀，或條紋狀陰影，彼等往往在數日間仍示原狀，並不擴大併合，表示其病變之根本性質爲機械性（肺泡擴張不全）而非傳染性（肺炎）者（358）。上述X光徵象，於起病一（342）至四（359）日內，卽見發現，歷三（310）至六十二（358）日然後消失。

原發性異型肺炎之病理變化，亦與大葉肺炎迥異。受侵之肺經壓擠以後，仍能作圻裂之聲。雖支氣管周圍部份常呈大小不等散在之鮮紅色或灰褐色之出血（348,361）或實變（301,362）小區，其主要之病理變化爲細支氣管與肺臟間質之發炎。細支氣管之黏膜下層，常有大量之單核細胞，淋巴球與漿細胞之浸潤。其上皮層則每多腫脹，增厚，潰瘍或壞死。較大之氣管支亦有水腫，充血與黏膜下層細胞浸潤諸變化。氣管與肺泡之腔內常見粘液，脫落之細胞，單核細胞與少數中性及嗜伊紅性細胞所組成之滲出液（361）。彼等偶或阻塞支氣管腔，致肺臟發生局限性之萎陷或膨脹不全及其鄰近區之代償性肺氣腫。細支氣管之擴張亦爲一常見之現象。肺臟本身除上述之機械性變化與支氣管周圍之出血及實變外，肺泡壁有呈透明性變，或肺泡組織變形（metaplasia）者（301,364,316）。肺間織亦常示水腫，增厚與內皮細胞浸潤（301）其血管亦有呈血拴（363）壞死及動脈周圍變化（301）者。Adams氏（361）曾於呼吸道之上皮細胞內發見包涵小體。後者於病程經久或有繼發傳染之病例中，難以察及。

原發性異型肺炎之併發症不多，豫後良好；雖Van Ranvenswaay氏等（365）於分折1862病例後曾指出離褥過早之患者併發症之發生率有高達23.3%者。併發症之常見者為胸水，膿胸，慢性支氣管炎，與支氣管擴大症。本病之死亡率在平民中約計2.4%（334）；而軍旅之中，以患者平時體力較强，治療較早，不過0.8%（365）。治療方面，除對症治療以外，目前尙無特殊藥餌。磺胺類藥與靑黴菌素均乏應驗。X光療法（338,366,367）與恢復血淸之注射（301,305,368）或能減輕症狀縮短病程

風濕性心臟病 (Rheumatic Heart Disease)

風濕性心臟病一經發生以後，目前尙無適當療法。近年來對於此病最堪注意之研究，厥惟如何防止風濕病之再發，以冀防止或減少其對於心臟所致

之損害。　風濕病之病因，尙未完全闡明。惟目前已有不少間接證據，指明溶血性鏈球菌與此病不無相關：例如，急性風濕病之發作，恆有鏈球菌咽炎爲其先導；而急性風濕病發作之時，患者血淸內抗鏈球菌溶血素之濃度，每有顯著之增加。然而吾人却從未能自含有風濕性病變之患者關節或心臟血管組織內，獲得任何生活菌體。因是即使鏈球菌爲風濕病之主因，風濕病病變之產生，可云決非直接由於鏈球菌之傳染，而係經其他間接方式誘致者。

若干學者認爲風濕病之組織病變，係宿主對於鏈球菌所生過敏反應之一種表現。Rich與Gregory二氏(369)曾見患血淸病動物之組織變化與風濕病之病變根本上頗爲相似。風濕病人中所見之肺臟病患，亦與患磺胺類葯感受過敏所見者差別無幾(370)。Coburn與Pauli二氏(371)曾以得自急性發作時風濕病患者之血淸與其在咽炎以後風濕病症狀未發生前之"潛伏期"所得之血淸混合，獲得陽性之沈澱反應。彼等解釋此項反應之產生，乃由於"潛伏期"之血淸內，含有從咽部吸收之鏈球菌所產之澱原，後者與急性發作時期血淸內所含產自宿主體內之澱素發生反應而起沈澱。彼等且發現澱素濃度之高低與病症之輕重，頗相關屬。彼等因是稱風濕病之炎性組織病變爲上項抗原與抗體反應之結果，並假定柳酸鹽之所以能減輕風濕病之炎性病變及其症狀，因柳酸鹽能干預抗原抗體之反應所致。Cobrun與Kapp氏(372)曾以下述之玻器內實驗証明上項臆說並非虛構。彼等用馬血淸之優球蛋白或卵白蛋白與其相關之抗血淸混合，在混合之時加入柳酸鹽。後者在相當濃度而無過量之抗體存在時，可以減少沈澱量。此一實驗不但証明柳酸鹽有抑制抗原抗體間反應之作用，抑且指出其抑制作用係加諸抗體之一方。並且柳酸鹽於動物體內設具相同作用，則其療效之產生必需賴其能在血液中達相當之有效濃度，換言之亦即必須需用充足之劑量。

Coburn氏(373)於是乃以不同劑量之柳酸鹽給與風濕病患者，用實驗方法測定其血液中柳酸鹽含量；同時並觀察其所得之葯効。經二年餘觀察之結果，受較小量柳酸鹽（每日三至六公分）63例之血液葯濃度，均在每公撮250 μg（μg=萬分之一公分）以下。彼等之症狀雖見輕減，而血球沈降速度，每不見有何遞減。本組患者中，4.0%曾見再發，21%發生心瓣膜疾病。反之，每日受柳酸鹽十公分之38例之血液葯濃度，於一二日後即升至每公撮350至400 μg之間。其症狀亦每於一二日後爽然若失，設每日十公分之劑量而能於最初數日內加入生理鹽水一公升中用靜脈滴入法徐徐注入患者血液循環，則血液葯濃度之增高與症狀之消退，且可於廿四小時內遂致；而症狀之改善亦可以後用每日口服十公分之劑量爲之保持。此組病例之血球沉降率每於二星期內，降低正常。治療亦可再經二星期後中止。本組38例中無一例發生心瓣膜病者。

Coburn氏等(374)且曾以柳酸鹽給與患風濕病之兒童，以防止風濕病之再發。此項"預防"療法在患童患咽炎時，卽行開始，共歷一月。其結果在受治之47例內，有急性風濕病之發作者僅一人，而於用作對照之139例中有57人有急性發作。

柳酸鹽之用爲風濕病療劑已約七十年。其危險中毒症象，平時並不常見。年來由於Coburn氏之提倡長期服用較大劑量，此葯是否可能產生危險之中毒現象又成爲研究之鵠的。近年文獻中有關柳酸鹽中毒之病例報告，亦漸見增多。卽在Coburn氏(373)。之病例中亦有一例突然產生發熱，皮疹，精神錯亂等症狀使治療不得不立時停止者。最近Ashworth與McKemie氏(375)及Troll與Menten氏(376)且有服用柳酸鹽致死之病例報告。

柳酸鹽之可以引致血漿凝血酵素原之缺少(373-382)，對於伴有普遍性血管損害之風濕病當更有增加出血性併發症之危險。故於施用長期大量柳酸鹽於風濕病人之時，不能不謹慎將事。於感受過敏或治療時遇有耳鳴，耳聾，眩暈，噁心等症狀之患者尤宜多加注意。維生素K有防止凝血酵素原缺少之效，於長期服用大量柳酸鹽之患者，不妨同時給與足量之維生素K，以事預防(379,383)。

上呼吸道之溶血性鏈球菌傳染，對於風濕病之發生，旣有密切關係。防止上呼吸道之溶血性鏈球菌傳染當然亦可防止風濕病之再發。Thomas與France氏(384)及Coburn與Moore氏(385)曾於1939年間以每日小劑量之氨苯磺胺，在春冬諸月內授與患風濕病之兒童；証明該項治療確有防止A型溶血性鏈球菌傳染與風濕病再發之效。1942年八月Thomas氏(386)曾將以前各診療處所試用氨苯磺胺預防劑量於風濕病人之病例數百加以分析統計；發現受治病例之再發率在1%之下。以後其他利用對照病例以爲比較之觀察結果，(387-396)亦証實氨苯磺胺與磺胺嘧啶(392,394,395)於防止上呼吸道溶血性鏈球菌傳染與風濕病之再發，確有卓效。未受磺胺類葯預防治療之患風濕病例，再發率有高至7.2%(393)與19%(390)者。

用爲防止風濕病再發之磺胺類葯，最早應用者爲氨苯磺胺。其劑量爲每日一至二公分。在春冬季節上呼吸道溶血性鏈球菌傳染最盛時服用之。迨磺胺嘧啶問世以後，以其毒性較微而排泄遲緩，雖服用時距較長仍能經久保持血液內之有效濃度，磺胺嘧啶遂取氨苯　胺而代之。磺胺嘧啶之劑量爲成人每日一公分，幼童每日0.5公分。用上述劑量所致之中毒症狀，並不甚多 (0.2 0.9% (392,394)。大都均爲較微之皮疹，通常在治療開始後二三星期內發生。嚴重之毒性反應甚爲罕見。此次戰役中Coburn氏(392)與Thomas氏(394)曾普遍採用磺胺嘧啶預防療法於美國空軍與海軍人員中。受治之數十萬人，僅發現粒性白血球缺乏症一例(392)與急性溶血性貧血一例(394)。彼等於停止服葯及輸血治療後均得完全恢復。雖早年 (1941) Stowell與Button二氏(396)曾因一例死於粒性白血球缺乏症狀而終止其氨苯磺胺預防療法之試用。

鑒於毒性反應之大都見諸治程早期而上呼吸道之溶血性鏈球菌傳染又並不限於春冬二季，近年來之作者如 Kuttner(397),Thomas(398) 氏等均主張預防劑量之磺胺類葯除非不能容受，應終年服用。患風濕病之兒童，因其再發率最爲頻數，甚至必需持續服用數年，以待成丁　惟磺胺類葯預防治療之開始，必須待風濕病急性症狀消失以後；蓋磺胺類葯之用諸風濕病發作時期，不但無補於病症之就痊，或且能使之轉劇也(399,400)。

除毒性反應以外，長期服用小量磺胺類葯是否（一）能使受治者產生敏感，於日後服用治療劑量時不堪容受，（二）使受治病人於停止服葯後易受細菌感染，（三）阻碍幼童之發育成長，或過後損害其骨髓機能，（四）使鏈球菌產生抗葯作用，皆爲必需考慮與解答之問題。關於第一項者，據Coburn氏(392)與Holbrook 氏(393)之觀察，可以不必顧慮。受磺胺類葯預防劑量者，於日後發生急性傳染時服用該葯之治療劑量，均未產生若何特殊之不良反應。二三兩項，以目前之論據不足，未能遽下結論。至於第四項鏈球菌是否可以產生抗葯作用一點，據Coburn氏(392)云，亦絕少可能。因彼於試用磺胺類葯預防療法時，並未見任何特殊鏈球菌型之增添，或患者咽部菌屬被抗葯之鏈球菌所排擠。磺胺類葯預防療法之應用，曾使任何鏈球菌病率一致減少。受治者於日後發生鏈球菌傳染時，磺胺類葯仍能產生佳良之療效。

血壓過高症 (Hypertenrinn)

血壓過高症之病原未明，學說頗多，莫衷一是。正常腎臟中有一種不耐熱性蛋白類加壓物質(Pressor substance),名曰Renin，爲遠在1898年時Tigerstedt

與 Bergman 二氏(401)所發現，惟嗣後未作繼續研究。直至1933年Goldblatt氏及其同僚(402)以金屬小夾鉗夾犬類腎動脈而得犬體之實驗高壓症，且信腎臟之局部缺血，足以產生多量之加壓物質後，三數學者遂又集中其注意於Renin之研究，其中尤允推南美阿根廷之 Braun-Menendez, Fasciolo. Munoz等氏及北美Indianapolis州之Pgae, Helmer, Kohlstaedt等氏。

北美Page氏等以爲Renin本身，無加壓作用。以之和入三氯化物等滲溶液，灌注各種由動物截下之器管（如犬尾，兎耳等），不能使血管收縮(403)。然以Renin注入完整之動物靜脈內或以之加入血液，血漿或血漿蛋白之一部，作截下器管之灌注，則血管收縮頗爲明著。彼等因是斷定Renin必須與血漿內之某一物質接觸後，始能引起血管之收縮，而產生高血壓。此血漿內之物質彼等稱之爲Renin-Activator。 Renin-Activator 能與Renin起作用，因而產生一耐熱性之血管收縮劑，彼等稱之曰 Angiotonin (404) Renin-Antivator產生部位，據最近Page氏等(405)之觀察係在肝臟。

同時阿根廷學者(6)於腎臟局部缺血所致之實驗高壓犬之腎靜脈中提獲一加壓物質。此加壓物質有耐熱性，顯非Renin。彼等稱之爲Hypertesin(407)，彼等以爲Renin不過爲一種酵素，必須作用於血漿球蛋白內之 Hypertensinogen 後，方能產生加高血壓之Hypertensin(408)。

綜上所述，縱二者研究之法不同，名稱各殊，而其結論謂 Renin 必須作用於血漿蛋白之一部然後纔能產生加壓物質，則絕對一致。

Angiotonin之能收縮血管增加血壓已如上述，然重複注射 Angiotonin 於動物體中則其加壓反應往往逐漸減少而終趨消失。此加速防禦作用(Tachyphylaxis)據Page氏(409)之解釋乃由於一種能抑制 Angiotonin 作用之物質之產生所致。此一物質遂以Angiotonin-Inhibitor爲名。阿根廷學者亦具相同之見解惟彼等稱此抗加壓物質爲Hypertensinase。 Angiotonin-Inhibitor 或 Hypertensinase存在於正常腎臟與其他組織中；而以腎臟之儲量獨豐。蓋犬類一經二側腎臟截除術後，往往對 於Angiotonin或Hypetensin 之感受性大爲增强(410)；而一側腎臟被截除之犬，若再用 Goldblatt 氏小夾加諸他側腎動脈則血壓之增高，較諸常犬之施Goldblatt氏小夾者，不但較速較著，益且更持久也。

Renin, Angiotonin 或 Hypertensin，雖不能否認其與血壓過高症之病原相關，但亦不足以解釋血壓過高症患者之血壓何以能經久不墜（見上節 Page氏之觀察）(409)。血壓過高症高壓之維持似有賴於神經系血管舒縮機能之完整。

Dock氏(412)之實驗，以及Gregory氏等(413)之觀察，可為此說之佐證。Dock 氏用Goldblatt 氏法使家兎產生高血壓後，將其中樞神經損害。即見血壓迅速下降而達常度。此時設再注射以腎上腺素或 Renin ，血壓又得再行暫時上升；Gregory氏等於人體施行脊髓痳醉時，發現正常血壓之病人，血壓下降甚微。而血壓過高之患者，其血壓在痳醉時有顯著之下降。此時設注以腎上腺素，血壓往往能重見上升；否則必待痳醉解除，始復原來血壓。

Renin產生之部位，其說有二。一說Renin產生於近腎小球器(Jexta-glomerular appratus)之細胞中。持此說者為Goormaghtigh氏。一說Renin產生之部位在近部紆迴腎小管(Proximal Convoluted tubule)中。持此說者有Friedman與Kaplan二氏。二說執是執非，尙無定論。惟前說僅基於組織之形態觀察，僅為一種臆說。似不如後說之有實驗為根據，較為確切也。

考所謂近腎小球器者，乃少數特殊細胞所構成之組織，位於 Bowman 氏球囊，腎小球血管叢入口之附近。其細胞不具原纖維而含顆粒。據其最初敘述者 Ruytre 氏(414)之意見，該項細胞為一種變相之平滑肌細胞，頗似動脈肌球(Myo-arterial glomus) 中之上皮狀肌細胞 (Myo-epithelial cell)。或許藉其因滲潤作用之腫脹，阻隘腎小球之動脈腔，因是具調節腎小球血流之功能。及後Elaut 氏 (415) 謂此類細胞於頸動脈竇，主動脈，與心臟一帶神經去除後所致之高血壓犬中，有顯明之增生。Goormaghtigh氏及其同僚又發現經用Goldblatt氏法(416)或過量之維生素D(417)所致之實驗高血壓犬兎中，此類細胞之大小數目，均是顯著之增加。Goormaghtigh 氏 (418)遂認為此類細胞之原漿內，可以聚積嗜酸及嗜鹼性顆粒，有分泌加壓物質之機能。此說雖以後為人証實(419)。然亦頗有持異議者。如 Kaufmann 氏 (420)雖自血壓過高症患者之腎臟內得見此類細胞之肥大，惟稱其數目並不增多。且細胞中含顆粒極少，較之在常人腎中所見者無甚差別。最近 Oberling 氏(421)則根本認此種含顆粒細胞為肥大細胞或間質細胞。在血壓過高症患者之腎中，彼等每呈性變或完全破壞之迹兆。Graef及Proskauer二氏(422)亦不能用加壓物質使鼠體近腎小球器產生任何變化。

Friedman 及Kaplan二氏之謂Renin產生於近部紆迴腎小管者，有下列三實驗為其根據。

（一） Renin 可以自淡水魚腎內提出。海水魚類，不論其有腎小球與否，其腎中絕不含Renin或其他加壓物質(433)。可見 Renin 之產地不在腎小球。

然若按 Marshall 氏(424)所云，謂二種魚腎之不同點，在腎小管結構之懸殊；則淡水與海水魚類腎中Renin之有無，似與腎小管不無相關。

（二）在正常發育中之豕胎中腎(Mesonephros)及後腎(Metanephros)中，可以提出多量之Renin。於此胚胎期之豕腎中，近腎小球器尙未存在。可見Renin之產生不在近腎小球器而端賴腎小管官能及機構之完整(425)

（三）依照 Underhill氏等(426)方法用酒石酸注射家兎之皮下，使其紆廻腎小管單獨壞死而保持腎小球與其他腎組織之完整。腎中 Renin 之含量，視腎小管壞死程度之不同，呈顯明之減少或幾乎完全消失。可見 Renin 爲腎小管之產物，而與完善之腎小球及其鄰近組織無關(427)。

自 Renin 之說倡臨床醫家以血壓過高症之起源歸咎於腎臟病變者，不勝枚舉。Schroeder及Steele 二氏(428)於血壓過高病人178例中竟稱有 113 例有腎臟或泌尿系統疾患，可資探索。人體血壓過高症之起源，類似 Goldblatt 氏之實驗有一側或兩側腎動脈之阻塞病變者，亦不在少數。腎動脈內在之狹窄如血管口徑之粥樣化斑(429,430)，栓塞或血栓形成(431-434)，先天性損害(431)；外部之壓迫阻塞(436-439)與腎動脈之捩轉，糾纏(440,441) 及動脈瘤等(429)均能引致高壓。

至於應用 Renin 等學說於血壓過高症之治療亦已稍具端倪。下列二者僅爲初步工作。將來有無成就，有待繼續研究。

腎臟內含有抗壓物質Angiotonin-inhibitor或Hypertensinase可以抵消 Angiotonin 或 Hypertensin 之作用。此抗加壓物質可以從腎臟浸液中折取；Grollman(443)及Page 氏等(444)於1940年已有報告。Grollman氏等(445)曾以此含有抗加壓物質之腎臟浸出物飼鼠，証明其有減輕家鼠對於腎臟腺素，垂體加壓素，及Renin之加壓用。Pege 及Helmer 二氏(446)曾以之注入截除腎臟之犬內証明其能消除該項犬體對於Renin或Angiotonin之感受增強性。翌年Page氏等(447)遂以之試用於惡性血壓過高症患者13人，特發性血壓過高症患者 6 人。多數受治者之血壓，有顯著之下降，而其他自覺與他覺症狀，亦頗見減輕。次年Murphy氏等(448)亦以同樣方法試治少數血壓過高症病人，所得結果頗爲相似。惜乎目前提浸方法尙乏適當標準，浸出物之效力，因是頗有參差。且注射以後，不免有類似休克之反應。若不加改進，廣泛試用，尙非其時。

此外Wakerlin及Johnson二氏(449)曾從另一方面着手。彼等以犬Renin注入兎體或豕 Renin 注入犬體，於兎或犬之血清中得一可以對抗Renin作用之物質，有減低因Renin注射而致之高壓之效。彼等暫時名此物質爲Antirenin。據彼等最初觀察之結果，此 Antirenin 不能以同屬類 Renin之注射（如犬Renin之注入犬體，豕Renin之注入豕體）而產生；然其效力則無屬類特異性；換言之，即自兎血淸所得之犬類Antirenin，亦具對抗其他動物Renin之效。彼等於是以豕Renin注入以Goldblatt 氏法產生高血壓之犬四頭，每日以每體重一公斤一公撮（每公撮相當於一公分新鮮腎臟皮質之浸出物）之量作肌肉注射，以觀察此等高血壓犬之血壓變化。結果四犬在注射期中，其血壓均有顯著之下降，甚或降達常壓。同時 Wakerlin及Johnson二氏又以（一）正常之犬注以豕Renin，（二）高壓之犬注以用熱滅能之豕 Renin，及（三）高壓之犬注以犬 Renin，作爲對照。結果前二者之血壓經注射後不見變化，而後者之血壓，反見稍稍上昇。

最近二氏(450)於再度研究之後，發現提純未淨之豕 Renin 對於降低實驗高血壓犬血壓之效力，較高度提純之豕Renin爲優，且提純未淨之豕 Renin 經加熱滅能後，仍有減低高血壓之能力。彼等因是對於此抗加壓物之是否卽係Antirenin，又生懷疑。此抗高血壓物質之性質旣未完全明瞭，目前當然不能用之於臨床

流行性傳染性肝炎 (Epidemic Infective Hepatitis)

流行性傳染性肝炎，亦卽所謂"流行性肝炎 (Epiaemic hepatitis)"，"急性傳染性肝炎(Acute infective hepatitis)"，"流行性黃疸 (Epidemic jaundice)"，"通常傳染性黃疸"(Commo infective jaundice)"或"流行性卡他性黃疸 (Epidemic catarrhal jaundice)"者，祇少已發現百有餘年 (451-454)。普法戰爭 (455,456)，美國南北戰爭(457)及第一次世界大戰 (458-461) 諸役，軍旅中流行頗廣。此次戰事中，其猖獗一如往昔；尤在地中海兩岸，流行最厲。西西里之義軍(462)，中東之英軍(463-466)，突尼斯之法軍(467)，北菲之美軍 (468)，以及對持之德軍(469,470)，均深受其厄。第一次世界大戰以後在英(471-475)美(476-483)，德(469,470)斯堪的納維(484-488) 諸國之民間，亦屢見有本病流行，其病症與見之軍旅中者，並無二致。至今所謂"卡他性黃疸(Catarrhal jaundice)"者大概與本病亦係二而一者(489-491)，不過前者散在發現，未成流行而已。

流行性或散在性傳染性肝炎，係傳染性疾病之說，早先Cockayne(451)與Pickles (493)二氏持之最堅。觀乎近來所見流行性傳染性肝炎病例，在病發以

前確有與患者接觸之經歷，而接觸以後必須過一定之潛伏時期然後起病。以及本病能用實驗方法傳染其他人體，可以斷言傳染之說之不誣。其病因大抵爲一種濾過性毒，不能用實驗方法傳染於小白鼠，荷蘭豚；hamster, gerbl, Cercopithecus, Erythrocebus 及 Macacus 猴與阿比西尼亞狒狒等動物（463,494）。雖Anderson 與 Tulinius二氏(495,496)以患者十二指腸內之胆液飼豕，曾令被實驗之豕發生黃疸；Dresel氏等(497)曾謂能將本病傳染鳥類；而Seide氏等(493,499)亦曾用本病之濾過性，可以在鷄胚中藩育增殖；此類實驗尙待証實。人體之實驗傳染，用自願受試者代替實驗動物，已獲相當成就。傳染性肝炎可以用患者十二指腸液(500)尿(500,503)糞(601,502)與溶解赤血球(500)之吞服，鼻咽部冲洗物之噴治鼻孔咽喉(501)以及血液(494)或血淸血漿(494,500-502)之注入人體，傳染於自願受治者。可見本病之濾過性毒在病體腸道血液之內均有存在；並經糞便及鼻咽部分泌液排泄外出。Hevens氏(504)之實驗，且証明本病之濾過性毒可以通過細菌濾器，並能抵禦56°c之溫度半小時。

本病之天然傳染途增，往年Blumer氏(477)早已忖度係取道胃腸道以入人體。病毒之來源大都爲患者之糞便等排泄物。上述人體之實驗傳染與近年來若干流行之觀察均証明此項傳染方式，最屬可能。一二報告中曾指明本病流行之爆發，有繼水源被下水道汚染（505）或腸道疾病流行（506）而開始者。Kirk氏(507)且相信本病之流行，可能因蒼蠅從患者排泄物携帶病毒及於食物餐具等所致。Cameron 氏(494)則以爲通常之傳染方式賴密切之接觸。此外亦有認本病係經呼吸道之空氣傳染賴飛沫以互相傳播者(508)。亦有臆想本病之傳播，賴昆蟲之螫噬者(509)。

流行性傳染性肝炎之發病率以幼童及壯年爲最高，年齡逾四十歲者，較爲少見。Damodaran與Hartfall氏(508)所報告之450例中，年事在20至29歲者，佔86%。流行之時期以深秋初冬九至十一月間最爲通常。旅居流行地帶之兵士較當地土著易於受染(464,510)。

本病之潛伏期約三至五星期（494,511）。其臨床症狀，頗不一致。有時起病甚速，驟發寒戰，繼以高熱，頭痛，嘔吐，譫妄或呼吸系統症狀。初時有誤認爲腦膜炎(511)肺炎(511)或瘧疾(512)者。亦有起病較漸，熱度甚微或全無熱度，初時僅見噁心，嘔吐，腹痛，及食慾不振等胃腸道症狀者。黃疸之發生，强半在病起六七日之後，然亦有在起病之次日（513）或遲至四星期後(473)始發現者。本病之傳染時期，大多限於潛伏期及黃疸未發生前。黃疸開始時上述諸前驅症狀即漸次消失，斯時除黃疸外，肝臟之腫大與壓痛，爲唯一之體徵。黃疸持續之久暫，亦極不一定，自二星期(493)以致三數月(505)，平均約三四星期。大凡病程早期血清內胆紅素含量愈高者，黃疸之持續亦愈久(605)。此外亦有少數病例，除種種前驅症狀及肝臟肥大在診斷上堪資推敲外，並無黃疸發現(508)。此類病例，設非遇諸流行時期，診斷極難確定也。本病之豫後極佳。死亡率甚低，僅0.13(514)至.44%（457）。病愈之後，大都可以得若干免疫力。據Witts氏(512)之估計黃疸再發者約佔2%，多半在病後四星期內見及。傳染性肝炎之主要併發症爲：（一）急性或亞急性肝臟壞死，往往伴有精神失常，四肢震顫，譫妄，昏迷等症狀而終至死亡；（二）皮膚，黏膜與胃腸道之出血，大都由於凝血酵素原之缺乏；（三）因血漿蛋白變化，毛細血管受損（515）與門靜脈循環障碍(516)所致之腹水；（四）腎機能障碍如蛋白尿等，與（五）病程後期所見之巨赤血球型貧血。

卡他性黃疸之病理變化，在初次大戰以前，所知甚鮮。一般醫家均認Virchow氏所謂之胆管卡他性炎與壞死蛻脫細胞與黏液之阻塞肝外胆管爲其主要病變。Eppinger氏(517)於1937年剖驗患卡他性黃疸病屍3例，發現其肝臟之病變，實爲具體而微之急性黃色萎縮，並無肝外胆管之阻塞。因之於Virchow氏之說，發生懷疑，而認定所謂卡他性黃疸者，實係一種具有肝臟毀壞性變化之疾病。Eppinger氏之學說以後曾屢經屍體剖驗（469,494,518-522）與肝臟活組織檢查(523,524)爲之証實。最近Lucke氏(516)曾有剖驗患傳染性肝炎者屍體125例之病理報告。據其觀察，肝臟之主要病變，爲典型之急性黃色萎縮。病變所在並不均勻一致。大部份之肝臟實質細胞，都完全被損，僅有餘賸之小葉架骼留存其間；在其他處所則損毀並不完全。在損毀處所，實質細胞被損以外可見炎性反應，後者往往經久不消；而壞死之細胞，則似乎撤除甚速，含有脂褐素之巨噬細胞在在皆是，並無瘢痕存在。竇狀隙仍保持完整。輸出靜脈，每呈極度之靜脈內膜炎。殘餘之肝細胞增生甚速，形成許多新生組織，其巨體形狀有如粗糙小節或腫瘤狀物。在顯微鏡下往往不再顯示正常之小葉結構。此等新生之肝臟實質，由於小葉內細胆管之阻塞，均呈局部充血，及胆液滯積現象。葉外之胆管，大都均正常。肝臟之檢視並無發現若何進行性損毀之迹兆，雖若干區域之新生實質細胞，因缺血，胆液鬱滯與代謝廢物之貯積，有再見壞變者。Lucke氏（525）且曾剖驗由流行性傳染性肝炎恢復後死於其他疾病之屍體14例，認爲傳染性肝炎在恢復後之數月內，肝臟被損毀之實質，可以完全再造。

與流行性傳染性肝炎之病理症狀相似且亦經証實其爲一種傳染性疾患者(524,526)，有所謂"同類血淸黃疸 (Homologous Serum Jaundice) 一病，患此者大抵均在受麻疹(527-530)流行性腮腺炎 (531,532) 恢復期血淸注射，含血淸之黃熱病疫苗預防注射(515,522,533-538)或血液(539)血淸與血漿(530,540,541)轉輸以後 此外九一四(526,542)與胰島素 (543-545) 之注射，及採取血液以供檢驗之靜脈穿刺 (509,546) 亦曾於若干梅毒，糖尿病及風濕病之診療處所，產生流行性之黃疸。此等病例之起源，據一般意見 (542,547) 在於注射器中留存小量血液，未經煮沸消毒，使病毒得於患者間相互傳播。

同類血淸黃疸之病毒與流行性傳染性肝炎之濾過性毒，亦大致相彷；可以濾過細菌濾器，及抵禦56^{0}c之溫度一小時 (535)；不能用實驗方法傳染動物(535,548,549),但確能因吞食(550)或注射(551) 患者血淸，在人體中獲得實驗傳染。惟二者間之關係究竟何若，目前難以决定。暫時祇能視彼等爲二種同類而異種之濾過性毒，因同類血淸黃疸較流行性傳染性肝炎(一)潛伏期久長(約二至四月)，(二)常侵犯成人而不及幼童，(三) 症狀嚴重，死亡率高，(四)傳染性弱小，除由注射方法直接種植以外尙未見能自接觸，飛沫或排泄物傳播他人者(535,553,554),(五)多關節痛，皮疹，肝脾腫大等症狀 (552)。並且同類血淸黃疸患者於其病痊之後，不但對於流行性傳染性黃疸無免疫能力(526)抑且更易受染(555)

甲狀腺中毒症 (Thyrotoxicosis)

甲狀腺中毒症： 自1943年硫尿素(Thiourea)與硫尿㕳(Thiouracil)被用爲甲狀腺中毒症之治療以後，吾人又將再行考慮本症是否可以不用外科手術獲得痊癒。考硫尿素與硫尿㕳之發現，可謂係一無關本題研究之意外收穫。1941年Mackinzie氏等(556)以磺胺胍餵飼家鼠，研究其是否可以抑制動物腸道內菌體之維生素綜合作用時，發現家鼠服用磺胺胍達六至十六星期者，其甲狀腺莫不均呈腫大充血，而基礎代謝率亦隨之減低。此等變化可以用甲狀腺素爲之防止或療治，惟不受飼料內增加碘量之影響。同時Richter與Clisby二氏(557)。發現苯基硫尿素(Phenyl thiourea), Kennedy氏(558)察及蕓薹菜中之 Allylthiourea 亦皆有使甲狀腺肥大之效能。以後Mackinzie氏(559)與Astwood 氏 (560)及彼等之同僚又証實磺胺胍以外其他磺胺類葯，硫尿素及其類似之化合物，均具相似效力。Astwood氏(561)且進而研究各種化學構造不同之化合物之抗甲狀腺效能。氏於詳細試驗一百另六種化合物後，發現凡含NH.CS.NH-或NH_2-C_6H_4-簇者均有多少抗甲狀腺功用，其中以硫尿素(NH_2.CS.NH_2)與硫尿因(NHCSNHCOCHCH)二者效驗優良而毒性輕微，最適宜於臨床試用。1943年Astwood氏(562)於是用此二藥試治甲狀腺中毒症三例。結果於一二星期後患者症狀均獲輕減，其基礎代謝率與血清內之胆醇濃度亦皆漸次降達正常。硫尿素與硫尿因之臨床試用，既獲初步成功，繼Aotwood氏施用二葯與甲狀腺中毒症(不論其由於瀰散性或腺瘤性之甲狀腺腫)之報告，不久即紛至沓來。有關硫尿因之文獻，尤爲衆多；因服用硫尿因之後，不如硫尿素之常有特殊之呼吸氣息，及嘔吐，結膜炎等不良反應，而硫尿因亦爲患者所較爲樂於接受者故也。(562,563)。

磺胺類葯，硫尿素，硫尿因等，對於動物所致之解剖變化，最主要者，在甲狀腺與腦下垂腺。家鼠之飼食此等葯物者，其甲狀腺每於數日內見顯著之增大並含無數血管。腺泡細胞都呈高柱狀。泡內膠性體大爲減少，所發螢光亦有顯著減退，表示碘含量之稀少(564)。腦下垂腺之變化據Mackinzie氏等(558)之觀察在服用上項葯物二星期後開始，包括α細胞之數目與顆粒之減少以及β細胞之增多與腫大，頗似於甲狀腺截除術後所見者。穉幼動物之飼食硫尿素類葯物者，其成長率每見減色。在家鼠實驗中硫尿因有抑制腦下垂腺前葉之助進成長激素(grouth promoting hormone)之效。

硫尿因等於人體所生之作用，(如甲狀腺細胞之增生，其血管分佈增加與其膠性體之減少)，與見諸動物者，大致相似。其作用方式尙未完全明瞭。一般見解，認爲此等葯物，有減少甲狀腺素生產之作用。或許可以抑制某種酵素系統使陳乾酪酸(Tyrosine)不能碘化而爲雙碘陳乾酪酸(Diiodotyrosine)，或(與)使雙碘陳乾酪酸不能氧化接合爲甲狀腺素，此類葯物之抗甲狀腺功效必須於服用後經若干時日，始見產生；產生以後亦可用乾燥甲狀腺或甲狀腺素以爲抵制，可見其作用不在中和甲狀腺素；後者於一經製成以後其生理作用即不受此等葯物之影響。就另一方面言Gersh氏(565)曾証明家鼠之飼食磺胺胍者，甲狀腺膠性體之有機碘含量，在服葯之次日即呈減少。服硫尿素之家兎之甲狀腺碘量亦均示迅速之減少。Astwood與Bissell氏(564)亦曾發現稚幼家鼠之甲狀腺內碘質於飼食硫尿因五日內悉數消失，於停服八日後，始再見儲積。Keston(567)與Rrwman氏等(568,569)曾給家兎以放射性碘，以研究其碘質之代謝。証實甲狀腺在有硫尿素或硫尿困存在時，祇能攝取極少量之無機碘質，以製造雙碘陳乾酪酸。

謂硫尿素等能抑制有關甲狀腺素合成之酵素系統作用者，有下列實驗為其根據。Dempsey氏(569)以甲狀腺之薄片浸入過氧化物聯苯胺混合染劑(Peroxide-benzidine staining Mixture)染色時，發現硫尿困之加入上述染劑，可以阻止甲狀腺泡內藍色染色顆粒之產生。氏並以 Bancraft與Elliot 氏定量法測得硫尿困不論由靜脈注入活體，或直接加諸玻器內甲狀腺組織懸液之中，能使甲狀腺組織之過氧化酵素機能大為減退。Paschkis 氏等(570)亦曾証明硫尿困及其同類葯物，有抑制陳乾酪酸酶系統中黑色素(Melanin)製成之功能。

人體服用硫尿困以後，其吸收，排泄以及在體內組織間之分佈以 Williams氏及其僚屬(571-5.3)研究最為詳盡。血清，小便，組織與體液內硫尿素與硫尿困含量之測定方法，亦已經屢見發表(574-578)。硫尿困經口服以後，吸收甚速，其被收收部位，在胃及小腸上部。除通常所服劑量之15%在胃腸道中被毀滅以外，其餘悉被吸收而分佈於各種組織及體液之間。在組織中以腦下垂腺，甲狀腺，腎上腺與骨髓，含量最豐，皮膚與肌肉最少。在各種體液中，則以乳內之濃度為最高。大多數組織內硫尿困之含量，均高出於血液中之含量數倍，而在血液之中則血球內之含量又倍屣於血漿，尤以赤血球為然。

血液中硫尿困之濃度，在口服後十五至三十分鐘間，卽莅相當高度，以後繼續增昇，於一二小時內邁達極頂 然後迅速下降。在廿四小時以後血中含量已極纖微。因是硫尿困之每日用量，若以小分劑屢次服用當較用大分劑日作一二次服用者，易於使血內高濃度保持經久。硫尿困之排泄，取道於腎而不經胃腸道 平時日服劑量之22-48%在廿四小時內，從尿中排泄外出。每日排泄量之多寡，視血內葯濃度之高低與腎機能之健全與否為依歸 每日服較大劑量一二次之患者較以相同總劑量作多次分服者之排泄量為多。有嚴重腎病者之排泄量往往甚少 其餘未經排泄而存留於組織體液間之硫尿困，亦大抵於一二日內分解消失殆盡 各種組織分解硫尿困之能力，就同重量言，當推腦下垂體為最强，甲狀腺與腎上腺次之，肌肉與胰臟最弱。分解後之產物，尙未明悉。惟硫質代謝均衡之研究，已証明服用硫尿困後，尿內中性硫磺之排泄量往往增加，而胯胱氨基酸，半胯胱氨基酸，硫尿素，硫wireless酸盐，硫代硫酸盐，尿色素與黑色素之排泄量則不受影響。尿中亦無尿困之存在。

臨床上所用之硫尿因劑量，在最初爲每日0.6-1.0公分，以每次0.2公分之分劑分次服用，俟甲狀腺中毒症狀減輕（通常約需二星期(579)）或基礎代謝率恢復正常以後（通常約需五星期(580)），即可逐漸遞減。遞減方法須視病症之輕重緩急個別斟酌。遞減太速，每能引致再發，必須再用較大劑量每能發生黏液性水腫現象(581,584)。過與不及均非所宜。據Paschkis氏(582)之經驗，大概每間八至十日減服0.2公分，堪稱恰當 最後患者必需持服小量之硫尿因數月（每日0.1至0.3公），以防再發；蓋按諸以往經驗，硫尿因之治療設於數星期內完全終輟病症每於停服後二星期內再行發生也。惟硫尿因之治療畢竟是否，可以完全停止，尙在研究之中，Astwoo。氏(583)雖曾報告病人數例經小量硫尿因之治療數月以後，然後完全停止服用，其健康狀態仍能於以後數月內保持正常。然文獻中亦不乏實例，經同樣久長之治程，在停服後仍見服發者(582)。然而治療之中止，亦姑不妨一試。在試驗期中，設或甲狀腺中毒症狀又見再發，再行施以治療，效果仍良好也。

硫尿因療法最受非難之故障，厥爲其服用後所致之不良反應。彼等可以分爲由於過量之中毒反應及服用者對於該類葯物所生之特異性反應二者。長期逾量之硫尿因治療，可以惹起黏液性水腫症狀，已於上節述及。此類症狀在停止服葯一星期後，即漸見消退，不足爲慮。此外亦有於治程初期甲狀腺呈顯著之腫大者(562,585) 其原因大抵由於所用劑量過大，甲狀腺機能受過分遏止，無所抵拒之腦下垂腺前葉產生逾量之向甲狀腺性激素，刺激甲狀腺體之增生。因是此類病例之甲狀腺往往能於治程後期改服小劑量之硫尿因後，逐漸縮小。並且甲狀腺之腫大可以同時服用小劑量之甲狀腺素，以爲防止(579,586)。

特異性反應之症狀有發熱，(586-590)，皮疹(586,589,590)，關節疼痛，(586)嘔吐(586)黃疸(587)，腹瀉(586)脚腫(586)淋巴腺(589)或唾腺(586,587,591)腫脹，粒性白血球減少或缺乏症(586-588,590)。等，通常都見之於硫尿因治程中之最初五星期內。其併發率不爲不高，約在10%左右。惟此等症狀除粒性白血球缺乏症最爲嚴重，可以致命以外(562,586,592-594)，餘如發熱皮疹等等均能於停止硫尿因服用或改服小劑量後完全消退。此外Bielschowsky氏(595)曾發現硫尿素與化學致癌劑如 2-Acetaminofluorine 同時服用，可使家鼠發生甲狀腺癌腫。設人類已經增生過長之甲狀腺組織，於服用硫尿因或硫尿素時，亦同樣對內在或體外之致癌因素易於感受，則硫尿因之治療在理論上又多一可能之危險反應。

硫尿囦療法用諸甲狀腺中毒症，是否可以取代外科次全甲狀腺截除術，目前尚難定論。硫尿囦療法之優點在能逐漸抑制甲狀腺機能之過度亢進，並可賴劑量之大小，任意操縱此抑制作用；不必如次全甲狀腺截除術之必須兢兢考慮截除部分之是否過多過少，致日後發生黏液性水腫或甲狀腺中毒症之再發。惜乎硫尿囦之治療必竟需繼續若干時日，終究是否可以完全停止，就目前所有論據，尚難置答。且毒性甲狀腺腺瘤(Toxic thyroid adenoma)之治療，除抑制甲狀腺素以外，若瘤性變化，機械性壓迫症狀等等，仍有不得不求助於外科手術者。

在外科療治例中，硫尿囦仍可用爲手術前之準備治療，其結果每較單獨用碘劑作手術前療法者，在手術期前，症狀之減輕更爲完善，於手術期後，病程更爲平順。分期施行手術之必要亦可因之大爲減少(580,596,597)。但未免美中不足者，即硫尿囦之服用，每使甲狀腺血管增多，腺體充血，增加手術技術方面困難。惟此種障碍，據Bartels氏(598)之報告，可以於硫尿囦療效產生以後令患者服用碘劑數日爲之克服去除。惟在硫尿囦治療之前服用碘劑往往能使硫尿囦療效產生過遲此亦應加注意者)。

參考文獻

301. Kneeland, Y Jr. and Smetana, H. F.: Bull. Johns Hopkins Hosp. 67: 229, 1940

302 Longcope, W. T.:: Bull New Eng. Med. Cen 4: 21, 1942.

303. Finland, M. and Dingle, J. H.: New Eng. J. Med. 227: 342, 1942.

304. Dingle, J.H. and Finland, M.: New Eng. J. Med. 227: 378, 1942.

305. Rhoads, P.S.: Radiology, 40: 327, 1943.

306. MacLeod, W.R.M.: Med. Clin. North America, 27: 670, 1943.

307. Drew, W.R.M.; Samuel, E. and Ball, M.: Lancet, 1: 761, 1943.

308. Smith, C.E.: Med. Clin. North America 27: 700, 1943.

309. Goldstein, D. and McDonald, J.B.: J.A.M.A. 124: 557, 1944.

310. Dingle, J.H.; Abernethy, T.J.; Badger, G.F.; Buddingh, G.J.; Feller, A.E.; Langmuir, A.D.; Ruegsegger, J.M. and Wood, W.B.Jr.: Am J. Hyg. 39: 67, 1944.

311. Finkerton, H. and Henderson, R.G.: J.A.M.A. 116: 807, 1941.

312. Meyer, K.F.; Eddie, R. and Yanamura, H.Y.: Proc. Soc. Exper. Biol. Med. 49: 609, 1942.

313. Smadel, J.E.: J. Clin. Invest. 22: 57, 1943.

314. Reimann, H.A.: J.A.M.A. 111: 2377, 1938.

315. Adam, J.M.; Greene, R.G.; Evans, C.A. and Beach, N.: J. Ped. 29: 405, 1942.

316. Reimann, H,A.; Havens, W.P. and Price, A.H.: Arch. Int. Med. 70: 513, 1942.

317. Reimann, H.A.: Bull. New York Acad. Med 19: 177, 1943.

318. Stickney, I.M. and Heilman, F.B.: Proc. Staff Meet. Mayo Clin. 17: 369, 1942.

319. Beck, D. and Eaton, M.D.: J. Inf. Dis. 71: 97, 1942.

320. Rose, H.M. and Molloy, E.: Science, 98: 112, 1943.

321. Weir, J.M. and Horsfall, F.L. Jr.: J. Exper. Med. 72: 595, 1940.

322. Horsfall, F. L. Jr.; et al.: Science 97: 289, 1943.

323. Eaton, M.D. et al.: Science, 96: 518, 1942.

324. Mayer, K.F. and Eddie, B.: Proc. Soc. Exper. Biol. & Med. 49: 522, 1942.

.325 Blake, F.G., Howard, M.E. and Tatlock, H.: Yale J. Biol. & Med. 15: 139, 1942.

.326 Baker, J.A.: Science, 96: 475, 1942.

.327 Smadel, J.E., Wall, M.J. and Gregg, A.: J. Exper. Med. 78: 189, 1943.

.328 Commission on Acute Respiratorz Diseases: J.A.M.A. 127: 146, 1945.

329. Vence, D.E.; Scott, T. and Manson, H.C.: Science, 98: 412, 1943.

330. Conlin, F.: Nebreska, M.J.: 28: 47, 1943.

331. Dingle, J.H.; Abernethy, T.J.; Badger, G.F.; Buddingh, G.G.; Feller, A.E.; Langmuir, A.D,; Ruegsegger, J.M. and Wood, W.B.: War Med. 3: 223, 1943.

332. Lusk, F.B. and Lewis, E.K.: Dis. of Chest. 10: 19, 1944.

333. Schmitz, B.C.: Arch. Int. Med. 75: 222, 1945.

334. Owen, C.A.: Arch. Int. Med. 73: 217, 1944.

335. Green, D.M. and Eldridge, F.G.: Mil. Surg. 91: 503, 1943.

336. Kamin, N.H.: Illinois M.J. 83: 41, 1943.

337. Goodrich, B.E. and Bradford, Am. J. M. Sc. 204: 163, 1942.

338. Correll, H.L. and Cowan, I.I.: U.S. Nav. Med. Bull. 41: 980, 1943.

339. Karpel, S.; Waggoner, I.M. and McCown, O. S.Jr.: Ann. Int. Med. 22: 408, 1945.

340. Peterson, O.L. and Finland, M.: Med. Clin. North America, 27: 1291, 1943.

341. Curtzenler, M.C. and Moore, B.E.: Radiology, 40: 347, 1943.

342. Murray, M.E. Jr New Eng. J. Med 222: 565, 1940.

343. Smiley, D.R.; Showacre, E.C.; Lee, W.F. and Ferris, H.W.: J.A.M.A: 112: 1901, 1939.

344. Solomon, S. and Kalkstein, M.: Am. J. Me. Sc. 205: 765, 1943.

345. McKinlay, C.A. and Cowan, D.W.: Journal-Lancet, 61: 125, 1941.

346. Drye, J.C.: In Discussion of Flexner, M. and Garson, M. L.: s Paper, Ken-

tucky, M.J. 41: 5, 1943.

347. Contratto, A.W.: New Eng. J. Med. 229: 229, 1943.

348. Longcope, W.T.: Bull. Johns Hopkins Hosp. 67: 268, 1940.

349. Young, L.E. and Storey, M.: Am. J. M. Sc. 206: 756, 1943.

350. Shone, S. and Passmore, R.: Lancet, 2: 445, 1943.

351. Emerson, K. Jr.; Curnen, E.C.; Mirick, G.S. and Ziegler, J.E.: J. Clin. Invest. 22: 695, 1943.

352. Horstmann, D.M. and Tatlock, H.: J.A.M.A. 122: 369, 1943.

353. Turner, J.C.: Nature, 151: 419, 1943.

354. Turner, J.C. and Jackson, E.B.: Brit. J. Exper. Path. 24: 121, 1943.

355. Meikelejohn, G.: Proc. Soc. Exper. Biol. & Med. 64: 181, 1943.

356. Duggan, L.B. and Powers, W.L. U.S. Navy Med. Bull. 41: 988, 1942.

357. Campbell, T.A.; Strong, P.S.; Grier, G.S. and Lutz, R.J.: J.A.M.A.: 122: 723, 1944.

358. Haight, W.L. und Trolinger, J.H.: U.S. Navy Med. Bull. 41: 988, 1943.

359. McGarthy, P.V.: Radiology, 40: 344, 1943.

360. Yoskalka, Am. Rev. Tuberc. 49: 408, 1944.

361. Adams, J.M.: J.A.M.A. 116: 925, 1941.

362. Needles, R.J. and Gilbert, P.D.: Arch. Int. Med. 73, 1944.

363. Thomas, H.M. Jr. :Bull. Johns Hohns Hopkins Hosp. 72: 218, 1943.

364. Saphir, O.: Radiology, 40: 339, 1943.

365. Van Ranvenswaay, A.C.; Erickson, G.C.; Reh, E.P.; Sirkierski, J.M. Potyash, R.R. and Gumbiner, B.: J.A.M.A. 124: 1, 1944.

366. Offutt, V.D.: Sputh M. & S.J. 106: 6, 1944.

367. Oppenheim, A.: J. Ped. 23: 534, 1943; Am. J. Roentgenol. 49: 625, 1943.

368. Hufford, C.E. and Applebaum, A.A.: Padiology, 40: 351, 1943.

369. Rich, G.R. and Gregory, J.E.: Bull. Johns Hopkins Hosp.

370. Rich, G.R. and Gregory, J.E.: Bull. Johns Hopkins Hosp. 73: 465, 1943.

371. Coburn, A.F. and Pauli, R.H.: J. Exper. Med. 69: 131, 1939.

372. Coburn, A.F. and Kapp, E.M.: J. Exper. Med. 77: 173, 1943.

373. Coburn, A.F.: Bull. Johns Hopkins Hosp. 73: 435, 1943.

374. Coburn, A.F. and Moore, L.V.: J. Ped. 21: 180, 1942.

375. Ashworth, C.T. and McKemie, K.E.: J.A.M.A. 126: 806, 1944

376. Troll, M.M. and Menten, M.L.: Am. J. Dis. Child. 69: 37, 1945:

377. Hurst, A.: Brit. M.J. 1: 786, 1943.

378. Hornigsberger, M.: Brit. M.J. 2: 57, 1943.

378. Hoyer, O.O. and Howard, B.: Proc. Soc. Exper. Biol. & Med. 53: 234, 1943:

380. Shapiro,: S.; Redish, M.H. and Campbell, H.A.: Proc. Soc. Exper-Riol. & Med. 53: 151, 1943.

381. Link, K.P.; Overman, R.S.; Sulivan, W.R.; Hueber, C.F. and Scheel, L:D:

382. Fashena, J.G. and Walker, J.N.: Am. J. Dis. Child. 68: 369, 1944.
383. Dditorial: J.A.M.A. 127: 460, 1945.
384. Thomas, C.B. and France, R.: Bull. Johns Hopkins Hosp. 54: 67, 1939.
385. Coburn, A.F. and Moore, L.V.: J. Clin. Invest. 18: 147, 1939.
386. Thomas. C.B.: Bull. New York, Acad. 18: 508, 1942.
387. Hansen, A.E.; Platou, R.V. and Dawn, P.E.: Am. J. Dis. Child. 64: 963, 1942.
388. Kuttner, A.G. and Reyersbach, G.: J. Clin. Invest. 22: 77. 1943. and New York State J. Med. 43: 194, 1943.
389. Chandler, C.A. and Taussig, H.B.: Bull. Johns Hopkins. Hosp. 72: 42, 1943.
390. Dodge, K.G.; Baldwin, J.S. and Weber, M.W.: J. Ped. 483, 1944
391. Feldt, R.H.: Am. J.M. Sc 207: 483, 1944.
392. Coburn, A.F.: J.A.M.A. 126: 88, 1944.
392. Holbrook, W.P.: J.A.M.A. 126: 84, 1944.
394. Thomas, C.B.: J.A.M.A. 126: 194, 1944.
396. Kuttner, A.G.: J. Ped. 26: 216, 1945.
397. Stowell, D.D. and Button, W.H.: J.A.M.A. 117: 2161,1941.
397. Kuttner, A.G.: J. Ped. 21: 483, 1944.
398. Thomas, C.B.: J.A.M.A. 126: 490, 1944.
399. Massell, B.F.: New Eng. J. Med. 216: 487, 1937.
400. Swift, H.F.; Moen, J.K. and Hirst, G.K.: J.A.M.A. 100: 426, 1938.
401. Tigerstedt, R. and Bergman, P.G.: Arch. f. Physiol. 8: 223, 1898.
402. Goldblatt, H.; Lynch, J. Hansal, R.F. and Sommerville, W.W.: Am. J. Path. 9: 942. 1933.
403. Kohlstaedt, K.G.; Helmer, O.M.; and Page, I.H.: Proc. Soc. Exper. Biol. & Med. 39: 214, 1938.
404. Page, I.H. and Helmer, O.M.: Cent. Soc. Clin. Relearch 12: 17, 1939 and J. Exper. Med. 71: 29, 1940.
405. Page, I.H.; McSwain, B.; Knapp, G.M. and Andrus, W.D.: Am J. Physiol. 135: 214, 1941.
406. Braun-Menendez, E. and Fasciolo, J.C.: Rev. Soc. argent. de biol. 15: 401, 1939.
407. Braun-Menedez, E.; Fasciolo, J.C.; Leloir, L.F. and Munoz, J.M.: Rev. Soc. argent. de biol. 15: 420. 1939.
408. Munoz, J.M.; Branu-Menendez. E.; Fasciolo, J.C. and Lelior, L.F.: Am. J. Med. Sc. 400: 680, 1920.
409. Page, I.H.: J. Exper. Med. 70: 521. 1939.
410. Page, I.H. and Helmer. O.M.: J. Exper. Med. 71: 495, 1940
411. Fasciolo, J.C.: Rev. Soc. argent. de biol. 14: 15. 1938.
412. Dock, W.: Am. J. Physiol. 130: 1. 1940.
413. Gregory, R.; Lindley. E.I. and Levine, H.: Taxes Rep. Biol. & Med. 1: 167,

1943.

414. Ruyter, I.H.C.: Ztschr. f. Zellforsch. u. mikr. Anat. 2: 242, 1925.

415. Elaut, L.: Comt. rend. Coc. de biol. 122: 126, 1936.

416. Goormaghtigh, N. and Grimson, K.S.: Proc. Soc. Exper. Biol. & Med. 46: 227, 1942.

417. Goormaghtigh, N. and Handovsky, H.: Arch. Path. 26: 1144, 1938.

418. Goormaghtigh, N.: Proc. Soc. Exper. Biol. & Med. 42: 688, 1939.

419. Dunihue, F.W. and Candon, B.H.: Arch. Path. 29: 777. 1940; and Dunihue, F.W.: Arch. Path. 32: 211, 1941.

420. Kaufmann, W.: Proc. Soc. Exper. Biol. & Med. 44: 227, 1940 and Am. J. Path. 18: 783. 1942.

421. Oberling. C.: Am. J. Path. 20: 155, 1944.

422. Graef, I. and Proskauer, G. G.: Am. J, Path. 31: 779, 1945.

423. Friedman, M. and Kaplan, A.: J. Exper. Med. 75: 127, 1942; and Proc. Soc. Exper. Biol. & Med. 50: 199, 1942.

424. Marshall, E.K.: Physiol. Rev. 14: 133, 1930.

425. Friedman, M. and Kaplan, A.: J. Exper. Med. 76: 307, 1942.

426. Underhill, F.P.; Wells, H.G. and Coldschmid, S.J.: J. Exper. Med. 18: 322, and 347, 1913.

427. Friedman, M. and Kaplan, A.: J. Exper. Med. 77: 65, 1943.

428. Schroeder, A.A. and Steele, J.: Arch. Int. Med. 68: 261,

429. Freeman, G. and Hartley, G. Jr. J.A.M.A. 111: 1159, 1938.

430. Figgs, T.F. and Satterthwaite, P.W.: J. Urol. 45: 513,

431. Fishbery, A.M.: J.A.M.A. 119: 551, 1942.

432. Prinzmetal, M.; Hiatt, N. and Tragerman, L.J.: J.A.M.A. 118: 44, 1942.

433. Wolfe, J.B.: Urol. & Cutan. Rev. 47, 1943.

434. Saphir, O. and Ballinger, J.: Arch. Int. Med. 66: 541, 1940.

435. Leadbetter, W.B. and Burkland, C.E.: J. Urol. 39: 611, 1938.

436. Blatt, E. and Pane, I.H.: Ann.: Int. Med. 12: 1690, 1939.

437. Davson, J. J. Path. & Bact. 53: 207, 1941.

438. Hoffman, B.J.: J.A.M.A. 120 : 1928, 1942.

439. Farrell, J.I. and Young, P.H.: J.A.M.A. 118: 711, 1942.

440. McCann, W.S. and Romansky, M.J.: J.A.M.A. 115: 573,

441. Riskind, L.A. and Greebe, H.H.: J.A.M.A. 119: 1016, 1942.

442. Lowsley, O.S. and Cannon, E.M.: J.A.M.A. 121: 1137, 1943.

443. Grollman, A.; Williams, J.R. Jr. and Harrison, J.T. J. Biol Chem. 134: 115, 1940.

444. Page, I.H.; O.M.; Kohlstedt, K.G.; Fouts, P.J.; Kempf, G.F. and Corcoran, A.C.: Proc. Soc. Exper. Biol. & Med. 43: 722, 1940.

445. Harrison, T.P.; Grollam, A. and Williams, J.R. Jr. Am. J. Physiol. 128:

716, 1940.

446. Page, I.H. and Helmer, O.M.: Cited from 447.

447. Page, I.H. Helmer, O.M.; Kohlstaedt. K.G.; Kempf, G.F.: Gambill, W.D. and Taylor, R.D.: Ann. Int. Med. 15: 347, 1941.

448. Murphy, E.D.; Grill, J.; Langenfield, G.P.; Kurten, L.J. and Guenther, V. G. J.A.M.A. 118: 1245, 1942.

449. Wakerlin, G.E. and Johnson, A.C.: J.A.M.A. 117: 415, 1941.

450. Wakerlin G.E. et al.: J. Pharmacol. & Exper. Therap. 81: 101, 1944.

451. Cockayne, E.A.: Quart. J. Med. 5: 1, 1912.

452. Frohlich, C.: Deut. Arch. f. klin. Med. 24: 394, 1879.

453. Hennig, A.: Samml. klin. Vortr., n. F. Leipz, 1890, no. 8 (Innere Med. no. 4, p. 77)

454. v. Bormann, F.: Ergebn. d. inn. Med. u. Kinderh. 58: 210, 1940.

455. Seggel, C.: Deut. Mil. artzl. Ztschr. 1: 24 & 79, 1872.

456. Huberner, E.:Ergebn. d. inn. Med. u. Kinderh. 15: 50. 1917.

457. Woobward, J.J.: The Medicat and Surgical History of the War of the Rebellion (1861-65); Governement Printing Office, Washington. I: pl. 1, 1975.

458. Willcox, W.H.: Brit. M.J. 6: 297, 1916; 1: 671, 1919.

459. Brugsch, T. and Schurer, J.: Berl. klin. Wchnschr. 56:

460. MacPherson, W.G. (ed.): Great Britian, History of the Great War Based on Officil Documents, Madical Rervices, Diseasee of War; His Majesty Stationary Office, London, 1922.

461. Hurst. A.; Barber, H.W.; Knott, F.A. and Ross, T.A.: Medical Diseases of War; Arnold & Co., London, 1941.

462. de Benedetto, J.: Sett. med. 30: No. 50, 1942.

463. Von Rooyen, C.E. and Gordon, L.: J. Roy. Army Med. Corps, 79: 213, 1942.

464. Dixon, H.B.F.: J. Roy. Army Med, Corps, 82: 44: 1944.

465. Spooner, E.T.C.: Proc. Roy. Soc. Med. 37: 171, 1944.

466. Gear, H.S.: Brit. M.J. 1: 383, 1944.

467. Senevet, G.; Moutrier, P.; Gros, H.: Alcay, L. and Bougarel, R.: Arch. Inst. Pasteur d.Algerie, 19: 47, 1941.

468. Bull U.S. Army Med. Dept. No. 76: 26, 1944.

469. Siegmund, H.: Munchen med. Wchnschr. 89: 463, 1942.

470. Gutzeit, K.: Munchen med. Wchnschr. 89: 161 & 185, 1942.

471. Cullinan, E.R.: Proc. Roy. Soc. Med. 32: 933, 1939.

472. Follows, A.B.: Med. Officer, 63L 23, 1940.

473. Evans, P.: Brit. M.J. 2: 446, 1942.

474. Edward, I.R.H.: Brit. M.J. 1: 474, 1943.

475. Ford, J.C.: Lancet, 1: 675, 1943.

476. Hiscock, I.V. and Rogers, O. F.: J.A.M.A. 78: 488, 1922.
477. Blumer, G.: J.A.M.A. 81: 853, 1923.
478. Molner, J.G. and Kasper, J. A.: J.A.M.A. 110: 2069, 1938.
479. Norton, J.W.: J.A.M.A. 113. 916, 1939.
480. Molner, J.G. and Meyer, K.E.: Am. J. Publ. Hlth. 30: 509, 1940.
481. Ottenberg, R. and Spiegel, R.: Medicine, 22: 27, 1943.
482. Symmers, D.: J.A.M.A. 123: 1066, 1943.
483. Rogers, O.F.: J.A.M.A. 123: 1066, 1943.
484. Ehrstrom, R.: Acta med. Scandinav. 65: 573, 1925.
485. Wallgren, I.: Acta Pediat. 9: Suppl. 2; 1, 1930.
486. Selander, P.: Acta Pediat. 23: Suppl. 4; 1, 1939.
485. Wickdytom, J.: Acta Pediat. 28: 395, 1940.
488. Stulfauth, K.: Deut. Militararzt. 5: 591, 1941.
489. Dietrich, S.: Deut. med. Wchnschr. 58: 5, 1942.
490. Wolter, F.: Deut. Med. Wchnschr. 68: 558, 1942.
491. Editorial: J.A.M.A. 123: 636, 1943.
492. Hurst, A. and Simpson, Pep. Guy Hospital, 34: 173, 1934.
493. Pickles, W.I.V.: Brit. M.J. 1: 944, 1930 & Brit. J. Child. Dis. 33: 192, 1936.
494. Cameron, J.D.S.: Quart. J. Med. 12: 139, 1943.
495. Anderson, T.T.: Acta med. Scandinav. 93: 209, 1937.
496. Anderson, T.T. and Ttlinius, S.: Acta med. Ccandinav. 95: 497, 1938.
497. Dresel, E.G.; Meding, R. and Weineck, E.: Ztschr. f. immunitats-forsch u. exper. Therap. 103: 129, 1943.
498. Seide, W. and Meding G.: Klin. Wchnschr. 20: 1965, 1941.
499. Seide, W. and Luv, K.: Klin. Wchnschr. 22: 70, 1943.
500. Voegt, H.: Munchen med. Wchnschr. 89: 76, 1942.
501. MacCallum, O.F. and Bradley, W.H.: Lancet, 2: 228, 1944.
502. Havens, W.P. Jr.; Ward, R.; Drill, V.A. and Paul, J.R.: Proc. Soc. Exper. Biol. & Med. 57; 206, 1944.
503. Findlay, G.M. and Wilcox, R.R.: Lancet, 1: 212, 1945.
504. Havens, W.P. J.: Proc. Soc. Exper. Biol. & Med. 58: 203, 1945.
505. Hallgren, : Acta med. Scandinav. Suppl. 14, 1942.
506. Fraser, R.: Canad. Publ. Hlth. J. 22: 396, 1933.
507. Kirk, R.: Lancet, 1: 80, 1945.
508. Damodaran, K. and Hartfall, S.J.: Brit. M.J. 2: 587, 1944.
509. Shelhan, H.L.: Lancet, 2: 8, 1944.
510. Kligler, I.J.; Bresh, D.S. and Koch, W.: J. Inf. Eis. 74: 234, 1944.
511. Newman, J.L.: Brit. M.J.1: 61, 1942.
512. Witts, L.J.: Brit. M.J. 1: 739, 1944.
513. Barbar, H.: Brit. M.J. 1: 67, 1937.

514. Ruge, H.: Ztrchr. f. klin. Med. 103: 272, 1936; & Ergebn. d. inn. Med. Kinderh. 41: 1, 1931.

515. Turner, R.H.; Snavley, J.R.; Grossman, E.B.; Buchanan, R.N. and Foster, S.O.: Ann. Int. Med. 20: 193, 1944.

516. Lucke, B.: Am. J. Path. 20: 471, 1944.

517. Eppinger, W. H.: Die Leber Krankheiten, J. Springer, Vienna, 1937.

518. Klemperer, P.; Killian, J.A. and Heyd, C.G.: Arch. Path. 2: 631, 1926.

519. Gaskell, J.F.: J. Path. & Bact. 36: 257, 1933.

520. Schrumpf, A.: Ann. d'anat. Path. 9: 17, 1932.

521. Barber, H. and Osborn, G.R.: J. Path. & Bact. 49 581, 1939.

522. Fox, J.P.; Manso, F.; Penna, H.A. and Madureira-para: Am. J. Hyg. 36: 68, 1942.

523. Roholm, K. and Iversen, P.: Acta path. et microbiol Scandinav. 16: 427,

524. Dible, J.H.; McMichael, J. and Sherlock, S.P.V.: Lancet, 2: 402, 1943.

525. Locke, B.: Am. J. Path. 20: 595, 1944.

526. Beattie, J. and Marshall, J.: Brit. M.J. 1: 547, 1944.

527. McNalty, A.S.: In Annual Report of the Chief Medical Officer of the Ministry of Health for the Year 1937, London, His Mejesty's Stationary Office, 1938.

528. Propert, A.S.: Brit. M.J. 2: 677, 1938.

529. Memoradum prepared by the Medical Officers of the Ministry of Health, Lancet, 1: 83, 1943.

530. Morgan, H.V. and Williamson, D.A.J.: Brit M.J. 1: 750, 1943.

531. Beeson, P.R.; Chesney, G. and McFarlan, A.M.: Lancet, 1: 814, 1944.

532. Neefe, J.R.; Miller, T.G. and Chornock, F.W.: Am. J. M. Sc. 207: 626, 1944.

538. Gindlay, G.M. and MacCallum, F.O. Trans; Roy. Soc. Trop. Med. & Hyg. 31: 297, 1937.

534. Soper, F.L. and Smith, H.H.: Am. J. Trop. Med. 18: 111, 1938.

535. Oliphant, J.W.; Gillian, A.G. and Larson, C.L.: Publ. Hlth. Rep. Wash. 58: 1233, 1943.

536. Editorial: J.A.M.A. 119: 1110, 1942.

537. Surgeon General, U.S. Army Circular Letter, No. 95, 1943.

538. Findlay, G.M.; Martin, N.H. and Mitchell, J.B.: Lancet, 2: 301, 345, & 365, 1944.

539. Beeson, P.R.: J.A.M.A. 121: 1332, 1943.

540. Syeiner, B.E.: Brit. M.J. 1: 110, 1944.

541. Koutit and Maunsell: Brit. M.J. 2: 268, 1944.

542. Salaman, M.H.; King, A.J.; Williams, D.I. and Nichol, C.S.: Lancet, 2: 7, 1944.

543. Graham, G.: Lancet, 2: 1, 1938.

544. Vaunfalt, K.A.: Acta med. Scandinav. 117: 462, 1944.

545. Droller, Brit. M.J. 1: 1945.

546. Hartfall, S.J.: Lancet, 2: 358, 1944.

547. MacCallum, F.O.: Brit. J. Vener. Dis. 19: 63, 1943.

548. Findlay, G.M. and Martin, N.H.: Lancet, 1: 678, 1943.

549. Sawer, W.A.; Meyer, K.F.; Eaton, M.D.; Bauer, J.H.; Putnum, F.; and Schwentker, F.F.: Am. J. Hyg. 40: 90, 1944.

550. MacCallum, F.O. and MacCallum, D.J.: Lancet, 1: 622, 1944.

551. Paul, J.P.; Havens, W.P. Jr.; Sabin, A.B. and Philip, C.B.: o.A.M.A: 128: 911, 1945.

552. Hawley et al. Lancet, 1: 818, 1945.

553. Leading Article, Brit. M.J. 1: 810, 1945.

554. Leading Article, Lancet, 2: 515, 1944.

555. Gordon, I.: Cited from 512.

556. MacKinzie, J.B.; MacKinzie, C.G. and McCollum, E.V.: Science, 64: 518, 1941.

55. Richter, C.P. and Clisby, K.H.: Proc. Soc. Exper. Biol. & Med. 48: 864, 1941; & Med. 48: 864, 1941; and Arch. Path. 33: 46, 1942.

558. Kennedy, T.H.: Nature, 150: 233, 1942.

559. MacKinzie, C.G. and MacKinzie, J.B.: Endocrinol. 32: 185, 1943.

560. Astwood, E.B.; Sullivan, B.; Bissell, A. and Tyslowitz, R.: Endocrinol. 32: 210, 1943.

561. Astwood, E.B.: J. Pharmacol. & Exper. Therap. 78: 79, 1943.

562. Astwood, E.B.: J.A.M.A. 122: 78, 1943.

563. Himsworth, H.P.: Brit. M.J. 1: 852, 1944.

564. Astwood, E.B. and Bissell, A.: Endocrinol. 34: 282, 1944.

565. Gersh, I.: Cited from 580.

566. Keston, A.S.; Goldsmith, E.D.; Gordon, A.S. and Charipper, H.A.: J.B iol.

567. Rawson, R.w.; Evans, R.D.; J.H.; Peacock, W.C.; Lerman, J. and Cortell, R.

568. Rawson, P.W.; Tannheimer, J.E. and Peacock, W.: Endocrinol. 34: 245, 1944.

569. Dempsey, E.W.: Endocrinol. 34: 27, 1944.

570. Pischkis, K.E.; Cantarow, A.; Hart, W.M. and Rakoff, A.E.: Cited from 582.

571. Williams, R.H.; Egana, E.; Robinson, P.; Asper, S.D. and Dutoit, C.: Arch. Int. Med. 72: 353, 1943.

572. Williams, R.H.; Kay, G.A. and Jandorf, B.J.: J. Clin. Invest. 23: 613, 1944.

573. Williams, R.H.; J. Clin. Endocrinol. 4: 385, 1944.

574. Williams, R.H.; Jandorf, B.J. and Kay, G.A.: J. Lab. & Clin. Med. 29: 329, 1944.

575. Williams, R.H.; Weinglass, A.R. and Kay, G.A.: Am. J. M. Sc. 207: 701, 1944.

576. Goudsmit, A.: Beder proc. 2: 17; 1943.

577. Danowski, T.S.: J. Biol. Chem. 152: 201, 1944.

578. Chesley, L.C.: J. Biol. Chem. 152: 751, 1944.

579. Palmer, M.V.: Ann. Int. Med. 22: 336, 1945.

580. Williams, R.H.: Arch. Int. Med. 74: 479, 1944.

581. Paschkis, K.E.;Cantarow, A.; Rakoff. A.E.; Walking, A.A. and Tourish, W. J.: J. Clin. Endocrinol. 4: 179, 1944.

582. Paschkis. K.E.: Med. Clin. North America, 29: 1362, 1944.

583. Astwood, E.B.: Association for the study of internal secrection, 27th meeting, Chicago, 1944.

584. Himsworth, H.P.; Sharpy-Schafer, E.R.; Evans, H. and Joll, C.: Brit. M.J 1: 852, 1944.

585. Himsworth, H.P. Lancet, 2: 465, 1943,

586. Williams, R.H. and Clate, H.M.: New Eng. J. Med. 230: 657, 1944.

587. Gargull, S.L. and Lesses, M.F.: J.A.M.A. 127: 890, 1945.

588. Astwood, E.B.: Bull. New Eng. Med. Center, 6: 1, 1944.

589. Gabrilove, J.L. and Kert, M.F.: J.A.M.A. 124, 504, 1944.

590. St. Johnston, C.R.: Lancet, 2: 42, 1944.

591. Williams, R.H. and Bissell, A.: New Eng. J. Med. 229: 97, 1943.

592. Kahn, J. and Stock, R.P.: J.A.M.A. 126: 358, 1944.

593. Ferrer, M.J.; Spain, D.M. and Cathcart, R.T.: J.A.M.A. 127: 646, 1945.

594. Himsworth, H.P.: J.A.M.A. 125: 1053, 1944.

595. Bielschowsky, F.: Brit. J. Exper. Path. 25: 90, 1944.

596. Williams, R.H. and Clate, H.M.: J.A.M.A. 128: 2, 1945.

597. Editorial, S.G.O. 81: 335, 1945.

598. Bartels, E.C.: J.A.M.A. 125: 24, 1944.

二十年來法醫學之進步

林幾

中央大學醫學院

民國十四年五月，著者旅德；曾撰「最近法醫學界鑑定法之進步」一文。經刊于中華醫學雜誌第十二卷第三期。茲時逾二十載；適值本誌卅週年紀念抗戰勝利特刊徵稿。用特貂續前文；尙希海內賢達，多予指敎是幸。

法醫學之進步得分為（甲）法醫學運用與研究範圍之進步暨（乙）法醫學檢鑑技術上之進步。

(甲) 法學醫運用與研究範圍之進步

三十餘年前法醫學之運用，僅限于鑑定罪跡。故名為裁判醫學 (Forensic med.) 而將毒物檢驗，另稱裁判化學 (Forensic chemistery) 歸葯學化學家研究。日久發現應用實多不便。近廿年來，漸將醫學內科之中毒學，病理學內之急性慢性中毒及葯科之裁判化學，毒物學，容納於法醫學內；另創為法醫中毒學 (Legal Toxicology) 裁判毒物學 (Forensic Toxic.) 同時更據法醫哲與心理諸學家研究；公認犯罪行為多出于社會或個人之不健全及疾病的心神變態。而法庭需要心神鑑定之案件日繁。遂更採犯罪心理學及精神病學與犯行徵象，容納于法醫學；創為法醫精神病學 (Legal Psychiatry, Forensic Psychiatry)。

迨近十餘年來；涉于法醫學之問題更趨繁重。致研究領域與應用範圍益形擴大。無論立法，司法，行政三界以至全社會，凡企謀人群康健幸福維護個人身心健全，永保民族繁昌諸問題，倘與實施法令暨醫葯等自然科學有關者，莫不包容於法醫學。例如：（一）立法之釐訂各種法律中關生命健康繁衍乃至醫學衛生，禁烟，禁淫，禁娼，護幼，養老，暨精神病之監護，遺傳病職業病之遏止，勞工疲勞之調節，災害傷害賠償之審定，急慢傳染病地方病之防範，普通性行猥褻行為，性慾異常，並阻碍兒童發育，成人健康等違反生理事件，及墮胎，節育之制止等有益於國人心身發育，壽命，康健生理機能工作能率諸條欵，均有需法醫學之學識。（二）司法之民刑案件中証實犯跡，病傷（包括僞匿病傷）死因，年齡，性別，職業，人種，親權，墮胎，腹蹤，毒力，葯性，筆跡，印鑑，以至文字塗改珍寶眞僞，商品優劣，智能程度心神現狀，責任能力，治產能力，侵害賠償率，槍彈，凶器種類，並醫療看護司葯等責任過誤問題，或文證，鑑定書，說明書，檢驗報告，病歷，診治日記，處方箋，契約字據筆錄等之審查；尤有需法醫學之專門技術。至若（三）行政中警務之罪犯搜索，個人異同驗斷，與社會病，傳染病之撲滅，健康保險之實施，災害事變之檢討，保健避姙暨戒烟，戒淫，禁娼政令檢驗之執行，亦莫不需法醫學之學技。吾華現仍以司法方面，對法醫學之需用爲最繁。立法行政已漸感切要。至社會方面則因我國保險事業及重工業尙未發達 除上海等有數城埠外，因罕需用保險醫及工場醫。然由團體或私人委託檢驗法醫事件，如健康証明，死亡宣告，毛革優劣，食品成份，珍寶眞僞，遺言能力，治產能力，生殖能力，腹蹤，親權，性別，異同，商品，文據等仍能常見者也。蓋法醫學者，乃薈萃醫學，法學及他科學與本國法律，社會現狀，以討論研究並應用之一種學科。爲國家社會應用醫學之一。與臨床各科運用有殊。且其運用範圍及方式，每因國家現行制度法律而不同。因法醫學運用所涉範圍過于廣博。故應研究法醫學者，亦不僅限于醫師。凡法家，憲警偵探及葯師等，對于法醫學亦宜有相當之修養。於是遂陸續更有醫法學（醫事法制論），僞病論(Simulation Malingering) 健康保險醫學 (Medicine of life issurance)災害醫學(Medicine of accidents)社會醫學(Social medicine)社會病理學 (Social Pathology)施刑醫學 (Medical knowledge aplied to prisoners)等精密專門分科之創立，而均屬法醫學之一分科，遂形成包羅萬象龐大廣義之現代法醫學 (Medicina Legalis, Legal med.)

我國名法醫諸學自古已昌，而檢傷之制，首載禮記周禮月令「孟秋之月，命理，瞻傷察創視折，審斷」司法檢術，古籍月攷者；僅見有石晋和凝和𡼖之疑獄集，北宋鄭克之折獄龜鑑，南宋鄭典裔之檢驗格目及宋慈之洗冤集錄，元王與之無冤錄。迨後明清兩朝，雖多增註。但均出諸法曹之手。未明人體構造、病理死因，以致疑竇滋多，眞義轉晦。而法學與醫學之學理，終久無法溝通。世俗又輕視檢驗職務；視爲賤業。當時律例規定：檢驗死傷，均由仵作。婦女身體檢查，另由穩婆。直至民國二十四年國府頒布新民法，刑法及民事，刑事訴訟法，方更定尸體剖驗及婦女身體檢查應由醫師執行。民刑案件鑑定事項，須選任特別專門學識之鑑定人充任。具法院組織亦刪去仵作驗吏名稱，而設檢驗員。更在法律內特指定檢驗尸體應由醫師或檢驗員執行。故此後檢驗員之職務，亦只限檢驗尸表及人體之外傷。但不能解决時，仍應由醫師覆驗。是乃我國檢政制度之大進步。卽由非科學時代，而演進就合於科學也。惟一般檢驗員皆罕受科學之訓練。其學識多出於舊式忤作私人之傳授。雖洗冤錄之尸表徵象，亦常疏忽不明。適國內法政學校多缺法醫學講座。致法官對新法檢驗旣難得悉；舊法皮毛亦全不知。於是一遇檢驗尸傷，概委諸檢驗員之手。遂至案多寃抑，訟累莫决。故此時實乃吾華檢政最困難時期。亦即新舊檢法學術交替之時代也。

法醫學在文明各國均列爲醫，法，憲，警諸校課程。吾華民國四年，國立北京醫學專門學校及江蘇浙江省立醫葯專門學校，始列有裁判醫學。葯科則列有裁判化學。而尸體解剖規則，却始頒於民國二年。就中對變死死因不明及無主之尸體，認爲有對剖驗研究之必要者，得施剖驗。前年新頒之醫師法中，亦規定醫師有檢舉犯罪嫌疑死因之尸體，死胎及急性傳染者之義務；並對官署委任檢鑑案件，必須據實作證。而國立各大學中，祇北平醫學院於民國十九年春，首創法醫學研究室。中央大學醫學院，於民國三十二年秋，續創法醫學科。並於三十四年春受法部委托，首用科學方法，設班訓練司法檢驗員。又司法行政部曾於二十一年，在申設立法醫研究所。二十二年夏，開始招收醫師爲研究員。二年結業，發給法醫師證書，派在各地法院服務。是即我國有法醫師名稱之始。經辦兩班，惜無繼。迨屆三十四年，方由法教兩部合訂法醫人才五年訓練計劃；以栽培（一）各醫法警憲學校所需之法醫學師資（二）各地法院所需之法醫師，（三）各地法院所需司法檢驗員，與（四）法醫學各分科研究者。並擬以中央大學醫學院法醫研究所爲訓練中心。聞刻計劃業已批准。惟預算猶未頒定。事前法部更修頒條例，提高法醫師及司法檢驗員待遇；准與法官同受保障。考試院及銓叙部亦視爲專門技術人員，並予考試，叙職。

(乙) 法醫學檢鑑技術上之進步

二十年間列强爭事軍用物械之研究。更因戰事頻因，軍械往往散落民間。所以凶徒作犯能力，隨益猖獗。故防範及檢驗鑑定犯證之技術因之亦日有闡明。玆概述如次。經各種檢驗手續方法，因限篇幅，姑畧；容續。

(1) 銃傷檢驗之改進： (a) 以前法醫學成讞之銃傷記載，均着重於有烟火葯與子彈形成褐黑色銃傷射入口之挫輪。而現代應用之槍械均已改用無烟火葯，在射入口周圍罕能獲見射彈之烟屑，僅沾附微量某種無烟火葯之屑粒。所以其外暈無不著明，如隔衣中彈，則火葯屑粒多附於衣外；祗在射入口挫輪火傷邊緣內，畧有微量烟屑。非洗拭創口施行比較顯微鏡檢查，難以區別。

(d) 因現代手鎗，步鎗及手提機關鎗製造之進步。大號手鎗口徑與機關鎗，步鎗幾近相等。所以其中彈彈徑大小亦幾相等。祗測銃傷射入口之大小，殊難斷定確係何鎗所發射。但因新式連射鎗械，皆能自動退殼；落于發射人身旁，現在檢驗鎗傷，除根據中彈者體部之射入口，射管或並射出口之創型外；原應檢驗子彈，鎗筒及火葯，以斷定係由何鎗所發射。蓋每鎗射出之彈頭，彈壳上所生成之各壓痕均有定型，沾附痕跡亦互有異。而某一種子彈內所裝之火葯構造亦有一定，無鎗筒內構造紋綫缺陷復微有不同，遂可用以互相對照檢查；而爲鑑定何鎗射擊根據。

(c) 因軍械製造之改進。步鎗，手鎗之有効射程亦形增遠。舊據銃傷射入口外暈上火葯幅射範圍之大小濃淡及中彈創口之形態，以定發射之距離，遂有變動。是應依彈壳所在與尸身距離而定，至創形及外暈上屑跡，不過能供吾人研究射程之參攷而已。

(d) 第二次大戰中各國子彈多爲鉛頭及白銅鋼心之套皮彈；甚至有用開花彈者，故所生成之銃創射管及射出口均形較大，且不規則。組織損傷出血較鉅。雖確能減少對方之作戰能力。殊不人道耳。

(2) 刺傷傷口之新研究：據各國學者二十年來實驗，已知活人之皮膚刺入口，拔出刺器後，均呈點綫狀。其方向順皮紋者哆開愈窄；逆皮紋者哆開稍大。單刃刺器刃側之裂端必銳；鈍側之裂端必圓。此與十年前所有法醫學書藉之記載迴異。雙刃之刺器則刺入口兩端皆銳；其形如梭。深稜刺器則刺入口生小分歧，一如稜數，蓋以前每用尸體皮肉刺入試驗；以爲凡刺入口均應與刺器之橫斷面稜角一致。例如三稜者應生三歧，四稜者應呈十字交义。是惟積角銳度較長之刺器，在生活體方顯如此現狀。活人皮膚富有彈性。如用尖圓或非圓僅有小稜刺器之刺入口，當拔出刺器後，均應呈點綫狀橢圓形。惟尸體軟部組織及骨上刺創，其形狀必與刺器之橫斷面稜角相稱耳。

(3) 已腐溺尸之新鑑定法：溺死鑑定既往對爛尸苦難證明，雖云心腐較遲，可檢左心存血是否較右心爲稀簿　但稍久，心中血水自漸沉降。施行左右心血之比重，比色及電力傳導氷點測定等試驗，手續繁瑣；難切實用。著者于卅二年冬發表「已腐溺死液痕跡之證出新法一文」載于中央衛生實驗院實驗衛生雜誌第一卷第三四期合刊中；確可解決法醫檢驗之困難。對腐尸尙不至外方泥沙浸入胸膣者，按其肺部腐敗進行程度，而行肺臟中溺死液成分殘跡之檢出；得鑑定其是否生前溺死，抑或他故死之而拋尸入水。

其方法有七：　a 取未全腐之肺組織製成較厚切片；染色後，施以鏡檢。　b 對已腐敗如糜全部肺組織用清水長時間冲洗。經棉紗粗濾；沉澱後，取其沉澱物施行鏡檢。　c. 用醚及醇性苛性鉀與配力丁 (Pyridine) 溶液浸漬腐肺組織少許；使成分液層。而取其下沉澱施行鏡檢。上a.b.c.三法效率可靠。而 c 法尤便。　次 d. 法：證明溺尸兩手十指甲縫內，皆應充塡有溺死處河塘內泥沙。　e. 法：證明死者頭蓋腔及前額竇內，或可有少量溺死處河塘內泥沙。但須尸體頭項尙未腐脫，委無泥沙侵入機會者，方爲可靠。　f. 法：由兩內耳歐氏管管內，或可檢見少量溺死液成分。　g.法：採取溺尸已腐之肺胃全部組織，用化學方法能分析出溺死處河塘內泥沙或其他化學成分者。e.f. 二法不如前三法方便，且有時雖爲溺死，不見泥沙。然當沉尸胸廓旣破滲入流水時，應憑驗證。d.法檢査如呈陰性者，固可視爲非溺死之確證。如呈陽性者，則祇有視爲有溺死之可疑。蓋水濱居民指甲內原多嵌有水底泥沙也。應參合尸體其他徵象方能判定。g.法手續甚繁，如溺死液成分稀薄時，不易檢見。第對醍醐非刑，游湖非刑與洗胃醫術過誤之鑑定，則頗有用。

(4) 尸體腐敗進行研究結果：據各地三十年來實驗，統計：尸體在各種環境之下，其腐敗進行程度互有不同。但已有結論如次　a. 尸體在空氣中停放一日，其腐敗程度等于水中二日，或地中深埋八日。尸停空氣中一星期等于水中兩星期，土中八星期。但污淺水塘中，其腐敗進行與尸體空氣中速度相等，甚或加速，海中尸浮較速。較淡水中難于腐敗。惟日晒部分，均較易腐敗。緊壓體部腐敗較慢。故棺殮嚴緊尸體，除夏秋外，可不腐敗。但亦與個人之胖瘦，疾病死因種類有關　通常死後二十四小時至四十八小時方聞尸臭。腐敗之進行與氣溫濕度有關。夏秋之一二日約當春冬之五六日，嚴寒及氷雪內埋尸，可不腐敗，迨溶凍後，尸反易腐。冷泉冷流中尸亦不腐；但可成浸軟尸體。傷口瘡疱均易腐敗。b. 尸臘 (Adicoeration) 之形成，據十年前研究報告：巳明係由于體皮下脂肪中脂肪酸與脂肪甘油分離；而另與外浸含有大量鎂鈣鹽類液體鹼化而成。故海濱厝棺多成尸腊。海中每浮有高度石鹼化（胰皂）硬性脂肪之尸臘殘塊；硬如浮石。敲擊似杠炭。既往成讞，僅謂尸臘係由於皮脂鹼化所成。固未辨其必由于鎂鹽也。

c. 近年來各種尸虫發育之研究頗有進步。可用爲測定死時鑑定之標準。但亦視地域，氣候，季令及殮葬情形而畧有不同。大致如左。

昆虫發育程序	尸體經過時日及腐敗現象
可見蠅卵（蠅有家蠅金蠅之分，金蠅則一代卵生一代産蛆）	一至二日（始聞尸臭瞳孔溷濁）
蠅蛆到處攢動（長二至十二粴日長一至二粴）	四至六日（尸體始變色尸斑濃尸僵緩解血水下滲）
常有蛰蛆（長約十粴雪白粗短）	十日以上兩星期左右（尸已腐爛，全身汚綠。唇鼻掀塌，毛甲易剝時。）
蛆縮蟄成踊（如小紅豆）	二至二半至三星期（尸已全爛時）。
踊蛻成虫（一半日幼蠅能飛遺空踊壳）	三至四星期後
鑑節虫 Anthrrenus museorum（內臟已啜食殆盡	一至二個月後（尸全腐敗後，呈半乾枯狀態時）。
出尾虫Rhixoqhagus parallel collis 尸螞蟻及幼虫	半日後（尸腐皮革漸乾時。
摺翼小紅圓甲虫	半年至一年以上（乾僵尸棺中見之）

尸蠹俗稱金蠶一年至一年半左右（嗜食腐敗內臟（蛋白質）多居頭蓋腔內）。蝶狀網衣蛾二年左右（尸體已全骨化，飛附骨上，遺白粉）。

尸蜣螂及其幼虫與遺蜕，二年以上（尸體軟部全腐，混同泥土時）。d. 流水中浮尸，每多男俯，女仰，係因骨盆重點中心不同之故。倘女尸腰前携重，則尸亦俯。男尸腰後携重，則亦仰。而水中尸體腐敗進行，在初可據手足表皮浮白，剝離及附生藻類程度而定尸體浸水時間。

e. 跳井尸多脚下頭上。跌井尸多脚上頭下。凡倒撞落井；常生頭頂重挫傷；氣管胃中吸入之水量較少，甚或未嘗吸水；已經頭破腦裂而死。隘井尸當倒立。於是全身血水尸斑向上身頭部沉降，而尸僵則先由下肢發生强直。尸項上肢反遲。如跌落井，而井隘尸，當蹲臥。每併有下肢骨折。尸斑全注下。尸僵先始上身。如果水淺則肺胃水少或無水。多因損傷出血及飢餓致死。

骨上傷瘢之發明：損傷檢驗當尸腐爛，尸表極難檢出。惟傷及骨；檢骨損傷，方能辨明。然傷未及骨，多屬無法再驗。而近十年來吾人利用紫外綫之映視；得于枯骨上檢見當其生前皮肉鉅傷，高度皮下溢血，沾附骨上之傷瘢；且於生前骨傷可見骨瘢。而死後之傷則决無傷瘢。拙著「骨質血癰之價值及紫外綫光下之現象」一文（曾載于中華醫學雜誌第二十卷第五期）內已曾述及。凡骨折部帶有傷瘢者，卽爲生前傷瘢往紫外總分折機映視，特別發無螢光之土紋色，而無骨瘢部位，則發灰紫白或白紫色銀樣之螢光。玆提近數年來經驗：得悉凡正型縊死者，兩側下顎骨隅下內方或外側及顳骨乳突下後側，無可顯出繩索紫壓皮肉，出血沾附骨上點綫狀棕紅色之骨瘢。勒死者，第二三或四頭椎後突每有橫行之骨瘢或骨損。故可用爲腐尸縊勒之鑑別。縊死多爲自殺；勒死多爲他殺。故此種檢驗在法醫學上甚爲重要。著者經驗一案；以尖刀刺入人頭（醉人）。同時用沸水冲入刺口；隨切隨冲，平切下頸。其兩端創面皮肉組織均呈半熟狀態。色白，皮肉略捲。內層組織潑紅，充血。所溢血液，被沸水衝洗稀釋後淡薄宛如茶色。乍見難辨爲生前刺切創。倘尸腐敗，便莫可驗。惟檢頭推椎間切痕，可見骨上傷瘢，足資爲證。

又另兩例絞斃尸：（一）夜將尸移枕鐵道軌上，火車開過，顱身分離，頸項勒痕大部銷毁。惟其挫裂壓搾之創口截齊，皮肉不生卷縮，溢血較微，第三四頸推斷面毫無傷瘢而後突缺損，顯有橫走血瘢。且于項側創緣組織，發現狹短半截索勒殘痕。遂據斷爲絞斃移尸；偷裝臥軌輾死。（二）醉後絞斃，尸難運出。乃俟一日後，尸巳凍僵。再用菜刀順後項絞痕切下頭顱，並切割四肢軀幹。分成兩箱。送至火車站；擬運他埠滅跡。破獲；送驗。其頸椎及各切創部均無生活反應及骨塊切傷傷瘢，是爲死後傷。僅于第二三頸椎索溝部下組織見有溢血紅腫及後突端部骨損與傷瘢；是爲生前傷。

(6)紫外光綫，超紫外綫及紅外綫光之應用：(a) 利用紫外綫光有顯物質燐光及螢光之作用，故在暗中映視物質可顯物質之有燐光帶或螢光帶或無燐光及螢光。而此發燐光或螢光又因物成分不同；乃呈種種不同光波濃薄之色彩。凡化學品，藥品，結晶，色素，油類，寶石，珠玉，毛髮，礦質等良劣，純雜，眞僞之檢查，指紋，斑跡（血跡，血瘢，精斑，糞斑，汗斑，體液斑等）之檢索，筆跡之塗改，挖補之證實，票據，印刷品及書画紙絹皮毛新

舊，眞僞，薰染之區別，食料，毛綫品，織編物之檢驗，皆有需于紫外綫分析機之應用

(B) 一二五超紫外綫一(黑光)有三種。吾人應用者爲强水銀蒸氣燈。其光綫雖入目，不可覺察。乃超紫外綫之黑光。但可使某種發光性物質發螢光或白光，或暗色光澤，以供工業製品之鑑定。例如繩索中隱一股某螢光物質綫；若用此繩致生事故則可藉以區別。礦業亦用以勘定金屬礦脈。廢塌物中可用以查看有無摻有貴重鑛物。但銅鉄不發螢光，鎢鋅燐等却發螢光。螢光墨水及印刷品，不但可應用于美術；且可以供文證之鑑定。又發螢光樹脂可以做成花盆或紡織品。次對鮮蛋，牛乳，牛油，人造牛油翡翠，珍珠，象牙，骨類之膺眞，好惡亦可用以區別。又布紙，橡皮與物械上油膩，污漬均可在此光下顯出。紙張，漂白，着色。藥品墨水之塗改僞造，郵票修補色彩的添加，再度膠痕跡，以及註銷刪除痕跡，皆可于黑光下顯出。故對舞弊，作僞，貿易背信，詐財，僞證等犯行鑑定，均可藉以判明。

(c.) 紅外綫光之應用：凡平常目力所不能見之痕跡陰影；用紅外綫均能映出。故應用紅外綫感光板，可攝映不着明無法攝影之相片。如已塗改，黯黑之字畫文件，淡沒之指印，塵跡均得以現出。

(7) 筆跡印鑑及印刷品照像及物具商品凶器等異同鑑定之進步：刑事之僞證，僞鈔或恐嚇文件及民事契約婚約字据票單等每需行筆跡印鑑及單一指文之比對檢查。

(a.) 筆跡異同：近利用攝影擴大及紫外綫强光映射並審查字型，行氣，肩架，轉度，斜角，起落筆，頓挫，飄劃，點勾，方向，圈轉角度等筆勢，連筆姿態得爲是否同一人筆跡相稱或粗似之鑑定

但在事實上倘有意作僞，或努力模仿之字跡不能區別。惟同一人之多數字跡隨手疾書，其行氣字型之慣性雖能相同。而同時之大小，正斜，勾撇，橫直，點劃長短亦常互異。倘素罕寫字或罕用毛筆寫字之人。其所寫筆跡原無慣性。則姿勢生澀不熟，幾乎無一筆可以相同。而西文字跡及數目字之區別眞僞，則較容易

(b.) 印鑑，印刷品，鈔票，滙票，支票，發單，收據，打字機，文件拷貝，複寫文件異同「可用擴大觀查比對該多數文件上紙質，油色，油暈，摻紋，邊紋，花紋，壓孔之大小，粗細，形態，行路，部位，數目，字型，角度，每字距離，每行距離，疊折紋，印章，水印，戳記等異同；以相鑑別。

惟同一印鑑之各字每筆及邊角折度，緣形，均應完全相符；能相重疊，毫無長短差錯，但印色有時或不相同。不能因其印色有異，而遽斷爲非同一之印鑑。且印油有時發暈，或一部字縫有時閉塞，及木戳，泥印日久磨銷，皆可生相當之不同。此點應切注意。而模刻圖章，往往能完全相同。非行特別擴大契對，不易鑑別。至若銅章石印木戳各有定型紋理。用强擴大及日常經驗；便能區別。假作古印者，每將陳舊印色印後，用火熨去油分；則色發暗。但用醚等拭之，其色轉鮮。是可用以對古字畫印鑑作僞爲之區別。

(c.) 照像異同：對同一底板同大小照像翻印事件之鑑定：自屬一目瞭然。更施以尺度或放大器契合檢查或擴大鏡對照檢查，愈易鑑別。但有時必需用各方向立體映片，方爲可靠。又對非同一底印之照像異同鑑定，頗屬困難尤因底板可以修改。非用同一方向，同一角度，未修改底片之像片，互相比較；難于憑準。有時并須用比較顯微鏡或立體照像放大器等檢查之。

個人照像異同或人與照片之異同鑑定：頗屬不易。世上儘多面目絕似之人。倘再加以精巧化裝，則所照像片完全不能區別。或原同一人，竟誤爲兩人。或原非一人，誤爲一人。此際祇有應用擴大底片而測定其體部，頭面，五官，軀幹與四肢長短比例或指紋，耳型，足型，畸型，斑痣等以參同對照。是對不同齡之照片中個人異同之認定，尤須注意。

(d.) 不著明之紙張絹或石磁陶，泥，金屬，等器具之補鑿損傷布乃至物品上之挖補，塗粉設色或塗改，洗擦，或在磁陶泥金屬等器具之補鑿損傷新舊。均可用紫外綫光，黑光機映視，紅外綫光映照攝影及擴大强光反映機透視，予以證實。而著明之挖補塗改則在肉眼燈光映視之下，亦可透見。

(e.) 鈔票，票據，絹帛，紙張，字畫，金屬器及各種物具商品食料異同：每可用强映光機或比較顯微鏡及紫外綫分析機對照檢視其細微部分之性狀，構造紋路，色澤或另用他法稱其輕重，量其大小，化驗其含有成分，以相區別。

(8) 斑跡及塵埃之檢查：因近年應用光學發明之進步，獲有相當滿意之進展。

(a.) 斑跡檢查爲犯罪搜索之緊要事件。吾人對于沾附于任何物體上面發粘或發特異色澤，或發特異臭味，或呈一定形態者，皆應加以注意。例如血指印，足跡或化學品之腐蝕斑，電火之燒物斑，盜賊有意遺留厭譽之大小便或汚物，乃至符書，標記等斑跡，窗門，墻頭，瓦面，檐前及一切可隱身處之塵跡，皆可爲偵查案情之確據。至縊繩樑間支柱上之繩跡，火塲已焚灰燼之尸灰身下周圍之斑跡，尤與假縊或焚尸滅跡行爲有關。而地上，窗墻內外遺落物，奇異之泥土，木葉或特異之物品，器械鋸磨劃挖之痕跡，亦應審其大小方向形態。往往得用爲偵案之線索。吾人如遇此種種斑跡，便應用軟尺測定，用擴大鏡審視或採集，以取供法醫學之研究。

(b.) 次在衣物，食具等上沾跡：爲人獸肉汁之區別，或果汁，油斑，油痕，虫糞，紅泥漿，油漆，烟筒水跡，色素染斑，鐵銹水斑等之判明，均須藉血清與血色素沉降素之生物學檢查，或化學與動植物學顯微鏡及紫外綫光紅外綫光分析機之檢驗，方能判明。

(c.) 各種短髮屑，砂塵，鋸屑，花粉，紙碎，礦物晶粉，線頭，米粉，土塊，植物纖經，樹葉，草莖，灰粉，烟灰等，由個人衣服，頭髮，鼻垢，指甲垢中檢出，可爲該人職業鑑定之證據。

(9)內因猝斃 (Sudden death) 原因之研究：三十年前世人對不明死因之猝斃尸體，每籠判爲心臟麻痺(Syncope)精神反射(Inhibtion)或猝厥(Shock)致死。近各國醫學界因病理及臨床醫學大有進步。對向因猝斃之原因，已不能如從前作模稜之驗斷矣。其實凡人臨死，最後心胸均陷麻痺。是乃人死之一般症狀。不得謂爲死因。至精神反射名目，尤屬玄虛不經。安足徵信。惟休克(Shock-猝厥)猝斃名目尙屬可用。當剖尸內外毫無病理病變或祇有輕微不足致死之病傷徵象，且臨死前確曾發作遲鈍性或過敏性之猝厥症狀者，方得判定爲猝厥致死。故心臟麻痺及精神反射兩名稱，在現代法醫學死因分類中，業已摒除不用。然就在事實上，往往有外觀健好士女，而實然無故或僅受輕微外因，竟爾猝斃。常惹起重大法律之糾紛。據近十餘年來多數法醫學者研究；得歸納內因猝斃之死因爲次：

內因猝斃之原因：均屬于偶然。得概分爲內在及外在二種。

其內在偶然原因：卽體內潛伏之疾病或特異之體質。而外在偶然原因卽係外來輕微之直接誘因。例如威嚇恐怖，不致命之微傷，輕力之撞碰，乃至劇笑或飢渴，過勞等，皆可引起內在原因之突然發作，迅速死亡。其症狀與尸表徵象往往不明；然解剖尸體詳細檢查，殆難驗斷。倘無內因存在，而僅有外來誘因，則絕對不致死亡。間有毫無外來之誘因，竟亦能發生內因之發作。例如中風，心臟疾，血栓，胃腸潰瘍出血，癲癇等等均可無直接誘因，而猝斃。故內因猝斃內在之原因，實爲內猝斃之基因。而外在之原因則不過爲內因發作之誘因而已。

(a.) 內在之基因： 茲列其內在基因分類于次：

（一）血行器病： a.心臟病變（心臟死） b.血管病變。

（二）呼吸器病： a.上氣道堵塞之窒息， b.肺及肋膜等病變， c.外界空中養氣供給不充分。

（三）腦及腦膜疾病。

（四）泌尿生殖器疾病， a.泌尿器病變， b.男生殖器病變， c.女生殖器病變。

（五）消化器病： a.腸管閉塞， b.腹部臟器特發性破裂及潛在性出血。

（六）特異體質及精神感動所致大虛脫或猝厥： a.淋巴胸腺體質， b.實質性臟器澱粉樣或脂肪變性及腫脹時， c.精神的虛脫。

（七）其他基因： a.傳染病毒， b. 新陳代謝障碍， c.中酒及毒癮 d.熱力直射或薰蒸， e.過度疲勞，飢渴及寒冷。

(b.) 直接誘因：得歸納爲下列五目：

（一）窒息（分內外窒息）（二）血行急變（栓塞破裂出血），（三）心臟急劇興奮，（四）身體激急運動，（五）其他過飽，過暖，過冷，飢渴，過勞，失眠，劇烈感動等均可爲其助因。

(c.) 內因猝斃之基因分類統計：

歐美學者統計內因猝斃，約佔死亡率百分之二至三。熱帶，寒帶，國度及衛生設施未善地方，俱較增高。在兵燹飢饉年間及重工業發達社會而未實行工時調節者，其指數亦大。又花柳病與煙酒中毒普遍流行之城鄉，其百分率亦鉅。

據著者二十一年八月至二十六年七月在平滬兩地檢見之內因猝斃之實例，其基因分類如下。

（一）心臟血管疾病計有(a)心冠狀動脉硬變二例，(b)心臠病兼梅毒一例，(c)脂肪心二例，(d)梅毒性主動脉澱粉樣硬變一例，(e)腦出出血二十一例（酒精中毒十例，頭外傷一例，其他十例）共二十七例。

（二）呼吸器病計有 (a)異物堵塞一例， (b)聲帶痙攣二例， (c)聲門水腫一例， (d)急性肺出血一例， (e)肺炎三例， (f)醉中誤嚥二例。

共十例。

（三）腦病計有 (a)梅毒性麻痺狂一例， (b)癲癇三例， (c)腦腫瘤出血一例， (d)梅毒性腦膜炎一例，共六例。

（四）消化器病計有 (a)腸嵌頓一例， (b)腸穿孔三例， (c)肝硬腫破裂二例， (d)脾腫破裂一例， (e)肝脾子宮破裂一例，共八例。

（五）泌尿生殖器病計有 (a)腎臟尿毒症一例， (b)妊娠胎盤異常致子宮破裂一例，共二例。

（六）急性傳染病計有 (a)傷寒一例， (b)霍亂一例，共二例。

（七）中酒者計有 (a)慢性醇中毒血管硬化腦出血七例， (b)急性醇中毒腦出血三例。 (c)醉中誤嚥窒息二例， (d)心臟卒中一例， (e)心臟死一例， (f)酒醉凍死二例，共十六例。

（八）精神的虛脫計有四例。

（九）淋巴胸腺體質計有三例。

（十）內臟毛細管出血虛脫計有一例。

（十一）熱射病虛脫計有一例。

（十二）疲乏虛脫死計有一例。

（十三）心尖畸形（兩心尖嬰兒）計有一例。

以上八十二例中，大多有外力之誘因。但其暴力均不足為猝斃之主因。無外來誘因者，約佔全數七分之二。

內因猝斃據前哲調查統計，有法國馬魯伯里氏，巴黎十四年間一一〇〇人；德國海利許普記兩氏十三年間一一六人；阿伯羅氏五年間八五二人。但未詳其全人口或全死亡數之百分率。日本之內因猝斃，據小南氏調查，由司法並行政問題關係，每年東京剖驗猝斃尸四五十例中，常有內因猝斃五六例。

次據奧國威伯爾氏統計：二六六八例中，其內因猝斃之基因有如下表：

（一）基因于心及血管疾病之猝斃者：計有 (a)冠狀動脈硬化梗塞血栓等八三二例，約佔全數內因猝斃之三分之一），(b) 心內膜炎心瓣病一五六例，(c)主動脈梅毒及變性一二八例， (d)心肌心囊疾病四七例，共一一一六例。

（二）基因于呼吸器疾病之猝斃者：計有 (a)肺炎肋膜炎二六七例，(b)肺癆二一〇例，(c)氣管支炎肺氣腫四七例，(d)肺動脈血栓六八例，(e)窒息二三例，(f)氣管腫瘤一例，共六二三例。

（三）基因于腦及腦膜疾病之猝斃者：計有(a)腦出血一三三例，(b)腦底動脈瘤破裂出血六九例，(c)其他腦及腦膜疾病三五例，共二三七例。

（四）基因于消化器疾病之猝斃者：計有(a)食道胃腸病一四七例，(b)胆膵副腎病一五例，共一六二例。

（五）基因于泌尿生殖器疾病之猝斃者：計有(a)生殖器病二二例，(b)泌尿器病一五九例。

（六）體質異常解剖無變化者：計有四四例。

（七）中酒者（醉死）計有五〇例。

（八）其他基因之猝斃者：(a)體質異常二三例，(b)胸腺淋巴腺異常六例，(c)惡性貧血四例，(d)衰老一〇三例，(e)營養不良衰弱六六例，(f)尸腐死因不明三一例，(g) Kranzadern破裂二例，共一三二例。

（d）發生內因猝斃之素因：

內因猝斃之發生與個人體質年齡，性別或病變臟器性質及外力誘因並部位均有關係。在暮夜，中宵，當七至九月間，最常發現。多係勞動界或老人。而夙有血行系統異常及肝腎機能病變，過度勞心，生活困難，營養不足，體力羸瘦者，好酒者，或患梅毒性疾病及精神障碍者，神經質者，卒中質者，或淋巴胸腺體質者，並曾患重病或失血過多，體未復原者，均易陷于內因猝斃。而五，六十歲以上老人，及幼弱者，與經期姙產期婦女，亦易發作。

(10)血痕及體液肉骨檢定之進步：在近二十年來因生物學，血清學之發明，據各國學者報告近對血痕檢查，已由能辨是否血液，是否人血或動物血；而進步至是爲何人之血型。此種血簇之檢查，已不復僅限于新鮮之血液。凡陳舊血痂及體液，如唾液，痰，鼻涕，眼淚，腹水，胸水，精液及陰道粘液，均可予以是否人類或動物之血痕，體液：並是何血型人之血痕或體液的鑑定　雖其血痕或體液稀釋達一至二萬倍以上，仍可檢見。

關於人類體液與動物血混合斑跡之檢查，舊用特製家兔抗人血，血清沉澱素反應，未能鑑別。近應用特製之抗人血血色素沉澱素家兔血清，已能予以證出。惟對既腐敗血液及曾加高熱破壞之血痕，尙無法應用生物血清學方法，予以證明。至人與動物碎肉，碎骨之鑑定，除應用組織學以區別外；並可利用血清學以鑑定。惟抗人獸各種體液及肉骨之特殊血淸之製造技術，刻尙在研究精求中耳。

（11）個人鑑定法之進步　(a.) 除應用舊日之貝勞特侖(Bertillon)氏人體各部長短測定法，體部特徵檢查法，十指紋比對法，眼底或指端血管網鑑別法，足痕比對檢查法，容貌比對檢查法（人像學）外；近更有應用血簇檢查及耳型分類檢查者。

(b.) 關於年齡鑑定以前僅據體長，體重及身體與知識，牙齒發育程度，予以鑑定；殊難證確。近因世界學者紛紛應用愛克司光研究生人各骨軟骨及關節之化骨與各骨融合癒合情形。得知自初生兒至二十二歲或二十五歲間各齡，骨發育情形差度甚鉅。自十八歲至三十歲發育差度逐漸遲緩。二十八至三十歲後已停止發育。四十至五十歲以後骨又起退化灰化。一般女骨比男骨成熟期較速。營養不足，迭患重病者，骨發育遲緩。黃種民族骨之成熟，比白種稍速（約一年）。又指紋之乳嘴線在一定距離（5 mm）內之紋數，亦可供年齡之鑑定。惟我華擁四萬萬五千萬人口，而此種檢查記錄，雖亦俱見于中外文獻。但統計之數尚微。似猶難用供法醫學年齡鑑定之參攷。且是與個人疾病及營養，人種遺傳均有密切關係。固不能一概而論也。

C. 指紋法　近十年來指紋研究已有新的趨向。在二十年以前，世人祇知十指紋之分類法列其係數，全世界無一雷同。二十年後乃漸有人研究單一指紋校對法。如（一）擴大照相底片透視法，（二）紙張上指紋油浸强光映視法，（三）主紋加色比對法，（四）重疊透視契合法種種，均頗便于實用。但因指紋分類過于簡單，貝斯特里克 (Bâstullic) 氏更製一指紋測定計。刻劃圓度于擴大鏡玻片上，用以測定指皮；并予以新之分類。著者更于該指紋測定計，添劃交义等分十字；遂加分該計圓度爲八格。較便于單一指紋檢查。惟此法對幼年，老年人之指紋，却未便用以與成年人之指紋相比對耳。

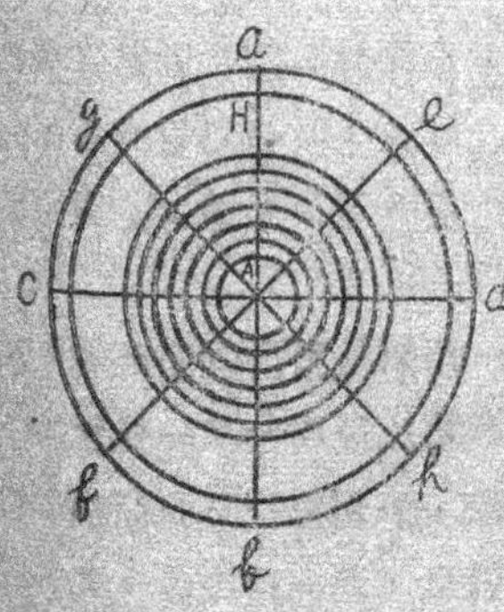

又現代指紋檢查法，終對尸體與活人之指紋無法鑑別。致遺囑上指紋發生疑問時，便莫能决。

又近十年來對指紋新研究之文獻頗多。歸納其中對法醫學檢查有價值者：

(a) 年齡檢查：在 5 m,m 直角範圍內，乳嘴紋數目。大抵乳兒二三至二四根，四至五歲，一五至一八根。八至一二歲，一二至一四根（一六根）十四歲，十一至十二根。十五歲，十至十一根。十六歲，九至十一根。十八歲，九至十根 二十歲，八至九根。三十歲，七至九根。四十歲肥胖者，五至六根 老人指紋特形扁平或有皺折。惟此種統計報告太少，且不一律，各國不一，尚待研究。

(b) 性別檢查：統計女子多渦狀紋，甲種蹄狀紋。男子多弓狀紋及乙種蹄狀紋，且左右手指紋出頭率不一，其關男子適形相反。

(c) 職業檢查： 如縫匠，女紅作者左手指，有篩狀點刺痕，指掌胼胝痕與手業及個人生活狀態有關。

(d) 民族指紋型： 同一民族之指紋出現率頗相近似。混血不生變化。故各地民族指紋分佈率亦異。據玫林 (Collin) 氏調查我國五千人中，弓狀指紋占四·二%，蹄狀紋占五七·二%，渦狀紋占三八·六%。指紋係數爲六七·七七（以蹄狀指紋百分率除渦狀紋百分率，再乘一百之百分數）。各民族係數各有不同。滿洲型九十以上，華南六七·七七，日人九十至七十，意人七十至六十；印度人型六十至五十。以下爲西歐人型。

(e) 特種指紋與歧指紋，雙胎指紋每極相似；排列亦復相近。

(f) 掌紋研究之文獻，亦偶覽及，但除可供個人鑑定外，尙難有其他之用途。

(d.) 足痕之研究： 各國對足痕與步跡之檢查種種測量統計，巳能證明是類何人之足痕。行動或靜立時之姿態與該人著鞋，赤足之坐高或身長並男女之步闊。但我國尙缺此種統計。僅二十三年時，法醫研究所研究員張積鐘醫師曾有實例統計發表（刋於法醫月刊第六期中）。頗足供我人之參攷。近來研究趾紋與蹠紋者大有人在。但猶無特別之闡明；祇足佐個人鑑定之檢查。

(12) 食時檢查： 應用愛克司光之透視，並歷年經各國學者對各種食物吸收消化排便需時不同之研究；可據之以分別化驗活人及尸體胃腸各部內容，以推定係在何日何時飲食所中毒，並驗斷死亡與食時之距離。是對毒害，虐待，飢餓案件檢查，甚有關係。

(13) 外力窒息鑑定之新材料： (a.)縊痕： 用開放型單繩縊死者，其項後皆提空，無有索溝。卽使索雙繞頸項，而前頸總比後項較多一道索溝；且必前重後輕·斜行而後上方行走；達至耳後髮際，漸趨淡沒。反縊痕則交叉在頸前；項上應有繩索壓痕；但每較淺，其位較低，斜向前上方，達於頷下。

(b.)絞痕：則必周匝頸項。前後暴力平勻，索溝同數。但據個人十年來經驗，吾華有所謂隔勒（即背靠板，隔欄以繩索頸者。）提勒（即臥人于地，足踏其項，而用繩套提起勒斃者。）及背勒（即以繩套入項，背于身施行數十步，致于窒息者，俗名背娘舅。）其項後每亦開放，缺有索溝，極似縊痕。惟有藉其繩索壓痕，行走方位之不同及其他體部傷痕，沾跡以佐鑑定。自絞較罕。惟利用動力或橫桿繫繩旋絞，可自絞斃。

(c.)搤痕：從中外文獻僅知搤痕有指甲，指端與指節壓痕之分。其實拇示兩指開之掌扠緣（俗名虎口）壓痕，亦所常見。其因搤式及被害人頸項長短，粗細之不同；所生成搤痕之位置，遂亦互異。一般可分爲單手叉搤（又分左右手型）兩手環搤（又分對向背向及左右側向四型）及指節壓搤（又分中指示指兩型）。自搤者以一手揑損喉節，後向緊壓；亦能致命。是名扣頸。

(d.)疊糊綿紙緊蔽醉人口鼻，或用濕巾覆蔽嬰兒口鼻，均可窒死，雖有一般窒息內外徵象，但口鼻外毫無壓痕等徵標。

(e.)榅死 乃以頭倒浸淺水塘或水缸中，窒息溺死，吸水不多，顏面唇指黛紫，口鼻有沫。然無其他溺死外表徵狀。

(f.)遊湖非刑 乃在監中私刑。將囚醉飽食後，裹以薦毯倒立浸于盛有灰水桶中。不頃窒息。面白。（因灰水可使顏面血管收縮故雖倒立，面不發紫）身黃。除唇指微黃，眼結膜稍有溢血外，外觀無徵，一似病死。

(g)醍醐非刑：乃中外警務機關常見之灌水逼供之非刑，水中或更摻有煙油，辣粉，糞尿，煤油等刺激性質料。

右e. f. g. 三種溺死尸外表均無一般溺尸徵象。必須剖驗方能證實。

(h)活埋：亦屬窒死之一種，其尸顏面鬱紫眼突口張，口鼻各竅與氣道肺支氣管均堵泥。肋膜及內臟溢血斑甚著。肺心及腦膜尤甚。指端趾端及指甲均青紫，與誤嚥尸之徵象相似。此種案件，在華鄉野頗屬常見。而此次東西戰場，日德軍隊，每用此法殘害盟國民衆。然既往法醫學書藉，則罕述及。

(i)土布袋非刑：爲監中非刑之一。令囚飽食後，荐裹繩綑，使臥，次于胸腹部上，壓置盛土之大布袋。致胸部吸呼不能。約四五小時卽漸窒死。眼結膜口鼻及肺，肋膜，心肌乃至胃，腦膜均有溢血現象。餘鮮所見。

(14) 親權鑑定：　當二十年前研究法醫學者，已知應用血型檢查，以解決親權問題。各國學者經十餘年統計，研究公式如次

公式

父×母＝子女

(a)　O×O＝O

(b)　A×A＝O或A
B×B＝O或B　（呈(A)(B)者多）

(c)　O×A＝O或A
O×B＝O或B　（或O與A(B)者數相等）

(d)　O×AB,　B×AB
A×AB,　AB×AB　}＝O,A,B或AB

(e)　無A×無A＝無A
無B×無B＝無B。

後一九二七（前十八年）Landersteill 及Levine 兩氏更創MN或血型。據歷年各國學者研究，其遺傳系有表如次

父母血液型組合	可生子女之血液型	否定子女之血液型
M×M	M	M, MN
N×N	N	M, MN
M×N	MN	M, N
MN×M	N及MN	N
MN×N	N及MN	M
MN×MN	MN及MN	無

又據 Bernstein 氏，古煙等之三角對等型遺傳學說。

(a) 兩親之一方O型，則不生AB型之子女。

(b) 兩親之一方為AB型，則不生O型之子女。

(c) 兩親為O×AB時，其子女不現兩親之同型。換而言之，即生B或B型之子女。

但以上血型分類仍感過少，鑑定親生問題，每生困難。著者曾應用無綫電攝影原理，參照人像學人相分型方法；實施容貌遺傳檢查。即將被檢人（父母及子女兄弟）拍攝同大正面，側面（左右各一）後面定型立體照像。次画分各像面部以同數等分小方格（並不同大），而核對各一人像之五官及各部位之距離。更用透明半圓角度測定儀，詳測各部各頂點相互之斜線，交叉線與切線之角度　凡親生子女必與其直系尊親屬能有相符之點；可以別為

中国近现代中医药期刊续编·第一辑

多型；以資鑑定。蓋子女容貌能肖雙親者，緣稟遺傳原則，其面部乃至全身每一部分之組織骨格發育，悉同於親。或偏肖父，或偏肖母；或摻混父母兩型，而顯折中，遂呈差異。又因各人偏肖一親之程度，部位互有異同。所以兄弟，姊妹雖多貌似；仍終有別。親堂兄弟之相似，係緣父系之隔代遺傳。舅甥姻表之相似，係緣母系之隔代遺傳。且各家族容貌及骨格，每可保存一種體部之特徵；歷久遺傳于後嗣。卽額角，眼神，眼角，鼻梁，口角，頷角及五官位置，型態，毛髮性狀，乃至斑症，皺裂，指紋等等，無一莫能遺傳。至發音，身架，步態並舉止姿勢，有時亦儘與遺傳有關。古人非不知容貌之能遺傳，特未審比對測驗之方法耳。此法大有助于親權之鑑定。據個人實驗，用之配合血型檢查，便可確定親權，不至有疑。此外體部特徵遺傳檢查姙期受胎期之測算法及當事人記憶訊問筆錄之審該法等，亦曾參用；以佐血型及及容貌遺傳檢查法之不足。絕不應祇憑一血型遺傳檢查；遽爲鑑定親權。

新近文獻記載；各一指紋，蹼紋，蹠紋係數統計比較及正試驗中之血清折光度測定法；當亦可供親權鑑定之參攷。

(15) 心神鑑定問題　近二十年來因生化學，內分泌學，中樞神經組織學，病理學與神精病學，變態心理學，犯罪心理學，性心理學等之進步，遂改善對神精病人精神之分折與治療）殊有影響于法醫學對心神鑑定處分之決定。二十四年新刑法，民法及刑事訴訟法皆已繼續公佈。將心神異常區分爲心神喪失及精神耗弱，輕重兩類。民刑處分亦按年齡及心神狀態予以差級之區分。第我華各民族人民之責任及處分能力之年齡差級，是否均應恰以滿七歲，十四歲，十六歲，十八歲，二十歲爲合宜，似尙有研究之價值。至對瘖啞者視同未成年及精神耗弱；均得減輕其責任能力。酗酒或甫產後之衝動與自衞或救急行爲，視爲精神一時之失常；亦得減除其責任能力。並心神喪失或未滿八歲者並免除其責任，免予處罰諸點，尤堪稱前進之法律。次所訂關係心神失常與幼年之監護禁治產及其他人權，物權，財權之保護，取締與行刑處理各法規，固頗符現代法律及醫學之理論；然實施至今，檢案鑑定時，頗增疑難。譬如一時精神失常與着意行爲，藉酒逞凶之鑑別，犯行當時心神狀態之追究，意識未達溷濁不明程度之病的妄想暴行，夢遊中之二重人格行爲，一部分心理精神或性行之異常，忽明忽昧意志之行動，並監護之期限，病人之預后，治癒期復發期與暴行發作之預斷等等，均與我國現行法律各規定不易相洽。而國內醫療監護並檢驗設備，尤欠普及。是亦為增加執行心神鑑定困難之一原因。

極權國家教育，昧忘人性。致日德軍隊，對盟國人民，慘肆淫虐，非刑屠殺。其心理悉呈異常。

中日戰爭及世界大戰，因立體戰術及重兵器之高度發展；致不論前後方軍民均感戰爭恐怖性之增加。所以戰爭及外傷性神經症或精神病，遂形增多。此種長期精神的刺激，每影响于個人及社會心理，致人格道德發生搖動。更因長期戰時生活緊縮；遂養成個人漠情，自私或奮激，偏癖及冒險，殘忍情緒。故在數年間，吾華離婚，奸猥墮胎，殺兒及竊盜詐財，背信等案件，倍形增多。此風豈堪長存。殊碍國家社會之復興。亟應力謀補救糾正者也。

(16) 偽匿病傷問題： 當第一次世界大戰後，工業管理既多改進，健康保險災害保險普通推行。而怠工及偽匿，病傷事件，仍未減少。及近二十餘年來，各國均漸知縮短工時，改善勞力之調節，並應用電力等以實現嚴密機械之安全裝置，講究勞工衛生，醫療保安之設施。屆第二次大戰中，偽傷偽病之事件已大趨減少。我國尚非工業國家，此種案件僅在工礦區域偶時發生。迫近兵役，勞動法規頒佈之後；自難免偶爾發現假病詐傷。而機關學校及軍農工商各界之偽病偽傷事件，尙鮮發見。惟各地乞丐奸民每有以假病假傷等為取憐或需索之企圖者。至若匿病匿傷；在現社會環境之下為冀求就業入學或旅行，結婚等時，固不免常遇也。

(17)驗毒及中毒問題； 法醫學驗毒，原不僅限於採集尸體內臟及其內容之化驗。卽既腐如泥之內臟殘渣，枯骨及患者之吐物，排洩物與疑含毒質之藥料，飲食品或盛器，與動植物，乃至棺殮物具，棺外泥土等，有時亦應採供檢驗。迫近十餘年來對酗酒檢驗，麻醉毒癮檢驗，暨尸毒，生物鹼毒並未知動植物毒，機生物毒，與人體對毒物之吸收排洩器能等研究，累有新頴之闡明。凡生物化學，生藥學，毒物學，毒化學，顯微化學，細菌血淸學，中毒學，病理學，歷年之進步；均對法醫之檢毒有偉大之帮助。尤以分光鏡光像及紫外綫光，超紫外光綫光分析法之應用，益能增速驗毒之判斷。而戰中各國曾發明多種毒氣及新藥，故對驗毒圍範，亦須有所改進。

麻醉毒品及雅片，歷年雖經嚴禁。遭日人侵入時間，在佔領區內，肆施毒化方策。卽未淪陷各地，亦因戰事影响，未能澈底完全禁絕。故禁煙禁毒一事，仍屬吾華復興工作之一嚴重問題。而戒除及檢定煙犯毒犯暨檢驗毒品與其配合質料，自爲醫界及法醫學檢驗所宜注意。只憑驗尿而不驗癮，殊多流弊，未足憑斷。據個人二十餘年經驗，至少須禁閉三五日；斷絕煙酒，照常工作，以驗癮；同時累集被驗人五日間各次排尿，以送驗。綜其結果，可分：

(a)有癮有毒者，(b)無癮無毒者，(c)無癮有毒者一是或因偶有吸煙吸毒未果成癮；或因已先戒除，而體內蓄毒，偶自排出；或因醫用麻醉藥品恰存體內排出所致；一故宜再予數度復驗。(d)有癮無毒者一是或因有意僞證，竟以他人之尿供驗；或因新吸生癮，而體內蓄毒既少，已全排盡，或當日適未排出；或因體力衰弱，易招疲勞，疑似毒癮；亦應嚴復偵驗。另据刑法及禁煙禁毒治罪條例之規定：吸煙（阿片）與吸毒（嗎啡，海洛因，高根及其化合物衍化物）處罪輕重大有懸殊。故吾人檢驗亦應善爲區別。攷吸雅片者雅片中所含嗎啡，雅片素雅片酸罌粟酸，，那爾可丁，那爾釆音等成分均同昇華入于胃肺。故胃液及尿中往往多能檢見。而打嗎啡，吸海洛因者，尿中祇含嗎啡；不含有阿片其他成分。習慣注射嗎啡高根者，注射部皮肉每因中毒，潰結成瘡，堪供參證。

吾華法醫檢驗變死死因，据十四年來統計（因戰爭死亡者未計）：中毒約占二七%。外傷四六五%，窒息死二二五%，夙有疾病內因猝斃者三%。其他不明死因者一%。而中毒案件中，以砷中毒爲最常見。約當中毒案件五分之三。鴉片次之，約占五分之一。强鹼安眠藥，酚類錆酸汞銅强酸鋁，銅，烏頭，鉤吻，巴豆及其他動植毒等，再次之；共約占五分之一弱。而磷等其他毒品□極罕睹。盖吾華猶居農業社會；工業未興；平民對用毒物常識素缺；購毒不便。惟農用肥料；多摻信石，紅礬，雞冠石等（悉爲不純之亞砒酸）用以殺蝗。故民間便于取用。且其致死量甚小，色味又微，便于置毒。遂多用以謀殺。阿片，安眠藥，鹽滷，錏水，鋁粉，石碳酸，强酸多用于自殺。而汞藍，錆酸，銅綠，鋇鹽，烏頭，鈎吻及河豚，毒蕈，蛇毒等則多屬誤用；間有用以自殺者。

利用霍亂菌傷寒菌，調于夏日飲料中，以害人之實例：亦偶見二例。而因誤食腐敗肉類及因罐頭桿菌之食品中毒，在歐美近年較昔爲少。在華猶未經見。然因食病獸肉類，致生類似副傷寒及中毒之急性胃腸炎症狀：甚至迅速死亡者，則頗非鮮。至私用蘆荟，紅花，巴豆，麥角膏，栁酸蒼鋁，安息香，砒，汞，金雞納吐酒在杜松，扁柏，檢葉及果，蓖麻子，蒼朮，蒼香、樟腦及其他毒劇藥品通經藥驅虫藥下劑，吐劑以企圖墮胎之事件，殊形日增。竊意我國衛生官署，對醫藥管理，宜益加嚴。

(18)醫術過誤問題： 近年手術及藥品均有劃時代之新發明。故醫療技能乃有長足之進步。遂對醫術過誤範圍，自須多予糾正。而近吾華醫師法，醫院診所管理規則及防疫，醫藥等管理法令之頒行；益對醫師業務多數影響。參照各法令頒定醫師所應履行之義務，具有二十餘條。就中所須及時按式報告或保管事件，已達十四行之多；均不得有所延誤。

(A) 業務應行報告事項　醫師診所及醫院，應照限依式向該管行政管署具報之事項。計我華現行法令，已有規定者有下列十項：

(一)急性傳染病人或尸體之報告　按醫師法限四十八小時以內，向該管署報告。醫院診所管理規則，對醫院收容之傳染病人，限在病名診定之二十四小時以內報告。惟疑似鼠疫霍亂者，雖未診定病名，亦應提前報告。前項病人死亡或治癒及其他事故退院時，應立卽報告于當地衛生主管官署。而傳染病防治條例又限醫師診治病人檢驗尸體，如係眞性或疑似傳染病；卽應指示消毒及預防傳染方法。并于四十八小時內報告。解剖尸體規則，限醫院解剖尸體；如發現其死因爲法定傳染病時，應于解剖後後十二小時以內報告于當地衛生機關。

(二)變死體死產兒或死因不明，有犯罪嫌疑之死體，死胎之報告　按醫師法，限于二十四小時以內向該管官署報告。而解剖尸體規則，規定醫院解剖尸體爲發現其死因爲中毒及他殺時，應于解剖後十二小時以內報告當地各該管機關（法院警局及衛生機關）。

(三)醫院診所之創業：　照醫師及醫院診所管理規則，均須在事前向當地衛生主管機關請求登記發給同業執照同時加入當地醫師公會後，方得開業。

(四)醫師歇業，復業或轉移及死亡之報告　按醫師法；限醫師于十日內向該管官署報告。而醫院診所管理規則，却規定醫院或診所遇有遷移或休業情事，應隨時具報。

(五)醫院診所之人事及設備與診療規則變更之報告　按醫院診所管理規則，應隨時具報當地衛生主管機關。

(六)醫院診所診治人數之報告　按醫院診所管理規則規定；每年分上下兩期限八月十五日以前，下期翌年一月十五日以前。

（七）種痘記錄簿及報告表　　按種痘條例第八條，種痘人員應備册登記，並分別統計，造具報告表，送由當地衛生主管機關彙轉。

（八）醫學院校及醫院解剖尸體之報告　　按解剖尸體規則規定；有兩種報告。（1）每校擬施解剖時，皆須先呈報當地該管官署，後六小時，方得執行剖驗。（2）每年分上下兩期；限一月七日內，將半年內所剖驗尸體，列表彙報于當地該管官署。

（九）麻醉藥品用途表　　按衛生署頒定購用麻醉藥品暫行辦法第四條，購用麻醉藥品者除初次購買外，自第二次起，應將前次所購藥品用途及現存品量，逐一聲明，否則概不售與之規定。故應于翌次請購時，向麻醉藥品經理商家報告前次之用途及餘量。凡醫師購用麻醉藥品例每次每件限二〇公分。醫院，藥房每次限五〇公分。學術研究機關及軍醫院得另函衛生署，軍醫署核准多購。但麻醉藥品之購用，按麻醉藥品管理條例，只限用供醫藥及科學上研究之需要。如以之轉售他人或爲非法使用，應依法嚴處。

（十）醫院附設助產士護士等訓練學校　　按醫院診所管理規則，應先呈經省市教育主管機關核准，方得開辦。

此外尙有下列四項；我華現行法律固未規定。但列國則有視爲應行報告者。

（十一）精神病，花柳病及其他遺傳病與色慾異常之檢舉報告　　現行法律尙無規定。

（十二）非法定傳染病，地方病，職業病或煙酒毒癮者及普遍于社會之其他疾病之檢舉報告現行法律尙無規定。

（十三）姙娠生產及流產，早產之檢舉報告　　現行法律尙無規定。

（十四）中毒傷害或災厄病傷與經治後殘廢，死亡或痊癒結果之檢舉報告　　現行法律只限醫生當檢驗尸體，死胎，有犯罪嫌疑時方向各主管機關報告。

按前十一至十四項，須待我國亦頒行國民保健或民族培護法規後，醫師或醫業始有執行報告之業務。

（B）業務應行保管之文書　　我華現行法令規定，有保管年限者共四種。

（一）治療簿　　醫師法規定，應保管十年。

（二）掛號簿　　醫院診所管理規則規定，應保管五年

（三）藥房調劑簿　藥劑師法規定應保管十年。

（四）毒劇及麻醉禁品之處方　藥劑師法規定應保管五年。

（五）病歷與病人入院志願書及手術志願書　現行法規尚無特別規定。似應與治療簿或掛號簿歸入同檔一併保管

（六）尸體解剖之記錄　現行法律未規定有保管之年限。似應與掛號簿一律。

（七）診斷書證明書，檢驗報告書及檢案鑑定書等已經交付證明文件之存根　現行法律未規定有保管之年限。似應與掛號簿或治療簿一律。

而刑法及兵役法規禁煙法令規定對身體健康病傷之證明有爲僞證者，悉加處刑法中，處理業務過誤殺人或傷害罪均較常人爲重。而新頒醫師法。均對醫業尚乏適當之保障。致醫師對本身正當業務之執行乃添顧忌。然向謂正當或不正當業務行爲之界說，猶難明白。故每易惹訴訟之糾紛；徒增社會及個人之損失。竊以爲運用醫藥有無過誤，槪屬專門學技問題。學理精微，症變繁多；絕非法官及常人所能通曉。故宜先期交由醫學研究機關，醫學會或醫師公會，群集研討，俾佐定讞，方昭公允。

次按刑法條文解釋；醫師人等，非娠婦有必須墮胎方能挽救生命之疾病者，不得接受其墮胎委托。且非自妊婦本人委托或得其承認，不得擅爲墮胎。否則處刑。致生重傷或死亡者尤重。苟藉以貿利或教唆墮胎者，亦有常刑。又醫師人等爲診療疾病或執行戒煙戒毒者，絕對不得無故連續濫用毒品。對一人濫用麻醉藥品或竟用以營業貿利者，倘被檢舉，則視同毒犯。可處死刑，或無期徒刑；並沒收其用具財產。上舉數端皆醫術過誤問題中有關我華現行法律之要目。亟宜注意。幸勿蹈之。

至於故意應用醫術殺人者，僅于二十五年有某埠某醫，爲人墮胎，誤致子宮穿孔，大出血。乃取婦夫血液，擅行輸血；未檢血型，致突身死。遂再另取護士血液，注于該男。以致兩人皆死，埋尸樓板下，潛逃旋獲。此種案件，因極罕見。而有意應用引赤發泡藥，或瀉藥，吐劑使病症增劇；企圖病人肯信醫人預告以遂需索敲詐之案件，與有意延誤診療，漠視病情，臨危不救，或誇大危機等，時常引起訴訟問題　是均涉醫業道德，極易誤罹法網。

以上羅列十八項，殊欠詳盡。但亦可略窺二十年來法醫學之運用及技術進步之槪端矣。

中華醫學會對憲法之意見書

中華醫學會以中華民國憲法草案未列「衞生政策」，特致函國大全體代表，就平日所經研討之衞生問題，有所陳述，原函如次。

（衙略）「衞生政策」之重心，在於護衞人民之身心，增進社會之福利，保障民族之健康，爲人民與政府之所尋求的共同目標，亦卽強國強種之基本條件。

本會同人主張在憲法中，關於「衞生政策」最低限度，應有以下的修正，（一）於人民之權利義務章中，應列入「人民有享受身心健康之權利」（二）改正第一一一條十六項「公共衞生」四字爲「公醫」「制度」，（三）於基本國策章中列入公共衞生事業，應以增進人民健康與人民生活環境之改善，疾病之預防與治療爲原則，全國人民在醫藥衞生方面之享受不分貧富，應一律平等。」

諸公爲各黨各派及社會賢達之代表，在國民大會集會時，制定國家基本大法，希望能將所認尋求健康之道，由個人之安全幸福，達到社會與國家之安全幸福，並認「健康」爲民衆基本權利之一，政府對於人民之「健康負有重責，」於履行其責任時，供給人民以適當「衞生業務」上之一切要求與醫療保健」上之一切方便，於是方可謂之「衞生政策」之要點。「公醫制度」之意義，始可見於完善之憲法中矣。

去歲首屆國民大會，開會於南京。討論修改憲法艸案，本會以該案未列「衞生政策」，有背憲法精神，而乖國民願望。當推會員譚世鑫醫師起艸修改憲法意見書，並由譚君晉京交付代表團。故大會修改憲法時，有關衞生方面者多據此意見書修正，斯實吾國醫政上一大事也。惜原稿事畢仍由，譚君帶返湘中，近始將原稿攝影寄至，爰爲刊出，以供參考焉——編者

台灣省衛生工作概況

經利彬

台灣省長官公署衛生局

本省衛生行政經根據當前的實際狀況，與適應現代科學的趨勢，乃確立了兩個最高原則，一切業務計劃之擬訂，與夫各項工作之實施，均以此兩原則爲依據。

第一個原則爲：推行公醫制度，力求醫療機會均等。

我們知道，台灣醫藥過去尚稱發達，唯因受戰爭影響，不但沒有進步，且諸多被破壞而停頓。同時，日人以台灣爲殖民地，一切醫藥措施，不免循着其整個殖民地政策之軌道而進展，結果其成就僅是畸形，而非正常之發展。這裏可指出幾點事實：（一）醫藥措施動機的自私自利——日人在台的醫藥措施一方面是爲保障其移民之健康，一方面乃是藉以增強台民的體格，以達到其盡量搾取殖民地人力而供其利用之目的，可見日人對於本省衛生的努力其動機不是爲台民衛生着想，而是一種自私自利的企圖。（二）醫藥工作機會的限制——在日人統治下所培育的醫藥人才，雖說不少，但日人目的是在防止台灣人才向政治經濟方面發展，所以他們對於從事醫藥工作之台胞，多施以普通訓練，而少有精深的培植，以之充任各醫療機關之助手，或下級幹部，很少見以之充任各醫療機關主管人者。（三）醫療機關設置的偏頗——日人所設醫療機關大多以日人爲對象，如前總督府在各都市設立之十二個醫院，以及於各都市設置有保健所等，都以爲日人治療及專以指導日人的保健生活爲目的，而在鄉村則很少有這些設施，這種情形充分的說明是一種畸形而不正常的發展，所以我們的衛生行政，首先是要消除這些殖民地色彩，依據三民主義的平等原則，以建立新台灣的衛生行政體系，並使之充實健全，俾使全省每一個地區和每一個省民，都能平等的享受醫療上的便利，我們對於這一新型的整個體系之建立，可以分兩部份來說明：

一•一般衛生行政部份：

（一）我們原預計在全省各縣市組設衛生院十七所，去年年底止，計已成立者有，台北縣，台南縣，台中縣，新竹縣，高雄縣，台北市，台中市，基隆市，新竹市，彰化市，屏東市等十一所，本年又繼續組設有台南市，高雄市，台東縣，花蓮縣等四所，其餘只有澎湖縣、嘉義市二所，因受此次「二，二八」事變影響，尚在籌設中。

（二）計劃於每縣區各設置衛生分院一所，現已組設成立者，計有新竹縣之竹南區，苗栗區等二分院及台北縣之基隆區、淡水區、羅東區等三分院，餘均在籌設中。

（三）對於各縣之鄉市及各市之區公所，經計劃各組設衛生所一所，其財力不足之縣市所屬鄉鎮及區公所，則擬設公共衛生護士及助產士各一人，此項設置正在進行中，此外各山地鄉鎮衛生所均經組設完成。

二•醫療機構之設置部份：

（一）本省於去年間已設立之省立醫院計有共濟醫院，基隆醫院，宜蘭醫院，新竹醫院，台中醫院，嘉義醫院，台南醫院，高雄醫院，屏東醫院，澎湖醫院，台東醫院，花蓮醫院，錫口療養院，樂生療養院，松山療養院等十五單位，本年一月間又接收台大醫學院第二附屬醫院，改組爲省立台北醫院。爲充實上列各醫療機關之設備以適應省民需要起見，本年度經擬撥各該院修復費，計中央方面補助台幣四•六七九•二七九元，本省方面，籌撥台幣二二•五七〇•三〇〇元，並由中央配給及本省自行設籌，於本年度擬擴充各該醫療院病床共二•八〇二床位。

（二）本省各醫院受以往日人時代不良習慣之影響，如病人家屬任其在院留宿及由病人家屬在院備辦火食等，均不相宜，經嚴令各醫院切實改善。

（三）本省醫事人才，雖尚充實，唯對於護士人才，則甚爲低劣，原因是過去日人時代，對護士太不重視，視同傭工，護士教育水準甚低，此點亦亟待改善，除選派資格優良者往中央護士學校深造外，並在台北、屏東二醫院設置護士訓練班，以培育優秀之護士人才。

（四）過去各醫療機關對藥材使用漫無標準，且多沿用日人舊式方法，對治療成就上影響很大，本局依據新近科學上研究所獲致結果，擬製訂藥品標準化之制度，俾改革過去不良習慣，使各醫療機關補給方便，增進治療效果。

三•上述各衛生醫療機關之設置，既係以全體民衆爲對象，我們爲謀大多數民衆均得享受醫療上之便利起見，特擬訂各醫療院減費及免費等辦法，以實現長官陳公洽先生之醫療機會均等之本旨。

四•我們對醫藥事人員之管訓和藥品及麻醉藥品之管理如下：

（一）關於醫事人員之管訓——1.爲使本省醫藥事人才之服務機會均等，俾凡學有專長者，均得貢獻於社會，經舉辦衛生人員登記，經先後有登記醫師、牙醫師、藥劑師、護士等人員八•一一四人，發給證書准其執行業務。2.爲充實衛生人才以應實際需要起見，特於省訓練團設班開訓，計已舉辦有衛生行政組、公共衛生護士組、衛生稽查組等，經先後訓練上項衛生人員一三五人，又登記並訓練淪陷區醫藥學校畢業人員一三一名及先後訓練衛生警察五五三名。

（二）關於藥事之管理——本省藥商藥品之管理，去年經訂定成藥查驗辦法及管理藥商補充規則，規定全省藥商均應登記，藥品均應將樣品送經衛生試驗所化驗，由本局核發證書，對於未經准核發售之成藥，嚴加取締。對於麻醉藥品經擬訂麻醉藥品管理規則及施行細則，又擬訂解繳及焚燬留用烟毒品數量表，請衛生署來台提運。

第二原則爲：加强保健和防疫工作消弭疾病於未然

我們知道，一般人的看法大概都以爲某一地方醫療機關設置如何普遍，內容如何充實，卽認爲這一地方之衞生業務辦得特別好。已克盡了衞生工作之能事，殊不知道這乃是一種消極的看法，近代各先進國家的新趨勢已經不是如此簡單，在十九世紀的衞生工作是注重於治療方面，近代的科學日益進步，應該是預防重於治療，更進而積極的從事於保健生活的指導，以增進人類之健康消弭疾病於未然，現在如將根據這一原則所設施的業務分保健與防疫兩方面加以說明。

一•關於保健方面：（一）以省立台北保健館爲中心，確立保健實驗區以促進全省保健事業之發展，同時計劃於每一縣市，設置保健所一所，共十七所，每所各補助台幣卅萬元，現已成立者，計有台中縣、高雄縣、台東縣、澎湖縣、台中市、高雄市、基隆市、屏東市等九所。（二）於各工廠設醫務室置醫師、護士等司其事，並施行員工定期健康檢查及協同工礦處組設工礦醫療隊。（三）免費檢查姙婦和乳幼兒，本年度預計可檢驗姙婦五萬人，乳幼兒十三萬人。（四）調查全省飲食製造廠及加工廠，並檢驗其製品，訂定各縣市衞生機關與警察機關聯繫辦法以　得工作上之便利。

二•關於預防方面：（一）先從防疫方面來說，經設有檢疫總所主持全省檢疫事宜，並另設有基隆、高雄等十六個檢疫所，同時另成立有衞生試驗所以從事各項檢驗并製造各種疫苗免費供給各縣市應用。（二）將台南，高雄，屏東等傳染病院改爲省立醫院傳染部及協助新竹市修建隔離病院。（三）霍亂方面，本年度擬先就去年流行之南部地區實施預防注射，現台南縣，台南市，花蓮縣，基隆市，高雄市等地均在着手進行，同時在台東方面，本年發現有疑似霍亂患者，據檢查結果，係屬食物中毒，爲防萬一起見，現已準備生理食鹽水五千枝（五百西西裝）漂白粉兩噸，以爲預防之需。（四）鼠疫方面去年曾自內地侵入省境七次，因處理得宜，始免蔓延。本年除由檢疫總所嚴加檢查，以防侵入外，並撥給基隆市府疫苗六萬六千人份，淡水三萬人份，後龍三萬人份，就各該地實施注射以資預防。（五）天花方面，本省今年一二月間曾一度流行，其原因：1．去年所用之疫苗係原日人方法所製者，其效力有問題，且保存不善，日人統治時代的關於預防天花的法規，與本國法規不盡相同，因此在連接配合上未能協調如意。2．一部份人認識不夠，逃避種痘。3．天花係法定傳染病，應強制隔離治療，而一般患者，抱有錯誤之自由觀念，拒絕隔離，以致助長流行。4．中醫密醫，發現天花不報，以致流傳。5．本局自本年一月起，卽以痘苗三百三十萬人份撥發各縣市領用（其中有六千打係救濟分署的），一面由衞生試驗所製造良好之痘苗，供各縣市領用，以備六百三十萬省民實施種痘。（六）防瘧方面，在潮州設置防瘧示範區，又商得救濟分署以大量瘧疾藥品撥發各縣市領用，同時一反過去日人專重治療之作風而先之以預防：1．設置各地防瘧所並擬撥二百五十萬元之補助金以充實其設備。2．奉准與中央衞生實驗院合作，在潮州設立瘧疾研究所，由局派員前往協同研究。

中華民國卅六年四月廿日

近十年來病理學之進步（續）

谷鏡汧 李國材

國立上海醫學院 國防醫學院

四·僂麻質斯病（或風濕病）之病原

僂麻質斯病（Rheumatism. rheumatic fever）或稱風濕病，其特殊變化爲細胞性之小結節，發現於身體各處之敏感組織中：如心臟之結締組織，漿膜，關節之滑膜，皮下組織及腦等處，分別引起心肌炎，心內膜炎，心包炎及胸膜炎，關節炎，僂麻質斯病性（皮膚）結節與舞蹈病（Chorea）等，其發病部位雖不同，似特殊之病變在各臟極相類似，此病變卽Aschoff氏之小體或小結（Aschoff bodies or nodules），小結之中心爲一壞死區域，四周則有淋巴細胞及紡錘狀組織細胞之浸潤，間或雜以多核巨細胞（Multinucleated giant cells）醫學家咸認本病爲一全身性疾患，本病之病原爲何？是否係一種有機體（Organism）所引起？此外或尙需其他因素，促成此症？是迺本文討論之主旨。

昔時學者多認本病之由來，歸咎於非特性粘液性鏈球菌之傳染。（Nonspecific streptococcal infection）距今四十六年前 Ptynton 及 Payne 兩氏已有此種主張；當時對於此菌屬於何型（Types）並無所知，不過知其爲非化膿性鏈球菌，間有少數病例，能自其病變組織培養鏈球菌，此乃由來於病者臨終時所發生之菌血症（Agonal bacteriemia）；其後學者認草綠色鏈球菌（Streptococus viridans）之傳染病灶（Focus of infection）爲本病之由來，蓋認此種病灶能使身體組織對於該菌及其毒素發生變態反應（Allergy）。常人之扁桃體，鼻咽腔，牙齦，牙齒，甚至消化道內，常有草綠色鏈球菌之存在，（按綠色鏈球菌屬於非溶血性鏈球菌），溶血性鏈球菌雖亦有之，惟三分之二以上均非甲族（Group A），對人並無害處；（按Lancefeild and Hare 兩氏以適量抗血清沉澱法，分溶血性鏈球菌爲甲，乙，丙，丁，四族，其中僅甲族可使人致病）。據 Swift and derick 等氏由一九二九年所作之動物試驗，證明動物體內如有鏈球菌性慢性傳染，尤以有草綠色鏈球菌之傳染病灶者，其組織對於相對之抗體原（Antigen）無論爲鏈球菌本身，或其毒素，亦無論其分量之如何細微，均能發生高度變態反應；其主要病變卽爲滲出性變化，（卽水腫），組織內如有少數鏈球菌時，亦能發生增生性病變；今人治療本病每以水楊酸製劑（Salicylic preparations or compounds）爲主者，目的卽在減少血管壁之液性滲出，因由水腫之減輕或消失，本病自可隨之治愈 Zinsser 氏亦嘗指出變態反應，與本病病變有密切關係 Swift and derick 兩氏復以鏈球菌培養濾液作皮膚敏感試驗（Skin sensitivity test）患者多呈陽性，在對照組中，雖亦時有陽性反應，然此或由他型之鏈球菌傳染所致，不足爲證。

一部分德國學者 Klinge (1929-30), Vaubell (1932), Knepper and Waaler (1934-35)

Knepper (1935-36) 諸氏，嘗認本病爲一種變態反應之露形，用馬血清注於兔子體內，使之發生敏感，復以血清注入關節或靜脈內，試驗動物不特能引起變態反應的關節炎（Allergic arthritis），且於遠處器官亦能伴發病變：如骨骼肌內發生細胞浸潤壞死病灶，動脈及靜脈內發生內皮下透明壞死(Subendothelial hyaline necrosis)，心肌及心瓣內發生結締組織增生而有透明變性及細胞浸潤等變化。凡此在試驗動物發生病變之處，一如本病在人體之所見，均係常多動作之組織或緊張部分，或甚易發生創傷之處；惟此說爲 Aschoff 氏（一九三五）所反對，氏不信在動物體內能以試驗方法，產生此種特殊病變，且謂一般病理學者，以本病與梅毒，結核病及動脈硬化等症，同歸變態反應之病症，實覺不妥。

據最近許多學者之研究，化膿性鏈球菌 (Streptococcas Pyogens 按即爲 Streptococcus hemolyticus)，乃爲本病之特殊病原；蓋通常在發病之前，病者先發化膿性鏈球菌性咽腔炎，約經二週，本病病變始漸發生 Sheldon (1931), Collis (1931), Pauli (1932)，患者血內所有之各種特殊抗體；如抗溶血素(Antihemolysin) (Todd) (1923) 凝集素 (Agglutinin) 補體結合抗體 (Complement fixing antibody) 沉澱素 (Precipitin) (Coburn and Pauli)(1932) 及抗纖維蛋白溶解素(Antifi brinolysin) (Stuart-Harris) (1935) 等，均有著明之增加；據 Coburn 氏（一九三六年）之測驗，在本病患者抗體在血內，逐漸加濃，濃度穩定之後，爲時亦較持久，甚者久至心臟炎或關節炎一再復發時；反之在口發鏈球菌性扁桃體炎而不續發本病之病人，抗溶血素及其他各種之抗體發生均較迅速，約在一週以內，即達最高濃度，職此之故，該氏謂本病之爲病，乃一種人體對鏈球菌之異常反應 (Abnormal response)，一九三九年經 Coburn 及 Pauli 兩氏之賡續研究，結果亦仝，僅有傳染球鏈菌之局部病灶而不繼發本病之病人，在傳染後三週內，血中抗溶血素含量即達最高濃度；而繼發本病者則不然，活動期中抗體仍能繼續增高，又能持續至六月之久；此種血內抗體之能持久繼續增高之現象，只能以鏈球菌潛伏身體之某部不斷產生其毒素來作解釋。又據兩氏檢驗本病十六例之結果，證明血清內之沉澱素亦繼續增加，達一定高度，其所需時間更較抗溶血素者需要久長，凡此皆足以證明血內抗體之不斷增高，全由溶血性鏈球菌繼續之活動所致。兩氏並以荷蘭猪 (Guinea Pig) 作動物試驗，以瓊脂病灶技術 (Agar focus technique) 使荷蘭猪發生一種持續性鏈球菌性之傳染，在抗溶血素值(Antihemolysin) 增高期間，於瓊脂病灶上常能發現活的鏈球菌，當血內抗溶血素值持平或降低時，病灶內必無細菌存在。此種現象，無論時間久暫，均經屢試不爽，兩氏遂認本病之主要原因，係化膿性鏈球菌之感染，換言之，化膿性鏈球菌乃本病之主要病原體。另據一九三九年 Green 氏由各方面研究所得之結果，證明患靜止性僂麻質斯病 (Quiscent rheumatism) 之病人，因血清內抗溶血素值之增高，其皮膚對鏈球菌毒素常呈敏感，至於本病病人喉腔內之溶血性鏈球菌百分之八十七爲甲族，其他各種病人咽喉腔之帶此菌者 (Non-rheumatic throat carriers) 僅百分之四十二而已。Green 氏之重要貢獻又有死後組織培養(Postmortum tissue culture)，氏以精密可靠之技術與消毒方法取出本病死者之心瓣或心包組織少許，培養於特殊之培養基內，結果九例中竟有八例得化膿性鏈球菌，至於心臟血液培養，則全爲陰性，在對照組二十二例中僅二例由心瓣培養得化膿性鏈球菌，而此二例之血液中亦有病原菌，其死因，一爲腹膜炎，另一爲氣管枝肺炎，二者皆能造成末期之敗血病(Terminal septicemia)以此種對照組僅二例爲陽性，爲數太少，實不足重視，且氏在僂麻質斯病性心瓣之切片上，亦證明有球菌(Cocci)之存在，一九四〇年 Thomson 及 Innes 兩氏，亦作類似之研究，自本病之十例中，半數亦能由心瓣培養得溶血性鏈球菌，惟陽性之五例中，有三例在他處組織(二例在血，一例在脾內)內亦見病原菌，可知確爲瓣膜傳染者至少有二例，在對照組中之十二例培養，結果全屬陰性，當 Green 氏發表研究結果之同年，Collis 氏(一九三九年)亦稱本病死者各組織內皆能培養得溶血性鏈球菌，四十二例中有二十二例得自心瓣，二十七例中有十三例得自頸及縱隔之淋巴結，扁桃體深部組織之培養爲全部陽性，而心內血液之培養，復爲陰性，可惜無對照組病例，以資參考。據 Coburn 及 Moore 與 Thomson 等氏(1941)之經驗，氨苯磺胺(Sulfanilamide)對本病在急性期中雖無効用，但服用較久則有阻止復發(Relapse)之効，此亦足證明本病與溶血性鏈球菌有密切之關係，根據上述各種研究之結果，吾人可得下列之結論，「本病之病原體以溶血性鏈球菌爲最可能，但細菌在組織內爲數甚少，不易檢得，病變惹起之方式，亦迥乎尋常，故形成特殊變化，一部份研究家之細菌培養而未得結果者，恐係技術上問題耳。」

本病病原雖經多數學者肯定爲溶血性鏈球菌，但另有一部份學者則認爲傳染毒(Virus)，於是定傳染毒假說(Virus hypothesis)，按鏈球菌感染本能使人體對於傳染毒發生敏感，故二說可並行不悖。按此說之開端在一九三五年，Schlesinger 及 Signy 與 Amies 諸氏，以高速度離心器將心包液使之沉澱於沉澱物中，發現類似原質小體(Elementarybodies)，其沉澱懸液(Suspension)並可與活動性僂麻質斯病患者之血清起凝集反應，至一九三七年 Eagles 氏等在舞蹈病患者之腦脊髓液及僂麻質斯性關節炎之關節液內，以同樣方法，亦發現原質小體，翌年該氏復以含有傳染毒樣小體(Virus-like bodies)之物質接種於猴子心包及關節內，惜未成功，迨一九三九年 Eagles 及 Bradley 兩氏在本病患者所得之沉澱懸液內，發現凝集素，本病患者之血清不獨與患類僂麻質斯性關節炎(Rheumatoid arthritis)病人之血清引起凝集，且與其他非僂麻質斯病性之關節炎，如淋病性關節炎，肺炎，球菌性關節炎，甚至痛風症患者之血清，亦起同樣變化，因之氏對該原質小體之性質，發生懷疑，認爲此種小體並無生命，其發現於組織者，乃偶然之事實耳。同年 Swift 及 Brown 兩氏以僂麻質斯病性滲出物接種於鷄蛋之絨毛尿囊膜(Chorio-allantoic membranes of chicken eggs)內，結果引起病變，復以此種病變之懸液，滴入經醚麻醉之小白鼠(Mice)鼻腔內，又引起一種傳染性之，但非細菌性之肺炎(Transmissible nonbacterial pneumonia)，氏等又能自鷄蛋病變處及小白鼠肺病培養得一種類似傳染毒之病原體，因其與家畜（牛）胸膜肺炎 (Pleuro-pneumonia) 之病原體相稱，故稱胸膜肺炎樣病原體 (Pleuropneumonia like organism) 惟妥否尚待證明。

本病病原經許多學者之研究，雖漸露端倪，但問題並不如是簡單，如其他因素，如丙種維他命缺乏 (Vitamin defficiency) 問題，恐亦有關。蓋一九三四至三六年間 Rinehart 氏等嘗以缺乏丙種維他命之食物。飼養荷蘭猪，結果發生與本病相似之病變，除丙種維他命外，如兼有鏈球菌性之傳染病灶者，其病變更形嚴重。據一九三八年 Abbasy 氏等所測定血漿內丙種維他命之正常含量爲每百立方公分（或每百西西）含○•九公絲 Mgm. 在三十例活動性僂痲質斯病中，除一例外，其血漿之丙種維他命量均低於○•五公絲（平均爲○•三公絲）；即在靜止期中之病例，其平均量亦僅有○•三八公絲，百分之七十八病例中，均在○•五公絲以下，故○•五公絲可視爲丙種維他命在血中之一種分野，過多，則不易得本病，不足，則有患本病之慮 Abbasy 氏等檢查小便，測定尿內丙種維他命之排泄標準，結果每六十五公斤體重之成人，每日最低排泄量爲十三公絲；百分之九十二活動性僂痲質斯病及百分之一百活動性外科結核病之病例均在最低標準之下，對照組病例及靜止性結核病患者均在標準以上，恢復期僂痲質斯病例百之八十三以上，仍較標準爲低，故 Abbasy, Hill, Harris 及 Rinehart 諸氏認本病患者，雖在靜止期中，丙種維他命仍感不足，卽病者雖能每日大量服用，亦猶有匱乏之虞。據 Abbasy 氏及其同僚之解釋，此乃由於患者因新陳代謝利用丙種維他命之量大爲增加，因而造成缺乏現象。Rinehart 氏曰：丙種維他命之缺乏，可能爲本病病原之一因素。然反對者亦大有人在 Perry (1935), Sendrosy and schultz (1936), Hickmans (1938))。

總上所載，簡而言之，溶血性鏈球菌本病病原之假定學說，日益可信；其引起之病變，何以異乎尋常，則猶待索解，或與以上所舉各種之因素，不無關係。

（待續）

參考書

1. Geoffrey Hadfield and Laurence P. Garrod, Recent Advance in Pathology, 1943.
2. Cecil: Rheumatic Conditions, Etiology, Environmental Factors, M.C.N.A. Vol. 29, 1945, May, 566.

中華醫學會

（卅六年度會務報告）

一年來本會各部工作均極緊張並日益增多玆分別報告如下：

1．文書部：

月	收到信件	發出信件	
一 月	542	669(信)	658(通告)
二 月	803	773	1,331
三 月	782	1,458	785
四 月	824	1,142	1,098
五 月	791	846	
六 月	839	810	610
七 月	736	892	537
八 月	775	1,010	
九 月	725	773	
十 月	792	1,049	
十一月	954	1,015	3,607
十二月	1,063	892	2,459

2．會員部：

月	永久會員	普通會員	總 數
一 月	494	199	693
二 月	535	274	809
三 月	570	285	855
四 月	594	710	1,304
五 月	673	1,098	1,771
六 月	704	1,138	1,842
七 月	721	1,167	1,888
八 月	729	1,203	1,932
九 月	751	1,215	1,966
十 月	860	1,244	2,104
十一月	883	1,305	2,188
十二月	909	1,328	2,237

3．分會部：

除原已成立之十五個分會外本年內復又成立北平，蘭州，瀋陽，鎮江，澳門，西安，福州，武昌，通如，合肥，開封，清江浦，南昌，台灣等十四個分會現共有二十九個分會。

4．售書部：

月	售書總數	營業收入總數	寄出郵包數
一 月	547	21,283,682.00	53
二 月	710	21,769,486.00	270
三 月	464	27,925,590.00	176
四 月	771	49,081,350.00	158

五 月	706	40,298,810.00	172
六 月	895	28,437,660.00	625
七 月	955	47,531,850.00	154
八 月	661	56,952,370.00	136
九 月	438	63,028,650.00	168
十 月	456	84,888,640.00	183
十一月	709	102,759,100.00	177
十二月	787	119,733,400.00	212

5．會計部：

本會復員基金截至本年底共計募到法幣＄72,194,744.— 美金＄110,— 港幣＄31,218.08 一年來收支相抵尚稱平衡（詳賬見查帳員報告書）。

6．出版部：

本年重行編印「中國醫界指南」已於六月出版。

本年新出「醫文摘要」月刊一種，由李濤醫師主編，於九月創刊。

諸福棠醫師主編之「實用兒科學」第一版全部售罄，現已在重編第二版。

「高氏醫學辭彙」第九版已全部售罄，曾影印三次，亦皆售空，現正重編第十版。

7 發行部：

月	英文中華醫誌			中文中華醫誌			上海醫事新聞		
	總數	會員贈閱	訂閱	總數	會員贈閱	訂閱	總數	會員贈閱	訂閱
一 月	725	485	240	1350	341	1009	586	482	104
二 月	833	554	279	1462	385	1077	625	498	127
三 月	891	589	282	1607	482	1125	698	533	165
四 月	867	593	274	1635	486	1149	768	552	216
五 月	895	670	225	*1370	492	878	845	599	246
六 月	1403	1083	320	1282	757	1019	878	621	257
七 月	1497	1112	385	1441	873	1282	1088	796	292
八 月	1559	1173	386	2345	904	1441	1140	812	328
九 月	1684	1272	412	2569	996	1573	1154	830	324
十 月	1760	1334	426	2778	1116	1662	1185	850	335
十一月	1778	1344	434	2804	1129	1675	1206	867	339
十二月	1792	1355	437	2821	1134	1687	1213	871	342

（註） 總數減少之故是因本年度第一期始於四月間出版，故上年滿期者尚未及續訂。

醫文摘要	十 月	十一月	十二月
	71	425	768

8．編編部：

英文中華醫學雜誌——本年由64卷9—10期合刊起已編至65卷9—10期最後一期在排印中。

中文中華醫學雜誌——本年由32卷7—8期合刊起已編完至33卷11—12期本年度已全出。

上海醫事新聞——本年由13卷1—24期，業已出全。

大會專號——本年中英文中華醫學雜誌，各出大會專號一本，前者爲33卷5—6期，後者爲65卷7—8期。

本年內已與美靈登公司訂立明年度承印合同，中英文雜誌由明年起均改爲月刊，計英文雜誌每期印2,000本，中文雜誌每期印3,200本，醫事新聞印1,200本。

9. 圖書部：

本會出版雜誌與國外交換者達 119 種。

本會華盛頓辦事處運來舊雜誌二大箱，經登記編號約 3,000 餘本。

圖書館向國外訂購雜誌書籍十種。

10. 總務部：

本年內已將會所修理粉刷，換然一新，大禮堂內之桌椅用具等亦經添置齊備。圖書館亦已修理粉刷，並加闢閱讀書一間。

儲藏室原有之書誌均經分別整理陳放，未曾裝訂之書誌已陸續清出裝訂。本會出版之舊雜誌皆經清出分別補贈各永久會員。

本年曾爲會員辦理向國外訂購書籍雜誌及向衛生部代換新部證等事。

爲大會招租展覽台及大會手册廣告等事，曾與各醫藥商接洽，計獲租展覽台者 36 家刊登廣告者 40 家。

又爲會員出席大會經辦登記及收費事宜，並代爲訂購車票及招待外埠會員。

已故牛惠生博士紀念碑於八月三十一日由會移植於萬國公墓並舉行移碑典禮。

八月曾招待爪哇醫學代表，十二月曾招待美國及國際麻瘋救濟會總幹事。

明年度本會各雜誌所需用之紙張已全數購進。

11. 人事部：

本會因工作繁忙，除原有職員十四人外本年另聘副總幹事（服務半日）一人，職員二人，共爲十七人，並由三月起每日工作時間由六小時增至七小時。

12. 會　議：

常務理事會——曾於五月九日，六月五日，及九月二十日分別舉行會議。

第七屆大會——於五月五日至十日在南京舉行，到會員 584 人，代表學術機關團體 95 單位，宣讀論文 235 篇，舉行大小會議 30 餘次，研討提案 29 件，並成立七個專科學會。

業務保障委員會——曾爲南昌高茂山醫師，無錫吳文華醫師，南京許殿乙醫師，南京錢明照醫師等，醫事訟案舉行會議，並出具鑑定書。

防痨委員會——曾舉行防痨學術演講二次。

教會醫事委員會——曾舉行會議四次。

圖書館委員會——於八月廿二日成立。

13. 各科學會：

中華兒科學會——曾舉行理監事會並遣派代表出席國際兒科會議。

中華眼科學會——曾舉行理監事會並開砂眼討論會及請傅克氏教授演講眼肌肉學。

中華外科學會——該會上海分會於十月十五日開會成立。

中華醫史學會——曾舉行理監事會並於十二月舉行中國醫藥文物展覽會。

14. 國際會議：

美國醫學會百週年紀念——六月在大西洋城舉行本會曾由施思明醫師代表出席參加。

國際兒科會議——七月在紐約舉行，由蘇祖斐，陳翠貞，徐乃禮等醫師代表出席會議。

國際防痨會議——九月在聖路易斯舉行本會由榮獨山醫師代表出席會議。

世界醫學會——九月在巴黎開會成立本會由金寶善次長出席參加會議。

總幹事　余新恩　報告

民國三十六年十二月三十一日

中華醫學會第四次常務理事會議紀錄

日　期　民國卅七年一月廿七日(星期二)下午三時半

地　點　上海慈谿路四十一號中華醫學會會議室

出席者　沈克非（主席），朱恆璧，姚克方，胡定安（沈代）

列席者　余新恩（紀錄），馬弼德，張昌紹

上次紀錄　卅六年九月廿日第三次常務理事會議紀錄衆無異議通過

（甲）報告事項

（一）余總幹事宣讀卅六年九月至十二月暨卅六年度會務及經濟報告，衆無異議接受通過。

（二）張昌紹主編報告中華醫學什誌近況，卅六年度卅三卷業已出全，並已向上海市中國科學期刊協會廉價配得白報紙二令半。本年改出月刊。

（三）馬弼德主編報告英文中華醫學雜誌近況，卅六年度已出至六十四卷九、十期合刊，其最後一期正在付印中，本年改出月刊。

（乙）討論事項

（一）修正會費及什誌書籍費案

因紙張及印刷費用浩大，各費酌予增加，決議由卅七年一月份起，普通會員會費改爲二十四萬元，永久會員什誌津貼費十二萬元，什誌書籍訂購費依照市價酌加。

（二）卅七年度經費預算案

決議：卅七年度經費預算爲四十七億六千四百萬元議決通過。

（三）團體會員資格及標準案

決議：依照姚理事光方所擬訂之細則通過，團體會員會費改爲五百萬元。

（四）規定本會標記案

決議：本會標記圖樣定爲中華民國地圖形式，內中寫明「中華醫學會」字樣，並繪有蛇與手杖以示醫學之意。

（五）本會在美國成立分會案

決議：本會會員近已在美國紐約組織成立分會准予備案。

（六）總幹事出席世界醫學會議案

決議：爲應世界醫學會之邀請，准派余總幹事代表本會出席本年四月在紐約舉行之執行委員會議，在余總幹事出國期間由馬副總幹事代理會務。

（七）新藥本草請予出版案

決議：因衞生部已在辦理，未便接受。

（八）十一月十二日定爲醫師節紀念日案

決議：前本會六屆大會曾決議指定每年十一月十二日國父誕辰爲醫師節紀念日，呈請社會部轉呈核辦，嗣以抗戰期間節日太多未經核准，現已抗戰勝利應由本會正式呈請社會部准予照辦。

（九）各地分會成立請予承認案

決議：台灣分會與蕪湖分會核與總會組織分會章程相符准予備案。

（十）新會友申請入會案

決議：譚學華余霖等核與會章相符准予入會：

（十一）新會友檢舉案

決議：朱瑞等八人經人檢舉理由充分應取消入會資格。

五時半散會。

近十年來病理學之進步(續)

谷鏡汧　李國材

國立上海醫學院病理研究所

五．高血壓症 (Hypertension)

一．緒論：高血壓症乃收縮期及擴張期血壓永久性增高之謂。爲臨床上一種複雜病症，亦爲醫家之難題，本症之發生，實由全身細動脈之緊張力長期增強 (Sustained and generalized hypertonus of the arterioles)所致；其原因迄今尙未完全明瞭。以前學者認血壓之增高，係一種適應作用，用以克制動脈毛細管纖維組織化或腎臟纖維組織化 (Arteriocapillary fibrosis or renal fibrosis) 所引起之阻塞(Obstruction)；後有一部份之研究家，謂高血壓症患者之腎臟在構造及功能方面未必常有變化，認細動脈緊張力之增強爲交感神經系統長期過度緊張之結果，因之本症之治療，遂亦趨尙外科手術，以局部交感神經之切除術，來解除細動脈之緊張，此法對於受交感神經所支配之內臟區 (Splenic area) 細動脈更爲常用，其結果偶或圓滿，但失望者多，即使有效，亦未能持久，以上爲腎外學說(Extrarenal hypothesis)之主旨；嗣後經學者之研究，知高血壓症中以原發性(或眞性)高血壓症 (Primary or essential hypertension) 爲最常見，在初起時大多患者之腎臟，在機能方面可無何種損害，而肉眼病變亦常輕微，但據病理組織檢查，至少百分九十七之病例，腎內進球細動脈 (Glomerular afferent arterioles) 之管壁常有變性增緊，學者僉認此種變化能使通過腎臟之血量大爲減少，結果身體爲補救計，使血壓增加，此乃腎內學說 (Intrarenal hypothesis) 之由來也。Goldblatt 氏嘗以特製之一種金屬小夾，夾住動物之腎動脈，能使通過腎臟之血流，隨意減少，在減少至相當程度時，動物之血壓即行增高，甚至能持續達五年之久；此種受試動物之血管及內臟所起之病變，與人之患高血壓症者極相類似，可知此種實驗性之高血壓症，乃係腎臟局部貧血 (Renal ischemia) 之後果，而與其他變化並無關係，故雖行廣泛之交感神經切除術，亦不能救治，由此亦可見此種高血壓症之主要原因在腎內而不在腎外。

高血壓症之病原甚多，而牽涉各內臟之變化亦多，彼此之關係尤複雜，難以分析，此症之分類實非易事，玆爲方便討論起見，分別二大類如下：

(一)原發性或眞性高血壓症 (Prim ary or essential hypertension)

1. 良性原發性高血壓症 (Benign primary hypertension)
2. 惡性原發性高血壓症 (Malignant primary hypertension)

(二)繼發性高血壓症 (Secondary hypertension)

1. 腎臟性 (Renal)
2. 內分泌性 (Endocrine)
3. 其他。

二. 高血壓症之分類及臨床現象

（一）原發性或眞性高血壓症 (Primary or essential hypertension)佔永久性動脈性高血壓症全數病例百分之八十八 (Fishberg)。患者大多男性，發生於五六十歲之間，其中約百分之二十因本症或本症所引起之後果而死，大抵由於過高之血壓直接作用於心臟及血管所致，爲一種機械性緊張之結果，全部之死亡例中至少百分之六十死於心機缺陷 (Cradiac failure)，又百分之二十死於腦血管之病變（如中風症 Apoplexy），因腎臟機能缺陷(Renal failure) 致死者則不足百分之十，原發性高血壓症病情之輕重，經過之長短均不一致，短者僅六月，長者可達二十年。

1.良性原發性高血壓症：因經過時間以及病狀輕重之不同，復可分爲二類：

(1) 此類之高血壓症程度僅中等，但血壓飄忽無常，起伏不定，當睡眠時，有降至正常水準者，故患者所受之影響極微。視網膜動脈之變化亦極輕，除發生『銅線』現象 ("Copper wire" appearence) 外，並無其他，亦無蛋白尿。心臟雖有肥大，心臟電動描寫曲線(Electrocardiogram)卽在久病仍屬正常，故病之過程較其他之高血壓症爲特長。

(2) 患者，起病後，其血壓卽『固定』於一定之高度；視網膜發生血管痙攣性網膜炎(Angiospastic retinitis)，視網膜窩處細動脈發生硬化；病者過度勞動能引起呼吸困難；有輕度或中度之夜尿症 (Nocturia)；當疾病進行時，並有頭痛，暈眩，蛋白尿以及輕度之血尿；若取胸肌一部作病理組織檢查，則見細動脈管壁顯著變厚。患者絕不發生乳頭水腫 (Papilloedema)，經六至八年卽死亡。

2.惡性原發性高血壓症：本症患者年齡多在四五十歲之間，較良性爲早；病程亦短，多至一年，少則六月；病情嚴重，在早期卽有乳頭水腫，亦常有呼吸困難，心前（卽普通所謂心口或心窩部）疼痛。有時經數月，卽發生腎臟機能缺陷，有血尿，甚或尿毒症 (Uremia)，併發心機缺陷。視網膜之病變更烈，其細動脈發生出血，乳頭有炎性水腫，病情之經過愈速，視網膜之病變及乳頭水腫亦愈重，且腦部細動脈亦往往發生病變，引起多數小出血 (Multiple small hemorrhages)卽在經過較緩病例，腎臟往往之組織變化亦嚴重，形成小區域式之病灶，病灶間常有正常之腎組織；病灶愈多，腎臟愈易陷於機能不全，如同時有心機缺陷則更速其實現，故患者均不治，幸病例較少，僅佔原發性高血壓症全數病例一百分之十耳。

（二）繼發性高血壓症：(Secondary hypertension)

1.腎臟性高血壓症：約佔動脈性高血壓症百分之十二，本症乃繼腎臟疾患之後而發生者，故名。大抵與下列各種腎臟疾患有關：

(1) 急性，次急性以及慢性之絲球腎炎 (Glomerulonephritis)

(2) 慢性腎盂腎炎之有阻塞或無阻塞者 (Chronic pyelonephritis with or wtihout urinary obstruction)

(3) 結節性急性動脈外膜炎 (Periarteritis nodosa acuta)

(4) 腎臟之澱粉樣變性病 (Renal amyloidosis) 有收縮 (Contracture) 及纖維組織化者。

(5) 多囊性腎臟 (Polycystic kidney)

(6) 腎血管之壓迫 (Compression of renal vessels)，例如由腫瘤等所引起者。

腎臟性高血壓症爲上述各種腎病所常見之併發症 (Complication)能發生於任何年齡，在兒童及青年最多，中年次之，患者在高血壓症出現之前，往往因原發性之腎病，已發生顯著之貧血 (Secondary anemia)；一般健康不良，腎臟機能缺陷之症狀甚著明。除急性絲球腎炎外，其最主要之病理變化爲腎臟組織之摧毀，但此種病理變化之輕重，與高血壓症之程度及其發生時間之遲早，往往多不相符而行；有腎臟之病變雖重，而血壓之增加不多，甚或並無變化者，反之，有血壓長期增高而腎組織之變化極少者，至於腎臟排泄功能，雖多少常有障碍，但與血壓變化之程度，亦並無一定之關係。

2.內分泌性高血壓症：此類高血壓症之發生與各種內分泌腺(腎上腺，腦重體及生殖腺等)之病變有關。其中最顯著者爲腎上腺病 (Paraganglioma, chromaffinoma, or pheochromacytoma) 因瘤所含之腎上腺素(Adrenaline)遠較正常之腎上腺爲多，故常發高血壓症，患者多老年。頸靜脈竇結節(Carotid body) 腹部副交感神經節 (Abdominal paraganglia) 及主動脈分歧處(即主動脈弓處)之 Zuckerkandl 氏器官 (Organ of Zuckkandl of the aorta, aortic body) 等之副神經節瘤 (Paraganglioma) 同樣亦可造成高血壓症。

3.其他：繼發性高血壓症亦有由來於神經中樞之病變者，如腦炎及腦膜炎等，大半由於延髓部之循環中樞 (Vasomotor center) 受炎症之刺激所致，一部份亦與物質代謝之障碍有關。

三. 病理變化：玆將原發性高血壓症常見之病理變化發生於心臟，血管，腎及腦等處者，分別述之於后：

(一)心臟之病變：患動脈性高血壓症者，心肌常有進行性之肥大，肥大之程度，視年齡之大小有別，與冠狀動脈之病變亦有關，如粥樣瘤(Coronary atheroma) 能阻止其肥大。在良性病例，心臟重量亦往往超過500公分，在多數凶篤病例，左心同時發生擴張，其乳頭肌變粗，心腔因之略小而稍長，中隔向右突出，在顯微鏡下，肌纖維多肥大變粗，變化之沉重者，肌纖維膜消失，其輪廓模糊不清，肌原纖維 (Myofibrillae) 增厚，肌核變大；間質內之細動脈及毛細管數目減少，減少之程度有時頗顯著。高血壓症一面使心肌肥大，一面又能引起冠狀動脈之硬變，轉能招致血栓及梗塞等變化，凡此均足引起心肌貧血，視貧血範圍之大小與程度之輕重，發生緩急與大小不等之壞死區域，病變之重者，結果引起心臟機能之缺陷 (Cardiac failure)，使全身循環發生障碍，下肢及內臟多鬱血 (Congestive heart failure)。

(二)血管方面之病變：高血壓症之動脈病理變化，最嚴重而最顯著者則爲管腔之變遷，在 25-100 microns 間之細動脈，其病變可分肥大及變性兩種，玆述之如下：

1. 肥大變化：永久性動脈性高血壓症各器官之細動脈其內皮下結締組織 (Subendothelial connective tissue) 增生，內彈力膜 (Internal elastic lamina) 增厚，中膜肌肉亦肥大，此乃由於高血壓症所致之一種生理性反應，與一二歲時所見之動脈生理性生長相似。據 Kernohan, Anderson 及 Keith三氏 (1929) 之觀察，正常人胸肌內細動脈壁之厚度與管腔直徑之比例，平均爲1：2；在患高血壓症者，則在 1：1.4 至 1：1.1 之間，高血壓症愈嚴重，細動脈壁愈厚，管腔之直徑亦因之癒小 Morlock 氏於1939年曾證明胰腺，肝臟，胃腸管及肝臟等處之細動脈亦有此種變化，並謂因年老所致之細動脈變化在比例上並無改變云。

2. 血管之變性：細動脈變性之輕重，其分佈與發生之時間，視臨床之症象如何及時間之久暫各不同。在惡性高血壓症，細動脈壁無增生現象，多急促而嚴重之變性，且往往發生壞死 (Necrosis)，反之在良性高血壓症，細動脈之內膜發生細胞性增生及纖維組織化，少見變性或壞死，究或有之，其範圍在各器官內亦較狹小。變性現象大半發生於內臟各器官內之細動脈，在腎內之進球細動脈 (Glomerular afferent arterioles) 及小葉間小動脈 (Small interlobular arteries)，尤爲最常見，最嚴重；至於肺及皮膚，肌肉內之細動脈，並無嚴重變性。就一般言之，除輕型病例死於其他原因者不計外，其餘高血壓症病例中，至少有百分之五十在脾臟，腎上腺，胰腺及腸管內之細動脈有變性現象。至於在肝，胃，前列腺及睪丸內者則較少見。在腦細動脈則復較多，玆將此種變性分爲三種，述之於后：

(1) 小動脈之瀰蔓性纖維組織化 (Diffuse fibrosis in small arteries)，亦稱瀰蔓性增生性硬化症 (Diffusehyperplstiosclerosis)，瀰蔓性增生性動脈內膜炎 (Diffuse productive endoarteritis) 纖維化動脈內膜炎 (Endarteritis fibresa) 或簡稱瀰蔓性動脈內膜炎 (Diffuse endarteritis)：——此乃逐漸而起之變化，爲良性高血壓症之特徵，在惡性高血壓症中，絕不顯著，甚或缺如。凡爲肉眼可察見之小動脈，如腎之小葉間動脈，均易發生此種變性，其內皮下之結締組織細胞一致增生，中膜之肌細胞爲纖維母細胞(Fibroblasts)所代替，管腔變狹；久之纖維組織亦起變性，而呈透明化。

(2) 細動脈之纖維蛋白樣變性 (Fibrinoiddegeneration of arterioles)：爲高血壓症之一種特殊病變，亦爲特徵之病理變化 (Pathognomonic postmortem sign) (Moritz and Oldt 1937)。百分之九十七病例中，腎內之大半進球細動脈常有此種變性，腎上腺皮質及其外膜脂肪組織內之血管亦常如此。病變開始於細動脈內膜之下，全壁腫脹，幾乎完全變爲透明性嗜伊紅性混糊之物質 (Hyaline, eosinophilic structureless material)，在早期尙含類脂質，管腔逐漸閉塞。變化之發生頗速，始於腎臟小葉間動脈之初部，繼向腎絲球蔓延，卒至全部被襲。

(3) 細動脈之急性壞死(Acute arteriolar necrosis)或稱壞死性細動脈炎 (Necrotiz-

ing arteriolitis)：僅發生於嚴重之高血壓症，亦爲惡性高血壓症之典型血管病變，在診斷上與細動脈之纖維蛋白樣變性有同樣之意義，惟其程度過之。在變性及弱化之管壁上，常可見血漿及血細胞之浸潤，宛若細微之撕裂性出血（Minute dissecting hemorrhage），其四周並有細胞之增生，構成一種類似結節性急性動脈外膜炎（Periarteritis nodosa acut.）之組織變化，此種病變在試驗性嚴重高血壓症之動物亦常見之，且發生極早，數日內即可發現。動物之血管在試驗前本爲正常者，故所見之病變極可能爲過度張力直接加於無防禦之細動脈，脈壁因之受損，想係一種機械性之毀傷也。

（三）腎臟變化：在各種原發性高血壓症，腎臟發生機能缺陷者不足百分之十，故其肉眼及組織變化就一般言之往往輕微，並據 Bell 及 Clawson（1928）兩氏之報告，在四百二十例中發現腎臟萎縮者僅百分之十五，在百分之七十五病例，腎臟表面多平滑，肉眼變化甚微，但由組織檢查，發現進球細動脈呈纖維蛋白樣變性，其數目多少不等，腎絲球亦有纖維組織化或毀損，後者乃因進球細動脈發生局部或全部閉塞所致，惡性高血壓症之腎絲球變化常嚴重，爲局限性，有正常之腎組織介乎其間。在進行較爲急迫之病例，腎絲球病變且延及絲球環之毛細血管（Capillaries of the tuft），其壁腫脹，內皮細胞核破裂，毛細管股（Capillary loops）與 Bowman 氏囊之間發生粘連，囊之表皮有時肥大增生，形成與次急性絲球腎炎時所見之『上皮半月』(Epithelial crescent) 類似之變化。進球細動脈壁有撕裂性肌肉出血（Dissecting intramural hemorrhage）及壞死性細動脈炎。以上所述之病變，研究家認爲動脈管內張力驟然增加之結果。

（四）腦中變化：高血壓症對於腦組織最危險及最多之變化，計有兩種，爲出血及血栓之形成，此中致病原理實與腦組織之結構有關，蓋腦動脈之中膜較薄，外膜亦較稀，而腦組織尤脆弱，此種動脈可說本身力量既薄，又無外援，且腦組織中，易於出血之小動脈直接發生於較大之動脈，如後聯（Posterior communicating art.）與前腦及中腦動脈（Anterior and middle cerebral art.）之分枝【爲視丘(Thalamus)，尾(Striatum)及脈絡(Choroid)之營養枝】，莫不如是，不但管壁特別薄弱，且與來自心臟之脈浪同一直線，直接受高血壓之冲擊，故易硬化，易於出血。至於出血之眞正機轉，學者猶無一致之見解可分三說：1. 先發生動脈之痙攣(Vasospasm)，然後有出血性之梗塞與穿漏性之出血(Diapedisis)，合多數穿漏性之出血點而成廣泛出血（Massive hemorrhage）2. 因血管硬化，腔變狹窄（因透明變性），甚至全部閉塞，因之引起腦組織之軟化，軟化使動脈失去外圍之支持，故本已硬化之動脈，一經高血壓之冲擊，即行崩裂。3. 因動脈硬化，肌層變弱，弱則易破。統而言之，要而言之，腦出血最主要之原因，一爲腦動脈之硬化，二爲高血壓症。

四．致病原理 (Pathogenesis)：研究高血壓症之原理及步驟等問題，可由三方面着手，(一)臨床研究，(二)動脈試驗，(三)腎臟提出物 (Kidney extracts) 試驗，參酌三者所得之結果，可得一種較爲合理之解釋。

（一）人類高血壓症臨床之研究：據 Pickering (1935,1939) 及 Prinzmetal 與 Wilson (1936) 三氏在臨床方面之研究，發現直性高血壓症及惡性高血壓症血壓之所以增高，與血流之速率無關，亦與血液之粘度 (Blood viscosity) 無涉，其所以增高者，實由於全身細動脈之血管收縮所致。決非僅由一部細動脈之收縮而發生者，舉例言之，如僅有內臟區一部份之細動脈使之收縮其結果該區大部之血液勢必散之於他處，而通過肢體之血流亦勢必增加，然此與事實不符，可知細動脈之收縮，決不限於一部，全身各處皆有之。又經詳細之研究，復知眞性及惡性高血壓症病人之肢體血管 (Limb vessels)，在熱與反應性充血影響之下，亦能擴張足見壓力之增加並非由於細動脈之變性，實由全身性細動脈之緊張力增強所致。欲闡明緊張力增強之性質可以奴弗卡因 (Novocaine) 注射於加熱的肢體之神經內，以去細動脈血管神經之張力 (Vasomotor tone)，結果血流雖顯然增加，但仍不超過正常對照組所增加之程度，足見高血壓症壓力之增加，實非由於血管神經張力之過度 (Exaggeration)，換言之並非神經原。

主張原發性高血壓症爲腎外原因之學識者所持之理由，不外高血壓症患者之血壓易於變遷，如受涼卽增高，經內臟神經或腰交感神經鍊 (Lumbar sympathetic chains) 切除術卽下降，據 Pickering 氏由臨床方面研究之所得，對於冷之過度反應，『既非必需，亦非患高血壓症者所獨具』("Neither invriable in, nor peculiar to hypertaensive.")；外科手術之成效爲時並不久，且血管神經切除後，常人之血壓亦可使之降低，故亦並不特致。

（二）動物試驗性之高血壓症 (Experimental hypertension)

1. Goldblatt 氏實驗 (Goldblatt's experiment) Goldblatt 氏爲闡明單純性腎臟局部貧血 (Simple renal ischemia) 與血壓之關係起見，乃從事一種動物試驗，使腎臟局部貧血，但貧血程度不致損害腎臟之機能，亦無梗塞壞死之危險。氏用犬及猴爲試驗動物。以一特製之銀夾，夾於一側之腎動脈，使通過腎臟之血流可以隨意減少，待減至相當程度時，該動物之血壓卽行上升，持續數週之後仍能降至正常。如兩側腎臟均得局部貧血，或一側發生局部貧血，另一側腎臟被摘除時所產生之高血壓症則較嚴重，且持續之時間亦較久長，能久至五年其中有二犬，實驗前之血壓各爲 185 及 125 公釐水銀柱 (mm. Hg.) 手術後升至 225 及 180，旋且升至 250 及 215，並保持相當久長，一犬竟在五年以上。以上所述之試驗動物，凡血壓增高至相當久者均無腎臟機能損壞象徵 (Goldblatt et al 1932,1934；Goldblatt 1937)。又在腎動脈口上方之主動脈 (Aorta) 加以同樣試驗，使之發生局部閉塞，亦可得同樣結果，但銀夾移之於腎動脈口之下方時則否 (Goldblatt and Kahn 1938)，至於股動脈，脾動脈，或內臟動脈之局部阻塞，對於全身血壓並無影響。此種試驗先後均經許多學者之證實 (Page 1935；Elaut, Wood and Cash, Collins, 1936；Blalock and Levy 1937；Katz, Menlowitz and Friedman 1937—38)。發生高血壓症之試驗動物所有之病理變化，大致爲視網膜內細動脈之內膜及橫紋肌肉細動脈之中膜發生變性，在機能無何損毀之腎臟中，細動脈亦可無變化，如兩側腎動脈發生嚴重收縮時，腎之機能可能發生障碍，動物可能死於餘氮之滯留血中(Nitrogen retension)，或血壓高度上升至尿中毒【或尿血症 (Uremia)】，各處細動脈壁發生廣泛之纖維蛋白樣變性及壞死，並有多數之點形出血，此種情形極似人類眞性高血壓症在惡性期間之變化 (Keyes and Goldblatt 1937)。凡此試驗足以證明腎臟（一側或兩側）貧血能使血壓升高。若將行單側腎動脈試驗之銀夾除去，或將局部貧血之腎臟摘除，血壓又復正常；即兩側腎臟動脈被夾，引起相當程度之高血壓症時，一旦兩夾除去，血壓亦必下降。又如將受夾而引起高血壓症之腎臟移植之於他處（頸或腹股溝等處），高血壓症仍能發生。由此可知，局部貧血之腎臟，能產生一種高血壓素，使血壓增高同時正常之腎臟亦能分泌一種物質，使之中和或減其作用。

據 Goldblatt 氏本人及其他研究家之意見，試驗性高血壓症發生之機轉(Mechanism)，並非由於局部貧血腎臟之神經性反射作用 (Nervous reflex)，換言之，與交感神經系統無關，故雖作廣泛之交感神經切除術，動物試驗性高血壓症依然發生，據 Page 及 Sweet 兩氏(1936)所作之試驗，知高血壓素之分泌與腦下垂體亦無關係；另據 Goldblatt 氏 (1937) 之觀察，高血壓症之發生與腎上腺之皮質却有密切關係。設將兩側腎上腺摘去，再將腎動脈夾住，高血壓症不復能生產；如一側腎上腺被摘除，另一側之髓質亦被摧毀，但留健全之皮質，甚至僅留足以維持生命之一部，同時將腎動脈夾住，仍可產生永久性高血壓症 (Persistent hypertension)。此種試驗經 Blalock and Levy 1937 Rogoff et al 1938 諸氏證明。Houssay 氏等(1938)認爲腎上腺皮質素 (Cortin) 對臟血管收縮素之產生有助成作用，或使血管對於高血壓素因之發生敏感 (Sensitivity)。

2. Wilson 及 Byrom (1939) 兩氏之試驗 (Wilson and Byrom's experiment)：Wilson 及 Byrom 兩氏用家鼠 (Rats) 以類似 Goldblatt 氏之方法作試驗，結果雖一側腎動脈僅有一部份之閉塞，另一側腎臟仍爲健康時，竟有百分六十五之動物產生持續性高血壓症，此在 Goldblatt 氏之試驗中，未嘗見之，一部動物且在手術後十八小時內，即發生血壓上升現象，另一部份動物則在四星期之後方始見此，試驗前動物之正常平均血壓爲 106 公釐水銀柱，迨血壓上升後，通常達160至180公釐水銀柱之間，超過 200 公釐水銀柱者亦所常見。此種高血壓症究屬何型，根據 Godblatt 氏之試驗，當視動脈閉塞之程度而定。在一組家鼠所見之情形與眞性高血壓症之良性期相似，其血壓慢慢上升，並在一定之水準上，維持至數月之久。在另一組家鼠却與眞性高血壓症之惡性期相類，其血壓上升頗速，且變更頗大，能忽高忽低，動物體力大，受影響漸入衰竭，昏迷(Coma)之境，間或發生搐搦(Convulsion)，此種症狀似全由高血壓症所致，如將受試驗之腎臟摘除，則症狀即行消失，本組動物之死亡，似應歸咎於心臟之機能缺陷，而心臟之機能缺陷則又與冠狀動脈或其他器官內嚴重之動脈壞死有關，至於腎臟排泄機能之不健全，恐與死因無涉，換言之，動脉性高血壓症所引起之各臟細動脉之急性壞死，乃病人之致命傷，亦高血壓症惡性期之典型病變。

Wilson 及 Byrom 兩氏之動物試驗，在腎動脉受夾之腎臟中最嚴重之變化，厥爲瀰蔓性腎細管之萎縮(Diffuse tubular atrophy)，而無急性腎絲球或細動脉之病變。至於對側動脉未被夾之腎臟所有之病變則與人類惡性高血壓症者酷似。其變化爲局限性 (Focal)，在病灶間之組織變化甚微，腎之細動脉，尤其進球細動脉，則呈急性壞死，纖維蛋白樣變性；病變較重之細血管，各層槪行壞死，管壁內且有纖維蛋白以及紅血球，因內膜腫脹，管腔隨之變狹，管壁四周亦有炎性細胞之浸潤，病變之較輕者，管腔之狹窄由於內膜之增厚，而成增生性動脉內膜炎，腎絲球之毛細血管環 (Capillary tufts) 常呈局限性壞死，毛細血管股 (Loops) 呈纖維蛋白樣及透明變性，內皮細胞核消失，毛細管環與 Bowman 氏囊互相粘連，一部腎絲球環發生凝固性壞死，毛細管壁腫脹，管腔甚至閉塞，另一部腎絲球環則呈出血性梗塞壞死 Hemorrhagic infarction 所有試驗動物腎細動脉之病變均爲局限性及班呈狀(patchy)，故腎臟似無巨體變化，大部腎組織之構造亦少改變。至其他器官內細動脉之急性病變，與腎內所見者極相類似，如胰，腸，胃，心肌，肝及睪丸等之細動脉莫不有此，惟腦及視網膜內者則否，腸間膜動脉(Mesenteric arteries)內之病變尤較嚴重，經肉眼檢查即可發現一種結節性動脉外膜炎。以上所述之動脉病變，於三十五隻經試驗之家鼠中竟有二十八隻有之。

Wilson 及 Byrom 兩氏鑒於被夾例腎臟病變之輕微，斷定餘氣滯留並非由此而來，故談不到腎機缺陷。且被夾側腎臟所示之病變不能與對側腎臟者相比擬於是推測血管之變化並非由循環中之毒素或單純性局部貧血所致。兩氏之結論稱：高血壓症由於血液中有一種高血壓素 Pressor substance 使血管收縮所致，而高血壓素製造之條件則爲一側腎組織之局部貧血，因一側貧血，對側細動脉之病變隨之而起，時日愈久，細動脉病變亦愈劇，於是對側之腎臟隨之亦患局部貧血，亦能產生高血壓素，病變輾轉加重，演進日益加速，以 Wilson 及 Byrom 兩氏在動物試驗所得之結果，解釋人類眞性高血壓症良惡兩期之現象，似甚得宜，動物發生高血壓症之較慢，局部貧血之較輕微以及細動脉之變化進行較緩者，相當於人類眞性高血壓症之良性型；其進行之較速，而細動脉有嚴重廣泛急促之壞死者，相當於人類之惡性高血壓症。兩氏在試驗中，復發現動物血管變化之輕重，與血壓之高低及病程之長短並不成比例，間有收縮期血壓高達 200 公釐水銀柱久至數月之動物，其血管變化仍極輕微在血壓逐漸增高之動物，其細動脉之變化以中膜肌層肥大爲最主要，內臟細動脉之壞死則不顯著，在血壓之上升急而忽高忽低之動物，細動脉往往發生極度壞死並有肌層之出血。故 Wilson 及 Byrom 兩氏將細動脉之壞死歸咎於血管之猛烈收縮。

（三）腎臟提出物對於血壓之效果 (Effect of renal extracts on blood pressure)：約在五十年前 Tigerstedt 及 Bergmann 兩氏（1898）自正常腎臟提出一種物質，

能使血壓升高，名曰『腎臟素』(Renin)，1938年 Pickering 及 Printzmetal 兩氏以類似方法提得同樣物質。此物對摘去腎臟之動物血壓升高作用較在正常動物爲強。Landis 氏等(1938) 又曾指出，腎臟素與其他劇烈之高血壓素如垂體素 (Pituitrin) 及腎上腺素等之作用不同，使末梢血流並不減少 Harrison 等，(1936)及 Prinzmetal Friedman 與 Roenthal 諸氏（1936）並指出有高血壓症之犬，其局部貧血之腎臟所含之腎臟素較正常腎臟所含者爲多。Houssay 氏等（1938）將此種腎臟移植於正常犬之總頸血管 (Main neck vessels) 上，結果發生持續性高血壓症。Solandt Nassim 及 Cowan（1940）諸氏以高血壓症動物之血液直接輸於摘去兩側腎臟之動物，亦能使血壓上升，據 Goldblatt 及 Houssay 兩氏之動物，試驗知正常腎組織，有阻止腎臟素增高血壓之效力。凡此足以證明正常腎臟，尤其有局部貧血者，分泌一種升高血壓之物質，即所謂腎臟素；在另一方面，正常之腎臟同時亦分泌一種阻止血壓升高之物質，稱之爲『抗血壓素』(Antipressor substance) 在正常情形下，此二物質互相拮抗，血壓因得保持一定之常度，在病態下腎臟素過多兩者失其平衡血壓於是增高。

關於腎臟素作用之方式，Page 及 Helmer（1940）兩氏曾有研究，認爲直接能使血壓升高之物，須尙非腎臟素本身，而係另一種物質，稱『血管緊張素』(Angiotonine)，或稱『高血壓素』(Hypertensin)。腎臟素有一種特殊之酵素樣作用 (Specific enzyme like action)，或有分解蛋白酵素之特性 (Properties of proteolytic enzyme)，據說由腎細管所分泌而存於腎皮質之內，若遇由肝所製而正常存於血漿內之一種假球蛋白 (Pseudoglobulin, a constitute of L2 globulin)，所謂『腎臟素』活動質 (Renin activator) 者，則起作用，而成高血壓素。此素能耐熱，耐酸，溶於水及酒精，並有螢光作用 (fluorescent) 亦爲一種還原劑 (reducing substance)，對鹼則不穩 (alkali-labile)，能成結晶性苦味酸鹽及草（蓚）酸鹽 (Crystalline picrates and oxalates)，且與 Arginine（此爲一種胺基酸 Aminoacid）相似，同呈陽性 Sakaguchi 反應，按高血壓素之主要作用，直接施於細動脉及小動脉之肌層及心肌，細動脉因之收縮，末梢之抵抗力，於是增加，又因心肌收縮之加強，血壓遂升高，此種程序 (Process) 即今日一般學者用以解釋原發性或異性高血壓症之致病原理。高血壓素對於正常血壓之保持似無關係，只在高血壓症病人之血液內，高血壓素能長期保存其活動性，使末梢抵抗力能長期增強，血壓常高出正常水準之上，至於腎臟素釋放之必須條件爲何，則迄未明瞭，血液之缺氧 (Anoxemia) 似不能促其形成，腎之淋巴循環之減少與壓力之減低，似亦無關。

以高血壓素注於腎臟已患局部貧血之動物體內，其作用較在腎臟健康之動物內更爲顯著。以上曾已提及 Page 及 Helmor 兩氏（1939）嘗以大量之腎臟素及腎臟素活動質，繼續注射於動物，結果終有一時使腎臟素失其效用，可知腎臟素之作用，亦能刺激動物產生一種中和物質。另一方面，如用腎臟摘除之動物作試驗，則此種抑制作用大爲減少，更可知抗（高）血壓素之中和物質亦發生於腎內。如先將健康之動物血液輸於試驗用之犬，則腎臟素在腎臟摘除之犬內所發生之作用卽行減低，由此亦可知正常腎內實存有一種抗(高)血壓素（Antipressor, antiangionine, angiotonin inhibitor, angiotinase, or hypertinase），此物亦可能爲一種酵素。茲爲易於明瞭起見，特將腎臟素活動質(Renin-activator, hypertensinogen, renin substrate, preangiotonine or prehypertensin），腎臟素，高血壓素或血管緊張素及抗血壓素四者間之互相關係，作一簡表如次：

腎臟素活動質 ——（酵素）腎臟素——→ 高血壓素 ——（酵素）抗(高)血壓素——→ 失活動性物質

（爲正常血漿內之假球蛋白）　（自正常，尤其局部貧血之腎臟發生）　（自正常腎臟產生）

抗(高)血壓素經 Grollman Williams 及 Harrison (1940)與Page及其同事(1940, 1941)之研究，迄今已有方法能自正常腎內提出，此爲一種溶於水而不溶於有機溶媒 (Organie solvents) 之非蛋白性物質 (Nonprotein)。如用口服，其作用較爲遲緩，對正常動物却無影響，雖注射至數日之久亦無動靜，及其見效之後，血壓降低頗爲明顯，其作用與其他抗血壓素（如膽鹼 Choline），組織胺 (Histamine) 及 (Adenylic acid) 不同，蓋膽鹼等能使血壓立刻下降，口服無效，有之亦極微。非特殊性之器官提出物 (Nonspecific organ extracts) 雖亦能降低血壓，但不溶於水，對於有乳頭水腫及搐搦之高血壓症更爲有效，不但能使症狀明顯減輕，其視力亦可恢復。如能長期繼續注射，則症狀更有進步。據臨床方面之研究，人類之惡性高血壓症因注射此藥得奇效者已有數例，腎臟機能亦能恢復一部。

對於原發性高血壓症致病之原理，大旨如此，此症在人類有時與血管神經之過敏有關（neutogenic in origin）關於神經過敏之高血壓症，有效療法，爲交感神經之切除術，其病原如何，與腎型高血症之關係又如何，均無所知，尚待繼續研究。（待續）

參攷文獻

1. Bell and Clawon. Primary (Essential) Hypertension Arch. of Path. 1928, 5, pp. 939-998.

2. Geoffrey Hadfield and Lawrence P. Garrod. Recent Advance in Pathology. 4th edition, 1943 pp. 174-194.

3. Goldblatt, H. Lynch, J. Hanzal, R. F. and Summerville, W. W. The Production of Persistent Hypertension in Dogs. Am. J. Path. 1933: 942-946.

4. Goldblatt, H. Lynch, J. Hanzal, R. F. and Summerville, W. W. studies on Experimental Hypertension. I. The production of Persistent Elevation of Systolic Blood Pressure by Means of Renal Ischemia. J Exp. Med. 1934, 3, vol. 59. pp. 347-377.

5. Goldblatt, H. Gross, J. Hanzal, R. F. Studies on Experimental Hypertension: II. The Effect of Resection of Splanchnic Nerves on Experimental Renal Hypertension. J. Exp. Med. Vol. 65, 1937, 2. pp. 233-240.

6. Goldblatt, H. Studies on Experimental Hypertension III. The Production of Experimental Persistent Hypertension in Monkeys by Renal Ischemia. J. Exp. Med. Vol. 65, 1937, 5, pp. 671-675.

7. Goldblatt, H. Introductory Lectures on the Production and Pathogenesis of Experimental Hypertension. New York Academy of Science 1946, 3, pp. 4-31.

8. Moritz and Oldt. Arteriolar Sclerosis in Hypertensive and Nonhypertensive Individual. Am. J. Path. 1937, 13, pp. 679-726.

9. Goldring, W. and Herber, C. Hypertension and Hypertensive Diseases. Common wealth Fund N. Y. 1944.

近十年來病理學之進步(續)

谷鏡汧

國立上海醫學院病理研究所

六. 流行性肝炎(Epidemic Hepatitis)

流行性肝炎，或稱傳染性肝炎，或稱流行性加答兒性黃疸症。雖遠自百年來，已有所知，但其病理變化，在此次大戰前，尙多不明瞭處，在 Virchow 氏時代，學者咸以爲最主要之病變，在總胆管口 (Orifice of common bileduct)，認該部胆管之發炎，與粘膜之增厚，使胆管阻塞，爲惹起胆汁鬱積之原因，引起阻塞性之黃疸症。迨後此種阻塞變化，在 Eppenger 氏之解剖例中並無實據，一般研究家遂懷疑 Virchow 氏之學說。迄 1918 年 Lindstedt 氏始倡今名，稱爲『流行性肝炎(Epidemic Hepatitis)』。

據一部份學者之見解，本症與偶發性之加答兒性黃疸症，實一而二，二而一之病變，不過前者見之於流行，後者爲偶然發生於一地之變化，惟此說未爲其他學者所贊同，其正確性猶待證實。又本症之病理變化與自發性黃色萎縮症 (Idiopathic Yellow Atrophy) 相同，故在1912年後多數學者 (Cockayne) 亦認爲此兩種病症同一性質，惟所差異者，不過病情之輕重不等耳；重者爲自發性黃色萎縮症 Idiopathic Yellow Atrophy) 輕者卽流行性肝炎。

本症初起時，患者約有百分之八十，常訴困頓疲乏，食慾減退，兼有頭痛惡心嘔吐腹部不舒，有寒熱，有時並發寒戰，亦有肌肉及關節疼痛。初期過程短則二天，長則十日，平均計一週。此時肝臟可能已腫大，觸之略痛。第二期之主要症狀爲黃疸，程度輕重不等，有時並不明顯，此期之過程亦久暫不等，自二三天以至四月或更久，平均約計三週。第三期爲恢復期，症狀逐漸消失，病者能完全恢復康健。如不然，食慾經久不振，惡心嘔吐仍時發，則預後危險，病者多死於肝臟功能之缺陷。重篤病例，初起時各種症狀，卽甚沉重，死亡率較高，（按 Lucke and Mallory 等氏之統計 0.3%），能在十六小時之內，多則亦不過十日卽畢命。此種病例卽 Lucke 氏與 Mallory 氏所稱之急性型 (Fulminating form)。該兩氏分析 176 例之急性流行性肝炎，其中百分之五十三，死於起病後十日之內。據兩氏報告，約半數之患者，均有創傷之歷史，因創傷須輸血或輸血清或血漿，病乃由此傳染。

本病之組織變化，雖已在第一次世界大戰時 Eppenger 氏已有觀察，謂變化並不在肝外之大胆管(extrahepatic bile duct)，而在肝之本身內部，但無詳盡之研究。迄此次大戰爆發後，各國軍隊中，頗多此症，在本國軍隊及平民中亦時有發現。歐美各國軍醫病理專家搜集大量材料，加以詳細之研究，對於組織變化，遂有進一步之認識。主要病理變化在肝，肝之體積常小，重量減至 800－1200 公分之間。體積減小者，多半爲急性病例，大者則反是。表面在早期多平滑，或發現微細之皺摺，其色深淺不一。迨至後期，表面多轉黃綠色，漸起凹凸，凸部變爲結節，大小不等，有時局部隆起形成腫瘤，凹部多呈灰白色，結構緊密。切面發現不規則之分葉，結構之改變更爲明顯，各葉大小不等，大者多紅色，質軟，原來之正常小葉結構，完全消失，介乎紅色之葉間，則有黃色綠色者；後者常顯示其正常之小葉結構，有時黃色部份能佔肝臟之大部，除貧血之外，組織似無其他之病變。凡此形狀，色澤與堅度之改變，及切面之不規則等等，在一肝之內，各處不同，均爲本症之特殊點，實由於肝臟各部受害輕重之不同耳。

組織變化之最主要者，爲實質 (parenchyma) 之損毀，發生甚速，始於小葉之中部。肝細胞在變化侵襲部份，短期內能消滅殆盡，毋需經過各種之變性（如脂肪變性，及細胞漿之凝固等）；邊際之小胆管却多增殖，圍繞原來之小葉；故小葉之實質雖已蕩然無存，而其輪廓則依然猶在，此乃本病之特徵變化，與其他各種肝炎完全不同。小樑之血竇(sinusoid)如見積血，則形成上述之紅色部份，否則血竇閉合，則色轉灰白。

網狀纖維 (Reticular fibers) 在上述變化處，仍保全原形，故病人如有機會能恢復健康時，肝臟變化之癒合較爲完全。原來小葉之結構無甚改變，小葉間之斑痕組織，亦不多，甚至一無形跡遺留於後。網狀纖維楞格內有各種細胞浸潤，多爲淋巴球，漿細胞，多形核白血球，及單核細胞。浸潤之密度與病程之久暫有關；經過久者，浸潤多明顯。浸潤愈多而炎症性質之表現亦愈充分，此肝炎之名之由來也。繼各種破壞性變化之後，發生代償性之增殖。小葉之未被捲入急性壞死之漩渦者，其細胞發生再生，並腫大其體積，此種肝小葉因之擴大，原有之結構遂起變態，所謂組織引起改造 (Reconstruction)。改造之小葉大小形態均失原形；有時能三四合併，形成較大之葉，表面卽成塊狀。此種變化，大旨與常見之萎縮性肝硬化者相同。

在肝之血管方面，則常有肝靜脈之內膜炎(Endophlebitis)；此炎多發生於小靜脈；在中央靜脈 (Central Vein) 及葉下靜脈尤爲多見。在早期，內膜不過有上述各種細胞之浸潤，而無本身之破裂；遲則該層卽有中斷之虞，因之引起出血及血栓形成等變化。

除血管變化外，尙有胆管之增殖；增殖多見於小葉周圍之間隔胆管 (Septal biliary ducts)，極少發生於葉間胆管(Inter lobular ducts)。稍大之胆管多無管腔；其細胞排列不整齊，成叢或成索，甚多變態。

在急性病例 (Fulminating form) 中，肝臟之變化，尤爲沉重。肝之體積較常略小，表面平滑，或露微細縐紋。切面多呈檳榔結構("Nutmeg" pattern)。組織變化，不但沉重，且甚彌漫，所有之肝細胞，大部毀滅；炎性變化，十分著明，浸潤肝門脈區之細胞，多爲單核型，屬於網內皮系，亦有漿細胞及淋巴球等。

本症除肝臟變化外，又有胆囊變化：如囊壁之水腫與小點形之出血。睪丸亦有萎縮與結締組織化(fibrosis)。據說肝能淸除睪丸新陳代謝之廢物，遇肝之功能不足時，睪丸之廢棄物亦鬱積，隨之亦起病變。急性病例中，除肝有變化之外，脾稍腫大，網內皮細胞及淋巴球多增殖。腸有蜂窩性炎(Phlegmonous inflammation)間有水腫。腎上皮細胞有脂肪顆粒之沉着。腦亦有病變，神經細胞及神經膠質細胞，呈各種變性現象。

至於本病之病原，尙未完全明瞭，一般學者認爲一種濾毒(Virus)，存在於病人血中，亦能由病者大便中分離出之。食含濾毒之物質，或用注射方法：施之於人，均能引起本病。天然傳染之方式，可能有三：一爲呼吸道之點滴傳染(Dropletinfection)，二由注射血淸或全血時所傳染，三由胃腸道途徑；後者最爲可能，查起初時之症狀有惡心嘔吐及腹瀉，在病理解剖方面有胃腸壁之水腫出血及浸潤，均爲此說之證明。

至於本病之免疫性，經一次之發病，卽能產生，但未必永久，患者癒後能重新發病(recurrent and second attack)據Stokes及Neefe兩氏之報告流行性肝炎用gamma globulin之肌肉注射，可以預防，其說已獲Havens及Paul兩氏之證實。

參考文獻

1. Lucke, B. Am. J. Patho. 118: 471-593, 1944.
2. Lucke, B. Am. J. Patho. 118: 471-593, 1944.
3. Lucke, B. Mallory, T. Am. J. Patho. 132: 867-944, 1946.
4. U.S.A. War Department Technical Bulletin T. B. MED. 206.
5. Stokes, F. Neefe J. R. J.A.M.A. 127: 144-149, 1945.
6. Havens, W. P. Paul J. R. J.A.M.A. 129: 270-272, 1945.

高壓血症之硫氰酸鹽療法

H. A. Lindberg, N. V. Trecer & M. H. Barker (1948) Quart., Bull Northwestern Univ. M. School 22 : 59.

多血性，經絕期或動脈硬化性等型之特發性高血壓症，硫氰酸鹽(Thiocynate)療法可能獲益良多。若血液內濃度保持於適宜個人需要之限度內，則心縮壓與舒張壓常能分別減少25及15mm.Hg。

作者等觀察500以上病例並無嚴重毒性反應，祇有一例死亡由於治療所致。硫氰酸鹽之價值，國內外曾有1636病例報告證明之。

大多數患者血中之硫氰酸鹽治療水準爲每100 c. c. 8至12 mg，但有時或可酌量增減。每日3公分給予10至14日，若需要時，劑量可漸增加。第一月劑量甚少超過每日5公分。應避免迅速增加劑量，治療水準須嚴密觀察之。

美國公共衛生的政策

顧學箕

國立上海醫學院公共衛生科

緒言

根據各方面統計，美國人民的健康，在最近二十年來有突飛的進步。這種進步，不是偶然的幸運，不是氣候地理上所佔優勢的結果，也不是完全由於人民經濟的富裕，而是由於政府及人民對於醫學及公共衛生透切的瞭解，一致的感覺到在一個近代的社會裏，公共衛生的設施，與其他軍事、民政、教育、農林、交通等等一般的重要。各級政府都把這件事看作對於人民的一種責任，綜合全部力量去主持這件事，人民更關切自已切身的問題，督促政府實施，並且組織許多民衆團體，輔助政府的不足。所以各方面能蒸蒸日上，造成現在的結果。

我們很需要知道他們的方法，當然這種方法不是能夠全部抄錄，但他們的原則，以及方針，都值得使大家明瞭。

美國聯邦政府裏，沒有一個明文規定的所謂公共衛生政策。本文所報告的來源，是收集各級衛生機關及團體的材料，而作一綜合的敍述，故與其說是『政策』，毋寧說是『趨向』，既然這個『趨向』是全國人民一致的表現，我們稱之『政策』亦無不可。

公共衛生的範圍

醫學的進步，使疾病的防治，得到更可靠的方法，要見到這種方法的功效，必須將理論付諸實現。實現這種方法，有的僅需用個人的行動，有的則必須政府或人民團體來主其事。

最明顯的例子，是傳染病的防制。自從十九世紀下頁以來，傳染病的知識，突飛猛進，這種眞理發現後，就得到切實的利用，所以許多疾病，以前爲致死的重要原因，現在再也不容易見到。舉一個例子，胃腸傳染病如傷寒，以前和我國同樣的普遍，經過環境衛生的改良，飲水，糞便食物的管理，現在是一個稀少的病了，如果某一地方發現了幾個傷寒病人，報上會用極顯著的地位登出，大家認爲是流行病發現，如果衛生機關不立刻去設法，他就會受到許多責難，白喉在以前也是一個極普通的傳染病，和我國北方一樣，現在凡是小孩一律受白喉預防注射，也成了極稀少的病，作者曾到波士頓附近，一個小城叫紐敦去參觀，該城有居民八萬，相當於京滬一帶的小城市，該地已七年沒有一個白喉病人。

此外營養的改進，癌病的防治，心臟病，糖尿病等等，都在努力設計，把這種知識應用到公衆的安全，都要靠實際應用，和廣大羣衆的瞭解及支持。

公共衛生的範圍及政策的決定，要根據醫學及其他有關科學的發展程度，以及民衆的教育程度。這種環境隨時在變遷，因此政策的制定，不妨求其廣泛，可以包納許多環境的改變。

依上面的原則，公共衞生的範圍，可以包括如下：

1. 凡是與大衆有關係的健康問題，這種問題的解决，需要有組織的集團行動的。如傳染病的防制。

2. 凡是一種有關公衆健康的建設工作，如自來水等，或該項健康問題，僅屬個人而爲個人能力所不能辦到者。

3. 公共衞生不特包括環境衞生，生命統計，傳染病防制，和衞生教育等項，關於醫療救濟，亦得顧及。凡是特殊普通的疾病，治療的代價很高，而該種疾病團體的防治，非常見效，應該包括在公共衞生的範圍以內，如結核病，癌病，花柳病的防治問題。

醫藥的責任

美國醫療的制度，是以開業醫師爲中心，醫院，藥房，護理，及其他社會上醫療的供應爲輔助，政府對於開業醫師有嚴格的學術上及道德上的管理，病人和醫師的關係是直接的，醫師服務病人，病人償付代價。

這種制度之下，對於貧苦而無力繳納診金的病人，另有補救的辦法，可分爲下列幾種：

一. 慈善團體的公共基金，有私人捐贈，有向社會集募，亦有私人單獨捐贈一筆基金，指定特殊用途。這一類的基金，往往用於住院的費用。

二. 聯邦政府的補助。聯邦政府撥助地方政府的特殊費用，如入伍軍人家屬生產補助費，殘廢兒童住院費等。

三. 保險制度。人民向保險公司要保，每月或每年繳納保險費，疾病時由保險公司付償費用。這一類事業特別發達，如紐約首善保險公司一家，投保人佔全美人口的四份之一以上。

四. 由職業團體或社會團體，主持的合作制度。其性質是集團的醫學救濟，方法和保險制度相仿。如最著名的藍十字會，是屬於這一種。

五. 強迫保險制度。這一類大部適用於工廠的僱工，政府制定法律，每一工人必須保險，其保險費一部在每月工資項下扣除小部，工廠津貼一部，政府補助一部份。

至於誰適用於某一類，完全看他個人的經濟力量而定，一般的講，可分爲四類：

1. 優裕階級。一家的收入每年在四千元以上的，這一類佔少數，他們的經濟情形，足夠應付意外的災害，除非遇到長期的慢性疾病，多半沒有什麽問題。因爲這一類人，多少有些積蓄，到需用的時候，自己可以應付。

2. 小康家庭。這一類的收入，每年大概在二千至四千元之間，這種家庭，遇到意外疾病，應付較爲困難，但如果利用保險制度，能夠先付少數代價，得到完全的保護。這一類的家庭，每年每人繳納廿元的保險費，絕對沒有問題的。

3. 出入相抵的家庭。這一類家庭佔更多數，每年收入在二千元以下。像這種家庭，如果每人每年繳納二十元的保險費，則其支出要佔據其收入的極大數目，往往無力繳付。這情形之下，可以由雇用的工廠，或公司負担一半的保險費，本人負担一部，政府在徵收稅入項下輔助一部份。這一類辦法，往往爲法律所規定，強迫實行。

4. 貧民。每年收入更少，保險費全部由公共基金繳納。

地方機關任務

社會上的醫療制度，是如此，地方公共衛生機關是醫師及藥房的管理者和社會上設備供求調度的首腦。看淸當地的需要，供給是否平衡及適當，遇到有特別地方性的問題，由衛生機關主持辦理這件事。因爲有這種需要，衛生官吏必參與各種民衆團體，特別是醫學職業及學術團體，參加設計，各方面取得聯繫，共策完美的設施。對於社會上有一部份不能得到保護的人，在衛生機關主持之下，供給其診斷及治療的便利，並且用聚會以及家庭訪視的方式，指導衛生。如牙病是學齡兒童的一個大問題，一般的家庭，接到學校方面健康檢查的通知後，多能夠自投牙醫診治，但經濟力量不寬裕的家庭，無力就醫，則衛生機關設立一個牙科門診，這一類的兒童，只納很少的費用，可以得到同樣的醫治。

這一類工作，由徵稅取得費用，聯邦政府將稅收依各地方需要情形，補助各地方衛生機關的特別事業。地方政府的稅收，則用於經常的各種設施。這種趨向已漸漸擴大，如肺結核，花柳病，癌病等，許多地方，已由地方衛生機關主持這種工作。如喬其亞州的花柳病防治工作，凡是花柳病人，經普通醫院，或開業醫師之介紹，得入州立的花柳病院免費治療，不特醫藥費免除，卽住院膳食等費亦完全免收。

各級衛生機關（聯邦、省、市、及縣）的主持人，及其他工作者，都有特殊的資歷，工作是專業化，待遇優裕，至少不在一般開業醫師之下。

省、市、或縣、有三人至五人之衛生委員會，委員均爲義務職，委員會之任務，爲決定政策及制定規章，在業務上取顧問之地位，不直接負行政指揮之職，委員中需有醫師，民衆代表，以及其他有關之職業代表。衛生處長及局長，爲執行者，對委員會或省市長負責，視各地組織而異。

地方衛生機關的工作，大別爲六類：

一. 生命統計。出生、死亡、特種疾病之報告，登記、計算、及發表記錄。

二. 環境衛生。環境衛生範圍較廣，關係民衆日常生活亦至密切可分爲下列八部：

1. 飲水管理。公共自來水，私人用水井，工廠用水，游泳池等均有督促及改善之責任。

2. 垃圾及糞便處理，保護水源。

3. 食品管理，牛奶棚，屠宰場，及食品工廠，食品零售商及公共食堂的管理，不特求其清潔，而且出品必須符合標準。

4. 藥房及衞生用具的督導。

5. 居民住處，公園、游泳池、戲院、及其他公共場所清潔之督導，包括採光、通氣、都市人口之疏散等。

6. 滅除蚊蠅，鼠及其他有害公共健康之昆蟲及動物。

7. 雇工健康問題之督導。

8. 市內有害穢氣，烟，灰塵之管理。

三. 傳染病防制。傳染病管理及防制爲衞生機關的重要責任，亦是博得人民信仰的步驟。這種工作的成功，完全靠民衆及開業醫師與衞生機關的密切合作。不特急性傳染病是如此，慢性傳染病同樣重要，如肺結核，梅毒，淋病，瘧疾，鈎蟲病等，運用團體性的預防計劃，均獲得良好的効果。在這方面衞生機關不僅消極的等着問題。發生後謀補救的辦法，還要積極的去找各種問題的重心，去設法防制。譬如防制結核病的重心，是在搜尋結核病人，去除社會上傳染來源，要達到這一點，普遍的X光透視，是最重要的一步工作，衞生機關就得供給這種診斷的設備。二次大戰以後，用小型的X光片，成本便宜使這種工作得到不少的方便。

四. 檢驗室設備。環境衞生及傳染病防制的工作，要有很好的成效，需有設備完全的檢驗室，每個地方衞生機關，都有檢驗的設備，替轄境內的開業醫師檢查病源，並檢驗食品，牛奶，飲水，作爲管理的根據。人口少的市鎮，檢驗室僅做一部份工作，把比較複雜的工作，送到省衞生檢驗所，或其他較大的檢驗所。

五. 婦幼衞生。衞生機關對於促進人民健康的工作，莫若婦幼衞生的重要。婦幼衞生是一部連貫的工作，包括結婚指導，產後衞生指導，初生兒的保護，學齡前兒童，及學齡兒童的保護，青年人工作的指導，殘廢兒童的處置。學齡兒童的衞生工作，有衞生機關主辦，亦有教育機關自己主辦，大多由教育機關主持，各校自己直接辦理，衞生機關從旁協助，供給必須的人材。

六. 衞生教育。公共衞生的成功，需要民衆的合作，達到這一部，要靠教育的力量，所以衞生機關的工作，不論那一部份，都含有教育的意義。家庭訪視，學校內衞生工作，報紙、無線電、小册子、公共演講、照片及圖畫、展覽、都是教育的工具。美國無線電事業，非常發達，利用這種工具，收到極大的效果。

許多衞生事業的推進，都要經過羣衆的認識和合作，才能成功，要達到這一步，開業醫師以及各種社會團體，都是協助宣傳的徑路，防癆，花柳病及白喉病的防治，由衞生機關發動主持於前，社會團體協助於後，靠教育的力量，已經發生驚人的效果，如結核死亡率，在一八五〇至一八五五年期間，每十萬人口中三五〇人，現在已降到五十人以下，這是最顯著的例子。其他倣照這種方法，而推行的，如防治糖尿病，心臟病，及癌病等運動。

衞生機關的工作，如傳染病防制，婦幼衞生，衞生教育，以及鄉村的環境衞生，都靠着公共衛生護士去推行。她們不特是衛生機關和民衆的橋樑，而且幫着開業醫師完成許多任務，求病人最合理的處理。實在是衛生事業的中心人物。

護士課程內有公共衛生一科，但許多大學，或獨立學院，有公共衛生護士專科，收已有護士資歷的學生，爲期半年至一年，完成這課程的，才正式稱爲公共衛生護士。所以她們的護士，一般程度都很高，事業心很重，很多人都是終身職業，在衛生機關，見到一位白髮蒼蒼的老護士，不算稀罕的事。

衛生機關，不特是實行者，而且是一切新制度新方法的創始人，使衛生工作常保持其最高標準。所以各部主持人員對於其業務範圍以內的衛生問題，要隨時注意其新的發現，把科學上的進步，付諸實施。

開業醫師對於病人的健康問題，若能夠做到與對其在患病時同樣發生興趣，乃現代公共衛生的一個大成就。所以現時衛生機關，都要設法使社會上的開業醫師，認識這一點的重要。則不特人民在疾病時唯一的依靠，平日的健康指導，防病方法，亦得有所憑藉。人民方面需要這種指導時，可求之於其醫師。

開業醫師執行健康指導，及防病工作，當然要向病人徵收費用，同時衛生機關還要使無力担負費用的人民，同樣的便利。

聯邦政府州政政府衛生機構的任務

地方衛生機關，（市及縣）爲直接行使衛生工作的機構，聯邦政府及州政府，則爲計劃及督導之機構，其任務可分述如下。

州設衛生處在州政府下，與教育，財政，等處相等地位，其任務可分爲下列各條：

1.本州內各項衛生問題之設計。2.聯繫及督導地方衛生機構。3.地方衛生補助費之分配。4.制定本州境內之衛生法規。5.督導領用補助費之地方衛生機關，使其工作完成一定之標準。6.設立衛生試驗所，及分所，供給診斷，衛生檢驗，製造並免費供給血清及疫苗，制定診斷試驗室之標準，以及防制疫病之研究。7.綜合全州的生命統計。8.收集及分發全州的疫情報告。9.保持社會上飲用水及下水道之衛生標準。10. 制定牛奶之最低標準。11. 建立防制職業病人之各種設施。12. 制定衛生人員任用之資歷。13. 計劃與其他機構之聯繫及合作。

聯邦衛生機構其任務如下：

1.本國衛生問題之研究及改進計劃。2.國際間及州際之防疫設施。3.遵行國條約所規定的衛生法規。4.特種中央公務人員之醫藥救濟。5.研究疾病的原因及預防方法。6.州際間交通網衛生的設施。7.州際間藥品及食物的管理。8.地方衛生機關之人員及經費補助，此種補助經由州級機關分發。9.彙集全國生命統計。10. 制定生物製品之製造及發售標準。

州的衛生機關僅係設計及督導的組織，推行工作，是地方衛生機關的事，所以一州的事要做好，必須有優良的地方衛生組織才能夠把政策切實的推行，不僅是一個堂皇的州衛生處所可辦的有許多衛生問題，不是地方能力所可辦的，但這問題是全國性或全州性的，必需全面的有効的措施，才能見效，這種問題，要靠聯邦政府或州政府給地方的特別補助費。

美國衛生制度的優點和缺點及今後他們的趨向

上面種種可以看出他們公共衛生的一國輪廓，他的優點可綜述如下：

1. 衛生工作是地方自動的設施。不特從事公共衛生的人，即是一般人都能了解公共衛生的重要性，所以各地方的衛生機構，都是因為地方感覺有這種需要而自動組織的，不是因為上級機關的命令，更不是臨時點綴應付門面。因為是地方自動的組織，經費的預算，人員的待遇，都有合理的措施。

2. 工作普遍的發展。各項衛生工作都能普遍的發展，不偏重某一部份。

3. 工作能夠深入民間。大都市衛生設施已經充實，即使鄉僻的居民也能夠享受現代的醫藥衛生設施。

4. 衛生工作着重教育。上面已經說過衛生教育的重要性，這是推廣工作，促進民衆自動實行的一個秘訣。

5. 民衆衛生組織的發達，能夠輔助政府機關的不足。

優點如上述，他們的缺點還是不能避免的。缺點中重要的有下列四點：

1. 全國沒有一個統一的衛生法規，各州有其單獨的法令，各縣各鎮有單行的方法，甲地要牛乳一律消毒，乙地則否。在美國盛行一種所謂『脊椎醫學』，他們相信用脊椎按摩方法，可以治療疾病，這是一種左道旁門的醫學，在有的地方不許領開業執照，但奇怪的醫學發達的地方，如波士頓城，因為他們法律上承認這批醫生，街上常常可以看到這類江湖術者的牌子。像這類的矛盾現象，常常可以看到。

2. 工作費用過於浪費。社會經濟富裕，物資的充足，有許多方法，因為要節省人工，不免流於浪費。譬如種牛痘的針是預先消毒以後，封在小玻管裏，種痘一次用一個，用後即棄之。這僅僅是一個小例子，但在其他國家就不適用了。

3. 因宗教信仰的自由，往往能影響衛生的推行。譬如科學基督徒派，不信醫藥，不許其子女種痘，衛生當局只能聽其自然，無法強迫種痘。

4. 民衆醫藥上所付代價過高，因經濟的限制，仍不夠普及。

以上四缺點中，上三點由於美國立國的傳統不同，自然的造成這現象。而最後一點則由於私人開業制度所造成，雖然社會上用各種不同方式的保險，仍舊不夠普及。這個缺點已經得到前進的醫界人士覺悟，所以『公醫制度』的名詞，也在他們口中唱出來了，即是公共衛生工作，同時要担負起醫療救濟的責任。如公共衛生學會的年會宣言裏，有一段主張如下：『所謂完全的保護人民健康的方案應當包括預防，診斷及治療三部份，而這種權利，應當不分階級，貴賤，人人要能享受到。未來的衛生工作，要個人及集團並重，預防及治療並重』。

又一九四八年一月七日杜魯門總統對國會的咨文內有一段說：『我們社會安全最大的缺點是民族健康還缺少保障。雖然目前足以自豪的醫學上的突飛猛進，而結果仍舊有大部份的國民沒有力量付償醫療的代價。所以我常倡導並堅決主張要有一個促進全國民族健康的方案，這個方案的中心是把全國民衆所有醫學費用，用強迫保險的方式，由國家統收統付。像我們這樣一個大國家，不能再坐視人民因不能付償醫療費用而受到不必要的痛苦。我們最終目標是要有一個完備的國家保險制度，以保護人民的安全及健康』。這可說是最近的新趨向。

附录1　《中华医学杂志》所选文章及其作者、期卷简表（按文章名笔画排序）

文章	作者	年份	期卷
一九一七年至一九一八年山西疫症流行沿革	伍连德	1929年	15卷3期
二十年来法医学之进步	林　几	1946年	32卷6期
十年来妇产科之进步	阴毓璋	1946年	32卷3期
三十年来中国公共卫生之回顾与前瞻	金宝善	1946年	32卷1期
上海之霍乱	伍连德	1937年	23卷7期
上海霍乱流行之研究	巴吕德	1944年	30卷4期
卫生教育浅说	高　维	1934年	20卷3期
乡村卫生问题之检讨	许世钜	1937年	23卷12期
日本的医学教育		1932年	18卷6期
日本医学发达史谈	方石珊	1928年	14卷4期
中国医学史	陈邦贤	1919年	5卷3期（增刊）
		1920年	5卷4期（增刊）、2期（增刊）、4期（增刊）
中国眼镜的历史	来生著，梅晋良译	1936年	22卷11期
中国卫生刍议	黄子方	1927年	13卷5期
中国医政刍议		1928年	14卷2期
中国药物：鱼类	伊博恩	1939年	25卷11期
中国结核病史	李　涛	1939年	25卷12期
中西医学之沿革	俞凤宾	1916年	2卷1期
中国之鼠疫病史	伍连德	1936年	22卷11期
中国民族的血属	李振翩	1930年	16卷1期
中国的医学教育		1933年	19卷2期
中国的糖尿病考	李　涛	1937年	23卷8期
中国法医学简史	宋大仁	1936年	22卷12期
中国食疗之古书	侯祥川	1936年	22卷11期

续表

文章	作者	年份	期卷
中国炼丹术考证	黄素封	1945年	31卷1、2期合刊
中华医史学会报告	王吉民	1941年	27卷2期
中国女子医学教育	陶善敏	1933年	19卷6期
中国医史文献索引	王吉民	1936年	22卷12期
中国医事事业前途	颜福庆	1935年	21卷11期
中国医药期刊目录	王吉民	1934年	20卷1期
中国的医学道德观	李　涛	1941年	27卷11期
中国新医事物纪始	王吉民	1945年	31卷5、6期合刊
中国历代医学之发明	王吉民	1925年	11卷6期
		1926年	12卷3期、5期、6期
		1927年	13卷5期
		1928年	14卷6期
中国医事艺术品集影	王吉民	1941年	27卷11期
中国消化器病史概说	宋大仁	1939年	25卷11期
中国眼科之外科手术	陈耀真	1936年	22卷11期
中国新医受难史序论	陶炽孙	1936年	22卷11期
中华医史学会二年报告	王吉民	1939年	25卷11期
中国医史研究运动概况	威铭运	1945年	31卷5、6期合刊
中国麻疯病史中之名人	王吉民	1941年	27卷9期
中国公共卫生行政之癥结	林竟成	1936年	22卷10期
中国北部斑疹伤寒之研究	张汉民、罗　忠	1935年	21卷1期
中国婴孩体格第二次报告	王吉民	1925年	11卷5期
中华旧医结核病观念变迁史	余云岫	1924年	10卷2期
中华医史学会二年工作概况	王吉民	1939年	25卷11期
中华医学会对宪法之意见书		1947年	33卷9、10期合刊
中华医史学会五年来之回顾	王吉民	1941年	27卷12期
中华眼科学会之回顾与前瞻	周诚浒	1942年	28卷4期

续表

文章	作者	年份	期卷
中国上古药学的起源和演变	陈邦贤	1943年	29卷6期
中国古籍中对肺结核之记载	朱　铧	1945年	31卷5、6期合刊
中国历代名医及其著述简表	杨铭鼎	1943年	29卷6期
中华医学杂志三十年来大事记	威铭运	1945年	31卷1、2期合刊
中国医学教育应用语文之我见	朱恒璧	1931年	17卷5期
中华医学会三十六年度会务报告		1948年	34卷3期
中华医学杂志三十周年纪念感言	王吉民	1945年	31卷1、2期合刊
中国妇婴卫生工作之过去与现在	杨崇瑞	1941年	27卷5期
中国医学保障与医学教育之我见	谭戛黎著，朱席儒译	1935年	21卷3期
中国寄生虫病发展之回顾与前瞻	余锡藩	1940年	26卷8期
中国人常患的几种营养不足病简考	李　涛	1936年	22卷11期
内科学近十年来之进展	朱益栋	1946年	32卷4、5期
今日的医学界	朱季青	1941年	27卷3期
公共卫生学之纲领	俞凤宾	1916年	2卷4期
丹麦的医学教育		1933年	19卷1期
方言病疏	余云岫	1939年	25卷11期
劝募债券筹建中华医学会总会启	伍连德	1926年	12卷4期
古代西洋哲学家之医学观	赖斗岩、朱席儒译	1939年	25卷3期
本草纲目译本考证	王吉民	1942年	28卷11期
东北医学的事业		1933年	19卷2期
北京之公共卫生	金宝善	1926年	12卷3期
北平医药风俗今昔谈	李　涛	1941年	27卷12期
北京中央医院之缘起及规划	伍连德	1916年	2卷4期
旧医尚可改造耶		1933年	19卷5期
旧医学校系统案驳议	余云岫	1926年	12卷1期

续表

文章	作者	年份	期卷
印度的医学教育		1933年	19卷1期
尔雅病诂	余云岫	1941年	27卷11期
匆匆五年	李　涛	1933年	19卷6期
民国二十一年度医学教育	李　涛	1933年	19卷5期
民国十九年上海市霍乱流行之报告		1931年	17卷1期
对于中国医学之管见	伍连德	1934年	20卷1期
对国民政府医学前途之希望	伍连德	1928年	14卷4期
对于我国今日医学教育之管见	沈寯祺	1941年	27卷7期
弁言	编　者	1936年	22卷11期
台湾省卫生工作概况	经利彬	1947年	33卷9、10期合刊
发展中华医业说	伍连德	1926年	12卷2期
西译中医典籍考	王吉民	1928年	14卷2期
西北卫生事业报告	姚导源	1935年	21卷10期
西译中医典籍重考	王吉民	1936年	22卷12期
在华新医先进像传	王吉民	1941年	27卷12期
有趣味之医案数则	王完白	1925年	11卷4期
吕晚邨在清代医学之影响	范行准	1939年	25卷11期
传染病一夕谈	王完白	1917年	3卷2期
伤寒病之全疗法	郑信坚	1928年	14卷2期
各省市现有公共卫生设施之概况	金宝善、许世瑾	1937年	23卷11期
关于医学教科书	李　涛	1932年	18卷6期
论医学课本之译辑	唐乃安	1916年	2卷1期
论中国当筹防病之方实行卫生之法	伍连德	1915年	1卷1期
妇婴卫生之过去与现在	杨崇瑞	1946年	32卷1期
花柳病之社会观	陈鸿康、张文山	1931年	17卷1期
苏俄的医学教育		1932年	18期6期

续表

文章	作者	年份	期卷
苏联医学的现势	涛　声	1936年	22卷7期
苏联生理学家巴浦洛夫	涛　声	1935年	21卷1期
极宜修正之解剖尸体规则	李　涛	1930年	16卷6期
李时珍传略注	吴云瑞	1942年	28卷10期
抗战中之救护事业底一个断面	庞京周	1937年	23卷10期
吾国新医人才分布之概观	朱席儒、赖斗岩	1935年	21卷2期
医学教科书	江　清	1934年	20卷1期
医药与书画	海煦楼主	1945年	31卷5、6期合刊
医学上之惯性论	卢镜泉	1937年	23卷12期
医学为一生之职业	沈振家	1925年	11卷4期
医学科学化之真谛	余云岫	1934年	20卷4期
医学史的意义和价值	陈邦贤	1945年	31卷5、6期合刊
医学校卫生课程改进之商榷	张　维	1932年	18卷6期
医学的鼻祖希波克拉提斯及其医理	赖斗岩、朱席儒节译	1939年	25卷11期
医学现在之取缔及将来之挽救商榷书	伍连德	1915年	1卷1期
医学革命的过去工作现在形势和未来的策略	余云岫	1934年	20卷1期
步达生教授事略	李　涛	1934年	20卷5期
吴兴流行的脑脊髓膜炎	翟培庆	1944年	30卷4期
我国法医概况	魏立功	1939年	25卷12期
我国之回归热病	魏　曦	1937年	23卷7期
我国海港检疫事物沿革	宋志爱、金乃逸	1939年	25卷12期
我国战时卫生设施之概况	金宝善、许世瑾	1941年	27卷3期
我国西医眼科之起源及现状	毕华德	1930年	16卷5期
我国重要都市卫生经费之研究	李廷安	1935年	21卷1期

续表

文章	作者	年份	期卷
我国传来印度眼科术之史的考察	周　济	1936年	22卷11期
近年来病理学之进步	谷镜汧	1946年	32卷2、3期
		1948年	34卷8期
	谷镜汧、李国材	1947年	33卷11、12期合刊
		1949年	35卷2期
近世免疫学第一页：科学防瘈发明史	刘永纯	1943年	29卷6期
免疫疗法最近的发展	李　涛	1933年	19卷5期
社会医学	高　维	1926年	12卷6期
评胡美著“中国之医道”	王吉民	1942年	28卷8期
陆海军参用中西医论	伍连德	1916年	2卷1期
驴皮胶之化学成份及其对于钙与氮代谢之影响	倪章祺	1939年	25卷12期
现在我国医学界应有之觉悟	李　涛	1930年	16卷4期
现在我国医学应采之过渡办法	李　涛	1930年	16卷1期
杭州丝状虫病及其传播者（蚊类）之调查	陈超常	1939年	25卷12期
国民政府应设中央卫生部之建议	颜福庆	1927年	13卷4期
金韵梅医师事略	李　涛	1934年	20卷5期
肺结核病自疗之经过	傅连暲	1928年	14卷3期
京沪、沪杭甬铁路二十三年份医务卫生工作概述	黄子方	1935年	21卷8期
宝石于古医术上之应用	马弼德	1939年	25卷11期
居利夫人之生平		1934年	20卷7期
胡方考	范行准	1926年	22卷12期
药王与药王圣诞	耿鉴庭	1943年	29卷6期
药王庙与十大名医	李　涛	1941年	27卷2期
研究中国医籍之途径	洪贯之	1939年	25卷12期
保存古医学之商榷	俞凤宾	1916年	2卷1期
美国的医学教育		1933年	19卷2期

续表

文章	作者	年份	期卷
美国公共卫生的政策	顾学箕	1949年	35卷4期
美国各医学校中教授医史之概况	梅晋良译	1939年	25卷12期
说眉	陈耀真	1939年	25卷11期
结核病发生论	余云岫	1926年	12卷2期
荷兰的医学教育		1933年	19卷1期
栖芬室善本医书叙录	范行准	1941年	27卷11期
流行性霍乱与中国旧医学	余云岫	1943年	29卷6期
徐大椿画眉泉记真迹序并小传	王吉民	1939年	25卷11期
病理学的进化史	李赋京译	1926年	12卷2期
消化性溃疡之急性穿破	黄家驷、顾恺时	1939年	25卷12期
海拉尔鼠疫之真相		1920年	6卷4期
读内经伤寒论之感言	宋　健	1918年	4卷2期
通辽一带腺型鼠疫流行之沿革	李德权	1929年	15卷3期
铜人始末	丁济民	1945年	31卷5、6期合刊
脚气病预防与膳食改良	高　维	1935年	21卷4期
清代三百年医学学术之鸟瞰	陈邦贤	1941年	27卷11期
握姆纳丁对于流行性感冒之功效	傅连暲	1928年	14卷3期
最近十年来外科之进步	沈克非、李卓荦	1946年	32卷1期
最近十年来小儿科之进步	陈翠贞	1946年	32卷1期
最近十年来药物治疗进步（一）	张昌绍	1946年	32卷2期
黑热病历史上之回顾	姚永政、孙志戎	1935年	21卷12期
傅青主父子书卷	王吉民	1943年	29卷6期
奥国的医学教育		1933年	19卷1期
释名病解	余云岫	1938年	24卷4、6期
猩红热与中国旧医学	余云岫	1941年	27卷5期

续表

文章	作者	年份	期卷
痘疮源流	于景枚	1941年	27卷11期
瑞士的医学教育		1933年	19卷1期
瑞典的医学教育		1933年	19卷1期
鉴真和尚考	耿鉴庭	1941年	27卷12期
鼠疫之流行及御防总论	伍连德	1929年	15卷3期
新医医德文献	王吉民	1944年	30卷1期
新医来华后之医学文献	鲁德馨、张锡伍	1936年	22卷11期
福建省各种地方病之流行实况	陈国忠	1944年	30卷1期
撰述医学史之我见	余云岫	1936年	22卷11期
镇江住血虫病调查报告书	姚永政、祝海如	1935年	21卷4期
赠医匾额考	王吉民	1936年	22卷11期
糖尿病之简易实用治疗法	王叔咸	1935年	21卷10期
警告吗啡之危险	伍连德	1917年	3卷2期

附录2

中国近现代中医药期刊续编·第一辑

中华医学杂志（董德懋主编）

提要　王咪咪

内容提要

【期刊名称】中华医学杂志。

【创　　刊】1947年10月。

【主　　编】董德懋。（董事长：施今墨。）

【发　　行】北平《中华医学杂志》发行部。

【刊物性质】中医学术期刊。

【办刊宗旨】振兴中医，以学术研究和讨论阐明中医学术的奥旨与科学性为重心，为宣传、发扬、继承中医学术做好舆论工作。

【主要栏目】论说、学术研究、医案、方药、杂俎。

【现有期刊】第1～11期。

【主要撰稿人】丁仲英、王药雨、朱亦丹、宋大仁、吴汉仙、周柳亭、祝慎余、时逸人、陆渊雷、陆湘生、潘澄濂、叶劲秋、张简斋、任应秋、姜春华、叶橘泉、谭次仲、杨则民、陈存仁等。

【说　　明】这是一本与民国时发行的西医期刊同名称的杂志。西医期刊《中华医学杂志》，1915年创刊，主编伍连德；中医期刊《中华医学杂志》，1947年创刊，主编董德懋。

该刊的首要栏目是“论说”，这部分的主要内容是从舆论上造声势，强调中医的科学性、群众性、实用性，如《漫谈中医科学化》《中国旧有医学之研究》《国药科学化》《怎样改进中医学》《医师法应否剔除中医师条文之我见》《论公医制度》等。该刊也在提倡中医已不能只在屋内诊脉看病，要按社会发展的要求走出去，宣传自己的主张，表明自己的态度，要在社会上争得说话的权利和地位。该刊登载了一批如《纪念复兴国医节感言》《庆祝国医节演说》等文章，尤其是施今墨先生的《建设中医药实行步骤》一文，对中医界是个很大的鼓舞，对促进继承、发展中医学术发挥了重要作用。

“学术研究”栏目是该刊的重点，集合了一批北方知名的近代医家的文章，故影响较大。其中有些文章是数期连载，如姜春华的《伤寒论之病的问题》、杨则民的《脉诊之真诠》、任应秋的《由考证病名说到回归热之考据》《中风病之研究》、许济弘的《僻“饿不死伤寒，饱不死痢疾”之谬说》、王建西的《金匮漫谈》等。内容方面有理论上的讨论，如潘澄濂的《六淫新论》《寒热释义》《恶寒与发热》、潘树仁的《营卫之研究》《肾火与心火之研究》、张纯一的《营卫之商榷》，除供研究、讨论外，也多有普及和宣传的作用。理论和临床是不能分开的，所以内容上除理论学术讨论外，还有医案、医论、医话、随笔等紧贴临床的文章，如萧俊逸的《恶性疟疾心脏衰弱医案》、袁平的《古今庐杂病论衡》等。这些文章既对临床杂病的治疗有详细论述，又有作者的分析。另有“奔豚证”“脚气病证治”“肾盂出血”“筋萎缩性侧索硬化症”“湿性肋膜炎”等病证的治疗案例也出现于该刊，可以看出，此时的病案中已经出现西医疾病诊断与中医的治疗手段结合的趋势。同时也出现了一些中西汇通的论述文章，如《中西药性类异同论略》《中西病名对照解》《脑膜炎中西疗法之检讨》等都属此类。这既反映出当时社会在医学发展上的一种状况和趋势，也表明中医人在接受现实，努力促进中西汇通，努力在一定的条件下发展中医。

这一时期，关于中药和中药该如何发展的讨论并未间断，该刊陆续登载方剂或药物的研究文章，如《桂枝汤和麻黄汤之我见》《论苓桂术甘汤》《抵挡丸如此应用》《五香丸之功效》《阿魏丸之疗效》《十枣汤》等。这些文章在方剂的适应证、药物的加减变化、药物性能诸方面给予了分析解释；对单味药的临床使用也有少量提及，如《常山治疟功胜奎宁》，这可谓一家之言，可靠性还须证实；对药物的研究也有质疑的声音，如《以动物试验确定用药功效说》一文作者就提出了许多自己的看法，这种讨论应该说是很有益的。

该刊也重视对针灸的研究和普及，曾多期连载焦勉斋的《针灸医话》，以及焦先生的《子午流注之商榷》、赵彩蓝的《提倡针灸医学之我见》等文章，不仅弘扬了针灸医学，而且从多方面对针灸的临床应用做了介绍，起到了很好的普及作用。

每期后部多有一些杂文，如杨则民的《潜庵杂记》、姜春华的《常疚心室随笔》、徐金标的《读医偶记》等。因是名家专栏，都会有些切于临床且值得阅读的小文章、好文章，颇有价值。

王咪咪

中国中医科学院中国医史文献研究所

緊要消息！

中醫檢覈手續改善！

考試院令各地考銓處共同辦理

駐平河北山東考銓處已開始收件

【本社南京要訊】中醫師檢覈手續，向由考試院考選委員會直接辦理，兩年以來，收到各地聲請檢覈文件。近十萬份，已經檢覈完畢者，尚不足二十分之一，長此以往，則積壓愈多，清理愈感不易，考院有鑒及此，特另訂考銓處中醫師檢覈辦法，現已公佈，除江蘇省及京滬二市仍在考選委員會直接辦理外，其他各省市者、則由各地考銓處辦理，茲將考銓處中醫師檢覈辦法錄之於後：

考銓處中醫檢覈辦法：第一條考銓處辦理中醫師考試之檢覈，依本辦法及中醫師檢覈案處理辦法之規定行之。第二條考銓處辦理中醫師之檢覈，應組織中醫師檢覈委員會常期辦理。第三條聲請檢覈者應呈繳左列各件及費款（一）聲請檢覈履歷書三張（二）保證書一張（三）資格證明文件（四）最近半身正面脫帽二寸半相片五張（五）證書費及郵費（聲請檢覈得以通訊爲之）第四條考銓處辦理中醫師檢覈結果，應造具及格人員名册三份請發及格證書清册二份及不及格人員清册一份連同履歷書各一份相片各四張及前項名册及清册，依附表之規定辦理。第五條檢覈及格者由考選委員會呈請考試院公告發給及格證書並函送衛生部備查。第六條領有前條及格證書者得依法向衛生部請領中醫執業證書。第七條本辦法自公佈日施行。

【本社訊】駐平河北山東考銓處、現已開始辦理中醫師檢覈手續。凡屬河北，山東，北平，天津，青島，各地中醫師多已紛向該處聲請檢覈云。（按河北山東考銓處在北平中南海迎春堂）

中華醫學雜誌

創刊號

于右任

中華民國三十六年十一月一日

北平中華醫學社出版

本社緊要啓事

本社出版雜誌，原定名爲中國醫報，後遵內政部批示，改爲中華醫學雜誌，所有以前中國醫報社發出之聘書聘函等。在未換發期間。一律有效。特此緊要啟事。

兹敦聘

焦易堂先生爲本社名譽董事長
施今墨先生爲本社董事長
郝俊大律師爲本常年法律顧問

兹敦聘

丁仲英先生 王葯雨先生 朱亦丹先生 宋大仁先生 吳漢僊先生 周柳亭先生 祝慎餘先生
時逸人先生 陸淵雷先生 陸湘生先生 高德明先生 覃　勤先生 張簡齋先生 陳遜齋先生
劉仲邁先生 葉橘泉先生 譚次仲先生 爲本社董事

本期目次

發刊辭

董德懋

中醫具數千年之歷史，億萬人之體驗，有龐大之藥物，足供運用。在近世醫學未發達前，殊足領導全球而無愧。然自歐洲文藝復興後。西人則利用科學方法，本人定勝天之理念，從事於各種學術之研究。造成現代突飛猛進之二十世紀文明。其中醫術亦有湛深之造詣。遂有與中醫抗衡之勢。民國以來，爲政者力趨洋化，舉凡一切政治法規，則多脫胎於歐美，醫藥行政，何獨不然。於是固有中醫學術，遂因學說陳舊，不爲政府所重視矣。

雖然西醫傳入，已數十年。中醫仍能存留至今而不衰者，亦決非偶然之事。蓋中醫之眞價値，非爲陳舊之學說，乃在治療之實效。處方用藥，皆由先民以人體實驗得來，較之近世之動物試驗，確爲可靠。治療之效，成績昭彰。且其用藥，均爲國產，採用便利，其價亦廉，處處適合我國環境。故雖遭政府之遺棄，而仍能得多數人民之信賴也。

西洋醫學之價値，吾人不能否認，但中國之西醫，則尙未臻健全之域焉。蓋一國之學術，各有其不同之因素與習慣，我國西醫，習自海外，因其求學之國籍不同，遂形成各種派系，派別不同，則其理論，療法，用藥，習慣亦每難一致，各逞其是，令人無所適從。論其人數，則全國正式登記者不足兩萬人，依國家之需要，尙少數十倍。論其用藥，多屬舶來，每年漏巵，已足驚人，此不過爲一部都市人所享用，若全國人民，普遍用之，則恐民未强而國益貧矣。

況在抗戰以後，世界大戰繼起，各國物資，均受統制，更加港口淪陷，西葯輸入無從，在此期間，若無固有醫藥，只待舶來，則不知將使若干病者坐而待斃。即如軍行各地，每當醫藥不足，或治療不效之際，輒以中醫代之，更有中醫隨軍服務者，皆屬常有之事，可見抗戰期中，中醫之功績，亦不爲小。

基於以上諸因，更值戰後國力未蘇，而重遭破壞之際，民生凋敝，經濟破產，實無力再購用外藥。爲民族健康計。爲現實需要計，中國醫藥事業，亦必需自力更生。建設一種具有獨立性之「本位醫藥。」使醫無中西之分，藥皆國產之品。俾固有之文明，得以發揚，更可免除利權之外溢。然茲事體大，必須中西合作，努力爲之，其主要工作，即中醫利用科學方法，以圖改進，西醫藉古人之經驗，助己發明也。

所謂利用科學方法，以圖改進者：因固有醫學，藥物雖豐，治療雖效，然其理論玄虛，學說龐雜，實爲前進之最大障碍。推其原因，不過昔時限於環境，因無科學，無理化，所有理論，不得不出于想像而已，現在科學方法，則依據眞理，實事求是，作生數理化之實驗，井井有條之分析。故其所得結果，有目共見，有耳共聞，毫無主見與武斷，使人不辯自明，誠爲世人共慶成功之治學方法也。如用此法，探討中國舊有醫學之經驗，及藥物之效用，使其確切者存留，不確切者廢除，對於既經存留者，更得探奧入微，發育滋長，則其成就，必有可觀。

所謂藉古人之經驗，助已發明者：我國固有醫學，早爲東西各國所注意，搜集中醫書籍，翻譯註釋，詳加研究，無非欲在中國舊有之學術中，覓得科學之新發現，如麻黃素之定喘，當歸精之調經等，皆已洋裝問世，此等葯品，若無古人應用於前，則不知尚待何年始能爲今人發現也。我國西醫以種族文化關係，既具領略固有醫學之優良條件，復以生逢科學昌明時代。更有創造新興醫學之健全頭腦，如能以古人之經驗，作研究之線索，以助自己之發明，則必得事半功倍之效。

中醫西醫，如能和衷合力，共同研究，則將來中途會合之日，亦即中國獨立的本位醫學成功之時。則不但利國利民，且可遍佈福音於人類，永垂楷模於後世。此本社同人一致之企求，亦舉國同志之願望也。

中醫考試擬題及說明

陸淵雷錄登

中醫考試舉行已五月矣。醫誌多有載其試題者。就中內科二題，獨取素問玄學色采極濃之詞句，與內科治療極少聯繫。其他諸題，亦與科學絕緣。此與數十年來科學整理之號召，適相背馳，良可惋惜。試前，當事者嘗索試題於施今墨先生。先生爲口授大旨，命淵雷屬草。草成，復經先生鑒定修正。諸題皆取普遍重要性的重要原理，力避專門一病一藥，以期減少應試者幸不幸之偶遇。又處處應用科學常識，避除玄說，以導中醫於科學軌則。草成送去，乃完全屏棄不用，可見主試諸公之思想，與我輩距離甚遠。當屬草時，頗審慎經營。今雖被棄，亦無敝帚之珍。因請於施先生，錄登本刊，熱心於中醫科學化者，幸評覽焉。三十六年三月。陸淵雷識。

診斷學

診斷之目的，中法在於治療，西法在於識病。若中醫師兼通西法診斷，於中法治療上亦有裨益否？

說明　中法診斷，主分辨外感內傷，及一般的寒熱虛實表裏上下等，以爲用藥扶助自然療能之地步。故目的在治療，而有不識病而愈病之奇蹟。西法診斷，分明志在識病，無須贅說。然中醫兼通西法診斷，於治療上亦大有裨益。例如確知傷寒，須防腸出血。確爲痲疹，須防轉肺炎。斑疹傷寒不可發汗。回歸熱非砒劑不效。又如同是角弓反張，而腦膜炎破傷風瘋犬病治法不同、是也。

方劑學

方劑配合，無非用副藥以助主藥，舊所謂君臣佐使也。副藥之選擇，有加強主藥之功效者，有消滅他藥之副作用者，亦有用以賦形調味者，試舉例說明之。

說明　君即主藥，臣佐使皆作用遞輕之副藥。如芎藭與當歸並用，莪朮與三稜並用，薑附與人參並用，皆所以加強主藥之功效也。如生薑與半夏並用，（古方半夏不製，而用半夏之方，殆無不伍生薑者。）石膏與麻黃並用，（治喘欬，反能止汗。）皆所以消滅主藥之副作用也。又如蜂蜜，用於丸劑膏劑爲賦形藥，用於煎劑大抵爲調味藥。

藥物學

中醫向用動植礦天然物爲藥物。雷斅著書，侈談炮炙。今所用藥，經炮炙者過半。究竟藥物必須炮炙否？生用與炮炙後用有何利弊？

說明　炮炙以制其副作用者爲有利。如半夏經薑製，不須別伍生薑。附子經炮坼，減輕痲醉而猶能鎮痛，是也。並無副作用之藥，而無端炮製者，爲有弊。如乾薑經泡淡，幾成藥滓。茅朮經久製、破壞若干維生素，是也。至鎮欬除痰藥之多用蜜炙，乃用蜜之滑潤，以緩和欬勢、有如副藥之功效矣。

內科

傳染病必有微生體（細菌與原蟲）爲病原，此近世科學所證明，無可否認者也。中醫向不知病原微生體，而亦居然治愈傳染病。將病由自愈而中醫貪天之功歟？抑自有其治愈傳染病之故，習焉而不察歟？

說明　治傳染病之特效藥，無論中西，可稱絕無僅有。近出盤尼西林，亦對少數傳染病有效而已。其號稱特效之若干種血清，及預防用之乏克辛，皆利用動物或人體之天然抗病力所成。可知治愈傳染病之最高特效藥，乃此種天然抗病力也。中醫治傳染病之舊說，有所謂正氣邪氣者。正氣卽病人之天然抗病力，而相對的邪氣卽病原體或其產生之毒素矣。中醫利用此抗病力，而以藥物等方法扶助之，匡正之耳。故抗病力不充足，則曰正衰邪盛者危。抗病力不發生，則曰正竭邪張者死，爲治療之無所憑藉也。扶助匡正之法，例如最普通之發汗法，乃排除病原體之分泌毒，及超顯微鏡的濾過性病原體。（如各種發疹性熱病）經此排除之後　其僅留於體內者，已不足以危其生命，適足以引發其抗病力。抗病力既發生，能保持甚久而仍有效。故多數傳染病治愈後，三數年內不致再病，（惟流行感冒爲例外）甚則終身不致再病焉。其他治療，或解除其困苦症狀，或抑止體力之過度與奮，（清，減熱。）或增益其體力。總之，皆便利抗病力之產生而已。

發汗與排毒本是兩事。病人有汗者，但用排毒，不須更發汗。無汗者，排毒兼須發汗，則毒隨汗出。此二法，古人通稱爲發汗法耳。古方，排毒用桂枝，發汗用麻黃。發汗法諸方，有不用麻黃者，而無不用桂枝者，知其意在排毒，不在取汗也。今人服阿司匹靈，大汗出而病不減者，以其徒能取汗，不能排毒，猶之用麻黃不用桂枝故耳。不得據此以疑中醫之發汗不足排毒。

外科

近世所謂外科，指治療上須割治手術者而言。中醫所謂外科，仍指病變顯露於身體表面者而言。故用藥治療，內科主內服，外科主外敷。內服藥有如飲食，知消化之如何發生榮養，卽知服藥之如何完成治療，其事易知。外敷藥如何奏效，其理難明。將皮膚肌肉亦能消化吸收耶？抑別有方法使藥物奏效於外敷耶？且外科之主用外敷藥，亦有不宜內服之理由耶？

說明　皮膚本有吸收作用，其在創傷面，表皮已破壞者，吸收尤易。然以其無咀嚼吞嚥消化作用，故固形藥不適於外敷，必須煎浸而用濃液，或製成軟膏，方可應用。不得已而用固形藥，亦須研極細，撒佈於瘡傷面，利用瘡面血液淋巴液之混和，以便吸收。仍罨以油類、（舊用麻油，今多用凡士林。）以免乾燥失效。此外敷藥奏效之理，及其使用方法也。至外科之主用外敷藥，其故有二。病在局部而顯露於外，則不敷藥直接用於病變部，較之內服，用量省而奏效速，以其不須消化，且免誅伐無過之嫌，一也。外科所用殺蟲殺菌變質腐蝕諸藥，若內服至有效量，必致中毒。[illegible]部外敷，則已達治療目的，未至中毒危險，是以外敷藥多[illegible]入口，二也。

兒科

中醫師常自署痧痘兒科。痲疹痘瘡，雖非兒童獨有之病，患者固以兒童爲多。抑豈止痲疹痘瘡而已，又有風疹猩紅熱水痘等，可總稱爲急性發疹性病，患者亦多爲兒童。諸君專治兒科，於此諸病必研究有素。試問諸病科學的病原爲何？中醫治此諸病，有共同之準則乎？亦有箇別之特點乎？此中痲疹，卽南方所謂痧子瘖子，北方所謂疹子。痘瘡卽天花。風疹水痘爲中醫固有病名。皆易知。惟猩紅熱爲近世譯名，試問中醫書中曾有論列否？病名爲何？

說明：所舉諸病，皆顯然爲傳染病，而病原體迄今未能證明，一般認爲係超顯微鏡之極小細菌。諸病皆須透發於皮膚，透不出，或乍透遽隱者，不死亦危。故發表爲治療急性發疹性病之共同準則，而檉柳（卽西湖柳，主成份爲水楊酸。）紫草無價散等爲特效藥。惟治痘瘡，見點後常兼用參耆，謂之託裏。其實痘瘡至此望其順利灌膿，參耆所以促其釀膿耳。恢復期皆宜凉血養營。此外別無箇別之特點。諸病既須透發於皮膚，而其落屑結痂，又有極強之傳染力，疑其病原體既小自易竄透血管，入於汗腺，隨汗液以排出體外。時醫多稱發汗爲排毒療法，於此諸病得例證焉。猩紅熱向流行於北歐洲，載籍所見，清雍正間傳入中國。醫書論列，始見於吳醫彙講，名爛喉丹痧。蓋猩紅熱常併發咽峽炎，重者成壞疽，疼痛不可吞嚥。病者醫者胥不知咽峽炎爲副症，與主症發疹等視。合二症爲名，故名爛喉丹痧。丹痧卽指發疹，吳人固呼痲疹爲痧子也。

婦科

中醫婦科所遇諸病，實際多屬內科，不過患者爲婦女耳。眞正婦科病，如子宮之位置異常，及移動，如喇叭管妊娠等，非惟不用手術難以奏效，又以中國風俗不許醫師手觸下體故，診察亦且難施。捨此而外，中醫婦科之特長，可略言歟？

說明　中醫婦科之特長，其惟治肝氣乎？舊說所謂肝，本指神經之作用，尤偏重於自律神經（亦名植物性神經或不隨意神經。如血管壁之張縮，心運動之疾徐，消化液之分泌等，皆有自律神經司之，而皆不聽意識之指揮。）之作用。女子善鬱，非但禮教閉塞時爲然，卽今社交公開，其善鬱曾不少減。蓋量窄性妒，由生理而成其心理，非環境所能轉變也。肝氣之病，爲多疑善怒，爲頭眩耳鳴，爲胸滿脇痛，爲消化不良，爲月事不正，爲失眠健忘，甚者爲臟躁，（歇司的里）爲癲癇。此等病人，多遍身不適，皇皇不可終日。然經西醫檢查，又多斷爲無病，可以休養自愈。病人失望之餘，其病轉深。若就中醫，輕者一二藥卽愈，重症亦可刻期輕快。蓋肝氣病屬官能性疾患，既無病原體，又無病變部，故科學方法窮於檢查，而中醫憑其積驗方藥，猶能勝任愉快也。至進而研求解剖生理手術，以期療治婦女內生殖器諸病，則今後中醫婦科所應有事矣。

傷科

中醫傷科或用藥物或重手術其用藥物者，或以丸散內服，或以軟膏外敷。各有師承，頗不齊一，而皆家傳世守秘不公開。今既應試，不能無所表白。試各就本家所用方法，說明其長所在，及取效之理。其家傳秘方不願泄漏者聽。

此題無須說明。

針灸科

針灸所取爲經穴，經穴所在爲經脉。經脉不明，則針灸難效，仍是知其然而不知其所以然，未能饜學者之望也。靈樞，甲乙，銅人針灸諸書，言經脉之起迄旁出，詳矣！解剖學出，知人身之管狀線狀物可以當經脉者，厥惟血管淋巴管與神經索。然三者之中，並無往來起迄如經脉者。近人實驗，從經穴所在，直下切開，有得血管淋巴管者，有得神經者，亦有肌肉而外一無所得者，然則經脉果何物耶？若謂經派屬於氣化非解剖所能見，則是逃虛之遁辭，非徵實之確論也。諸君研究針灸，必嘗措意經脉。經脈之爲物，果可以科學說明歟？抑僅古人之理想歟？試各就研究所得以對。

說明　此題似不能得滿意之答案。擬題人嘗學針灸，因於此一關打不破，遂放棄不復磨刀背。今用爲試題，論價值似乎絕大，然恐難倒一般應試人，因別擬一題如下，祈裁擇。

針灸又題

近世病原細菌學發明，知有肉眼不能見之微生體，隨處飛揚附著，伺機入於人體以發病，防不勝防，最爲危險。故西醫於刀針等物接觸病人，或竟深入肌肉者，於皮膚面有瘡傷，易爲病原體棲止竄入者。皆有特殊處置，謂之消毒，所以防病之轉相傳染也。諸君專治針灸，而值科學昌明之世，其於深入肌肉之針，灸後所遺之瘡，亦用消毒處置歟？如何處置？用針前後，針皆含於自己口中歟？灼艾前後，灸穴亦嘗有所防護歟？試各就日常經用情形以對。

說明　針用後當煮過，或用酒精擦過，藏於已經消毒之密閉器中。針灸之前，用穴周圍亦宜擦以酒精。若用針，醫者最好當病人面前用藥皂自洗其手。將針前，如須令針體溫暖，可浸入沸過之溫水中，不可含入口內。針畢，即投入沸水煑之。灸後穴面之瘡，當塗以消毒藥，如通行紅藥水之類。瘡甚者，更須覆以油膏，使與空氣隔離。

按摩科

按摩可以調暢血流，安和神經。其在腹部，又能助胃腸之蠕動，促消化之完成。病人雖有不適，往往於按摩醫師之指下熙然入睡，此其所長也。雖然，用按摩治病，固當知如何之病宜按摩，尤當先知如何之病不可按摩。試說明不可按摩之理，並略舉病例以對。

說明　凡體內有癌腫潰瘍或出血竈者、若用按摩，使癌細胞散離而蔓延他處，使潰瘍之膿出離潰瘍而不能排出體外。徒引起周圍之膿性炎症，使出血竈大量出血，延阻其癒合，故此等病皆不可按摩。例如胃癌，胃潰瘍，腸出血等，雖胸腹滿痛，而絕對不宜按摩。

傷寒論之病的問題

姜春華

前言

本文乃綜會各內科學急性傳染病專書，及蘇聯，日本我國內地之戰時惡性瘧疾等作，本人臨床經驗等而成，所引證各型，皆有根據，無一字杜撰，此可告無疑於學者也。惟治學通病，在不自覺間強古人以就我。本文有無牽強附會之處，則需學者賜教之矣！

傷寒論一書，爲漢末張仲景之著作。自序署長沙太守，於漢書三國均無可考。惟斷其爲漢末人，則大致可靠。甲乙經序，載其與王仲宣語，甲乙經爲皇甫謐編，晉書皇甫謐本傳有「華陀存「於獨識，仲景垂妙於定方」之文。蓋以仲景與華陀同時，故相提並論。太平御覽引何顒別傳，有同郡張仲景總角造顒之語。故以仲景爲漢末人，於文献有徵也，當漢末之世，天下大亂，戰爭頻仍，由於戰爭之故，疾疫流行，死亡相繼。仲景自序：「余宗族素多，向餘二百，建安紀年以來，猶未十稔，其死亡者三分有二，傷寒十居其七」。足見當時疾疫之嚴重。戰爭時代，因人羣之移動，人體免疫性之一般減低新區域內，異地毒性病原體變種亢輸入，致使急性傳染病，如傷寒，斑疹傷寒，感冒，回歸熱，瘧疾，赤痢，霍亂等廣泛而劇烈流行。

傷寒論一書，古以爲統治百病之書，或以爲專治一傷寒之書。雖無定論，要之其方法可爲一般症候治療之通則者也。據現代學者研究，或謂即今之腸傷寒。此說由於日本，追經考核，大覺不類，此乃由於譯名之濫而然。或謂即今之流行感冒，主此說者有譚次仲先生（傷寒講義），以及西醫張子鶴（中醫科學討論第一集）余雲岫（同書序言）有謂包合多種急性傳染病者，如陸師淵雷（傷寒今釋）西醫閻德潤（傷寒論評釋）其餘大都同意此項主張。蓋一戰亂時代，各疾流行，當不能祇流行一種病疾而治病者，當亦不專診一種病。以理論之張仲景著作中當非專包一種病。惟其以傷寒著論，而將他病撰爲另篇（金匱），且傷寒論之六經症候似專爲一種疾病而論。而此一病之六經症候，完全恰合於惡性瘧疾之各類型，雖其中亦有若干條爲一般急性傳染病所共有之症候，但能概括全書症候之病，當推惡性瘧疾也。

甲、傷寒論非論流行感冒之專書

傷寒論絕非論流行感冒之書，一則流行感冒不能恰合六經，二則六經症狀超出流行感冒也。分述理由如下：

（一）流行感冒有呼吸型，胃腸型，神經型病者初即鼻塞流涕咳嗽。考本論無有言鼻塞流清涕者且咳嗽亦少見，全論中類似流感者有兩條：

（一）「太陽中風陽浮有陰弱，陽浮者熱自發，陰弱者汗自出，嗇嗇惡寒，淅淅惡風，翕翕發熱，鼻鳴乾嘔者。」

（二）「若發汗已，身灼熱者，名風溫。風溫爲病，脈陰陽俱浮，自汗出身重多睡眠，鼻息必鼾」。

按鼻鳴或爲感冒之鼻道炎，至於鼻息。乃與身重睡眠同屬神經症也。又傷寒與金匱之。濕暍有鼻窒一條，觀其「內藥鼻中」是否流感頗有疑問。即退一步言，亦僅不過承認論中有流感之一症而不能武斷其爲專論流感也。

（二）傷寒論中之神經型胃腸型爲各種急性傳染病之共通症候，不能遂斷爲流感。且昏睡厥冷無力性皆非流感所有也。

（三）傷寒論中呼吸型獨少，若係專論流感者，當佔條文之多數。何以全論言欬者僅數條，言喘者亦數條，且言喘者又非似呼吸器病，則本論對於呼吸型不措意，可知其非感冒也明矣！

傷寒論云：「太陽病……無汗而喘」。又「太陽與陽明合病，喘而胸滿者」，又傷寒表不解，心下有水氣。乾嘔發熱而欬……或喘者」，又發汗後不可更行桂枝湯，汗出而喘」，又「陽明病……二三日嘔而欬」，又「少陰病欬而下利」。

按本論所言喘欬者，除上引外，尚有一二條　以全論條文估約之不足百分之一也。若專論流感，豈僅此哉！

乙、傷寒論中如瘧狀即正常之瘧疾

傷寒論中有多條，言如瘧狀者，實即瘧也。蓋仲景見瘧有定型（寒熱往來）而惡性瘧之各型不類瘧，故不名瘧而名曰傷寒也。然惡瘧中又有類乎正常瘧者，或先有常瘧，而繼染惡性瘧者，遂納之本論，曰如瘧狀。尚有數條，除瘧狀外且有振振搖蒸蒸而振却發熱汗出而解，非瘧疾而何？

傷寒論云：「太陽病得之八九日，如瘧狀，發熱惡寒，熱多寒少，其人不嘔清便欲自可，一日二三度發」，又「服桂枝湯大汗出……若形似瘧一日再發者」，又「婦人中風七八日，續得寒熱，發作有時……故使如瘧狀」，又「傷寒五六日，中風往來，寒熱胸脅苦滿嘿嘿不欲飲食，心煩喜嘔，或胸中煩而不嘔或渴」又「血弱氣盡……往來寒熱休作有時」，又「傷寒……發汗則動經身爲振振搖者」又「太陽病發汗……身瞤動振振欲擗地者」，又太陽病……必先振慄汗出而解」，又「凡柴胡湯病症而下之……必蒸蒸而振却復發熱汗出而解，又傷寒五六日……。與柴胡湯……必蒸蒸而振却發熱汗出而解」。

丙，傷寒論中惡瘧各型皆備

傷寒論中對於惡性瘧疾各型俱有，或謂各型亦爲各種急性傳染病所共有，即如厥逆嗜眠，凡虛脫者多見之，何能專指爲惡瘧乎？曰：有四理由：

（一）六經各條文所記症狀，完全恰合於惡性瘧之各型，設爲他病，決無如此齊全如次恰合。

（二）嗜眠型除腦膜炎外，祇多見於惡性瘧，厥冷型，除惡性瘧外，如非他病之虛脫絕少見。

（三）本論中各經症狀，並非一定按次相傳，有初病即得陰症，且陰症有時爲毫無問題者，如「厥冷中風之脉微爲欲愈」有數發而自愈者，如「太陽病頭痛至七日以上自愈者，以行其經盡故也」其他疾病常由淺入深，由陽症而傳入陰症，絕少一得病即現陰症之常欲寐或四肢厥也。

（四）痙，濕，暍，亦載金匱或謂當在金匱，錯簡於傷寒。其實痙，濕，暍，大類於惡性瘧也。千金翼論曰：傷寒與痙病濕病及熱暍相濫，故叙而論之，從可知其相類矣。又霍亂篇載於本論或謂列入金匱，不當在傷寒，實亦惡瘧之霍亂型，以其同屬「傷寒」，故載於本論而不入金匱也。

傷寒型（腸窒扶斯）

本型之特徵爲持續五－七－八日之稽留熱，或亞稽留熱。一般現傷寒症狀意識溷濁，虛脫，乾燥，而有苔之舌，大致與斑疹傷寒極期，或腸窒扶斯第二星期，狀況類似按本型在傷寒論中有一般性之記載，不勝列舉條文徵引從略。

膽汁病型

本型爲一種重篤之出血型。其經過中，可見黃疸出血綜合症狀，及重篤之全身症狀，意識溷濁。流行感冒雖亦有鼻衄及黃疸，然不及惡性瘧之多而劇也。

（一）出血

傷寒論云：「太陽病脈浮緊……其人發煩目瞑，劇者必衄，衄乃解」。又「太陽病……發熱身無汗，自衄者愈」，又「傷寒脈浮緊不發汗因致衄者」，又「傷寒不大便六七日……若頭痛者必衄」，又「脉浮熱甚……必咽燥吐血」。

（二）身黃

傷寒論云：「得病六七日，……面目及身黃，頸項強」，又「太陽病中風以火刼發汗，……其身必黃」，又太陽病身黃」，又「陽明病……身必發黃」，又「。寒七八日身黃」。又「身黃發熱」。尚有多條類同不具引。

血色素尿型

尿現紅色古謂尿血，或血結膀胱也。通常經過重篤，終期往往現昏睡。

傷寒論云：「太陽病不解熱結膀胱，其人如狂，血自下」。

各種重篤神經及精神型

暈厥型，其特徵爲連續不斷發生之暈厥及細脉，（即少陰型）常欲寐脉徵細，譫妄型，有種種幻覺，（如見鬼狀）及精神與奮，（狂言罵詈不避親疏），神經型與 mestpha-Lnyden 氏綜合症狀，腦膜炎型：伴有腦膜炎，綜合症狀，驚厥型，延髓型，過高熱型，（如陽明痙濕暍諸條証）

傷寒論云：「太陽病項背強儿儿」，又「太陽病發汗……四肢微急難以屈伸」，又「服桂枝湯或下之頭項強痛」，又「傷寒……脚攣急」，又「太陽中風……服之則厥逆筋惕肉瞤」，又「傷寒十三日過經譫語者」。又「。寒八九日，下之胸滿煩驚，小便不利，譫語一身盡重，不可轉側」，又「傷寒腹滿譫語」又「太陽病二日反躁，……躁煩必發譫語，十餘日振慄」，又「太陽病中風，以火刼發汗，久則譫語，甚者至噦手足躁擾，捻衣摸牀」，又「婦人傷寒發熱經水適來，晝日明了，暮則譫語如見鬼狀」，又「傷寒……日晡許，發潮熱，不惡寒，獨語如見鬼狀」，若劇者，發則不識人，循衣摸牀惕而不安」，尚有類此者多條，不具錄。

厥冷型

顯聳衰竭於發作後，體溫下降，同時發青紫絲狀脈，皮膚厥冷，及反復出現之意志消失，有時內部雖感難堿之熱與煩躁，而皮厥冷，此與傷寒論寒在皮膚熱在骨髓及熱深厥深者頗具相同之況也。

傷寒論云：「病人身大熱，反不欲得衣者，熱在皮膚，寒在骨髓也，身大寒反不欲近衣者，寒在皮膚熱在骨髓也」。又「少陰病但厥無汗」，又「少陰病四逆，惡寒而身踡」又「陰病四逆」，又「傷寒先厥後發熱而利者」，又「傷寒始發熱六日厥反九日」又「傷寒一二日至四五日厥者，必發熱，前熱者後必厥，厥深者熱亦深。厥微者熱亦微」又「傷寒病厥五日，熱亦五日，設六日當復厥，不厥者自愈」，又病者手足厥冷，言我不結胸」，又傷寒脈微而厥又「傷寒發熱四日，厥反三日。熱四日」又「傷寒六七日脈微手足厥冷」。

按上引各條，大率類厥冷型惟其中有數條厥幾日，熱幾日又厥熱幾日頗似回歸熱，章太炎先生亦有此主張，余前曾言，戰亂時代當然不僅流行一種病，則回歸熱之屬與其間或有可能，再本論之少陰症中亦容有其他急性傳染病之虛脫症狀在內也。

嗜眠型

傷寒論少陰篇多載嗜眠頗似流行腦膜炎之昏睡，殆亦瘧疾之昏睡型也。

傷寒論云：「太陽病十日以去，脈浮細而嗜眠者外已解也」又三陽合病脈浮大上關上「但欲眠睡」又「少陰之為病脈微細，但欲寐也」。又少陰病欲吐下，吐必煩但欲寐」又「少陰病脈微細沉，但欲臥」。

按除上述外尚有多條類似者不具引。

丁、傷寒之霍亂篇亦為惡性瘧

傷寒論霍亂篇據證狀非真性霍亂也。（以其有身熱頭痛腹痛等）且據曹子建及千金外台之說觀之似瘧地方傳染性而死亡率頗大之吐瀉症，非單純之胃腸炎疑類乎細菌性食物中毒或亦惡性瘧之霍亂型也。

傷寒論云：「問曰：傷寒發熱頭痛身體疼痛，惡寒而復吐利當屬何病？答曰：當為霍亂，霍亂吐下，利止復更發熱也」。又傷寒其脈微澀，本是霍亂今是傷寒卻四五日至陰經上轉入陰當利本素嘔下利者不治，若其人即欲大便，但反矢氣而不利者，是為屬陽明必堅，十二日愈，所以然者經竟故也」。

戊、傷寒論之痙濕暍亦似惡瘧

金匱之痙篇學者斷為腦脊髓膜炎，但傷寒論之病症不具也猶之傷寒論之中風與金匱之中風不類乎？傷寒論痙云：「太陽病發熱無汗而反惡寒，是為剛痙」，又太陽病發熱汗出而不惡寒，是為柔痙」，又「傷寒身熱足寒頭項強急，惡寒時頭熱面赤目赤獨頭動搖是為寒痙」濕。似非關節炎，以關節炎在金匱之白虎歷節篇也。

傷寒論云：「太陽病而關節疼煩，其脈沉濕」，又「傷寒一身盡疼痛煩日晡即劇」又「濕家之為病，其人但頭汗出而背強」。

暍病非後也之中暑（曰射病）

傷寒論云：「太陽中熱者暍是也，其人汗出惡寒身熱而渴也」，又「太陽中暍。身熱疼重而脈微弱」又太陽中暍發熱惡寒身重而疼痛」，無一症似日射病也。

後語

本文寫竟者楊上休憩，隨手翻閱列子，得說符篇，有云：「人有亡鈇者，意其鄰之子。視其行步，竊鈇也：顏色竊鈇也，言語竊鈇也，動作態度無為而不竊也，俄而拍其谷而得鈇。他日復見其鄰人之子動作態度無似竊鈇者」。張子鶴以傷寒論為論流行感冒之尊論，取論中合於感冒之症者著之篇，而余以為傷寒論為論惡性病，視論中無一而非惡瘧閱說符之寓言，誠可謂得一無言之諷刺焉。

三十四年寫三十六年重鈔

脈診之眞詮

楊則民

按：據撓骨動脈之淺層部以候病之深淺者，曰脈診，前人僅依臨床經驗，師心自用，對此有種種玄妙之談：「合色脈之法，聖神所首重，治病之權輿」；「色脈之要，可通神明」。今之西醫，祇用以識至數、候心臟，對前人脈說，一切置諸不問。中醫脈說之誇張者，誠應棄之不顧，而精切有當於治術與診斷者，寧可置諸不問乎？本篇之作，旨在祛莠言之亂眞，啟今人之悟解，庶令診脈之法，不局於心臟，精竅之論，重光於將來也。先祛惑論，次布眞解。

一，脈診之惑論

中醫診脈之法，肇始於素問，宏通於越人，而大成於叔和，自是厥後，代有名家。然决陰陽虛實於三指之下，別表裏內外於方寸之間，其事雖簡，其理難解，前人只憑臨床之經驗，而無可供詮釋之科學，承見所及，遂多謬說。此時代限之也。時至今日，而猶信以爲眞，則惑矣。攷中醫脈說之惑亂後人者，殆有三端。

一曰脈分部位之誤　脈分三部、所以爲切脈用三指也。用三指切脈，所以便別脈狀也。弦，緊，虛，實，大，小等脈狀，非以三指察之則不明，若今西醫僅以至數診脈、則只取一部，用一指足矣。脈分九候，所以便診脈也，浮沉虛實牢革諸脈非舉（浮按）按（中按）尋（深按）三法候之則不明。此至淺易明之事也。乃前人竟有以三部配三焦者，以九候配天地人者，（均見素問三部九候論）則推理過當之談、雖非合理，尚無大過。其牽強附合，遺害後世者，莫如以臟腑配當三部之說。

夫寸關尺三部之分，原爲取便診脈、前人不於脈與疾影響上求確當之理解，無端而以臟腑部位配當之，幾於治絲益棼矣。攷素問難經中藏經諸古書，雖已以五藏配當之，然不分左右，自王叔和以後則鑿然脈分左右，配以五藏六腑矣。茲取六家之說比較之：

左	寸	關	尺
王叔和	心 小腸	肝 胆	腎 膀胱
李東垣	心 小腸	肝 胆	腎 膀胱
滑壽	心 小腸	肝 胆	腎 膀胱
喻嘉言	心	肝 胆	腎 膀胱 大腸
李士材	心 膻中	肝 鬲	腎 膀胱 小腸
張景岳	心 心包絡	肝 胆	腎 膀胱 大腸

右						
寸	肺大腸	肺大腸	肺大腸	肺	肺胃中	肺膻中
關	脾胃	脾胃	脾胃	脾胃	脾胃	脾胃
尺	腎膀胱	命門三焦	三焦心包絡	腎 三焦 小腸	腎大腸	命門三焦 小腸

右六家皆醫界之名流，對藏腑任意配當如此矛盾，然則其說尚足信賴乎？嘗攷千金方，傷寒論，既均無此說則崔紫虛四言脉訣亦謂『左主司官，右主司腑』，對六腑亦不肯執言某部屬某也，故吳草廬知之，則曰：『醫者以寸關尺，輒名之曰，此心脉，此肺脉，此肝脈……者非也。五臟六腑凡十二經，兩寸關尺，皆手太陰之脈也……爲六腑之大會，以占一身焉』，李時珍知之，則曰：『兩手六部，皆肺之經脉，特取以候五臟六府之氣耳，非五臟六府所居之處也』。又曰：『每見時醫於兩手六部之間，按之又按，曰某臟府如此，某臟府如彼，儼若藏府居於兩手之間，可捫而得。種種欺人之醜態，實則自欺之甚也』。張石頑知之而對二人三部分別藏府之間．則曰：『皆是也，皆非也，似是而非者也』。語曰：『山川而能語，葬師食無所，藏府而能語，醫師色如土』，其藏府配當三部之謂矣。前人之不信藏府配當三部者，轉而奉難經之說以爲圭臬，難經十八難曰：『上部法大，主胸以上至頭之有疾也，中部法人，主膈以下至臍之有疾也；下部法地，主臍以下至足有之疾也』。

按難經此說，與內經『上以候上，下以候下』，以脉之上中下三部，診人身之上中下三部相合。后世徐春甫古今醫統，卽據此說立論，謂『寸部候上，自胸，心肺，咽喉，頭，目之有疾也；關部候自胸膈以下至小腹之有疾也；尺部候自少腹腰膂膝胻足之有疾也，大小腸膀胱皆在下也』。吳鶴皐脈語，丹波元簡脉學輯要，皆主此說者。按以吾人平日經驗，此說雖非絕對眞確，殆亦可信從者也。

二曰以脉主病之妄　脈診爲診斷方法之一，古人隸。四診之末，以切脉識爲下工。故脉診之旨，在驗病體之虛實，所患之淺深，病勢之進退，豫后之良惡，氣與血之強弱而己，過此以往，非診脈所得知也。乃怪誕不經之徒，既妄信藏府配當六部之說，復膠執以脈主病之談，某部見某脉，卽屬某病，大言炎炎，鑿九栽鬚，尤荒謬者且憑脈以斷人之死期，孕之男女，富貴貧賤，幾皆以三指决之，如彭用光之流眞十死無赦者。此余所以不能不辯也。

以脉主病之說。創於內經而大張於王叔和氏，如曰：『寸口脉沉而羽，髮必墮落』；『關上脈緊而滑者蚘動』；『尺脈沉而滑者寸白虫』。（均王氏脈。）僅憑三指而斷之，其可笑如是，夫脉爲橈骨動脈之淺層，爲各種動脈之一種，據此以候氣血之盛衰，疾病之進退，如是而已。若橈骨動脈可以分部以斷疾病，則顳顬動脈，足動脈，皆能搏動，將亦濕之以斷病乎？蓋病者有千百，脈不過二十餘種，以廿餘種之脈，而欲主斷千百種之病，其無當於理一也。病情改變，脈亦改變：如下利洞泄，固多尺微之脈。然在下利之初，則尺實，尺洪，尺弦，尺浮，皆可有之；而下利以後，則尺伏，尺沉，尺滑，尺絕亦可見之，是尺微不可概斷下利矣。又如勞瘵咳血誠多弦數之脈。然勞瘵之初，浮數，浮洪，浮弦等脈既常見之，而勞瘵之極，每見洪大，細小，促急之脈，是弦數固不能概斷勞瘵矣。其無當於理二也。且生人構造不同，禀賦不同，其應於脈也，亦常因之而不同，有終身脈至沈細微，有甚強滑者，有已現結脈而始終不害健康者，有寸口不應指而強壯如常者，以脈斷病之無當於理，三也。總之，診斷疾病，應依各項見症參以切脈而斷定之，不能僅憑三指者，『能合色脈，可以萬全』，前人固明示吾輩以正法矣。

三曰脈象分類之惑　前人脈說，紛亂異常，而尤令人不知適從者，莫如脈象之分類，內經以十二經脈左右相同，合之陽蹻，陰蹻，督脈，任脈為二十八脈，實則二十四脈耳。高陽生以七表，八裏，九道分為二十四脈，朱肱取七表，八裏，合結，促，代為二十一脈，陳無擇分為二十四脈，（與高陽生種名不同）滑壽分為二十六脈，李時珍分為二十七脈，李中梓分為二十九脈，章潢分為十五脈，陳修園分為八脈，柯韻伯以陰陽分為十脈，張景岳分為十六脈，張石頑以對待立論分為三十二脈，以三指按切之間，而脈狀如此歧異，寧非謬耳。所以然者，以前人不明脈之眞象耳。

夫脈浮沉，所以顯脈壓之高低也；脈分遲數，所以明脈搏之至數也；脈分緊耎，所以示脈管之弛張也；脈分滑濇，所以見脈波（血行）之通塞也；脈分結代，所以知心房之病變也，脈狀多種無不在此四綱中。依此四綱而分別隸屬之，則一切惑亂之說可以清矣。

故脈之狀脈壓高者曰浮，洪，革，動四者程度之差狀，脈壓低者曰沉，微，牢，伏四者程度之差。共計八種脈，皆以浮沉為綱而分別脈壓之高低者也。脈之狀脈搏多者，曰數，（六至）曰疾，（七至以上）脈搏少者，曰遲，（三至）曰緩，（不及四至）共計四脈，皆以遲數為綱，而計數脈搏多少者也。脈之狀脈管神經亢進者，曰緊，曰弦，狀脈管神經衰退者，曰耎，曰弱，共四脈，皆以分析脈管神經狀態之弛張也。脈之狀脈波（即血行）流暢有餘者，曰滑，曰實，曰長，狀脈波不暢不足者，曰濇，曰虛，曰短，共計六脈，皆以滑濇為綱，以辨血行之暢阻也。心房衰弱或瓣膜啟閉不全，則血液噴射於橈骨動脈者，時有間歇。曰促，曰結，曰代，皆間歇脈也，曰散　則心動瀕於停息之象也。共計四脈，皆主候心藏者也。以上總計二十六脈，一切脈狀可以盡之，又有怪脈，（亦稱絕脈）所謂屋漏，解索，雀啄，釜沸等者，為心動將歇時之搏動現象，陽蹻，陰蹻，督脈，任脈，為依稀彷彿，莫可指究，純為虛構，不可信者也。

——未完——

由考證病名說到回歸熱之考據

任應秋

每一疾病之命名，在細菌學未發明以前，不由迷信之支配，卽由主觀之片面確定，然是二者皆成過去，已不能立腳於今日之醫學世紀矣。我中醫界，自中央國醫館提出統一病名之示意後，各地學者注意於中外古今病名之參證者，依舊不可多得，故或見有從事撰述者於運用病名之際，亦僅各隨其片面之主觀而定，眞能先從考據痛下工夫之後而運用之者，則尤尠也。夫考據非易易言也，當代治考據之學者，若胡適，若郭沫若輩、已屬難得之士，而其所成就者若此，我中醫界有幾何人能及胡郭之致力乎？可得輕言考據也。所謂考據者，必有據而所由考，考之必有左證之可據之謂也。朱子曰：「看文字須如法家深刻，方窮究得盡。」可謂爲眞實從事考據工夫之言也。胡適亦謂：「做考據者，至少須明白其任務有與法官斷獄同樣之嚴重，其方法也必有與法官斷獄同樣之謹嚴，同樣之審愼」。然考証學者閉門做歷史考據，未得如法庭之有對方辯護人當堂駁斥其所提之証據，往往不肯嚴格審查其證據之是否可靠，而致缺乏其自己之駁斥與標準。故從事考據者，必須建立兩個駁問自己之標準；第一當問我所提出之証人証物本身可靠乎？證人有作証之資格乎？証物本身將無問題乎？第二當問我之所以提出此證據之目的將欲證明本題之何點乎？此件證據其足証明之乎？設第一問者，審查其證據之眞實性也，設第二問者，扣緊証據對本題之相干性也，能如此，則爲考據者之能事畢也。

考據中醫病名，亦爲文化歷史範圍之一，其責匪輕，其任綦重毫無考據學之修養者，固未易與之言也。試引作者最近試行考証回歸熱病名之例以明之。

今日吾人所稱之回歸熱或再歸熱病，無論中西醫學均未知其始於何時也。其名係 Febris recurens 拉丁字譯來，西籍中僅言於歐洲古昔流行頗盛，自紀元一八六八年 Otto Obermeier 氏從病人血中，發現其螺旋蟲，命名爲回歸熱螺旋蟲，一八七三年復由 R,Koch 氏於東菲洲繼續研究，將病人血液接種於猿，證明其能傳染，又於一九〇五年用蝨吸血試驗，証明其媒介，於是本病之眞相始大白，至螺旋蟲之種類，據現在知識所及者己分爲四，一歐洲型，形之大小居中位，猿能感染，Mans 及 Ratte 不能感染。二非洲型，形最大，迴旋最少，犬馬鼠均能感染。三美洲，形最細，廻旋最多，鼠能感染。四印度型，形小，Mans 及 Ratte 均能感染。皆兩端尖銳，細長如絲，最短者爲紅血球直徑之三倍，長者達六七倍，其廻旋屈曲，少者六七，多者至二十，運動活潑，在人血中，多各個孤立生存，僅於其環境不良時，始集合成爲纏毛狀，其傳染途徑，厥爲。之咬螫，而歐洲非洲型，更證明蚤及臭蟲，亦有足爲媒介之可能。

其證狀顧名思義，當以發熱之回歸，爲其特殊現象，其所以熱型之回歸者，卽緣發生免疫實現象之所由也。蓋螺旋蟲於人體內時，限於有熱期間始能在血中證明；迨至退熱分利後，螺旋蟲隱匿於脾，而血內無存者，是熱之分利者，即血內發生抗體，原蟲之退避也。但其中一部，對抗體頗感耐性，又從而漸漸增殖，再作次回發熱之原動力，遂有回歸發熱之現象也。其整個病証，多以突然寒戰高熱開始，次則頭痛、薦骨痛，關節痛，肌肉壓痛，疲倦無力，食慾倒閉，時或嘔吐，大便秘結，皮膚乾燥，呈特種穢黃色，脾早期腫脹，此傷寒及發疹傷寒爲著，徃往疼痛隨之。肝亦多少腫大，肺部常現多少氣管支炎證候，高熱之際，亦常精神昏迷而發譫語，脈搏頻數，數達一百二十至一百四十，上述証狀，於持續五六日後，突然多量發汗，諸候若失，經無熱期五七日後，又有同樣病証之來襲，然來襲者已比初回爲輕，如斯之反覆發作，約三四次，即愈發愈輕而至復元。據此，則知回歸熱之必有證狀者，曰熱型及病証之反覆回歸發作也。曰退熱分利時，必出汗極多也。亦惟此二者，始足以供吾人於考據上之立脚地，否則仍當用細菌學之檢查以根本解决之也。

今之考證中醫病名堪當於回歸熱者，多指爲傷寒論之陰陽易瘥後勞復病，探其原因，要不外由「瘥後勞復」四字得來，但陰陽易與勞復，究爲一病乎？抑爲二病乎？巢氏病源曰：「陰陽易者，男子病新瘥，未平復而婦人與之交接得病者，名曰陽易，婦女得病新瘥，未平復，而男子與之交接得病者，名曰陰易」。則實爲一病也。勞則與「入房過勞」之義同，陰陽易名者，僅爲勞復男女性之分也，男性之勞復，則曰陽易勞復，女性之勞復，則曰陰易勞復。其因何病新瘥而勞？其所復者爲何病乎？大論次條曰：「大病瘥後勞復者，枳實梔子湯主之」。則其新瘥者，大病也，其勞復者亦大病也。大病云何？巢氏病源曰：「大病者，中風，傷寒，熱勞，溫瘧之類是也」 於列舉中風傷寒，熱勞，溫瘧而外，復殿一類字，則大病所包者甚廣，非指一二疾病也。勞復之理安在？巢氏病源曰：「傷寒病新瘥，津液未復，血氣虛，若勞動早，更復成病，故云復也」。既云勞動過早更復成病，則勞之義，又不若陰陽易之狹也。大論之最末一條曰；「以病新瘥，強與穀，脾胃氣尙弱，不能消穀，故令微煩，損穀則愈」。此即後人「食復」之所由，是食勞亦可復病也。巢氏病源尤曰：「若言語思慮則勞神，梳頭洗澡則勞力，勞則生熱，熱氣乘虛、還入經絡，故復病也」。是神勞力勞等亦無不足以復病也。故巢氏病源於傷寒病中有傷寒勞復候，有傷寒病後食復候，有傷寒陰陽易候，有傷寒交接勞復候，有時氣勞復候，有時氣食復候，有時氣病瘥後交接勞復候，有時氣病後陰陽易候，有熱病勞復候，有溫病勞復候，有溫病食復候，有溫病陰陽易候，有溫病交接勞復候等之分，幾無一熱性病不有勞復也。

勞復之證候如何？大論陰陽易曰：「傷寒陰陽易之爲病，其人身體重，少氣，少腹拘急，或引陰中拘攣，熱上衝胸，頭重不欲舉，眼中生花，膝脛拘急」。又曰：「瘥以後更發熱」，又曰：「瘥後從腰以下有水氣」，又曰：「大病瘥後，喜睡，久不了了，胸上有寒」。又曰：虛羸少氣」，又曰：「日暮微煩」。巢源傷寒陰陽易候曰：「身體熱，衝胸，頭重不能舉，眼內生眯，四支拘急，小腹疼痛，手足拳」。又曰：「百節解離，經脈緩弱，氣血虛，骨髓空竭，便怳怳吸吸，氣力轉少，著牀不搖動，起居仰人」。又傷寒交接勞復候曰：「小腹急痛，手足拘攣，二時之間亡」。其餘述時病温病熱病等之勞復、陰陽易，食復，交接勞復之候，亦莫不與此相同。若頭重，喜睡，久不了了，日暮微煩、經脈緩弱，氣血虛，骨髓空虛，眼中生花，怳怳吸吸，皆爲神經衰弱一類証也。陰中拘攣，當爲精神的及神經的反射而起，蓋爲陰部神經之知覺過敏者也。少腹裏急，熱上衝胸，小腹疼痛，神經性胃腸痛也。膝脛拘急，爲神經麻木，失其平衡而牽拘之故，身重　爲怠惰嗜臥不喜動之一種感覺，以受熱之影響爲多，蓋物理學之現象，物得熱而縱弛，肌肉寬緩，皮下血管擴張、波及心力而致然也。腰以下有水氣，鬱血性下半身水腫也。眼內生眯，即爲視神經衰弱而起複觀現象，統其勞復之所有病証，泰半均爲神經衰弱之一般證候，與前述回歸熱之証候，固截然不類也。要之，古人之所謂勞復者，謂於新病之後，不善愼養，如房室服食起居之未節等　而致原病之復發者也。

然則，回歸熱究將類於中醫之何病乎？若以熱型及病証之反覆回歸發作，與夫退熱分利時之出汗極多二者爲依據，厥爲素問之「陰陽交」，巢氏病源之「温注」乎！素問評熱病證曰：「黃帝問曰：有病温者，汗出輒復熱而脈躁急，不爲汗衰，狂言不能食，病名爲何，岐伯對曰：病名陰陽交」。巢氏病源曰：「人有染温熱之病，瘥後餘毒不除，停滯皮膚之間，流入臟腑之內，令人氣血虛弱，不甚變死，或起或臥，沉滯不瘥，時時發熱，名爲温注」。汗出輒復熱者，即回歸熱之多量發汗，諸證若失後，又來同樣病証之來襲也。既言復熱　則知其熱之曾一度分利消退也，回歸熱之脈搏頻速，數達一百廿至一百四十次，其所謂脈躁疾，亦極近似，不爲汗衰，即指其大量發汗之後，高熱型與頻速之脈搏均不消失而必再發也。回歸熱於高熱時譫妄狂語，食慾不振，則素問所謂狂言不能食者近似；回歸熱之病原體螺旋狀菌侵入門戶，直接由衣蝨等刺螫之創傷傳染，故巢源謂停滯皮膚之間。既則骨髓，脾，肝，腎，胰，肺，心臟等均能見有螺旋菌，故巢源曰流入臟腑之內，在恢復平温以下時，一切証候既去、患者心神俱爽，而大有疲勞衰弱之感，即巢源之所謂或起或臥，沉滯不差也。素問之陰陽交爲温病之一，而巢源亦認爲温病，即熱性病，素問曰輒復熱，巢源曰時時發熱，素問曰不能食，巢源曰不變食，素問曰不爲汗衰，巢源曰餘毒不除，沉滯不瘥，兩者言病說理，均極相似，而巢源之較素問進步者，能知回歸熱病毒之先在皮膚而後臟腑，與今之病理學說　並無二致，能知回歸熱能傳染，而曰染温熱之病，能知回歸熱之傳染路徑爲蟲螫，而曰温注，注者，蟲喙也，周禮曰：「以注鳴者」，此之謂也。準此以觀，則回歸熱之爲中醫之陰陽交與温注，殆信而有徵矣。

國中從事古今病名之考據者，尙無多人，余且爲發凡云，並覘後之來者。

六淫新論

永嘉潘澄濂

倘書以「陰陽風雨晦明」爲六氣，迨後智識進步，改以「風寒暑濕燥火」爲六氣，「風寒暑濕燥火」爲氣界的變化，一歲之有溫熱涼寒，雖是地球旋轉，六氣便因這個關係發生變化，所以六氣雖則抽象，究其實人類生息在氣界裏面，時常感覺到六氣之淫虛，同時氣候變化得過分時候，人體也會感到特殊的不快，古代中西各國，都把氣變當作疾病的原因，便是這個原故。例如氣壓減少時，我們的唯一應付方法，就是赤血球的增加，倘使氣壓降到某種程度之下，赤血球無可再增，那便會發生登山病，此外氣界的寒熱和乾濕度等，均足以影響到生物的生活，這都是確實的情形。自細菌學發明之後，始知氣界變化，是一個疾病的輔因，是致病的普通因子。

氣界變化影響於生物的體素，如過熱或過寒，能使組織起物理的刺戟，第一是皮膚充血，二是起炮，三是壞死，四是焦化。至於燥濕的過度，使人類之新陳代謝機能起障碍，爲最大因素。

吾國醫學以氣界的「風寒燥濕暑火」爲各種傳染病（指急性的）原因，一直到了現在，始終沒有變更，具有科學智識的頭腦人們，當然知道這種病原學，已成爲明日黃花，但是中國的醫學，似乎不能放棄它，作爲疾病的原因，這裏面便有許多的疑義，如果吾們明瞭六氣的作用，究竟是什麼意想呢？那麼吾們才可知道六氣作爲各傳染病的原因是錯誤，試觀仲景傷寒論曰：「太陽病發熱惡寒汗出脈浮緩者，名爲中風」。又曰「太陽病，或已發熱，或未發熱，脈陰陽俱緊者，名爲傷寒」。又曰「濕家之爲病，一身盡疼，發熱身色如薰黃也」。又曰「太陽中暍，發熱惡寒，身重而疼痛……」。又曰「太陽病，發熱不惡寒者，名爲溫病」。以上面的五條仔細的研究一下，便知道風有風的症狀，寒有寒的病態，濕有濕的現象，暑有暑的象徵。各有特徵，所以可鑑別爲風或寒，及爲濕或暑，假使沒有這種特徵，任你運用什麼器械，不論在血液或組織裏，始終找不到風或寒的踪跡，不似現代對于各種傳染病的檢查，在患者的分泌物，或排泄物，或血液中，能找到厶微生物，在顯微鏡下歷歷可見，全不相同。厶微生物爲各種傳染病原，世所公認。而六淫爲病原之說，吾中醫學近仍保持，

翰海室醫藥隨筆（一）

張長民

（一）嘗藥

伏羲嘗藥，其事載於帝王世紀及路史；神農嘗藥，其事載於帝王世紀，路史，淮南子，搜神記及史記補；黃帝嘗藥，其事載於孔子家語；岐伯嘗藥，其事載。帝王世紀及路史，各書記載，傳說互異，莫得而覈其實也。按日本有篇子行氏，序山曰維亨氏名家方選，謂「高產尊嘗百草而辨毒藥」。考應仁之亂，相承存於和氣氏及丹波氏二家之醫籍，悉遭兵燹，其燼册入於有篇氏先人之手，其言當屬可信；是則日本神代之世，亦有嘗藥之傳說也。

（二）針

日本富士川游氏日本醫學之變遷與洋醫學之濫觴曰：「素問之中，記載針由東方傳來；蓋東方之民，食魚而病，故以針刺之出血而治之云云。所謂東方者，諒指日本也。然日本往古不用此療法」。（註）按素問異法方宜論，載「東方魚鹽之地，治宜砭石」。考山海經曰：「東山高氏之山多針石』。富士川氏疑東方指日本，殆失考矣。（註）見同仁醫學第三卷第十一期

（三）溫泉療法

應邵氏風俗通曰：「陽池中溫泉水不可欽，令人脹悶，惟澡浴可以使風，愈疥癩。蓋其泉自硫黃中出，故溫也。患疥者宜飽食浴之，連日數次，汗透而愈。體虛者不可輕浴！我國溫泉療法之見諸記載者，當以此爲、矢嚆日藤浪剛一氏溫泉療法，據千金方，本草網目，水經註，圖書集成職方典，繼輔，盛

這也有它的原因，因為中國藥物學記載各藥的功用，例如麻黃驅寒，桂枝却風之類，至今依舊沒有人敢膽把它用科學的眼光，來更正它醫治作用，守著古說，什麼治風，什麼却濕，什麼消暑，什麼淸涼，所以要拋棄「六淫」較為困難，究其實「六淫」在中學鑑別診斷方面，沒有用處，但是處方，要用「發熱汗出為風」，「發熱惡寒無汗為寒」等的花樣來區別。從這種情形觀察下來，便可知道六淫並不是傳染病的原因，同時在仲景的書裏，也祇有說，名為中風」，「或名為傷寒」，把「名為」兩個字加以思索，可見仲景氏之所謂「風寒暑濕」，是臨床處方鑑別的標幟，並不是疾病的原因，即以陽明少陽……諸篇觀之，其處方無風寒暑濕之分，更可想見，所以我認為「六淫」是中醫治療傳染病初期的處方標準，也無異是六種不同形之「型模」，從這不同形的型模上，鑑別出怎樣是風型，怎樣是寒型，確定它的型模以後，則處方可獲標準，例如「桂枝本為解肌，若其人脈浮緊，發熱汗不出者，不可與也，常須識此勿令誤也」。這便是仲景氏諄諄告誡我們把不同形的「型模」辨別得淸楚，使處方有標繩，況且不僅以這「六淫」來作不同形的「型模」，即六淫的意義也是區別疾病經過各個階段，及各個機能系統的病徵，這也是一個羅輯的方法。

六淫固然是氣界變化得太過或不及，不能即認為是各種傳染病的因素，為什麼瑞士的南風「昔落個」risocco熱風，如里昂海灣的冷燥（Meslrul）西北風，都能致病，還不曾研究出來，許多人都因他的感到極度的不適，發生頭痛和心理方面機能的許多病症。在「昔落個」風發作之時候，羅馬城內疾病數字比別的日子特別加增，這究竟是什麼關係呢？此外就拿各種傳染病流行季節而言，如霍亂腸熱症，痢疾，瘧疾：多盛行于夏秋。麻疹天花肺炎腦脊髓膜炎：流行春冬，足見各種傳染病的微生物，一定有適應牠的生活環境，及適應牠生活的氣候，才能繁殖蔓延，如環境及空候不適應牠的生活條件，便會絕跡或滅亡，古人說：「氣候不齡，疫癘流行」，雖是一種簡單的見解。但是氣候不調勻，傳染病總比較地容易發生，這個是不能否認的，中醫的六氣，遇有太過或不及的變化便稱它為「六淫」，「淫」具是含有太過的意義，氣界有了太過的變化，不僅能使人體或其牠生物的生活機能，受着影響，同時使傳染病的厶微生物，反得着適應生活的氣候，那牠便與人類來博鬭了，所以氣界的變化，雖不是各種傳染病的原因，然其與病原厶微生物的繁殖和滅亡，確有相當的關係吧！

京，山東，河南，陝西，四川等通志及其他地誌，謂「溫泉散布中華各地，為數不少，……惟關於溫泉浴治法之效果，則為一般人所未道」、蓋失考也。

（四）養生論

日本高森時雄氏滿蒙地方病曰：「稽康之養生論中，記有「諸山水黑土中出泉流者，不可久居，常食令人作壤病，動氣增患」之語。』（註）按隋書經籍志曰：「梁有養生論三卷，稽康撰，亡』。是養生論之久佚可知。然文選所載，尙存一篇；其中但云「頸處險而釁」，非如高森氏所引云云也。今考之，高森氏所引者，見於巢元方氏諸病源候論；原出養生方，非養生論也。病源發引養生書，凡標養生方，養生方導引法，養生方眞語，養生經要集，養生禁忌，養生法等六目，皆不著撰人姓氏；高森氏引作養生論語，非也。

註：見東方醫學雜誌第十五卷第十二號

（五）萬病皆鬱論

日本源通魏氏萬病皆鬱論，倡萬病一鬱之說、謂「百病之生，皆因鬱塞瘩滯，凝結不通」，故氏指傷寒論為鬱病論、一百十三方為解鬱方；其言頗矜創獲。按呂氏春秋曰：『精氣之來也，因輕而揚之；因走而行之；因美而良之；因長而養之；因智而明之。流水不腐，戶樞不螻，動也。形氣亦然：形不動則精不流，精不流則氣鬱，鬱處頭則為腫為風；處耳則為揭為聾；處目則為聵為盲；處鼻則為鼽為塞：處腹則為張為府；處足則為痿為蹶』。又曰：『病之留，惡之生也，精氣鬱也』。彼源氏者，特未一考呂氏春秋耳！

中醫外科大綱

葉勁秋

中醫對於外科二字的定義，十分明顯，凡是瘡瘍之患生於皮表不論施用刀圭手術與否，皆屬於外科範圍之內。至於療治，大概不外三法：不論瘡瘍之初起，或是已經破潰出膿，內服湯藥，總爲首要，間有吞服丸藥者；初起時輒用藥末塗敷，或膏藥薄貼；已潰者，必用粉末乾摻與膏藥薄貼。雖然還有火針與艾灸二法，但普通外科醫每不用之。火針者，即用鋼針將火上煉紅，戳入瘡中，對於流注等瘡，最爲適用。此法怵人心目，較多痛苦，故病者驚避，醫者不爲，但其偉效，殊足稱述焉。既無出血過多之弊，復有從速收功之能。艾灸於疽瘡頗驗，民間土法，或有用之者。

中醫外科病症的定名，極不科學，大概言之，似乎分陽症與陰症爲二大類別，其實名稱並不嚴格，不能定爲繩墨。其所謂陽症者，係指初起瘡瘍之來勢暴烈，發寒發熱，紅腫疼痛，病名曰癰，易潰易斂；陰症者係指瘡瘍之來勢緩漸，患處皮色不紅不腫，木硬不疼，或者薄有寒熱，病名曰疽，難潰難斂，潰後稀膿臭穢，逆而難治。醫者之療治瘡瘍，於陰陽二症之辨別，必須善爲體認，未許漫不加察，然於外科醫籍的命名，則無一定的標準界說，足資法守，譬如患生於頭後項中的瘡瘍，名曰落頭疽，患生於兩股之內的名曰股陰疽，但於事實上正多頭部的癰瘡，與股際的陽症，可是我人祇知落頭疽之名，未聞落頭癰之號，且外科醫籍亦詳見股陰癰之記載。如其屬陽的，則又名爲跨馬癰矣。我故曰中醫外科的定名，漫無標準界說也。病名既無標準界說，不足以資法守，我人尙泥執於此何哉。

何以言外科病症的定名，極不科學？癰疽意義之空泛一也；以部位定名者二也，如生於背部曰發背，手能由上搭著曰上搭手，手能由下搭著曰下搭手；以經穴定名者三也，如三里發湧泉疽等是；以病原定名者四也，如濕毒流注，痰包風疽等是；以所傷之物定名者五也，如火燙傷蚯蚓傷等是；以形狀定名者六也，如黃瓜樣者曰黃瓜癰，如蓮蓬樣者曰蓮蓬發；以禽獸定名者七也，如牛程蹇蟮貢頭，蛇頭疔，鶴膝風等是；以無甚意義定名者八也，如臂之瘡曰藕包毒，臉部小瘰曰偷針眼，足跟生瘡曰夾棍疽，以想入非非定名者九也，如內吹外吹，偷糞老鼠等是。再如疔瘡的定名，僅不過指示來勢凶猛，致人於死之疾速而已。如此定名，得不謂之非科學乎。

今後之從事中醫外科者，對於所有一切病名，皆不須注意，縱深加注意之，亦無甚用處，更無裨於治療。祇須體認所患瘡瘍的部位爲重要，如腰脇頭項等處，皆須特別警覺，毋使疏於戒備。其次須視察，瘡瘍的情狀，初起勢雖疾速，紅腫熱痛其後果未必險惡，但瘡頭雖細小如粟，麻癢痠痛者，常多惡化之機，未可大意。

何以言中醫外科的一切病名，皆不須注意？以歷來中醫外科治療方法的分際，並不在於病名的不同而有所分別。歷來中醫療治瘡瘍的大法，不過體察症情的輕重善惡，而爲之措施，不論任何瘡瘍的初起，治法總是消散。雖說疔毒忌散，然而疔毒之眞正確徵，現尙未有一定之標準，足以使人辨認病者於頭面生瘡如粟粒時，不過自己戒慎恐懼而已，醫者不過預先爲之警告而已，有死於倉卒間而瘡毒劇甚者，乃相率謂之疔毒而已。是耶非耶，雖至死猶未能明其所以。瘡瘍消散之可能與否，醫者豈有一定之把握。如成膿之狀已顯，消散之機已逝，治法不過托毒排膿。膿已成熟，則不得不施刀圭以穿破之，施刀圭於流注較難，以流注之成熟甚緩，且膿毒深藏於裏，非老於經驗，莫敢猛盡膿毒將盡，自必生肌收口，瘡口久延難斂，非益氣養血不可。外科一般的療治大法莫不如是。我故曰，一切病名皆不須注意也，先醫之有識者，深明此義，對於病者之詢問病名時莫不以意爲之，隨口假定，是以中醫外科之病名，極盡五花八門之觀也。

所謂消散法，藥分三種，一爲內服湯液，二爲塗敷粉末，三爲膏藥薄貼內服藥如：荊芥，防風，連喬，牛蒡，薄荷，桑葉，赤芍，丹皮之類。熱甚者可加知母，黃芩，山梔，花粉之類。銀花甘草，隨症可加。便堅者可加大黃元明粉之類。溲赤者可加苡仁，茯苓，澤瀉之類，塗敷如金黃散冲和膏之類。膏藥如千捶膏之類，陰症則用陽和膏，膏內稍加平安十將。內服藥則須陽和湯。

托毒排膿的內服藥，要以生黃蓍，皂角針，炙甲片爲首選。其餘佐以當歸，赤芍丹參之類。已潰後的提毒藥，並宜出入於此。瘡口上之乾摻藥，如：紅昇丹，九一丹等，最爲常用。膏藥則爲太乙膏。

生肌收口之內服藥，常以生炙蓍，當歸，丹參等爲主。瘡口乾摻藥如：海浮散桃花散之類，外用太乙膏。益氣養血之內服藥，常以黨參，白朮，炙，蓍炙草，鹿角膠等爲主。乾摻藥如：八寶生肌之類，外貼陽和膏

施用刀圭手術，固甚重要，但歷來中醫界孰有諳於肌理組織者，乃知手術技巧之獲得，一言以蔽之，亦曰只須遊於名師之門，見多識廣而已矣，豈有他哉。穿刺流注較難，以化膿之期較緩，藏毒之處復深我人肉眼，又無透視之能。及至症狀明顯，易於辨認時，則收拾已大難矣。不論任何外症，施用刀圭之後，凡瘡口小，刀痕深者，須用紙撚塞其中，以免瘡口結痂，須留排毒之通路。瘡口大，刀痕淺者，可勿需此。

瘡口不論自潰，或施刀穿刺，歷久不歛，常有成漏成管之症，此乃肌肉僵化之故。在西醫者必須重行開刀，在中醫則有降藥腐蝕之法，用七仙條消管方等，塞入管中，能自然腐化而生新肌。

此乃中醫外科一般的基本大法。各家所不同者，亦惟所用之方藥有不同耳，卽所謂秘方秘藥者是。常有僅操一法，僅執一方，而亦足以名世一時。秘方秘藥，在目前確有不可思議，意想不到的效力，想不久的將來，科學的精進，必能明澈其所以然之故也。

瘡瘍的成因，在中醫外科醫籍，莫不曰毒氣閉塞經絡，血氣壅滯：與夫風寒暑濕之外襲，及喜怒哀樂七情之內爍所致。迨細菌學昌明，方知凡瘡瘍之成膿，莫不由於化膿菌之作祟。如高熱度熔解後的金屬品，灼傷肌肉以成膿，則絕無細菌之形跡可尋。所以毒氣云云者，正細菌之謂，特未曾見其實體耳。中醫不識細菌，不解消毒，但於療效確不無有功，是則中藥之用固不可沒，而於間接撲殺細菌之實效，未始無此作用也。在未知細菌學者，當然不知其厲害而否認，如深明其究竟者，則每預存疑懼之心而過於恐怖。細菌細微，密佈宇宙。毒菌之致人於死，亦必備有若干條件，互爲姻緣，並非一蹴而幾，誠所謂合當有事，巧爲湊合，乃生變故。我國先人嘗歸之運氣，歸之天數？非無因也。但禍患常起。微忽星星之火足以燎原，我人必不可以因其理小而疎於戒備。

能明乎此，既可自療，復可療人。欲求高明則須廣識多見，如瘍醫大全外科正宗王洪緒外科症治全生集等，務必熟玩而瀏覽之，如以玄微奧妙視中醫，則又趨於左道矣。

古今廬雜病論衡

袁平

中風

（一）總論（二）金匱翼中風八法平議（三）類中症治病機（四）風家服食諸方選案（五）餘言

（一）總論

中風之名，見於素問，衍於甲乙，難經之傷寒有五，中風其一也，仲景傷寒論有太陽中風之桂枝湯症，此外巢氏病源金匱要略，分析中風各證狀，綦詳且盡，而千金外台上中風之方，竟成巨帙，然考其論證用藥，無不從外證立法，因之乃有入經入絡之分，中藏中府之別，而大小續命湯，及金匱八法，乃爲治中風之不二法門，迨至張景岳氏而非風之論，謂內經諸風皆指外邪，與神志昏迷卒仆痰寒之內風乎不同，其見理辨證，極爲清澈，於是內風外風乃爲各醫家所重視，金元以降，名賢輩出，對於昏憒卒仆，舌強身緩之中風病形證治，莫不擿重於內因，河間主火，東垣主氣，丹溪主痰，所見不同，持論各異，診治雖拘於一偏，而內風外風之辨症治法，已不似千金外台之混淆不清，眞假莫判矣，其奠定後學基礎之功，正復不淺也，遜清光緒中葉，蓬萊張伯龍先生，其於盧雅堂醫案上，迭論內風昏仆，爲陰虛陽擾，水不涵木，火旺生風，痰氣上行，因而冲激腦經，乃致神志昏亂，當時西醫籍已入中國，張君抑由西籍之腦充血、腦溢血而悟出素問調經論「血之與氣，並走於上則爲大厥之理歟，張君對於中風證治理論，可謂發前人所未發，竊謂生氣通文論「血菀於上，使人薄厥」，與「血之與氣，並走於上」，其旨正同，內經諸風，皆指外邪，其證狀必與昏憒卒仆之象，若內因之昏憒卒仆，原係素問大厥薄厥之證，並不謂之中風，甲乙千金乃以偏枯卒仆爲外中風邪，妄作中經中絡入臟入腑之分，亂素問之例，眞理不彰將二十年，是上負古人，下誤來者，良堪浩歎矣，清末名賢，解素問大厥薄厥之旨，作外風內風之辨者，不僅張君伯龍一人而已，姑摭數端，以作參考：

甲、中風一證，詳載金匱，曰腎風，肺風，脾風，心風，肝風，因之乃有五臟分治之法，古人於中風症，不知爲腦冲血腦溢血，而以象名之，則曰中風，其實中風之人，恆發於密室之中，或行住坐臥之頃，斯未必有風，又何從中之，進而言之，一室之中，未必一人，同行之侶，或有三五，即有風邪，應盡受之，何以有中有不中者，（西醫由解剖生理學，已知中風症爲腦溢血而損害神經系統，與中醫主張之氣血上菀，若合符節，（以上見張山雷中風斠詮）。

乙、卽令虛邪賊風偶犯，亦不過見六經之症，侵冐肌膚而已，何至昏倒不醒若是之甚也，河間謂五志過極，言其因也，立齋謂本氣自病，言其本也，東垣謂濕熱生痰，言其標也，然究其根，則在腎元不足所致，蓋腎元無虧五志過極，卽見五志之證，元氣不足，卽見虛損之證濕熱生痰，卽見痰熱之證，惟根本旣虧，而五志乘之，勞役乘之，痰熱乘之，而卒然仆倒，斯時也，逐其痰痰爲熾，降其氣氣愈逆，寔無當於實際，立齊用三生飲，投人參一兩，驅駕其邪，而補助眞氣，眞斬關奪門之將也，河間立地黃飲子，治舌瘖不言，足痿不行，專固其本，而以獨參湯爲佐，……輕者可復，重者可延，繼以歲月無不安全，（見懷抱奇古今醫徹）

丙 中風肥人多見之，肥人氣必虛，氣虛則生痰，根本不實，猶樹之扶疎而中空，則易於倒仆矣，治之宜大進參朮，佐以痰藥，復補其腎可也，（見珍本醫書集成）

丁、夫風自內生，不過氣之逆，火之熾耳，此火發於腎，虛多血實少，此風根於氣，陰虧而陽弱，故內虧內敗，爲此症之大旨，……若症之輕者，乃一半精氣未敗，尙可挽回於萬一，蘇後必半身不遂，經所謂偏枯之症者也，其口眼歪邪，筋無精血榮養也，其舌瘖不能言者，脾胃元虧，不能上達舌本也，偏中症見宜用地黃飲子，六君子湯，四君子湯，風火相煽內有躁熱，宜壯水補陰，……三旬以前從無是患，形體豐肥，每遭此病，不亦精上虧眞氣衰之明效大驗乎，倘庸醫必以外風強辨，而用麻桂之續命湯，試問此風何不及於幼女，而必及於老壯，少及於清血，而多及於豐肥，又將何說以解之也，故臨川陳先生曰：「治風先治血，血勝風自滅，」旨哉言乎，（見汪蘊谷雜症會心錄）（未完）

醫藥新聞

本刊資料室

檢訓醫事人員 全國分期舉辦

（中央社南京二十五日電）行政院考試院爲檢訓未具法定資格之開業醫事人員，以資補救起見，會同公佈醫事人員檢訓辦法，並經考試院公告，定自本年八月一日起全國分期分區舉辦，凡執行業務有年、尙未取有法定資格之醫事人員，均可檢具證件向南京考選委員會醫事人員檢訓委員會辦理聲請登記手續，該項登記分醫師、藥劑師、牙醫師、護士，助產士，藥劑生，鑲牙生等七類。——新聞報七、二六、

治癆奇藥——效力甚大

（合衆社大西洋城三十日電）波恩醫師在美國心胸醫學院報告稱：最新發明之「奇藥」——斯特萊普托密新——可醫治兩種肺癆病，卽軍事肺癆及小兒肺癆。按軍事肺癆爲肺癆中最可怕之一種，傳染後立卽蔓延全身，不久致死。——上海大公報七、一、

義大利發明 治癌血淸

（新聞報收音）倫敦二十六日廣播：義大利醫生瓜尼艾尼博士發明治療毒癌之血淸，該血淸係由羊肝提出，並已由義政府衛生委員會驗明准予發售，全世界各國均去電求購，聞產量可於九月間增加。——七、二七、

津大腦炎流行

（中央社天津二十一日電）津市近日忽發新奇傳染病（大腦炎），患者已有八人，其病象爲頭痛，嘔吐，發燒，昏迷，抽風，此病死亡率甚高，注射盤尼西林，具有特效。——新聞報八，二二、

惡性瘧疾心臟衰弱醫案

蕭俊逸

（一）厥冷聲嘶

姓氏　族人蕭登棟，年二十六歲，業農，住鄉間，距城三十五里。

時間　民國三十三年七月十二日

病狀　病前曾患瘧疾，時愈時作，後於七月三日經寒戰後，即發熱不退，經鄉間醫師診治，及施用符水仙方等，病勢愈劇，延至七月十二日始來吉迎余赴鄉診治，時六脈俱伏，聲音嘶嗄，四肢頭面厥冷，檢視舌苔，以指捫之，其冷如冰，舌凈無苔，但胸腹微熱，口渴，心煩，乾嘔，通體出汗，厥冷處則冷汗，胸腹部則熱汗，據病家謂：四肢厥冷，已歷一晝夜之久，腹中不時疼痛。

診斷　惡性瘧疾心臟衰弱

療法　強心祛瘧

處方　余抵鄉時，已薄暮，鄉村購藥不便，當即將余皮包內所帶之黑錫丹五錢，每小時服一錢，暫作強心回陽之用，至午夜已服完，四肢微有溫意，冷汗亦漸收，次晨（十三日）處方如下：

生西黨五錢　半夏二錢　黃芩三錢　生北芪五錢　青皮錢五　知母四錢　黑錫丹二錢（分二次吞服）　花粉四錢　北柴胡四錢　常山四錢　草果錢五

效果　十四日，厥回，聲音漸出，嘔止，煩平。十五日，照服原方，冷汗全收，腹痛全止，午後微作寒熱，十六日，除黑錫丹，服兩劑全愈。

（二）絮被不離

姓氏　劉車夫之妻，年三十歲，住吉安高峰坡六三號。

時間　民三十二年七月十六日。

病狀　高熱三日不退，背心時時惡寒，身覆棉絮，不能片刻揭去，大渴引飲，頭重肢麻，胸悶嘔吐，溲短赤，脈弦數。

診斷　惡性瘧疾心臟衰弱

療法　強心祛瘧

處方　黑錫丹一錢分二次吞服　柴胡三錢　青蒿三錢　川附片二錢　黃芩三錢　茯苓四錢　潞黨參四錢

效果　服樂一劑，熱退不復作，嘔止，再劑全愈。

（三）頭暈呵欠

姓氏　沿河路復興隆蕭君之女，年二十四歲。

時間　民三十二年，八月二十七日

病狀　熱型持續不退，頭暈，時作呵欠，心中覺冷，口泛清水，脘滿欲嘔，脈弦數無力，醫治多日無效

診斷　惡性瘧疾心臟衰弱

療法　強心祛瘧

處方　生西黨四錢　黃芩三錢　半夏三錢　青皮錢五　黑錫丹一錢吞服　柴胡四錢　草果錢五　常山三錢

效果　服前方兩劑，瘧熱完全退清，頭暈，心中難過，服下方兩劑全劑

生西黨四錢　柴胡二錢　黃芩二錢　黑錫丹吞服一錢　草果六分　半夏三錢　茯神五錢　陳皮一錢

（未完）

代擬「為改進中醫藥，擬請於行政院下設置管理中醫委員會，並由教育部於各省市開辦國立中醫學校建議案」文

孫西園

前言：本文係遵施師原意，備為愛護中醫藥諸公提出國務會議而作者，後以故，未果提，致中醫藥之改進工作：無形擱置，而施師志之完成，不知又將延緩若干時日，良可概也！

先是：師於民國十九年，佐焦公易堂，成立中央國醫館於首都，以挽廢除中醫之狂瀾，二十一年，創辦華北國醫學院於北平，以造就改進中醫藥之基本人材，同時計劃於首都各省市，遍設中醫專門學校，連年奔走南北，選地籌款，在天津，保定，太原，西安，濟南，開封，蘭州，均有所佈置，將近依次成立，復在首都公園路，購地建築講堂校舍，次年預備招生。並預計十年之內，將親往兩湖，兩江，川，廣，雲，貴各處，籌設醫專，使之遍於全國，不幸倭敵入寇，大局擾攘，師之中醫復與計劃，亦滿盤成空。公園路之校舍，且鞠為茂艸矣。師嘗喟嘆曰：一時異境遷，物力艱難，年事老邁，精衰力竭，無復昔日之雄心勇氣，古人所謂，機不可失，時乎不再也。園乃進曰：「此乃國家整個問題，國力恢復，師志不猶即可實現耶？」師曰：「國力可待日以復，個人精力，則永無恢復之望，改進大業，期諸後來諸賢可耳」！爰述梗概如上，願與海內賢達共勉之，對改進計劃，學術研究，請蒙示教，尤所盼禱。

為提請改進中醫藥，擬請於行政院下設置管理中醫委員會專司管理及改進中醫中藥納入科學正軌並由教育部於各省市開辦國立中醫學校，養成科學化之中醫藥人材，促進公醫制度之實施，助成社會建設之推行建議案

（一）理由

中國之命運第六章第二節有云……治學的人士不能實事求是，身體力行，或思而不學，閉目空談，自遑胸臆，妄立門戶，或學而不思，東塗西抹，人云亦云，無有定見，崇西化則捨己從人，尚國學則閉關自大……此雖我　主席對全般學術界所箴示，而閉關自大，捨己從人兩語，尤切中西醫界之時弊，考西洋醫學檢驗治療之器械精，生理病理之系統明，固為中國醫學所應取法，而中國醫學數千年積驗所得方術之深邃，數百種有效藥物配製之周詳，確為西洋醫學所不及，苟能融會貫通，互取所長，使中醫明西學之理，使西醫明中藥之用，則學術得以進步，而民族健康可保，中藥得以暢銷，而國民經濟亦蒙扶植，一舉數得，利莫大焉。

（二）辦法

甲、設置管理中醫委員會直隸行政院專司管理及改進中醫中藥事宜，任命大員為正副委員長，以下之委員技術則選中醫之貫通科學及各科之專門人材聘任之，其工作大綱有四

1、整理中醫藥書籍，去蕪存精，編成系統，並根據科學貫解釋

2、推行實驗（包括臨床實驗動物試驗個性化驗等）作成統計，公之世界

3、編訂合乎科學之教材及各科專書

4、中醫藥人事之管理及登記檢覈考試諸事項

乙、開辦國立中醫學校於各省市，屬於教育部系統，但校長教員之聘任及各科教材之編訂，須與管理中醫委員會協同主持，各校除設醫藥兩正科外，並設開業中醫補習班，一班正科中西學術兼授，而以應用中藥為主旨，補習班授與生理解剖等基礎醫學，而以兼通西理為原則，如是數年之後，人才輩出，執中醫業者皆為科學新醫，與西醫既毫無桿格，又復能發揮中醫之特長，共求治法，共講預防，則公醫制度不難實現，社會建設得以推行，建國之始，實深利賴，是否有當，敬請公決

中醫應如何選舉立委及國大代表

汪浩權

大選期近，全國各地作競選運動者，已積極化。中醫既被列入自由職業團體，得法定名額，故近參加立法委員，國大代表之競選者，亦大有人在。吾人慶中醫將得預問政治之際，目前尚有兩事宜特別注意焉。

此次選舉，我全國中醫僅獲國大代表八人名額，立法委員二名則係中醫師，西醫師，牙醫，護士，藥劑師之混合選舉。中醫數量雖多，以數十萬計，惟因散於全國，鄉僻區域，資格未甚確定，或職業團體向無組織者，估大多數。然就通商大埠，資格確定，團體成立之職業中醫估計，亦不止四五萬人，各地中醫公會，如能認眞辦理，廣集會員，按期造報，集中選票，共推賢能之候選人，亦不難佔得優勢，爭得一席，將來即多一份力量，萬不可以已無從政之心，或無被選之望，對於團體利益而不之顧，優閒散漫，坐失時機，使其名額及選權，爲外人所壟斷，則中醫將必更受壓迫，益遭政府之輕視，大權旁落，有如此乎？此宜注意者一也。

今日政治，悉本乎法，而立法之良否與利弊，當視人選之得當與否，所謂人存政舉，人亡政廢是也。數十年來，中醫處境險惡非常，雖得一部要人之同情，苦無立法之根據，以致種種問題，難以解絕，故今後中醫被選人之責任，較其他各界者，均爲重大，此次中醫參加競選諸君，賢能固多，然其中亦不無庸俗之輩，故吾人宜以審愼態度，投票選舉，需視被選者有無不屈不撓之精神與致知力行之毅力，能否負此全體委託之重任，排除一切權脅與利誘，推選賢能，以期其使於四方，不辱君命，爲中醫界爭取權利，努力解絕一切中西醫不平等之問題，此應注意者二也。

筆者寫本文時，適接任應秋宋大仁二君來函，知此二君已參加此次競選，並各有講辭一篇，立論極佳，抱負不凡，二君惜原稿過長，限於篇幅，未能全部刊出，二君對於中醫文化事業，素具熱心，鴻文高論已早遍見於海內各報章及雜誌，久爲吾人所共知，無庸本刊再多介紹，此次如能中選，筆者敢爲保証，必能不負吾人之期望也。

衛生部中醫委員宋大仁醫師傳略

宋委員大仁，別署醫林怪傑，又號海熙，年四十二歲，粵之中山縣人。三十五年十月，考試院頒發第八四三號甲種公職候選人檢覈及格證書，及醫中檢字第五一一六號中醫師檢覈及格證書，（上海及吳縣中醫師公會會員）曾任中央國醫館第一二兩屆理事。現任衛生部中醫[illegible]，中華醫史學會執行委員，中西醫藥研究社常務理事，[illegible]行董事長等職。秉性強毅，有幹才；中學時期，兼習藝事，從其鄉先輩吳松壽遊，盡得其傳。嗣來滬上，入中醫專門學校，以第一名卒業，年僅弱冠；復入醫科大學，優等畢業，獲醫學士學位，吾國醫家具有中西醫學專校雙重畢業資格者，當以君爲第一人，然君猶不自滿，更遊學日本，攻胃腸病科，於彼國最高學府研究所研究有年，並加入日本消化器病學會，爲永久會員；又嘗考察彼邦漢醫實況，及其分佈情形。載譽歸來，懸壺濟世。又以中西醫長此紛爭無已，殊非社會與醫藥之福，因於民國二十三年與諸同志創組中西醫藥研究社，以建設中西醫學之橋樑爲職志；首創中醫革新運動，並發刊雜誌，社會風氣，爲之一變，中西醫界明達之士，無不踴躍參加，同志遍佈全國。該社經濟擘劃，尤賴獨任艱巨，社務愈形發達，上海醫學團體，經教育主管機關正式立案者，亦唯該社，益見君盡瘁醫學事業之熱忱。君於服務之外，又篤於學，舉凡醫史考証，書畫藝事，無不進窺堂奧，著述等身，聲望

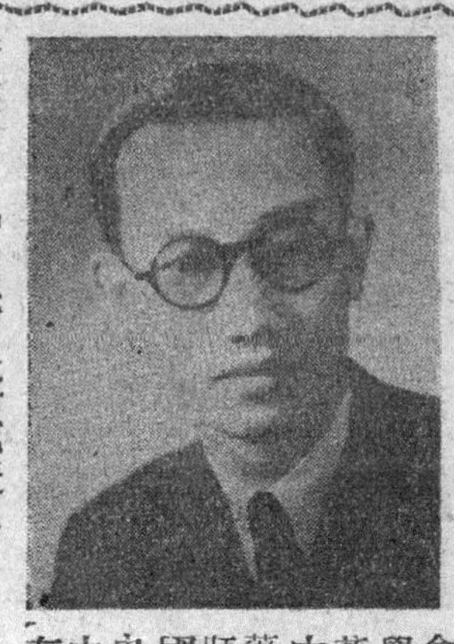

益隆。因得爲中國科學社，中華學藝社，永久社員，中國畫會永久會員；可見君在吾國學術界之崇高地位矣！以言著作，巳刊布者，則有標準中國藥用植物圖譜，中國醫藥八傑圖，國父與醫學及其肝病，海煦樓醫學論叢，中國化學製葯學，中國消化器史，中國人體寄生蟲病史，中國法醫學史等數十種。尙在編輯中者，爲中醫基本學術叢書，中國醫史研究概要，胃腸病全書，胃腸病鑑別診斷學，海煦樓讀書記等四十餘種，及譯述十餘種，都數百萬言。今節錄中國名人年鑑，並以平日所稔知者，稍加補充，撰此傳略，以代介紹云爾。

三十六年六月姜春華撰

競選國大代表之中醫師任應秋略歷

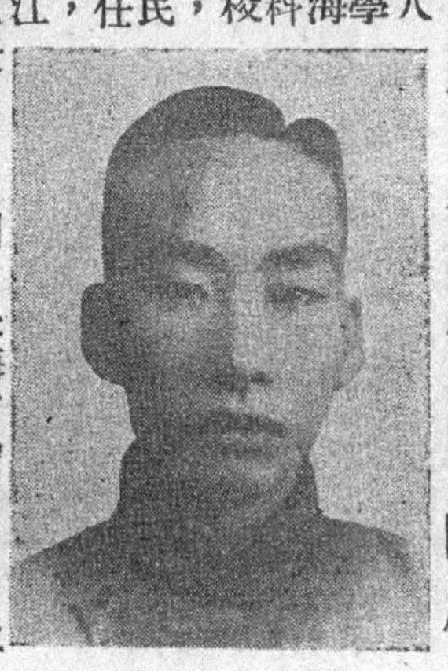

任應秋四川省江津縣人，現年三十三歲，江津國學專修館，醫學研究社，上海中國醫學院，湖南國醫專科學校畢業，曾任培英學校校長，江津縣立男中，女中，職業各兩級中學教職員，民言日報社社長兼主筆，現任仝國中醫師公會常務理事，中央國醫館江津支館館長，江津縣參議員，成都醫聲通訊社編輯顧問，上海市中醫友聲社名譽理事，新中華醫藥學會結核病研究委員會委員，杭州中國醫藥研究月報社特約撰述，西安平民醫藥調報社編輯顧問，北平中國醫報社編輯委員，重慶新中華醫葯學會理事，健康青年社特約撰述，蘇州和平醫社特約撰述，貴陽現代醫藥雜誌社特約撰述，杭州健康醫報社特條撰述，中國骨傷學研究社委員，新中華醫葯學會教材編纂委員會副主任委員，北平國醫砥柱社編輯委員，醫學導報社特約編輯，馬來亞醫葯之聲社名譽撰述，重慶市中醫訓練所教授、昆明市中醫師公會名譽顧問，雲南國醫週刊社特約撰述，中國醫藥月刊社名譽主筆，會主編民族醫藥，中醫週刊各期刊，現主編華西醫藥雜誌，著作已印行者有任氏傳染病學，仲景脉法學案，待刊者有中國醫史學講話，仲景病理學案，詩經葯用植物研究，詩經藥用動物研究，領有考試院醫師考試及格一五八八號證書，衞生署中醫師五一九號證書，省縣公職候選人考試及格川甲公檢字三六○五號證書。

中華民國全國中醫師公會聯合會常務理事
任應秋改競國民大會代表選舉宣言

△敬請全國同仁一致惠予以國民大會代表選舉投票權▽

應秋欲中國醫藥積極取得法律上之崇高地位起見，曾有志於立法院委員之競選，且[illegible]印發講辭，早得寓目於海內諸公也。惟經全國中醫師聯合會及西南諸省同仁堅屬改作國民大會代表候選人，並已由參方諸同志，予以[illegible]完善，應秋義無反顧，爰決定改競國民大會代表，自年[illegible]列數事，示我競選國大代表之最高目的：︵一︶憲法[illegible]國民受教育之機會一律平等，國家應保障教育，科學，藝術工作者之生活︶，中國醫藥學術務必盡量運用本條之規定，而取得敎育法規上之基礎，樹立中國醫藥學術之均等教育。︵二︶中國醫藥學術之於世界，確具有其特異性，亦即適合中華民族環境國情最理想之醫藥，憲法中務必固植其根基，而爲任何法律所不能動搖。︵三︶憲法中關於人民之醫藥衞生及健康保障等權利之規定太略，有仿效歐美憲法詳爲訂定之必要。此次大選之競作代表者，其唯一任務在行憲，上述第一項，中醫界代表首應以最大毅力，期其實行於中國醫藥學術中，俾教部不致再有不准中醫學校立案之不平等事件發生。第二第三兩項，亦必次第善運用其創制權，作法律上之有效創制。區區此志，敢以自信，敢以自許，敬希海內同人惠予國民大會代表之選舉投票權，俾應秋得以爲全國八十萬衆中醫師効命馳驅，幸甚！幸甚！

九月十日

對於中華醫學雜誌發刊感言

焦勉齋

吾國醫藥文化，歷史悠久，世代相承，迄今四千餘載，其所以能經久不絕，永垂不滅者，因有眞確之實理寓於其中焉，惟降至今世，科學昌明，凡各種學術，皆趨重時代之演進，而吾國醫藥固有之精粹，致陷於萎靡不振，將呈崩動搖之狀態，近十餘年來經過程中，所遭受之種種譏刺與打擊，凡吾中醫同道，諒皆有深刻之印象，勿待鄙人之嘵舌也，幸自勝利以還，百廢俱興，各地熱心同道紛紛組社創刊，集中力量，共同發揚固有國粹，皆能注重於醫藥文化且確實理之究竟，而互相研究，探其奧義，將吾國醫藥整個學說而加以改進，使其合於科學化，不爲時代所淘汰，如此努力前進，吾國醫藥衰落不振之現象，將變爲強大有力之柱石，此吾全國中醫界所能引以自慰者也，惟發展醫藥文化，事體重大，非出數人之精神能力，可以負此巨任，必須全體醫界同志，一致動員，精誠團結，發奮圖強，犧牲腦力、深加研究，應如何以科學原理徵明吾中醫之學術，應如何以化學試驗改良吾中藥之製劑，新舊合參，以求進化，前人所未見及者發明之，其錯謬者改訂之，務要以了解眞確實理爲研究之主旨，且毋高談玄虛，不重實際，墨守成法，故步自封，相信如此全體注重於改進醫藥之發展，必能日臻完善，而能樹立堅定之基礎也。

董君德懋，吾中醫界之碩果也，素抱提倡醫藥文化之志願，具有堅苦卓絕之偉大精神，今應時代之需要，創立中華醫學雜誌，聯合全國熱心同志，集中思想，公開討論，發行月刊，宣揚醫藥固有優點，以改進中醫學術爲主旨，望吾各地同道，羣策羣力，切磋琢磨，共同研究將心得診驗的發明，盡量發表於本刊，務使本刊與時代並進，將吾燦爛悠久之醫藥學術，令其普映於寰球，則吾中醫界前途之光明豈可限量哉。

中醫師考試聲請檢覈須知

考試院考選委員會三十六年八月重訂

甲、應檢覈資格

中華民國人民具有左列資格之一者，得應中醫師考試之檢覈

一、曾向中央主管官署或省市政府，領有合格證書或行醫執照者。

二、在中醫學校修習醫學並經實習成績優良，得有畢業證書者。

三、曾執行中醫業務五年以上著有聲望者。

前項考試之檢覈，必要時得舉行面試，面試辦法另定之。

乙、資格之證明

一、證明前項第一款之資格，應提出中央或省市（院轄市）政府三十三年四月底以前所發給之中醫證書，或行醫證書，或行醫執照。

二、證明前項第二款之資格，應提出公立或經主管官署立案之中醫學校畢業證書，其修業年限並須在三年以上。

三、證明前項第三款之資格，應提出下列各件。

（一）執業所在地之縣市政府出具行醫起訖年限及執業情形之證明書（在後方各地開業者，以三十三年四月底以前五年爲有效年資，在收復區開業者，以三十四年九月三日以前五年爲有效年資。）

（二）著有聲望證件，以提出關於教授中醫，担任各省市中醫[illegible][illegible]委員或機關團體醫療職務等之聘書，或由執業所在地之中醫公會或其他依法登記之職業團體出具證明文件爲合格。

丙、聲請檢覈手續

一、中醫考試之檢覈，由本會及各地考銓處常期辦理，凡江蘇及京滬等地中醫師具有法定資格者。可隨時向本會聲請檢覈。

二、聲請檢覈。應呈繳左列各件。

（一）聲請檢覈履歷書兩張。

（二）保證書一張（履歷書及保證書，均可先向本會函領，惟須開就回信封面並貼足郵資）

（三）資格證明文件原件（不得以抄件或照片代暫）

（四）最近二寸正面脫帽半身相片四張（背面務須註明姓名籍貫），其中兩張，自行黏貼于履歷相片欄內。

（五）證書費，印花稅費及寄發證書，發還證件郵資，共一萬元。

三、聲請檢覈得以通訊為之。通訊聲請檢覈，所繳各件，應用可防潮濕之厚紙包裹，固封，掛號寄呈南京試院路考選委員會

四、聲請後，可靜候檢覈，如接奉本會函知應行補辦各項手續，務必依期辦理，否則即逕憑原件審查。

五、檢　決定後，當按所塡現在通訊處，分別掛號寄發通知，及格者發還資格證明文件，不及格者除將聲請檢覈履歷書保證書存查外，其餘費件，概予發還。

六、在檢。未決定前，來函催詢者，本會省略函覆，若收到及格批示已久而未領獲證書。可逕函考試院證書科洽，

醫刊介紹

刊名	編輯者	社址
新中華醫藥月刊	高德明	重慶觀音巖臨華後街二號
華西醫藥雜誌	任應秋	重慶中山一路九十四號
醫學導報	潘國賢	重慶中山一路一〇六號
醫藥之聲	張見初	檳闆高淵埠雙角路口一六三號
中西醫報	張少雲	洛陽東車站南新安街四十五號
中國醫學雜誌	朱承漢	吳興東街一百號
華中醫學月刊	陳康雅	湖南湘潭文星門正街特一號
中西醫藥	宋太仁	上海愚園路新華園三三號
平民醫藥週刊	沈伯超	西安東木頭市街三十三號
醫藥月刊	蔡錫桂	福建泉州金魚巷三十三號
中國醫學建設文庫	張長民	潮安舊西門街二十三號
潮安國醫公報	許小士	潮安中山路國醫支館
新中醫月刊	梁乃聿	廣州珠光路一百號
現代醫藥雜誌	張子英	貴陽和平路二十一號
健康醫報	董志仁	杭州孩兒巷一六九號
中國醫藥研究月刊	湯士彥	杭州惠興路仁和里六號
車光中醫月刊	馬冠羣	南通白蒲車馬湖中醫公會十區分會
新生醫藥	琴樹聲	常熟縣後街六號新生報副刊
國醫砥柱月刊	楊醫亞	北平宣外米市胡同乙五二號
台灣國醫藥報	蘇錦全	台灣台北市漢花路三段十九號
南滙醫報	王正章	江蘇南匯東門外三角街北首南滙縣中醫公會
醫聲通訊	余律笙	四川成都鼓樓北一街三十九號

編後話

這期所有的稿件，是諸位作家寫給「中國醫報」的，後來我們把牠更名為「中華醫學雜誌」，只忙了籌備出版，而未得向各方預先通知，這點尚希各位作家原諒。我們更收到了很多各方所賜的祝辭和題字，琳琅滿目，美不勝收，也因為「名」的變更，未能製版發出，很是抱歉，今後本社同人只有以努力來答蘊意吧！

我們辦這雜誌，旨在提倡學術，決非營業性質，定價將夠成本，恐怕還得貼補郵費，不信就請算一算。

北方針灸名家焦勉齋先生，這次給我們一篇長篇著作，由下期起開始刊載。

北大教授趙橘黃先生給我們一篇「防己科植物鹼誘導體Cepharawthin之化學構造對於人體生理作用細結核菌之關係」惜來稿已在本期裝訂之際，未能刊出，下期另闢中藥之科學研究一欄登載之。

汪殿華教授亦應本刊之請為本刊寫稿。請讀者注意。

本期出版倉卒，編排欠佳，錯字亦屬難免、希各同志教正之。

投稿簡章

一、凡醫藥論著，臨床報告，以及各地醫藥界新聞，時評，雜感等皆所歡迎。
二、來稿須繕寫清楚，如係譯稿，請將原著書名，著者姓名，出版年月，及處所註明。
三、來稿如有插圖請用黑色，以便製版，如係像片，請夾入硬紙版內郵寄，以免折痕。
四、稿末請署眞實姓名，並開明詳細住址，以便通信。
五、來稿刊登載後薄酬如下：
一、本刊或本文之單行本若干册。
二、特別稿件，酌酬現金。臨時另議。
六、原稿無論登載與否，概不退還。如需退還時，請付郵資。
七、來稿兩投，恕不登載。
八、來稿文字，本社得酌量删潤之。
九、來稿請寄北平打磨廠一八六號本社。
十、各地醫藥學報，各團體，有願與本刊互換者，極表歡迎。

定價

全年十二册定價三萬元，半年六册定價一萬八千元，寄費在內（國外寄費另加）為統制出版數起見，零本不售，郵票以九五折計算。

廣告價目

等第	地位	全面	半面	四分之一
特等	底封面之外面	五十萬元	三十萬元	
優等	封面底面內面對面	四十萬元	二十萬五	
普通	正文後	三十萬元	二十萬元	十萬元

廣告概用白紙黑字如用色紙或彩印價目另議繪圖刻圖工價另議

讀者注意

定閱者諸君如有詢問事件，或更改地址，通信時務將（一）定單號數（二）定戶姓名（三）原寄何處三項詳細開明方可遵奮辦，因定戶衆多簿册繁重，非此三項，檢查不便，以免誤寄，特此附啟。

中華民國三十六年十月一日出版

中華醫學雜誌 創刊號

社長兼總編輯 董德懋
副社長兼駐滬代表 汪浩權
採訪主任兼駐京代表 孫西園

編輯委員

汪浩權 姜春華
孫西園 朱承漢
任應秋 尉尤山
焦勉齋 袁鐵僧
潘樹仁 郜香圃
潘雲程 董德懋

出版者：中華醫學雜誌社
印刷者：中華醫學雜誌印刷部
發行所：中華醫學雜發行部
社址：北平打磨廠一八六號電話七局二四二五號

中華醫學雜誌

第一卷第二期

于右任

內政部登記京警平字第一八三號
中華郵政掛號認爲第一類新聞紙

緊要消息！

大選期近！

全國中醫界熱烈展開選舉運動

各地中醫師參加競選者現已有三十餘人

全國中醫界仍多擁戴施今墨再作候選人

（本社特訊）大選期近。全國中醫界選舉運動已呈白熱化。據各方報導。全國中醫師團體參加競選之候選人，現已有三十餘名，計有覃勤，施今墨，丁仲英，張簡齋，宋大仁，任應秋，丁濟萬，賴少魂，湯士彥，陸淵雷，張子英，董志仁，朱亦丹，謝匯東，鄭曼青，王舜昞，沈仲圭，陸清潔，趙峯樵，陳存人，錢今陽，鄧遵三，林季祜，柳贈春，吳佩衡，錢存濟，易南坡，吳國棟，王作孚，江公鐵，林芝庭，張進仁，劉仰文，馬鎰吾，朱潤庭，石玉成，潘韶泉等三十八名，又女性聞祇有錢寶華 劉惠蘭，邵梅隱，丁友竹，陳逃先等四人云。

（本社訊）全國各地中醫團體，咸以施今墨氏學識淵博，平生致力於發揚中醫學術之處甚多，去年冬曾出席國民大會，玆復値中醫界選舉之際，一戴推重施氏，再作候選人，俾得蟬聯。而爲全體中醫界謀取福利云。

（本社訊）全國中醫界立法委員選舉，支持覃勤者爲亦多。按覃氏現任全國中醫師公會聯合會秘書長，主辦有濟世日報，曾領導全國中醫作復興運動工作云。

中華民國三十六年十一月一日
北平中華醫學社出版

施今墨先生傳略

施今墨本年六十六歲，原籍浙江蕭山縣，寄居北平三世矣，生十三年時，恒以先母身體荏弱爲憂，偶讀宋儒二程遺書，事親者不可以不知醫句，大爲感動，始定學醫志願，會母舅李可亭先生以醫術蜚聲於豫鄴間。（舅爲前川督李公秉衡長子，諸舅皆騖功名，舅獨以通儒而爲良醫。）從受業焉。得盡讀所藏秘笈多本。教以博覽守約之旨。彼時社會所尚，雖專習舉子業而於所感興趣之醫籍罔未稍間誦閱。比清廷廢科舉令下，遂得盡全力汎濫於醫學淵海。兼攻西醫學說，並試爲家人輩診治。末疾旋隨先君游宦於晉。仰體親意，考入山西法政專門學校卒業，於政治別科以優異保送京師法政學堂。入乙級正科，於前清宣統三年畢業。先是清政不綱，人思革命。光緒末年，與范源廉陳嘉會諸公，創倘志學會於北京。收容各方人材。隱於革命機關。辛亥革命軍興間關入晉，代表山西軍政府與狄君樓海等，由海道南下，南京參議院成立，代表團解散，黃公克強聘爲陸軍部顧問，爲之編纂陸軍刑法，陸軍懲罰令，陸軍審判章程三種法典。臨時政府取消，本部人員轉送北京任職，迨至北方觀察袁世凱種種措施，決意謝絕政治生活，開始懸壺問世，洪憲失敗，南北軍興，張敬堯統兵入湘，熊公秉三，范公靜生深恐地方被蹂躪，乃囑以撫慰處名義，隨大軍後沿途安輯流亡，兼賑災急。由鄂之湘，在汀泗橋岳陽等處居留稍久，廣爲病民施治，終日門庭若市，撫慰處一時成爲變相之醫院救濟院矣。抵湘後朱公菊尊，胡公子敬屬意復興教育言於湘督。被任爲教育廳長。繼因主計者對學校經費勤不發放。辭職北返，佐熊公創辦平郊香山慈幼院，任副院長。久之爲與個性不相習，又復辭却。時爲民國九年，此後則專一以醫爲職業，不問他事。迄民十八年廢醫說起，乃更南來首都奔走呼籲，得譚公延闓及中央政府諸要人贊助，成立中央國醫館。佐焦公易堂爲副館長，矢志改造中醫，使之成爲一有系統之科學，主張學說統一，病名統一，治療方法統一，改良藥物統一，念一年在北平創辦華北國醫學院，招生四班，五年畢業。現已有數班畢業生，同時計劃於首都各省，遍設中醫專門學校。連年奔走南北，選地籌款，在天津，保定，太原，西安，濟南，開封，蘭州，均有所佈置，將近依次成立，復在首都公園路購地建築講堂校舍，次年預備招生，並預計十年之內，將親往兩湖，兩江，川，廣，雲，貴各處。籌設醫專，使之遍於全國。第二代人才輩出，學術大昌，倘有人敢言廢中醫乎。不幸倭敵入寇，大局擾攘，我中醫復興計劃，亦滿盤成空。公園路之屋，且鞠爲茂草矣。時異境遷，物力艱難，年事老邁，精衰力竭，無復昔日之雄心勇氣。古人所謂機不可失，時乎不再也。廿五年將開國民大會，當選爲自由職業醫藥師代表，抗戰還都後，三十五年冬十一月出席國民大會，制定憲法。

施今墨先生近影

醫藥界新聞

三十六年度中醫考試 已於上月二十七日舉行

三十六年度之中醫考試，已於上月二十七日分在南京，北平，重慶，武昌，成都，開封，蘭州，南昌，杭州，福州，廣州，昆明，桂林，貴陽，西安，台北，瀋陽，同時舉行，此次北平方面因各地交通阻隔，應試者僅一百餘人，茲將此次試錄之於後∶

▲診斷學　（一）臟脉與胃氣之認識。（二）論症有陰陽表裏寒熱虛實之不同，試分別以望聞問切按腹及驗舌之方法診斷之。（三）仰之彌高欲語支吾，搖唇，斜嘴半身失常，足脛失覺，舌有紅波，脉博洪數，究是何病？

▲方劑學　（一）藥劑配合，古有相須相使相惡相反之說，試詳述之。（二）汗吐下爲治病之要法，試各舉例一方以說明之。（三）下列三方均屬治痢之劑，其在臨症應用上有何差異？（一）香連丸（二）桃花湯（三）白頭翁湯。

▲[illegible]物學　（一）附子，麝香，樟腦，均有強心之效。試說明其在應用上之差別。（二）下列之藥以治何病爲最有效，試各舉所知以對。常山，苦參，茵陳，土茯苓，防己，使君子，柿蒂，大楓子。（三）川貝母與浙貝母，生薑與乾薑，其性能及主治有何不同。

▲內科　（一）詳釋傷寒病之併發症，及預防治療方法。（二）試釋黃疸（疸）之原因及其護理法。又（二）傷寒有傳經直中兩感之不同，試申其意。（二）剛痙柔痙之區判，試分述其致病之由。（三）自汗盜汗血汗黃汗油汗戰汗試分述之。

▲外科　（一）外科治療上分正宗與全生兩派。試詳述其異同得失。（二）試舉下列四方之效能及主治。（一）神授衞生湯（二）陽和湯（三）九一丹（四）四虎散。（三）發背之病因症候及療法爲何？

▲兒科　（一）麻疹與天花及水赤痘之分別與治法。（二）小兒吐瀉有寒熱虛實之不同，試分辨之並言其治法，（三）小兒何以多有痞塊腹膨之症試言其致病之由。

▲婦科　（一）論血分與水分之區別及其療法。（二）懷孕脉必滑數而中年受胎及血氣羸弱者則見細小不數，又胎孕之脈數，勞損之脈亦數，大有相似，此中幾微，醫者宜如何辨之。（三）婦女經事先期而至，行時兩脅不舒，間有蒸熱，又或經事久延不至，胸腹時感脹痛，上列二症，病因何在，試各擬一方治之。

▲傷科　（一）摸法，接法，端法，提法，按摩，推拏法皆爲傷科習用之手術，試分述之。（二）七厘散以何藥配合而成？並述其用量，製法，功效及主治。

▲針灸　（一）傷寒論六經與針灸六經，是一是二，歷代醫家所見不同，試詳論其得失。（二）試述左列諸穴之部位及其功用，列缺，合谷，曲池，下關，天樞，內庭，血海，通里，崑崙，膏肓，承山。

▲論文　不患無位患所以立說。

▲憲法　（一）試釋明「憲法」「法律」及「命令」之意義及其關系。（二）國家爲增進民族健康應有之辦法如何？試依憲法以釋答之。

中醫師檢覈證件不足者考委員舉行面試

（南京通訊）考試院考選委員會於十月四日，舉行面試，通知者一百餘人，以江蘇浙江醫師爲多，皆屬聲請檢覈而證件不足者，遠道已通知參加各該省考銓處中醫特種考試云

本年度中西醫師考試 典試委員會合組成立

（南京通訊）本年度中醫試考試，及醫事人員考試，已定於十月二十七日起，全國分十七區同時舉行，并爲謀辦事上之便利起見，此二類考試決合併組織一個典試委員會，國府已特派衞生部長周詒春氏爲典試委員長，陳郁，張簡齋，高德明，沈仲芳，林業農（以上中醫）方頤清，管光地，陳華，徐藹諸等十四人爲典試委員，業已舉行第一次會議，通過閱卷評分諸章則，中醫師方面，並經決定加聘丁濟萬，卓海宗，唐吉父，錢今陽，李汝鵬，康昭謹，戴洛卿等七人爲襄試委員云。

一片競選聲

國代中醫代表 四川全省支持任應秋氏

（本社訊）中醫師國大代表競選，四川方面決全力支持任應秋氏，任君爲中醫界少壯派之中堅人物，其學術思想堪稱當代上駟，著作甚富中醫界第一流之定期刊物均有此君著作此次本有意參加立委競選，後因覃勤氏參加於先故毅然讓去，改選國大代表，此種君子風度在近代已屬少見，擁護任氏競選者，除全四川省作全力支持外，上海北平天津廣州昆明各地中醫界亦多贊同，吏有全國中醫師公會聯合會理事長鄭曼青，秘書長覃勸，四川醫藥學術研究會理事長余律笙中醫全聯會西南辦事處主任文琢之、重慶中醫師公會長務理事文伯庸，中華醫學雜誌社社長董德懋，副社長汪浩權，華西醫藥雜誌社社長周復生等亦一致極力推荐云（權）

全國醫界名流推荐宋大仁氏爲國大代表

（本社訊）宋大仁氏行醫有年，爲人精警幹練，雅擅文詞，尤具辯才，於醫政興革，夙多建樹，茲值國民大會代表選舉之際，任氏參加競選，醫界名流如全國中醫師公會聯合會秘書長覃勤，中央國醫館副館長施今墨，嶺南國醫藥專門學院董事長土廣發，江蘇吳縣中醫師公會理事長李愛人等均極力推薦云。

女醫師劉蕙蘭當選國大代表有望

女醫師劉蕙蘭醫學湛深，對於中醫文化事業，社會慈善事業素具熱心，爲女同志中不可多得之人物，此次參加競選已得各地同業所贊同，北平天津兩市中醫師已有千人以上簽署，支持女士競選國代故其當選頗爲有望云。

瀋陽女醫師陳泚先競選國代

瀋陽女醫師陳泚先畢業於北平華北國醫學院，醫學文學皆極深邃，曾主編國醫令是月刊，抗戰期間曾在平担任地下工作現已返瀋開業，此次亦已參加中醫界國代競選云。

廣東賴少魂中醫師競選國代

廣東賴少魂中醫師多才善辯對於中醫團體事務，平素極爲熱心，此次參加職業團體國大代表競選已得廣東全省支持，簽署者已有一千餘人。

中醫師湯士彥競選國代

杭州中醫醫湯士彥，夙以提高中醫師政治地位，爭於中醫師本身利益爲職志，歷次醫藥運動，無役不與，今鑒於此次國代競選關係整個中醫界前途甚鉅乃毅然參加競選已得各地同道近千人之簽署登記候選云。

本期目次

中國舊有醫學之研究

—病原及其論說—

潘兆鵬

中國舊有醫學，對於病原方面之論說，大概都是從每種直覺病狀所發生因果而產生的。—蓋病 K:ankheit 皆有其本來面目——

在現代醫學來講，每種病的病原，無論其主因已經發現或未發現，沒有不是走過解剖生理的程序，根據以解釋其病理。可是中國舊有醫學、很少走過那樣科學的程序，那們對於病原的居間介說與解釋，就是從直覺病的情況來研討。古人對於研討方面，其所憑做為病原的判斷，大要可分為三項；第一是從病象與治療的因果相符。第二是假借着許多無形而設立的有形名辭。第三便是沒有方法證實疾病其存在與發生的原因，那們便都稱之曰「邪」。

「素問疏五過論」精華日脫，邪氣乃并。

「靈樞根結篇」眞氣稽留，邪氣居之。

「賊風篇」賊風邪氣之傷人也，令人病焉。

「官能篇」邪氣之中人也，洒淅動形。

「刺節眞邪篇」邪氣者，虛風之賊傷人也，其中人也深，不能自出。

「靈樞邪氣藏府病形篇」正邪之中人也，微見於色，不知其身，若有若無，若亡若存，有形無形，莫知其情。

「淫邪發夢篇」正邪從外襲內，而未有定舍。

「素問八正神明論」正邪者，身形若有汗出，腠理開，逢虛風，其中人也微。

「難經」自病為正邪。

在中國舊有醫學，判斷任何病的結果，他的公例是「正勝邪退，正弱邪勝」。正可以說是身體抵抗能力，邪是一切病態，是故以邪字作為病解說的一種歸根，用為每種病的病源上判律。

未能深刻學習而了解中國舊有醫學的人，對於中醫學病原及其論說的觀感，大概只有三種。

甲，中醫學理為哲學。

乙，中醫學理講氣化。

丙，中醫學理是迷信。

其實中國舊有醫學，並沒有什麼高深莫辨，顛撲不破的哲理。並且對於本來病狀許多生死順逆的記載，無論症脈，皆盡翔實，亦非空談玄妙之哲學。

若說是專講氣化，那們治水腫則用「潔凈府」（即利尿），「開鬼門」（即發汗），溫補（即強心）。治痢疾健腸消導攻下兼施。治痺病則以風寒濕為主治。治小兒驚風，用鎮靜或刺激神經藥品，治勞傷以增進榮養飲食為前提……一切一切無氣化之可循。

倘目之為迷信，則難經曰「寸口脈之大會，以決人之死生」（未言二十七脈）言二十七脈後，又有李瀕湖著者曰憑脈而定症，乃作欺人之語。中臟經曰「肺乃華蓋，以覆諸臟，虛如蜂窩，下無透竅，吸之則滿，呼之則虛，一吸一呼，調節自然」。內經曰「腦轉則目系急」，「五臟皆令人欬，非獨肺也」。金鑑曰「消渴熱多舌紫，多發癰疽」。斑疹辨論「以紅輕，赤重，黑多死」。鑑別中毒之顏面色論，以顏面忽起黑色，或出如拇指於天庭，或出於拇指於兩顴，主人卒死。用陰陽以論病，如水腫中陽水（即急性水腫）可汗又可攻下。論陰水（即心臟性或其他水腫）則反以溫補為先。論黃疸，陽黃（即急性黃疸）用梔子大黃湯。論陰黃則用茵陳附子乾薑湯。……以五行分成五味，而鑑別植物藥品，以五色配於五行，而察脫血色白，脾虛色黃，熱則面赤……藉知昔日科學未昌明時代之前輩，在無可奈何中尋其假定理由之苦心，未可厚非。

依前所言，論中國舊有醫學爲哲學，重氣化，講迷信，……反給古人的立論，更加上一層外衣。不但以此不會了悟中國醫學的病原理論，而且更不會啟導了他內容蘊蓄的精華，更有如此研究，自己也陷入茫昧難解，莫知所從！

其實中國舊有醫學，雖有奧秘的理論，言簡義賅的內容，然而若是以「發掘」「整理」研究之，揭開被覆，得其蘊蓄，自不難知其所以然。

以歷史來言，中國古代醫家，凡立論可傳者，皆爲名宿大儒。可是在他們每一個人立說之中，也都認識中國醫學，浩如烟海，述而不作，沒有系統程序可循，沒有清楚明白指示給後人。故此先把中國舊有醫學的秘講爲「醫」者「意」也，需要「神明變化」或「神而明之」。也就是指出這種醫學理論，要學的人自己有所「領悟」，從此中得到意會，不能解說的一種啟示，深究他內容積存蘊蓄與變化，才能造成醫者地位。如果從大體上，膚淺的表面看去，自然不會知道他的內容，更不會研究病症因果直覺的關係，當然是不會「十全爲上」。所以難經說：

「經言知一爲下工，知二爲中工，知三爲上工，上工者十全九，中工者十全八，下工者十全六」。

研究張仲景傷寒論立六經傳變的法則，正是病發生與痊愈的秩序。他使用，太陽，少陽，陽明，太陰，少陰，厥陰，介說是「風邪」「寒邪」表示分別「傷榮」「傷衛」……。乃仲景對流行性感冒之六種大要症之代名詞（見張子鶴著中國醫藥科學討論）

研究李杲內外傷辨惑論，也知道「素問異法方宜論」故「邪」不能傷其形體，其病生於內（心臟病神經系統衰弱內分泌減退……之各種現象……皆混雜包容爲內傷）

研究張從正立汗吐下三法，可以知道人身體代償之重要

研究朱丹溪相火論，可知內傷多種之發因。

研究劉完素三消論，亦足以發現癰疽之來因。

不過古人的著述，雖然卷帙浩繁，他們所走的路徑，都是追尋了病狀因果的判斷，有可以知其然的論說，而不能拿出來看的病原。但是他們的發現，便不會把發生的原因病狀給隱埋不講，故此有些思騖玄虛，不易了解，可是他們也有一種知無不言的道德，也有一種知難的苦心。我們由此知道，充滿了中國舊有醫學之中的「氣」「神」「榮」「衛」「風」「寒」「濕」「暑」「燥」「火」「表」「裏」「陰」「陽」「虛」「實」瘟」「毒」……這些名辭與名稱；或者解說了病的受因，或者代表了病的變化，或者週納了病的症象，或者指示內臟的系統。這裏沒有「細菌」只有「邪」。沒有「神經」，只有「痺」「痿」「肝風」「中風」「類中風」「癲」「癇」「驚風」的病，沒有「內分泌」，而有「相火」「命門」「精」「神」等說。可是這一種幾千年來保持了醫療的效果，從許多病歷證明了因果相對，這是什麼呢？這便是病症方面在直覺因果上不差 而有藥物效能的證明，才充實了他們立說無形的存在，茲分別臚例其爲三項，希公開研究之。

一，病象與治療因果相符而介說玄秘的證例

卒中風——即眞中風。（腦出血病）

甲「寸口脈平，謂寸關尺脈俱平之人，忽然卒中而死者，皆因中「邪」太甚，閉塞九竅，天眞之氣不能與人之生氣相通，則獨絕於內也，譬言如墮跌溺水，豈能預期其死也」——

——卒中之病况——節錄醫宗金鑑。

乙「口眼喎斜肌膚不仁。左右不遂筋骨不用。昏不識人便溺阻隔。神昏不語脣緩涎出」。——卒中之症候——

丙「搖頭上竄，氣長噓，喘汗如油，痰如拽鋸，手撒，口開，遺尿……」——卒中症象重候或死候——

丁「脈來一息七八至，不大不小，雖困可治，大而無倫，小而無纖，浮主晝死，沈主夜死……」——卒中脈象——

戊「通關法。薰鼻法。」——外用救急治療——

己「烏藥順氣散，小續命湯，大秦艽湯，牛黃清心丸……」——內服方劑，約皆鎮靜藥品——

以上甲至己為卒中病況與治療因果之說明，再觀古人對卒中之病理則曰：

「風為虛邪賊風，傷人四肢軀體，故名中風。痰火謂病人心主之官，故名痰火。金匱書中分為中絡中經中腑中臟四症，最為的當」。

由此觀之，卒中病況與夫治療因果，相對無誤，可是，居間介說與病理解釋，用了「虛邪」「痰火」「經絡腑臟」以引申其病理，頓成迷霧。雖不妨其治療收效，然如何使人信仰其「風痰火」？倘用「風痰火」抹煞其病象與治療因果，又如何取救於人？凡研究中國舊醫學者，皆應如是檢討分析之，自能明之。

二，假借許多無形而設立有形名稱症例

諸氣總括——肝氣。（神經系統各病象）

「經曰：諸氣憤鬱，皆屬於肺。又曰怒則氣上，喜則氣緩，悲則氣消，恐則氣下，寒則氣收，熱則氣泄，驚則氣亂，勞則氣耗，思則氣結，九氣不同，百病多生於氣也」——（醫方全書）指「氣」為一切感覺而言。

「七情交攻，五志忘發，乖戾失常，清者化而為濁，行者阻而不通——氣不通則痛——表失護衛而不和，裏失榮運而不順，氣本屬陽，及勝則為火也」「氣滯於肝，則肝氣不順，或攔脅而疼，及風患掉眩，氣滯於心，則神不定，寢不安」，指氣之為病。

「人身有宗氣，衛氣，榮氣，中氣，元氣，冲和之氣，上升之氣。及其為病，則為冷氣，滯氣，上氣，逆氣，氣虛諸變症矣」。

這便是由於有此病態，而不明其生理情況，假借着許多無形而設立有形的名稱，成為氣的介說與解釋。

所用治氣病的藥品，最顯著的症例是「中氣」形氣俱實之人，因暴怒氣逆，忽然昏倒噤急，脈沈手足冷，用八味順氣散——一些芳香藥品——」

又劉河間說「五志過極皆為火」

又朱丹溪說「氣有餘便是火」

這裏所用「火」字，代表由於神經激刺，血液膨脹，面赤目紅，頭眩目暈之症候。故此對於氣的保養方法是「無病之時宜保之養之和之順之」——免受激刺之意——

綜觀古人所立此論，不外不明神經系統主有感覺思想……等等生理作用。但以病狀自覺而言，乃解釋其病態原由為氣。所以又說；

「夫人身之所持以生者，此氣耳，源出中焦，總統於肺，外護於表，內行於裏，週流一身，頃刻無間，出入升降，晝夜有常，曷常病於人哉」。

中國醫學似此之理論，若將其一一研究發掘整理，亦足見古人直覺發現之早，（直覺——氣。解剖——神經。）而可為後世治療之助。

三，沒有方法證實外來發生病的原因症例

傷寒，風温，温熱，温毒—附發頤—暑温，秋燥，冬温

，溫瘧，爛喉痧、瘄—疹……。

甲，傷寒論「太陽主表，為一身之外藩，總六經而統榮衛，凡外因百病之襲，必先於表，表氣壯，則衛固榮守，邪由何入？經曰：雖有大風苛毒，勿之能害也。若表氣虛，則榮衛之氣不能禦外，故邪得而乘入。經曰：必因人之身體先虛，而後客之也。……太陽之為病，脈浮，頭疼，翕翕發熱……」

乙，溫病論「溫病者，有風溫，溫熱，溫毒，暑溫，秋燥，冬溫，溫瘧……凡病溫者，始於上焦手太陰肺，太陰之為病，脈不緩不緊而動數，或兩寸獨大，尺膚熱，頭痛，微惡寒，自汗，身熱，口渴而欬……午後熱盛者名曰溫病……」「風溫者，初春陽氣始開，厥陰行令，風夾溫也，溫熱者，春末夏初，陽氣弛張，溫盛為熱也，溫疫者，厲氣流行，多兼穢濁，家家如是，若役使然也，溫毒者，諸溫夾毒，穢濁太甚也……」「瘟疫一症，乃天地之厲氣，流行沿門闔戶無論老少強弱，觸之者即病，蓋邪自口鼻而入，故傳染之迅速如風火……」

……各項引証從略……。

由漢代張仲景到清代吳鞠通……的著述，傷寒論，溫病條辨，瘟疫論，疫痧艸，瘟癍痧疹辨，白喉忌表……許多型的傳染病，都在那裏千萬百言記載着病狀本來面目，病的變化，病的療法，病的因果。沒有細菌之發明，乃命之曰：「厲氣」「邪」「溫」「寒」「風」「毒」……，傳染的人是正弱，不傳染的人是正勝。但是這些立論不同的地方，便是他們發現許多不同型的傳染病而有的治療方劑不同與理論，他們又分別不出眞正的原因，就臆斷了這許多名辭。如果我們要研究他的內容，不能惑於他的假借之說。

結論

以上舉例來說明研究，不外預知中國舊有醫學總是有他被覆的內容。整理的方法，先要了悟他被覆的所在，同他立論介說的原因，才能懂得他蘊蓄包涵的因果。

從中國醫學小兒初生斷臍方法來說，雖然古人不明瞭消毒，可是確也知道：「嬰兒初生，先用剪刀向火烘熱，剪斷臍帶，次用火器繞臍帶烙之……」根究為什麼要用剪刀向火烘熱？他的自覺的理由是；「臍者小兒之根蒂也，名日神闕穴，近三陰，喜溫惡涼，喜乾惡濕，斷臍悉依前法，臍風何自而起？惟不知慎重，以致「濕」「水」「風」「冷」之氣入於臍中」。

我們研究可以知道古人對於他的立論，必須憑着他檢查出智力所及的病因與結果，雖然這「濕」「水」「風」……不是破傷風菌而起臍風的原因，可是剪刀烘熱，那們也能預防避免。

我們要研究中國舊有醫學，是把他的精華，取弘用精的地方，都能發恢整理，能夠置答於世界醫學的面前，才對！！

關於切診

潘樹仁

余初習醫時，每懷念「望聞問切」何不曰望聞問脈？切字究屬何意？經請教數人，均謂切即診脈，並無他意，然問以古人何以不曰脈而曰切，則又不能答，有者曰，切者斷也，以為斷症者也，此論更屬荒謬，蓋望聞問切為斷症之用，豈獨切然。西醫嘗以中醫無觸診相譏，余亦深引為恥，後讀日本漢醫書及臭克潛診斷學，均於望聞問切之後附一觸診，蓋抱同感耳。

三十二年余執教華北國醫學院講內經，見『天之高地之廣不可度量而至也，若夫八尺之士，皮肉在此，外可「切」循而得之，其死可解剖而視之」句，余當時解曰：外可以手觸體形，死可剖視臟象，由於頓悟切字乃作觸診解釋，再證以俗言之「行至切近及切身利害」等句，僉知不妄。切其腹，切其患處，舉凡接觸診法無不可以切字名之，切脈祇不過切診之一端。中醫無觸診，非缺也，實吾輩後人未能深體古人精義，以致誤解傳訛耳，於此吾應深服古人不曰脈而曰切之立意，偉矣哉！古人！

脈診之眞詮（續）

楊則民

二，脉診之眞詮

按脈之搏動，原於心房，（內經稱：「脈者心之府也，血之榮也」，以心主血正此義）脈狀變化，係於神經，（古人以神經名氣）故凡淺層動脈，無不可按。人迎（顳顬動脈）趺陽（足跗動脈）巨里（卽心尖）臍部（腹動脈）古人每按診之，非獨寸口脈（卽撓骨動脈）也，惟寸口脈爲動脈之最淺層，按之最明晰耳。既知寸口脈爲各種動脈之一支脈，其變化與諸動相等，不但藏府配當十二經脈之說可以廢，卽左人迎右氣口之說亦可廢，不僅以左右分氣血之說可以廢，卽以左右分陰陽之說，亦無不可廢者，知夫此而方足以詮眞。

專主寸口脈診法者，始於扁鵲之難經，內經則全身診斷法也。史記扁鵲傳曰：『至今天下言脈者，因扁鵲也，』尤爲明証。然扁鵲雖創明寸口脈診病之法，實不純信三指者，史記稱：『視病見垣一方，人以此（指脈）視病盡見藏府癥結，特以脈爲名耳』。扁鵲尚然，况後人乎。張景岳曰：『古人以切居望聞問之末，則於望聞問之際，已得其病情矣；不過再診其脈，看病應與不應也，……以脈候候病，意蓋如此，曷以診脈知病爲貴乎！』而徐靈胎之論尤爲明確，『一病而數十種之脈無不可見，何能診脈以知其何病？此皆推測偶中，以此欺人也』。後人昧於此義，死信某脈主某病之說，不知傷寒金匱爲我國醫學之宗，其論病論治之際，無不以脈爲辨症之參考，（傷寒論平脈扁爲王叔和附加，后世删之是矣），曷嘗以脈主病乎？荒誕之士，於多言偶中之際，而鑿鑿言之，以此欺人，以此自欺，可乎否耶？故又必知以脈主病之妄而后可以詮眞。

三指按脈，最易陷於主觀之成見，寸口不能自語，病人不能自識，一經醫生胡猜胡說，竟無可以證明者。不但洪與滑，弦與緊，牢與實等脈，可師成見而隨意名之，卽細與微，耎與弱之間亦可依成見而混之。此脈名所以混亂無狀也。本文所作，凡前人七表八裏之分，陰陽對立之分，一切不取。僅就脈壓，脈搏，脈管，脈波，以及心動五項而分別叙述之：

以脈壓高低而分者，浮沉爲綱：凡脈壓之高張者，其脈必現浮，洪，革，動之狀。脈壓之低落者，其脈必現沉，微，牢，伏之象。欲知脈壓之高低，可以按脈之輕重而得其狀。輕按而得者爲浮脈，重按才明者爲沉脈。古人以浮爲皮脈，謂指及皮可得其象也。沉爲骨脈，以指按須推筋及骨乃顯其象也。脈壓所以高張，爲血行充盛之故。血行充盛，若非全身發熱卽局部炎症充血之故。發熱或充血，則血行旺盛，應之於脈，乃顯浮，洪，革，動之象。脈壓所以低落，爲內藏器官或下肢局部充血血聚於內於下之故。凡腹腔癥瘕，大便閉結，下肢瘋痛，小腹疝痛，生殖器等病，皆於患部起充血現象，而上肢血量隨之減少，應之於脉，必現沉，微，牢，伏之象，古人所謂『沉主裏』也。又浮，洪，革，動四脉，只表示脉壓高張程度之異。故脈壓高張之向外者，輕按卽得爲浮脉。脉壓高張之寬大者，平按卽得爲洪脈。脈壓高張向外，輕按有力重按無力者爲革脉。古人所謂『如按鼓皮，內虛外急』者也。脈壓高張，三部中只一部圓湛，其他二部圓而不湛者爲動脈，驚恐之後，劇痛之後，月經偶阻，血氣痰偶凝滯於一處時，常見動脉，此爲一時性發現之脉，而非恆態。固亦屬於脉壓高張者也。其脉壓因向裏而低落者，以沉，微，牢，伏四脈狀程度之差。凡病局於腹腔或下肢時，上肢血量隨之減少，脉壓因而低落前人謂爲「血氣困滯不振」之故斯時按脉須取之肌肉之下得之者爲沈脉。須極重指按之，著骨乃得者爲伏脉。重按極細，而若有若無者爲微脉。重按方得，似沉似伏而實有力者爲牢脈。此皆脈壓低落之脉也。

以脉搏至數分者遲數爲綱：平人之脉，一呼吸間四至，一分鐘間七十五至爲常態。雖有血壓高張患者，神經質者，脉搏至數常較一般人爲高，而仍不害健康者，然其所以爲病態則一也。蓋脈不能自動，脈之搏動，原於心房之啟閉而動故心房有變化，應之於脈而有遲數之異。脈管壁有能弛張之纖維神經，其弛與張，恒受神經中樞之支配，故神經而受刺戟或其本身病變，應之於脈而有遲數之異。前人以一呼吸間三至爲遲脉，心動緩慢故也，四至或不及四至而現無力狀者爲緩脈、脉纖維神經弛懈故也。其一呼吸間六至爲數脈，體溫增高，神經興奮，心動加速故也。一呼吸間七至爲疾脈，神經亢奮已極，心動驟速故也。得疾脈者每爲預后不良之兆

以脈管弛張分者弦弱爲綱：脉管纖維神經受病的影響而現拘急時，三指按之。死如琴弦一條者爲弦脉。在病變進行時爲神經亢奮病勢方張之徵，所謂「弦主肝」也。（古人之肝卽現代意義之神經）在病轉衰弱時爲預后不良之兆。（別有按之弦而成兩條者，爲雙弦脈，多爲體弱虛寒之象，其所然之故則不明。）脈管弛懈無力，按之圓而不湛者爲弱脉。急性熱病熱退時，多現弱脉。（爲順症）卽爲亡陽大汗之際，大出血之際，心藏麻痺之時，（均因血行緩弱之故）熱高至四十度以上之時，（中風，腦膜炎，傷寒熱病時現弱脉者，爲延髓發炎，迷走神經興奮，而制止各部分之動作故也。）凡症弱體弱而現弱脈者爲順，平人，壯人而現此脉爲大病之前兆，因神經已示異常也。熱病初期而現此脈爲凶兆，因中樞神經已失調節也。其與弦相似而較有力者爲緊脉，風寒外來，體有劇痛時常見此脈，爲神經亢奮之故。其與弱相似而更無力者爲輭脈。（亦稱濡脈）。暴病得此，十無一生，所謂脉無根也。

以脉波盈縮分者滑濇爲綱：脉管壁有彈力，對血管內血液之盈縮，能自動的擴大或收縮以調節之。故於人體之貧血，或充血或出血時，脉之波動常能現出一定之徵象。卽如大吐，大下，大汗，之后，津液損失過多，血液之水分奪去，血流因而不暢，其脉波必短而虛濇。汗閉尿閉腹水浮腫之時，體內水分過多，血流自然旺盛，其脈波必長而實滑，此實

驗理論皆合之事也。前人以按之往來流利，如盤走珠者爲滑脈。此爲氣血充盛之脉，爲健康脉。病人有此，爲預后良好之兆。病雖甚，無害也，其滑而溢出三指之外，直上直下，如循長竿者，爲長脈。其脉長而兼大，浮中沉按之有力者爲實脈。長脈實脈皆爲抵抗力強盛之徵，急性熱病有此可用攻擊療法，藏府錮病有此，爲自然治愈之象。惟失血及吐利后，熱退后有此，爲預后不良之兆。蓋各種出血，端賴血管自行收縮，則出血自止，若脉長脈實，則血壓高，血行盛，血管卽不能收縮，爲失血無可止歇之象，故爲凶兆，吐利（不論腸炎痢疾）熱退后，體液損失，血液受傷，故脈細脈濇者吉，脉實脉長者凶。因津液亡失，體工應安靜以圖恢復，脉長脉實爲體內不靜也。至於腫脹黃疸濕熱三消淋閉諸症，其病出路在於腎藏之排洩、尤貴於心藏之健全。脉長脉實爲心藏健全之徵，故長實洪大之脈，於上述諸病，爲預后良好之兆。

濇脈爲滑脉之反，處細而遲，如雨沾沙，短而且難。此爲脉管內血流不暢若阻之象。故爲不勻調脉，脉不勻調而又無力，爲心房不健全故、爲血液虧乏運行不暢故。爲局部受阻血行滯凝故。爲藏氣擾亂故。脉虛者謂按之無力，與實相對。爲正氣抗病力減退之徵，於熱退后，失血后，吐利后爲吉兆。短脉者與長脉相對，指下尋之，兩頭無，中間有，不及本位，爲血行噴射力減退故也。凡上述濇，虛，短三脈皆氣血衰弱，抵抗力不足之驗也。

以心房衰弱或機能失常因而脉有間歇者以結代爲綱：結脉者謂三動一止，或七八動一止，或十數動一止之謂。其來勢慢，其至數緩，有是脉者，未必遂爲惡也。久病人，虛勞人，亡津亡血人，腹有癥瘕者多有之。促脉者貫珠而上及寸口，時有欲止之勢，其來勢急，其至數速，有是脉者若非喘息，卽爲胸滿，常爲重症，故促脉常爲心悸亢進必有之現症。代脉者爲心動將歇之前兆。三動一止，或七八動一止，與結脉相同。然結脉雖有間歇，惟止而復來，脉轉加速，故雖止而不失至數，所謂去而復來也。代脉則間歇以后，無加速搏動之能，所謂去而不還也。病人得此脉者，決無生理。散脉者謂按之滿指，散而不聚，來去不明，脉與肉無界限，漫無根抵者也。爲心肌沉衰，收縮不全，血液不能射於上肢，心動不久將絕之兆。

凡此二十六脉，脉象已包括一切。若提綱言之，只取浮，沉，遲，數，滑，濇，弦，弱，結，代十脉足矣以上詮釋，雖不免失之過略，而脉之眞義固已概述無餘。進而求之。在乎好學深思之士。

古今虛雜病論衡（續）

袁平

戊。唯以其類於風而非風，故名類中風也，蓋肝腎精虧，經脈失榮，血不運行，氣不貫通，氣血兩虛，不仁不用，是以脈中脈外，皆少生動之機，或左或右，無非氣血之敗，善醫者補腎生肝，掌得血而能握，足得血而能步矣、塡實下元，腎氣回而經脈通，上達舌本，語不謇澀矣，……補水制火，補陽生陰，若認內生之風爲外入之風，而竟以外風之藥進之，則枯者益枯矣，（見汪蘊谷雜症會心錄）

己卒中之患，其標卽肝陽之暴動，其本卽血液之不充，蓋肝之秉性，剛而易動，必賴陰血以涵濡，則柔馴而無暴戾之變。凡肝陽之恣肆者，無非血耗液虛，不能涵養，而後翀躍奮迅，一發難收，所以治肝之法，急則治其標，固以鎭攝潛陽爲先務，而緩則培其本，必以育陰養血爲良圖，惟其陰之勝衰係於腎，自宜兼滋肝腎之陰，而治猝仆者駭浪初平，亦必有此一層步驟，縱立齋景岳諸賢，僅知厚膩養陰，滋塡重濁，未免窒而不化，滋而不靈者，尚未達此中之一關者也，張伯龍言「風藥燥藥，引經走竄，反以擾亂大氣，不能安寧……病源實在神經，不潛其陽，必無已時，」喩嘉言曰：「肥人多虛風，宜用甘凉一派，如竹瀝人參麥冬生地麻仁等藥」。（張山雷中風詮）

西國腦冲血腦溢血之說，原係以科學方法解剖實驗而得，有鑿鑿之證明，與素問大厥薄厥之理相印證，可謂殊途同歸，相得益彰，醫事爲實用之學，不容捕風掠影，中西醫術，淵源雖不同，而果有實驗之證據，終能同歸一致，陸九芝謂：「一個病止有一條理，斷不容各道其道，彼此歧異，更不能空談理想，幻說欺人，」旨哉言乎，吾輩治醫者，幸勿河漢視之。

（二）金匱翼中風八法平議

內風煽動，卒暴昏仆，其本爲腎水不充，其標爲肝陽上擾，唯腎陰之虛，積之有素，乃爲內風之遠因，迨至因腎水不足，肝陽暴動，痰塞昏盾，卒然傾仆時，而欲以滋腎黏膩之藥，補腎以治肝，是等於以西江之水，救涸轍之魚，豈急則治標之義哉，立齋景岳諸賢之厚膩養陰，滋塡重濁，亦恐非爲此卒然傾仆時而設也，尤氏金匱翼中風八法，其診斷治療，雖不能合乎精純，然能分其何者爲閉宜開，何者爲脫宜固，可謂別有會心，獨具隻眼，較諸千金外台之溫中解表，景岳立齋之補腎滋陰，高明千萬矣，八法爲何？

一、開關　二、固脫　三、泄大邪

四、轉大氣　五、逐痰涎　六、除風熱

七、通竅隧　八、灸腧穴

內風之遠因，爲腎水不足，因而氣之與血並走於上，前已言之矣，故壯腎水以柔肝，調氣血而降逆，使上走之氣血，下降歸經，腦經果得復其虛靈，則神志無不立見清楚，實爲治療內風之不二法門，唯當其卒然昏仆時，其口噤手握痰塞氣壅者，是曰閉證，閉則宜開，其有目合口開撒手遺尿自汗無神者，是曰脫證，脫則宜固，尤氏八法中，應以此二法最重且要，其餘所謂泄大邪轉大氣等等：又何嘗非開之之義乎？竊以同係內風，其病因同爲腎水不足，肝陽上擾，證像有閉脫之異，治法有開固之分，其故果安在哉，氣血上菀，冲激腦髓，則是由氣血之逆病及神經，口噤手握者，自係神經緊張，口開手撒者，自係神經馳緩，舌強不語，是病及三叉神經，口眼歪斜，是病及顏面神經，手足不用，是病及運動神經，溲汗是立毛神經失其功用，遺尿是腎神經不能收攝，各神經系，均根源於腦，則氣血冲腦時，腦神經受害之部位不同，輕重各異，於是所見之證，乃有種種之不同，此外年齡之不齊。強弱之不等，環境有貧富，心思有苦樂，以此各等錯綜之原因，故雖同為腎水不足，肝陽上擾之病，而其訛治則自不同焉。

尤氏開關用白礬散，探吐用白礬巴豆皂角煅研，搐鼻或揩齒，白礬散中之生姜，及後方皂角，均富有刺激性，能使痲痺不用之神經，因之得以蘇醒，巴豆能嘔能瀉，其性奇悍，用之能否有利無害，平尚無此經驗，應以闕疑為是，開關藥之有效而無害者，以臨床經驗所得，當以蘇合香丸為佳，其餘稀涎散勝金丸，均係凶悍之藥，當內風暴動，真氣動搖時，用之恐害多於利，非上選也，且所謂開關者，係指卒中時最初用藥而言，蘇合香丸有刺激神經之功，無凶悍暴烈之弊，苟得駭浪粗平，神志清楚，自宜隨症易藥，走竄刺激，有損真元，非常用之品矣。

口開目合遺尿溲汗，是元氣將脫之象，以經驗上論，嗜酒好氣者，卒中多閉，多內年高者，卒中必脫，高年則腎氣自衰，多內則腎氣虛損，尤氏固脫用急救參附湯，人參有益氣強心之效，對於溲汗有甚大功用，附子味辛性熱，趙嗣真曰「熟附配麻黃，發中有補，生附配乾姜，補中有發，」戴原禮曰「附子得桂，則補命門，」愚意謂附子並非補劑，蓋附子能增體內熱力，古人所謂補，應係補火之義，故附子能治陰盛格陽，真陽外越，他如厥冷腹痛，唇青囊縮，用附子囊縮者可復出，張元素曰：「附子佐白朮為除寒濕聖藥，益火之原，以消陰翳，則便溺有茲」，綜上各家所論，可知附子能刺激神經，與奮組織，增強腎腺內分泌，卒中而脫，當係神經痲痺，組織馳緩，腎腺萎靡，龍雷暴動，真元式微，是正一厥不復之頃，非參附不可也。

此外泄大邪，係指賊風邪氣，藥用續命湯，是仍以內風誤為外邪，蹈千金甲乙之弊，自誤誤人，前已詳論，而轉大氣用八味順氣散，勻氣散等，均係行氣香竄之品，而於氣血上浮，真陰告潰之時，萬不可用，用之必禍不旋踵，逐痰涎卽是開關，除風熱仍誤外感，而通竅隧之用蘇合至寶之屬與逐痰，開關亦無何分別，畫蛇添足，徒滋紛擾，故吾謂尤氏八法中唯開閉固脫，足為後學立法、

第八為灸腧穴，針灸余為門外漢，僅能就所知者，言之如下，軀體中氣血之運行不息，與時序氣候之轉變，息息相通，太過則病，不及則病，不通則病，上下左右不平衡則病，灸為物理療法，能通其不通，平其不平，損其有餘，補其不及，所謂從陰行陽，從左取右，在上者取之下，在下者取之上，陷者舉之，高者抑之，塞則通之，滿則泄之，唯道雖微妙，而行之奇難，且傳者久失古意，乃不易收十全之效也

惡性瘧疾心臟衰弱醫案

蕭俊逸

（四）熱高脈濡弱

姓氏　鄧某船夫，年三十六歲。

時間　民三十三年八月八日夜十一時。

病狀　微寒後，即高熱持續不退，口渴，乾嘔，頭暈，煩躁譫語，經注射西藥而病劇，無汗，脈濡弱。

診斷　惡性瘧疾心力衰弱。

療法　強心祛瘧

處方　黑錫丹一錢（分二次呑）　草果錢五　黃芩三錢　北柴胡四錢　半夏二錢　生石膏六錢　川常山二錢　知母三錢　青皮二錢

效果　服一劑即退熱，二劑諸症全愈。

（五）妊娠惡瘧

姓氏　胡華羽夫人住王家巷一號

時間　民三十三年六月十四日

病狀　妊娠四月，身發高熱，數日不退，頭痛肢麻，嘔吐不渴，硬閉溲熱，苔黃，脉濡細。

診斷　惡瘧心弱

療法　強心祛瘧

處方　西黨三錢　半夏三錢　知母三錢　黑錫丹呑一錢　草果一錢　青皮二錢　北柴胡四錢　生石膏八錢　黃芩三錢　川常山三錢

效果　右方兩劑，瘧熱退不復作，胎安無恙。

怪病治驗案

姓氏　周婦，余鄰居印刷工人之妻，年二十一。

時間　民國三十三年四月五日

病狀　身體驚跳，床榻震撼，甚則發熱譫語　陷於失神，約半小時，汗出熱解神甦，驚跳頓止，但半小時後，又復如故，如此更番發作，已三日矣，舌苔黃，口不渴，便閉，脉濡弱，中西醫治，均不見效。

診斷
療法　流行熱病併發腦炎及心臟衰弱

處方　連翹三錢　全蝎一錢　青皮錢五　鈎藤四錢　殭蠶錢五　黑錫丹一錢（分二次呑）　蟬衣錢五　黃芩三錢　六神丸廿粒(分二次呑)

效果　服一劑，驚止神清，次日即操作如常，後再服一劑，病未再作而安，人皆嘆爲神方。

「寒熱釋義」

永嘉潘澄濂

寒熱在中醫學術裏面，佔有重要地位，它的意義非常複雜，以科學方法、可分爲三個部門而討論，第一個部門，是關於氣候及物理方面。第二個部門、是關於體質及疾病的性狀方面。第三個部門，是關於藥物性能方面的。假使不是這樣分逬，眉目不清，使學者如墜五里霧中，所以自古雖有不少，關於寒熱的議論，寒熱究竟是怎樣的，始終未能盡情佈露。

關於氣候及物理方面的寒熱，以吾國所處的地帶而論，在立冬以後爲冬令，立夏以後爲夏令，冬寒夏熱，是天經地義。以整個的地球言之。近于赤道者爲熱帶，反之爲寒帶，然而太陽的紫外線，是宇宙間一個最大的產熱機。假使沒有這個紫外線，一般的生物，恐怕都不能生存，熱眞個是自然界不可缺乏的東西。空氣裏面，以水蒸氣的熱量，較乾燥時爲甚，空氣鼓盪得厲害的地方，與空氣窒息之地方，溫度也有高低。並且萬物「遇熱膨脹」，「遇冷則縮」，這是寒熱在物理學上的定律。

關於體質及疾病方面的寒熱，各種生物生活的現象，故然十分複雜，但是每種生活現象，必有抗拮兩種的機能，以持其平衡的生活，否則，其生活機能，便不免有太興奮，或太消沉的現象發生。假使有了這種樣子，則生物的生活，遭受影響，結果失去它的常態，或陷于死亡。例如肝臟，具有生理學智識者，都知道它有儲臟肝糖，過著血中葡萄糖分子減少時候，它就會把儲藏的肝糖，分解而成葡萄糖，以補血中之不足。自內分泌學昌明以後，同時發見肝臟分解肝糖，並不以血中糖分之不足、便起分解。掌握它分解的職權，尙操在副腎腺及膵臟蘭瓦素氏島中的內分泌素。副腎腺的分泌素，叫作愛時奈靈，是促進它分解的鼓動素。蘭瓦岸氏島中的分泌素，叫做因蘇林是制止它分解的賀爾蒙（Hrmcn）所以現在知道病血糖過多症的原因，並不是肝臟實質的變化，還因爲膵臟的病變，影響後因蘇林的製造減少，使肝糖分解失掉制止，而血糖過多症。照這種的病理看來，副腎腺的愛特奈靈和膵臟的因蘇林，是互相拮抗肝糖分解的東西。此外，如神經系統，必有激動纖維，及禁動纖維，互相拮抗，使知覺傳導運動分泌等作用，得以平衡。體溫的調節，必有放溫機能和產溫機能，以調節體溫。過去只知道每一生活機能、必有互相拮抗的東西存在，但其所以然的情形，未有十分瞭解，祇得拿幾些「陰」「陽」「榮」「衛」等對待性的代名詞，來代替一般互相拮抗的機能，一大部的素問裏面，滿祇都是「陰」「陽」。結果「陰」「陽」究竟是怎樣呢？仍舊是「莫名其妙」這亦限于當時學識的關係。現代醫學隨着理化的進步生理上一切生活機能，日趨明朗，把古時藉外觀所得的生理機能，如西哲歇僕克爾斯氏之四液說，以及吾國古時之陰陽「五行」說，都成爲明日黃花。中醫的「陰陽」除代替某種未明的拮抗機能以外，有些地方是來表示機能的興奮，和消沉的現象，例如某些人血壓昇高，精神興奮，體態豐盛，這便是「陽性」的現徵，又可稱爲熱性的體質。假使那個血壓不足，精神萎頓，而黃肌瘦，這是「陰性」的現象，抑即爲「寒性」的素質。通常稱這些熱性的體質爲「陰虛」，寒性的素質爲「陽虛」。「陰虛」爲熱，「陽虛」爲寒，爲一定的道理。

人類體內所產生的熱，它的來源，完全是依賴組織裏面物質的氧化作用而產生，具有生理學智識者，莫不知之。吾們通常所說的「寒」「熱」，是否就指這個氧化作用所產生的熱量而言嗎？不！這氧化作用產生的熱量，是生體必有之現象，假使沒有這種現象，或這種熱量，產生過度，或過度的放散，非是疾病，便是死亡。所以我們可明療體質的「寒熱」，是指生體各部機能與奮和消沈的現像而言生體內的機能影響于全身各部者，爲神經系統，和循環系統。假使那人的血壓昇高，或血流充盈於一部臟器。同時他的神經機能，也會亢奮或激動，這便是「熱的現徵」。反之，若血壓低降，或血流緩慢，或貧血，同時神經的衝動，大抵也會發現疲勞狀態，這便是「寒的現徵」。例如消穀善飢，方書稱之爲胃熱 消化遲鈍，稱之曰胃寒，是爲局部臟器「寒熱」的像徵。傷寒論曰：「病有發熱惡寒者，發于陽也。無熱惡寒者，發于陰也」。這是舉出一個症候羣的「寒熱」。例如同一肺結核患者，有的發熱面赤，口乾舌降，欬而痰粘。有的皮膚蒼白，面黃肌瘦，惡寒肢冷，舌白痰多如水狀。雖同爲肺結核病，而其症狀，仔細區別，有「陽性」與「陰性」之不同。同一疾病其所以然有「陽性」和「陰性」症狀發現，也有兩樣因素，一爲個人的素質，一爲疾病的性能。所爲個人素質者，即各人有不同之感受性是。疾病的性能，雖有種種之不同，大別之爲急性病及慢性病。急性者，以發疹性傳染病，大抵發現，「陽性」或「熱」的症狀——有些因素質的衰弱，而現無力性狀態，心臟速陷衰弱，預後不良，亦爲常見——爲多。慢性者其機能逐漸減退，它的症狀恒多發現「陰性」或「虛寒」的症狀。

關于藥物性能的寒熱，中醫在臨床方面，須把體質及症候羣的「寒熱」，區別得清楚，才使處方有了標準，否則盲人瞎馬，無所適從。故中醫之分六淫，以及衛氣榮血等，皆爲鑑別寒熱而設。蓋症候既有「寒熱」則所應用的藥物，亦不得不有「寒熱」的分別，以矯正體素的倚偏。「熱者凉之」「寒者温之」「實者瀉之」「虛者補之」，這是正治的定律。各種藥物因其對於生理的作用，各不相同，有的能促戟機能，有的能抑制機能，有的能補充體素，有的能破壞體素故有攻，補，滑，瀉……的區別。然其性質約可分爲「寒」「熱」兩大類。凡具有辛辣芳香氣味的如薑桂麝……則爲熱性，用以治療機能衰減之病。具有苦鹹或甘淡無氣的藥物，如大黃芒硝石膏……則爲寒性，用以治療機能亢奮之症。所以似同一功效之處方，也有寒熱性質的不同，如大青龍湯，小青龍湯，麻杏石甘湯三方，雖皆爲治療呼吸器系急性炎症性病，如加以審辨，小青龍湯含有多量促戟之藥，患者必有心臟衰弱，及滲出多量之粘痰者宜之。麻杏石甘湯有降輯之性能，必其炎症機轉增劇，機能亢奮，心臟無衰弱者宜之。大青龍湯，不若麻杏石甘湯之降輯，而又不及小青龍湯之促戟，其性能介於兩方之間，從此更可想見獨味的藥物，有「寒」「熱」的區別，而一製劑，也有「寒」「熱」的性能存在。不過每一方劑的性能，比較單味的藥物，複雜得多，同時必擇其適合病情的，才沒有偏倚之弊，否則；必有副作用發生。

要之，「寒」「熱」雖然是機能的象徵，但古醫學中又有「眞寒假熱」與「假寒眞寒」，這種症狀，須詳審心臟之強弱，及迷走神經之與奮爲否而定。且于各個病的性能，要透澈了解，不能單考一些自覺症候羣，來作診斷標準，現代醫學運用各種自然科方法來實驗，其于各個病性能之觀察，較古進步，無可諱言，假使我們中醫也能進而研討各個病的性能，予以鑑別診斷，則處方更有標準的，而國產藥物，尤可顯其威靈矣。

桂枝湯和麻黃湯之我見

呂少彰

桂枝湯和麻黃湯，我國社會人士，比比皆知，一般舊式中醫猶沿習有汗用桂枝，無汗用麻黃之讕語，蛙鳴井中，自鳴得意，苟問其桂枝湯和麻黃湯病理何在？及其治療上藥理何在，則不知也，當今原子時代，醫藥應隨科學前進，確實說理，以科學証明其所以然原理，不可信口雌黃，故作欺人，姑將個人意見，分析如下：

（一）桂枝湯之病理：　張仲景傷寒論首卷『太陽之爲病，脈浮，頭項強痛而惡寒』此係揭示太陽病全篇大綱，『太陽中風，陽浮而陰弱，陽浮者熱自發，陰弱者汗自出，嗇嗇惡寒，淅淅惡風，翕翕發熱，鼻鳴乾嘔者桂枝湯主之』。『太陽病，頭痛發熱，汗出惡風者，桂枝湯主之』。據斯二節而言，即係近世初期神經性流行性感冒症，風寒爲該病促發病，誘因則可，若認爲原因則不可，查流行性感冒菌，於一八九二年，發否氏由患者鼻及支氣管液中，檢出小而不能動之桿菌，本病係大流行病，發顯雖無定期，佈染極速，而致病極重，潛伏期一至四日，視其菌適合人身傳染趨向，可分『神經類』，頭痛，背痛，關節疼痛，甚至沉重並發腦膜炎，脊髓炎，『呼吸類』，氣管炎，支氣管炎，呼吸現沉重促迫情狀，欬嗽喘息頻作，『胃腸類』有惡心嘔吐，腹痛下瀉等症狀，該桂枝湯之病理，係脊髓性頸部末梢神經受細菌毒素刺激，發炎痛疼，以致隨意筋發生運動病理狀態，不得活用裕如，至於『惡寒』『惡風』『脈浮』『汗出』，不過是生理失常，『發熱』乃全身機能起抗毒作用，即現代所謂生理自然療能，還有『鼻鳴』『乾嘔』和各節『嘔逆』『欲吐』等語，合併輕性胃腸性兼呼吸器病，雖非桂湯藥理治療上之專效，但本病治愈，全身細胞起恢復作用，而兼症自告脫失，要知在仲景時代，談不上病理學，故無診斷法定病名。

（二）桂枝湯之藥理：　桂枝含芳香性揮發油、溫壯神經細胞，增加抗毒作用，芍藥含安息香酸，鞣酸，可馳緩神經，奏鎮痙鎮痛功效，生姜有興奮性，能促進血液流行，助神經抗毒之能，大棗，甘草含葡萄糖，澱粉，可以營養神經，並可中和毒素和消炎之效，故桂枝加桂湯，（即桂枝湯桂枝加倍）可治貧血性腸神經痙攣（即金匱奔豚症）小建中湯，（即桂枝湯倍芍加飴）可治官能性胃神經痛，（即金匱虛勞裏急症，亦即後世稱肝氣痛病）其強壯興奮兼鎮痙鎮痛功效，可想而知。

（三）麻黃湯之病理：　第二卷『太陽病，頭痛發熱，身疼，腰痛，骨節疼痛，惡風無汗而喘者，麻黃湯主之』役雜證篇『太陽病脈緊，無汗發熱，身疼痛，八九日不解，表症仍在，此當發汗，服藥已微除，其人發煩目瞑，劇則必衄，衄乃解，所以然者，陽氣重故也，麻黃湯主之』，『傷寒脈浮緊，不發汗，因致衄者，麻黃湯主之』，考該段係感冒呼吸器兼神經病，其病理由氣管知覺神經受細菌毒素刺激發炎，呈反射性而誘起氣管節局部攣縮，發生氣管粘膜衝血，以致支氣管肌痙攣狹窄，呼吸喘息，『發熱』『惡風』『無汗』『鼻衄』『脈緊』乃生理上失調，病程經過中之應有現象，其他『頭痛』『身疼』『腰痛』『骨節疼痛』，是合併神經症，拉雜本文之中，主症兼症，殊難分析。

（四）麻黃湯之藥理：　麻黃含「腎上腺素」，能收縮微絲血管，擴張支氣管，奏平喘之功，并有解毒利尿作用，杏仁有痲痹呼吸中樞神經，奏鎮靜鎮痙之效，桂枝加強心臟循環，弛緩神經，兼能止痛，甘草中和毒素，並有消炎作用，如麻杏石甘湯，可治大葉肺炎，桂枝、黃各半湯，可治生理支氣管喘息，故麻黃湯于感冒呼吸器喘息一症，極對合拍；可收全效。

（五）桂枝湯和麻黃湯主症之分析：由以上種種病理及藥理觀之，桂枝湯主症在『頭項強疼』，麻黃湯主症在『喘』，不待吾言，顯然可知，蓋桂枝湯之發汗，乃神經起過度興奮，致汗腺亢進，並非桂枝湯有解肌止汗作用，麻黃湯之無汗，乃係心臟血壓低降，汗腺排洩機能減退，亦非必須麻黃湯發汗，可使病告全愈，（不過麻黃用之過量有發汗副作用）總之。桂枝湯能溫壯神經，增加汗液恢復素。而汗自止，麻黃湯亢進血壓，可制止喘息，使汗腺排毒機能平衡，汗當自發，然則有汗無汗，對於桂枝湯麻黃湯藥理和病理治療上，本無何價值可言，或于診斷方面，可藉一助之力而已。

闢「餓不死傷寒飽不死痢疾」之謬說

許濟弘

傷寒一症，根據難經，則可別為傷寒，中風，濕溫、熱病，溫病等五類，時賢陳方之先生，則云舊說之傷寒，以現代目光觀之，至少包函真副傷寒，流行性感冒，急性胃腸炎，敗血症，流行性腦脊髓膜炎，急性黃疸病，及肺炎等八種疾病，徵之實驗良信！

至於痢疾症狀，吾國內經已有記載，當時稱之為腸澼，或滯下，金匱稱之為下利膿血，迨病源候論，始定赤痢之名，後世又依其症狀之不同，分為赤白氣血，五臟五色休息等痢，實則以現代醫理衡之，當不外菌性痢，虫性痢，及疫痢等三種，而一部份腸炎，亦混屬之。

綜上以觀，吾輩所云之傷寒與痢疾，乃指一羣疾病而言，並非一症，好在中醫治病原重對症治療，病源若何，本非必究者；但本文所論，乃專限於狹義的真副傷寒，及菌性赤痢而言，且僅就其食養方面以研討之。

夫傷寒一症其綿延也久，預後也兇，當今之世，尚乏特效藥劑，去歲雖有美國發明鏈黴素 Streptomgcvn 云可殺滅革蘭氏陰性桿菌，但對傷寒，尚難縮短其愈期，各種磺胺劑 Sulfonilamide 更無論矣，吾國方藥，亦僅對症之治，從無速效之術，是以治療傷寒，素有七分看護，三分醫藥之俗諺，良有以也。

然則傷寒一症，既無特效藥劑，經過又須經旬累月，苟不注意身體之營養，則不病亦殆，況有高熱以消耗其體素乎？是以食養之傷寒，更重於藥石，其理明甚！然而風傳謬說，竟有「餓不死之傷寒」一語，一班守舊同道，靡不奉為圭臬，嘗見傷寒患者熱度，已降至三七度半左右，而彼號稱傷寒專家者，仍囑禁食，雖粥湯亦不可進，馴至邪退正虛，或者因此而虛脫，或者復原需時，或且引起再發再燃，終致喪生，良可慨也！

夫吾華善治傷寒，莫過仲景先師，但所著傷寒論，未有嚴格禁食之規定，即或有之，亦指生冷粘滑肉麵五辛酒酪臭惡等，不易消化或腐敗之物，反之，在太陽初病，服桂枝湯後，尚令歠稀粥一升餘，以助藥力，（其實乃助體力）陽明白虎湯，需加粳米，久病入少陰，更有黃連阿膠雞子黃湯，猪膚白蜜白粉湯，方內阿膠雞子黃猪膚白蜜白粉，何莫非營養之品，即以吾地俗醫奉為經典之溫病條辨言，其中大小定風珠，桃花粥，五汁飲，牛乳飲，附子粳米湯，專翕大生膏等方劑，無不兼含滋養之品，即藥劑中之洋參生地石斛沙參花粉之類　實亦滋養之品、可見古醫家之治傷寒溫熱，靡有不注意營養者也。

與言西說，則治療傷寒，更重食養，十九世紀時，多創用流動食物，迨二十世紀初，歐西各醫家，又嫌流動食物偏乏維他命，又倡用高熱量食物，（即用半固體或固體食物）近世則多採折衷辦法，一面稍減高熱量食物之品質，一面須視病人之食慾，作調節之標準，務須察疾病之時期，症狀之輕重，酌與適當之食物，如麵包雞卵菜湯肝汁米湯等，並時時變換其種類，以振奮其食慾，促進其消化，俾不增胃腸之負累，不損患者之營養　此為醫生及看護者所應共同合作者也。

或曰，食物能增加熱度，是以有熱病人，切不可進食，此語似是而非，蓋人體所以活動，全賴食入燃燒生熱，從而生力，譬如機器，倘無汽油或煤塊以燃燒，則動力不生，當人病臥時　為病菌毒素所侵　發熱益甚，消耗亦更盛，揆諸病理　此種熱度　即所以剋制病菌，使不適繁殖者也，今欲退其熱度，不思撲滅病毒，反而自弱其抗力，不許病人進食，以補其消耗，或病毒已衰，熱度已退，病人飢餓索食，仍禁米飲，豈非自戕之道乎？况食物至空腸，即固形者，亦多化為糜粥，不致促成出血或穿孔，其所以再發再燃，或穿孔出血，亦多因菌毒重篤，兼緣調治失宜，病人抗力衰微，腸間膜淋巴腺之傷寒性變化而起　與食事尠關也。（以上根據 Schottmuller 氏報告）

中西醫之治傷寒也如彼，而一班俗醫禁食之嚴也如此，既不守舊典，復不究新理，昧昧焉但憑師承之謬說，一己之好惡，徒以推諉責任為目的，一般病家亦惑於邪說，至死不悟，可哀也夫！

至治療痢疾，中西醫均有特效方藥，但每見一部分頑固同道，輒拘泥於氣血赤白之說，不敢早投苦寒重劑，早事蕩滌殺菌，致常養癰貽患，綿延經旬，或且惑於「飽不死的痢疾」一語，允許病人飲食如常，馴致釀成噤口而衰脫，寧不可痛。

殊不知痢疾病灶，以大小腸為主，腸粘膜被痢菌所侵，已減失其消化吸收之能力，是以最佳之法，莫用先用下劑，以清腸內積滯，然後禁食數日，同時投以殺菌滅虫之劑，俟病狀轉佳，方得漸進流動食物，直至便狀如粥，始可與以厚粥等品，但尚忌油脂生冷，及富於纖維等物。

總之飢餓療法之於痢疾，遠較傷寒為要，此為明達者所盡知者也。

根據上述學理，與夫鄙人及八秩老父之經驗，深知「餓不死的傷寒，飽不死的痢疾」一諺，誠多妄謬，然其流毒於鄉間也綦甚，鄙人目擊心傷，不甘緘默，爰作此文以闢之，是否有當，還祈醫林碩彥，進而教之，則幸甚矣！

鍼灸醫話

焦勉齋

序言

余醉心針灸學術，經歷二十餘載矣，常嘆斯術之深奧難明，不成功便遭失敗，非犧牲精神腦力，精究內難甲乙諸書，不能澈底洞悉其底蘊，因余幼承庭訓，從先嚴相之公讀書，至十八歲時，又命研習醫學，即受以內難二經，定爲課誦，熟記經文後，復逐節詳釋理義，必使心領神會而後已，先君常耳提面命，而垂訓曰欲爲良醫，必先讀此二經，且勿畏難而弗究，無論學習方脈針灸，皆必以此爲基礎，次研甲乙傷寒金匱千金外台等書，以明醫理之究竟，俟學有定力，方可涉獵諸家，如此循序進行，歷久自能神智清明，而有所抉擇也。先君精針灸術，譽貫鄉里，登門求診者，終日絡繹不絕，一般沉痾宿疾，往往一針甫下，病即告痊，因常侍左右，耳濡目染也。惜先君於丁卯之歲，逝世作古，而余習醫之志願，幾將中途廢止，轉念棄醫改業，不能承繼先人之遺志，遂發奮自勵，精研針灸，乃日事鑽研內難甲乙學理，復旁參種種新舊醫籍，以期博覽而廣識見，歷年臨症治療，略有心得，曾將實驗得來之針灸學理，著爲專論及醫案外，其他關於研究斯術心得之拙見，輒隨感而錄於册，積久成帙，共計六十四節，命名針灸醫話，（初爲針灸隨筆）本篇注重實際之研究，不尚文詞之粉飾，此稿置諸案頭 以作私人玩索之作品，未肯公諸醫林，非守秘不宜，恐受讀者之指責也，茲值吾友董君德懋創刊伊始，徵稿於予，並謬蒙不棄鄙微，委以針灸編輯之職，自愧才疏識陋，難堪重任，但爲發揚針灸學術計，爰不揣愚昧，將原著略事整理，發表於本刊，而供讀者之觀摩，惟檢閱內容，訛舛實多，尚望針灸同道，不吝教言加以匡正，是爲企禱焉。

第一節 內難甲乙經爲研究針灸之圭臬

吾國醫術發明，以針灸佔最早，湯液療法次之，觀內經靈素所載，率多側重於針刺灸焫，因昔時軒岐發明斯術，沒爲斤斤問答，而著爲內經，闡經絡之始末，注孔穴之定設，立補瀉之法則，列刺法之類別，啟幽抉邃，辨論精微，其辭簡而意博，其理奧而趣深，越人遵之而演述八十一難，皇甫謐復羽翼內難而著爲甲乙，以補內難之未備，此三經者，將針灸學術之究竟，已包括無遺，爲吾針醫必讀之書，勿因難解而弗究，以其深奧而廢止，良以靈素所演手足經絡之貫通，藏腑陰陽之根結，經脈往來之逆繫，營衛流行之度數，實爲醫學發明之精粹，垂立萬世而永存，而難經所述補瀉之周詳，甲乙所定經穴之部位，皆爲吾針醫所當熟悉透澈，深切明瞭之要旨，故必以內難甲乙，視若金科玉律，而奉爲圭臬，方能建立研究之基礎也。俟殫精竭慮，鑽研日久，個中妙旨，理明義通，始可博覽他種新舊醫籍，以作參考之備助，其著作純正，優長可法者採用之，其違悖經旨，妄逞臆說者，糾正之，詳辨優劣，慎加抉擇，如此循序研究針灸學術，定能達到成功之境，不致茫茫無所適從，而遭中途失敗之嘆，此爲學習斯術唯一之重要關健，不可不注意及之。

第二節 針術治病之功能應以補瀉爲主要

經曰：「有餘瀉之，不足補之，」「百病之生，皆有虛實，而補瀉行焉，」因吾人爲血氣之屬，秉賦陰陽之質，病象雖變化多端，不能越藏府陰陽之範圍，而某藏某府之中病，咸不外寒熱虛實之綱領，故審察病機之所在，而根據藏府配屬之經絡，視夫神之所中，爲陰爲陽爲寒爲熱，而絕以針刺，虛者補之，實者瀉之，補者扶其不足之氣，瀉者折其有餘之邪，故經言「虛則實之，滿則泄之，宛陳則除之，邪盛則虛之」，證明因疾病之虛實，以補瀉爲對待之治療，考內難對於補瀉之法，反覆辨論，理精意深，非粗淺之工，所能望其項背，必須深加研究，方可得窺底蘊，習針術者，如不洞悉補瀉之原理，即不知針術之主要功能，施術而妄行針刺，決不能應針奏效，盡針術之能事，無如多數針醫，謬謂補瀉難解，爲無關緊要之手術名詞，不必加以研究之，其論理謂：「針術治病勿須診察虛實，某病取用某穴，皆有定法，按病取穴，何用補瀉」，是說也實不明針術補瀉之精義，此偏謬之識見，不足以言針理也，至於補瀉法則，針書名目繁多，彼此互異，漫無系統，初習針術，每感望洋興嘆，畏難輒止，針灸術衰落之原因，多由於此，余多年研究實驗所得，惟內難所演補瀉之法，簡當可取，臨床應用，易於奏效，其學理手術非數言可盡，爰於第三節詳論暢述之。

第三節

內難所論補瀉簡明精當切合實用

補瀉法則，爲針術治療上之重要關鍵，如無深切之研究，決不能收術到病除之偉效，惟後世針籍所載，名目繁雜，矜奇炫異，立法愈多，說理愈晦，徒增學者歧途之悲，毫無補於實際，故應以內難補瀉學理作爲研究之根據，方謂針醫之正宗，考內經補瀉大法，以呼吸而「內針」「轉針」「引針」，定補瀉手技之相異，呼盡內針，則名曰補，吸盡內針，則名曰瀉，主要以氣至爲施行補瀉之準則，所謂內針即進針穴內以待氣至，轉針即氣至後施用補瀉手術，引針即補瀉中機而出針，詳究經文，理義自明，以余歷年臨床經驗所得，依按內經呼吸補瀉法，如在胸腹諸穴，易於施用，頭面項背四肢等部，則較有困難性，因吾人呼氣則胸腹低陷，吸氣則胸腹高舉，進針出針，或補或瀉，故易分辨，而頭面項背四肢諸穴，則呼吸時無顯著之狀態，如遇用補瀉時，而復注意於病者之呼吸，則治療施術 精神力量有所不及，故必再兼用難經補瀉法，互相變通，自有左右逢源之妙，按難經所云：「補瀉之法，非必呼吸出內針，知爲針者信其左，不知爲針者信其右，」細參越人立論大旨，非謂呼吸出內針以分補瀉不可爲法，乃闡明補瀉之義，非專以呼吸而盡補瀉之能事 必也先注重於未針之前，以左手循按爪切應針之經穴，候指下得氣，然後以右手進針，候氣至而施行補瀉，若徒以呼吸爲補瀉定例，不重夫左手應用之手技，則失補瀉之真義矣，考越人所立補瀉法則，言簡意賅，精當明確，茲引經文以釋其義，「當刺之時，先以左手壓按所針榮俞之處，彈而努之，爪而下之，其氣之來，如動脈之狀，（是言指下得氣也，由於左手施用手技重按經穴、該部神經興奮，血行旺盛，故如動脈之應指也，）順針而刺之，（謂指下即得氣矣，乃用右手進針，或直刺，斜刺，平刺，淺刺，深刺，，各因其所宜而定法，此言進針也，）得氣（謂針下氣至也，）因推而內之是謂補，（即當補之時，從衛取氣，由外以及內也，）動而伸之是謂瀉」。（即當瀉之時，從營置氣，由內而達外也，）詳探經文數語，已括盡補瀉大旨，再精究隨濟迎奪補母瀉子之原理，自能暢明補瀉之意義，何必用燒山火，透天涼，子午搗血，龍虎交戰，蒼龍擺尾，赤鳳搖頭，種種玄異之法門乎，良以補瀉之定義，重識病情之根結，視夫虛實之現象，而施以適當之手技，以調其有餘不足之偏勝，詳讀內難甲乙諸書，自明個中眞義，如後世針籍所論補瀉，謬謂午前午後之異，男女陰陽之殊，實有違悖經旨，不足爲法，因人身營衛流行，經脈往來，各有定度，而經絡起止，男女皆同，手三陽由手而走頭，足三陽從頭而至足，手三陰由胸而走手，足三陰由足而上腹，陰陽相貫，互相連繫，男女一致，何有差異，妄分午前午後陰陽之氣在上在下，而區別男女補瀉之相異，此種荒誕之論，極宜加以糾正，吾人研究針術，故欲步入正當途徑，深明補瀉眞旨，唯有熟悉內難法則，始可得窺奧義，相信精明針術之士，不以余說爲過論也。

第四節

補瀉應注意之要點及針醫留針之錯誤

補瀉之法則，既如上述，然臨床施術，往往缺乏功效者，是何理歟？故不得不澈底研究，以明要點之所在，經云：「經氣已至，愼守勿失，深淺在志，遠近若一，如臨深淵手若握虎，神無營於衆物」，又言「持針之道，堅者爲實，正指直刺，無針左右，神在秋毫」，由此以觀，則施行補瀉之時，必須精神貫注，專心一致，勿稍懈弛，愼重從事，此爲注意之要點，應當加以重視，其針下感覺遲鈍，氣至較緩者，則徐徐捻針，以活動經穴之氣，氣至方能施用補瀉，故經曰：「刺之而氣不至，勿問其數，」故當測驗針下之動態，爲辨認氣至之準則，既氣至而施用補瀉，又當注意是否中機，以定出針之時期，夫所謂中機者，卽虛者已補而實，實者已瀉而虛也，斯時倘再妄行補瀉，則有太過不及之弊，此亦補瀉重要之一端，非由臨床細加審察，不能得深切之經驗，無如現代多數針醫，對於補瀉意義，未能深究精悉，觀其臨床施術，態度矜傲自得，毫無沈靜之意，下針後停留不動，久留不出，令患者恣勢不稍移動，而自則遠離病床，任意談笑，概不注意針下之動氣，猶曰，候氣也，行針也，試問如此候氣行針，能知針下之氣至乎，夫候氣乃針下得氣，如手不持針，遠離患者，在旁能感覺針下之氣乎，論行針乃用指以捻針，針以行氣，而手不頻加捻轉針柄，其針力能自行乎，按留針候氣，固不能武斷非是，然留針必須時時捻針，候氣必須測驗針下得氣，內經所謂靜以久留者，亦以得氣爲要義耳，故云「如待所貴，不知日暮，其氣已至，適而自護，」深望吾針醫明了留針觀念之錯誤，詳研補瀉之精義，則學識之經驗日臻，自知針術之妙，而得其要領之所在矣。

附註：余曾著有實驗心得補瀉法一篇，詳列各法手技，闡發內難奧義，讀者欲明補瀉學理與手術，可參閱之。

翰海室醫話

十二指腸蟲病

潮安張長民

自一八三八年杜比尼（Dubini）氏發見十二指腸蟲即鈎蟲（Anchylostoma duodenale）之後，醫學上始確立十二指腸蟲病即鈎蟲病（Anchylostomiasis）之名稱。過去原因未明，故有熱帶萎黃病，埃及萎黃病，熱帶貧血，隧道貧血，鑛山貧血，窰業貧血，非洲惡病質，美洲惡病質……等名稱；今則徒供研究疾病史之資料而已。

我國關於十二指腸蟲病的記載，自古屬之黃疸；漢張仲景氏金匱玉函要略曰：『額上黑，微汗出，手足中熱，薄暮即發，膀胱急，小便自利，名曰女勞疸，腹如水狀不治。』此女勞黃即十二指腸蟲病也。（註一）後世以降，金李杲氏活法機要，稱之為脾勞黃病；元羅謙甫氏衛生寶鑑，朱震亨氏丹溪心法，皆稱之為黃胖；明戴原禮氏証治要訣，稱之為農民黃疸病；樓英氏醫學綱目，王肯堂氏證治準繩，清張璐氏醫通，皆稱之為食勞疳黃；明救急方，稱之為食勞黃病；趙宜真氏濟急仙方，楊起氏簡便方，李梴氏醫學入門，李時珍氏本草綱目，皆稱之為黃腫；謝觀氏中國醫學大辭典，又有脫力黃之稱。現今散在於江浙一帶農村間之黃病，亦稱懶黃病，吸食懶黃病，桑葉黃，蓋即十二指腸蟲病；而散在於潮汕一帶農村間之黃瘀病，就余調查所得，蓋亦十二指腸蟲病也。

日本源養德氏脚氣類方曰：『近世有浮苦病者，方言也。其症肢黃腫，胸腹為脹，治之以水葒，鐵粉之劑，服者多愈；蓋田夫野人，多罹此疾，或云黃胖也。』所謂浮苦病者，即十二指腸蟲病也。此外又有青浮苦病，青腹病，坂下，亞遠之病，阿於太乍等名稱，俱見原南陽氏叢桂偶記；或有稱之為青腫者，見津田玄仙氏療治茶談；或有稱之為青病者，見石原保秀氏皇漢名醫和漢藥處方。

按原南陽氏曰：『沈應陽萬病必愈曰：「五疸神丹，綠礬不拘多少，炒至白色為度，若入瓶中火煅尤好。細末煮棗肉為丸，如櫻桃大，每服五九，早晨午間晚上各一服，冷酒送下；忌醋生冷發物，若蟲亦吐出神效。」古人都屬之黃疸者，為未穩也。……永類鈐方曰：「腸風下血，精年不止，虛弱甚者，一服取效：綠礬四兩，入砂鍋內，新瓦蓋定，鹽泥固濟，煅赤取出，入青鹽，生硫黃各一兩研勻，再入鍋中固濟，煅赤取出，去火毒，研入熟附子末一兩，粟米粥糊丸梧子大，每空心米飲溫酒任下三十九。」又魏氏家藏方載硫附鹽礬圓曰：「治經年久病下血虛弱甚者。」而其方大同小異。……其方劑治黃胖之方，而非治虛弱甚者之藥也。古人之說，有所未盡者。』考三方皆適應於十二指腸蟲病，原氏之說是也。而沈氏知黃疸之有寄生蟲病性；原氏知黃胖之有血便症，實為研究十二指腸虫病者之重要史料也。

又按十二指腸虫病，在小兒科學上，則又屬之疳症：考隋巢元方氏等諸病源候論，有大腹丁奚候，其症「肌肉消瘠，腹大，頸小，黃瘦」，蓋即重症十二指腸虫病。又宋錢乙氏小兒藥證直訣曰：『脾疳，一名肥疳，體黃瘦削，皮膚乾澀，而有瘡疥，腹大嗜土。』此為兒科載籍上關於十二指腸虫病之最昔記載；明魯伯嗣氏嬰童百問，又稱之為食疳，妳疳。此外元小兒衞生總微論方治疳虫食土及生物方；明集驗方治小兒疳氣不可療者方，其方皆用綠礬；其症亦皆十二指腸虫病也。

(註一)陸淵雷氏金匱謂略方論今釋，以女勞疸為阿狄森氏病，非是。

本篇參考文獻：傷寒論外十五種。

三十六年八月十五日，潮安張長民脫稿於中國醫藥建設文庫編纂社。

腎火與心火之研究

—生理熱與營養熱—

潘樹仁

為了減少麻煩，我不再引經據典的考證，我只想簡單的告訴讀者、腎火和心火在古人口中是什麼意思。

古人總說心生血，心主血、說到心，就聯上血，一說血就拉上心，古人眼中心和血有着不可分離的關係，所以簡單的來解釋古人所說的心字，十分之四是指心臟，十分之四是指血液。在本題的句子意思，心火的心字是指血液說的。

古人說腎主全身液體，又說左爲腎右爲命門，更說腎主水，命門主火；說七節之旁中有小心名曰命門，於是近人就以腎上腺來附會命門，如果以注射腎上腺素後的現象來觀察，這種說不値一攻，總之無論今人古人這些言論都是附會臆斷之詞，不足靠信。

我們所納的食物經過胃腸的消化和吸收，變成營養成份，混入血中經過肺的養化作用之後，就產生一種熱這種熱，稱爲營養熱，或者化學熱．這種化學熱就是古人所說的心火，因爲心字就是血液的一個借用的代名詞。

你要想知道腎火（就是命門火），我先舉個例，你會經覺得嗎？當一個人在發怒或恐懼的時候．體溫就發生激烈變化不是昇高得發熱冒汗，要不然就是降低得戰慄惡寒，查這種體溫的升降並不關係營養熱，乃是由於操持體溫神經的振奮[illegible]臟而產生出來的現象。

並且在事實上、我們的體溫，有一部份是由於營養物變成，另一部份是由於體溫神經振奮所產生的、這種體溫神經就是古人眼中所認的命門火，如果以治命門火衰的桂附地丸來作證除附子是強心藥外，那肉桂就是爲喚起體溫神經發生興奮作用而用的，這種熱，在現代稱爲生理熱或物理熱，

古人眼中，心火的來源好找，可是命門火却找不到它的發生機構沒地方，沒法子只好按到腎上去，可是一想，腎原主的是水，如果再加上腎兼主火，未免矛盾的利害，於是才不得已的找了個對據辦法，說左腎主水，右腎主火，假如人類要是只有一個腎，古人又該怎麼說？

醫藥名著介紹

書名	編著者	出版處
任氏傳染病學	任應秋	四川江津通泰門街三〇號
國產藥物提綱	高德明	重慶觀音岩臨華後街二號新中華醫藥月刊社
中國小兒科學	胡光慈	同上
肺病臨床實驗錄	沈炎南	同上
中國鍼藥指南	李復光	重慶夫子池中華卷十七號
中醫基礎學	姜春華	上海迪化中路一七七號
中醫診斷學	姜春華	同上
傷寒論評誌	譚次仲	北平宣外米市胡同乙五十二號國醫砥柱社
實用病理學	沈伯超	西安東木頭市街三十號醫藥週報社
兒科更新	沈伯超	同上
中醫考試進修必讀	陳其昌	蘇州金門內高井頭十九號
傷寒標準療法	蕭俊逸	江西吉安濤兌巷
痧疹	梁乃津 江濟時	香港西環厚和街一號
醫案學習法	馬冠羣	如皋東克湖慈濟醫廬
中醫與科學上卷	譚次仲	重慶中山一路九十四號中西醫學圖書社
藥業指雲	周復生	同上
漢方治療名論	葉橘泉譯	同上
中國醫藥論文選	汪浩權	在理理中
現代醫學季刊	鄭蘭明	潮安北門舉京樓前
民生醫藥月刊	周師洛	上海九江路五四一號

服務欄

自考試院公佈各地考銓處共同辦理中醫師檢覈後，各地中醫師多有不知各地考銓處之所在者，本社更接甚多讀者來函詢問各省之考銓所在地，茲將本社所知者刊之於後，即希讀者注意，恕不另覆。至於考銓處檢覈中醫辦法及中醫師聲請檢覈須知請參閱中華醫學雜誌創刊號。

省名	所在地	處長姓名
浙江福建考銓處	杭州	王訥言
安徽江西考銓處	安慶	夏纛
湖北湖南考銓處	武昌	洪毅
廣東廣西考銓處	廣州	陳仲經
河北山東考銓處	北平	馬國琳
陝西河南考銓處	洛陽	方樹善
四川西康考銓處	成都	饒炎
山西綏遠考銓處	太原	趙耕安
甘肅寧夏青海考銓處	蘭州	水梓
雲南貴州考銓處	昆明	周毓瑄

中醫師考試應考須知

（一）應考資格

中華民國國民有左列各款資格之一者得應中醫師考試。

（一）曾在中醫學校或研究機關修業二年以上得有畢業證書者。

（二）有中醫藥學術著作經審查合格者

（三）執行中醫業務三年以上有證明文件者

（四）在考試及格之中醫師診所助理治療工作五年以上成績優良有證明文件者

（五）依收復區開業醫事人員管理辦法領有中醫臨時開業執照者

（二）應考人報名時應呈繳左列各件

（一）報名履歷書二張（二）應考資格證明文件（三）保證書一張（四）姓名選試卡片一張（五）最近二寸正面脫帽半身相片四張（背面註明姓名籍貫其中二張由應考人自行貼在報名履歷書上）（六）報名費五百元

（三）考試科目

（一）必試科目㊀國文㊁憲法㊂診斷學㊃方劑學㊄藥物學

（二）選試科目㊀內科㊁外科㊂兒科㊃婦科㊄傷科㊅針灸科

（四）附註

中醫師報名書表不另編製應考人如擬應中醫師考試者應在所領報名履歷書擬應考試類別「」欄下註明醫師字樣應考資格經審查合格並將報名手續辦理完備者准予報名發還原繳證件並發入場証受體格檢驗及考試時均憑此証入場券坐車船時憑此證請求優待或優先購票審查不合格或手續不完備者發還原繳各件不准報名前項入場証及原繳證件均依照應考人在報名時履歷書上所填隨時通訊處寄發榜示後及各通知等亦均同此辦理應考人通訊地址非有不得已之原因不得變更設有變更應適時通知并應註明應考之名稱類別及字號（查詢及補繳文件亦同）

應考人依應考資格第一款規定報名者應呈驗正式畢業證書其證書遺失者應有原校或該校主管官署之証明書若已經畢業尚未領得正式畢業証書者得以畢業証明書報考但以在有效期間內者為限

依應考資格第二款規定報名者應呈驗中醫藥著作（審查合格與否概不發還）

依應考資格第三款報名者應呈驗左列機關團體所出證件之一

（一）執業所在地之主管機關證明書

（二）担任機關團體醫療職務之任卸職證件或在職證件

（三）區鄉鎮公所或當地中醫師公會切實查明行醫年資之證件

依應考資格第四款之規定報名者應呈驗領有考試院中醫師考試及格證書或考選委員會及各批示之中醫師出具証明書並應註明該証書或批示發給年月及字號

依應考資格第五款報名者應呈驗該項臨時開業證書

應考人均須呈驗正式有效證件於審定加戳後發還並得應下屆考試凡以影片或抄本代替者不予審查

競選國代之劉蕙蘭女醫師傳略

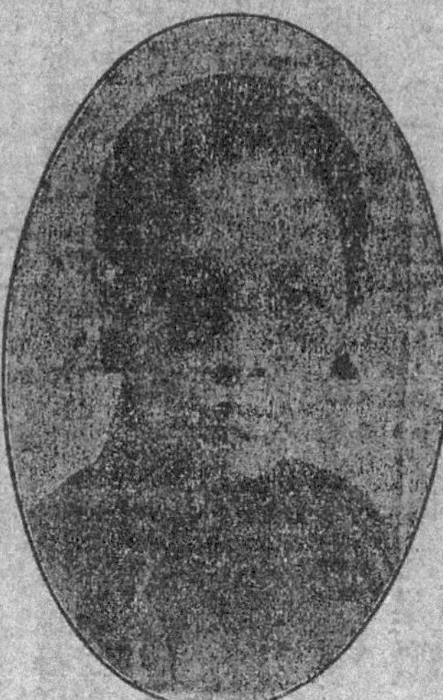

劉蕙蘭中醫師，故都名醫劉榮庭先生之女公子也，幼聰慧，長尤敦敏，隨侍先人潛習岐黃，家學淵邃，復受業於施今墨先生之門，術益精進，心懷大志，亟欲建設中醫於未來，乃更研習西醫，參照匯通，對於產科尤稱精審，手術俱各嫻熟，事變前隨夫南下，居黃浦懸壺濟世，臨症不苟，法參中西，名噪一時，一二八南京遭寇塗炭，難民麕集，女士捨私人醫業，投充後方第十一區難民收容所主任醫師，見義勇為，不避兵燹，人所難能，抗戰軍興，意欲潛投報後方，適值封翁病篤平市，不果，女士上之宗親，終鮮兄弟，懷抱幼女急返故都省視，調藥煎湯夜不解帶者匝月，封翁仙逝，女士折賣金飾以葬，其孝親誠篤人所共稱，遂繼父業，懸壺平市，診務所得，悉以奉母，蓋賦性孝義，品行端直，接人待物，饒男子風，啟仆扶危，毫無傲態，施不計酬，閭里重之，客歲參與整理本市中醫師公會，雖酷暑嚴冬，風雨泥濘，奔走不遺餘力，女士歷任華北國醫學院總務教務等職，常勗勉同學，必先探源前賢醫理為骨幹，把握國有文化之精華，然後再衣以科學之新識，方稱體用兼賅，為現時代之完全醫學家，其通識先見有如此，茲值國大代表競選之期，全國同業，固不乏明達之士，而女權相埒，求之巾幗中如女士之學識，殆不多見，爰述傳略，全國中醫界同胞，希注意焉。

盧治忱撰述

本社各地代表人一覽

南京代表 孫西園 南京延齡巷東方飯店

上海代表 汪浩權 上海徐家匯南長橋鎮五十三號

湖南代表 吳幼僊 湖南長沙教育東街四號

天津代表 薛潤珊 天津第一區渤海大樓

河南代表 段武濬 開封徐府街河南省中醫師公會

甘肅代表 王仲英 蘭州甘肅省中醫師公會

漢口代表 朱師墨 漢口市江漢路寧時里十三號

青島代表 梁玉棟 青島平度路三十九號

本社新社員

張之正 察省蔚縣　李蔭檀 河北清苑　王靖華 山東章邱

高輔漢 河北甯晉　宋炳南 山東昌邑　王仙峯 山東章邱

鄧逸之 河北寶坻　景柏承 山東桓台　張書鵬 山東濟南

祖振東 河北安次　劉景春 河北武清　董治宇 河北唐山

張純一 河北薊縣　楊夢齡 山西平定　梁子明 山西平遙

投稿簡章

一、凡醫藥論著，臨床報告，以及各地醫藥界新聞，時評，雜感等皆所歡迎。

二、來稿，須繕寫清楚，如係譯稿，請將原著書名，著者姓名，出版年月及處所註明。

三、來稿，如有插圖請用黑色，以便製版，如係像片，請夾入硬紙版內，郵寄以免折痕。

四、稿末請署眞實姓名，並開明詳細住址，以便通信。

五、來稿刊登載後薄酬如下：

一，本刊或本文之單行本若干冊。

二，特別稿件，酌酬現金。臨時另議。

六、原稿無論登載與否，概不退還。如需退近時，請付郵資。

七、一稿兩投，恕不登載。

八、來稿文字上，本社得酌量刪潤之。

九、來稿請寄北平打磨廠一八六號本社。

十、各地醫藥學報，各團體，有願與本刊互換者，極表歡迎。

附啟 南方來稿請寄上海20徐家匯南長橋鎭五十三號汪浩權收

北方來稿請寄北平本社編輯部

定價

全年十二册定價三萬元，半年六册定價二萬元，寄費在內（國外寄費另加）爲統制出版數起見，零售每本五千元，郵票以九五折計算。

廣告價目

等第	地位	全面	半面	四分之一
特等	底封面之外面	五十萬元	三十萬元	
優等	封面底面內面對面	四十萬元	二十萬五	
普通	正文後	三十萬元	二十萬元	十萬元

廣告概用白紙黑字如用色紙或彩印價目另議繪圖刻圖工價另議

讀者注意

定閱者諸君如有詢問事件，或更改地址、通信時務將（一）定單號數（二）定戶姓名（三）原寄何處三項詳細開明方可遵實辦，因定戶衆多簿册繁重，非此三項，檢查不便，以免誤寄，特此附啟。

中華民國三十六年十一月一日出版

中華醫學雜誌 第一卷第二期

社長兼總編輯 董德懋
副社長兼駐滬代表 汪浩權
採訪主任兼駐京代表 孫西園

編輯委員

汪浩權　姜春華
孫西園　朱承漢
任應秋　尉尤山
焦勉齋　袁鐵僧
潘樹仁　郜香圃
潘雲程　董德懋

出版者：中華醫學雜誌社
印刷者：中華醫學雜誌社印刷部
發行所：中華醫學雜誌社發行部
社　址：北平前外打磨廠一八六號

內政部登記京警平字第一八三號
中華郵政掛號認為第一類新聞紙

中華醫學雜誌

第一卷第三期

于右任

一個有趣問題！

全國中醫界誰能當選？

國大代表 立法委員

全國普選已如期舉行，各地如火如荼之競選運動亦隨之而告一段落，當政府尚未公佈當選者名單以前，究竟誰得勝利，吾人固不得知，然凡屬於職業團體性者，其各中人如能細心體察，則亦可測知其八九，預測之先決條件，一為必須明瞭其團體之全國情形，二為必須知各候選人之聲望，學識及其活動之力量而後可。

此次全國中醫界得國代定額八名（男六名女二名），立委二名，編者今以客觀之立場，根據以上所謂之先決條件，對於中醫界之國大代表及立法委員加以預測，此種預測，固為遊戲性質，然不偏不倚，毫無成見，茲姑妄言之，讀者可姑妄聽之可也。

國大代表正式當選男六名可能為：鄭曼卿，張簡齋，丁濟萬，任應秋，賴少魂，柳贈春。候補者六名可能為：錢今陽，王仲英，趙峰樵，王舜耕，陳存仁，宋大仁。女性二名當選者可能為：邵隱梅，伍律寧。劉蕙蘭可能列為候補。立法委員二名，可能性最大者為施今墨，覃勤，陸淵雷可能列為候補云。

又據本社南京訊：有民社黨力爭國大代表一名，青年黨力爭立委一名之說。果若成為事實，則右列名額即將變更。據施今墨氏表示，如有更動，將自行退讓，仍以在野地位，純從學術方面，策動中醫藥界革新運動，但中醫界中具有舊學之深博，且能領導新中醫前進者，惟施氏足以當之。且前述國代預測中尚無北方一人，何以符北方四十萬中醫之望，故立委一席，恐捨施氏莫屬也。

中華民國三十六年十二月一日
北平中華醫學社出版

緊要消息

考試院令 駐平冀魯考銓處 兼代辦理熱察二省及東北九省中醫師檢覈

（本訊特訊）自考試院令各地考銓處辦理各該地中醫師檢覈手續以來，各地聲請檢覈之醫師無不稱便。但察熱二省及東北九省則因以前交通及治安關係，未有考銓處之設，故此十性省之中醫師檢覈應在何處辦理，亦無明文規定。現考試已有電到平，令駐平冀魯考銓處兼代辦理熱河，察哈爾及東北九省之中醫師檢覈、故今後冀魯考銓處之工作將更爲繁重云。

上海市中醫師學術研究會 十月二十六開會員大會 張贊臣氏被選爲理事長

（滬訊）上海市中醫師學術研究會，係由醫界春秋社改組而成，於十月二十六日召開會員大會，除全體會員外，社會局市黨部均派員參加，醫界元老謝利恒，陳无咎等當選爲監事，陳存仁，秦伯未，盛心如，錢今陽等當選爲理事，張贊臣氏被選爲理事長云，

自三十七年一月起 本社調整刊費啟事

本社創刊雜誌，旨在倡醫藥學術，決非營業性質，故所定刊費、只夠成本，但自創刊號起三閱月以來，報紙每令已由五十萬元漲，至一百五十萬元，在此物價飛漲之際，印費自亦因之而提高，本社爲維持成本計，自三十七年一月起調整定價如下：全年十二册五萬元。半年六册三萬元。每期每册零售洋一萬元。社員入社費四萬元。常年費三萬元。（共爲七萬元）即希讀者及各社員注意。

中華民國三十六年十二月一日出版

中華醫學雜誌 第一卷第三期

社長兼總編輯 董德懋
副社長兼駐滬代表 汪浩權
採訪主任兼駐京代表 孫西園

編輯委員

汪浩權 姜春華
孫西園 朱承漢
任應秋 尉尤山
焦勉齋 袁鐵僧
潘樹仁 郜香圃
潘雲程 董德懋

出版者：中華醫學雜誌社
印刷者：中華醫學雜誌社印刷部
發行所：中華醫學雜誌社發行部
社址：北平前外打磨廠一八六號

中華醫學雜誌　第一卷第三期　1

本期目次

讀「赴美晉修病理報告」

徐金標

『赴美晉修病理報告』是國立中山大學楊簡教授寫的。只本年國立中山大學校刊，從第一期起便繼續刊載着它，在這個報告的前面，校刊的編者，曾有一簡單的介紹：「本校醫學院楊簡教授，奉教育部派赴美國賓省大學進修研究病理學，近自美來滬，向王校長黃院長梁伯強教授，報告進修概況，對於美國科學最新發明及人民生活，多所描述，」楊簡教授的報告，誠如編者所介紹，『對於美國科學最新發明，多所描述，』不過，報告裏面，涉及的領域頗廣，現在我想談的，僅是其中一小部分裏面的一段，——『最近醫藥之新理論與新發明』中的第三項，報告的原文是這樣寫的：

『Neurectomy：切斷神經以治病，係中國古代醫術（針灸），近為外科中一新途徑，其始於切斷膈神經以治肺病，繼則切斷 Nerviemon 用以治療 Intermitti rendes 」Hinken，切斷 Symfathicas 用以治療血壓過高症，（此手術稱為Symphatecomy thoraco lumbale）最近芝加哥大學 Sester R. Dragstedt教授切斷 N. Uagus（V gotomy）用以治療胃及十二指腸潰瘍已獲非常之成功。該法剖腹與橫膈膜下將食道兩側之 Vagus 切斷，其後胃之 Mortality 及 Secretion 減少，潰瘍因而治愈，聞施行此項手術者已有一六〇人，不過此法仍未能十分完善，故仍在試驗改進中」

讀完這一段，我發生了下列幾點感想：

1，針灸醫術，是我國獨有的傳統醫術，但是無論獲有這種技術的人怎樣稱贊牠的卓效，總沒有得到世人的重視，其原因，一方面是由於保守醫者的努力太差，不能謀求新的開展，一方面也是由於過去的新醫不能認識，對之橫加摧殘，以致於此術隱晦，未放光芒，美國的切斷神經療法，未必即是百分之百的針治術，但是楊簡教授很的確的指出『係中國古代醫術（針灸）」，當不無所見，我國幾千年的古醫術，在美國却是「外科中一新途徑」，還是令人興奮的，回想日本人對於此學的貢獻，在針治方面，有針刺生理的研究，有折針的試驗，有針刺學說的創立，如電氣說，岡本主之，刺激說，大久保主之，變質說，三浦主之，在灸治方面，有艾成分之分析，灸之生理作用之研究，灸炷溫度之研究，施灸部組織變化之研究，以及一百二十孔穴之選定等，均有價值，美國神經切斷術的發展，無疑的，是將此學最有力的參考和啟示，對於外人這種研究精神，我們只有慚愧，因此，我們敢請那些位過去是，現在依然是仇視中國醫學的人，暫時閉合辱罵中國醫學的口，暫時弛緩扼制中醫咽喉的手。

2,中國過去雖然發明了指南針，但并無補於現在航海事業的幼稚，發明了火藥，也無補於現在武器的落伍，同樣，發明了針灸術，也無助於醫學的落後，美國切斷神經術，只可用作我國針灸界有力的興奮劑，至於我們能否繼承古人寶貴的遺產，使之發揚光大，還有待於我國針灸界自己的努力，外人的進步和發明，並撐不起自己的腰來。

3,一天，有位青年朋友，詢問我近來的工作，當我告訴他「研究針灸」以後，他感到意外的失望，他說：「現在原子能的科學時代，那個東西早就該廢棄了。」這位朋友是信仰科學的精神是值得欽佩的，但是這種粗率的態度，却是非科學的，是違反科學的，科學的精神在求眞，是尊重事實的，舉例來說，我們不能因為有雷公閃母之說，便抹殺了雷電的現象，放棄了電學的研究，也不會因為有了天狗吃日月的傳說，便抹殺日月蝕的現象，放棄了天文學的研究，同樣，更不能因為補瀉迎隨之說，就抹殺了針灸術的治效，而放棄了針灸學的研究，醫術的存廢，是要通過科學的判斷的，抹殺事實的人，雖然穿着美麗的科學外衣，他那粗率的態度，根本是違反科學精神的，朋友，還是先培育科學的精神吧。

請全國中醫師選舉陸淵雷先生為立法委員

此次普選，中醫師得選出立法委員，關係中醫前途至為重大。其人選不但須醫學精深，又須有法律科學知識，平時能動筆，開會能發言，而肯為全體服務，不為私人名利者，庶可望其於學術上法制上為中醫爭取前途。查陸淵雷先生於二十餘年前即提倡中醫科學化，門牆桃李，遍國內外，所著醫書，風行紙貴，學者奉為圭臬。其人品道德，亦久為中醫界及一般社會所欽仰。同人等僉認選舉立法委員，陸先生最為合宜，已勸其參加競選。為敢提出推薦，望全國中醫師，為顧念中醫前途，愼選人才計，屆時務請不避辛勞路遠，投票選舉陸淵雷先生為立法委員，萬勿瞻顧放棄，至禱。

施今墨，覃勤，徐相任，陳樹修，蕭退庵，蔡濟平，祝味菊，徐小圃，姚雲江，陶慕章，徐仲才，徐少明，顧渭川，陸清潔，錢松年，張鴻遠，朱叔屏，沈衡甫，徐福民，王歐來，丁濟仁，程迪仁，王慰伯，盛心如，陳養吾，陸瘦燕，徐利民，朱小南，王正公，何公度，徐衡之，章次公，姜春華，汪浩權，董德懋。

中西藥性類異同論略

譚次仲

序

中醫必當科學化，在今日已成定論，然科學化乃全部的問題，而非支離破碎，東塗西抹，遂可以畢乃事也。藥物與解剖生理病理同爲基礎醫學，解剖生理病理無異於中西，然則藥物雖不同，其理致不離夫科學則一也，換言之，科學之範圍爲生（即生物學），數（即數學），理（即物理學），化（即化學），藥理之範圍，亦爲生數理化，然則藥有中西，亦猶衣之有布帛，食之有菽麥也，統於一而已，取兩者以相比較，資觀摩，證異同，明得失，謂非今日研究中藥之要務哉！雖然，前此中藥類多經緯之以陰陽五行之說，對於其實際科學上解熱吐下發汗利尿之功能，健胃排痰強壯心腦之效用，反以幽晦混亂，蒙昧溟渺，莫可測識，雖欲取與西藥相比較資觀摩而有所不能，遑論證異同而明得失，故非將中藥在科學上實際之性用，先行證明，則與西藥無從相比較而資研究，此又所謂先決之問題也，僕前有中藥性類概說之作，載在中醫與科學一書，凡中藥何種爲解熱，吐下，發汗，利尿，何者爲健胃，排痰，強心壯腦，如是之類，大概既已考証確鑿，論述詳明，取爲藥理學講義，然則茲本篇之作爲不慮也，爰照前著之章節次序，分別比較論述於此，爲藥理學意義的補充焉。

第一類　解熱劑之異同

（正文）中西解熱藥性類大致相同，但以各解熱藥之個性而論，亦有相異者，茲先論其相同之點如下：

西藥之解熱劑有三種，一爲水楊酸屬，一爲安知必林屬，一爲金鷄納屬，前二者有安靜調温中樞使散温增加發温減少之作用，服之每每出汗，故可稱爲發汗解熱劑，後一者有減退全體細胞物質代謝之功能，使體温之來源減少，服之不致發汗，故可稱爲不發汗解熱劑，發汗解熱劑多適用於稽留性之熱型，不發汗之解熱劑多適用於間歇性及弛張性之熱型，而所稱爲回歸熱者亦然，中藥之解熱劑，其性類大致亦相一致焉！

中藥之解熱劑有三種，一爲辛温屬，以麻黃桂枝爲其代表，而防風荊芥羌活獨活川芎白芷香薷紫蘇薄荷等隸之。一爲苦寒屬，以柴胡爲代表（柴胡亦微有辛味），而梔子銀花連翹勾藤等隸之。一爲甘凉屬，以石膏爲代表，而地骨皮石斛銀柴胡旱蓮草青蒿（青蒿本甚芳香但其性用與此近耳）等隸之。前一者有發汗作用，可稱爲發汗解熱劑，故想像其能安靜調温中樞。後二者無發汗作用，可稱爲不發汗解熱劑，故揣測其能減退細胞物質之代謝。中藥之發汗解熱劑，適用於太陽熱，太陽熱爲稽留型。不發汗之解熱劑，如柴胡多適用於少陽熱，及厥陰熱。少陽熱爲間歇型，厥陰熱爲回歸型，如石膏藥子多適用於陽明熱，陽明熱爲弛張型，茲分別證明於下：

（註釋一）名藥爲解熱劑之證明，上舉各藥如麻黃桂枝銀花連翹香薷梔子石膏之屬，自古不以解熱劑名，其實皆解熱劑也。試觀中醫所謂傷寒傷暑温病三者，其症狀雖多，而發熱爲其必備之症狀，亦其主要之症狀則一，傷寒論云：『發熱汗出惡風脈緩者，名爲中風（中風即傷寒病之一）。又曰：『或已發熱，或未發熱，必惡寒體痛嘔逆，脈陰陽俱緊者，名曰傷寒』。（未發熱非無熱也，不過暫未發熱而終必發熱，未發熱三字祇時間的遲速問題，非空間的有無問題也。）又傷寒論三陽皆以發熱爲的症太陽則惡寒發熱，少陽則往來寒熱，陽明則潮熱惡熱，此人所共知也，以此論之，傷寒之發熱，其義固甚彰彰也，，次言溫病，內經云：『有病溫者，汗出輒復熱，而脈噪疾，不爲汗衰』。仲景云，『發熱而渴，不惡寒者爲溫病，發汗已，身灼熱者，名曰風溫』。又吳鞠通溫病條辨云：『太陰之爲病，脈不緩不緊而動數，或兩寸獨大，尺膚熱，頭痛微惡風寒，，身熱，自汗口渴，或不渴而咳，午後熱甚者，名曰溫病』。又曰：『風溫溫熱溫疫溫毒初起惡風寒者，桂枝湯主之。但熱不惡寒而溫者，辛涼平劑銀翹散主之云云』。以此論之，溫病之必發熱，其義亦甚彰彰也。又次言暑病，，金匱要略所言暍病即暑病也。其原文云：『太陽中暍發熱惡寒，身重而疼痛，其脈弦細芤遲，小便已，洒洒然毛聳，手足逆冷，小有勞身即熱，口開前板齒燥，若發其汗則惡寒甚，加溫針則發熱甚，下之則淋甚』。又東垣唯一治暑通劑之三物香薷飲，開口即曰：『感暑蒸熱』。而清暑益氣湯亦曰：『爲主治暑病久熱不退傷其中氣者而設』。觀此則暑之爲暑，必有發熱與寒溫正同也。夫寒溫暑之最主要又其所必發之症狀，既爲發熱矣，而治寒溫暑之各湯劑，如麻黃湯，桂枝湯，薷豉湯，白虎湯，大柴胡湯，小柴胡湯，三物香薷飲，加味香薷飲，銀翹散等，則又以麻黃桂枝柴胡石膏枝子銀花連翹香薷等爲其主要且必用之君藥，然則麻黃桂枝石膏柴胡枝子香薷銀花連翹之有退熱作用也明甚，後人以桂枝副作用多，特立九味羌活湯，防風通聖散，人參敗毒散，荊防敗毒散等以代之，故川芎白芷防風荊芥羌活獨活解熱之效，與麻桂無異，從可知也。况地骨皮石斛青蒿銀柴胡之屬，中醫習稱之爲養陰退熱劑者，循名覈實，益可恍然，此各藥爲解熱劑之証明一也。夫疾病本無中西之別也，特稱謂之不同而已，如流行發熱之症，最爲人類之大患，占最高之死亡率，故中外古今之醫學家咸知注目，以中醫傷寒溫病諸記載之症狀求之，皆流行性熱病，亦殆即西醫急性傳染病也。就近代醫學之眼光觀，此種流行熱病，其病原實由於細菌，決非尋常氣候寒暑之變遷使然，有斷然者，六氣致病之說，，古人已有闢之者矣。急性傳染病甚多，其所以致病之原因，，所謂病原菌雖各不同，而發熱爲其必發之症候則無不同，故急性傳染病之治法，祇有兩途，能直接殺滅其病原體或中和其毒素者謂之原因療法，中藥鼠疫之應用升麻，西藥白喉之應用白喉血清，皆原因療法也。此外則惟有對症療法而已，對症療法則以解熱藥爲主要劑焉！蓋熱度一退，則伴熱度而來之頭痛項強惡寒體痛嘔逆汗出口渴心煩胸脇苦滿譫妄等，大都即緣熱度下降而輕快，舍此不圖，則必無效，中醫治寒溫暑各方，每每能奏效者，當不外此兩種療法，唯原因療法則專藥也，又稱特效劑焉，如鳳毛麟角，爲世所稀，非可數數覯，而中醫治寒溫暑之藥，則不下數十，可知其非原因療法而爲對症療法，且爲對症療法中之解熱劑無疑焉矣！此各藥爲解熱劑之證明二也。然則氣候寒暑之變化，與傳染病殆無絲毫之關係乎？曰：是又不然，氣候中溫度或濕度之高低，與急性傳染病誠有密切關係，且感冒每能誘發各種疾病，在經驗上尤難否認，但細菌既爲眞正的原因，則寒暑的關係，祇可稱疾病的間接原因，或誘因助因耳！治病當求其本，故支離於氣候無當也，猶之藉媒以有妻，既成婚矣，則媒之爲媒，幾已解除責任，此後家庭之事，舍妻而問媒可乎？姑退一步言，假定寒溫暑。爲急性傳染病的眞正原因矣，，但既病之後，則寒溫暑於人體已成過去之陳迹了無關繫矣，，蓋有多種疾病無原因之可療，非同細菌的侵入於人體尙有跡象可尋者比，亦猶之外傷於劍戟挺杖，既傷矣，則劍戟挺杖，於人體已了無關係，今用藥療其傷處，謂此爲驅除杖戟，消滅挺刃也，說之不可通明甚，中藥散寒消暑之談，何以異此，是故中醫所稱傷寒中暑感温等，即有是病，而散寒袪温消暑亦决無是藥，如其有之，則僅爲療治傷寒感温與中暑後所起之症狀而已，所謂滅退寒温暑所發生之熱度增高是也；亦猶之止痛去腐生肌之藥，而名之曰跌打刀傷散，究之非能治跌打刀傷，特止痛去腐生肌之作痛，二者無以異也，此各藥爲解熱劑之証明三也，且自古籍求之，中醫對此三者實無可區別，後人故嚴滿界而樹壁壘者謬也，考西醫未有細菌學以前，於流行性熱病統稱飛華譯文熱性病，與中醫之混稱寒温暑相賂合，故自三者之原因症狀治療求之，殆無絲毫之區別，實一籠統之名稱耳！內經不云乎？『今夫熱病者皆傷寒之類也』。曰『人之傷於寒也，皆爲熱病』總此二說，則傷寒之爲熱病，於此可以證明。內經又云：『冬傷於寒；春必病温』。曰：『凡病傷寒，而成温者，先夏至爲病温，後夏至爲病暑』。由此觀之。則温與暑皆從傷寒得之，傷寒既爲熱病矣，温與暑同，其無乃非熱病之類也乎？故自其所謂原因言，寒温暑非有異也，自其症狀言，仲景温病首標不惡寒三字與傷寒必惡寒爲鑑別之關健，但陽明病亦以不惡寒反惡熱爲認識點，陽明即傷寒也，則與温病又有何區別乎？况中暍一症，所謂温病者，開口即曰發熱惡寒，至若温病條辦爲温病專書，所紀九種温病，無一症而不惡寒，且舉一切瘧疾温暍等症，；前此仲景列於傷寒論中者，鞠通復列於温病，故以症狀言，寒温暑亦非有眞確的區別，更就療法觀之。承氣，白虎，黃連阿膠，復脉等湯爲温病條辨之要方，又何一而非仲景治傷寒之要方乎？若暑病之適用諸藥與寒温無區別更不待論，由上種種反証，所謂寒病暑病温病皆急性傳染病之籠統名稱，與西醫古代之稱飛華殆無以異，不過讀傷寒者皆以爲傷寒治之，概施以麻桂柴胡之屬，讀温病者，皆以爲温病治之，概施以銀花連翹勾籐之屬，然而皆愈者，則諸藥解熱之功也，是故寒温暑三種名稱，於今日病理學雖無存在之可能，而治寒温暑之種種藥物，則確有解熱之效用，故附帶寒温暑之學說，得以留存至今，一若有根深蒂固確乎而不可拔也者，指藥效之爲而已。使各藥非確有解熱之效，則寒温暑等籠統廣泛之學說，其何所附麗以不顚踣，而自植至於今日，此各藥爲解熱劑之證明四也。以上猶不過概括言之耳，若就各藥的個性分別求之，亦多有可考者，如柴胡，神農本經稱其能治寒熱邪氣，寒熱邪氣云者，即發熱惡寒之別稱也。又如仲景適用之大柴胡湯，小柴胡湯，柴胡桂枝乾薑湯，柴胡加龍骨牡蠣湯，各所主治皆有發熱之症狀，而時方中之逍遥散，柴葛解肌，清骨散等，皆用柴胡爲解熱藥。又如麻黃，神農本經稱其去邪熱頭痛，除寒熱温瘧，數字又非發熱之代名耶？仲景麻黃湯，小青龍湯，葛根湯，大青龍湯，桂枝麻黃各半湯，桂枝二麻黃一湯，麻黃杏仁甘草石膏湯，越婢湯，皆用麻黃以治發熱者，此柴胡與麻黃解熱之證明也。自餘若桂枝，蘇葉，羌活，獨活，香薷，石膏，梔子，川芎，白芷，防風，荊芥，勾籐，地骨皮，石斛，銀柴胡，青蒿，旱連草，薄荷之屬，亦均可就各時方及古方中以證明其解熱之作用，如三物香薷飲，加味香薷飲，九味羌活湯，青蒿鼈甲湯，香蘇飲，防風通聖散，荊防敗毒散，人參敗毒散，銀翹散，普濟消毒飲，梔子豉湯，白虎湯，桂枝湯（陽旦湯）桂枝二越婢一湯等是也。各藥既爲各方之君藥，而各方又皆以流行性熱病爲其主治之目標，則各藥非具有退熱作用不能收效者，此各藥爲解熱劑之證明五也。以此論之，中醫治寒治温治暑之各種主要藥品，可以斷定其爲中醫之解熱劑，咸具有下降體温之作用無疑，以上乃證明各葯爲中醫之解熱藥與西藥之解熱劑同。

（註釋二）發汗解熱劑具有發汗作用，及適用於稽留熱，不發汗解熱劑不具有發汗作用及適用於間歇熱弛張熱回歸熱之證明，各藥既爲解熱劑矣，至其適用於症候與熱型，更有密切之關係，蓋發汗之解熱劑，大概具有發汗作用，而適用於稽留熱，不發汗之解熱劑，大概無發汗作用，而適用於間歇熱，弛張熱回歸熱等，皆可一一徵之仲景之法，以證明其如是，以証明其與西藥蔑不相一致也。

茲先証明發汗解熱劑之發汗作用如下：中藥之發汗劑，大概可以麻黃爲代表，其次則桂枝也，在神農本草麻黃有發汗出表之明文，仲景傷寒論凡用麻黃者於頭痛發熱之外，必以無汗二字爲其注意點，如麻黃湯則以無汗而喘爲的症，大青龍湯則以不汗出而煩躁爲的症，葛根湯則以無汗而項背強幾幾爲的症，蓋謂麻黃有發汗之功能故也。此麻黃有發汗作用之証明也。至於桂枝，雖仲景以有汗始得用之之例，如桂枝湯以頭痛發熱汗出惡風爲主要症狀是也。又曰桂枝本爲解肌，若其人脈浮緊，發熱汗不出者，不可與也，觀此兩節則桂枝發汗之作用，似不如麻黃，但服桂枝湯之法，則有服後啜粥蓋被取微似有汗意，不可如水淋漓，否則病必不除。又太陽篇卷二首節有云『太陽外証未解，脈浮弱者，當以汗解，宜桂枝湯』。準此則桂枝一藥亦必非無發汗作用也明甚。抑麻黃之發汗作用，疑問甚多，治咳喘之小青龍湯，及治發黃之麻黃連翹赤小豆湯，則皆有麻黃者，而皆不言有汗無汗，此一疑問也。麻黃杏仁甘草石膏湯一方，在傷寒論凡二見，而皆言汗出者，則汗出亦有用麻黃之例矣，此二疑問也。太陽篇之桂枝二越婢一湯，其原文云：『太陽病發熱惡寒，熱多寒少，脈微弱者，此無陽也，不可發汗，宜桂枝二越婢一湯』云云。考本湯明明有黃黃一味，顧於不可發汗而用之，豈非與前所稱無汗乃用麻黃之說成反比例乎？不獨此也，以無汗而用桂枝者，亦不乏其例焉！如太陽篇卷二數節云：『太陽病外証未解，不可下也，下之爲逆，欲解外者，宜桂枝湯』。又次節云：太陽病先發汗不解，而復下之，脈浮者不愈，浮爲在外，而反下之，故令不愈，今脈浮，故知在外，當須解表則愈，宜桂枝湯主之』。此諸節皆不言有汗而亦用桂枝，觀此，則麻黃之發汗作用，未必能勝於桂枝也，且仲景有麻黃之處方中，大都有桂枝，而桂枝處方絕不合麻黃，則麻黃之發汗作用，安知不假桂枝之效用哉！在吾輩經驗則桂枝發汗之作用，似較確實於麻黃，且桂枝副作用多，服之每有口渴舌乾煩躁夢囈等垂效，即中醫所稱爲藥之偏性者是也，故吾輩以發汗解熱之目的，類皆以羌活獨活防風荊芥蘇葉香薷之屬爲代用品，桂枝則絕少應用，以副作用多故也。兼咳喘則用麻黃，以麻黃爲治咳喘之要藥故（詳下文理肺之劑），且無甚偏處，副作用遠遜於桂枝，故以余個人經驗覺諸藥發汗作用大抵相同耳！抑發汗劑解熱每不因發汗而然，恆服至熱退而並不發汗者，亦有發汗而並不退熱者，可見發汗與解熱並非相倖。又發汗與否？因各病者之體質而異，有服少許而出汗者，有服大量而不出汗者，吾人應用發汗劑大都如是，不論麻黃桂枝羌活獨活防風荊芥川芎白芷蘇葉薄荷香薷一也。此等效用與西藥之發汗解熱劑均極相類，以上乃証明麻黃桂枝等藥爲發汗解熱劑。　再證明不發汗解熱劑無發汗作用如下：先言柴胡，柴胡一藥，本草祇稱其氣味甘平，無毒，主心腹腸胃中結氣，飲食積聚，寒熱邪氣，推陳致新，久服輕身，明目益精云云。觀本草此段敘述，柴胡竟有久服輕身明目益精之效，發散乎何有哉？雖輕身明目益精等字樣，其含義求之於科學之理解，尚屬曖昧，但並無發汗之作用，則文獻上固甚明瞭，又仲景傷寒論於少陽病立大柴胡小柴胡二湯，爲治療之主方，而二方即以柴胡爲主藥，此人所共知也。

（未完）

脈診之真詮

楊則民

三，脈與診療之關係

脈之真義既明，試就與診療之關係言之，殆有四端：

一曰知病機 疾病千萬，症候十百，若語其要，則陰陽虛實，表裏，寒熱八字而已，辨此八字，可以論病，可以施治，可以用藥。醫者欲知病機，必須辨此。凡新陳代謝機能之亢進者為陽，衰減者為陰。神經與奮者為陽，衰弱者為陰，體力壯實者為陽，不足者為陰。血行亢進者為陽，減退者為陰。病理機轉積極者為陽，消極者為陰。其應之於脈，則浮洪，革，動，脈壓之高張者為陽，沉，微，牢，伏，脈壓之低落者為陰。脈管緊張而現弦緊之脈者，為陽，脈管弛緩而現弱，輭者為陰。脈搏遲者為陰，數者為陽。血行充盛而現滑，長，實脈者為陽，血行不足而現濇，短，虛脈者，為陰。且病候變化不一，有陽症而現陰脈者，為機轉將惡象，有陰症而現陽脈者，為預后良好之徵，此非以脈辨之不可也。復次，寒熱者，非僅以體溫言之，亦非陰陽之代名（所謂寒屬陰而熱屬陽也）凡體溫旺盛超過三十七度上者為熱，體溫低落不及平溫者為寒。病勢在進行中而排出多量（吐，利，汗，尿，痰）或熱甚而不能排出者為熱，病勢停頓而排出減少或不能自止者為陰。全身或局部充血者為熱，反之貧血者為寒。然有症狀雖熱而脈反陰者 症狀似寒而脈反陽者，尤非辨之以脈不可也。陰陽寒熱如此，表裏虛實亦然，皆賴脈以辨之，此脈診所以為知病機之要道也。

二曰定治法 治病之道，除病毒，扶正氣而已。病毒猖獗，則現病理機轉之亢進，前人稱為實症。正氣強盛，則抵抗病毒而有餘，每現症候發揚之狀，前人稱此為陽症，病毒與正氣俱盛，邪正相殺，每現大熱，大痛，大寒，大渴之象，前人稱為熱症，斯時應之於脈，必其洪弦滑數之象，若病毒已殺，則由病理機轉而為生理機轉，脈必緩弱而遲。正氣衰弱，則抗病之力不足以言，而現弱症陰症，應之於脈，則微輭濇遲之脈乃見，若病毒方盛而正氣已衰，或正氣方張，而病毒已除者，則陽症陰脈，陰症陽脈，交互錯綜，不易分明矣。傷寒論太陽厥陰二篇，於脈症相應與否之間，甚詳盡也。古稱大實有羸狀而至虛，有盛疾者此也。然人症俱實，可用攻擊療法，人症俱虛，可用強壯療法，人虛症實，除病宜先，症虛人實，不治自愈，於施治進退之際，若非參以脈診，何足以定治法。張景岳曰：「治病之法，無踰攻補，用攻用補，無踰虛實。欲察虛實，無踰脈息」，知言哉！

三曰決預后 脈診以決預后，最為明確。如中風驚風等腦症患者，無論為角弓反張，為四肢癱瘓，為不語尸厥，為腹滿遺尿，為便溺阻滯等症，脈以緩，弱，遲者為順，蓋腦病發時，延髓之迷走神經與奮而阻止各部分之動作，應之於脈遂現緩，弱，遲象也。若迷走神經麻痺，不能制止脈神經之與奮，則脈必現實，大，數象。夫腦病至於延髓麻痺，則腦病之深可知，故腦症患之脈，緩，弱，遲者吉，急，大，強者逆。急性慢性之熱病，體溫放散不已，最宜注意心藏之健全。故宜洪大而數，心藏強壯之脈也。忌沉微濇小，心藏衰弱之象也。故脈訣曰：「傷寒熱病，脈喜浮洪；沉微濇小，症反必惡」。「火熱之症，洪數為宜；微弱無神，根本脫離」。「骨蒸發熱，脈數而虛；熱而濇小，必殞其軀」。皆以心藏盛衰，而決生死也。（上引見醫宗金鑑脈訣）凡體內病毒充盛，急待排出者，脈以洪實為吉，如跌仆血瘀，淋濁便毒，癃閉尿毒，黃疸濕毒，腫脹水毒，內癰外癰未潰時之膿毒，以及積聚塊毒，三消病毒，血瘀內[illegible]等症，皆待排出其毒素者，脈如洪實，則預后必良，以體力強壯，能抵抗，任攻擊也。若脈微細短濇，則預后不良，病毒方張，而人已虛故也。又凡體液損耗過多（亦即病的產物過多），則正氣自虛，病勢宜殺，宜現沉小緩弱之脈，因病理機轉（即生理機轉）由亢進而趨平常也。如大汗，大吐，大下，（或久汗，久吐，久利）大出血（或反覆出血如崩漏等）以及癰疽潰膿，新產亡血，其脈皆以沉小緩弱為吉。若脈現實大而強，此為病勢尚在進行之徵。夫在體液消耗過多以后，而病猶不絕進行，其生命尚能保持乎？故為逆也，又如『反胃嘔吐，脈宜滑大』，『上氣咳喘，脈宜浮滑』，因脈滑為消化機能旺盛之徵，（古人以脈滑為胃氣）而二病又為慢性經過，惟消化良好，斯能保持體力，有自然治愈之望故也。

四曰識病所　結脈代脈為心藏病之徵，可無論已，而藉脈得以測知病之所在者　如脈浮為病在皮膚向外之徵，脈沉脈實為病在藏府向裏之徵。又如寸部候上，自胸心肺咽喉頭目之有疾也，關部候中，自胸膈以下至小腹之有疾也，尺部候下，自小腹腰背膝胻足之有疾也。大小腸膀胱皆在下者也，亦依尺部。內經所謂『上以候上，下以候下』，可實驗而識之也，又人體右部體內有著明之局部病者，必應之於右脈，左部體內有著明之局部病者，必應之於左脈，此亦歷驗不爽者也。脈識病所，不過如是，而藏府配當六部，非其倫也。

子午流注之商榷

焦勉齋

吾國針灸醫學，發源最古，觀內難二經所載即可窺見一班，由軒岐之世，相傳至戰國時代，斯術最為興盛，至晉皇甫謐，又著甲乙經以補內難之所未備，針灸學術之昌明，至此可謂詳盡矣，惟降至唐宋時期，以迄明清兩季，斯術愈傳愈晦，漸形衰微零夷，考其原因，由於歷代針灸學家，著書立法，多逞臆說玄理，不合於經旨之本義，致針灸精粹之絕學，竟研成紛歧之醫術，其學理最炫異者，首推子午流注，開闔八法，崇信是說者，謂此法為針術之眞儒，不明此不能收補瀉迎隨之效，厥為習針術者，必須遵守之定律，而排斥是說者，如汪機針灸問答，則謂「子午流注所言左轉從子能外行諸陽，右轉從午能內行諸陰，此皆臆說，內難不載，不惟悖其經旨，而所說亦自相茅盾矣」。（按汪氏擬斥子午流注，辭長盈篇，茲略引數語，以作證例），而近世針灸醫家，對於子午開闔之紛爭，尤甚於明清之季，致使研究斯術者感認為最難解決之問題，而深感無所適從之苦，近年以來，有針醫同道，常以此法而向余質疑問難，囑為詳釋箇中眞理，以決定是非之究竟，然余研究針灸，素宗內難本旨，對於後世諸書所倡子午流注之法，則極端加以否認，因後世醫家根據內經之井榮俞經合諸穴，而妄分日時開闔，及流注八法，數世相承，其謬理牢不可破，茲簡述此法原理，及尊祟是說醫家之言論，參以私人之見解，辨是非之立場，而加之以商榷，是否合於現代針醫之心理，未能武斷其必然，但為解決針灸學術眞理計，即受同道之責斥，亦決不怨尤焉。

考子午流注之說，始於南唐何若愚「謂三焦是陽氣之父，心包絡為陰氣之母，二經尊重，不繫五行所攝，主受十經血氣養育，故只言十經陰陽二脈，逐日各注井榮俞經合…………」其立法依照干支日時開闔，為治療取穴，以行補瀉之準則，如陽日陽時，陽穴開，陰日陰時陰穴開，按某日某時，某穴開，即宜刺某穴等語，又以人身十二經洛分配於十二時，每時各流注一經，如「肺寅大卯胃辰通，脾巳心午小未中，申胱酉腎心包戌，亥焦子胆丑肝通」其所謂子午流注，八法開闔，大旨如此云云，惟細參經旨，各經長短尺寸，彼此互異，相差懸殊，而各經經穴之多寡，亦決不相同，又按呼吸定息，脉行六寸，五十度而周於身，計水下一刻，一百三十五息，脉行八丈一尺，二刻爲二百七十息，共脉行十六丈二尺，合於周身經絡之長度，循此詳加比例，則決不能以十二經平均配合十二時，而每時必各注一經，其按時流注之說，實爲穿鑿附會矣，近賢承淡安氏，「謂子午流注，八法開闔，其根據即不能成立，實無研究之必要」可謂明達之言也。

近年針灸醫家，猶每以子午流注之說，自相矜尚，且論理神秘，而迹近迷信，如李菊蓀氏所著之針術閒談，（見復與中醫月刋一卷五期），有謂「針灸術分武當派，與達摩派，武當派即黃石屏嫡系，例如上海方愼盦爲其門人，而達摩派之傳衣鉢，必秘藏三個流注表，然子午流注表，最爲神秘，因大成一書，別的均披露無餘，惟有徐氏子注派注一段，由後世門人塗改，誠恐神秘之傳家至寶，輕示於人，故使一般研究者，要嘆無明師傳授，徒勞心也……又言子午流注，在針科授徒，最爲神秘，且投師時，應在神前發志願也：更云針灸家不合以上數派，乃無師自通之輩，以魚目混珠，非針科之正途，乃雜牌也……」觀李氏所談子午流注，極爲矜奇炫異，演成一段神話矣，相信一般研究針術者，即信仰流注之法，欲專心習此，如照李氏所云傳授制度，恐有相當之困難也，又按李氏所分之武當達摩二派，更有商榷之處，如武當派黃石屏先王門人方愼盦君所著之金針秘傳，係以內難經旨爲針灸要義，亦未述及業師爲武當派，且對於子午流注，力闢其妄，謂「此法違悖經旨，乃逞臆說」，證明武當派亦反對流注之法則，李氏所分之派別，已屬不可憑信，至若達摩派必習流注之理，更爲神秘難測，如不合以上二派，即爲雜牌，余敢斷定現代一般針醫，能稱正牌者幾希矣，余常謂研究針灸學術，能法遵內難經旨，方爲正宗學派，如後世針籍所論各種法則，皆各有所偏執，非余泥古過深，因參閱大成諸書各家所持言論，實難深中肯權吾輩研究醫學，當以明解眞理發言公正，爲第一要義，決不能以矜奇之詞：發勷過激之談，即所言頭頭是道，亦恐引起多數同道之反感況處於二十世紀時代之今日，吾中醫各科學術，正努力改革進行，注重合於現代科學原理，針灸術爲功效偉大之絕學，決不能涉及迷信，以紊亂其眞旨，平心論之，子午流注之法，無論其效力程度之如何，在治療上而實有諸多困難如按日時開闔，以爲施術之定則，不惟臨床記憶力有所不及，即應在之治療時間上，亦恐有所不許，例如病者爲肝經氣滯症，應在丑時施以針刺，吾針醫能與病家確定日時，深夜施術治療乎，即按他經流注定時而針療，再區分陰陽日時之開闔，非其時即不能施治，可謂作繭自縛，是欲求巧而反拙矣，倘遇危急暴症，而應刺諸穴，非其日時之開闔，醫家能坐以待其日時再行針刺乎，恐勢有所不能也。

總之子午流注之法，以井滎兪經合爲基本經穴，而此類經穴之功效，發源於內難二經，吾人可遵照內難本義，研究各穴之原理，所治之病症，依據經脉往來順逆，迎奪隨濟之法，以爲補瀉之定例，對於日時流注之說，不可目爲必遵之要法，因井滎俞經合數穴之外，各經尙有諸多之特效經穴，如能辨証詳確，善於採用，無不應針奏效，何必用複雜散亂流注之法乎，內經有言曰，「知其要者，一言而終，不知其要，流散無窮，」吾願研究針術者，能明經旨而知其要，自不致惑於後世針籍種種散亂諸說矣。

論苓桂朮甘湯

台灣張永霖譯

一、出典、苓桂朮甘湯出傷寒論太陽中篇。經曰。傷寒若吐若下後。心下逆滿。氣上衝胸。起則頭眩。脉沈緊者。茯苓桂枝白朮甘草湯主之。此爲因傷寒行吐下。損其精氣。虛氣上衝。與水分停滯所生之症也。以心下逆滿。氣上衝胸爲主證，尤以起則頭眩。爲特有之證。蓋靜坐之時。並無所感。起而立之。即覺眩暈之謂也。唯比諸身爲振振搖。或振振欲擗地。或苦眩冒等。則眩暈甚是輕微也。金匱痰飲咳嗽病篇曰。心下有痰飲。胸脇支滿。目眩者。苓桂朮甘湯主之。又曰。夫短氣有微飲者。當由小便去之。苓桂朮甘湯主之。蓋前者以胸脇支滿。目眩。後者以短氣爲主證。其病因則不外痰飲。即水分之停滯也。以此由傷寒金匱所示。可知苓桂朮甘湯是以上衝。頭眩。短氣爲目標而運用。又可知有痰飲而小便不利者。類聚方廣義以此方之主治爲「治心下悸。上衝。起則頭眩。小便不利者」。可謂簡單得其要點矣。心下悸一證。經文雖不載。蓋由臨床經驗上之斷定。亦可由「心下有痰飲」一證而推定之也。此方之脉以沈緊爲規則。然不沈緊亦無妨。

二，古人之註

玆爰舉古人之註二三以資參考。

古方便覽（六角重任著）。治上衝。心下逆滿而悸。起則頭眩。小便不利之症」。腹證奇覽翼（和九田叔虎）。心下有痰飲水氣。逆滿。按之軟。久則捫之有水聲。虛里動悸。氣上衝。起則頭眩。或目生赤翳。或身暈眩。如坐舟車。或胸中悶塞不得息。呼氣短者。是苓桂朮甘湯之證。

聖劑發蘊（小島有卿）腹部軟弱。臍動而上衝。暈冒不能自主。不扶持杖柱不能步行。面色鮮紅而散漫。在壯年之輩者。多房事過度之証。後世所謂癇症者。往往亦有此種腹症。其候腹中動悸殊甚。或攻上心胸。呼吸短息。日五六發。發則眩暈。氣上衝胸中。甚至咽喉。又此方症。往往發鼻衄。不可不知。

勿誤藥室方函口訣（淺田宗伯）。此方爲去支飲之目的。如氣上衝咽喉。或目眩手足振掉者。皆因水飲也。雖以起則頭眩爲大綱。如臥起而眩暈。但心下有逆滿症。則可投用此方矣。

三，應用

本方在臨床上應用甚廣。多以眩暈爲目標。若大論所謂若吐若下之後者，蓋因吐下。一時損傷精氣。致虛氣上衝。或水分停滯。故呈起則頭眩程度之眩暈也。次爲留飲所呈之眩暈。夫留飲症之腹壁弛緩。呈振水音。顏貌則呈貧血性。氣力羸弱。如西醫所謂胃下垂。或胃弛緩。（Magenatonie）等症，常呈此種症狀。凡此都訴眩暈。多宜苓桂朮甘湯。澤瀉湯。或半夏白朮天麻湯等。概可奏奇效。唯苓桂朮甘湯。兼有心悸亢進。而眩暈較輕。若留飲症之眩暈。尤以貧血症。或心臟辨膜病之眩暈。正適合本方也。今之心臟辨膜病。正屬古昔之黃胖症。而黃胖之治方。自古亦採苓桂朮甘湯。原南陽氏以此方加牡蠣針砂人參。名針砂湯爲黃胖之主方。以動悸爲目標者。如前述因心臟辨膜病。或由貧血所呈之心悸亢進。投之有效。有訴謂動悸在心下部。蓋如輕症之奔豚。亦本方之所宜。要知眩暈心悸亢進。或短氣等症。多相隨伴侶。醫之之法。當隨症以苓桂朮甘湯一方治之無不奏效。又本方非特能去水毒治上衝。即用之於眼疾。亦可奏奇功。古方便覽曰。上氣甚。目眩者。兼用芎黃散。如內障外障。白翳。星點。或出血等。均須兼用熨丸或芎黃散下之。尾台榕堂曰。飲家眼生雲翳昏暗疼痛。上衝頭眩。瞼腫滲淚多者，加茉莨。尤爲奇效。余每逢血壓亢進症，或卒中性體質。頭內充血感。或上衝。耳鳴。眩暈。肩疼者。加川芎大黃。效驗神奇。此與古人治眼疾同義也」。

四，合方加減方

A聯珠飲　此爲苓桂朮甘與四物湯合方。主治血虛眩暈心下逆滿。勿誤藥室方函口訣云。治婦人失血。或產後。男子痔疾下血之後。面部浮腫。兩脚微腫。心下或水分動悸。。頭痛眩暈。或周身青黃浮腫如黃胖狀者。蓋因子宮出血。或產後出血過多。痔出血等呈貧血狀態。或全身貧血性浮腫。心悸亢進。眩暈頭痛等投之有效之謂也。橘窻書影於本方之治驗，謂愛岩下栃木和泉太守下血過多。頭眩甚。起步不能。面色青慘。足脛微腫。投聯珠飲。始終一方。全愈」。御勘定組頭西村環助氏。屢下血。面色青慘四肢微腫。腹中拘急。動悸。步行則短氣。或目眩欲倒。先與理中加二味。（譯者按，外台之理中湯加當歸芍藥）不數日。下血止。拘急減。後服苓桂朮甘合四物湯。目眩水氣俱愈。

余曾與此方治愈十二指蟲症。患者某。百貨公司女服務員。二十一歲。自訴數月來不叙服。時時眩暈與動悸。數日前家人謂其面色日見蒼白。經醫師診斷謂有十二指腸虫寄生云云。診之。皮膚面色蒼如蠟。口唇亦然。脉按之芤大。全身略呈浮腫。乃投聯珠飲。服十貼。謂自覺証狀頗爲輕快。再服三星期。動悸竟爾消失。眩暈亦自除。面呈微紅之色。再續服一個月。諸症全愈。如常服務。

B苓桂朮甘合芎黃。夫芎黃圓本爲楊氏之方。主治風熱壅盛。頭昏。目赤。大便難。東洞改圓爲散。取名應鐘。然則苓桂朮甘合芎黃。主治苓桂朮甘湯證而上氣肩疼頭痛便秘者。眼疾之人多此症。。余常用於血壓亢進之輩。以血壓亢進症常兼上氣肩疼。或眩暈。動則心悸亢進。或短氣。凡此多屬肥滿壯實。脉沈緊。常苦便秘之人。此時以防風通聖散治之亦效。惟不及本方之捷耳。

G針砂湯　此案出自原南陽。即苓桂朮甘湯加針砂牡蠣人參。爲黃胖之主方。淺用栗園曰。治黃胖或奔豚動悸甚。或眩暈短氣。下血後之動悸亦可用。蓋此方與聯珠飲之症相近似。以針砂主治動悸。地黃主治水分之動也。夫黃胖爲貧血症。今擴大其意義。以此方治之亦無不可。唯不及定悸飲之適當也。余常以此方治心臟辨膜病。夫心臟辨膜病。代償機能尙可自保之時。不呈自覺證狀。若一旦代償機能障碍。則呈心悸亢進眼暈。短氣。皮膚或黏膜呈紫藍色。或蒼白浮腫。凡此輕症者。均宜針砂湯。若代償機能之障碍劇烈。波及肝臟。鬱血增大。腹水。或肺水腫者。則難望其效矣。譯者按。針砂湯之針砂。多用鐵粉雖有造血鎮悸之效。唯能害食慾。

D定悸飲　此治奔豚之症。即苓桂朮甘湯加吳茱萸牡蠣李根皮三味。栗園口訣云。此方根據外台牡蠣奔豚湯所製。非特奔豚。凡諸動悸之症。有衝逆之勢者。均可用之。橘窻書影記此治驗云。品川新宿。清水熹三郎之妻。年四十許。小腹生塊數年不解。時時衝逆。心下動悸。頭汗如流。與定悸飲兼服消石大丸。數十日衝逆止。動悸不復發。小腹之塊隨之減半。余常以此治發作性心悸亢進症。屢效。唯此症。神經質或胃腸衰弱之婦人較多。他如腹部有留飲而軟弱。易感驚愕。呈發作性心悸亢進。起則心動不能語。或苦悶汗流如注。片刻則恢復者。投定悸飲。當可收奇效。又腹証奇覽翼。或聖劑發蘊所述之苓桂朮甘湯腹証。爲診斷上非常重要。當須參照爲宜。

E明朗飲 以苓桂朮甘湯治眼疾之例也。栗園口訣云。此方非特風眼。則氣逆上衝。眼中血熱。或生雲翳者。均可應用也。即今眼科所用薏苡湯。排雲湯。皆此類方也。夫所謂明朗飲者。即苓桂朮甘湯加車前子細辛黃連也。

F處方分量以及藥能 據傷寒論。茯苓四兩，桂枝三兩，朮甘草各二兩。以水六升煑取三升。去滓。分溫三服。尾台榕堂將分量換算爲茯苓一兩二分，桂枝九分，朮甘草各六分。以水一合二勺煑取六勺。爲一回量。余則改爻爲Gram(公分)。以茯苓四、〇桂枝二、五蒼朮二、五甘草〇、五爲一回量。合芎黃之時。川芎一、八大黃〇、三針砂湯則針砂五、〇牡蠣一、五人參〇、五定悸飲則吳茱萸〇、五牡蠣一、五李根皮一、〇明朗飲則車前子一、〇細辛〇、五黃連〇、五夫茯苓有利水之效。水既利則鎮悸之能生矣。又朮亦可除濕利水。與茯苓爲伍。則其力愈強。既能疏通腹中之留飲停水。亦可滲利皮下組織之水。桂枝之法上衝。既如古人之定論。故爲奔豚症不可缺之藥。又能助苓朮之利水作用。對於心臟既爲興奮之劑。自有增加收縮力之功能也。—(完)—

中風病之研究

張純一

(一)中風病之定名

中風之定義。謂中虛生風也。內經因其症之必有半身不遂。故稱之曰偏枯。(見素問大奇，熱病，陰陽別等論)，又曰偏風。(見素問風論)仲景金匱。名之「中風」。金匱所謂「夫風之爲病。當半身不遂」是也。(見金匱中風歷節篇，第一節)，蓋中讀平聲。中風即中虛生風之義。與傷寒論中讀去聲之中風者不同。因彼乃外傷之風。此則內生之風也。金元以後。不明中風之義。故有眞中類中之分。復因其似乎卒然而發。故又名卒中風。皆畫蛇添足。不足取矣。

(二)中風病之原因

中風病之原因。諸家各執一說。其中有主虛，主風，主火，主氣，之不同。更作眞中卒中類中之說。陳修園直欲將非主風者之說。闢之於中風門外。其言皆與中風無涉也。蓋緣陳氏執定風爲陽邪。是但知熱風而不知寒風矣。唐溶川，說明寒風熱風之理。而未說明人所以患中風之原因。西醫據病理解剖學。祇知腦動脈生小血瘤。或脈管硬化。因跌仆振動而破裂出血。然未知其所以生小血瘤。及腦血管硬化之理。其他諸家無論矣。皆因不知中醫所言之風氣。即是炭素。多存於血流之中。若絡脈空虛。則炭素在脈中不能排泄於體外。炭素易與養氣化合而上升，故其性親上。上逆於頭部血管中而稽留。若血管外不空虛。則祇在血管中鬱遏。易患亡血。今則血管外之衛份空虛。則炭素鬱遏處。向外突出而生血瘤。沉化於脈壁而生硬化。故更易出血也。金匱曰，寸口脈遲而緩。遲則爲寒。緩則爲虛。營緩則爲亡血。衛緩則爲中風。即指此言也。金匱又言，浮者血虛，脈絡空虛。賊邪不寫。或左或右」。亦將中虛生風之理。及半身不遂之症。言之無遺矣。

(三)中風之症狀

中風之症狀。普通所見者。計有五種如下。

甲 半身不遂。此症爲中風之較重者必有之症。故金匱曰。夫風之爲病。當半身不遂也。因腦出血之處。祇在一側。故神經之被壓迫而失運動作用者。亦祇一側也。昔時多謂其腦右側出血。則左側半身不遂。反之腦左側出血。則右側半身不遂。此固係常見。但據臨床經驗。同在一側者亦有之。不可不知。

乙口眼喎斜。此症亦係中風之每有症狀。在諸多之中風病中。有單患此症者。俗名「弔角風」較爲易治。亦有合半身不遂症狀。並發者。亦有單發半身不遂。而無此症狀者。蓋由腦神經之裝置。上部支配人身之下部。而腦神經之下部。反支配人身之上部。其腦上部出血。未涉及下部者。單患半身不遂。其腦下部出血。而不涉及上部者。單患口眼喎斜。其上部出血。涉及下部者。卽患半身不遂并發此症矣。其所以口眼喎斜之理。乃由被出血壓迫之神經。失其牽動之力而紓緩。其未出血側之神經。反形拘急。故出血之側之面部。不得不斜向未出血之側。而口眼喎斜矣。金匱曰。賊邪不寫。或左或右。邪氣反緩。正氣卽急。正氣引邪。喎僻不遂」。是也。

丙神呆。或神昏。此症在中風病爲必有之症。蓋腦既出血。卽障碍神經中樞。輕則神呆。重則神昏。金匱曰。邪入於府。卽不識人」。卽指此言也。西醫所謂面呈無慾狀態。卽神呆也。（府卽指腦府言）

丁舌澀難言 此症乃由出血較多。並壓迫運舌神經。而運舌神經。其別系下連於各藏府（迷走神經）。故金匱又曰。邪入於藏。舌卽難言。口吐涎」也。俗稱「中風不語」。卽指此言。

戊口角流涎 此症在中風之先驅期。卽有此症狀。但中風發作後。乃漸加甚。或因口眼喎斜。神經弛縱。流涎甚多。

己其他如「便難」「鼾息」「遺尿」「痰聲漉漉」皆將絕之症狀。非爲每見之症狀也。

（四）中風病之經過及預後

中風病在先驅期。如「頭眩」「耳鳴」「口流涎」「手足時發麻痺」「記憶遲鈍」等症多有發現。主清任，對於此病。於學理雖未明了。但對於臨床。實有經驗。惜其獨逞讀說。不合於科學也。其發作期，則必有口眼喎斜。或半身不遂二症狀。重者卽發神昏。舌澀難言。多歸死亡。蓋因腦中輸出血已多。虛空又甚也。如此死者。多在三週日與四週日（卽第三日與第四日）之間。輕者治療如法。神識漸清。言語漸有可知。半身不遂亦漸輕減。但全愈甚難。其單口眼喎斜。或單半身不遂者。多有能愈。

（五）中風病之類別 中風病有寒性中風。與燥性中風。之別。

甲寒性中風 面呈無慾狀態。色深暗赤。喜欠。多欲眠。或如鼾睡不醒。脈多浮緩。浮大。遲緩。金匱曰。脈遲而緩。遲則爲寒。緩則爲虛。營緩則爲亡血。衛緩則爲中風」。爲寒性中風立論也。

乙燥性中風 有時呈獻焦急之狀態。面色多紅潤。輕則失眠。重則昏憒。頭眩時痛。脈多浮數。微數。金匱曰。脈微而數。中風使然」。卽指燥性中風也。

（六）中風病之治療 中風病之治療。因各家所見不同。故其治療。未能一致。因中風則半身之神經痲痺。運行遲緩。故津液每多化而爲痰涎。且燥性中風。每挾鬱火。鬱氣而發。故後世各家。有主痰，主火，主氣之不同。但此皆係中風兼有。而非中風之病因也。喻嘉言氏之「塡竅熄風」。蓋指寒性中風。其柔潤熄風。則指治燥性中風而論也。

（七）治中風病之處方 仲景治燥性中風。有風引湯。治寒性中風。有侯氏黑散。薛氏治寒性中風。有人參三生飲。嘉言治燥性中風。有資壽解語湯。陳修園每用祛風至寶膏。王清任治寒性中風。用補陽還五湯。余治寒性中風。每用加味黃芪五物湯。治燥性中風。每用天冬熄風湯。俱穫卓效。茲附二方於下。

甲加味黃芪五物湯

生黃芪一兩　桂枝三錢　宣木瓜三錢　白殭蠶三錢
全蠍二錢　白芍二錢　明天麻三錢　甘草二錢
生薑五片　大棗四枚　水肆大杯煎一杯服

乙加減天冬熄風湯

天門冬一兩　天麻三錢　白殭蠶四錢　全蠍子二錢
甘菊花三錢　懷山藥三錢　寸冬三錢　金石斛二錢
甘草一錢

右以水五杯煎取一大杯溫服

（八）中風病與大厥病之比較

甲病理方面　中風病，西醫謂之「腦出血」。又曰「腦溢血」。或譯爲「腦卒中」。其病理已見上述。金匱曰寸口脈遲而緩……營緩則爲亡血。衛緩則爲中風」。蓋中風病。血管之血已亡失於管外。故西醫謂之曰「腦出血」或「腦溢血」。言其血已溢出於腦血管之外也。至於厥病。內經因其爲大病。故曰大厥」。所謂血之於氣。幷走於上。則爲大厥。是也。祇言血走於上。並未出血。西醫謂之「腦充血」。乃由血壓過高所致。亦非由血管出血也。內經因其病由血被火氣薄迫所致。故內經又曰。大怒則形氣絕。血菀於上。「使人薄厥」是也。（見素問通天論）內經又因其發作卒暴。謂之暴厥。（見素問大奇論）。更因其厥則暴死。又申明其原因曰。少陽所至，爲暴死。（見素問六元正紀大論）蓋少陽之上。火氣治之。火氣壅血上逆。故血壓過高。而「腦充血」腦充血。障礙神經中樞。故卒不知人。如暴死也。兩病豈相同哉。

乙症狀方面　中風乃腦血管之局部出血。故出血壓迫神經。失其作用。或左或右。祇限於一側。故必有口眼喎斜。或半身不遂症狀。大厥祇是血並走於上。或菀於上。故腦之血管中充血。而腦之全部皆然。是以卒不知人。形如暴死。而無半身不遂症狀也。至於大厥症之詳細研究。（腦充血）當另篇論之。茲不俱贅。謹此質諸高明。願有以教我也。（完）

針灸醫話（續）

焦勉齋著

第五節　灸法治療，能助針術之不及，其功效可研究之。

針刺與灸焫，在治療上因病施術，互相採用，應針則針，宜灸則灸，故經云，「針所不爲，灸之爲宜，陰陽皆虛，火自當之。」又云「北方病寒治宜灸焫」孟子亦謂三年之病，必求七年之艾，證明古代對於灸法治療，其價值可見一斑矣，良以艾性芳烈，燃燒之時能使熱氣直透經絡，溫通血脈，與凡治風濕痺，寒邪積聚，施以灸治，無不立奏迅速之效，據現代科學原理，研究灸法之功能其主要作用，爲一種溫熱性與化學性之刺戟，能亢進細胞之活動力，增加人體抗毒素，使白血球繁殖，消滅病菌，整調人體生活機能，其刺戟力能誘導生理起緊張作用，或反射作用，直接調節患部血液循環之旺盛，能使神經興奮，新陳代謝機能整調，而鎮痛作用尤爲顯著，觀灸後患者發生舒適快感之狀態，即艾之芳香氣味，由皮下淋巴液之吸收，而滲透各組織使其神經起特殊興奮，發揮固有之作用也，綜觀灸術新舊學理，及治病所呈之偉大功效，實與針刺同占重要地位，不可忽視而弗究也，惟灸法種類甚多，施用應加採擇，近世針醫有崇信直接灸者，常謂灸不起瘡不愈，並時以燒針法代替灸治，其治療雖間有功效，而其施術時灼燒之痛苦，往往使病家不堪忍受，精神上發生恐懼，且術後灸處恒潰爛化膿，經久始愈，此法恒使患者望而却步，不敢受術，其有善用間接灸者，則多以溫灸器而代灸法，患者因其無劇烈灼熱之痛苦，每多樂於受治，然溫灸法刺戟性頗微，發生之功效亦弗宏大，且每穴施灸時間過久，亦不合於灸法之本旨，據余歷年經驗所得，採用隔姜灸法最爲適宜，既無灼傷皮膚之患，而功效亦不遜於直接灸法，不但優於溫灸治療，即較諸太乙雷火神針，亦有過無不及，法以鮮姜切片，以粗針在中心點穿刺小孔如∴形，覆於施灸穴上，置艾炷燃之，用大食兩指緊按姜片之邊端，不稍移動，經三五壯之灸治，患者即感覺患部之溫熱刺戟力量，如熱度過高患者不能支持時，即將姜片稍爲高舉，以免灸後穴部起泡，（按隔姜灸亦有起泡時，可用細針在泡上平刺小孔，用藥棉輕按流出清水，數日即愈，決無起瘡化膿之弊），注意施灸壯數之多寡，以患者感覺程度爲準則，不必拘定每穴必灸幾壯也，惟所需之艾絨，當摻入太乙神針之藥末和勻，則芳香氣味倍增，其溫熱刺戟性易於發揮，傳導力量迅速，此法經驗有年，功效卓著，願吾針灸同道，對於灸法治療，深加重視，則臨床因症選用，審其虛實，辨其寒熱，施以針灸，則病無不治，治無不效矣。

第六節　針術合於科學化，古代已早有發明。

現代一般針醫，其入手研究之初步，多以新學理之針科醫籍，爲學習斯術之資料，對於靈素固有之精粹，則視爲玄虛而弗究，常以幾種科學名詞，解釋針術意義，反斥內難學說腐舊，不合於現代科學化，此種理論，似是殊非，應加以辨別之，余謂新舊學理不同之要點，爲時代上名詞之相異，試以科學神經生理而言針術治療之功能，不外興奮抑止，誘導三種作用，其生活機能減弱，而發生之疾病，施以輕微之刺戟，興奮其神經，鼓舞其機能之旺盛，如一切亢進性所生之疾病，則神經過度興奮，宜施以強烈之刺戟，抑止其亢進力量，而使之恢復常態，所謂興奮，抑止兩種作用，以及輕微與強烈之刺戟，即因病之虛實二性，代表補瀉手術之新名詞，其生活機能減弱與亢進，即內經所謂「精氣奪則虛，邪氣盛則實」，虛則補之，實則瀉之之義也，其誘導作用者，爲間接刺戟神經末稍，利用其反射性，誘導患部神經之興奮，以達愈病之目的，即內經所謂病在頭而取之足，病在腰而取之膕也，觀井榮俞經合之繞道治療，如齒痛之瀉合谷，喉症之針少商，嘔吐之刺足三里，驚風之取足湧泉，何一非誘導作用也，總之新學理所言之神經作用，在在不能超出舊說治療之範圍，故必也以舊說爲經，新理爲緯，新舊合參，互相考證，方合於研究針術之正軌，而無執泥一說之偏見，尚望側重科學之針醫，化除先入爲主之觀念，詳究素靈之精義，自知針術之合於科學化，古代已早有發明矣」。

第七節 針灸術爲中醫必修之科，方脉家亦常研究也。

針灸術與湯液療法，二者各有所宜，醫家必須兼通，則臨症治療，方能針藥並用，以奏治效之目的，故吾中醫徒專究方劑，而不精悉針灸，實難括盡治療之能事，考吾國古代名醫先哲，多數精明方脈而兼深諳針灸，據醫史典籍所載可以窺見一斑，厥後方藥療法盛行，而針術漸湮沒不彰，灸法亦無人重視，迄清季降至近世，針灸更形衰微不振，揆其主要原因，由於方脉家偏重藥物治療，視針灸爲旁科之學術，致缺乏研究之思想，而操針灸之術者，尤多粗工之輩，臨症不辨虛實寒熱，挾其拙劣之技，妄施針刺灸焫，對於內難精義補瀉要旨，毫無深切之認識，觀徐氏（靈胎）針灸失傳之論，可以知其梗概矣，而近今之內科中醫，常有自詡善讀內難傷寒雜病，推崇仲景學說者，其對於針灸一科，竟爾諷刺過深，漫言針能泄氣，有瀉無補，能治有餘之病，難愈虛損之疾，論灸則云火氣雖微，內攻有力，微數之脉，愼不可灸，以仲聖所論燒針誤灸之變證，爲毀詆針灸之口實，余常謂如此評議針灸，其主觀，實爲錯誤，平心論之，仲聖傷寒大法，雖以方藥爲主體，然而輔佐針灸，以補藥物之所不及，如太陽篇服桂枝湯反煩不解，必先刺風府風池，熱入血室，則當刺期門，少陰厥陰諸症，亦有用灸之明文，若夫太陽症所列燒針誤灸之弊，乃醫家不識病情根結，妄用灸焫之所致耳，於針灸何尤焉，故余所著之「針灸學術之重要意義」一。列舉內經禁刺諸條，力主針灸方脈研究互相並重，由於習針灸而不明方脉，設遇非屬針灸之適應証，不能隨症立方，而仍濫用針焫，則犯禁刺誤灸之害，如精於方脈而不兼悉針灸，一旦臨危急暴症，往往非藥力所能挽救，則徒坐視乏術，是以針醫必明方脉，方脉家必兼悉針灸，方能稱爲良工也，善夫先哲宋景濂之言曰，「古之醫師，必通於三世之書」，所謂三世者，即「針灸」，「本草」，「脉經」也，明針方能攻疾，通本草方能辨藥，讀脉經方能察証，不悉此不足以爲良醫也，深望吾中醫同道，對於針灸方藥，互相精曉，臨症辨其所宜，針之灸之藥之餌之，所謂「針灸治其外，湯液攻其內，疾病無所逃矣」，吾儕當體認斯旨，破除偏執之見，則知針藥兼優，治病功效之偉大矣。

論中藥戒烟劑

江靜波

鴉片之禍華，已有三百餘年之歷史，在明末時，即已有人恃之爲消遣品，第祇流行於王室貴胄及達官士族之間，爲害尚淺，洎自清代以還，則惡習之流傳，日甚一日，降自販夫走卒，亦多沉淪於黑籍中，有識之士，莫不引爲隱憂，清道光間，廣東督撫林公則徐，首倡烟禁，焚毀大量煙土，並手訂戒烟方劑（即林文正公膏，至今猶自風行。）嗣以清庭昏暗，屈於英國之武力，訂約開禁，於是鴉片之害，隨日俱進，遍及全國，雖窮鄉僻壤間，亦不得免。戰前蔣委員長厲行新生活運動，清除烟毒，頗有成績。繼以抗戰軍興，，敵日於淪陷區中，大施毒化政策，勝利以還，國府雖乂頒佈禁烟條例，但以積患已深，一時不易清除，且嗜毒之人，多半因病上癮，一旦停吸，舊患即將復發，必須憑藉藥力，始可減少痛苦，中藥戒烟方劑之配合的病理學，多與西藥處方相近，試略闡述如次：

（一）抽替法（又名代癮品之遞減法）此法爲中西戒烟方劑之最多採用者，即於戒烟方劑內加入烟膏，烟灰，或罌粟殼等代癮品，逐次遞減，以達戒絕之目的者。

（二）安眠戒烟法（又名半迷蒙法）此法是以安眠劑或麻醉品，使受戒者服用後，入於半迷蒙狀況，於不知不覺中而得戒除烟癮之法。蓋戒煙者之痛苦，多在初戒之二三日內，於此時期，麻醉其中樞神經，大可減短禁斷現象之痛苦，但中醫之安眠劑，效力殊弱，靜波前次旅津時，曾見有人使用鳳茄花，鬧楊花等麻醉藥品，以戒絕煙毒者。但該法危險性甚大。使用前宜注意病人心臟力之強弱，且服後多有嘔吐者，宜妨其麻醉後，入於半迷蒙狀態，誤將吐出物阻塞喉頭，氣管，而至發生不可思議之危境。亦有服後現狂亂症狀者，更宜妨其登高跌扑等意外之危險。故此法多爲開業中醫師所不取。祇江湖郎中輩，偶一使用耳。

（三）變質戒煙法　中藥之銀花，食鹽，茶葉，菉豆等所謂解毒藥者屬之。

（四）興奮強壯法　久吸鴉片之人，精神每見頹唐，體力亦多薄弱，故中藥戒煙方劑內，每多加入肉桂，黃耆，洋參，黨參，當歸，地黃等興奮強壯劑。

（五）因勢利導法　鴉片之所以不易戒絕者，多因在禁斷時期，每有欬嗽，納減，失眠，遺精等疾患，予染毒者以莫大之苦惱。因之戒絕困難，中藥戒烟方劑，遇此情形，每因勢利導。如欬嗽者加入鎮欬祛痰劑，（杏仁，貝母，橘紅，款冬）。納減者加入健胃醒脾劑，（白朮，山查，廣皮，木香，沉香）。失眠者加入安眠鎮靜劑，（遠志，棗仁，柏子仁，何首烏，龍骨，龍齒）。遺精者加入強腎止洩劑，（杜仲，枸杞，兎絲，川斷，金櫻子，五味子，芡實，蓮蕊）

（六）殺蟲法　按中醫前賢，因不明生理病理之故，誤以吸毒者之有癮，爲臟腑內有蟲類蠢動所致。因此中藥戒煙劑內每多加入殺蟲劑，如使君，鶴虱，百部，花椒之類者。鄙見以爲此類藥物，或略具興奮刺戟之作用，可予染毒者以一種快感。至於殺蟲一說，則係無稽之談。

國代候選人劉蕙蘭女醫師演說詞

諸位同道；今天假借電台得能向各位同道談話，惠蘭實在感覺榮幸，過去我們中醫界，因爲都是個人單獨職業，很少有團結機會，所以被人家批評我們是一盤散沙，雖然歷經我界明達之士，費盡必力，辦成一個公會，但是出頭的祇是有數的幾位，不肯出頭的，不但不出頭，就是公會也不肯參加，現在回想起來，實在是我界之憾事，目前世界上科學與盛已達極點，中醫學術顯然落後，這都是同道以前不知團結的結果，諸位同道，我們國醫學術在中國文化佔有攸久的歷史，富有眞實的學理，直到現在社會上大天有多少同胞被牠維護着生命，不過因爲牠犯了『仰之彌高鑽之彌深』的忌諱，才被人家視爲玄虛之學，更因爲牠『術理邃奧耐人索解』，才被人家指爲腐迂之學，尤其現代舉凡人類所需的東西，什麼都是外洋的好，什麼都是以模仿外洋的爲合時，這正是我們時代思想屈服了人家，所以我們越是有歷史性的學術，越在被時代摒棄、這就是中醫不振的一個主要原因。

諸位同道：我們以是中醫一份子，就應當有保護中醫的直接責任，假若祇顧個人現在的苟安，而不稍具合羣的思想，謀求鞏固中醫的基礎，那麼將來中醫倘若在社會上丟了地位的時候，試問我們是不是成了中醫學術的罪人？再者諸位同道職守醫業，生活一切都是醫學所賜，我們身受福澤，不來愛護牠，試問應當誰來愛護牠呢？刻下國家已竟步入民主時代，政府要極力還政於民，所以各省市已先有參議會實現出來，最近更要公開在民間以及各職業團體選舉國大代表，所爲是將來政治走上建設之途，要大家各杼己見，把國家早些強盛起來，這正是我界復興不可多得的機會，也就是愛護國粹不可錯過的時候，諸位同道應當猛醒，趕快改變以往的小我主義，極力研結實行大我的作風，愛國就是護業，護業就是愛國，選舉一個我界職業全國性的國大代表，要他在國家政治上爭取中醫地位，把我們久被歧視的學術發揚起來，不要落得我們大家是淪亡學術的罪人，現在我大概的談談，應當怎樣建設中醫的綱要，第一在學術方面；我們應當集長才，在國醫館成立編纂委員會，針對時代，以前賢眞實醫理病骨幹　衣以時代之外觀，就好像一個村姑素來是不受人家歡迎的，一旦打扮入時，於是她就成了摩登小姐啦，我們改造中醫學術，就取這樣手段，祇求其能治好人類的疾病，，救活人類的性命，太不必固步自封，保存古來的龍鍾老態，使人家厭惡，這樣纔有世界醫的希望，第二，教育方面，我們應當普遍的設立中醫學校，要國家准我們的學校立案，甚且要國家設立國立的中醫學院，一掃以往的師說相傳，秘密自私的心理，使未來同道，按照學程很容易的健全了知識，這樣我們的學術就不會被人家再指爲玄虛腐迂了，第二職業方面，我們要求政府准我們組織中醫病院，打破單獨營業而改成團體的，不但適於病家治療有所寄託，而且大家大天的有研究醫理的重心點，以上這三點，就是我個人想復興中醫的梗概。

各位！不要認爲選出某人來，便是某人的成功，要知道被選出來的人　正是我們大家的公僕，要他負起使命，把中醫澈底建設起來，實在是我們團體的成功。惠蘭不才，怎敢和同道諸賢達競選，因爲現代女權不能疏忽放棄，尤其是我們中醫同道女性最少，蕙蘭久於此道義不容辭，故敢率爾出來願做大家的公僕，這就是我參加競選的懷抱。希望親愛的諸同道多賜教益，惠蘭幸甚。（完）

十一月廿一日中午十二時在北平廣播電台播講

內政部登記京警平字第一八三號
中華郵政掛號認為第一類新聞紙

請全國中醫界

一致選舉施今墨為立法委員

全國普選立委，已定於一月二十一日至二十三日在各地舉行。吾中醫界立委之選出，關係整個中醫前途，極為重大、故不得不慎重從事，選賢與能，以期為吾中醫界服務，在學術上法制上爭取前途也。施今墨先生為此次中醫師立委候選人之一，施氏現年六十六歲，浙江蕭山人幼從母舅李可亭先生學醫，前清宣統三年畢業於京師法政學堂，辛亥革命後，黃公克強，聘為陸軍部顧問，為之編纂陸軍刑法，陸軍懲罰令，陸軍審判章程三書，民九後始以醫為職業，民十八廢醫說起，乃徂首都奔走呼籲，得譚公延闓及中央政府諸要人贊助成立中央國醫館，佐焦公易堂為副館長，矢志改進中醫，二十一年在北平創辦華北國醫學院，現已十五週年，畢業生遍全國，如施氏者不但醫學精深，肯為全體服務，且有法律學識，故敢提出推薦，請我全國中醫界一致選舉施氏為立委，萬勿瞻顧，放棄權利為禱。

發起人　國醫砥柱月刊社社長楊醫亞　中華醫學雜誌社社長董德懋　謹啟

年釐恭賀
北平中華醫學雜誌社全體仝人鞠躬

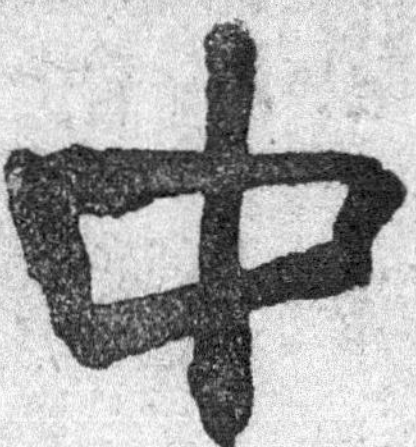

中華醫學雜誌

于右任

第一卷第四期

中華民國三十七年一月一日
北平中華醫學社出版

中国近现代中医药期刊续编·第一辑

介紹全國中醫師立法委員候選人 覃勤先生歷年奮鬥紀略

惠蘭

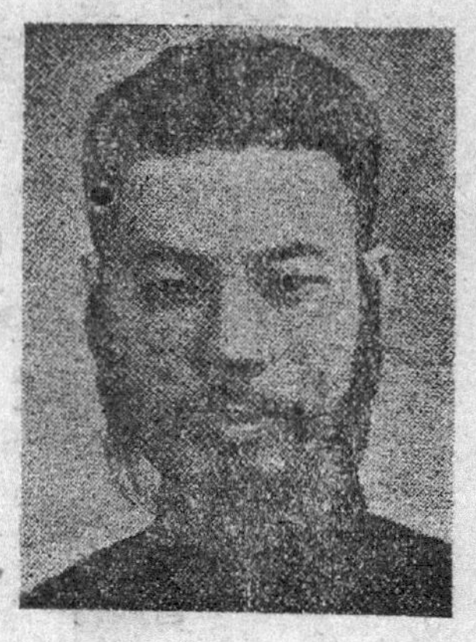

覃勤先生號醒羣湖南常德人現年四十四歲早歲畢業於湖南羣治法政大學曾任法科教授有年嗣以飽經喪亂時政日非認爲救人濟世之術殆莫切於醫道由是毅然改途致力中國醫藥學術之研究寢饋鑽研十有餘年研究愈力感嘆愈深每謂中國固有醫藥文化自有眞正價値而爲一般醉心歐化人士所蔑視寖至湮滅不彰固中醫士道所不能辭其責尤其處此刻強競爭時代醫藥問題對於民族健康國民經濟各方面之關係均屬責大任重亟應人人配合現代科學方法自謀改進以負起復興中醫藥文化之開端也抗戰軍興初期覃氏即在湖南發起組織中醫救護隊且躬任隊長率領同志深入戰區救助傷病官兵及義診雖抱櫛風沐雨不辭辛勞直接間接得其救助者不下數十萬人民國三十三年冬寇禍蔓延日廣西藥來源斷絶鑒於中醫藥在抗戰期間所負之治療責任亦日見加重乃積極籌組全國中醫師公會聯合會以期贊襄政府抗戰國業加強全國中醫師一致努力負責之必要於是決定間關赴渝分向黨國先進及在渝同道苦口婆心宣揚其團結中醫師復興中醫藥之偉大抱負以及復興中醫藥爲增進國計民生文化學術之重大關鍵凡在渝市稍負名望之同道無不投刺拜訪殆遍亦有訪晤至七八次之多始爲其精誠所動而示贊助而全國中醫師公會聯合會卒於重慶完成法定程序三十四年春舉行正式成立大會覃氏當被選爲醫聯會常務理事兼秘書長勝利後社會部以覃氏協助政府推行政令致力民運工作卓著勞蹟曾呈准國府頒給抗戰勝利紀念勛章去歲奉命屆部辦理醫聯會復員工作後對於政府及國民大會所提之爭取衛生政權中西待遇平等各案不日爲中醫藥界熱烈擁護且已引起全國人民之共同注意所有處案呼籲之經過情形則已散見於當日京滬各報及醫聯會分致各省市公會文件之中兹不復贅今値中醫界立法委員競選之際覃氏之競選立法委員已具有最完備條件之候選人氏現覃氏担任全國中醫師聯合會常務理事兼秘書長及中國國民黨組織部設計委員湖南省政府顧問中國製藥廠董事會董事長等職今後以之當選立法委員名至實歸其必大有造於醫藥前途又何待言

華北國醫學院簡介

醫卒

華北國醫學院民國二十一年產生於全國文化中心的北平，創辦人是中央醫館副館長施今墨與中央國醫館北平分館董事長陳宜誠二先生，它已有十六年的歷史了，畢業的學生已近千人，在全國也可算是首屈一指。這裏的課程是以遵照中央國醫館頒行條例以科學方法作新中醫教育，培植醫學人材爲宗旨。有國文，英文，解剖，生理，細菌，病理，醫經，藥物，診斷，內科，外科、兒科，婦產科，眼科耳鼻咽喉科，花柳科，針灸科等。所有的教授皆是本市知名的中西醫學專家。也都是對於中醫學術素具熱心的人士。進了學校的大門，就到了民主的社會，無自私，不腐敗。學校與同學門打成一片，學校爲了同學們的學業各教職員不辭辛勞的終日奔弛。同學們體念學校有時爲了校中的事自治會的代表們能夠不顧一切忘食而廢寢。施院長雖於去歲出席國大，去京，但對於同學們學業的關心未稍減少，元旦日又給同學們一個新口號是：

研究西醫改進中醫
研究西藥改進中藥
革新中醫融合西醫
革新中藥代替西藥

寒假了此富有民主精神的中醫最高學府將要招生聽說本學期掃班生的位子不多，將只舉行一次入考試學。

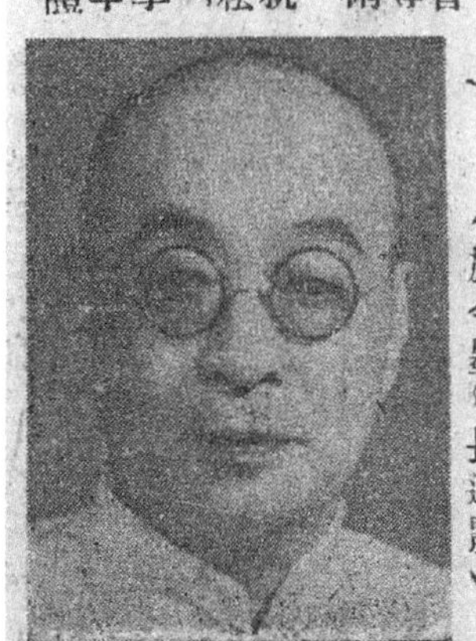

（施今墨院長近影）

兩廣考銓處
包辦中醫檢覈案
事態漸擴大
賴少魂招待新聞界　闡抒聲考銓處理由

（本社廣州快訊）粵穗中醫公會，聲兩廣考銓處包辦中醫師檢覈事件，昨因該處處長陳仲經予以反斥、並擬訴諸于法，乃漸據擴大，昨日下午三時，省市中醫公會理事長賴少魂；及常務理事潘詩憲，謝香浦等，特假牛甄酒家，招待本市記者，申述本案內幕，並表示決不惜任何犧牲抗爭，使中醫檢覈，能順利進行，賴氏指出此次考銓處對中醫檢覈委員會之組織及辦理檢覈確有包辦嫌疑，其理由：

會已成立　始囑介紹委員

本年八月十二日考銓處函致本會，即組織中醫檢覈委曾辦理檢覈，八月十二日又函本會，重已依表組織中醫檢覈委員會於經本會查明組織規程有中醫參加之規定，逐於八月二十二日，函詢檢覈委員聘請諸人，人數若于，幾時成立，考銓處並無答復，（其實此時已發現兩廣考銓處中醫檢覈委員主金石之名片多處），証至九月三日省市中醫公會忽接考銓處第一○九九三號代電，囑介紹中醫三人，俾便遴聘爲檢覈委員，然已謂組織成立於前，忽又函請介紹遴聘於後，事實先後顛倒，有無作僞，一目了然。

檢覈書表　拒不發給

（二）考銓處電知本會，謂奉令由各地考銓處辦理，原爲便利中醫師得以就地聲請，聲請人應逕向主管考銓處領取該項檢覈書表云云，後經接揭陽增城由江鬱南清遠恩平及廣西省象縣等省縣中醫團體或個人函告，均謂會迭次向考銓處索取聲請書表，均不見寄發。又本會代各縣市會員轉送考銓處檢覈證件，又拒不發據，（有本會送文差郭修五見證）既已係方便就地中醫檢覈，何以不發書表，致各縣中醫無法聲請，又既係負責辦理檢覈，何以不肯擊回收據。而且一方函請本會，不必彙寄代辦，一方藉故阻撓中醫聲請檢覈，作用可在？考銓處系考試機關。請問對上述之措施，是否有違背法令，有無包辦之嫌疑，明眼八可想而知。

彈性規定　前後矛盾

（三）查考試院考選委員會委員中，有南京中醫師公會張簡齋及中醫委員會委員高德明等多人參加，況組織規程內，亦有得聘請中醫爲委員之規定，且經考銓處函請遴選有案，如該處認爲係彈性規定，則又何必敷衍本會多此一舉，至本人此次對考銓處之聲言，完全係站在全體中醫之福利立論，希論考銓處對上述之失當措施，有所改善，並無其他用意，故本人在一月前，已向本會同業一再表示，絕不參加此會組織，有謝香浦，潘詩憲，金今時，杜明昭吳粵昌等同業可證，陳處長指謂本人未得參加，因而老羞成恕，殊屬笑話。

遴聘原是戲法

（四）王金石君與陳處長關係如何，外間甚明，退百步言，縱無私誼之特殊關係，何必棄省市中醫師公會共公介紹之六人而不遴聘，甚且對王君之聘任，係在考銓處未致函本會遴聘之前，況對聘請王君原係考銓處之權何必對本會之詢問及遴聘之公函從不致復，顯係別有情節，不便公開答復也。

中醫界宣稱　不惜犧牲　爭持到底

（五）本人代表省市中醫師公會，依據事實，公開指摘考銓處措施錯誤，原爲民主國家應有之正確行爲，非攻擊私人德行可此，如陳處長即認爲有犯尊威，即加之誣瀆政府大題，並以控告法院爲警告，少魂係項大立地之純潔國民，爲中醫爭生存，爲國家爭國粹，言行公正，絕不長一切威赫，以上所述，均爲有根據之事實，敬請新聞界主持正義一致支援，務使兩廣中醫之檢覈，順利進行，不受任何人之非法包辦，無任感謝云。旋潘詩憲，謝香浦及中醫師五六人均相繼起立發言，對考銓處包辦檢覈，均以極憤之語調，猛施抨擊，並謂不管將來此案無論演變如何，本省市中醫師誓爲賴理事長後盾，奮鬥到底，蓋此次賴理事長係代表本會聲言，絕非對考銓處或任何個人之攻擊，純係站在大公之立場，作正當之評議，如考銓處認作爲反對自己之對象，殊屬錯誤。

醫藥界一致推薦之中醫科學化巨著

中國醫學論文選 發售預約！

此書爲名醫學家汪浩權先生編輯，並經醫學大師陸淵雷先生審定，蒐羅宏富，取材嚴謹，所集當代名著數十篇，均係國內醫壇名宿之著述，上集中討論中醫科學研究，整理改進，中西匯通諸問題，及現代中醫應走之途徑等針對現實之評論。下集爲各科研究，方劑討論。（包括內經，傷寒內科婦科，兒科，藥物，方劑等）內容皆爲近十數年來中醫學者之精心結構，是書搜集中醫各科之精華，融會新舊學說於一爐，堪稱現代中醫界最偉大最完美，空前未有之權威巨著，詢新中醫及醫藥學者必備之書也。全書分上下二集，現由國醫砥柱社依次出版，全書預約只收八萬元，航掛二萬元，以一千部爲限，欲定從速。

預約處：北平宣外米市胡同乙五十二號國醫砥柱社

全國中醫師公鑒：

茲因本社常務理事兼衞生部中醫委員，全國中醫師公會聯合會設計委員，宋大仁先生　頃以參加中醫職業團體立法委員競選，已向中央總選舉事務所提名，核定爲候選人，從未放棄，特爲備函推薦，凡吾同仁，務懇一致贊助，並請發動當地各中醫師，廣泛支持，屆時普遍投票，勿爲謠傳所惑。今立委選舉投票日期已定三十七年一月二十一，二十二，二十三日，全國各地同時舉行，並乞察洽，共策玉成，不勝感荷！

中西醫藥研究社理事會謹啟　十二月五日

社址：上海（廿三）愚園路新華園電話：三六四三五

華西醫藥雜誌一二卷合訂本問世

本誌第一卷全年十二期彙訂本業已出書實價國幣五萬元另收平郵六千元航寄另收航費三萬五千元又第二卷全年十二期合訂本亦定三十七年三月十五日出刊每部實價四萬五千元郵寄費同前款交郵局「飛匯」重慶民生路郵局取用郵票代洋九五折千元以上爲限

社址：重慶中山一路九十四號

本期目錄

常山治瘧功勝奎寧

——訪問中國特效藥研究所——

駐京記者 蘇儒

瘧疾在中國是流傳得最厲的傳染病之一，抗戰時期，『打擺子』幾乎是人們在大後方經常的『工作』。金鷄納霜（奎寧）是一世紀來醫藥界所知道的唯一抗瘧特效藥。但在抗戰最艱苦時期，即使是奎寧的來源也幾乎斷絕了，士兵、工人、學生：為了等候一兩顆奎寧，忍受了幾星期或者甚至於幾個月的病床呻吟。

但我們是生存了五千年的民族，我們不相信不能用自己的力量去抵抗任何敵人，程學銘博士——他現在是中國特效藥研究的副所長——便在這時開始了他對瘧疾的戰爭，他的武器是生長在四川山野裏的一種草本植物——常山。

程醫師在三十年時任重慶中央政校醫務所主任，那時報上發表了桂林行營的治瘧驗方，用常山，烏梅，鼈甲，檳榔，生薑，紅棗，甘草六味藥煎服。前侍從室程晴雲組長並斥資印發，俾廣流傳。這事引起了程醫師的興趣，常山是國藥中治瘧劑，這是大家知道的，但過去始終沒有人作過科學的研究。而且，前方的士兵根本沒有可能去服湯藥。一件龐大的事業便在重慶小温泉外幾間芽屋中開始。在那裏，程醫師成立了一個國藥研究室——中國特效藥研究所的前身。

常山治瘧的研究工作先從臨床實驗開始。桂林行營頒佈的驗方給中政校二十多位患瘧同學試服結果良好，愈後驗血，發現已無原蟲。為了應付急需，他們先將湯藥煉熬成二三公分厚的藥膏，再製成片劑，大約病人服六至九片。即可痊愈，效力與湯劑相同，這樣便可供應前方士兵服用。

程醫師經研究後，知道這服治瘧藥中的良藥常山，因此第二步工作便是試驗以常山單獨治瘧，結果亦驗，但亦引起嘔吐。經分析後，把引起嘔吐的成份取出，製成片劑。三十年夏，程醫師領導了一個防瘧隊到大渡口鋼鐵廠去擴大實驗工作。因為奎寧的缺乏，這個三萬多工人的工廠，經常有三百多人為瘧疾原蟲所困擾。防瘧隊便在那裏開始了大規模的臨床實驗工作，他們非但要治愈病人驗血，而且要驗他們胸骨的骨髓，要看骨髓裏沒有了原蟲，才算是根治了瘧疾。一面他們又有中政校幾位同學帮忙做訪問工作，看門診病人的反應和效果。

這個大規模實驗工作得到了滿意的收穫。常山根治瘧疾的性能確切地被証明了。

常山治瘧便這樣引起了國內外醫藥界的廣大注意。國內的中央衛生實驗院，貴陽醫學院，江蘇醫學院同時開始研究，三十一年，美國規模最大的藥廠之一——LILLY廠藥經理部主任陳克恢博士也發表了他的研究報告——常山治瘧的功效五十倍於奎寧。

三十三年，程醫師完成了他的『常山研究初步報告』，這是國內醫藥界用科學方法研究國藥的第一個最完整的報告。

但常山的研究工作並沒有完成，程醫師認為除臨床實驗，化學分析外，必須要完成生理的和病理的兩方面研究，這一工作才算完成。復員就誤了他們一年的工作，今年六月中國特效藥研究所成立後，這最後部份的工作便積極開始，預計今年年底可以完成。

胖胖的四十開外的程學銘醫師在對記者講完他這常山研究的經過後，帶着一絲滿意的微笑說：『我們從事這個工作的動機，是爲了給國家一點貢獻。今天我們的想法依然如此，等我們的研究完成後，我們要把製藥的方法和公式向國人公開，希望明年六月間這種治瘧的聖藥常山片劑和針劑使能在國內大量地製造。』常山研究的成功給予國內有志研究國藥者一個極大的興奮。

[illegible]在中國特效藥研究所組織緣起中，他說『中國[illegible]物中有特效如常山之治瘧者，蓋不止千百種，循是研究途徑而廣之，則中藥之發揚光大，固非難事也。因此益增研究信念。』

南京的五台山百丈坡，是塊很清靜的地方。中國特效藥研究所的新屋今年三月間在這裏落成。這是一座雅潔的小洋房，屋左一片園地種着些將要研究用的藥材，屋後是動物苑，供實驗之用。在程醫師辛苦經營之下，現在所裏已有很完善的儀器設備。會所組織分藥用植物，臨床實驗化學，微生物、生理、病理，藥理等七組，[illegible]程學銘醫師任副所長。姜達衢，龍康侯，朱敏言，於達準幾位先生分別負責。他們是新中國的無數新科學工作者的一小部份，不爲名利，不爲個人，每天孜孜研究。此外他們在四川南川的金佛山接辦了一個常山種植場，因爲常山本是野生，且種類極多，所以必須擇優培植。於達準氏是常山鑑別專家，他去年曾親往寧波及天目山等地察看當地所產的常山，並攜回比較研究。全所工作人員的研究精神是高度的，程副所長說：『我們的一切試驗，都由組長或高級研究員親自執行，從不假手他人，以求精確。』

當然，在目前的情況下，一個私人研究機關的支持不是一件容易的事。程醫師說，他爲了維持那個藥苗種植場，不知道跑了多少次農林部。

但無論如何，常山治瘧研究的成功，已爲國藥放射出無限的光輝。希望國醫國藥界以及有志於研究國藥的科學工作者來共同參加中國特效藥研究所，努力這一『發揚中國文化造福人羣的偉大工作。』（果夫先生語）

國藥科學化

●獨鶴●

看了中國特效藥研究所對於『常山』治瘧實驗成功的經過，使我們引起不少感想。

『常山』治瘧，功勝『奎寧』，已有了事實上的證明，但也不過是國藥中之一例而已，論歷來醫書所載，醫家所用，中國的特效藥，也正不勝枚舉。病不止於瘧疾，藥不止於『常山』，假使這個研究和實驗的工作，能夠充分擴展，必然能對於醫學界，爲無窮盡的貢獻，對於疾病診療上，有更偉大的效益。

十多年以前，筆者寫過一篇文字，向衞生當局和全國醫藥研究的機關，建議化驗國藥，同時也頗有人在其他刊物上，提出過類似這樣的意見，可惜始終沒有得到各方面的注意。

我們不容否認，有若干病症，非用西藥不能奏效，卻也無可否認有若干國藥，如能對症發藥，確自有其特效，因此，說有了國藥，就不需要西藥，誠然是頑固甚至是幼稚，說有了西藥，就不妨拋棄國藥，確也祇是一種偏見。

最重要的，是所謂『特效』，何以見效，必須施以科學上的試驗，得到科學上證據，然後再在陳製的方法上，加以整理和改進，使之能確切地普遍地見諸實用，未可僅憑經驗上說話，老是一個『知其當然，而不知其所以然』。

從國藥再聯想到國醫，總覺得國藥有特效之處，國醫也不能說沒有獨到之見，其唯一缺點，祇是國醫的種種理論，常偏於理，而沒有受過科學的陶治，假使國醫能入於科學化，也能接受新時代的洗禮，何嘗不可融曾貫通，一方面保持其固有的優點，一方面猶致特殊的進步。

中西文化，可以交流，在醫學和藥學上，我們縱未敢就希望其交流，也甚願彼此不必永存着通不過的鴻溝。和打不破的壁壘。

方劑學

强心劑

樊天徒

强心劑之定義

凡能作用於心臟及血管，使心肌之張縮强盛，血液之循環和暢，俾體温血壓得以維持正常，不致過於低降之方劑，名曰强心劑。換言之，强心劑者，爲心臟衰弱時，用以恢復其機能之方劑也。

强心劑之作用

强心劑之作用，爲興奮心臟之機能，亢進血液之流行，俾全體細胞得血液之㷓燠濡養，因而生活力健全調整，不致陷於虛脫失神，以及衰憊之狀態。蓋心臟爲人體最重要之臟器之一，爲循環系統之樞紐，生命之源泉。心臟衰弱，則抗力消失，體工全隳。失時不治，乃易招致死亡之轉歸。故强心劑於治療上實佔有最重要之地位。

强心劑之指證

强心劑之專爲心臟衰弱者設，此固不待煩言矣。但心臟衰弱之原因甚多，其症狀亦較爲複雜。爲研究者便利起見，用特詳爲敘述如後。

（甲）心臟衰弱之原因

㊀由於心臟本身之實質變化，以及傳導障礙等，（如心臟實質炎，心肌炎，脂肪心，心腫瘍，包蟲，心囊愈合症等），致張縮不能完全，以及張縮過速或過慢時，每能招致靜脉系鬱滯，而使動靜脉壓差漸減，乃見心肌衰弱症。

㊁由於心臟瓣膜裝置之障礙。瓣膜狹窄時，則血液流出不充分。其閉鎖不全時，則一部份之血液逆流。凡此二者均能使動靜脉壓差減少。此時心臟倘能適當應付，則於此瓣膜後之心部加强力量，驅血前進以代償之，所謂心臟之代償機能是也。但至其負擔過重，力不勝任時，終必陷於機能障礙。（按瓣膜病屬於僂麻質性者甚多）。

㊂動脉血壓過高，心肌動作超過一定限度時，心臟乃不免陷於困憊。（心臟內膜炎，慢性呼吸器病，大動脉或肺動脉狹窄及擴張，動脉瘤，動脉硬化症，及慢性腎臟炎等）。

㊃由於身體過勞所致。當劇烈勞動之時，心動亦必異常興奮。但過度興奮之後，終不免陷於過度之疲憊。此於劇烈運動、（如競走競渡自由車競賽等）及服用一時性興奮劑之後，多見之。

㊄由於中毒，休克，以及傳染病毒素之侵襲，每能使血管末梢部運動神經麻痺，因而發生血行偏頗。倘偏頗過甚，腹內臟器大量充血，則心腦乃不免陷於貧血，而機能坐是衰退。

㊅由於大失血及亡津液（如大汗大吐大下大出膿等）之後，血管中血量每因而減少。此時原可由血管之收縮及組織液之補充以維持正常之血壓，但喪失血液過多過驟，調節補償力有所不逮時，則血壓必不免於低降，心臟乃見機械的障礙同時因冠狀動脉之血行障礙，心臟本身失其營養，其機能亦必更趨衰減。

㊆由於血液之變化，例如萎黃病，白血病，惡性貧血等，類能使心肌衰弱，此亦由於營養不良之故，

（乙）心臟衰弱之症候

㊀心音　普通熱病之經過中，心臟衰弱時，其心音必較常人爲低弱，有時且可聽得一時性非器質性之輕微雜音。但瓣膜病以及嚴重之心臟病，則大率可聽得吹鳴性，拽鋸性，轉輪性等雜音，並有時可聽得重複音，或分裂音。

㈡脈搏　心臟衰弱時，其脈搏多見細小軟弱之象。細小為張縮不充分，軟弱為血壓低降。換言之，細小軟弱乃脈搏緊張性減退之徵，亦即心力衰沉之表現。至於浮沉遲數諸脈，舊說每據之以判別陰陽寒熱，以為沉遲屬陰屬寒，為機能減退之象，浮數屬陽屬熱，為機能亢進之象。但以今日之生理學病理學繩之，其說殊未為允當。因心臟衰弱時，沉遲之脈固所數見，而浮數之脈，亦所恒有。不得僅僅據此以為斷也。

又二連三連等之不整脈，即方書所謂結代間歇諸脈。大底為瓣膜病或傳導索有障礙之徵象，見此者預後多不良。

又著者經驗大脈輕按即得，重按則空虛而渙散者，為脫候，為心力衰憊脈管懈弛之象。見此者有暴脫之虞。強心劑更不可緩。

㈢體溫　心臟衰弱，體溫低於常溫，甚者且見肢厥身涼口鼻氣冷諸症。但熱性病經過中，儘有體溫尚高於常人，而心力已顯衰沉者，是當綜合全身症狀以判之，果查出心力不足之証據，便當立予強心劑。

㈣膚色　重篤之心臟衰弱症，皮膚及粘膜多呈紫藍色鬱血狀，尤以口唇鼻準耳輪指端較為顯著。此殆右心室衰弱，大循環系靜脈血行鬱滯之象。病情至此，多見頸脈怒張，肢體浮腫等症。

㈤呼吸　左心室衰弱時，每引起肺循環系鬱血，呼吸困難，喘滿咳嗽，見所謂鬱血性氣管支炎，心臟性喘息，肺水腫等症。

㈥神經　有見但欲寐呼之則醒，旋又迷睡症者。有見腦貧血，眩暈昏厥症者。有見筋惕肉瞤，身振振欲擗地症者。有見肢體麻痺或拘攣疼痛症者。

㈦排泄　小便少，比重濃厚，大便多見水瀉，多為心臟衰弱時之兼見證。但不得僅據此以為肯定之診斷。須合他診求之。惟額上冷汗出一症，可為心臟衰弱之可靠證候。

㈧自覺證　心悸亢進，心窩苦悶，有狹窄緊壓感，有時覺頭暈眼黑，心中恍惚撩亂，泛泛欲吐，腹中雷鳴欲瀉，此乃急性心臟衰弱心腦貧血之象。

以上各症，不必悉具，但見數症，綜合推勘，審知的係心臟衰弱者，便可權其緩急，投以適合之強心劑。

此外舌苔如何，糞色如何，臭氣如何，渴飲與否，古人有據以判斷陰症陽症者，但據著者經驗，舌乾渴飲糞黑而有熱臭者，儘有心臟衰弱亟需強心劑之時機。可見此等症狀，殆不足以為心臟衰弱與否之憑証。當於前述八條中推求之，乃比較為可靠。

強心劑應用之藥物

中藥所用之強心藥，以附子最為得力，為用亦最廣，人參次之，至於冰麝蟾酥之類，則多配於成藥中用之，湯劑中絕少用之者，茲分別敘其功用於後。

附子　附子含有「阿科匿汀」，能興奮心力，亢進血行，增高體溫，調整脈搏，為強心回陽之要藥。凡心臟官能的障碍，無論其急性，抑為慢性，均適用之。惟實質的障礙，其功效乃不甚可靠。其性雖屬辛溫，但熱病高熱期中配甘寒苦寒藥用之，亦能奏強心之效，而不致助長熱毒。如附子瀉心湯，及千金起脾湯，是其例也。大氐急性心機能障礙嚴重者，宜用生附子，成人可用三五錢，小兒依年齡遞減。不甚嚴重及慢性症，則用製附塊，大量可用四五錢，中量三錢，小量錢許，即可見效。若用量過重，反有招致心臟麻痺之弊。（拙著國藥賸談附子篇所論甚詳可參閱）（未完）

中西藥性類異同論略（二）

譚次仲

而少陽之積極的治法，同用大小柴胡，而消極的禁例，卽爲汗吐下，故少陽篇之原文曰：少陽中風，兩耳無所聞，目赤胸中滿而煩者，不可吐下，吐下則悸而驚。又曰：傷寒脉弦細，頭痛有熱者屬少陽，少陽不可發汗，發汗則譫語，由此觀之，苟柴胡有發汗作用，仲景不已自相矛盾乎？惟不能發汗之症而始用柴胡，此仲景之心法也。故陳修園傷寒淺註謂柴胡性和必須重用，味淡必須多服，大小柴湯胡之重量，皆用至八兩，按古之一兩，卽今之三錢〇・八。約當今秤二兩四錢，作一日量分三次服之，卽每服八錢，但日可服至三次亦可謂大量矣，然則柴胡之爲中藥不發汗解熱劑，其証據固甚充足，卽徵之余二十年來每用柴胡至少亦五六錢一服，二三歲小兒，減量亦要三錢，絕不見有絲毫出汗之徵象，此雖個人經驗亦可爲明證矣。至晉之王叔和，唐之孫思邈王燾，金元之朱張劉李，皆承仲景之緒業，自明張景岳分藥爲八類，始列柴胡於散陣中，後世遂有柴胡發散之謬傳，淸吳塘著温病條辨，上焦篇更有言曰：『太陰温病，不可發汗，發汗而汗不出者，必發斑疹，汗出過多者必神昏譫語，發斑者化斑湯主之。發疹者，銀翹散去豆豉加生地丹皮大靑葉倍元參主之。禁升麻柴胡當歸防風羌活白芷葛根三春柳。』下焦篇又云：『温病耳聾，病屬少陰，與柴胡湯必死。』其自註釋曰：柴胡直升少陽云云，此等謬說，流毒久矣 今世人及庸妄醫輩，多竟以柴胡爲發汗之藥者，實由此故耳！以余經驗柴胡實一最和平而絕不發汗之優良解熱劑也。又如石膏仲景以石膏與大黃並用爲陽明之主藥 而陽明之病症。則身熱汗自出，不惡寒反惡熱也，既汗出矣，焉有再用發汗之劑乎？考石膏之爲用，古今聚訟至多、海藏謂能發汗，丹溪亦從而附和之，周伯度本草思辨錄，則反其說，謂石膏能止汗，故仲景與麻黃並用，所以限制麻黃之發汗作用云云，諸家之爲此言。皆未得仲景之心法者也。近世議論更紛紜，丁福保新本草則稱石膏祇堪作器，煮煎經久不溶解，不堪作藥云。余雲岫致余論醫藥書中，則贊成周伯度之說，謂以石膏化學分析，知爲硫酸鈣之結晶物，鈣有止汗作用，制分泌作用，謂周氏之說爲得石膏之本性云。余則以爲皆非也，夫石膏誠爲不發汗之解熱劑耳！蓋仲景以石膏與大黃並用爲陽明主藥者，以陽明燥屎故用大黃以通之，陽明蒸熱（陽明篇云：陽明病蒸蒸發熱者屬胃也）故用石膏以退之，然石膏旣能除蒸熱，則因蒸熱而出之汗，緣熱退而汗自止矣，此石膏止汗說誤會之所由來也，陽明脉大（陽明篇云：傷寒三日陽明脉大）故用石膏以調節心臟興奮，石膏旣能調節心力，用之失當，則大汗而呈虛脫矣，此石膏發汗說誤會之所由來也。然則發汗止汗，皆病變之結果，而非石膏之造因，至余云岫含鈣之說夫鈣誠有歛性，但藥物多有化學統系同，而作用未必同者，亦未足爲定論也明矣，余經驗石膏無出汗止汗之二作用，祇爲一種不發汗之解熱劑而已，玆不過略舉柴胡石膏二（ 以資證明，自餘若銀花，連翹，鉤藤，梔子，銀柴胡，地骨皮，石斛，旱蓮草等，皆屬此不發汗解熱劑類，皆無庸再喋喋者，矣，以上乃證明柴胡石膏梔子之屬爲不發汗之解熱劑，與西藥之不發汗解熱劑同。

（註釋三）發汗解熱多應用於稽留熱，不發汗解熱劑多應用於間歇熱弛張熱回歸熱之證明：中藥之發汗解熱劑，爲稽留型之發熱適用之。不發汗之解熱劑，則間歇型弛張型回歸型等發熱並適用之，而西藥亦復相同，其証明如下：夫麻黃與桂枝非所謂發汗解熱劑耶？而此二藥者，又即仲景所視爲太陽病主藥，夫人而知者如太陽篇之麻黃湯，小青龍湯，大青龍湯葛根湯等，皆適用麻黃爲君藥者。而太陽篇之桂枝湯，桂枝加厚朴杏仁湯，桂枝加桂湯，五苓散等，則皆適用桂枝爲君藥者，此太陽病適用麻黃桂枝爲主要劑之明証也。而所謂太陽病者何病乎？爲發熱惡寒之病也、其體熱之情狀究若何？則時發熱三字卽太陽病熱型之寫眞矣。太陽篇第二卷有云：『太陽病，時發熱，自汗出而不愈者，此爲榮氣和是也。夫時發熱云者，卽時常發熱，不因時間之變遷而有增減之謂，此非同於稽留性之熱型而何？麻黃桂枝既爲時發熱之適用劑，則防風荊芥羌活獨活川芎白芷香薷蘇葉薄荷等劑性用既與麻桂同，則適用於時發熱也亦同，此中藥發汗解熱劑適用於稽留熱之證明也。又柴胡爲不發汗解熱劑，前既言之，而大柴胡湯及小柴胡湯，又仲景適用之於少陽病之主要劑，而二湯又卽以柴胡爲君藥，又夫人而知之矣，然少陽病何病也？則往來寒熱之病也。如少陽篇云；『本太陽病不解轉入少陽者，脇下鞕滿，乾嘔不能食，往來寒熱尙未吐下，脉沉緊者，與小柴胡湯一節是其例也。夫所謂　來寒熱者，卽熱度增高一往一來有一定之時間之謂也．其形狀在太陽篇已解釋極明、所謂蒸蒸而振，卽發熱汗出而解也（數語爲仲景原文）。此種熱型，非間歇性熱型而何？此間歇熱適用柴胡之明證矣、又如石膏與梔子，亦爲不發汗解熱劑，前又既言之，而二藥又皆仲景用爲白虎湯梔豉湯二方之主藥，而白虎梔豉二方又爲陽明病之主要方也。陽明病何病乎？則潮熱惡熱是也，潮熱云者，則熱之增減如潮之有信，但有增降而無完全消退淨盡。亦與潮水相同，故謂之潮熱，且其時間又多在午後、而午後卽所謂日晡，非弛張性之熱型而何？陽明篇不云乎？譫語發潮熱，又曰日晡所發潮熱，此各節皆其例也，此弛張熱適用石膏梔子之明證也。

不特此也，厥陰篇發熱數日，熱退又數日，既退又復發熱數日，如循環然，故厥陰之熱型，與回歸熱完全相同，觀厥陰篇諸節有云：『傷寒發熱四日，厥反三日，復熱四日，其病當愈。』又曰：『傷寒病，厥五日，熱亦五日，設五日當復厥。又曰：『本發熱六日，厥反九日，復發熱三日，並前六日，亦爲九日。』由此數節觀之，則厥陰熱明明爲回歸熱無疑矣　而厥陰仲景以爲其標屬少陽，故厥陰之陰寒下利仲景立烏梅丸以主之，惟陽熱卽用少陽之大小柴胡湯可也，何以故？以少陽與厥陰，相表裏故，此古人之說蓋如斯也。厥陰不云乎？嘔而發熱者，小柴胡湯主之，觀此則柴胡爲厥陰發熱之適用藥，而彰彰明甚，亦卽爲回歸性熱型之適用藥也，又彰彰明甚，夫柴胡石膏梔子皆所謂不發汗之解熱劑也，而少陽陽明厥陰諸種熱型適用之，以此論之，卽爲不發汗解熱劑適用於間歇熱弛張熱回歸熱，殆與西藥完全相同之証明也。以上乃証明中藥發汗解熱劑適於稽留熱，不發汗解熱劑適用於間歇熱弛張熱回歸熱。——（待續）——

溫熱病之惡寒與發熱

潘澄濂

惡寒

惡寒有生理的現象、與病理的現象之殊；生理的惡寒，爲因天氣寒冷衣被單薄，一時不能抵禦外界之寒氣，則肌肉緊縮，以造成多量的熱量，維持體溫，若加衣被，居深閨，卽不憎寒。病理的惡寒，則大不然，雖重貂累褥或天時酷熱，其人仍覺如冷水澆身，毫毛畢直，本章所述者，爲病理的惡寒。

考吳鞠通溫病條辨第三條云：「太陰之爲病，脉不緩不緊動數，或兩方獨大，只膚熱，頭痛，微惡風寒，身熱自汗口渴，或不渴而咳，午後熱甚者名曰「溫病」。」又第四條云「太陰風溫，溫熱溫疫冬溫，初起惡風寒者，桂枝湯主之。」—吳鞠通之所謂太陰病，與仲景傷寒論之太陰病異，吳氏之太陰，乃指肺而言，吳氏以太陰列首論，是亦導源葉香巖氏：溫邪上受首先犯肺」。蓋溫非一病，證象複雜，若腸窒扶斯然，病菌侵入於大腸而發病。若瘧疾然，其原蟲居於血球而繁殖。葉氏以肺爲首犯之臟，概括一般溫病，玆多謬誤。按犯肺之溫病，惟氣管支炎，肺炎，百日咳等而已——。

吳又可瘟疫論瘟疫初起篇曰：溫疫初起，先憎寒，而後發熱。—」—吳又可謂瘟病邪留膜炎，故初起不以辛凉解表，而以達原飲，透達膜原之邪，按達原飲，爲芳香燥濕之劑，消化管系之濕性疾患，如腸窒扶斯，副傷寒……等宜之。又中醫所謂濕者　其症必舌白口不渴悶滿消化不良等是，然，腸窒扶斯等雖爲消化管系之傳染病，而亦有現燥熱的病態者，不限於溫也。若現燥熱之病態，達原散則不宜與服。

薛生白濕熱病篇曰：「濕熱症，始惡寒，後但熱不惡寒，汗出胸痞舌白，口渴不飲。」—」—薛氏濕熱症　與吳又可氏之瘟疫頗相似。觀上數例，足知不論那種的溫疫　—即各種急性傳染病——初起的時候，都有惡寒，所以我認定惡寒，是各種急性傳染病的前驅症——。傳染病初起沒有惡寒的也有不過很少哩？—進一步研究，各種急性傳染病，初起爲什麼要惡寒呢？因爲各種病原細菌　侵入人體組織的時候必宿其所適宜的處所，並不是古人所說的最虛之處，便是容邪之所，例如普通健康人的口腔等處，常發肺炎重球菌　肺臟本有強大的抵抗力，惟有此類么微體，也不爲患，假使肺臟的抵抗力薄弱，則肺炎重球菌便侵入肺臟，而成肺炎矣。若他臟器抵抗力薄弱，或病變而影響於肺臟，肺炎重球菌，亦不能侵害其他之衰弱臟器也。前已述之，血液裏面，原有抵抗病毒的東西，所以生體任何那一部分，有異物竄入的時候，全身血液必擠入那部，以與病毒抗拒。蓋血液爲運輸溫的要鍵，全身的血液擠入於一部，則他部及淺在層的血管，必起收縮，而發生暫時性的貧血，溫之輸入，亦必減少，所以各種傳染病，發作之初，皮膚蒼白，手足寒冷，身體振惡或戰慄，就是這個道理。各種傳染病菌的性質有不同，故惡寒持續的時間，也有久暫之異。

發熱

發熱爲各種傳染病中重要的全身症狀，其特徵，便是體溫的亢進。體溫因體內的筋肉，及臟器酸化燃燒，營化學的分解而成，一方以皮膚及肺臟，爲放溫的器官，溫之生成量與放散相平均，以維持一定的體溫，若體溫的生成與放散，失却平均且溫之發生過多，則體溫上升，即爲發熱的標徵。體溫亢進之原因，第一爲身體組織之化學的分解機轉亢盛，而產生加多。觀熱病患者之多吸收酸素，及多排炭酸，便可知體內脂肪及含水炭素的燃燒機轉旺盛，而溫之產生也多。

第二原因，爲溫放散之障碍，熱病患者之溫的放散，比健康人爲多，然猶不足以放散體中所生之溫，所以溫的形成，亢盛爲持續。大凡熱病患者，體溫的放散　多失規則，當發熱之初　血管收縮，神經亢奮，皮膚及神經血液，輸入突然減少，遂起惡寒戰慄，然體內之溫度，已昇騰了。迨熱至第二期，皮膚灼熱潮紅，發汗淋漓　溫之放散雖盛，然不能復于平常的體溫。

發熱的原因，吾人雖不知其詳，必因血液內，進入有害性物質而起無疑。傳染病的發熱，當因其局所病灶內細菌，或其形成的釀酵素，分解破潰組織，而發生有害物質，此物質吸收於血液中，筋肉及腺組織受其作用而新陳代謝亢盛，體溫之發生，不得不加多，同時神經系受其影響，體溫調節機能，受其障碍，或藉神經系而使新陳代謝旺盛。

發熱的程度，在醫生與病人或病人家族，多所重視。尤其是熱度昇降的狀況，於診斷大有密切的關係。患者的體溫昇至三十八度五分間者，曰輕熱。昇至三十八度五分至三十九度五分間者，曰中等熱。昇於三十九度五分至四十度五分間者，曰著明熱。昇於四十度五分以上者，曰高熱。過四十一度曰過熱。四十二度之體溫，則甚罕見。臨床上有許多的發熱，以手觸患者皮膚，不覺有熱，若以溫度計測之，其熱頗高，是即溫熱家所謂身熱不揚之症，如腸窒扶斯，副傷寒等——。常有這樣的現象。

前述的發熱程度，在診斷上固是重要，而熱型又不得不明，相當的高熱連續若干日，早晚變化很少，相差在一度以內者，稱爲稽留熱。例如腸窒扶斯病人，最初一星期內，每天熱度昇降少許，是其例也。早晚熱度昇降，相差一度以上，甚至夜間四十度，早晨只有三十八左右，相差近二度者，稱之爲弛張熱。熱型中最奇者，要算是間歇熱，這是有熱的時期和無熱的時期，互相交替的一種熱型，卽所謂寒熱往來是也。例如瘧疾患者，多現這種熱型。又有再歸熱者，是間歇熱和稽留熱混合的熱型。大約稽留熱續繼一星期左右，又有平溫的日期一二星期，然後忽然發稽留熱，如此一來一往，故又稱之曰回歸熱。

各種急性傳染病的經過間，體溫高度昇騰。每兼發重劇的神經症狀，如意識溷濁，譫妄昏昧，幻覺，無慾狀態，痙攣，尿意失禁，手足震顫等症狀。又心弱脫力，筋肉疼痛，食慾減少，口渴，呼吸增加，尿量減少，身體羸瘦，此等症狀，是否因體溫亢進？是否因於受特別的機轉之臟器的障碍而起？現今尚不能决定。然神經系之重症，大半可視爲由病毒而

中西病名對照解

張永霖

A，陰狐疝

一中名　陰狐疝

別名　狐疝，狐癲風，癩，腸癩，腸疝，陰癩，陰疝，陰㿗，陰㿗氣，偏墜。

B西名　a. Hernia, inguinalis. int

b. Hernia, sCrotals. Vaginalis.

C譯名　a　內鼠蹊歇爾泥亞。

b　外鼠蹊歇爾泥亞，陰囊歇爾泥亞，大陰脣歇爾泥亞。

D略解　屬於內鼠蹊歇爾泥亞者。當腹壓亢進之際。腸之一部份由鼠蹊管擠出於外鼠蹊輪部。或其內側。呈圓形或扁平，或如半球形之腫瘤。若腹壓減則諸種腫瘤隨而消失。獨不降入陰囊或陰脣。且無自覺症狀。亦不呈嵌頓。

屬於外鼠蹊歇爾泥亞，陰囊歇爾泥亞，或大陰脣歇爾泥亞者。其歇爾泥亞囊則由外鼠蹊窩與精系或子宮圓疝帶。經內鼠蹊輪入鼠蹊管。（此謂不全鼠蹊歇爾泥亞）而出於外鼠蹊輪。（此謂完全歇爾泥亞）終至陰囊或大陰脣。甚至腫瘤垂至膝部者亦有之。

E考證　名陰狐鄒者。以腸之出入如狐。晝則出穴而溺故也。儒門事親曰

。狐疝其狀如瓦。臥則入少腹。行立則出少腹入囊中。

癩疝之名出素問。凡病陰囊巨大之總名也。醫學入門疝氣門。曰。癩疝在婦人。則陰戶爲之突出。

腸癩之名出自千金。入門疝氣門。曰。腸癩即小腸氣吊。外腎偏墜而腫癢。腸癩有四種。曰。腸癩。卵癩氣癩。水癩。

內科秘錄。曰。陰狐疝者。腸之墜入陰囊中。非疝之屬也。諸家以疝論之。並設治法。殊堪捧腹。水癩即陰囊水腫。

F治法拔萃　金匱要略。曰。陰狐疝氣者。偏有小大。時時上下。蜘蛛散主之。

萬病回春癩疝門。曰。香楝酒。治偏墜氣。

南木香　小茴香　大茴香　川楝子　各三錢。

又載治偏墜氣癢灸法。令仰臥。合兩足掌。灸中指逢際七壯。

時還讀我書。曰。陰癩焮腫。有由黴毒來者。諸藥不效。曾以龍胆瀉肝湯治愈兩三人。

醫界之鐵椎。曰。陰囊歇爾泥亞。西醫謂不切開療治。不能全愈。余治愈十數名。都藥灸兼施。無所不治。全經過須三兩星期。

二，陰吹

A中名　陰吹

B西名　Fistularectovaginalis

C譯名　直腸陰膣瘻。

D略解　稀少之疾也。多由分娩而起。有與會陰瘻並發者。

E考證　病名彙解。曰。婦人陰戶如轉屎氣也。胃氣下泄。陰吹甚喧。是穀氣之實也。

牛山活套婦人陰病門。曰。婦人陰門時時作聲。如轉屎氣者。爲陰吹。此因久患帶下。或產後血脫。多發此症。霖按。此解似乎適當。唯欲求確切西醫病名仍是困難。

F治法拔萃　金匱要略。曰。胃氣下泄。陰吹而正喧。此穀氣之實也。猪膏髮煎導之。

牛山活套。曰。宜加味歸脾湯．啟益治此病。常以升麻葛根湯合四君子湯加當歸，川芎，遠志，防風，黃耆。每效如神。

生生堂治驗。云。曾治一婦人。年三十許。由前陰泄大便。以大黃牡丹皮湯愈之。今猶記憶。此糞瘻之治驗也。

三，陰挺

A中名　陰挺下脫。

別名　陰挺，陰脫，子宮突出，子腸不收，茄病。

B西名　Prolapus, uteri(Vaginae)

C譯名　a子宮脫出。b膣脫。

D略解　前者由子宮諸韌帶弛緩。會陰筋機能不全。或因腹水。腫瘤。謂子宮脫出膣入口。或入口以外。多附隨膣壁之下垂脫出。後者多因會陰裂傷。諸韌帶弛緩。腹水。或子宮及附屬器腫瘍等。附帶膀胱而脫出。呈膣膀胱歇爾泥亞。或至直腸歇爾泥亞。

E考證　病源候論。云。胞絡損傷。子臟虛冷。氣下衝。則使陰挺出。或因分娩用力過度所致。瘍科秘錄。云。由婦人陰門下之如茄子者。壽世保元。名茄病。蓋大如茄子，紫色。彷彿如茄子。因難產努力所致。臥則入腹中。房事不妨。

F治法拔萃　婦人良方陰挺下脫門，舉補中益氣湯。龍胆瀉汁湯。加味歸脾湯。壽世保元茄病條。謂紅茄紫茄可醫。白茄難愈。產科發蒙。治產後陰戶突出，法。石硫黃。菟絲子。吳茱萸。蛇床子煎洗之。

漢方醫學新研究。謂子宮脫出。灸中脘百會即效本病因水毒者(未完)

針灸醫話（續）

第八節　井滎兪經合之研究，及在治療上之價值。

焦勉齋

經云　五藏五兪　五五二十五兪，六府六俞，六六三十六俞，經脈十二，絡脈十五，凡二十七氣，以上下所出為井，所溜為滎，所注為俞，所行為經，所入為合，二十七氣所行，皆在五兪也，」又以五行相生分配陰陽二經，如陰經之井為木，滎為火，俞為土，經為金合為水，陽經之井則為金，滎為水，俞為木，經為火，合為土，論各穴之主治，則井主心下滿，滎主身熱，兪主體重節痛，經主喘咳寒熱，合主逆氣而泄，此經言諸穴之總義也，而十二經又別有原穴，附合於井滎兪經合五穴之內，五藏陰經以俞為原，六府陽經則各有原，（原穴之意義，見第九節，）凡研究針灸學者無不以此六十六穴為臨症取穴之綱領，皆注重而採用也，惟後世針灸醫家，不能精究內難本旨，反循經義畫蛇添足，推演子午流注，日時開闔八法，融會於井滎諸穴之中，說理炫異，違悖經旨，沿革至今，其說牢不可破，近代針醫，亦率多注重於此法，，倡謂井滎諸穴，必按日時流注，方能針刺，以施迎奪補瀉，否則針術無效，致使一般研究斯學者，竟將流注之法為治療之主體，而忽視內難，井滎諸穴之真義矣，余謂經文大義，而以五行相生之理，分配陰陽二經各穴之所屬者，乃各俞穴重要根據之要點，捨此則無從研究其精義，非若流注開闔之法，泥於陰陽日時，在治療上有拘執性之困難也，如照經義陰陽分配之學理，則可活潑運用左右逢源，決無偏執呆板之處，吾人研究針灸，對於理論上定義之立場，當詳加辨別其底蘊，以定取捨之途徑，茲就內難所謂井滎諸穴意義與主治，及其分配五行之原理，簡略引釋，以明各穴在治療上之價值，夫井者譬如谷井，乃水源發出之始，故言所出為井，經穴之氣所生也，循此而溜於滎注於俞，行於經，而入於合，合者會也，如水會於海，故云所入為合，以上謂始於井而終於合也，而各穴之主病，總言之，則井主心下滿，為肝木病，滎主身熱為心火病，俞主體重節痛，為脾土病，經主喘咳寒熱，為肺金病，合主逆氣而泄，為腎水病，舉五藏之為病，而應於五穴之主治也，然廣義研究各穴之主治，係對待各經所發之病而言，如心下滿各經皆有此病，（心下二字不可拘於字義，當以滿字為病體）某經見症，即刺某經之井，如喉痛而刺少商，是肺經病滿（蘊熱，鬱火，風燥，灼傷肺金而氣機失暢，皆謂之滿症，）必刺肺經之井也，然遇危急閉症，及痧疫霍亂諸病，則十二井必須全刺出血，方能收迅速之效，故曰井之所治，皆主心下滿也，因井為泉源之始，刺諸井穴，能抉其瘀而通其塞也，如滎主身熱，亦當察熱症屬何藏府，即針何藏府之滎，不必拘定身熱專為心火病也，他如俞經合諸穴，其理義亦若是，舉其一可以概其餘，無須一一贅述也，至於陰陽藏府而配合五行所屬者，因井主東方木，木者春也，萬物發生之始，故為井屬乙木，而次第相生，故滎為火，俞為土，經為金，合為水，是陰經井滎諸穴，為木火土金水也，然陽經之井屬庚金者，因乙與庚合，陰木柔而陽金剛，乃剛柔相配之義也，故陽井屬庚金而次第相生，則井滎諸穴，為金水木火土也，詳究其所以然者，由於吾人藏府，秉賦陰陽之血氣，而五行之分配，亦必寓於其中，因井滎諸穴，統攝經絡二十七氣之所行，是以五行之所配屬，有定然存在之價值，觀難經所言，瀉井當瀉滎補經當補合，（滎為井之子，實則瀉其子，合為井之母，虛則補其母）以及心病瀉手心主俞，（俞屬土，心病屬火，土爲火子，）補手心主井，（井屬木，木生火，故爲火之母，）所謂迎奪隨濟，補母瀉子之法，悉皆根據於此也，近代針灸醫家有謂「井滎諸穴，有其說而無其用，最宜令後之學者，走入迷途云云：」余謂諸穴之主病其功效確有特點，在治療上頗有價值，決非有其說而無其用，試以吾儕針醫用綜合性觀察臨症治療之取穴，採用井滎俞經合者，必占主要地位雖亦必配合其他井當要穴，而井滎等決不能屏除不用，即按素常治療而言，除急性病先刺十二井及尺澤委中外，他如咽喉病必刺少商，商陽，驚風症，（痙厥）必刺湧泉，崑崙，腹痛嘔逆，必針內庭足三里，風寒濕痺，必針曲池，陽陵，又如瘧疾之針間使後谿，以及腰痛取委中　諸　刺大敦，復脈灸太谿，血崩灸白白種種特效經穴，在在不能脫離井滎諸穴之範圍，如謂之有其說　而無其用，令後學走入迷途，余恐未盡然也，總之井滎論穴，實具有深切之證例，在治療上頗有價值，不能因其有五行學理，而視爲空虛之論，此吾研究針灸學者，所當詳加注意者也。

第九節　原絡與募俞之分析，及各穴主病之意義。

十二經之井，滎，俞，經，合，諸穴之意義與主治，既如上述，而吾針醫對於原，絡，募，俞，各穴之重要原理，率多不加深究，忽略視之，考六府各有原穴，而五藏以俞爲原，多數針醫，以爲原穴附屬於井滎俞經合之內，而將原與絡表裏相通，治病同用之關係，遂亦不注意矣，若募穴與俞穴，則爲腹背重要之經穴，與原絡治療之意義，有互相研究之價值，余按內難之文理，管見之所及，將此四項重要經穴之本旨，分析其底蘊以明治療之功能。

（甲）原穴之意義，原者源也，亦本也，難經謂　五藏六府有病皆取其原，「內經謂「脈之所過爲原，瀉必針其原　如齒痛病屬於陽明蘊熱者，刺瀉本之合谷，立即針畢痛愈，凡病由於某經之熱邪亢進，即刺瀉某經之原穴，齒痛之刺瀉合谷，此一例也，舉一反三　是在臨症之權變耳。

（乙）絡穴之意義，支而橫出者爲絡，別走旁經之路，滑伯仁氏謂貞行謂之經，傍行謂之絡，經猶江漢之正流，絡則沱潛之支派，內經所載絡脈十五，爲手足三陰三陽之十二絡穴，加脾之大絡及任督二絡，係指正經十四經而言，難經所云有陽絡，有陰絡，則指奇經而言，故曰陽絡者，陽蹻之絡也，陰絡者陰蹻之絡也，四明陳氏謂「陽蹻之絡統諸陽絡，蹻陰之絡統諸陰絡，脾之大絡，及總統陰陽諸絡，」此原絡二穴之定義也。

原絡之意義，既已述明，而二穴互相並用之關係，又當引伸其理以表之，夫刺原穴者主病也，刺絡穴者客病也，主客相應　表裏相通，因每經各有所主之病，（詳參靈樞經脈篇）按每經表裏先主後客而並刺之，主病則刺原，客病則刺絡，例如太陰肺經病爲主，而牽及陽明大腸則爲客，由於裏病重而表症輕，當先刺肺經之太淵，即刺原也，復刺大腸之偏歷，即刺絡也，一經如此，各經皆然，此原絡同用，爲主客表裏兼治之刺法耳。

——未完——

敬上呂先生

商討麻黃湯桂枝湯

梁少周

拜讀本刊第二期呂少彭先生大作「桂枝湯和麻黃湯之我見」、內容暢論病理藥理，完全以最新見解為根據，本人欽仰無似，呂先生說「醫藥應隨科學前進」這句話本人不敢贊同，因為醫藥本身就是科學，是屬於社會科學部門的應用科學範疇，這句話似乎應改為「隨時代前進」才合理。其次本人是個無自遍的舊中醫出身，因為呂先生漫罵「一般舊中醫猶沿習有汗用桂枝，無汗用麻黃之囈語，蛙鳴井中自謂得意」使本人深感切膚之痛，如果現在仲景猶生大概也不願意緘口無辯，現在謹攄誠意敬獻愚得和呂先生商討。

傷寒論中所說的傷寒，就是北方俗話「着涼」，直中傷寒就是「肚子着涼」，直中兩感傷寒就是「皮表和肚子同時着涼」（傳經兩感路）着涼就是受寒的意思，如果按呂先生說「傷寒即系流行性感冒」的話、那麼就太錯了，西醫對於傷寒和中風都認為是感冒，不過一個屬流行性，（即有傳染性），一個是非流行性，可是治療卻都用水楊酸一類發汗藥，結果傷寒是一藥而愈，中風却一藥而重，所以西醫根本不會治流行性感冒。呂先生既然不能辨別那種是流行性感冒，自可推斷呂先生尙不知西醫學，更可見呂先生尙不會治這兩種病，主要原因既不能分清病，當然談不到治療和用藥。

傷寒論中的「中風」是什麼？據本刊第三期譚次仲先生說是「太陽病之」，固然不算錯，但嫌不肯定，其實正如呂先生高見，中風就是流行性感冒，也就是俗稱的「傷風」，我提倡醫學通俗化，不應該採西醫學名稱的流行性感冒而應該稱傷風。

誰都知道，受寒皮膚惡寒，傷風是鼻流清涕，據病象來推斷病理受寒的主要病因在皮，傷風的主要病因在鼻。受寒的皮表生理變化是汗腺是受寒冷刺激緊閉而不能自開，傷風的皮表生理變化是受神經影響鬆弛而不能自閉，所以一個無汗，一個漏汗。

原理如上，對於麻黃湯的主要功效是開放汗腺，桂枝湯的主要功效是調整汗生變成正常機能，所以張仲景有汗用桂枝，無汗也用桂枝，可見桂枝並不是收斂汗腺藥，不過佐藥不同罷了，當然麻黃湯桂枝湯的功效並不僅此，這不過說的是專對皮表的作用。

至於呂先生說「桂枝湯能增加汗腺恢復素」，恢復素三字妙、在這「原子」時代本人尙是創聞。

呂先生說「桂枝湯主症在頭項強痛」，可是原文「太陽病，頭痛發熱，汗出惡風者桂枝湯主之」條內並不載項強而痛，不知呂先生何所根據？喘固然是受寒可能在第二步發生的兼症，呂先生說「麻黃湯主症在喘」，可是在初受寒尙未發喘的時候，呂先生用什麼藥治？是不是您先用阿司匹靈後用麻黃湯？

呂先生說「麻黃湯之無汗乃係因心臟血壓低降，汗腺機能減退」，可是在事實上受寒之後因為內熱不得散放，所以血因受熱而澎漲會發生更高血壓因為會引起各種其他病變，這就是古說的傷寒傳經，至於汗腺因受寒侵之後，因為閉鎖而轉超緊張，所以任臨床上肉眼觀察初起是毛根擧起其次是光平無汗、在問診上，病人訴表皮有緊張感覺，據呂先生說受寒之後血壓低降，汗腺機能減退，真對不起，我不願意違心附合您的高見，因為您說的減退是含有鬆弛的意思，而且也並不是減退，因為減退是仍有餘留的意思，對於受寒無汗，似乎應該說汗腺排汗機能消失，否則照閣下意思說「汗腺機能減退」，很容易使我們初學醫的誤會它有漏汗現象。至於您說血壓低降，量古人告訴我們却是脈浮緊浮是血管橫擴張的結果，緊是血壓增高與血波冲激和脈管黃揮力綜合的現象，不過這是本人閉室虛構想像之學，如果呂先生會給受寒病人眞用測量計試過血壓，那眞是中醫界一個苦幹的發明如果也是推測之詞，那請您尤靜心的想想，受寒病人的頭痛是不是受高血壓影響所致的證明。

惡寒無汗用麻黃湯，惡風自汗用桂枝湯，不但是仲景的明文，也是治療定律、這是自古至今每個人公認的原則，可是呂先生硬說「有汗無汗對於麻黃湯桂枝湯藥理和病理治療上，本無何價值可言」，據此可見呂先生治病，並不注意有汗無汗，按中醫治病診斷的精華是在辨症，既然您毅然捨症，自然可以不管病人有尿無尿，更不必管病人有痛無痛，一切一切當然都沒有採取的價值，可是您是在治什麼？既然呂

本社社員
察省尉縣
王有蔭

本社社員
河南武安
王四端

本社社員
察省懷安
常序西

本社社員
河北唐山
董治宇

本社社員
河北唐山
李宗起

本社社員
山西平遙
梁子明

本社社員
四川富順
周明高

本社社員
四川富順
曾有餘

本社社員
廣東開平
勞國熾

本社社員
河北通縣
邱士坦

本社社員
河北唐山
米淑德

本社社員
河北三河
王敬賓

本社社員
山西汾陽
尹錫鳳

本社社員
河北安次
祖振東

本社社員
河北武清
劉景春

本社社員
河北寶坻
鄧逸之

本社社員
河北深縣
李俊英

本社社員
廣東新興
彭維中

本社社員
北平
杭學恕

本社社員
熱河隆化
郭西園

本社社員
河北唐山
勝全

本社社員
河南滑縣
張濟川

本社社員
山西平遙
郝榮二

本社社員
河北玉田
吳亞東

先生治病之先不管有汗無汗，自然在治療之後更不管它仍汗不汗，更不必管它仍瀉不瀉，對不？可是，呂先生，您的治療目的是什麼呢？不過我絕對佩服您這種醫學革命的精神，可是不敢贊同您的高見，實不知呂先生又以爲如何。

（編者按）本文雖近似開筆仗，但不失爲研討性質，故爲之發表，今後凡關於此種辯論性之文字，宜對事不宜對人，否則即失本刊之宗旨矣。

本社各地分社籌備主任一覽

天津市籌備主任徐金標
濟南市籌備主任袁　平
唐山市籌備主任么睿三
張家口籌備主任蘇伯齡
河北南口籌備主任吳越塵
河北三河籌備主任王敬賢
河北通縣籌備主任朱相如
河北廊坊籌備主任祖振東
河北牛欄山籌備主任趙光遠
河北長辛店籌備主任周百千
河北漢沽籌備主任吳家麒
江蘇揚州籌備主任闞服彬
江蘇崑山籌備主任范天生
江蘇蘇州籌備主任鄭連廬
江蘇常州籌備主任馮挹清
安徽蕪湖籌備主任周肇西
安徽涇縣籌備主任夏其彬
安徽無爲籌備主任邢容欽
廣東高要籌備主任彭維中
廣東石龍鎮籌備主任毛昭明
廣東開平縣籌備主任勞國熾
江西餘江籌備主任吳海清
陝西鳳翔籌備主任符建楨
察省懷來籌備主任李蔭檀

青島市籌備主任郭子承
太原市籌備主任王哲勛
包頭市籌備主任杜國義
西安市籌備主任卞海龍
山西祁縣籌備主任何定生
山西榆次籌備主任楊夢齡
山西平遙籌備主任郝榮三
福建金峯街籌備主任林一謨
福建仙遊籌備主任唐　焜
福建廈門籌備主任曾劍文
福建樟湖籌備主任陳啟斐
四川富順籌備主任周明高
四川五寶鎮籌備主任程慕仁
四川雲陽籌備主任程子敬
四川達縣籌備主任徐丕先
四川松潘籌備主任劉定西
湖北漢川籌備主任桂雲岫
湖南澧縣籌備主任孫家芝
廣東文昌籌備主任邢仰周
廣東白宮市籌備主任陳增銓
廣東惠陽籌備主任卓　權
廣西鬱林籌備主任周典謨
江西樟樹鎮籌備主任漆介眉
甘肅天水籌備主任杭學恕

中華民國三十七年一月一日出版

中華醫學雜誌　第一卷第四期

社長兼總編輯　董德懋
副社長兼駐滬代表　汪浩權
採訪主任兼駐京代表　孫西園

編輯委員

汪浩權　姜春華
孫西園　朱承漢
任應秋　尉尤山
焦勉齋　袁鐵僧
潘樹仁　郜香圃
潘雲程　董德懋

出版者：中華醫學雜誌社
印刷者：中華醫學雜誌社印刷部
發行所：中華醫學雜誌社發行部
社　址：北平前外打磨廠一八六號

內政部登記京警平字第一八三號
中華郵政掛號認為第一類新聞紙

本期目次

復興中醫的大計劃

施今墨

復興中醫有一個大計劃：什麼是大計劃？就是奠定中醫基礎。怎樣奠定中醫基礎？就是樹立社會普遍信仰。怎麼樹立社會普遍信仰？就是把中醫學說，用科學方式整理後，產生了共同治病的書。也有了共同治病的藥。使人世間大多數的疾病，都能夠治的好，好的快，同時把這些治病的方法；編成了學校裏用的教科書，再全面設立講讀這種教科書的學校，以後一代一代的醫生，全都要出身於這些學校，畢業實習後方得開業。這樣才能夠學術一致傳之無窮無盡，如是而已。

中華民國三十七年二月一日
北平中華醫學社出版

中華醫學雜誌

第一卷第五期

于右任

醫藥界新聞

湘省府七十六次常會通過

湖南國醫院改省立

曹伯聞任籌備主任

任用科學原理－改進中醫中藥
改良中藥製造－獎勵秘方公開
舉辦中醫進修－施行病理檢驗
發行研究刊物－徵集醫藥圖書

（本社訊）湖南國醫院改爲省立，業經省府第七十六次常會通過，茲悉省府己聘原任該院院長曹伯聞爲籌備主任，於本．保節堂街仲景堂內，該院新衛之門診部成立籌備處，其內部組織，依省府頒發之組織規程，將分設研究、醫療、總務各部室，所需經費，均照省立醫院編制列入三十七年度省地方總預算。該院業務除醫療外，將注重任用科學原理，改進中醫中藥，獎勵秘方公開，改良中藥製造，舉辦中醫進修，施行病理檢驗，徵集醫藥圖書，發行研究刊物等，刻該院正分函國內中醫藥醫療研究機關徵集各項參考資料，至門診部房屋建築，兩個月內可全部完成，一俟工竣即可開展工作，目前國內中醫院雖已爲數不少，其由政府舉辦者，除衛生部所設之首都中醫院外，省設國醫院向以此爲創舉，足徵湖南省政當局對於中醫中藥之重視，故能爲之倡導改進。

海外國醫分館積極籌備成立

（馬來亞訊）和平後之馬來亞中醫界，正熱烈中醫師公會之組織，十餘年來中醫藥界合作之各埠中醫中藥協合會會員，對母會之熱情，難免遺忘，自焦館長中醫革新運動之消息傳達後，逐引起各埠中醫藥會在職者之注意，紛函醫藥之聲社，詢閱國醫分館章則，經過研究後，多認爲國醫館醫藥學術改進機構，正與，醫藥協合會之宗旨適合，因之組織分館之呼聲收己由宣傳而進入事實，日昨事關我陳愛奉君，有籌備之消息發表，茲者星加坡中醫中藥聯合會，又於民二十九年接到焦館長准予籌備組織分館之委託，受戰事所阻，未能成功，現在選舉職員，復興籌備工作，並具呈中央國醫館報告，及向居留政府註冊。

醫界新創舉

中醫報畫將應世

（醫聲社訊）四川醫藥文化福利供應社，鑒於中醫刊物，皆莊嚴鄭重，不克采入民間，兼之此次大選，中醫界光怪陸離，醫才醫落之鮮廉寡恥，陷本山、藥於苦悶低落之述，醫藥界人士急需正當刺激，藉資警醒，故特創編「中醫畫報」一種，全用幽默筆法，圖文並重之作風，亦社亦諸之筆調，堪稱空前未有，圖畫部除銅版照片外，尤偏重漫畫，文部以短小精悍，不違悖現實之超諷刺者爲主，進均重趣味，但雋永中又必含有深刻意識，已聘定文啄之爲總編輯，雙敬威爲圖畫主編，范仲良爲文字主編，用兩道色白報紙精印，刻正加緊籌備，短期內可望出版云。

強姦民意！

柳贈春迫讓國代

省中醫一致否認

通電反對並分別請願

（本社訊）此次國民大會代表選舉，已於十一月二十一至二十三日順利完成，全國職業團體中醫師國大代表法定候選人柳贈春，先後經同業千餘人之發者，復經中央圈定、政黨提名，並明令公告給華中區中醫師國大代表候選人，本省同人均一致投票，迭見各報，前由京京方友人電告，柳台有被迫退讓訊，因未得確定消息，疑信參半，頃奉社會處十一月二十八日長社修一字第二三九一○號代電，謂應支持民社黨鄭邦達，並不言及柳君，是迫令柳君退讓支持另一友黨之明證，本省同人，聞之極爲憤慨，咸以當局此種作風，實屬強姦民意，有失普選本旨，且柳君選票，己達七千之多，華東區佔代表五名不讓，而僅占一之華戶區迫令退讓，殊屬矛盾，除急電南京社會部及全國選舉總所收回成命外，並於十八日由醫會推派代表錢岫東等分向省黨部社會處請願，請予迅轉當局明令答覆云。（又訊）本省各縣市醫會，前閱本報此項消息，即紛紛函詢，並謂果係屬實，誓必堅決反對，仍一致支持柳君當選云。

營衛之研究

潘樹仁

營衛二字在古書極爲常見，但對此二字之解釋今書又極少見；有者書中云營即是血，衛即是氣，如果營衛即是氣血，何不直言氣血而另列此不易明瞭之營衛二字？余懷此疑題數年不解，後翻醫學大辭典載曰：『營即動脈，因動脈之血清，衛即靜脈，因靜脈之血濁，且動脈在肌膚之內，靜脈在肌膚之外』。其所謂之清濁內外雖係根據現代解剖學，實亦附會內經『清者爲營，濁者爲衛，營在脈中，衛行脈外』之說，粗視之頗覺合理，實則乃不明營衛之甚者也。按該書內容僅以舊式理論編成，新說罕見，而對此營衛獨附新說，不意竟錯誤至此。

考古人對於營衛二字之見解，率多含混其詞言而不明，不過稍變內經原句而已，即以馬玄台所註而論，『營者陰氣也，由水穀人胃而化此精微之精氣也』，此乃以經註經了無心得，近人謂『主一身清化者謂之衛氣；主一身之熱化者謂之營氣』意雖近是，但嫌籠統。陳安邦曰：『衛即肺臟呼濁吸養之氣的功用；營即指心臟血液循環之血的功用』，已故醫学大師惲鐵樵解釋衛即體溫，時逸人似亦有解釋，此外則言者少矣。

營衛之解釋既極少見，足徵此二字設非不值一釋則定屬難於解釋，然營衛二字在舊論中極佔重要地位，斯可徵見確實費人索解也，固然在現在此二字已無存在之必要，然現代中醫之進化程序不外掘古與溶新二途，故字雖可廢而仍有研究之價值。倘吾人欲知營衛之眞義，必須對古人之理論先有清楚之認識，然後加以分析與研究，始能得其梗概。

營衛之考証

考內經營衛生會篇云：『何氣爲營？何氣爲衛？營安從生？衛安從會？』答曰：『人受氣於穀，穀入於胃，以傳與肺，五臟六腑皆以受氣；其清者爲營，濁者爲衛，營在脈中，衛在脈外，營周不休，五十而復大會，陰陽相貫，如環無端』。此爲內經全書述營衛最詳明之一段，乃籠統說明營衛之產生及化生現象。由此段文字可摘得五點結論：（一）營衛之來源均由食物化生。（二）其功能營養臟腑（括言全身）。（三）其所處地位則營在血管之內，衛在血管之外。（四）營屬陰而衛屬陽。（五）兩者有相互連貫如環之關係。

由於研究陰陽之經驗，知古人以陰代表物質，以陽代表氣化，故可推知營爲有形之質而衛乃無形之氣，倘或誤會營在脈中，衛在脈外之句，每易使人誤解營即是血衛即是氣，古今多有此錯誤觀念，實則內經已將營衛與氣血劃有顯然不同之界線，未嘗一次道及營衛即是氣血，例如營衛生會篇云：『壯者之氣血盛，其肌肉滑，氣道通，營衛之行不失其常；老者之氣血衰，其肌肉枯，氣道澀，五臟之氣相搏，營氣衰少而衛氣內伐』。觀夫此，則知營衛實非氣血，僅氣血之盛衰與營衛有直接關係而已。

於右段文中吾人獲一有力線索，乃年高之營氣份量不過減少而已，然於衛氣則不但不衰少而且反益爲害，能生出「內伐」之損害身體現象，故無怪內經屢稱衛爲悍氣也，考內經從不曾言氣能無故傷人，衛則有之，可知衛非氣血之氣明矣。

再湯液篇云：『今精壞神去，營衛不可復收者何也？嗜慾無窮而憂患不止，精氣弛壞，營泣衛除，故神去而病不愈也』。此節之營泣衛除，乃指營衛死後之變化，據五臟生成論解釋：『凝於脈者爲泣』，則營泣蓋言營死後則凝於血管之內也。（經言營在脉中）然云衞則不曰泣而曰除，除者消失之謂也，考其生理之常，營衞既於生前如相貫如環之關係，而死後則又營泣衞除同歸於盡，其關係之密切極可想見。

以上之考察雖對營衞已有輪廓概念，然仍不能得明晰之認識，吾人姑再個別考証以求結果。

營之考証

內經營氣篇云：『營氣之道，內（同納）穀爲寶，穀入於胃，乃傳於肺，流溢於中，佈散於外』。此節大意即謂營之化生以攝取食物是賴，其佈散區域在全身內外無所不至。

經文曾云營在脈中，故可知營之流溢行動，在血管之內，然血管有動脈靜脈之分，其營究居於何脈？衞氣篇云：『精氣行於經者爲營』按古人對於靜脈稱絡脉，動脈稱經脉，是可斷定營乃處於動脉之內，痺論云：『營循脈上下，貫五臟絡六腑』痺論：『藏於皮膚之內，腸胃之外此營之所舍也』。按腸胃之內與外界空氣相通，皮膚之外亦與空氣相觸，故所云腸胃之外皮膚之內者，乃指不與外界相通之整個軀體而言，亦即無所不至也。據此則吾人得知營之大貌：『營乃由食物化生，屬於液體（經曰流溢）行於動脉之中，佈散全身內外，其功用爲供給周身營養（經曰五臟六腑皆以受氣），死後則凝固』。另補論其功用之邪客篇曰：『營氣者，泌其精液，注之於脉，化以爲血，以榮四末，內注五臟六腑』。四末即四肢，言四肢及五臟六腑即足以代表全身，四肢乃竟事消耗不事生產之甚者故舉以爲例。全句之意，乃言全身各部份皆依賴營之養而生。書中既謂營能泌其精液注之於脉化以爲血，當在其尚未化血之先，自屬於化血原料之榮養成份無疑，但血中榮養成份爲何？據生理學云：『血液在顯微鏡下觀察，則見透明之液體中含有無數微小固體，此透明液體稱爲血漿，微小之固體稱爲血球，血漿之大部份爲水，其餘爲被溶解在內之蛋白質，碳水化合物、脂肪及鹽等物質，與氧，氮，碳酸等氣體。血漿之作用爲搬運養料及血球以供給全身各部份之需要』。據此，可以推斷古人所謂之營實指血漿而言，古人目中之營雖知其爲血中之一種營養物質，苦於不明其眞象，遂按其功用之現象加以推斷而定名爲營，以明示其與血不同，營爲血漿已經不少同道論及，余不過考証較詳）。

衞之考證

衞之研究頗難，雖有現代不少同道論及，然可信者究少，故醫學大師惲鐵樵雖曾斷爲體溫，但名醫陸淵雷先生對於這種論說頗具懷疑，只覺其近似而亦未作其他任何具體說明，故衞字之解釋仍爲現代一無答懸案。據本人研究所得，似較體溫說及呼碳吸養說稍進一步，然亦未敢謂完整無訛。

由於營衞考證節中，在衞字之定義範圍內已獲得六項可研究材料：一，衞乃由飲食所化生之悍氣。二，衞有象無形而非物質。三，衞死則消失而無遺骸。四，衞與營有極密切之相互關係。五，衞不處於血管之中，且無固定徑路而散行於全身。六，年老時則衞有害於身體。

據此六項綜合觀察，則知古人所云之衞字乃指『新陳代謝』作用而言，茲再列證於下：本藏篇云『衞氣者，所以溫分肉，充皮膚，實腠理，司開闔者也』。『衞氣和則分肉解利，皮膚調柔腠理緻密矣』。分肉指深層肌肉，腠理指淺層肌肉，皮膚軀體之最外層，其云溫分肉充皮膚實腠理者，即係充實整個肌肉而言，溫乃由於新陳代謝機能之燃燒，充肥皆爲代謝機能健旺所得之結果。調經論云：『上焦不通則皮膚緻密，腠理閉塞，玄府不通，衞氣不得泄越，故外熱』。出汗不僅放散體溫，乃亦新陳代謝排洩廢物之一種方法，玄府即汗孔，因汗腺閉塞，汗不得出，故言衞不得越泄。

體溫大部份來源，乃生於營養物之化學燃燒，故體溫乃新陳代謝現象之一種，惲鐵樵云衛即是衛氣，雖不甚誤，而實未全中。次表言肺之呼碳吸養功用即是衛氣，亦不甚符合，蓋呼碳吸養亦爲新陳代謝現象之一種，而非衛之全意，故衛字乃代表整個新陳代謝作用：陳者乃指體中用過之廢物而言，新者乃指營而言，故衛與營互有密切之聯帶關係。倘衛單行工作而無相當之營補充，則身體之體質只有破壞而無生產矣，是故內經言衛在壯年時對於身體本命，因壯年時營之生產量常足故也；莫年時日營之產量供於衛之消耗，故謂其內伐而后有害於身體。茲請將內經原文與生理學所載並列於後，對照讀後，則知古人所云之衛乃確指新陳代謝作用而言者也。

內經：「壯者之氣血盛，其肌肉滑，氣道通，營衛之行不失其常；老者之氣血衰，其肌肉枯，氣血澀，五臟之氣相搏，其營氣衰少，而衛氣內伐」。

生理學：「食物經過消化之後，由消化管壁吸收而混入血中，做增長體質的材料，同時自體的各部器官，因爲各種工作滌、使物質破壞，變成廢物，而排出體外，再輸入新物質補充，這體質的破壞和補充，即稱爲新陳代謝。吾人在生活時，新陳代謝永不停止，但在幼年時，破壞少而補充多，故身體日見發育；成年時破壞與補充互相平均；至老年時代，則破壞多而充少，故身體日見衰老，終至不堪破壞而死亡」。

中醫學在古代有籠統之生理槪念，乃將身上所有物質均稱爲血，（因爲整個體質皆由血產生）；而將身體之一切機能均稱爲氣。

營乃血中之一種營養物質，衛乃機能之一部份表現，故言氣血乃包括營衛而言，若論營衛則不能包括整個氣血，蓋營衛乃氣血之一部耳。

古代藥劑量名考

楊志一

刀圭

考「刀圭」爲寸匕十分之一，又四刀圭爲一撮，此指古之一般量而言，刀圭之屬於藥量名者，參丹波元簡醫賸，尙有幾說，今列舉如後：

陶氏本草序例云：「刀圭者，十分方寸匕之一，准梧桐子大」，醫心方引范汪方云：「二麻子爲一小豆，三小豆爲一梧實，二十黍粟爲一簪頭，三簪頭爲一刀圭」，（註：黍，北人呼爲黍米子），外台刪繁車前草湯方後云：「刀圭者，准丸如兩大豆大」，漢律曆志註云：「六十四黍爲一刀圭」，以上數說，或言六十黍，或言價十四黍爲一刀圭，大抵相差無幾，而其量可以想像得之。千金方太乙神明丹方後云：「凡言刀圭者，以六粟爲一刀圭」，（按，六粟當係六十粟之訛），此一義也。黃穀碧甲雜存云：「前在京師得古錯刀三枚，京師人謂之長錢，云是部中失火煨燒中所得者，其錢形正似今之剡刀，其上一圓，正似圭壁之形，下一孔，即貫索之處，此服食家舉刀取藥，僅滿其上之圭，故謂之刀圭，言其少耳，此又一義。說苑：「十粟重一圭，十圭重一銖，二十四銖重一兩」，此圭之字，又指衡名之一義也。每翁祕與詩云：「刀圭一入口，白日生羽翰」，此以刀圭二言爲藥石之轄義也。又周復生藥業指南云：「稱藥業爲刀圭家」，觀此數說，則刀圭二字之應用，可以得其概念矣。

方寸匕

「方寸匕，古藥劑量名，名醫別錄云：「藥用方寸匕者，作匕正方一寸，抄散藥末以不落一寸爲度。」辭源按：「猶今言一茶匙也，」則其容量可知矣。

一字匕

張山雷曰：「古方中每一字三字之名，未見有人爲之說明者，頤謂古人抄藥，恆用銅錢以代藥匙，有所謂一錢匕半錢匕者，即以銅錢抄藥，滿之爲一錢，則半之爲半錢，非近時十分爲一錢，五分爲半錢之權衡也，蓋唐自武德以後，一文大錢，必有四字，其所謂一字三字者，蓋即以一錢抄藥，用其四分之一，即爲一字，用其四分之三，即爲三字，凡醫書中有所謂一字匕者，其義可知。用半字者，又即一錢匕中八分之一矣。」

中西藥性類異同論略（續）

譚次仲

第一類 解熱劑之異同

（註釋四）發汗解熱劑、有安靜調溫中樞效力，與不發汗解熱劑有減退全體細胞物質代謝作用之證明，此等處似非用動物試驗莫能證明，所謂實驗是也，但科學實驗，必有科學專家主其事，固不待言，尤必有絕大之資本，蓋往往犧牲無數之動物故也。且非一手一足之烈，更非一朝一夕之事所能竟其業也，今先就邏輯法以証明之可乎？（一）依生理學體溫所以能繼續保持生活上一定之常態者，全賴體中細胞之代謝機能與發溫中樞之調節作用，（二）依病理學體溫所以增高當必由體中細胞代謝機能之亢進，與調溫中樞調節之失司，（三）依藥理學凡藥物能減退細胞之物質代謝，或安靜調溫中樞使散溫增加與發溫減少者，皆可利用之以爲解熱劑。（四）依論理學，本上文種種爲前提，則能解熱之藥物，必能減退物質之代謝，不然則能安靜調溫中樞，中藥之解熱劑，當然不出以上之兩種作用，當然發汗解熱者，即爲安靜調溫中樞之一種反應。不發汗解熱者，即爲減退物質代謝作用無疑焉矣。準斯以談，則麻黃桂枝川芎白芷羌活獨活紫蘇薄荷香薷防風荊芥等可以推知其爲屬於前者，柴胡石膏梔子銀花連翹勾藤銀柴胡地骨皮石斛旱蓮草等，可推知其屬於後者，又無疑焉矣。

然則果欲行科學實驗之法，以資證明各藥爲安靜調溫中樞，抑減退物質代謝作用，其法將安出乎？則請陳其略如左，例如西藥 Qntilaj pim 其解熱之理，在能除去調溫中樞之戟刺也。此可以動物之試驗證明，試於家兎之腦之一定部位，所謂腺狀體者刺傷之（温刺 Waermestich ）則體溫非常上昇，可達四十二度以上，此時若以 Artipgsim 注射於皮下，經一二時間，熱度降至常溫，再經二時間始再上昇？六至八時間後又恢復以前之高熱矣。由此觀之，腦部調溫中樞受解熱劑之輕輕麻醉，以使其安靜，則上昇之體溫，即可緣藥力之作用而下降，此即所謂實驗也，中藥發汗解熱劑之實驗，則當可倣其法行之，但中藥份量太多，未易行靜脈注射，若使之內服則恐動物之消化機能未必完全，且肝臟之抑留亦大足阻止藥物之吸收，每因此而使之失效，則結果該藥之作用，不能充分發揮矣，故非用化學分析法，先採得該解熱劑之主要成分，則不足供試驗也，抑藥物的化學分析，又屬困難之事，每有經數十年而不能成功者，則草烏頭與麝香二味，至今不克取得其主要成分，斯亦可以見科學研究之不易，豈若哲學醫之理論，可以憑空着想，向壁虛造，可以唾生珠玉，彈指現樓台，如是其易易哉！宜夫國醫頑固腐化之流猶固守其哲學之堡壘，以對抗科學爲得計者矣，雖然爲國醫不朽之遠謀者，則非科學化不可，所謂有七年之病，求三年之艾，苟爲不蓄，則終身不得耳？然此姑勿深論夫發汗解熱劑之實驗方法，既如前所述，若夫不發汗解熱之試驗又若何，茲當再舉例以明之，用西藥之大量建年自一・〇至二・〇服之，而檢其尿中尿素之排泄，則能見其減少尿素百分二至百分四之排泄量，若用動物試驗，其例亦甚著明，可見不發汗解熱劑減退物質之代謝作用爲非虛矣。此種試驗法，用中藥之不發汗解熱劑以實驗於人類 亦不甚困難也。

（正文）西藥應用之解熱劑・因能下降體溫，然不能變更病之本質，故解熱劑之不可濫用，今日學者殆人人贊成，但體溫下降，可以節體力之消耗，且在非常高熱之際，對於病者生命有直接危險之虞，則用解熱劑以下降其體溫，可以救一時之危急，但解熱劑壓抑心腦，亦損胃腸，故往往取其無害於心臟之建年與壯心劑合，以救治一切發熱而心臟衰弱之症，蓋時行性熱病，最握要之治法，祇有解熱壯心兩途，此西藥，解熱劑應用之大略也，至於中藥解熱劑之應用，亦完全相同，茲証明其相同之點於下：

（詳釋一）中藥解熱劑祇能解熱，不能變更疾病本質之証明，夫中醫對於急性傳染病之記載，如發熱，惡寒，頭痛，嘔吐，咳嗽，喘促，體痛，眩暈，汗出，口渴等，皆疾病之通候，而非疾病之個性也，傷寒所記不過一種熱型的分別，如上文所說太陽之時發熱，卽稽留熱也，少陽之往來寒熱，又曰蒸蒸而振却發熱汗出而解，則間歇熱也，陽明之日晡所潮熱，則弛張熱也。厥陰之熱四五日，又退熱四五日，旣退復熱一如前狀者，則回歸熱也，上文旣已詳細說明之矣。此等熱型的分別，亦非能合於疾病之個性也，溫病條辨之三焦分部更無意義謬誤尤甚，夫疾病的個性者，有一定之原因與症狀，劃然而不可混者，中醫對流行性病合於個性之記載者，惟金匱要略所記瘧疾，（發冷）痙病，（流行性腦脊髓膜炎）傷寒論所記之風濕，（留麻質斯）與他種載籍所經之麻（麻疹、痘（痘瘡）赤痢（疫痢）等，則庶乎其合於個性者矣夫以上之種種病症　不論爲瘧，爲痙，爲風濕，爲疹痘赤痢，皆以發熱爲其必發之症狀也，中醫處置此種種病症　又不論爲瘧，爲痙，爲風濕麻痘赤痢，所用藥亦必不能出乎，柴胡，銀花，連翹，石膏，枝子，靑蒿，地骨皮，銀胡，不斛，旱蓮草，麻黃，桂枝，防風，荊芥，羌活，獨活　香茹，蘇葉，薄荷，芎藭，白芷等。諸解熱劑之外也，蓋斷斷然矣，有時於諸解熱劑外更佐以一種凉藥，略收鎭靜的作用（詳下）此非方中之主藥也，而解熱劑乃爲主藥，但有服藥後而熱卽減退，亦有完全退盡者，或則暫時減退，經半日而再續增高者，更有自始至終投以各種解熱劑均無效，熱度始終如故者，此卽解熱劑無直接變更疾病本質之明證矣，蓋解熱劑僅爲解熱，非對於疾病的本質有若何之作用故也。

上文不云乎，解熱劑僅爲對症療法，而非原因療法，故仲景嘗云，太陽三日已發汗，若吐若下若溫針病仍不解者，此爲壞病，桂枝不中與也，觀其脈症　知犯何逆，隨證治之又曰服桂枝湯大汗出後大煩渴不解，脈洪大者，白虎加人參湯主之　又曰服桂枝湯或下之，仍頭項強痛，翕翕發熱　又少陽篇云，若已吐下發汗溫針譫語柴胡湯證罷，此爲壞病，觀此數節可知仲景對於桂枝柴胡等解熱劑之應用，不必能其有效　換言之不能決其熱度之必能因藥而減退，故斷斷然戒人之濫用也，徐靈胎醫學源流論亦有云，治病之法，咸欲其速，藥中而病淺則愈早，藥不中而病深則愈遲，此常理也，然往往有無關於藥治之遲早中不中者，蓋有多種疾病，向愈每有一定之時期，如麻疹痘疾之類是也，卓哉然乎，對症療法之解熱劑不能變更疾病之本質，可於徐氏之言反証得之矣，夫麻疹痘疾其經過期，（除壞症不計外）有一定，當其蘊釀之時，則微熱，及其進行之時則大熱，殆其病勢退行而熱自退不用解熱劑可也，此尙爲世人多數巳知之事實，抑有多種流行性病酷類於痲疹痘疾者，如腸傷寒，往昔稱爲小腸壞熱，又曰腸窒扶斯者，其經過期亦有一定，與痲疹痘同也，則世人知者鮮矣，卽其他疾病，其經過期雖無一定　但解熱劑之效力，亦不能縮短其發熱期則一，（未完）

強心劑（續）

樊天徒

人參　有強心營養作用，相當於西藥之葡萄糖，而功力遠甚，且有健胃作用，故胃機能衰弱者亦用之。凡急慢性心臟衰弱，與附子配合，可收意外之效，於亡津液之垂症，尤擅特長，故古方有獨參湯，即取其強心復脈，興奮之中，兼能補充營養液也。強心用三錢至五錢，健胃用一二錢。

仙鶴草　為強心止血藥、適用於出血性之心弱症。腸窒扶斯與胃腸出血者，最為相宜。又肺病咯血胃病吐血而心力不強者亦宜之。用量二錢至三四錢。近有「仙鶴草素」，即由本品所製成。

萬年青根　有類似洋地黃之強心利尿作用，而無其蓄積作用。適用於心臟性水腫及心囊炎等。用量鮮者可二三錢，乾者減半。「武田」出品之「紫黛林」，即本品製劑。

蟾酥　含有一種成分名「加瑪芮」，有強心作用，而無蓄積作用。臘野氏有注射劑名「布福他利斯」，即本品製劑。本藥多配入成藥中用之。（如方神丸痧氣丸之類）湯藥中則用乾蟾皮，大腹水腫多用之，每服一錢至錢半。

麝香　有迅速之強心醒腦作用。凡急性心臟衰弱神識昏迷魯鈍者，多用之。用量每次一厘至五厘。

冰片　小量三四厘能奏強心之功，大量及招致痲痺。

蘇合香　功力較麝香冰片為弱，內服每次可用三五分，可奏強心醒腦之效。此麝香冰片蘇合香三藥，雖屬強心藥，而嚴格論之，實興奮藥也。其作用迅速而為一過性，其功效約略與西藥「伊可賴」「十的年」「樟腦」劑相若。適用於急性心臟官能障礙，可藉其迅速發揮之興奮作用，以挽救危急，俾得甦起神蘇，然後從容施治。至於慢性的實質的障礙，則非所宜。因其增高血壓過驟，凡有瓣膜疾患者切忌之。恐因不勝其興奮刺激，反易招致猝變也。孕婦亦忌服，誤用有墮胎之虞。

犀角　本為清血止血解毒藥、但據近人研究謂其亦有強心作用，適用於中毒性心官能障礙症。碎片入煎，每服可用八分至錢半，磨汁另服，每次只用三分至五分。但據著者經驗，用本品以清血解毒，確可著偉效，若任以強心，恐不可恃。

牛黃　近醫多以本品為強心解毒藥。據著者之經驗，其解毒之力確實可靠，但強心之功，則不可恃。惟因熱毒重而致心力減退者，可用以解毒，毒解則心力徐復，亦意中事。若心力衰沉而不因於熱毒者用之，則令人失望矣。每服用量一二分，可連續數次用之。

西洋參　有強心解熱營養作用，熱病經過中，營養不良、心力衰弱煩渴者，可用之，每服二三錢。

按蟾酥麝香冰片牛黃蘇合香等藥，大氐配用於丸散等成藥中，而煎劑中罕用之。

強心劑之組織法

強心劑因專為心臟衰弱設，但心臟衰弱者，必有其他症狀。是當隨證配合適當之藥物用之。

中醫強心劑，十之八九用附子，茲就附子之配合法論之。表證未解者，可配合麻桂用之，如桂枝加附子湯、黃附子甘草湯麻黃附子細辛湯是也。肺胃有炎症者，可配合芩連石膏用之，如附子瀉心湯，千金起脾湯是也。裏實腑氣不通者，可配合大黃用之，如大黃附子湯是也。胃腸虛寒，吐利並作者，可配合興奮胃腸之乾薑用之，如四逆湯是也。有水氣而小便不利者，可配苓朮用之，如眞武湯是也。筋攣急者，可配芍草用之，如芍藥甘草加附子湯是也。虛陽外越，汗多心弱者，可配龍牡用之，如二加湯是也。

冰麝蟾酥蘇合香等，多合解熱解毒藥而成丸散用之，如蟾酥丸六神丸至寶丹蘇合香丸安宮牛黃丸之類是也。

慢性心機能弱衰症，起因於營養不良貧血者，寧可用人參合歸芪之類，確無取乎附子。用附子功能祇顯於官能方面，而人參有營養作用，可兼使實質改善也。古方除參附湯外，參芪參朮均為極佳之配合，而四君十全補中益氣歸脾養榮諸方，乃其代表劑也。

强心劑之運用及其注意點

心機能障礙，有由中毒休克大失血亡津液以及急性傳染病之經過中，突然發作者，是為急性心臟衰弱症，宜用藥力迅速而一過性之方劑。其漸起於瓣膜障礙以及心肌變性者，為慢性心臟衰弱症，其勢比較為徐緩，宜用作用平和而有持續性之方劑。蓋急性者多為官能障礙，其勢甚暴，變生俄頃，故非作用迅速之方劑不為功。慢性者，則多為實質障礙，其來也以漸，其愈也亦徐。倘予以強力而作用猛峻之方劑，心肌反因不勝刺激而猝然停止。故以作用和緩堪以久服者，為宜。

急性傳染病之初期，機能亢進，固多數無需乎強心劑，但有許多病者，素有心臟病，或體氣虛弱，抗力不足，在感染傳染病之初期，竟現出心臟衰弱之症候。醫者此時便當早為之所，毋得猶疑，經方中有桂枝加附子湯證麻黃附子甘草湯證，麻黃附子細辛湯證，附子瀉心湯證，可以深長思也。

傳染病中以傷寒肺炎白喉流感最易發現心臟衰弱症。倘能於診療中隨時注意有無心弱之傾向，甫有發現，即於對証之方劑中，佐以強心藥，可省卻許多麻煩，杜絕許多意外，即使證候復雜，情格勢禁，未便遽用強心藥，而寒涼攻下有損心力之藥，亦當審慎用之，毋使過劑。此猶為初學膽識未及之設者說法耳。若欲使病者醫者兩無遺憾，則貴乎辨虛實於隱微。杜變端於未見，安用此猶疑首鼠為。且中陰溜府，十九獲生，陽症傳陰，危機愈迫。權其重輕，當知所抉擇矣。

有許多慢性心機能障礙症，非任何強心劑所可獲效，當細細檢查其衰弱之原因，予以適當之處置。例如有因於慢性中毒者，是當用對症之解毒劑。有因於惡性貧血血液變質心肌失其營養者，是當重用補血劑。若膠柱鼓瑟，拘執心音重複，或蜒搏不調，而恣用強心劑，則誤矣。

服強心劑後，蜒搏漸漸好轉，所謂微續者，為佳候。若蜒搏突然浮大躁動，所謂暴出者，為惡候。此殆藥力太暴或眞氣暴泄所致，所謂眞氣暴泄云者，乃心力疲憊之極，起一最後掙扎殘燈復明，旋即熄滅矣。

熱病經過中如用附子強心，煎成宜候其稍冷服之，不可趁熱服，熱服則易起煩躁嘔吐，又服附子後，若微覺煩渴小溲赤者，可予洋參粉草和之便瘥。

强心劑之禁忌

凡機能亢盛，血壓過高，以及腦充血腦出血之患者，均忌用強心劑。

又吐血咯血之後，血壓未見低降者，忌用強心劑。

高熱神昏者脈雖弱，寧可選用犀角牛黃之類，勿輕用附子。若必欲用之，必配以適合之解毒解熱藥。

孕婦心弱症，可用參附，而不得用冰麝誤用防有墮胎之弊。

（未完）

古今廬雜病論衡

袁平

（二）類中風証治病機

脉因證治，臨床四綱，古人倡之，後学守之，治醫者不明此四綱，於治療上見地不明識力無定，辨症不能淸晰，用藥乃無準則，盲人瞎馬，夜半臨池，鹵莽滅裂之咎，尤其小焉者耳，脉所以考其氣血之，虛實盛衰，因所以尋其病情之來源根本，然後察其外見之証，定其治療之方，於是脉理病因，如牛渚燃犀，本眞畢見，而證情治療，亦必提綱携領，不失緩急，是所謂得其病機，知其生死矣，本篇份余對於類中臨床上一知半解之所得 其中所論，偶有不同於古人者，非敢立異爲高，故爲逆僃以干譽，其有雷同於古人者，非欲食人牙慧，妄作攀埘以邀名，不過僅就所知所見，由臨床實驗所得以爲是者 拉雜筆述，或可爲有識之士研究參考之一助而已。

類中病因，本份氣之與血並走於上，正是氣血上亡死之候，古人所論，一誤於外風，再迷於痰火，於是根本既差，枝節百錯，詳考各家醫籍，於辨證論治，分別條目，未嘗不費盡心思，絞竭腦力，若論其結果，方藥之施，未必一效，蓋病因之眞理不明，則診治上，能有是處乎，吾人已知類中病因爲氣血上逆，肝陽上擾，激蕩腦經，卒然昏仆，則非特大小續命湯不能嘗試，即外台秘要，聖濟總錄等等各方，均在可商之列矣。

類中十脉 類中十脉爲弦滑浮數促，濇沉微濡散，余於類中臨床上，至現在止，所能心領神會，自喻喻人者，僅此十脉，故自名之曰類中十脉，類中所見之脉，果僅此十數哉，其變化錯綜，或不啻十百，爲余之所不知所未見，或知之不深，見之不切，悉略而不言，是亦不敢強不知以爲知之意也。

內風之動，由於肝陽上擾，以致血逆上冲，故弦滑浮數四脉，爲最習見，滑氏樞要「弦脉按之不移，舉之應手，端直如弓弦」千金翼「按之如琴瑟弦，三關通病梗梗無有屈撓，名曰弦，弦陽也，」辨脉篇「弦脉轟轟，如循長芊者，名曰陰結也」千金翼以弦脉爲陽，辨脉篇以弦脉爲陰，蓋弦爲肝脉屬厥陰之經，乃三陰的盡，故叔和謂之陰脉，然肝之體屬陰，而其用爲相火，是其靜爲陰其動爲陽，非純陰可比，以病情言之弦脉之屬於肝陽肝火者最多，是爲陽強之類，考之各家論脉，於脉弦一層，或理之陰，或理之陽，統不離乎上二說，然義若相反，而理實相承，言非一端，各有所當，類中一症 弦脈最多 有浮弦有沉弦，浮弦爲陽強一類，沉弦爲陰結一類，就余之所知者，類中主因 爲肝陽上擾，血逆上行，當斯時也，則血之運行速，其脉必數，運行之力外越，其脈必浮，血管壁均附有神經，血冲腦經，神經緊張，其脉必弦，故際玆龍雷暴動之時，其脉浮數而且弦，是屬於陽強而非陰結 迨至駭浪初平氣血歸經，則臍斯疾者十九身體豐肥，水濕仆結，則脉必沉弦是屬於陰結而非陽強矣，職是故也，猝然傾內時，應以凉肝降逆爲急務，及神志清平後，應以化濕活絡爲大法，病情有陰陽之異，用藥有緩急之差，此病機之所以可易也。

類中神志恢復清平後，若經絡濕結不重，則弦脉必兼滑象，傷寒論平脉法「問曰翕奄沉名曰滑，何謂也，曰沉爲純陰，翕爲正陽，陰陽和合，故令脉滑，」內風之來，爲氣血並走於上，是所謂上實下虛生理上失其平衡，失其平衡云者，卽陰陽不相承制之謂也、陰陽合和，則氣血歸經，故弦脈必見滑象，脈學正義「滑之與數，其至也均急速，但滑以形象言之，數以至數言之，」其義爲數乃表明脈之速度，滑乃形容脈之流利．類中弦數脈而見滑象，必其人宗氣尙足，濕滯不甚．養肺利氣化濕活絡亦足以收功矣。

叔和之論促脈，以數中一止立說．余於類中診治上，當其氣血奔騰，逆行犯上時，其脈促迫搏指，上溢入魚，余誌之爲上行脈，蓋氣血幷走於上．其脈促迫寸口，爲其當然，後讀丹波廉夫脈學輯要引素問平人氣象論「寸口脈中手促上擊者，曰肩背痛」，乃悟肩背痛亦爲上行症．則促脈應爲上行脈．促脈幷必歇止也，高陽生脈訣謂促者陽也，指下尋之極數，併居寸口爲促，楊仁齋謂貫珠而上促於寸口，出於魚際等等，均係上行而無歇止之義．且脈促於寸口，而知其病在肩甲，則余之所謂類中上行脈者，應卽促脈可無疑義，丹波氏謂溢上魚際之脈，卽促脈之尤甚者，促擊與溢上並舉，更可證明促迫上行之義，促爲歇止脈或爲另一義也歟，促迫上行之，於類中症診斷上，至爲重要，故未厭煩瑣，一申辯之、弦浮滑數等脈，不能卽認爲類中，唯弦浮滑數諸脈，促迫於寸口，上溢於魚際，舍類中必不能如此，寸大於關，關大於尺，亦爲上行脈，其人必肝陽上越，或頭痛頭眩，腕滿噫逆，如係嗜酒多內，豐肥氣粗之人，得此脈雖不中不遠矣，此余於臨床上，屢見不鮮者也。

脈經「濇脈細而遲，往來難，」類中見濇脈，如在神志清明以後，言語蹇澀，手足不用，爲濕滯經絡，血行蹇澀，故脈來去不利，活血通絡，繼以時日，靡不安全，若卒然傾仆，卽見濇脈，或濇脈而兼濡散之象，則於心臟有關．蓋心爲發血器管，血之周流不息，惟在心房之鼓動不停，當茲氣血上走之時，則影響心臟，至重且巨，心力不足，則脈必濇，心力不繼，則脈濡而散，傷寒平脈論謂諸濡亡血，診家正眼散爲本傷，見則危殆，素問大奇論脈至如散葉，是肝氣虛也，木葉落而死。

微脈似有若無，欲絕非絕，當夫肝陽暴動之時，氣盛火升，濡濡微散各脈，爲理之所不能見，而閉證氣塞已極，知覺運動，全失功用，於是脈道結而不通，大氣一　不返，必見濇微濡散各脈，是已至一蹶不起之危機，彼脫症脈象必先見虛火，而後繼以微散，元氣式微，根本絕滅，此爲一瞑不視之絕境，雖有參朮，恐亦無所用之也。

潛陽繼陰　內風暴動，有閉有脫，尤在涇金匱翼李仁材醫宗必讀陸定圃冷廬醫話陳修園醫學三字經，均有閉脫分治之論．苟得此中虛實，不厭金針渡世，乃所用方藥，絀不脫大小續命之跡，實不可作臨床之圭臬也，蓋金元以降，雖知有內外風之不同，而內風仍誤爲熱痰結錮胸中，窒塞心竅，或認爲外邪內陷，氣機不宜，故芳香利竅，解表宣氣法，乃不可須臾離焉，良堪浩歎矣，內風之來，無論其爲閉爲脫，總不外氣血上菀之爲害，古賢久已發明，今更有西醫剖驗得腦中實有死血積水之說，兩相印證，其非痰滯胸膈，外侵風邪，固已彰彰若判白黑焉，芳香之藥，能助氣血升浮，表解之法，更長暴動之勢，惡乎可哉。

內風暴仆，能審定其爲閉爲脫，而分別施治，則最重要之第一步，已無誤入歧途之虞矣，然無論其爲閉爲脫，而所以痰熱壅塞，眞元渙散者，實由於肝火上激，擾亂清明　腎虛不藏，飛揚僭越，閉者爲實，脫者爲虛，來源截然不同，病情顯分畛域，然要皆浮熱上擾，眞陽不藏，必以潛攝肝陽爲第一要義，玳瑁龍骨磁石牡蠣龜板珍珠母等均爲潛攝上品，閉証本近於實，當開關之初，卽可以潛降之品，鎭其逆勢，重墜滌痰，可無禁忌，（未完）

中西病名對照解

張永霖

。可投當歸芍藥散。

四，陰蝨

A中名　陰蝨。

別名　陰蟲，八脚蟲。

B西名　Pediculi, Pubis.

C譯名　陰阜虱。

又名　陰毛虱，匍匐虱，三角虱，陰虱。

D略解　大凡身體中有毛之處都可棲息繁殖。尤以陰部最多。故名陰阜虱。睫毛，腋毛，鬚髯等亦可寄生。有棲息頭髮者屬例外。瘙癢劇烈。常並發濕疹。因陰虱之涎液腺分泌物。患者胸腹部常呈青斑。

E考證　外科正宗。曰。陰虱又名八脚蟲。由肝腎二經濁氣生成。牛山活套。云。婦人有陰虱。男子與之交。其虱則傳染陰毛。或繁生於髮毛，眉毛。如大風。（即癩病）。

F治法拔萃　外科正宗。云。以津調銀杏散擦之。內服六味地黃丸。牛山活套。云。以草烏頭一味水煎頻洗陰門。或絹包雄黃末納陰門內。萬世秘事枕。曰。陰毛生虱。藥治甚多。胡椒爲末。水唾同調擦之。

五，陰痿

A中名　陰痿。

B西名　Impotenz

C譯名　陰萎，萎莖，陰痿。

D略解　陰莖不能勃起。或使姙孕之交媾不可能之謂。前者稱爲勃起性陰萎。例如脊髓勞。（初期亢進）急性慢性脊髓炎。脊髓外傷。腸窒扶斯快愈後。慢性腎臟炎。溏尿病。結核。（有時亢進）。黴毒。慢性酒精中毒。Nicotin中毒。莫兒比涅中毒。神經衰弱。全身肥滿症等。後者稱爲生殖性陰萎。例如精液缺乏。或精液中精蟲缺乏之類。

E考證　素門陰陽應象論。云。年六十陰萎。氣大衰。九竅不利。下虛上實。涕泣俱出。病源候論。云。虛勞陰萎之候。以腎開竅於陰。若腎勞傷。則腎虛陰器不能勞。故陰萎也。瘍科秘錄。曰。陰痿出素問。時後方。以痿作萎。即如草木萎而不榮也。謂陰莖痿弱。房事不能。夫眞正之陰萎者。陟莖常麻痺不遂。每臨房事。僅可翘起而乍衰。陰事不能遂。又曰。婦人之陰痿者。每臨房事。苦陰中痛而不用。多難治。

F治法拔萃　金匱要略。曰。男子脉浮弱而濇。爲無子。又曰。男子失精。女子夢交。桂枝龍骨牡蠣湯主之。瘍科秘錄。曰。使讀艷書。或服桂枝加龍骨牡蠣湯。入味地黃丸。或露蜂房爲細末。好酒調服。森立之遊相醫話。云。余壯年曾患陰痿。每服大柴胡。其效如神。肥滿症之陰痿。以防風通聖散。屢奏奇功。婦人陰痿腹堅硬。月事不調者。以通導散岐下。亦可奏奇效。

六。陰瘡

A中名　陰瘡

又名　陰痔　陰臭　陰腫

B西名　Krankheiten, der Valva

C譯名　外陰部疾患之總稱

譬如陰痔，尖圭贅肉　象皮病　囊腫　纖維腫　脂肪腫　陰臭　癌腫　侵蝕性潰瘍　陰門炎　陰痒。即陰門瘙痒症　陰腫　Bart-

（未完）

針灸醫話

焦勉齋

（丙）募穴之意義，五藏各有募穴，即肺募中府，心募巨闕，肝募期門，脾募章門，腎募京門是也，難經曰，「陽病行陰，故募在陰」，夫腹爲陰，故募皆在腹，滑氏曰「募猶結募，言經氣之聚於此也，」如熱入血室而刺瀉期門，即取肝經募穴，以通其結，而瀉肝胆之熱，故能應針而愈也，他如肺急胸滿，喘咳嗽，上氣不得臥，此屬於肺經之氣結也，即刺本經募穴中府，以清降肺氣而泄胸鬲之熱，亦能收治療之效，總之五藏募穴治病之功能，皆善能開瘀解結，故滑氏謂募猶結募，其理信然，吾針醫臨床治療，審病屬於何經之氣瘀結，即以先刺募穴爲主，再配合其他適當之經穴爲佐，則治無不瘳也。

（丁）俞穴之意義，五藏各有俞穴，即肺俞。心俞，肝俞，脾俞，腎俞，是也，難經曰「陰病行陽　故俞在陽，夫背爲陽，故俞皆在背，滑氏曰，「俞猶委輸之輸，言經氣由此而輸於彼也」，考五藏爲陰，而連繫於陽，因陰陽經絡，氣相交貫，藏府腹背：互相通應，故五藏病取在背太陽經之俞穴，即能引此經之氣而輸達於彼經，即針法從陽引陰，從陰引陽之意也，按五藏俞穴之主治要點，皆主瀉五藏之熱，故凡何藏有病屬於蘊熱性者，即刺何藏俞穴以瀉之，如肺經蘊熱，喘咳氣急，當刺肺俞，肝經蘊熱，頭眩目赤，當刺肝俞，其餘諸經，亦復如是，此一定不移之理學

以上原，絡，募，俞之意義，既已分別引述，復爲便於讀者易於記誦計，將近年拙編之原絡募俞歌括二首，附列於此，以供本刊讀者之參閱。

（一）十二經原絡歌訣

肺原太淵絡列缺，大腸合谷偏歷說，胃原衝陽絡豐隆，脾乃太白公孫確，心原神門絡通里，小腸腕骨支正取，膀胱京骨絡飛揚，腎經太谿大鍾舉，包絡大陵內關是，三焦陽池外關處，胆原坵墟絡光明，肝爲太衝蠡滿什，另有任絡爲尾翳，督脉之絡長強係，脾之大絡名大包，原絡諸穴宜熟記。

（二）五藏募俞歌訣

陰病行陽陽行陰，腹募背俞陰陽分，俞在背背爲陽，募穴在腹腹爲陰　肺募中府心巨闕，肝募期門脾章門，腎募京門季肋取，五藏募穴宜熟審，肺俞三椎肝俞九，脾俞十一五椎心，腎俞十四椎之下，兩旁各開寸五分，開瘀結解刺募穴，瀉五藏熱取俞針，藏府募俞明悉透，針病功效理湛深。

附註：命鑑灸刺心法，所載十二經表裏原絡主治歌圖，甚爲簡明，可參讀之。

第十節　八會諸穴之定義，及治熱病之見解，

難經四十五難，有謂八會者，「即府會太倉，藏會季脇，筋會陽陵泉，髓會絕骨，血會鬲俞，骨會大抒，脉會太淵，氣會三焦外一筋直兩路內也，熱病在內者，取其會之氣穴也」徐靈胎氏謂八會於經無考，然其義確有所據，此必古經之語也，余對此節文義，不泥於歷來註家之成見，而以實驗所得，詳究理論之眞諦，考八會諸穴之定義，係根據人體藏，府，筋，骨，髓，血，脉，氣之所附屬，而採用八穴爲其所會，會者集聚會合之處，審病之在藏在府，在筋在骨，在

髓在血，在脈在氣，卽取其所會之經穴，以去其所在之疾，如病在於府，則刺太念，卽中脘穴，府之會也，此穴屬於任脈，然爲胃之募，（募穴意義見第九節）胃爲水穀之海，生化之源，乃六府取稟之樞紐，故曰府會，凡六府之病，必取之主穴也。如病在於藏，則刺季脇，卽章門穴，藏之會也，此穴雖屬於肝，而爲脾之募，脾居中州，司運化之權，五藏皆取稟於脾，故曰脾會，凡五藏諸病，必取之主穴也，（藏府諸病，當詳參經脈篇）如病在於筋，則刺陽陵泉，屬足少陽胆經，與肝爲表裏而相合，肝主筋脈，故曰筋會，凡屬筋病諸症，必刺此穴爲主也，如病在於髓，則刺絕骨，卽懸鍾穴（註云陽輔穴非）亦屬足少陽胆脈，經脈篇謂「胆經是主骨所生病者，」諸髓皆屬於骨，故曰髓會，如病在於血，則當刺鬲俞，屬足太陽膀胱脈氣所發，在背部七椎下去脊一寸五分，適居於心俞肝俞之中間，吾人中焦谷氣達於上焦，化精微而爲血，血生於心而藏於肝，肝脈上貫鬲，鬲俞脈氣輸通於鬲，（俞穴意義見第九節）而此穴部位恰在生血藏血之中心點，故曰血會，舉凡一切血症諸病，必以此血會主也，如病在於骨，則刺大杼，亦足太陽膀胱脈氣所發，在項後一椎下，兩旁一寸五分，與足少陰腎互爲表裏，腎主骨，骨之髓行脊髓自腦下，注大杼，由大杼滲入脊心，下貫尾髓，滲諸骨節，故曰骨會，古本難經謂係大椎穴，屬經督脈，肩脊之骨會於此，故曰骨會，其義亦通，凡屬於骨病者，當刺此穴爲主也，如病在於脈，則刺太淵，在掌後陷動脈應手處，卽寸口部也，屬手太陰肺經，肺朝百脈，故曰脈會，凡各經屬脈之病，必刺之主穴也，如病在於氣，則刺膻中，（此穴宜平刺）任脈之穴也，爲三焦宗氣所居之處，經言膻中者爲氣之海，故曰氣會，凡各經氣分所發之病，必以此穴爲主也。

以上所論八會諸穴之學理，係以分析性而舉其定義，若以綜合性在治療上而觀察，則凡藏府皆病者，當刺中脘章門，而筋髓骨諸病，則有連屬之關係，在生理上，屬於骨絡肌肉系統，病理關於運動神經，失其活動機能，（如偏枯及痿病與痛痺症），則可同刺陽陵，絕骨，大杼，血脈諸疾，亦互相連貫，則可同刺，鬲俞，太淵，氣分諸病而牽連血分病者，亦可同刺膻中鬲俞，總之八會諸穴之功能，非專主治熱病在內之諸疾，臨症可活潑運用，熱性者針以瀉之，寒性者灸以溫之，以洞察病機所在爲要旨，除八會主穴施以針灸外，必再配合其他適當經穴以佐之，所謂神而明之，存乎其人矣。

常疢心室隨筆

姜春華

針灸擇日，為明醫官全循義金義孫搜撫華書而成，為日本多紀氏舊鈔其中敘日月禁忌，何日當，何日不當，並以病者之五行為宜忌而三十日十二時中部位亦有宜忌似頗涉迷信，但針灸對於病人精神作用極大故擇日如大醫之類以篆利用病者之精神至於忌日或係對病者行術之時間距離、他如醉飽飢心勞祭驚恐勿行術者皆有甚深之意義，總之擇日之法，擇位之法其興雖未能明又頗似乎迷信，但於事無無礙，固不妨用其法也。再則如此嚬重將事實足增加病者信仰比迷信之可利用者也。

備急灸法，為宋李聞人、述其載灸病二上一則，其書並附圖，其中以騎竹馬法最為奇妙，法以竹植擱起，使病者坐於其上然後依穴灸，能治一切癥疸腸癒懷癧等嚴重疾病，其書雖血証不多，而惟驗自錄頗為可采。

宋賓材著篇鵲心書，力主艾灸，謂醫之治病用灸如做飯需薪今人不能治大病良由不知針灸故也。世有百餘種大病，不用灸艾，丹藥如何救得性命刼得病回，如傷寒（發熱之病如感冒等），疽瘡、勞瘵、（結核病），中風（腦溢血）腫脹，泄瀉，久痢、喉痺（喉頭久白喉等），小兒急慢驚風（腦膜炎及其他易見神經謬候之病），痘疹黑陷等症、是其書所述不論各藏器病急慢性傳染病皆能治也。

又氏於不能討聞者，主張用睡聖散，服之昏不知痛曾經自用有效，其方用曼陀羅華，蓋屬祇醉劑，余疑此頗有問題，因艾灸之熱痛或，對於神經方面有若干作用，若不覺熱痛，此功效是否減低，頗成疑問。

外台祕要崔氏灸勞法，用繩量點，而蘇沈良方謂外台所記部位參誤惟彼所據者為有驗之方，則古書中凡云灸某家穴者，尚宜博采而詳考，重為實驗，編為實錄也。

古書中所言之部位，難以確實指示。

古書不記尺寸而懲人之五官四肢及軀體作彙尺，夫人有長短肥瘠五官四肢不能鑿脅劃一、亦頗成問題但古人係以病者軀體作標準，其中或無問題乎。

翰海室醫話（三）

潮安　張長民

象皮病

隋巢元方氏諸病源候論曰：「膧病者，自膝已卜至踝及趾俱膧直是也。皆由血氣虛弱，風邪傷之，經絡否澀而成也。亦言江東諸山縣人多病膧。云彼土有牟，名其卑、人行諛踐觸之，則分病疏。」又曰：「膈病者，由勞役肢體熱盛，自取風有，而為涼濕所折、入於肌肉筋腺結条所成也。其狀亦派起如編纏急痛壯熱。其發於骼者喜從鼠蹊起至踝，步如編纏故謂膈病。發於臂者、喜從摭下起至手也。可即治取消。其潰去濃則筋擊也。其著脚若置不治，不消復不潰，其熱歇氣不散，變作膧。」按：膧病卽近世所謂象皮病（Elephantiasis）膈病卽象皮病之顯淋巴腺炎及林巴管炎症弋者。唐孫思邈氏千金方膧病作癩病，膈病作編病，而與惡核，瘰疸：：等合論。羅變元氏鼠疫之研究（註一）及國醫歷代微菌學之發明考（註二），引千金方癘病文，混於惡核病中，以為鼠疫；任應秋氏傳染病學，因雙羅弋之讖，蓋未考病源及千金之諛也。原南陽氏叢桂偶記曰「香川太沖曰：「有一種俗呼脩脚者，其詳初發，不覺何因而然。或一脚，或兩脚，脛腫大，不痛不痒，無行步不妨雖不治瘵終身恐售。間有腿胖者，此亦瘀血同汁之癡結脚部者，而與陰癩也類。王背掌與脚氣同着非·。可謂估眼矣。余背視之有出脚脛腫大行步槃散；又屬陰囊腫脹，殆及地者其凶癩灿者明奏。小雅曰既微上膧。」註曰：骨瘍微膧與膧同。一買讀曰、編天下之勢方病大膧：一脛大幾如要；一指之人幾如股之平居不可屆伸。如淳曰：「腫足曰膧。」是乃母多足也。有林輪田方，特載足膧刺灸之法余末試。一所謂循脚及母多足者姦即象皮病也。據歐氏內學（Osler and McGrae: Principles and Practice of Medicine）之記載：本病中華東南各省及山東南方日本等處受染者亦乘：由以上所舉者觀之，則其所由來者故矣。

（註一）載上海醫界春秋第六年第三號，民國二十年九月十五日出版。

（註二）載上海現代中醫月刊第二卷第一期、民國二十四年一月一日出版。

本篇參考文獻諸病源候論，外六種。

中華民國三十七年二月一日出版

中華醫學雜誌

第一卷第五期

社長兼總編輯　董德懋

副社長兼駐滬代表　汪浩權

採訪主任兼駐京代表　孫西園

出版者：中華醫學雜誌社

印刷者：中華醫學雜誌社印刷部

發行所：中華醫學雜誌社發行部

社址：北平前外打磨廠一八六號

內政部登記京警平字第一八三號
中華郵政掛號認爲第一類新聞紙

慶祝「三一七」國醫節

全國各地中醫界隆重舉行

北平市慶祝大會由華北國醫學院主辦

中華民國三十七年四月一日
北平中華醫學社出版

中華醫學雜誌

第一卷第六七期合刊

于右任

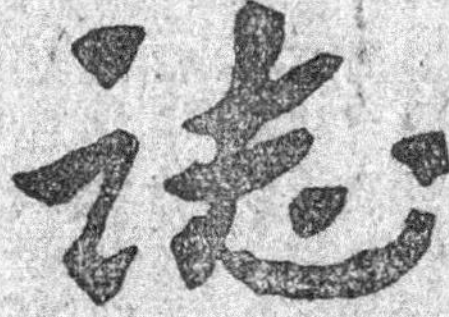

本社成立厦門分社

特聘曾劍文先生任分社長
名醫康明爵先生任董事長

【本社訊】厦門中醫師曾劍文先生對於提倡醫藥文化事業，不遺餘力，近經本社董社長之聘，在厦成立中華醫學社厦門分社，巳於二月十六日正式成立，聘請醫界名家康良石先生爲研究主任，陳志農先生為總務主任，陳一貴先生爲推行主任，復公推厦門市大名醫師康明爵先生爲分社董事長，翁迺恭先生，黯國榮先生，楊志信先生，陳德友先生，邱思志先生，曾火烟先生，曾東輝先生，吳文英先生，李炳坤先生，柯振爵先生，陳成宗先生，甘影輝先生為分社董事，厦門市全體中醫師均將加入本社研討國醫學術，使之發揚光大云、

福建永春中醫公會改選
黃祖雲任理事長

本縣中醫師公會，於三十六年十二月二十八日假西安鎮中心學校禮堂，召開第六次會員大會，改選第五屆理監事，出席會員林貞元黃祖雲等八十八人，請假吳捷明等二十二人，縣府社會科長宋廷良蒞會監選，由黃祖雲主席，黃祖錙紀錄，行禮如儀後，主席報告開會宗旨，繼由監選員宋科長訓詞，即開始討論提案，一，關於本會章程尚未臻完善，特擬就修改草案請公決案，議決，依審查意見修正通過，二，關於會員通訊錄及章程印製分發各員，以資信守聯絡感情案，議決原案通過，三，關於本會前發銅章，已失時效，應重新訂製佩用，以資識別案，議決，依擬通過，四，關於加強中醫師公會職權案，議決，依審查意見，呈請縣府核備，五，關於推行鄉村衛生，流動免費診療案，議決，依原辦法修正，呈請縣府核備施行，六，七，八九，均略，十關於改選理監事，應如何何進行案：議決，以雙記名票選之，選舉結果：黃祖雲，林錦璋，盛繼誠，陳繩樞，顏保受，郭智候，黃祖錙，潘貞坂，蘇道明等當選理事，蘇其救，陳聯輝，顧世英，黃和聲等爲候補理事，施甘文，林國賢，林寶山等當選監事，陳承年爲候補監事，並於翌（二十九）日召開全體理監事會，互選黃祖雲連任爲理事長，盛繼誠，林錦璋當選常務理事，施甘文當選常務監事，即由黃理事長祖雲主席，開第一次理監事聯席會議，討論重要議案多件，該會今後將有一番新氣象云：

本社河北南口分社
已目前正式成立
吳越塵任分社長

【本社訊】南口中醫師吳越塵先生醫學湛深，熱心提倡醫葯文化事業，近經本社董社長之聘任中華醫學社南口分社社長，巳於月前正式成立南口分社，當地著名醫師多來參加，並聘請周均先生，王志廣先生，任達開先生，趙子玉先生，李學敏先生，劉世享先生等爲董事，湯喚民先生爲顧問，張思孔先生爲秘書，劉甫字先生爲研究主任，趙稚泉先生[illegible]務主任，王甫田先生[illegible]主任，關純一先生爲推行主任云。

本年首次中醫考試
定五月十一日起分在十一處舉行

【中央社南京十九日電】據悉：三十七年第一次中醫考試，訂期於本年五月十一日起，分在南京，北平，成都、長沙，杭州，安慶，蘭州，西安，昆明，廣州，台北等十一處同[illegible]。

全國性職業團體

中醫師國大代表當選人公佈

【本社要訊】全國性職業團體中醫師國大代表當選人，因以黨讓黨關係，遲至三月七日始行公佈，本社編輯委員任應秋先生，本已當選，亦因政黨互讓，退居後補地位，此種君子之風，固可欽佩，而使我中醫界遺落幹練之材，未免又令人可惜也。茲將當選人及候補人名列如下：

當選人：賴少魂，陳存仁，林季祐，柳贈春，丁濟萬，鄭邦達。丁竹友（女），吳承蘭（女），候補人任應秋（原巳應選政黨互讓），趙峯樵，錢今陽，張簡齋，段武濬，江公鐵，邵梅隱（女）劉惠蘭（女），朱培玉（女）。

【本社訊】三十六年度第二次司法人員考試試務處北平辦事處，昨接到考選委員會發下三十六年專門職業及醫事人員考試各類及格人員名單，北平區共錄取三十四名，茲將北平區錄取名單列后：

特種考試中醫師考試及格人員：

石慰萱，左公任，蕭康伯，閻識新，鄧冀如，鄭世珍，聞愼誠，劉潤齋，周又謙，汪君度，郝宗英，裘一輝，萬震九，任瑞雯，韓泰初，蕭秉衡，綠仲陽、鄭國良，梁際興，孫九如，王世相，郭振邦，閻潤茗，李逸民，郭子傑，從 仁，韓澤羣，張宜民，蕭香圃，周士奇，剛新佑，周[illegible]

本期目次

癌症與肺結核獲得治療新法

【中央社南京十九日電】中華自然科學社訊，（一）癌症爲動物組織或器官中發生毒瘤，每易致於死亡，科學家近年來曾多方面尋求發生之原因與治療之方法，近由科學雜誌報道：美國海洋研究所希思來博士等，於尋求分解石油炭水化合物之細菌時，曾獲得一種細菌，分解石油炭水化合物而取得能力，以供其生活所需，而石油炭水化合物常爲引起動物身體患癌疾之化學物質，此爲實驗室中研究癌疾上常用之劑，故此數位海洋學家特建議以此種海水中微生物，用於癌疾治療之試驗。（二）產生維生素D之化合物Ergasterol現由芮勃博士試驗治療肺結核病患者，多數六個月後有顯著之進步，嚴重之結核病患者，經檢查後，知結核菌大爲減少或絕跡，此藥物並非直接滅菌劑，亦非轉化爲維生素D而發生作用，而係幫助患者加強身體抵抗病菌之力量，可使早日全愈。

中醫在越南

地位崇高　受人尊重

（海防通訊）越南爲法國殖民地，對於外國藥品入口，防範綦嚴，而對於中藥，則特別寬大，且稅率亦較其他物品爲低，良以數千萬越人，不能一日無此也。海防普濟醫院，爲中北圻最大之華僑醫院、亦即此間獨一無二之中醫院也。法政府比之法國醫院，一親同仁，院中醫士亦務醫官，與法醫同等尊重，此地中醫十倍於法國醫生，各施活人之術，絕無嫉妬排斥之事，且遇病宜於中醫者，每勸病者轉請中醫，我華人西醫亦復潛移默化，咸具學者之風度、今且互相切磋，組織聯合公會，共求精進，較國內醫者度量相越，不知幾何也。

缺页

缺页

中西菌性類異同論略（續）

譚次仲

最大效果亦不過暫時減退其熱度而已，雖然，流行性熱病，（卽急性傳染病），除却解熱劑外，則一切藥品，更屬無效，近世合中西藥品計之，確能變更流行性熱病之本質者，在西藥通行者則有金鷄納於瘧，白喉血清之於白喉，中藥爲吾人所及知者則有升麻之於鼠疫，卽所謂專藥是也。此外惟有應用解熱劑而已，準斯已談，則解熱劑不可不用，亦不可濫用，奈庸醫不明此義（凡中醫不讀仲景書者皆庸醫也）一遇流行性熱病，尤其是有高熱譫語者，則以大劑解熱藥投之，更配入黃芩，黃連，知母，黃柏等凉藥以授之，至於該病之原因個性不問也，不獨庸醫唯然也，世人一遇熱性病，亦同此心理，天天請醫服藥，對解熱清凉劑，必飽餐數頓而後快，殆至病勢自然減退之時，患者已衰憊至極，不能支持，因而斃命者，不可勝數也，嗚呼！吾哀世人過信解熱清凉劑也久矣，且過信之猶可言也，殆因濫用過服而死，猶以爲解熱清凉劑服食不早以誤之，分量太輕以誤之，眞所謂至死不悟者也，嗟我世人，亦知流行性熱病之死，固由於病原菌之毒素作用者乎，既爲毒素作用，則解熱劑非能袪除毒害，故不爲根本治法也明甚，總之解熱劑用之有效時，不妨於二三日持續投之，至熱全退爲度，如數日之內，屢投各種解熱劑無效時，此卽疾病本質有未易解熱之故，解熱劑之能力，非足以變更病本質之憑據，當此之時，解熱劑尤其是含有寒性（卽清凉劑）作用之石羔，有一時中止授與，以免徒削弱病人之抵抗力，俟過數日或十數日之後，再斟酌情勢，而定適當的處置，卽上文仲景所謂發汗（卽用過發汗解熱劑之謂）吐下後，病仍不解，桂枝不中與也，觀其脈症，知犯何逆隨症治之是也，若解熱劑仍可用則用之，卽仲景所謂柴胡症仍在者，復與柴胡湯是也，總之中藥解熱劑祇能下降體溫，無變更疾病本質之能力，故投之宜在適當之時期，不可濫用以誤人命，此又與西藥解熱劑完全相同之點也。

（註釋二）治流行性熱病，宜解熱劑與壯心劑並重，中西醫方法相同之証明，夫流行性熱病其原因在於細菌，所謂病原體是，而細菌之能爲害在於其毒素，毒素者細菌之分泌物也，蓋細菌爲有生命之物，有生命卽有代謝作用（夫物類生體與死體之分別化學構造未嘗異也所異者物質代謝之有無耳）故有吸收以資營養，有分泌以資排洩，此分泌固爲極毒之物，且有襲擊素之稱者，蓋特特此素毒作用以削弱體中抵抗之機能，細菌乃愈，而繁殖發展之機會。故稱之爲襲擊素也，故流行性熱病之根本治法，又所謂本質治法，唯能將其細菌殺滅之藥物如，建年之於瘧疾，或中和其毒素之藥物，如白喉血清之於白喉，則尙矣，至中藥升麻治鼠疫，其作用爲屬於前者，抑屬於後者，尙未能確實證明，但此種藥物，所謂特效藥也，舉世所稀，有如鳳毛麟角耳，吾人欲求得此種藥物而用之，殆爲困難，不得已而思其次，則唯有適用對症療法，發熱病之對症療法，其最適當者，唯解熱劑與壯心劑二者互用而已，蓋流行性熱病受細菌及其毒素之禍害，結果熱度每天增高，熱度過高則危險之象不一而足，故救急之法，則解熱劑有應用之必要，又或雖受毒而熱度不甚增高，惟心臟急陷衰弱而呈虛脫，則舍解熱劑而用壯心劑爲必要矣，又或高熱與心臟衰弱並見時，抑或卽因高熱而致心臟陷於衰弱時，此際則解熱與壯心劑並用爲最適當之處置也；中醫之處置殆無絲毫與西醫不相脗合，茲証明相脗合之各點如次，中醫對流行性熱病以仲景傷寒論之記載爲最詳，而治法亦最適密而適當，傷寒論三陽篇所記之症，皆流行性熱病也，皆以發熱爲其主要之證狀焉，前既屢言之，治三陽症之主要方劑，卽以解熱劑之麻黃湯，桂枝湯，小柴胡湯大柴胡湯，枝子淡豉湯，白虎湯，六方爲的方，前亦既略略言之矣，故今則無須繁徵博引亦可以知仲景對熱性病之重視解熱劑矣，至於解熱劑之外則壯心劑亦爲極重要之處置，仲景立法之適密適當，亦殆不亞於解熱劑焉，茲舉例如下，傷寒論太陽篇云，病發熱頭痛，脈反沉，若不差，身體疼痛，當救其裏，宜四逆湯，此節卽言病發熱頭痛身體疼痛等爲全身症狀，（中醫以發熱等全身症狀爲表症）而脈反沉則心臟陷於衰弱，有虛脫之虞，此爲心臟之局部症狀也。（中醫局部症狀爲裏），當此之時，則急當救心臟之局部症狀爲先，而以發熱身疼痛等等之全身症狀爲後，（中醫以裏症爲重而表症爲輕，故先救其裏）此本節之意義也，以此論之，則中醫處置熱性病亦深知以救心臟爲重，蓋彰彰明甚，（參看拙著中醫與科學再呈國醫館表裏節）至解熱劑與壯心劑合用之方，卽如傷寒論少陰篇之麻黃附子細辛湯，及太陽篇之桂枝去芍藥方中加附子湯二節，是其例也，傷寒論少陰篇云，少陰篇二三日，反發熱脈沉者，麻黃附子細辛湯主之，蓋以麻黃解熱，附子壯心者也，因本節有發熱，故用麻黃以解之，因本節有脈沉，故用附子以與奮之，此合劑之例一也，又如太陽篇云，太陽病下之後，脈促胸滿者，桂枝去芍藥湯主之，若脈（此脈字係陳修園加入雖非仲景原文亦決非弟所杜撰者）微惡寒者，桂枝去芍藥方中加附子湯主之，此節之處置，亦以桂枝解熱，以治太陽病（蓋太陽二字爲發熱頭痛惡寒等之代名詞也）而以附子壯心與麻黃附子細辛一節之處置相同，此合劑之例二也，由此觀之，則中醫對流行發熱病之處置，不出解熱與壯心兩途，因症狀之緩急繁簡，有時解熱爲先，有時壯心爲急有時解熱與壯心二者合倂而用之，上所引各節，皆其例也，此豈非與西醫對熱性病之用藥完全相同者耶，，雖有善辯者又誰能否認之也，不特此也，西醫與壯心劑合用之解熱劑，必取其無壓仰心力等副作用爲合格，故舍棄一切安知必林屬藥品而用建年有時亦用水楊酸屬如建年合咖啡精，水楊酸合樟腦之屬是也，中醫之處方更屬相同，蓋中藥之合壯心劑者，祇取麻桂合附子，未聞用石羔枝子柴胡合附子者，此仲景之心法，亦與科學相一致者也，但更有應討論之點，但仲景治病用藥，從原則上確與科學相同，無可讒議，但在藥物之選擇言，則大有商榷之餘地也，蓋仲景解熱劑之桂枝與壯心劑之附子乾姜等，皆有副作用，卽中醫所謂偏性太過是也，故其解熱壯心之功效，非不偉大，但未得爲中醫界一般所樂用者，卽因桂枝姜附三味藥，副作用頗多故也，雖附子不合乾姜，則性甚和平，但其效則又遠遜，若合乾姜則非一般熱性病之心臟衰弱所甚適宜，致於桂枝副作用之多，上文既略言之，茲不復贅，姜附之副作用，則詳論於下文與奮之劑可也，然此數味既非佳，則究應以何藥代之也，今夫治熱性病必以解熱劑及壯心劑爲主，此原則也，原則爲一定不易之方法，桂枝姜附既嫌其副作用多，則斟酌他種解熱壯心之藥可耳，余對熱性病之解熱劑多用柴胡銀花地骨皮羌活防風之屬，以代桂枝而壯心劑則用麝香以代姜附，蓋柴胡等之能解熱，既詳証於前矣，至麝香有壯心之效，則根據科學而應用之者也，自餘若吳鞠通溫病條辨有紫雪丹，局方至寶丹，清宮牛黃丸等，皆用麝香爲溫病通竅之用，夫溫病卽流行性發熱病也，溫病閉竅，卽高熱而脈搏弱極，甚則沉伏之謂，古人不知由高熱而致心臟衰弱，以爲熱邪閉塞脈管，故謂之閉竅耳，此時麝香用之至佳，至純然虛脫而熱度不高之時，姜附劑亦非無適用者焉，至麝香與姜附合用之例見於時方中之回陽救急湯名曰回陽救急亦卽通脈壯心之一種作用而已。

（註釋三）中藥解熱劑，亦能壓抑心腦及損胃腸之證明，西藥解熱劑，大都有損於心腦及胃腸之機能，中藥解熱劑亦然，故仲景諄諄告戒人之濫用解熱劑者誠爲卓見，茲舉其例證於下，先言害心太陽篇云，發汗後必振寒，脈微細，又曰發汗後，脈沉遲，又曰發汗後其人叉手自冒心，心下悸，欲得按，又少陰篇云，脈微不可發汗，亡陽故也。（亡陽卽虛脫）上文發汗二字，卽爲曾經服發汗解熱劑之換詞，因發汗而生出脈微，脈微細，脈沉遲，及心下悸等症狀，此卽發汗解熱劑有害於心臟機能之明証也，又次言害腦，太陽篇云，發汗後，以此表裏俱虛其人因致冒，此發汗解熱劑有害於腦之明證也，又再言害腸，太陽篇云，發汗後，腹脹滿，又曰發汗後，其人臍下悸者，此欲作奔豚，氣從少腹上衝心，（奔豚之症狀爲氣從少腹上衝於腸之蠕動亢進，發而爲腸疝痛也。）此發汗解熱劑害及腸之明証，又再言胃，太陽篇云，發汗後水藥不得入口爲逆，此發汗解熱劑有害於胃之明證，且本節續下又云，若更重發汗必吐下不止，此又並傷與腸矣，又曰：病人脈數而反吐者，以發汗令虛故也，此又並侵害心與胃矣，又曰太陽發汗，汗出不解，其人仍發熱，心下悸頭眩身瞤動，振振欲擗地者，眞武湯主之，此又並害及腦與心矣，不獨此也，不發汗解熱劑如石膏一味，其解熱之效雖著，但壓抑心腦比一切解熱劑尤爲特甚，故用之所必當愼也，仲景於陽明蒸熱脈大用之，故知石膏之主用於高熱而又心臟亢奮者，反之若在熱度不高，而又心臟衰弱之人，則決不可用，俗稱發熱則入陰，最忌石羔，夫入陰云者，即心臟衰弱也，中醫以陽字代表心臟之亢奮，陰字代表心力之衰弱，拙著中醫與科學一書，已屢言之者，故鞠通溫病條辨有脈微不可用白虎湯之句，白虎湯石羔爲君用量過兩可見其侵犯心臟，古人已知之甚悉矣，吾人以普通解熱之目的應用石羔四五錢，服後脈搏每顯然減弱，至數亦減，嘗見庸醫濫用一二兩，有立起虛脫，因而斃命者誠不可勝數，其壓抑心腦之害，昭然可見矣，但桂枝於解熱之外並爲芳香辛辣劑，匪特無害，且兼有健胃之效，於心腦尤略有興奮作用，柴胡於胃腸亦無害，則頗類西藥之建年，比之其他解熱劑所以不同也。

（正文）西藥之解熱劑尤其是發汗解熱劑，兼有治肌肉及關節之風寒溼痺、及頭痛齒痛等症，中藥之發汗解熱劑，亦完全相同。

（註釋）中藥發汗解熱劑，兼治肌肉及關節風寒溼痺之証明，傷寒論太陽篇云，太陽病，頭痛發熱，身疼腰痛，骨節疼痛，惡風，無汗而喘者，麻黃湯主之。麻黃爲麻黃桂枝北杏炙甘草四味，本湯麻黃桂枝雖係解熱之用，其次麻黃北杏爲鎮喘之用，然麻桂亦並有治肌肉及關節疼痛之效者也，故太陽篇提綱則言體痛，大青龍湯節則言身疼痛，桂枝加葛根湯及葛根二節則言項背強几几，而本節則言身疼腰痛骨節疼痛皆不曾明言麻黃桂枝爲有治關節及肌肉疼痛之效者矣，而尤足資証明者，則傷寒風溼數節所稱曰，傷寒八九日風溼相搏，身體疼煩不能自轉側，不嘔不渴，脈浮虛而濇者，桂子附子湯主之，又曰風溼相搏，骨節疼煩掣痛，不得屈伸，近之則痛劇，惡風不欲去衣，或身微腫者，甘草附子湯主之，此風溼一症，非西醫所謂留麻質斯者耶，所記之症狀，亦殊完備，夫留麻質斯，即多發性關節炎也，若病在肌肉，則爲肌肉留麻質斯，然不論肌肉或關節之留麻質斯，即中醫統名爲風溼者是也，而中醫治風溼之主要方爲桂枝附子湯及甘草附子湯，二方皆以桂枝爲主藥，即所謂君藥是，（附子治風溼亦有效，詳下強壯之劑）自餘若金匱要略所記歷節一症曰，歷節不得屈伸，疼痛如掣，獨足腫大，又曰諸肢節疼痛，腳腫如脫，傷筋則緩，傷骨則痿，此更明言痛在筋（即肌肉）骨（即關節）是亦肌肉與關節風溼痺之類耳，考歷節病所用之藥，猶是桂枝麻黃防風諸發汗解熱劑也。自餘若大風四肢煩疼（亦見歷節篇）用侯氏黑散，千金十七卷用獨活湯治疼痺不仁，外台十五十六卷用刪繁風引湯治腰腳疼弱，皆以發汗解熱劑類之藥物，如防風，荊芥，羌活，獨活，芎藭，白芷，桂枝麻黃等爲主要藥也，此中藥發汗解熱劑能治關節及肌肉風寒溼痺與西藥解熱劑相同之証明也，至千金外台以羌獨荊防麻桂芎芷等爲治頭痛齒痛之例則尤多可不復贅矣。

（正文）以上就中西藥之解熱劑而統論其功用及種類，可謂極其相似，無甚殊異之處，但就各中西解熱藥之個性而論，則不甚相同，大概言之，西藥解熱劑之作用簡而專，中藥之作用廣而不專，何以故，因西藥之解熱劑爲一種化學製劑，如安知必林屬是也，即水楊屬，及金雞納屬，雖爲一種植物藥類，但亦經用化學方法，採取其主要成分用之，如水楊樹拆出其主要成分爲水楊酸，金雞納樹（亦稱按樹）拆出其主要成分爲建年是也，職是之故，中西解熱藥之個性，遂有種種歧異之分耳。茲說明其相異之點如下。

（註釋）解熱效力發揮及持續之殊異，就其解熱之作用言之，西藥解熱劑因經過提煉，故成分不雜，以單純解熱之目的用之，則量少而專，用專則效確，量少則功速，故服後每於二十分鐘即能奏效，且利於動物之試驗，中藥未經提煉，量多而用不專，則吸收難，故見效遲，往往服後非經五六小時或十小時不能奏效，最速亦一二小時方能見效，且不利於生物之實驗，故就上文所論諸點，則西藥之解熱劑爲傑矣，但中藥之解熱劑亦甚可用者，其一因中藥力緩慢而性和，故可用大量而無中毒及驟然呈積集作用之弊，如西藥解熱劑有限量，中藥之解熱劑則無甚限量，此其例也，因其藥性和平之故，則常人可得而用之矣，其二因質量多，吸收固緩，但排洩亦緩，故功力較能持久，而例如服中藥而解熱者，非經六小時或十數小時其熱度無恢復原來之可能，是其持久之例也，其三中藥因質雜故於解熱外兼治之範圍頗廣，如桂枝兼能健胃，芎藭兼能補血，最宜於虛損胃弱之熱性病人，銀花兼能潤腸，於發熱而呈艱澀性下利者尤佳，麻黃兼治喘咳，水腫尤有效，柴胡平撫胃腸之效亦極著，柴胡桂枝二味，最適用於一切吐利腹滿腹痛等發熱病人，至西藥建年味苦雖能健胃，但用至能退熱之量，則失其健胃之能矣。（但神經痛建年爲僂風溼骨痛及頭痛則水楊酸及安知必林等爲僂又中藥所不及也）故中藥之解熱劑亦往往可用者此也，不特此也，解熱劑無變更疾病之本質，前既言之，故在解熱劑未能收效之病，則中西之解熱劑均不能收效，反之西藥解熱劑能收效時，則中藥亦未嘗不能收效焉，獨西藥之解熱劑中有建年一味，於普通解熱之外，兼爲瘧疾之專劑，所謂發冷特效藥者是也。而中藥解熱劑中。於普通解熱作用外，無專治病之專長，其有治一病專長之升麻（鼠疫特效劑）又不得爲普通解熱藥，此又中西解熱劑殊異之點而各有得失，長短之別也矣。

（正文）西藥解熱劑多獨用一味，且不分時期，中藥因習慣上之關係，處方均合他藥用之，尤喜用寒涼劑爲佐使，且中藥解熱劑之應用，不僅因熱型之不同，而有分別，即在病之時期及症狀上，各解熱劑之應用亦有不同此又其相異之點也，茲說明於下。

（詮釋）中藥解熱劑之處方，大抵少獨用例，不過在仲景解熱劑之處方祇用一種解熱藥爲君藥，而以他種非解熱藥爲佐使，如桂枝湯太陽篇之解熱劑也，以桂枝爲君，而佐以生薑，小柴胡湯少陽篇之解熱藥也，以柴胡爲君，而佐以黃芩，白虎湯陽明篇之解熱藥也，以石羔爲君，而佐以知母，此其大路也，故仲景處方所以見稱於後世者，因其用藥之簡明嚴謹，對藥物之個性，深有體認功夫者焉，於後世解熱劑之處方則不然，架床疊屋，精類集同，如人參敗毒散，既用柴胡，又用芎藭羌活獨活，銀翹散既用銀花連翹，用薄荷芥穗，複雜若此，皆由對藥物的個性無體認功夫耳，後世對解熱劑尤多合一種涼藥用之，者涼藥之性質，大約可分三種，皆以氣味爲區別者，一爲苦寒劑，如黃芩黃連知母黃柏龍胆草之屬是也，一爲甘寒類，如竹叶蘆根羚羊角犀牛角之屬是也，一爲甘潤類，如地黃麥冬元參阿膠之屬是也。而不發汗解熱劑之石膏，同爲甘寒類，枝子同爲苦寒類，石斛同爲甘潤類，此又一藥而兼二用者也，且石羔一味，尤爲甘寒類之首焉，此種寒涼之劑，其作用大抵爲和緩刺戟減退與奮，且局部有急性炎症者，實有消炎之效力，故合解熱劑用之於發熱病人，可使頭痛，譫語，口乾，作渴，狂燥不寐，咽痛，眩冒等症狀減弱，近人多與解熱劑合用，或嘗用解熱劑中有寒性作用者，以此故也，但寒涼劑濫用爲度，或遇素體虛弱之病人，則能分血壓沉降腦力脫失，有因之嘔吐眩暈失神，甚則呈虛脫之狀態，變成脈搏沉絕，體溫驟降，大汗淋漓者，三種寒涼劑中，其和緩刺戟減退與奮之效，以苦寒類爲最，甘寒次之，甘潤類又次之，但壓抑心腦之副作用亦以苦寒類爲甚，而甘寒類次之，惟甘潤類則略無此弊耳，然而石羔亦甘寒類，其功效與副作用，醫者多以爲應居苦寒類之上，此固由石羔一藥之個性使然，亦未始非由於其用量過重之故，蓋習慣上黃芩黃連等苦寒類用量不過二三錢，而石羔則每每用至一二兩，又安得不爾爾耶，故寒涼劑不可不用，但不可濫用，且仲景用寒涼劑於熱性病人，均極謹慎故能讀仲景書者，對寒涼劑絕無濫用之弊且辨症處方均有一定之規矩可守，人人能知能學，無高深荒遠穿鑿架空之談，故與科學臭味相投，於解熱劑尤見其然，此仲景之所以爲仲聖歟，凡此皆中藥解熱劑處方之異點者，又非徒處方之異也，諸解熱劑之應用，大抵有一定之症狀以爲認識點，除熱型鑑別與西醫相同外，其餘所論則又多不同，如麻黃桂枝多用於太陽熱，太陽爲時發熱，即稽留型上文已言之，而其兼見之症，則脈浮惡寒頭痛嘔逆體痛舌潤不渴，此發汗解熱劑應用之異也，如柴胡多用於少陽熱，少陽之熱型爲往來寒熱其形狀爲蒸蒸而振，却發熱汗出而解即同間歇型是也，上文亦已言之，而其兼見之症，爲口苦喉乾目眩舌白苔略乾胸脅苦滿，心煩喜嘔或渴或脅下痛，又如石羔多用於陽明熱陽明之熱型爲潮熱，在日晡所，則同於弛張型，而其兼見之症則爲脈大譫語，便秘舌乾苦黃口渴欲飲水數升汗出不惡寒反惡熱此不發汗解熱劑應用之異也，但以中醫界之習慣言，似尚鮮絕對遵守此種鑑別點爲用藥標準者，抑余個人經驗，完全依據仲景之處方及其分量時，則當絕對遵守其鑑別點，例如桂枝湯必舌潤，口不渴乃可用，若譫語舌焦苦黃大渴之際用之，則必僨事，又如白虎湯（石膏爲君藥）必舌焦苦黃譫語脈實大又大渴引飲乃可用，反之若用於舌潤不渴脈微弱之病人，又必僨事矣，蓋因桂枝與石膏之藥理於解熱之外，在心腦胃腸等機能皆有顯著的相反之作用故也，

（未完）

強心劑（續）

古今著名之强心劑

樊天徒

㈠四逆湯（仲景）

（方藥）生附子，乾薑，炙甘草，

（適應證）凡心臟衰弱，腸胃虛寒，見吐利不渴，厥逆汗出，脉搏沉微，舌苔滑白諸症者，本方主之。

凡惡寒不發熱，身體疼痛，脣指發紺，或下利，或吐，或吐利並作，脉弱汗出者。本症吐利物，大都無甚惡臭，所下有時爲清穀，腹或痛或不甚痛，按之軟，無甚抵抗者，居多。

按本方爲强心回陽溫腸胃止吐利之特效方。用藥雖僅三味，而功效甚偉，中醫所習用之強心劑，多從此出，或加人參，或加人尿，或加猪胆汁，或加葱白，隨症加減，功用益顯。誠非西藥洋地黃樟腦製劑所可比擬也。

㈡四逆加人參湯（仲景）

（方藥）生附子，乾薑，炙甘草，人參，

（適應証）凡四逆湯證，（見前）而血壓低降，脈波軟弱異常，審其證得諸吐利汗下亡血亡津液者宜本方。

又四逆湯證，服四逆湯後，脈仍不起者，宜本方。

㈢茯苓四逆湯（仲景）

（方藥）生附子，乾薑，炙甘草，人參，茯苓

（適應證）凡四逆加人參湯証，而見眩悸煩躁者，宜本方。

又手足厥逆，肉瞤筋惕，心下悸，腹皮拘急，下利，小便不利者，亦宜本方。

㈣乾薑附子湯（仲景）

（方藥）乾薑，生附子，

（適應證）凡脉搏沉微，手足厥冷，煩躁不得眠，心腹冷痛，嘔吐下利，清淡如米泔，不甚臭穢，甚則口噤轉筋，眼直斜視者，本方主之。

㈤通脈四逆湯（仲景）

（方藥）乾薑，生附子，炙甘草，葱，主之

（適應證）下利清穀，手足厥逆，表有熱而不甚惡寒，面色赤，脉微欲絕，或腹痛或乾嘔，或咽痛，或利止，脉不出者，

㈥通脉四逆加猪膽汁湯（仲景）

（方藥）乾薑，生附子，炙草，猪膽汁，葱，

（適應證）凡通脉四逆湯証（見前）而胸中痞塞，呃逆，乾嘔，煩躁不安者，本方主之

㈦白通湯（仲景）

（方藥）葱白，人尿，乾薑，生附子，

（適應證）凡頭痛，面赤，氣逆，肢厥，腹痛下利，脉微欲絕者，本方主之。

㈧白通加猪膽汁湯（仲景）

（方藥）葱白，人尿，乾薑，生附子，猪膽汁

（適應證）凡白通湯證，（見前）而胸中痞塞，乾嘔，呃逆，煩躁者，本方主之。

以上八方，均有薑附，爲中醫強心回陽溫和腸胃之主要方劑，凡心陽式微，體溫低降，腸胃虛寒，嘔吐下利，厥逆汗出，脈搏沉弱，古人所謂太少兩陰之虛寒重症，大率可於此中求之。古人憑此以挽回危險重症，殆不勝例舉。但近世醫家，畏附子乾薑殊甚，竟有終身不敢一用此類方劑者，此固由於辨症無識，用藥無膽之故，而仲景之書，年湮代遠，文字簡略脫譌所在皆是，後生末學，不遇眞傳，自難識別，用之不當，輒易僨事，坐使良藥遺棄，名方埋沒，例如通脉四逆湯之葱白，白通湯之人尿，究竟應有應無前賢聚訟，迄無定論。著者以爲凡此種種，去古既遠，難以究詰！是當根據讀書之心得，臨床之經驗，參以仲景之藥法，以及近賢之研究，將附子乾薑人參葱白胆汁人尿六藥之所主，條分縷析，詳爲闡發。學者果能於此稍加留意，則處方用藥，隨證加減，自可胸中雪亮，智珠在握，藥味之加減，藥量之損益，必能藥與證合，效如桴鼓，正不必泥於方名，拘於俗見矣。

附論

（一）附子　爲強心回陽藥，其所主之證候如下。

㈠全身細胞生活力衰減，心臟衰弱，體溫

低降，脈沉微或數而無力者。
㊁身重體痛，厥逆汗出，四肢攣急，惡寒不發熱者。
㊂面色皓白，或面黑脣青，短氣，語言難出，舉動乏力，喜靜不好動，時昏睡而易醒，脚踡縮，時惡寒者。

（二）乾薑　爲與奮胃腸藥，其所主之證候如下。
㊀心腹冷痛，腸鳴，嘔吐泄瀉，吐利物無甚惡臭，有時淸穀不止者。
㊁乾嘔，吐涎沫，口鼻氣冷，煩燥不安，舌苔滑白者。

（三）人參　爲強心復脈健胃營養之要藥，其所主之證候如下。
㊀汗吐下，大失血，大出膿，亡津液（營養液缺乏之謂）之後，血壓低降，脈波不圓滿，沉遲軟弱不鼓指者。
㊁胃機能衰弱，心下痞鞕者。

（四）葱白　爲通陽復脈藥，其所主之証候如下。頭巔痛，而厥逆脈伏者。

（五）猪膽汁　爲降逆舒痞解毒除煩藥，其所主之症候如下。胸中痞寒，呃逆煩燥者。

（六）人尿　能擴張腹腔血管，引血下行，爲淸涼性鎭靜藥。其所主之症候如下。血菀於上，見面赤汗出，虛煩不眠，甚或吐衄，見所謂虛性興奮症者。

以上各藥之功能主治既明，則各方之如何運用，自可不待煩言，而曉然無餘蘊矣。倘何有於某方有無某藥之爭辯哉。

㊈眞武湯（仲景）
（方藥）炮附子，伏苓，芍藥，白朮，生薑，
（適應證）惡寒體痛，心悸頭眩，四肢沉重，身瞤動，振振欲擗地，腹攣痛，脚冷不仁，或下利，或嘔，或咳，或喘，或肢體浮腫，舌苔水滑，脈摶沉小，此爲心臟衰弱，腎臟泌別失職，小腸與組織間吸收機能減退也，本方主之。
按心臟性水腫，以及外感病汗不得法，致心陽虛而水氣不歸正化者，多見此症候。

㊉附子湯
（方藥）炮附子，茯苓，入參，白朮，芍藥，
（適應證）凡眞武湯證，（見前）而體重骨節疼痛殊甚，惡寒亦甚，心下痞鞕脈沉微者，本方主之。

附論　本方與眞武湯相較，藥味出入，雖僅一味，但朮附加倍，則其主證著重之點，自大相逕庭矣，因朮附合用，有逐濕除寒作用，爲惡寒體重，骨節疼痛證之特效藥。觀於千金方用此加桂枝甘草以治濕痺緩風，指迷加甘草用蒼朮代白朮以治寒濕，可見本方除寒逐濕之力，遠非眞武所可及。又入參主治心下痞鞕，血壓沉衰，此乃本方之所獨擅，更非眞武之所能爲力矣。此二方之異也。

⑪附子粳米湯（仲景）
（方藥）炮附子，半夏，甘草，大棗，粳米，
（適應證）凡腹中雷鳴切痛，胸脇逆滿嘔吐，脈沉微，惡寒者，本方主之。
按腹膜炎有宜本方者。

⑫附子粳米湯（醫林）
（方藥）附子，乾薑，半夏，炙甘草，大棗，粳米。
（適應証）凡厥逆汗出，吐利不止，腹中雷鳴切痛，脈沉微者，可與本方。
按醫林用以治霍亂而嘔吐甚者，以藥理繩之，當有效。

⑬參附湯（嚴氏）
（方藥）人參，製附子，生薑，
（適應證）凡心陽不足，厥逆汗出，嘔噦不能食，心下痞鞕，脈微欲絕者可與本方。又統治陰陽氣血暴脫。

⑭芪附湯（嚴氏）
（方藥）黃芪，製附子，生薑，
（適應證）凡心臟衰弱，表陽不固，汗多身冷，倦怠乏力，面晄氣弱，脈沉不鼓者，可與本方。

⑮六味回陽飮（景岳）
（方藥）人參，製附子，炮乾薑，炙甘草，大熟地，當歸身，
（適應證）凡陰虛貧血之體，因病而心陽式微，脈沉微欲絕，手足厥冷汗出，身體痺痛不仁，面色晄白，現貧血象，或發紺，現鬱血象，舌色淡白而萎者，可與本方。

——未完——

抵當丸如此應用

台灣張永霖譯

一、關於抵當湯抵當丸之師論

A 太陽病六七日。表証仍在。脈微而沉。反不結胸。其人發狂者。以熱在下焦。少復當鞕滿。小便自利者下血乃愈。所以然者。以太陽隨經瘀熱在裏故也。抵當湯主之。

B 太陽病，身黃，脈沉結，少腹鞕。小便不利者。爲無血也。小便自利。其人如狂者。血証諦也。抵當湯主之。

C 陽明病其人善忘者。必有畜血。所以然者。本有久瘀。故令善忘。屎雖鞕。大便反易。其色必黑。宜抵當湯下之。

D 病人無表裏証。發熱七八日。雖脈浮數者。可下之。假令已下。脈數不解。合熱則消穀喜飢。至六七日。不大便者。有瘀血。宜抵當湯。

E 婦人經水不下利。抵當湯主之。

F 傷寒有熱。少腹滿。應小便不利。今反利者。爲有熱也。當下之。不可餘藥。宜抵當丸。

二、抵當湯醫案

A 慢性子宮實質炎

三十二歲婦人。某一個月前病婦人疾患。經西醫療治。急性症狀雖除。餘證不了了。下腹遂脹鞕。醫謂須開腹。因嫌開刀。故乞診。診之。下腹部腫塊如拳。壓痛甚。便秘。帶下亦甚。蓋因子宮實質炎。腫脹而成塊故也。投抵當丸。續服一星期。腫塊減四分之一。按之不痛。再服一星期，全愈不藥。本患者或者以大黃牡丹皮湯或桃仁承氣湯。或可全愈。唯以本方。但服兩星期而獲全治者。足見抵當丸之偉效矣。

B 子宮實質炎，周圍炎，兼骨盤腹膜炎。

山口某。曾受西醫療治。診作子宮周圍炎兼子宮實質炎與骨盤內腹膜炎。藥後腹部更加膨滿。諸症相漸惡化。家人見其重篤。乃轉向漢醫。由其友人紹介。來院求治。

病歷!! 生平並無著症。唯十數日前。突然下血。其色黯黑。此時某西醫。竟以爲下血過多。遽打止血針。果然血止。隨而下疼痛而膨滿。如此返覆無常。日見深重。

現症！下部激痛不堪。體溫三十八度。患者面色青白。羸瘦。自汗如注。脈浮數。舌苔白。下腹劇痛甚。拒按。若有瘀血之狀存焉。便秘食慾不振。

治療經過！根據前述症狀。投大黃牡丹皮湯合桃仁承氣湯。翌日大便數行。疼痛漸見輕減。體溫僅三十七度五分。下腹鞕滿略減。臍下按之鞕如拳大。當是子宮腫脹。仍守前方。再服三天。臍痛竟上延心下。按之腹筋拘攣。壓痛上移心下。體溫上騰三十九度。因作柴胡桂枝湯加大黃。翌朝體溫下降。心下爲之緩解。少仍鞕滿。乃改抵當丸。豈料一劑後月事來潮。下血後腹疼輕減。腫脹消除。熱退。食慾增進。再三貼諸證霍然。日漸恢復。夫大黃牡丹皮湯，桃仁承氣湯，抵當丸。同是驅瘀血劑。因擬方之不同。功效之差如此。

C 子宮筋腫

三十八歲之婦人。近藤某。素無著患。六年前曾患神經痛與腳氣。醫爲神經痛者。以右臂常疼。稱腳氣者。因兩腳倦怠故也。爾來數載醫藥不效。日夜焦急。醫遂作神經衰弱症。月事如常，唯量較少已耳。望之面色青白。體格肥滿。自訴臂痛不堪。兩腳倦怠。頭重眼精疲勞便秘耳鳴云云。家人謂爾來腹部日見膨大。幾如妊娠云云。診之脈弱。腹不壓痛。唯臍下石鞕如拳。推之略可動移。乃斷爲子宮筋腫。患者聽之愕然失措。且謂三兩天前曾就某內科醫之診。並不聞子宮異狀。似焦慮與不滿。面諭非開刀剔出。亦須續服漢方。病人因畏手術。乃投甲字湯與抵當丸。命兼服一星期。四日後病人來告。曰是日歸途順請某產婦人科診察。亦斷是子宮筋腫。且謂須即開刀。翌日再就官立大病院婦人科。所診皆同。但謂無須即刻手術。如此意見紛紛。請先生裁斷云云。診之。鞕滿減半。觸之僅在恥骨上部。自喜甲字湯與抵當丸之偉效。如此。因告病人毋需開腹。但守原方。再調抵當丸與甲字湯一星期。

服後診之。腫塊果然僅存三分之一。從此肩臂疼痛隨之自除。兩脚倦怠亦自愈矣。次月經水加倍。心神爲之爽快。現在仍頗順適。唯是否能再發。此則猶須研究。

三、抵當丸之應用範圍

抵當湯與抵當丸。兩方藥味雖同。所異者不過分量與用法已耳。如前揭仲景聖論。抵當湯比抵當丸。藥力較強。即前者瘀血輕。後者重一等故也。彼則少腹鞭滿。或少腹鞭。此則但言少腹滿。若子宮筋腫一症。既屬鞭滿，瘀血之量。亦當較重。理宜抵當湯。余則不拘輕重。但用抵當丸耳。其範圍即以「陽明證」。「有畜血」。「少腹鞭滿」爲目標。尤以「發狂」。「善忘」。「消穀善饑」。「經水不利」。或「小便不利」。「或自利」。「大便反易。其色黑」。爲主要症狀。至於婦人科領域。由大論推之。可分左開四種。

甲、婦人病。或因産後瘀血上昇而發狂者

乙、有蓄血。常憂鬱。訴健忘者。

丙、婦人經水不利。少腹鞭滿者。

丁、因蓄血。腹中生鞭塊者。

屬於甲類因瘀血發狂之婦人。雖爲數無多。通常多用桃仁承氣湯或通導散。不效則投此方也。○類聚方廣義欄外。云。婦人經水不利者。○棄置不治。後必發胸腹煩滿。或小腹鞭滿。喜饑。健忘，悲憂，驚狂等症。蓋說本方可治因瘀血發狂之症也。可是本方是否果然可治婦人因瘀血發狂之症。惜乎經驗尚淺。當待此後之研究。

屬於乙類之婦人因有瘀血。成憂鬱，健忘，頭痛，弦暈等。此日常臨床上所常見，不必抵當丸。但以其他驅瘀血劑。可以濟事矣。現下尚無此種經驗。」丙類固屬抵當丸最適應症。所憾者今日尙乏顯著醫案。唯以與桃核承氣湯不大效者。當可投此方。

屬於丁類者。即如上述三例醫案。蓋畜血多或有久瘀者。少腹多硬滿。形成腫塊。如第一第二兩案。由子宮腫脹而至硬塊。即如第三案之筋腫。或將成卵巢囊腫者。者本方之所治。又有由抵當丸證而呈偏枯癱瘓，勞瘵，鼓脹膈噎等症狀者。尾台氏曾舉之矣。以余之研究。凡子宮筋腫一症。以本方治之。可以收縮至一定程度。唯與瘀血症不同者。以筋腫係病的細胞逐次新生，滋蔓不已。但以抵當丸者。只可防禦一時。難以望見全愈。是故凡遇此種患者。都勸開刀剔出。爾餘瘀血諸症固宜中藥。若謂卵巢囊腫。則又非本方所能全治也。（完）

醫案

台灣張永霖譯

一、顏面蜂窠織炎（奥田氏治驗例）

小澤某　七歲男

因昨天左頰部被蜂所螫。初以民間療法治之。疼痛隨止。殆昨夜深。左面突然紅腫。今朝則戰寒發熱。顏面焮腫尤甚。自訴胸中苦悶。診之。體格榮養尙好。左頰紅腫如爪。痛苦難堪呻吟不息。局部紅腫灼熱拒按。脉浮緊而數。舌上乾燥稍呈白苔。食慾不振。口渴不休。體溫四十度二分。微自汗出。診之。心下不痞硬。胸脇不苦滿。腹中頗充實。不膨滿不拘攣。唯小便短赤已耳。向其雙親告以續發腦膜炎。則有生命之危。乃投紫圓〇。六丸。約以藥後之結果。再擬他劑。經五六小時。其父來告曰。大吐三次。水瀉七次。下後不倦急。今已得安睡云云。作小柴胡湯加石膏一日分與服。翌日往診之。顏面紅腫已減大半。體溫僅三十七度五分。仍守前方將石膏減半兼服芎黃丸。經一星期，其父來告全愈。

二、心臟辨膜病（奥田氏治驗例）

堀田某　二十五歲女

產後將旬。自覺心悸亢進。下肢微腫。因家貧不加醫治。置之度外。三日前腫及全身。苦悶呻吟不已。往診之。顏面軀幹四肢。一身盡腫。腹大便便。呼吸迫促。喘滿咯血。脉沈緊。數而不整。口唇呈紫藍色。舌乾燥微黃赤心下痞堅。因水氣腫甚，腹證未能詳察。唯以上述諸證。再以聽診上所見。斷爲因心臟辨膜閉鎖不全代償機能失調症。先與回生散一•〇瓦。又擬防木已湯加茯苓五貼。命續服不可或怠。翌日往診。據云服後小利甚利。既頻數又復多量。喘息除咯血亦止矣。診之。果然身腫減去泰半。脉搏整然。手唇均呈活色。仍守前方命服三天。後改苓桂朮甘湯合柴胡桂枝乾薑湯。經三星期全愈

（未完）

漫談中醫科學化

徐金標

今日中醫科學化之呼聲，甚囂塵上，一般思想時髦之中醫師，亦多以「科學化中醫」之漂亮名詞爲號召，吾中醫同志對「科學化」能如此熱烈注意，確係良好現象，頗堪慶幸。

然則綜觀事實之表現，殊覺不然，乃今日所謂「科學化中醫」及「新中醫」者，乃「皮毛西醫」之「尾巴」也，一見咳嗽則曰「氣管枝加答兒」，腿疹則「僂麻質斯」，腹瀉則「腸炎」，滿腦細菌，一肚洋名詞，此即謂之「科學化」也，嗟乎，「學醫人費」即對此輩言乎。

祇求皮毛，不重眞理，乃國人之一貫作風，然醫者則決不可如此顢頇，讀書臨証，皆應窮源徹底，必求其究竟，庶免自誤誤人，而於過渡時期之中醫學，尤應虛心玩索，汰蕪存精，參以新知，發揮先賢之學理經驗，使吾國固有學術精粹，獲得新估價，然則担負此一重大任務之最理想人才，須於中醫西醫學術經驗，皆有相當造詣與瞭解，尤應富於學者態度，此種人才，求之今日，殆如鳳毛麟角，有之即於中醫學識經驗，並皆豐富，而於新醫知識未能深切認識，或嫻於西醫而於中醫認識尚淺。其等而下之者即以其一知半解之西醫皮毛知識而誹謗中醫，目中醫學術陳腐不足取，只能放入博物院陳列，成爲歷史之遺物，尚侈言以科學整理中醫，非驢非馬，西醫附庸，盲從者流，隨聲附和，中醫精華，將爲此輩破壞無餘，瞻望前途，良足悲已。

古今廬雜病論衡（續）

袁平

蓋根本雖虛，而浮飈上溢之勢，倘屬有餘，對機莫失，當機立斷，方可收撥亂反正之功，而脫症純屬於虛，則必以固液戀陰爲主，鎮攝潛陽爲輔，，金石重墜之法，有時可一用，而不可再用，有時可暫服，而不可久服，况脫症之垂絕眞元，所存甚微，當茲千鈞一髮之際，暴絕堪虞，而可以妄試哉，昏仆虛脫之症，則宜萸肉，首烏，拘杞等之可以收攝眞元者，此外龍胆子能引熱下行，條芩能清上焦浮熱，雖大茲大寒 倘遠勝於金石重墜，固潛降柔肝，收效最捷，唯在臨症時，相度機宜，神明會通而已，喻嘉言論中風，曾謂表裏之邪大禁金石，是以肝風內動，誤爲外邪，乃恐金石重墜，行邪深入，彼尙不知風自內生，若不以鎮攝而安定之，將何以靖狂飈，而息浮飈乎，且內動之風，而可以麻桂麝黃息之乎。

降氣活絡 腦冲血症西醫由解剖實驗而見腦中有死血積水然血何故冲，水何自來，解剖之所見者，爲有形之血水，是僅就耳目所能及者以主論也，調經論氣之於血，並走於上，是以氣爲主，氣之上逆，血中上冲，至理名言，鑿鑿不爽故欲降血者，必先順氣，順氣之藥雖無多，而順氣之理非一法，舉凡潛陽鎮逆攝納胃肝以及開此化痰，無一非順氣之法，氣得順則血得降，即調經論之氣反則生，氣不順則血不得降，即調經論之不反則死，氣之反與不反，正古人啟示後學施治用藥先後輕重之機，可不憬然悟耶。

凡卒暴昏仆，半身不遂者，無一非氣血上菀，以致神經失其功用，苟能潛降肝陽，氣血倂平，則失用之神經，多能頃刻自復，是臨床上屢見不鮮者，通經活絡風藥走竄，反能擾亂大氣，不得安寧，非特無益而已害之，唯於數日後，氣順血降，而肢體癱廢如數，是經絡壅塞，濕濁結滯，以致血脈不靈，神經不用，此爲支節錮疾，通經宣絡各法，方可嘗試，然以余個人經驗上言，通經宣絡，亦僅能在旬月之間，或有捷效，若不遂已久，脉絡神經必有損害，雖宜之通之，亦恐鮮十全之功也。

古人治痺諸方，多爲通經宣絡爆濕行滯之品，舉凡關節不利，隧道滯塞，手足不仁，左癱右瘓，均可通而用之，其中有效有不效，用藥固有巧拙之不同，而病之深淺久暫亦有極大關係，唯當卒然昏仆，神志未復時，必不可用風藥以擾亂大氣，用之多禍不旋踵，神志已復後而手足不用，尤宜禁滋膩養陰，窒塞痰濁，更不宜補中益氣，壅過化機，溫補剛燥，消鑠眞陰，表解疎泄，脫汗亡陽，宜攻宜守，可止可行，端以病機爲轉移之標準，界限截然不容忽視，唯在好學深思之士，神明悟化耳。

中醫舊說，確有甚多不可取者，而學者應具有一種審愼與準確之目光，如淘金般使沙去金存，若去金存沙，或沙金俱去，則實爲學術上一不可彌補之重大損失，

學者於舊說之玄妙處，亦不可輕易放過，仍須耐心細加玩味，因中醫之精粹，每能於此等處得之，勿以其說陳腐而棄之。

若論今日之科學程度，尙不足以解釋中醫，即以針灸言之，今日祇能證明係一種刺戟神經之物理療法，至其精深之學理，及奏效之所以然，迄無確切之科學證明，例如腹痛一症，針三里則收捷效，距三里僅三寸之陽陵泉及膝眼以及腹部之水分建里等穴則不能治療腹痛，豈獨三里穴處之神經與胃相關連耶，又如曾遇友人治一猝然昏厥之危症，延二西醫注射服藥無效，乃延友人爲針中脘膻中二穴，立即甦生，二西醫愕然久之，不悉此爲何症，乃詢之友人，友曰，此氣閉也，即此二例，不知科學醫家及神經學家作何解釋。

考針灸爲吾國最古之醫學，其於治療上，實有不可磨滅之價值，乃傳至近日，幾成絕學，已不復爲人注意，淺識之輩，且識之貶之，良堪痛心，然則否極則泰來，針灸絕學，或將有復興之一日，因一九四六年九月九日中央社紐約電：「代表美全體醫界利益之美國醫藥協會，在大西洋城開會，出席醫生一萬五千餘人，一部醫生盛讚中國針灸治療之特殊價值」云，吾人見到此項消息，既興奮而又感傷，幾千年來祖先留下的寶貴學術，後人非但不加愛護，發揚，反以敝帚視之，而外人竟能與以注意

水果的功用

沈仲圭

一、水果的特點

（一）水果富含丙種維生素：

甲、丙種維生素的功能：

㊀保持正常的生理作用　就是使身體中消化，吸收分泌，循環，和排泄等，都能循序進行，使身體感覺舒服。

㊁預防機體的潰瘍　就是能抵抗壞血病，壞血病的現象，如骨質容易折斷，齒牙容易腐蝕，各臟器容易潰散而流血等。

㊂抵抗傳染病　如能抵抗結核桿菌，炭疽桿菌，肺炎球菌，葡萄球菌，大腸菌和通常腸菌等。

乙、丙種維生素的特性：

㊀能溶解水和酒精中。

㊁在溫度下和鹼性反應中最易變化，甚至被完全消滅。

㊂身體中不能貯蓄，必須由飲食逐日供給。

丙、丙種維生素在食物中的分佈：

㊀蔬菜：

最多的：辣椒　苜蓿　綠莧菜　藕　青蘿蔔

次多的：芥菜　蒿菜　香菜　白菜　韭菜　番茄

較少的：大蒜　豌豆　豆芽　紅莧菜等。

㊁水果：

最多的：廣橙　柚子　橘子　檸檬

次多的：新會橙　福橘　草梅　葡萄　蘋果　李子　杏子　芒果　菠羅蜜。

中国近现代中医药期刊续编·第一辑

及讚揚，倘先賢地下有知，當亦不禁泫然。

倘美國人對針灸感到興趣而加以研究，再將研究結果之報告發表到中國來，則將引起國人之深切注意矣，何則，因研究者係美國人，美國人既說針灸好，倘得有誤耶，是則針灸學倘因之而交好運道時，倘應感謝美國老爺也。

中醫科學化，確屬不容忽視，然其第一步驟，須先於舊學說，有相當修養，方能得其精英，辨其是非，再於新知方面，充實自己，此時再以新舊對勘，相互發明，則於「眞正」之「中醫科學化」庶幾近之矣。

以動物試驗確定國藥功效說

孫硯秀

古今論藥之書，汗牛充棟，顧其所言藥效、大率出諸一已之經驗，而未經科學的實驗，更有並非經驗而爲其根據藥物之形色氣味，以陰陽五形穿鑿附會之者，故藥效頗多莊味不明，甚至有特絕對相反之說者，若不以科學方法，提取各藥之主要成分從事動物試驗，則正確之藥效終無由明，而病人服之無異盲人瞎馬，其危險有不可勝言者。

今試以最習用之藥物言，如春柴胡有主升者，（衆所周知之學說不引出處以下諸藥仿此）有主降者，有謂能不發汗解熱者，亦有謂性熱能刧肝陰者。又如當歸有謂頭止血，尾破血頭尾功效各不同者，亦有謂頭尾功效相同，且不止當歸，餘物頭尾皆然者。又如紅花益母草，或謂皆能行血，或謂均有收縮子宮之效，如

較少的：香蕉 小蜜橘 大蜜柑 雪梨 甘蔗 枇杷等

㈢動物：肝臟血液中，略含少許。

（二）水果灰質中的反應呈鹼性。

（三）色黃的水果，如杏子，桃子，橘子含甲種維生素的量也很多，香蕉也富含甲種維生素，所以成熟的香蕉，是幼兒最適宜的食物。

（四）水果中含糖類最多的：香蕉 菠蘿蜜 蜜橘 甘蔗等

（五）水果中含鐵質最多的，是黑李子。

一、水果的功用

青梅 宜蘸鹽少許食，生津止渴，略含乙種維生素，梅葉解水毒，洗葛衣，便可去黴點，而不脆。

杏子 潤肺生津以大而甜的勝，含有甲種維生素較多，杏仁降氣行痰，杏葉煎湯，洗眼癬良。

桃子 生津滌熱，以晚收大而甘鮮的勝，含有甲種和含甲種維生素，並略含有乙種維生素。

李子．一名嘉慶子，滌熱生津，黑李子含鐵質最多。

蘋果 煮湯代茶，氣味芳香，能下氣生津，和中開胃，含有丙種維生素較多，並略含甲種和乙種維生素。

梨子．潤肺滌熱，化痰止嗽，絞汁叫做天生甘露飲，切片貼燙火傷，止痛不爛，和蘿蔔收藏在一起，便可以不爛，四川毛梨，含丙種維生素最多。

柿子 潤燥生津，以大而無核熟而不澀的爲良，綠柿甘脆如梨，別有風味，含甲種維生素較多，略含丙種維生素，解桐油毒、多食柿餅，柿餅切細，同杭米煮粥食，治熱痢血淋，柿霜治咯血勞嗽及咽喉口舌諸病，柿蒂下氣止呃。

石榴 解渴清熱，皮殺蟲，可染皂，花治吐血，研末吹鼻止鼻衄，也傳創傷出血、略含有丙種維生素。

橘子 清熱解渴，含丙種維生素最富的，首推廣橘，汕頭蜜橘次之，黃巖蜜橘含量很少，橘皮解魚蟹毒，化痰下氣、治欬逆嘔噦噎膨悶，去白的叫做橘紅，陳久愈良，橘核治疝氣乳癰，橘葉消癰腫，治乳癖。

橙子 橙皮化痰消食，止嘔醒胃，殺魚蟹毒，可以做菜、可以作醬，廣橙含丙種維生素較多。

此類者，舉不勝舉，所幸上述諸藥，雖不知確實功效，但性質平和，誤用之爲患尚小，至如藥性峻烈，繫人死生，有如犀角，石膏，附子等者，設或誤用，則爲害滋大，然而犀角除清血熱外，竟有收斂血管，及發汗兩說，（請參觀華西醫藥雜誌拙作硯半藥話）石膏除清胃熱外，亦有強心（惲鐵樵陸淵雷章次公）與衰弱心臟，（讀次仲張公讓）之辯，而姜附合用之四逆湯，其強心之效，或主附子，或歸乾薑，（張公讓中西醫學比觀）議論紛紛，迄無定說，或又謂用附少量則強心，多量則反痲痺心臟者，顧其用量究需若干？又絕無標準，以如此攸關病人死生之峻藥，而竟不知其正確功效，與用量，則學醫費人，東坡之言爲不虛矣！然欲明其正確功效，則除以科學方法提取其主要成分，從事動物試驗外，無他道也。

筆者行醫十六載，臨証處方時，深以國藥無確定之功效爲苦，竊以爲國藥若不作動物試驗，以確定其效用，則雖日言提倡中醫，改良泡製，而終無救於中醫中藥之覆亡。顧動物試驗在今日之中醫，因限於人才經濟，殊不足以語此，無已，惟有打破中西門戶之見，與從藥學化學專家合力從事，若狃於成見，深閉固拒，則在病家爲劫數，而中醫中藥之淘汰，亦在不久之將來矣。

常疚心室醫話

姜春華

（一）醫案作法

爲醫處方必有案語，案語者，敘明病狀，辨明病症，而處以治法者也，有清大醫，各有

柑子　止渴清熱，柑皮下氣調中，解酒殺魚腥氣，可以入藥，或去白焙研末，點湯入鹽飲，也有用湯淪過，煨肉食的。

柚子　消食清熱，洪江柚子，衡州柚子含丙種維生素極富，柚皮順氣消食化痰，以陳久爲良。

枇杷　滌熱生津，以大而純甘獨核的良，去刷毛洗淨切碎，淨鍋炒燥，入餅密收，用以代茶，下氣止渴。

楊梅　宜蘸鹽少許食，止渴，活血，消痰，含丙種維生素較多。

櫻桃　含甲乙種維生素較多，略含丙種維生素。

橄欖　又叫做青果，開胃生津，化痰滌濁，除煩止渴，清利咽喉，解魚酒野蕈毒，以香脆多汁的爲良，欖仁解毒殺蟲。

無花果　療痔潤腸。

葡萄　補氣益人，牠的種類很多，以北產大而多液的和無核的爲良，略含甲乙種維生素，白的含丙種維生素較多。

香蕉　潤腸利便，富含甲種維生素，是幼兒最適宜的食物。

菠蘿蜜　清熱解渴，含糖類較多。

甘蔗　清熱和胃，潤腸，蔗榨叫做天生復脈湯，以皮靑圍大節稀而形如竹竿的爲良。

檸檬　清熱解渴，泡飲極佳，含丙種維生素極多。

西瓜　解暑清熱，除煩止渴，又叫天生白虎湯，食瓜腹脹的，以冬醃乾菜煮湯飲即消，瓜子一兩濃煎治吐血久嗽很效，兼能減低血壓。

藕　生津止渴，消食，以肥白純甘的爲良，含丙種維生素較多，藕節入藥，功能止血，藕粉病人食之最爲相宜。

菱茭　清熱解渴，略含丙種維生素。

荸薺　又叫做地栗，消食，可以做菜，澄粉可以點目，去翳，含丙種維生素較多。

五香丸之功效

聶雲台

五香丸見於驗方新編，極言其消各種臟脹痞積，痰氣血滯，血氣刺痛痢疾等症，先母照方配製送人，經數十年之久歷皆有效，三十一年陳侶豪居士由港寄示傳單，據稱香港腳氣死者每年以千計，後有人製此方送人，治愈氣腳甚多，江陰錢曉昳居士同時來函，言渠用此丸治愈腫脹甚多，內有胎孕身腫，及產後水腫兩例，均極危殆，各服二十餘包全愈，可知皆爲

專集，吾人閱前人醫案，其目的在研究其用藥手法，知其何病何症，應用何藥，以何見效，以何不效，所以擴充自已之經驗也。學院學生有詢以醫案作法者，余曰：當具文學根柢，摘取素靈仲景要義，以作論斷，切忌俗腐濫調，并囑閱柳選四家醫案，四家中以尤在經爲脫俗，其案語用藥，均可師法，又陳修園所著，醫醫偶錄第二卷，分十三經用藥，並列方劑，亦見於筆花醫鏡，若能記熟，允如時醫第一捷徑。

豆卷豆豉的維他命C

熱病需要很多的維他命C，可是病家只給病人清粥鹹菜，維他命C的來路可說是斷絕了，中醫溫熱派處方上的豆卷，豆豉，無形中給牠補充了，凡豆類中本來不含有維他命C的，一經發芽和釀製，就含有多量了，不過藥肆中所賣的是乾而陳的，其中所含的維他命C，是不是已消失了，那倒是一個問題。

時病

我國地處北溫帶，有春夏秋冬的四季，每季中有每季的流行病，內經說冬傷於寒，春必病溫。（發熱病）。春傷於風，夏生飧泄。（胃腸病）。夏傷於暑，秋生痎瘧。（瘧）。秋傷於濕，冬生欬嗽。清代雷豐根據這幾句，以四時立綱，作了部時病論，這部書經方派是不屑一顧的，不過據我看牠是部有價值的著作，進步的著作，我們可以看到在殘夏的當兒，受涼食物中毒瓦依爾氏病，（傳染性黃疸）當氣

腎炎症也，去歲見南洋陳嘉庚君所著「住屋與衞生」小冊子，內言「藥醫與鄉村衞生極有關係，余於醫藥不敢妄談，惟可推荐身所經驗藥一種，爲五香丸，余四十歲時，因胃病延及盲腸，中西醫治無效，後查驗方新編得此方，言其治食積痰痞臌脹痛諸病，其方爲五靈脂香附各八兩，黑丑白丑半生半炒各一兩，醋糊爲丸，每服一錢，薑湯送下，早晚各一次，其效如神，遂照方配製，立見功效，余及友朋數十年經驗甚多，胃腹諸疾服之多效，乃至暈船暈車服之即不暈吐，蓋多數疾患由胃腸而起，此藥能清理胃腸積滯，故效用甚廣，凡遇病服藥，每每利未見而弊先見，此藥則但見其益未見其弊，今告同胞廣備此藥自救救人」，陳君之推崇此藥可謂至矣。

又有一例治愈糖尿症者，係屬偶然巧中，亦錄之以供醫家之研究，舍親瞿公鴻禨，爲遜清軍機大臣，民國二年時年七十歲，患糖尿症，丁仲祜先生爲公門生，爲之療治罔效，又薦德人克利治之，其時尚無因素林，故克利認爲難治，惟勸其食蛋，禁止飯食，但瞿公自幼不能食葷，勉強食蛋，旬日後忽患痢疾，及腹脹，瞿夫人向先慈索痢疾藥，先慈即以五香丸與之，服兩日痢愈，腹脹亦愈，丁君再驗尿而糖亦不見矣，以告克利，共驚以爲奇，後十數年余因閱人言糖尿即消渴症，予乃細檢本草綱目，知五靈脂香附皆爲治消渴之效藥，五靈脂條下附消渴方，言輕者三日愈，則其經驗甚爲確切，香附條下附方治消渴累年不愈，又附方治癰疽，又一方治癮癢，此兩症皆新醫學所知爲糖尿症所常有者，據此則香附爲糖尿效藥，亦甚顯明，又按糖尿症爲胰腺分泌障礙，香附五靈脂所治按古書說明均爲宣暢氣血之功，如陳君之經驗，腸胃諸病症尤顯著，知此丸能調整消化分泌，掃除其障礙，則其能疏通胰腺分泌，亦屬有理，陳君肯定言其有利無弊，則糖尿病人不妨研究試服，友人有患糖尿症二十餘年者，今仍須常注因素林，普通人不能堪此費用，內地更感西醫藥不便，則對於有效國藥不可不研究也，又糖尿症須注意通大便，此藥之黑白丑即爲通利之劑，亦爲適應之藥也，近日出版之醫史雜誌第一號，有余雲岫醫師一文，研究古今病名，証明消渴即今之糖尿歷考古書多種所言消渴症狀爲証明，此等考訂功夫於研究古今醫藥大有關繫，此雜誌爲王吉民醫師主辦有趣有用之史料甚多，中西醫學研究家均宜一讀，上海慈谿路四十一號中華醫學會出版並此介紹。

關於盲腸炎療效，除陳君嘉庚經驗外，光華醫藥雜誌三卷一號載陳影鶴君盲腸療法一文言「吾師曼髯常則用沒藥猴棗先行止痛，主以百消麴方，尤能應手奏效，屢試皆驗，實爲不傳之秘云」，附錄百消麴方，即五香丸方也。

予按中藥多以宣暢氣血爲主，氣即感應系，血即循環系，血管與神經關系甚爲密切，故每能以一藥治多病，細閱本草綱目，香附與五靈脂皆治各種痛病，大抵爲局部血管障礙，此

候向寒冬的時候，扁桃腺炎，流行性感冒，僂麻質斯，肺炎等，就多了，其他如腸傷寒，實扶的里，幼兒痢疾，腦炎，小兒麻痺，流行性腦脊髓膜炎，天然痘，痲疹等，多在春秋季裏見到。

瘧疾雜碎

春華

瘧名

瘧疾者，證候之形容詞也。釋名云：「瘧酷虐也。凡疾或寒或熱耳，而此疾先寒後熱兩疾，似酷虐者也」。古亦名痁，左傳昭二十年齊侯，疥遂痁。說文：痁有熱瘧。素問瘧論，雖未釋明瘧字之意義，然觀其所述症候，殆亦以瘧為形容其酷虐也。

內經治瘧無湯劑

瘧論云：「夫瘧者之寒，湯火不能溫也。及其熱，冰水不能寒也。此皆有餘不足之類，當此之時，良工不能止，必須其自衰乃刺之」。此治瘧無法，待其自衰也。

又云：「夫瘧之未發也，陰未並陽，陽未並陰，因而調之。」此於未發時調其陰陽，然如何調法，經無明文。

又云：「瘧之且發也，陰陽之且移也，必從四末始也，陽已傷，陰從之，故先其時堅束其處，令邪氣不得入，陰氣不得出」，此以束四肢為治。

丸各藥大抵為疏通局部障礙，五靈脂為號寒虫之糞，據生物學家言乃大蝙蝠也，按本草綱目，動物糞十數種，療效之多，出吾人理想之外，如羊糞狗糞之治惡劇烈之腸胃病，皆予所確知或親驗，五靈脂之療效又如此其廣，從科學眼光觀之，甚不合理，然消化系各種分泌發為酵素，有神奇之作用其一部份存在糞中，服後能補助病者生理上缺乏，幫助排泄，增進營養，所可推測者如此，吾輩止好捨棄主觀理論，接受事實，再從實驗進而研究可矣。

潛菴雜記

楊則民

藥量之標準

標準藥量，至難言也。吾醫用複方，其拮抗作用與協同作用影響甚大，非如西醫之用單味藥，效易見，而用量易定也。古代本草，不註用量；非古人糊塗也，複方之藥物作用本不易知也。近人研究者，往往記有用量，此固中醫進步之徵。然有作用多方面者，不得概以輕量，中量，重量為已足，尚須附加用法方稱翔實，而足為後學之津梁。如麻黃作為解熱劑時，用輕量，作為利尿劑時，用中量，作為治喘時，用大量。桂枝伍於發汗劑用輕量，改變營養狀態，促進消化機能時（古稱和衛陽即建中湯症）用中量。治療風痹用大量。附子作強心劑時大量，作鎮痛劑時用中量，作止瀉劑用輕量。大黃峻下時用大量，緩下時用中量，健胃消炎時用輕量。石羔解熱解毒時用大量，解煩渴時用中量，其他用輕量，當歸催生時用大量，通經解凝用中量，補血用輕量，黃耆祛風用大量，止汗用中量，強壯用輕量。芍藥和痛時用大量，平肝用中量，伍於健胃劑用輕量。黃連瀉火解毒用重量，消炎用中量，健胃用輕量。世之治藥物者，得吾法而分別注明，誠國醫前途之幸也。

然有至難言者，日本人使用藥量之輕，與吾蘇杭醫生通用相較，幾為一與二之比。而蘇杭醫生使用藥量，與內地各處相較，又為一與二之比。同一藥也。而相差如是，已足令人懷疑已。吾鄉有傳專方治鶴膝風，名四神湯，（按即瘍醫大全方）生黃耆八兩，米仁茯苓各三兩，蒼朮二兩，合計重一斤。曾有七八年陳久鶴膝風不能行動，服此而汗出如滲，次日便能起坐者。夫四藥非汗藥，乃以大量而出汗，豈瞑眩作用歟，抑大量變為發汗劑歟，不可得而知也。

四神湯以外，尚有雞鳴散，亦以大量用藥稱。此本證治準繩方，老醫皆習用之，極神效。陳修園稱為腳氣第一品藥，不問男女，如感腳風濕流注腳痛不可忍筋脈腫者，用無不驗。其方為檳榔七枚（搗）橘紅木瓜各一兩，吳茱萸紫蘇叶各三錢，桔梗生姜各五錢。約計六兩餘，濃煎，於天未明時冷服。天明時大便下黑糞水，早飯時痛止腫消云。按上列七藥，皆覲內經於瘧無湯劑，僅有「刺」，「調陰陽」，「東四肢」，三法，實原始療法也。

發泡藥用於急性傳染病

中醫外治法，常以發泡藥用於白喉，猩紅熱，瘧疾等病，發泡以後，其病即愈，其理由何在？不得而知，疑發泡中有水，即係血清然多刺破拭去，可知血清之說，尚有問題。

1 治瘧之記載

外治壽世方云：用獨頭大蒜以布紮緊。（大蒜能發泡）

又方巴豆，南星，白麴水調用膏貼額上（巴豆南星亦發泡）。

又老生姜搗爛敷膝上。（姜亦發泡）

又斑蝥一個貼於印堂。

另有數方用斑蝥，大蒜等合他藥。

富士川游民間藥引。妙藥手引大成云：芥子研，和鍋煤，貼顱門上。

又萬國古傳秘方云：萬年青根搗糊，敷足心。

王執中資生經：旱蓮草搥爛，置寸口以錢壓定起泡謂之天灸，其瘧即止愈。

醫說云：石龍芮取葉揉臂上成泡，治久瘧不愈，本草綱目毛茛草，條李時珍云：山人截瘧采茛葉按貼寸口一夜作泡如火燎。

2 丹毒

大頭瘟即頭面丹毒

外治壽世方云，吳茱萸研末醋調敷足心。

無下利作用，而大量內服，能下糞水，殆亦瞑眩作用歟。現四神湯與雞鳴散，乃知甘草大戟（兩以上）而起下利之說，甚可信也。

學識與經驗

有系統有組織之謂學，於學得其條貫，知其原理，能應用於實際，而無誤者之謂識。但能運用前人實踐法則，而不明其原理者之謂術。運用實踐法則而圓到如出自心裁者之謂經驗。故學識者知之事，經驗者行之事，知難而行易也。譬諸草木，學識其根本經驗則枝葉，本重而末輕也。今之醫生，惟尚經驗而已。吾鄉某老醫，有行道四十年，不知有仲景其人者。有甫能疏方，即以經驗自誇者。若輩謂讀書徒亂人意，治病貴有經驗而已。夫經驗非不可貴，然須學識聯繫之，則理論與實踐合，以經驗補充理論之發展，以理論指導經驗之適當，庶收相得益彰之效。榜人不知天文而能測風雨，大匠不明物理而能造器具，吾人賤視之者，爲其不解學理徒有經驗耳。何醫生亦以榜人大匠自待耶？且醫學者非一二天才所獨創，乃積千百年，千百人之經驗與觀察而得之，故醫學者爲千百年千百人經驗之綜合的記述也。吾人讀先哲遺書，無異取得前人之經驗而証明之，謂讀書徒亂人意，正顯其無能力讀書耳。抑一人之見聞有限，疾病之種類無窮，病情萬變，治法非一，苟大經大法先不了然於胸中，即不能隨機以應變，生理病理紛紜萬端，若不得其樞要，將何以起衰而扶危，個人經驗之不足恃，博覽兼綜之爲必要，尚待言哉。莊子有言：「井蛙不可以語道者，拘於墟也。」故拘墟者不可與共學。

醫學與各科之關係

醫學爲人文發展後之產物，爲憑藉各科基礎之上層建築。當東西各國各種學問已具規模之時，醫尚與神權相附，而未獨立成學。故學術史上，醫學非創業經營之始祖，爲坐享遺產之少爺。若無生物學，細菌之病因無以明；若無化學，藥物之成分不可知；若無物理學，應用之器械無所成；若無生理學，病理之說明無所據。故各科造其因，醫學食其果。各科不發展，醫學不成立。此世界文化發展之道則，於西醫然，中醫亦然。醫學與各科之關係有如是者。

我國歷朝以來醫學各家，皆爲道儒而於各種學問有門徑者。宋元以來之醫學，尤可證明必待醫學組織完成後，方可專攻，而今中醫尚非其時也。

3 猩紅熱　白喉

爛喉，丹痧輯要云：斑蝥（另加別藥數種）一切喉症，左貼左，右貼右，貼二三時起泡。

讀醫偶記

徐金標

張壽甫先生所製之方，頗多新奇卓效者，猶憶在前中國醫藥月刊中，汪浩權先生曾稱應用秘紅丹獲效，近見郭著漢藥新覺中選錄振頹丸，來復湯，曲直湯等方，時著中國急性傳染病學，書末附錄傳染病驗方一束，其第四條謂丹毒重症据俞慎初氏經驗，用衷中參西錄三期本張壽甫氏之青盂湯有效，津門醫師頗有能使用重劑石膏挽回危疾者，蓋受張氏之影響也，家兄患胃疼年餘，發作劇時，則身體蜷跼，寸步不能移，經醫多人，備嘗諸藥無效，偶採張氏說，投以赭石山藥厚朴乳香沒藥內金諸藥，赭石初用三錢，繼用五錢再用七錢，初服痛減，三服痛止，今已數年，病未反覆。

高血壓之原因，至今猶不明了，有謂源於腎臟者，有謂源於交感神經者，故行交感神經切斷術，可使血壓降低，此西人晚近學說，不無參考價值，友人某甲，素患高血壓症，逐日檢驗血壓，日前突增至二百四十度，狀甚危殆，西醫委為不治，中醫亦袖手，有邊君者，謂病易治，服藥十餘劑竟爾痊愈，至血壓究降至何種程度，某甲亦不欲再請西醫檢查矣，某甲珍藏其方，秘不示人，唯告余曰，每劑藥重數斤

針灸醫話

·焦勉齋著·

第十一節、五藏熱論刺法之研究

內經「熱論」「咳論」兩篇，對於五藏熱病咳症，列舉每藏症候，而分別施以針刺，垂立法則，堪為治療之圭臬，惟經文意旨精微，所論雖簡，而蘊義甚深，自非窮究探淵，難明刺法真諦，如刺熱篇五藏刺法，只言刺手足某經，未指明應針何穴，而咳論雖云治藏者治其俞，治府者治其合，浮腫者治其經，然僅還每經之一穴，亦恐不能盡治療之能事，觀察歷來注家，率多循經義而詳釋病理，對於應刺配合之經穴，類皆略而不詳，致現代一般針醫，多不重視於內經之刺法，不加以澈底之研究，一旦遇熱病咳症，輒草率取穴針療，既無精當深切之認識，焉結應針而奏效，此乃不推演內經刺法之咎，實非針術無刺熱刺咳之功能耳，余本歷年研究之所得，對於刺熱刺咳兩篇，（刺咳另詳第十二節，）按經義應取之經穴及刺法之手技，揆之於理而不悖，証之於實驗而有效者，分別註於經文各節之後，以供針醫同道之採用。

（一）肝熱病者，小便先黃，腹痛多臥身熱，熱爭則狂言及驚，脅滿痛，手足躁，不得安臥，庚辛甚，甲乙大汗，氣逆則甲乙死，刺足厥陰少陽。

（註：肝熱病而刺足厥陰少陽者，因厥陰為本藏，少陽為胆府，表裏相通，互相連繫，當取本經之原，少陽之絡，為主要經穴，（原絡之意義見第九節）再按病狀配合其他適當之穴，則治療無不奏效矣，他經理義相同，不另註明。

治療經穴，太冲，光明，行間，俠谿，肝俞，期門，章門，內關，中脘，陽陵，三陰交足三里。

配合原理，太冲為本經之原，光明為胆府之絡，乃表裏相通，主客相應之要穴，刺之以清利本藏之熱，行間，俠谿，為肝膽之滎，滎之所治，皆主身熱，肝俞亦瀉熱要穴，因五藏俞穴，主瀉五藏之熱也，（他經簡稱原，絡，滎，俞，主瀉本藏之熱）刺以上諸穴，則本藏邪熱亢進之勢，得以挫折，佐以期門，章門，以療胸脅之滿痛，（期門為肝之募，章門為諸藏之會）中脘一足三里，以治腹痛，內關通和胸鬲，陽陵三陰交，引熱下降，能發生誘導作用，而調節血行之過盛，則手足躁不得安臥可愈矣。

按腹痛多臥，為肝熱乘脾，佐以中脘三里三陰交等穴，讀者勿執泥非屬厥陰少陽之經，即不宜配佐治療也。

刺法手技，原，絡，滎，俞，皆用瀉法，期門淺刺，左右同針，章門深刺，用強烈刺戟，針

，黨參用一斤，黃芪用數兩云，並聞邊君曰，某甲病虛耳，補其虛則愈矣，可謂有胆識者矣。

隣人某，年五十餘，有妾二人，數年前患中風，經某醫精心診治，得免於危，今半側手足與言語仍感不利，初期服藥，黃芪用至五兩云。

津市某中學教員，年僅三十一歲，任校中，某日，夜臥時無異狀，翌晨工友啟門視之，糞尿滿床，言語困難，已中風矣，乃送往中央醫院、不知其結果，會以此事請教王師春園，師反詰曰，彼結婚否，答曰然，師曰，得之矣，即前三例而言，二三兩例雖欠明瞭，第一例則爲高血壓症無疑問矣，某甲自稱青年時期戕賊過度，然則吾中醫斷症用藥之概念，又可窺見一斑矣。

王師春園治中風，針灸並施，效果卓著，針灸爲我國獨有之醫術，治療中風，更具專長，卽此一點，足以見針灸之價値矣。

吾曾就張壽甫先生治腦充血十五方中計算其所用之藥品及其次數，其結果爲：（一）生赭石懷牛膝各十五次，（二）生杭芍十三次（三）生地黃甘草各十二次（四）茵陳八次（五）生懷山藥七次（六）大甘枸杞，內鷄，生石決明各六次（七）淨萸肉五次（八）生龍骨，生牡蠣，玄參當歸、土鼈虫各四次，（九）生珍珠母，柏子仁，生麥芽，天花粉，乳香，沒藥，天冬，生龍齒各三次（十）地龍，蘇子，生建茂，北沙參，各二次（十一）龍胆草，龍眼肉，丹參，白朮，生薑，大麥、鹿角膠，黑脂麻，淨柿霜，廣三七，製馬前子各一次。

陽陵亦用瀉法，（二穴同，姿勢，先針左邊，後針右邊，同時下針施術，）使患者感覺兩脅通暢爲宜，中脘深刺，針頭向下微斜，用平補平瀉法，內關亦左右同針，使針力直透胸鬲，足三里三陰交，皆左右同針，均施瀉法。

(二)心熱病者，先不樂，數日乃熱，熱爭則卒心痛，煩悶善嘔，頭痛面赤無汗，壬癸甚丙丁大汗，氣逆則壬癸死，刺手少陰太陽。

治療經穴，神門，支正，少府，前谷，心俞，間使，內關，巨闕，中脘，足三里。

配合原理，神門爲本經之原，支正爲小腸之絡，少府前谷，爲心與小腸之榮，心俞爲瀉熱要穴，（原絡榮俞主瀉本藏之熱，）間使，內關，以療卒心痛，具有擅長功能，（二穴雖屬心包，然與心經有連屬關係，）巨闕中脘，足三里，以治煩悶善嘔，巨闕，中脘屬於任脈，足三里屬陽明，而衝脈棣於此經，衝任爲血之海，心爲生血之源，煩悶善嘔，由於心火上炎，波及胃腑，取此三穴，能通降心胃之衝逆屢經實驗，頗有偉卓之功效，至若頭痛面赤無汗，實因心藏血熱上蒸，攻衝腦髓神經所致，刺原絡榮俞諸穴，則本藏之熱邪清泄，而頭痛面赤可愈，是以不必另配他穴治療也。

刺法手技，原絡榮俞，皆用瀉法，間使、內關，二穴左右同針，用強烈刺戟，交互捻轉針柄，使患者感覺鬲下清爽、心痛減低爲宜，巨闕，中脘，同時下針，用平補平瀉法，足三里刺法同上。

(三)脾熱病者，先頭重頰痛煩心，顏青欲嘔，身熱，熱爭則腰痛不可用俯仰，腹滿泄，兩頷痛，甲乙甚，戊巳大汗，氣逆則甲乙死，刺足太陰陽明。

治療經穴，太白，豐隆，大都，內庭，脾俞，胃俞，委中，中脘天樞，足三里，陰陵泉，三陰交。

配合原理，太白爲本經之原，豐隆爲胃腑之經，大都，內庭，爲脾胃之榮，脾胃俞，爲泄熱要穴（原絡榮俞，主泄本藏之熱，）委中以治腰痛，中脘，天樞，三足里，以泄熱而止嘔逆，陰陵三陰交，以治腹滿而泄，他如頭重頰痛兩頷痛，皆屬本經蘊熱症候，刺原絡榮俞，即可收效，無按症再爲配穴之必要。

刺法手技，原絡榮俞，刺法如上，委中左右同針，宜深刺用瀉法、使針力透達腰部爲宜，中腕刺法同上，天樞亦瀉左右同針，足三里刺法同上，陰陵，三陰交，左右四穴同針，交互捻轉施用瀉法，或先針陰陵，再刺三陰交亦可。

(四)肺熱病者，先淅然厥起毫毛，惡風寒，舌上黃，身熱，熱爭則喘咳痛，走胸膺背，不得太息，頭痛不堪，汗出而喘，丙丁甚，庚辛大汗，氣逆則丙丁死，刺手太陰陽明，出血如大豆立巳。

無毒鴉片無痛世界

吳越塵

鴉片現在被當作萬惡的毒品，然而我們不應忘記它作爲麻醉的功績，人世間有種種痛苦，肉體與精神的，因此麻醉的功績是可談的，一物有利必有弊，鴉片之成爲毒物是因爲它有劇烈的性能，人陷入了而不能振也，科學爲了補救這個缺點不知化驗多少心血，可是鴉片是鴉片，不能改變他的本性，嗎啡，海洛因等等毒性愈烈，爲害最大，最近美國宣傳一種沒有害人的人造鴉片，化學的用的藥，叫（敵嗎露）雖誌界學爲一九四七年的仙丹一，其實這藥乃是德國發明的東西，還是在戰前巳經世了，拜耳大藥廠出品，名爲（度冷丁）即是也，（敵嗎露）它在嗎啡的功效而無嗎啡的缺點，病人是不會成癮的，紐約大學的試驗，對於患有何種疼痛的病人，施行（敵嗎露）的治療，結果在在八百八十一次使用上面，百分之八十五情形良好，注射在三四小時後，完全止疼，尤其對於施行外科手術的病人，它的良好治療空前的，它現在也用來減輕婦女臨產的痛苦，這種神奇的效用，將使用親和太太歡呼，巴爾的摩亞地方醫院中，曾試用於一百五十個產婦，結果成績非常圓滿，尤其是對於無經驗的年青作母親們，往往因非常痛苦而驚駭，狂呼，。扎，使產生經過發生困難和危險，現應用了（敵嗎露）混合劑之後，產房中非常和平安靜，（敵嗎露）縮短了分。的時間，產婦沒有痛苦，生小孩子，成了輕易舉的事情，現在美國院開始使用一種無痛安產的（敵嗎露）混合劑二千七百次的使用，證明功效卓絕、產婦不僅不覺痛苦，甚至根本不覺痛苦也，它的靈效甚而至於許多婦女覺得遺憾，生產成爲毫無意義的事，他失去痛苦，也失去了偉大，他們覺得孩子似乎不是他的身上掉下來之一塊肉，這且不要管她們，各種的疼痛病多得很哩，像頭疼，牙疼，神經疼，

治療經穴，太淵，偏歷，魚際，二間，肺俞，列缺，尺澤，中府，合谷，曲池，少商，商陽。

配合原理，太淵爲肺之原，偏歷爲大腸之絡，魚際，二間，爲肺與大腸之榮，肺俞主瀉本藏之熱，（原絡榮俞主瀉本經之熱，）列缺以療頭痛，尺澤中府，瀉肺熱以宣通氣機，而療喘咳胸膺痛不得太息，合谷曲池能宣泄氣分之蘊熱，因合谷爲原，曲池爲合，同屬手陽明也，刺少商商陽，以開痰決塞，清泄肺經之熱，二穴爲井，主治肺療症也。

刺法手技，原絡榮俞，刺法同上，刺列缺兩穴同針，中府淺刺，與尺澤同時下針，均用瀉法，曲池合谷同針，用強烈刺戟，合谷出針時用雀啄術，引導出血少許，針少商商陽用三稜針使之出血。

（五）腎熱病者，先腰痛。。，若渴數飲，身熱，熱爭則項痛而強，胻寒且痠，足下熱，不言，戊巳甚，壬癸大汗，氣逆則戊巳死，刺足少陰太陽。

治療經穴，太谿，飛揚，然谷，通谷，腎俞，白環俞，委中，天柱，大杼，復溜，湧泉。

配合原理，太谿爲腎之原，飛揚爲膀胱之絡，然谷通谷爲腎與膀胱之榮，腎俞泄熱要穴，（原絡榮俞，主泄本經之熱，）白環委中，以治腰痛胻痠，天柱，大杼，而療項部強痛四穴同屬足太陽經，乃表裏相通之要穴也，刺復溜以治胻部寒痠，針湧泉以祛足下之熱，二穴屬腎，復溜爲經，湧泉爲井也。

刺法手技，原絡榮俞，刺法同上，白環委中，兩穴左右同針，委中深刺，使針力上達腰部下肢感覺痠楚爲宜，天柱大杼，左右四穴同針，針頭向下微斜，用平補平瀉法，復溜兩穴同針，施用瀉法，湧泉淺刺，宜用粗毫針。

。註：上述五藏熱病之刺法，根據病理症候，配合經穴施術，以期治療適當，應手取效爲主旨，然宜活潑運用，隨和變通，至若熱病五十九刺，亦可因症選擇採用，（見十四篇熱病五十九刺各穴之採用，）如能圓活立法，配穴精當，復佐以藥物調治，以助針術之功能，則臨症收效之捷，較諸專恃湯液者，有過之無不及也，是在醫者之精究深探，經驗有素，方克顯揚針術特殊之功能耳。

（完）

疝是什麼病

江靜波

中醫對於病名的規定，多嫌含糊籠統。就拿這個「疝」來說罷。巢元方在諸病源候論一書裏說：「疝者，痛也。」這是「疝」字本身的一個定義。由此可以知道「疝」祇是一種症

尤其要記住的宅於有流弊持久服用且不會成癮士的有一位大夫高興的說我覺得我們已眞正接近了無痛世界了，無疼世界，世界上的痛苦多着哩，我們將要更多的痛苦的止痛藥哩。

慶祝三一七

廣播講演詞

王澤民

主席‧諸位；敝人王澤民代表北平華北國醫學院慶祝國醫節大會，在這勝利廣播電台向大家說幾句話：

今天是國醫節，國民政府規定三月十七日（簡稱三一七）為國醫節，各界對於這個紀念日，似乎不甚注意，就是對於中國醫藥：向來也不大注意，那末，對於「國醫教育問題，自然更不注意了。敝人現在所要講的題目，就是搶救國醫教育，

國醫教育為什麼要搶救呢？這搶救兩個字有加緊工作的意義，譬如大水大火，急振急病都非搶救不可。今日國醫教育的危機，也非搶救不可。為什麼呢？提起來話長，只可簡單的說：

中國醫學為故有文化之一部門，上自神農嘗草辨性，黃帝岐伯，且為問答，留下「本草」為藥物之祖，「內經」「素問」為醫學之源，下若春秋戰國，漢唐以來，歷代賢哲輩出，使國醫學猶蒸蒸日上。這些事實，醫學史上記的很多，不必詳述。自前清末葉，直到現在，西醫勢力逐漸發達，西醫的特長，在於利用科學方法和器械的精良，社會心理是喜新厭舊的多，所以[illegible]之[illegible]驚人，繼有後來居上之勢。可是國醫方面呢？據調查的結果，全國中醫師最近據統計有八十餘萬人之多，人數雖然這樣多，都是受師傳授，自由研究，既沒有一定醫藥教材，沒有完善的中醫學校，雖有中醫師公會等團體，也是不免一切散漫，至於國藥方面，還是故步自封，遵古炮製，不肯化驗改良，以致

候而已。但是那個部位痛呢？劉熙釋名說：「心痛曰疝；疝，詵也，氣詵詵然上而痛也。」又說：「陰腫曰隤，氣下隤也；又曰疝，亦言詵也，詵詵引小腹急痛也。」許慎說文則解作腹痛。所以「疝」在中醫籍裏，是包括着胸（心）痛，腹痛，陰腫，少腹痛等症候而言。近世醫學所說的「疝痛」，則是包括着胃，腸，輸膽管，輸尿管，等平肌構成的器官受了刺戟，而頻數的收縮，造成了痙攣狀的頑固性劇痛。此外婦人生產時的陣痛，也叫做疝痛。

但是中醫籍却不祗把牠（疝）當做一種症候，更把牠認作病名。不過究竟指的是什麼病呢？却又含糊籠統。在巢元方諸病源候論裏，載有七疝的名目，於是後世的中醫多以為疝病共有七種。可是這七種疝病的名稱，却又「言人人殊」的使人無所適從。譬如巢氏病源的七疝是：（一）厥疝，（二）癥疝，（三）寒疝，（四）氣疝，（五）盤疝，（六）胕疝，（七）狼疝外台秘要引載張文仲七疝丸條下的七疝是：（一）尸疝，（二）石疝，（三）寒疝，（四）盤疝，（五）血疝，（六）脈疝，（七），張子和儒門事親裏的七疝是（一）寒疝，（二）水疝，（三）筋疝，（四）血疝，（五）氣疝，（六）狐疝，（七）癩疝。醫宗金鑑裏的七疝是：（一）衝疝，（二）厥疝，（三）瘕疝，（四）狐疝，（五）㿗疝，（六）癃疝，（七）癩疝。但醫宗金鑑本是清朝吳謙雜採各家學說而編纂成功的。所以在這七疝以外，又列了一條「疝症同名異辨」說：「有謂血疝者，其症即便毒魚口也。㿗疝者，其症即癩疝也。氣疝者，即偏墜也。筋疝者，即下疳也。水疝，小便不通；胞痺即膀胱氣，皆癃疝也。衝疝症似小腸氣而更連腰痛也。」那末除去上述的一組七疝病名外，又有了（一）血疝，（二）積疝，（三）氣疝，（四）筋疝，（五）水疝，（六）胞痺，（七）衝疝等一組病名。程鍾齡醫學心悟裏，也有七疝是：（一）衝疝，（二）狐疝，（三）癩疝，（四）厥疝，（五）瘕疝，（六）㿗疝，（七）㿗癃疝。

夠了，我祇約略的引證了這幾部書，就有了這許多的病名，而這些病名的定義，却又多合糊籠統，究竟指的是什麼病，實在無法鑑定。況且這些病名又太複雜，雖然有很多是相同的，但是一察牠的定義，却又並不盡同。譬如厥疝一症，巢氏說：心痛，足寒，諸飲食不下」。金鑑却說：「少痛引陰丸，肝之逆氣衝胃吐者」。心悟僅僅說是：「肝氣上逆也」。又如寒疝一症，巢氏說：「寒飲食，即脇下中蠹痛」。而張文仲却說：「臍下堅痛，得寒飲食輒劇」。張子和又說：「囊冷，結硬如石，陰莖不舉，或控睪丸而痛，……久而無子」。又如氣疝一症，巢氏說：「腹中乍滿乍減而痛」。子和却說：「其狀上連腎區，下及陰囊或因號哭忿怒，則氣鬱之而脹，怒號哭罷則氣散者是也。……或小兒亦有此疾，俗名偏氣，……中病也」。金鑑說是：「氣疝即偏墜。」這樣的含糊籠統，各執一詞，實在使主張統

國醫萎靡不振，政府雖有少數人熱心提倡，（如蔣主席、譚故院長陳立夫焦易堂諸公）多數人皆不注意，甚至有反對破壞的人，因此國醫一落千丈，我們要保存國醫藥學的地位，應該從學術上着想，提到學術，又非從教育着手不可，僅存的華北國醫學院成立已有十六年之久，經醫學先進熱心的教導，雖然出了不少的國醫人才，但仍未臻健全之境，仍須要諸位熱心家扶助，如果國醫教育不能辦好，就是整個國醫界的命運，亦將日趨沒落，所以說這是國醫本身生死存亡的問題，也就是社會大衆的生命問題，過到這樣重大的危機，我們是否應該搶救？

人家把我們叫做「東亞病夫」，我們肩着民族保健之重任，當然要一雪此恥，雪恥之道，必須自力更生，羣策羣力來搶救他，先用起死回生的手段，把它救活了，至於恢復健康，增進體力，那都是救活了以後繼續應做的工作，民族健康的責任既如此重大，全國各階層人士自應重視國醫，並且督促着國醫同志們加緊工作，有志發揚國醫的人們，也就先從研究入手。

我們第一要先把國醫教育穩固起來，逐漸推及全國、第二要把這抱殘守缺的中國醫學術科學化，普遍化，使全世界各角落裏，都有穩健宏通的中醫爲人類治愈一切疑難大症、第三要使世界各民族都信任中國已經改良的藥品，眞有起死回生的大效力，因爲以上這些緣故，不先搶救國醫教育，更無別法了。

國醫節紀念在北平電台演說詞

仉卽吾

今天三月十七日是我們的國醫節又到了自從民國二十四年規定三，一七爲國醫節於今已

一病名的同道們頭痛。

說了半天，這「疝」究竟是什麼病呢？近賢（包括中西醫）多以爲卽是近世醫籍所記載的「脫腸」一病。按脫腸在西文爲（Hernie）者譯作赫尼亞。本刊第四期張永霖先生所作中西病名對照解，在陰狐疝條下，也譯作歇爾泥亞（亦音譯）。並分作內鼠蹊歇爾泥亞，及外鼠蹊歇爾泥亞，陰囊歇爾泥亞，大陰唇歇爾泥亞四種名稱。但是這祇是指着中醫書籍（如金匱要略）裏的陰狐疝氣一症而言。此外在中醫的醫案裏，我們可以看出還有一般少[illegible]寒痛的症候，也多列入「疝」病，或仿金匱要略稱作寒疝。牠所包括的症候較多。如陸師淵雷所說：「寒疝則賅括較多。其病以[illegible]痛爲主症。有時積聚成塊，按之應手，則亦腹膜炎常見之候。而腸之套疊紐結亦與焉。其但痛而無塊者，則爲肋間神經痛，腰、神經痛，（亦稱疝痛）薦骨神經叢，其病多宜溫藥，古人皆不分別，概稱寒疝」。

三十七年三月十七日慶祝國醫節大會演說詞

盧治忱

諸位同道學同：今天是我們的中醫節，適當春分這樣和煦佳暢的天氣，象徵着我界前途有無限的光明，兄弟參與盛會自然是感覺到榮幸，但是一面方又感到慚愧，榮幸的呢！是北平自光復後一年一度的有了中醫節，我們大家有了集會日期，可以共同檢討過去而謀改造未來，如此進步我們國學昌明必定是指日可期。抱愧之呢，治忱忝列醫師之席，雖早懷有建設中醫之堅決信念，但是還逢了許多攔阻許多困難，始終未能達成理想，這也是個人能力棉薄學力不力有以致之，如今面臨中醫節撫今思昔，虛度光陰怎不使我汗顏呢。

我們中醫在過去封建時代，牠原不是什麼職業，舉凡碩學通儒，無不知醫，歷朝定鼎之後維民大計首重衛生，所以很提倡醫學敕各士大夫，蒐集著述考稽名方，而先賢明哲於奬勵之下俱各專心講求，於是國醫就有了寶貴的光榮史更兼仁術所施拯活起死，比較任何學術都有着令人起敬的力量所以社會上被福日衆崇拜日深，尤其是無溢利之企圖遂獲有清高的地位，如今呢，經過世態衍變，醫學已然形成一種職業，鄉間坐堂的先生也稍取診費然而而社會上一般人仍以「大夫」二字尊重中醫師，這實在是先人給我們爭下的位分，也就是前賢給我們留下了清高的飯盌，我們現在處於原子時代的今日要怎樣保護我們的位分，要怎樣愛護，

十三易寒暑在一年一度國醫節紀念日全國各省市同道的團體莫不循例舉行紀念惟在北平頭年就沒有人舉辦因此頗受輿論界批評爲什麼毫無表示所以今年我們急早籌備紀念會所謂紀念者卽是紀念過去藉策將來過去者我國醫學自神農軒轅伊始歷代名人輩出著作宏富可以說是數千年的國粹其歷史之悠遠治療之經驗取得社會之信任不待贅言人所共知自中醫條例頒佈以來國府極力提倡是以中醫地位蒸蒸日上便記得那年中央國醫館的焦易堂館長曾向三中全會提議中醫學校加入教育制系統一案彼時已經議交中政會擬具辦法至今十餘年之久究竟中醫學校全國開辦了多少處雖不甚詳細僅知道我北平施今墨陳宜誠二位創辦之華北國醫學院至今也算小有歷史每期畢業同學服務社會享徵名者亦大有人在以上件件皆是值得紀念的。

今日紀念的機會提請大衆商討以冀共同努力進行第一聯合同仁整理教材擁護造就中醫的專門學校第二立除門戶主見學術公開第三對於青年同仁加以相當的鼓勵第四增加國醫學的出版物及月刊雜誌以期傳佈消息研討學術第五各地的中醫師公會要與全國中醫師聯合會結合一致羣策羣力衆志成城第六各前淪陷區域領有臨時照之同業堪堪期滿盼各省市同業公會的重要職員會合中醫師聯合會請求政府於合法的範圍內予以從寬的辦法以惟新照之同業以上六項望從事國醫的同志及愛護國醫的父老兄弟姐妹共相援助果能實現出來明年的國醫節將有更大的盛況爲我國中醫界的光榮也就是我們中華民國的光榮。

我們的飯盌，才對得起前輩明哲？

有了上面的問題，就不得不把中醫教育提出來談談了，中醫學術早先是讀書人必讀的衞生學，由老夫子來指點閫奧，並沒有什麼團體的訓練和研究，祇不過是師說相傳，大家都是閉門造車，出門合轍，於是便造成了許多的弊端，第一就是不圖利也要爭名，把特效驚人方術都秘密珍藏起來，互不補充，爲的是顯貴，爲的居奇，至死也不肯傳人，竟自把好東西源源的帶到棺材裏面去了，中醫學術失傳這種損失是無法統計的，想起來眞令人頓足可惜，第二，因爲教育之不普及，門墻界限綦嚴，我看不起你，你看不起他，他又看不起我，走到病家互自攻訐，讓人家把我們中醫批評笑話就漸漸失去身分這是「必先自侮而後人侮」一個鐵證，第三，中醫職業全是單獨的，好像一個大夫就是萬能的了，其實各有短長，需要互相常常連絡，常常研討才有精進，但是個個人都不肯示弱，不明白也假裝明白，不通也假裝通，「自誤誤人」以上各種實在都是中醫教育不能普及的壞病我們現在要積極猛醒改造未來奮起直追，迎頭趕上時代，要把前面壞處快快脫凈，才能保得住國學存在。

溯自歐風東漸西醫相反的，學術講求公開治療講求實驗，教育講求普及，工作講求團體，並有各種機械來輔佐牠頗具光怪之外觀，近合時代心理，所以我們中醫日錄窳敗，如今外人已能洞悉了中醫學術既有四千年的傳統，必有眞實學理及眞實價值，所以中藥中之麻黃治喘，常山醫瘧針灸活人等等都在細心研究改進中，我們中醫界元老施今墨先生經多年努力把華北國醫學院支持起來，造就人材幾遍全國，目的要一掃師說相傳之陋習 而開進團體教育，所爲使「學爲同學」，「道爲同道」，打破了你我他們，化成了我們一家人感情相親，學術相近，自無互相攻訐之弊有互相研討之機，用心良苦，並且學院內容，除保持中醫國粹步武前賢閫奧，更加入西醫各種科學，欲融洽兩者之所長，別成一家，爲今日之新國醫，爲來日之世界醫！

這種振興中醫的辦法實在令我們萬分欽佩，尤其是現在學院的請同學，位位都在青年都有昌明光大國學之精神，兄弟格外被感動的就是今天中醫節，竟是這一般事來的中醫師跑在前面辦成的，給久患痲痹不仁症的中醫界大大的注射了一針興奮劑，兄弟在諸同學高呼倡明建設國學的口號下相信更增加了努力志問，現在我在爲中醫前進祈禱光明！我再謹祝諸同學學業日進，大志早成！

完了

本社調整刊費啟事

本社出版之中華醫學雜誌，半載於茲，幸蒙我醫界熱心人士之愛護，始有今日之進展，本社亦以發揚醫藥文化，服務社會自勉，故所定刊費，只以排印工費與紙費之成本為標準，然自近月以來，紙價已較六個月前增漲十倍，印工亦隨生活指數而增高，本社不得已只好四月一日起調整刊費如下：

全年十二冊定價洋十萬元。半年六冊定價洋七萬元。零售每冊一萬五千元，平寄不加郵費，航寄全年加航空費十萬元，半年加航空費六萬元，每期加航空費一萬元，國外定價十五萬元，郵費按當時郵章而定。

本社改訂社員入社費啟事

本社自四月一日起凡社員入社每人入社費改為七萬元常年費改為七萬元，共為十四萬元如欲本中華醫學雜誌刊登照片者另加製版費二萬元，詳章函索即寄（請附回信郵資三千元）

中華專科函授學校招生啟事

「學醫」可以用之保身，更可以之為業，實為利己利人，利國家利社會之事，但以中國醫書汗牛充棟，浩若湮海，投師不易，自修更難，每使學者望洋興嘆，本社有鑒於此，感中國醫學之實發揚，與今日社會失學失業者之眾，以及各地中醫之程度不齊，故有創設「中醫專科函授學校」之舉，聘全國名醫為導師，編古今名著為講義，分門別類，詳加解說，公開非師生不傳之秘，奠現代化新中醫之基，費用力求減低，以期學者利用業餘時間，而達成研醫志願，且取可得與各中醫學校同等資格，而成為正式中醫師。全部學費六十萬元，簡章函索郵寄「請附回信郵費三千元」

地址：北平前外打磨廠一八六號

中醫專科針灸函授班招生簡章

一，本校定名為「中醫專科針灸函授班」

二，本校為提倡中國針灸學術，使之科學化，使一般有志研究針灸學，而苦無門徑者，用通函學習法，以最短期間養成專門知識與治療能力　為民眾謀健康為宗旨。

只收講義費三十萬元簡章函索郵寄

地址：北平打磨廠一八六號本社

中華民國三十七年四月一日出版

中華醫學雜誌 第一卷 第六七期

社長兼總編輯　董德懋
副社長兼駐滬代表　汪浩權
採訪主任兼駐京代表　孫西園

編輯委員

汪浩權　姜春華
孫西園　朱承漢
任應秋　尉尤山
焦勉齋　袁　平
潘樹仁　郜香圖
潘雲程　王澤民

出版者：中華醫學雜誌社
印刷者：中華醫學雜誌社印刷部
發行所：中華醫學雜誌社發行部
社址：北平前外打磨廠一八六號

內政部登記京警平字第一八三號
中華郵政掛號認為第一類新聞紙

中華醫學雜誌

第一卷第八期

于右任

緊要消息！

國民大會對中醫界提案已獲通過

——象徵固有醫藥新生之保證——

（南京通訊）中華民國第一屆國民大會，自本年三月二十九日序幕以來，在喧喧擾擾如水盪漾的論潮中，消逝了近匝月的時間，我中醫界代表負荷着各區域從事固有醫藥工作同志們的推託，不辭跋涉勞瘁，間程來京，與各方政治首腦，醫界耆宿虛心交換意見，針對事實提諫，「發揚我國固有醫藥以保民族健康並塞滿卮而固國本案」，已於本月二十日上午在大會第五審查委員會社會安全組中，由賴少魂柳贈春兩代表熱烈辯論，幾致流血地提出，未獲結果，經雙方（中西醫）交換意見後，始於下午四時獲致「通過送政府辦理」，誠非易事，吾人所期望達成之目標於茲漸具雛形，除積極促請政府從速執行外，一切有關政治設施，公醫制度，學術整理，培植人才……諸措舉，實有賴於海內外各地同仁互相擘助，根據需要發抒論見，畲集供採，庶免有負初衷，以奠立萬世不拔之深基。

全國中醫師公會聯合會為把握時機，將急應繼續解決之十大事項，向全國中醫界發出代電，（參閱本期第二頁）廣為徵集意見，俾使中央醫藥主管機關便於籌劃而臻盡善盡美之境云。（邱 健）

最後消息

（本社快訊）中醫師施今墨，覃勤二氏已當選立法委員，陸淵雷，王舜耕，王金石當選候補立委。五月二日與全國職婦立委名單同時發表。

中華民國三十七年五月一日
北平中華醫學社出版

本期目次

中華民國全國中醫師公會聯合會代電

京全秘三七字第　九八六號
民國二十七年四月二十二日發出

為電知本屆國民大會通過有關中醫藥提案擬寄當前我中醫藥界急應繼續解決之十大事項廣為徵集意見即希查照迅予見復由

國民大會三十七年四月二十一日舉行第十四次大會下午沈慧蓮主席，於四時四十分已正式將中醫師公會代表賴少魂陳存仁林季祜柳贈春丁齊萬鄭邦達丁文竹吳承翦那熙平馮子鈞等十人所提出及谷正綱岳持齋桂潛等代表所連著共五二九人之發揚我國固有醫藥以保民族健康，並塞漏危而固國本案暨西醫師公會代表胡定安范守淵徐梓楠華淑若趙伯鈞盧鏡澄等六人所提出及郭殿五趙鼎二等代表所連著，共三十三人之請速修訂醫師法，以兩職業系統而正視聽案，已通過送政府辦理，並將西醫師公會代表胡定安范守淵徐梓楠華淑若謝[illegible]能陳[illegible]璞等六人及陳憲讀陳幾列等代表所連著共二十六人之請政府加等大量培植醫事人員以應衛生建設需要案，依照審查意見增添中西二字，通過擬送政府酌辦，查本會代表提案內之辦法為：一、撤銷衛生部下之中醫委員會，另於行政院下設立中醫藥委員會管理全國中醫藥行政事宜。二、依據憲法，國民教育機會均等之原則，由教育部在各省市設立中醫藥研究院，及專科學校，並獎勵私立中醫藥專校之設立及自由發展。三、各省市縣一律由國家依中央與地方之性質普設中醫院，中藥廠，對於中藥製藥人員並應明定為藥劑師。西醫師公會代表提案內之辦法為：一、從速修訂醫師法。二、現有醫藥學院校或充實師資設備，逐漸擴增學生名額。三、醫藥學院校學生，應依師範學校學生例一律享受公費待遇，畢業後出任公醫職務。四，選拔優秀醫藥學人員出國進修以培養醫藥師資。五、各省設置衛生人員訓練所，訓練從業衛生工作人員，根據以上八項辦法之原則，本會因是選生當前急應解決之十大主要事項，茲為達成本會第二步要求，作立法委員會議之完全勝利起見，相應檢同「本會急應解決之十大主要事項」一份，廣為徵集意見，事關吾人切身利益，即希查照，迅予見復為荷，中華民國全國中醫師公會，三七卯養京全秘印附表一份。

本會急應解決之十大主要事項

一、如何組織中醫藥委員會？及如何使中醫藥委員會能真正達成管理全國中醫藥行政事宜之任務？

二、如何由教育部在各省市設立中醫藥研究院及專科學校？

三、如何獎勵私立中醫藥專校之設立及自由發展？

四、如何使各省市縣一律由國家依中央與地方之性質普設中醫院中藥廠？

五、如何明定中藥製藥人員為藥劑師？或藥師？（本屆大會陳代表湊等二十六人提請政府將藥劑師名稱仍恢復為藥師案已通過送政府從速辦理）

六、如何修訂醫師法？

七、如何使現有中醫藥學院校充實師資設備及逐漸擴增學生名額？

八、如何使中醫藥學院校學生依師範學生例一律享受公費待遇畢業後担任公醫職務？

九、如何選拔優秀中醫藥學人員出國進修以培養醫藥師資？

十、如何使中醫藥界參加各省將置之衛生人員訓練從業衛生工作人員？

醫師法應否剔除中醫師條文之我見

宋大仁

中醫不宜廢，抑且不能廢，既有充分理由；且以事實故障甚多；若徒託空言，拂逆民意，於衛政推行，未見其利，智者不取也。然中醫既有其法律地位，但如何管理之道，主張不一，非無爭議。側聞此次國大，將有人重提「廢止中醫」之議予殊未能深信，以爲此乃謠傳，決無可能。惟全國醫師公會聯合會第二屆大會，於上月會通過提案，呈請政府「修改醫師法，應剔除中醫條文」，可見空穴來風，不爲無因；而新醫界之潔身」自愛，恥與中醫爲伍，似有最大決心。同業中人，以予於中西醫變方實際情形，認識較深，紛紛徵詢意見，並有促予發表主張者。雖然；「不在其位，不課其政」之時代，已成過去，當茲行憲伊始，各杼所見，「匹夫有責」；予於醫師法剔除中醫部份之決議，殊覺未洽，敢就乎昔思慮所及，就正當道，固非以私人好惡爲左右也。

夫中醫之有法規，始於二十五年之中醫條例，彼時中西醫之管理，原屬分立，施行以來，亦末見民效，自醫師法公布後，始予歸納合併，今日重提剔除之義，揆之既往歷史，則重蹈故轍，必無成就，抑且有違法制統一之精神，今巳合併，即無剔除之必要。倘以執行管理或有困難，如「出身學歷，中西異途」，及「醫師法規定義務，事實上不能分任與合作」，均爲主張剔除中醫條文之理由，實亦似是而非之論。出身學歷，在新醫界亦無一定水準，但職業地位仍然平等，故於中醫，亦不應歧視，巠云規定義務不能分任合作，當指醫師法中之預防傳染，指示消毒，及其他診察上之一切必要任務而言，此在職業中醫，確有不能勝任之處，亦無可諱，然中醫之應徹底科學化，巳爲吾國當前衛生行政之既定方針，而醫政當局，尤應嚴加管碍，不能蓄意「屛棄」，以求快意於一時。故今後管理中醫之道，首在善爲誘導，擬定辦法，於醫師法施行細則增列條文，規定中醫應受衞生防疫之訓練，促其進步，使能適應醫師法各項任務，此於醫政推行，甚爲有利，更無碍政令之統一；較之剔除之後，另立法規，反覺易於管理。否則；任其自生自滅，適爲衞政推行之障碍，前車覆轍，可爲殷鑒！數十年來中西對時，長期混亂之局，雖因管理之道，未盡姿善所致；而西醫界之放棄責任，對中醫問題深惡痛絕，固執成見，拒此千里，未始非致亂之源，此非予厚謎之言，有目共見。何兄今日朝野盛唱公醫制度，現有醫衛人員不敷分配甚巨，則訓練中醫，適宜運用，與社會衛生，大衆保健，極爲有利。故管理中醫不應任其獨立另訂法規，確具充分理由；般盼醫政當局及今後立法諸公，能採及蒭議，詳爲考慮付諸實施，企予望之矣。

營衛之商權

張純一

一、營衛商權之並言

中華醫學雜誌第一卷第五期，有營衛之研究一文，其中對於營衛之考證，頗費苦心、潘先生之研究中醫學術，推求真理之精神焉，殊堪欽佩，但對於營衛之義及其實係何物，願共潘先生一商權，。夫營衛二者，其最先見，出於內經、內經中專論營衛者計有五十營，營氣，營衛生會，衛氣，衛氣失常，衛氣行，等六篇，而兼論及營衛者各篇多有、但文辭古奧，不易了解，，尤非不信中醫學者，所能採知，茲舉數端商如下。

二、

(一)營及營氣之考証

內經營衛生會篇曰「營氣出於中臙」。又曰「中臙，此所受氣者，泌糟粕烝津液，化其精微，上注於肺脉，乃化而爲血，以奉生，身莫貴於此，故獨得行於經隧、命曰營氣，此言血爲人身中，最寶貴之物質，行於脉管之中，能營養各組織」，故命其名曰營氣，乃由中臙受氣取汁變化而來，故營氣出於中臙，且營氣（血液）藏於營中，爲必然之事。

(二)營衛生會篇曰「營在脉中」。又曰「清者爲營」。又營氣篇曰「營氣之道，內穀爲寶，穀入於胃，乃傳之肺，流溢於中，布散於外。精專者，行於經隧，常營無已」。此內經言營氣之中，又有一種物質，能超出脉管外者，而亦色之血，所謂經專者，但行於脉管之中，常營無已。

(三)營衛生會篇曰「營周不休，五十而復大會，陰陽相貫，如環無端」。此內經言營有陰（靜脈管）陽（動脉管）二脉管。相貫如環無端也。

(四)邪客篇曰「營氣者，泌其津液，注之於脉，化以爲血，以營四末」。此內經言營氣乃由消化系統泌來之津液。注脉化血。以爲營養四末者也。

(五)內經痺論曰「營氣者，水穀之精氣也。和調於五藏。灑陳於六府。乃能入於脉也」。此內經言營氣（血液）爲食物消化之精氣。

然必由心藏之電化燃燒。肺臟之排炭吸養，肝藏之化毒化糖。脾藏之修理血球。腎藏之排除尿液。乃能和調。又必由胃之受納溶解。二腸之分泌吸收。上膲（膈膜及胸中之膜網）之宣發。中膲之消化。（中膲即指膵言容後作三膲之商榷另詳之茲不贅）下膲及膀胱之協助腎藏之排泄。胆汁加入小腸。協助消化與疏調大腸。然後方有食物消化後津液之灑陳。乃得入於脈中，而能發生營養之機能也。

(六)靈樞決氣篇曰「壅遏營氣，令無所避，是謂脈」，此言保護營氣，（血液）令無所逃避，是謂脈，（血管（脈乃指其局部之血管言。

(七)本神篇曰「脾藏營」此言營養之機能物質，藏於脾中。

三、解剖生理學中對於循環系統之論述

「循環系統，包括心與血管，（動脉，靜脉，與毛細管）此乃含血之器官也，心即如唧筒，動脈爲彈力性之管，名曰動脈，直接受心之血，毛細管，爲細小之管，動脉與之相通，靜脉受毛細管之血，而帶回於心」。又曰毛細管，此管，受動脉之血，帶至靜脉，大約身體各部多有，……其壁僅有內層，由一層細胞而成，名曰內皮，在此薄形之壁，血與全體各組織，爲交換之功用，組織由血中取出滋養料，而以廢料還之於血，作成此交換之血管，即爲毛細管之功用，（見吳建庵先生重譯之解剖生理學二二六頁）又「脾動脉，爲腹腔動脉最大之枝，因有巨量之血液供給，故使脾作暗紅色，脾除容血管及神經通過脾門外，他處均有腹膜圍繞。脾之功用，尚不甚明晰，……此系與各種血成分，即赤白血球，與血小板之製造及毀滅有關，……脾毀壞赤血細胞與血小板，白血球亦由脾吸收破裂，而放出酶，（酵素）以入於血循環。（見前重譯本第一九四頁）

四、營即循環系統之互證

(一)解剖生理學既言，循環系統，爲含血之器官，內經亦命血爲營氣，而營氣必在於營內。

(二)解剖生理學既言，動脈受心之血，傳入毛細管，靜脉又從毛細管帶血回心，此即所謂血循環是也。循環系統之命名，即由此來，內經亦曰「營週不休」又曰「陰陽相貫如環無端」。

(三)解剖生理學既言，毛細管在此薄形之壁，血與全體各組織，爲交換之功用，組織由血取出滋養料，而以廢料還之於血，作成此交換之血管，即爲毛細管之功用，內經亦指其有營養之機能，故曰營，而命血曰營氣，又指其營養四末也。

(四)解剖生理學但以心爲唧筒，壓血外出，又收血，入內，專司血液之循環作用，故但以心藏爲循環系統之主要器官，除司血液之循環外，無其他機能，而但以唧筒視之，內經見心藏有跳動必生摩擦，有摩擦必生電流而起燃燒，其使血液之循環，乃其一部分之機能，故不以營藏於心藏，而藏於脾，內經既以營養命名，故與西醫現有之學說，可以不同，且於解剖生理學中，所言脾藏尚有未明晰之功用內，知脾藏對於命曰營氣之血液，及其循環系統之營養機能，亦有莫大之關係，可以互證也。

五、衛及衛氣之考證

(一)內經痺論曰「衛者水穀之捍氣也，其氣慓疾滑利，不能入於脈也，故循皮膚之內，分肉之間，熏於肓膜，散於胸腹」，又邪客篇曰「衛氣者，出其捍氣之慓疾，而先行四末分肉之間，而不休者也」，此言衛氣乃捍衛之氣，（或作悍乃傳寫之誤）不在於脉管之中，而行於四肢皮膚之內，分肉之間，更能行於胸腹膜肓，而不休止。

(二)內經營衛生會篇曰「衛在脉外」文曰「衛氣出於上膲」（或作出於下膲乃傳寫之誤，因該篇並無下膲生衛之文）此言衛氣在於脉外，而其源出於上膲。（上膲即胸膜及胸中縱膈膜，容後作三膲之商榷，再詳之，茲不贅，）

(三)內經衛氣行篇曰「衛氣之在於身也，上下往來」，此言衛氣行於周身，上下往來，不得有所障碍。

(四)內經決氣篇曰「上 開發，宣五穀味，熏膚，澤毛，充身，若霧露之溉，是謂氣」。此言衛氣之出於上膲，亦由五穀之消化而來。

(五)內經本藏篇曰「衛氣者，所以溫分肉，充皮膚，肥腠理，司開闔者也，」此言衛氣之機能，乃溫養分肉，充實（補充之義）皮膚，肥養腠理，管理汗孔之開闔。

(六)內經本藏又曰「衛氣和，則分肉解利，皮膚調柔，腠理緻密矣，」此言衛氣在生理正常時，所有之現象。

(七)內經衛氣失常篇曰「衛氣之留於腹中，稸積不行，宛蘊不得常所，使人支脅，胸中滿，喘呼逆息」。此言衛氣之行失常，而生障礙，故支脅，胸中滿，更因障礙呼吸器官，而喘呼逆息。

(八)金匱水氣篇曰「弦則衛氣不行，即惡寒，水不活流，走於腸間」此言脈弦則衛氣不能流行，在外失捍衛之機能而惡寒，留於腹中，宛積不行，則水不活流，而作水氣（腫脹）之疾。（見金匱要略水氣篇第十節）

六、解剖生理學中對於淋巴系統之論述

「淋巴系流中，有淋巴管與淋巴腺，分布全身，均有淺深之別」。又「淋巴系偏布全身，使淋巴循環，淋巴乃由血而來之滋養液，由消化器中吸入血之食物，因此得以分出，藉供組織之用，並帶至組織」，又「淋巴組織間，乃各組織之細胞，與細胞集合體中間，除表皮毛髮爪甲外，均有微小之組織間，或淋巴間，彼此相通，在最小之血管神經周圍，亦有間隙，名曰血管周圍或神經周圍裂以上均與淋巴毛細管之起處相連，其如何通連，則尚未能確定」，又「侵入之微生物爲數並不甚多時，則淋巴中之噬細胞，得食菌素之助，可以消滅之，然後噬細胞，及組織內所積聚之物，如殘餘之細胞，及細菌，液體等，一並由淋巴管除去」，又「淋巴流行於全身，其維持之力，與維持靜脈血流之力相同，……可使體內最活動之淋巴管，爲有韻律之啟閉，於是內含已消化之巨量淋巴，遂得運行全身」。又「血與淋巴毛細管間，常有交換，血供給淋巴，組織受之，吸其滋養質，而加入廢料，但此不盡迴入毛細管，有一部分留於組織間，由淋巴管帶至兩淋巴導管，通入大靜脈」。（此即內經所言營衛交會之處，）又「若此交換失其平衡，則效果立見，不論供給太多或流出被阻，其結果相同，即組織內，液，充溢，而致水腫」。（見吳建庵重譯之解剖生理學二七〇——二八〇各頁中）

七、衛即淋巴系流之互證

(一)解剖生理學，既言淋巴有噬細胞，得食菌素之助，可以消滅外來之細菌，內經言衛氣爲捍衛之氣。

(二)解剖生理學言，可使體內最活動之淋巴管，爲有韻律之啟開，內經言衛氣慓疾滑利。

(三)解剖生理學言，淋巴運行全身，由消化器中吸入血之食物，因此得以分出，藉供組織之用，並帶至組織，內經言衛氣之在身，上下往來，並言衛氣能充皮膚，溫分肉，肥腠理。

(四)解剖生理學，既言未由毛細血管吸盡而遺留於組織間之廢料，亦由淋巴管帶至兩淋巴導管，（在胸中）通入大靜脈，即迴血入心之血管）內經已有營衛生會篇中，論營衛交會之文。

(五)解剖生理學，既言淋巴毛細管與血間，常有交換，血供給淋巴，組織受之，吸其滋養料，而加入廢料，若此交換失其平衡，則組織內液體充溢而致水腫，金匱要略，亦言衛氣不行，水不活流，走於腸間，而生水氣（腫脹）之疾。

八、近代各家對於營衛之認識

據以上之「考証」「引證」與「互証」，可知營爲循環系統，衛爲淋巴系統，似無疑義近世論營衛者，如中國醫學大辭典，以營爲動脈，衛爲靜脈，與內經衛在脈外之旨不合，胡安邦以衛爲呼濁吸養之氣的功用，不知內經明言在於脈外，且能運行周身，故以衛爲呼濁吸養之氣的功用說，殊不足取，惲鐵樵先生，以衛爲體溫，因體溫之放散，雖無不關於衛，而以衛即體溫則非，淵雷先生，懷疑其說，誠嚮是也，今潘先生，又指衛爲新陳代謝之作用，但新陳代謝之作用，乃由營衛各種機能所產生之功用，雖亦有關於衛氣 然指衛爲新陳代謝之作用，終有商榷之餘地，不知潘先生以爲然否，願共商榷焉。

中西藥性類異同論略（續）

譚次仲

解熱劑

唯是一切流行性熱病於熱型不同外，無種種鑑別點，以資辨認者甚多，當此之時，醫者之應用解熱劑，又大都不依據仲景之處方及分量而適意適用 信手拈來，亦不至僨事者，卽因此故耳，大抵仲景之辨症處方，因方配藥者，乃規矩也，不以規矩不能成方圓，然能與人以規矩不能使人巧，是在夫學者之善於因應而已，但古人之規矩必先求其明瞭熟習乃可，且巧雖由天才，然以公輸子之巧，不以規矩不能成方圓矣 況未及公輸子耶，今之不學無術者流，於古人規矩懵然無知，每假借適機應變四字爲文過飾非之具，眞所謂以人命爲兒戲，是則最可痛心者歟，凡此辨症用藥各端，又皆中藥解熱劑應用之異點也。

不特此也，科學自細菌發明以來，急性傳染病之鑑別日精進，個性之分別日細微，在昔腸傷寒假性與眞性無區分也，今則劃然知其異矣。在昔赤痢與地方病性赤痢無殊判也，今則知其別矣，自餘若流行性感冒之與Dengue 歐羅巴霍亂之與霍亂，黃疸之與黃熱，皆混爲一談者 今則皆能區分之於細菌檢查中不惟能區分其原因而已，且於各病個性的狀態記載顯然，例如於病原菌鑑別之外，症狀診斷經過預後等，咸知如病皆有其個性之殊異者存，例如腸傷寒，其原因爲傷寒桿菌，其熱度爲級狀上昇，其經過大概爲三星期，至末期心臟有急陷衰弱者，或腸出血或腸穿孔而起虛脫者，或在經過期間有合併症時，則病勢有突然增惡者，故一病的生死輕重之間，每由於疾病個性自然結果而不盡歸其過於醫於藥也，故西醫之用藥也易，中醫則不然，於細菌學既未萌芽，急性傳染病之原因無法鑑別，故僅能將各病之病狀，有特異點可資認識則能鑑別者外，茫然不知爲何病，何謂有特異之認別點，如瘧疾則有蒸蒸而振却發熱汗而解，此種熱型，爲有定規，最易予醫者以認別者，故中醫之恒言曰，瘧疾不離少陽，少陽者，其熱型爲往來寒熱，卽所謂間歇熱也，故曰不離，言其類也。又如痙病，痙病則有身熱項強頭搖口噤背反張等特異症狀，（見金匱）最易與他病認別，所謂流行性腦脊髓膜炎，卽中醫之所謂痙病者是也。中醫恒言曰，痙病不離太陽，緇太陽之脈上連風府，（風者腦參看拙著解釋醫理不殊十則，）從頭至項，挾脊抵腰，循身之背，適當大小腦，延髓，頸髓，脊髓，腰髓，及三十一對神經之部位，故曰不離，言其近也，此皆中醫對於有一定症狀而認識其疾病個性之方法也。是名之曰症狀的診斷，除此有一定症狀之急性傳染病外，則非原因檢查不可矣，原因檢查者，病原菌之檢查是也，不能行原因檢查則多數熱性病實無法區別，中醫統而混稱之由溫病，曰傷寒，曰中暑，更配入四季的氣候而糊亂的命其名曰春溫，夏暑，秋燥，冬寒，自今觀之，皆無價值之言，何則莫能得傳染病之個性故也，抑祇就瘧痙言，雖屬個性的名稱，而非如溫病暑病等稱，謂極其籠統蒙混可比，但有瘧病而不成間歇型之熱狀者，如惡性瘧疾是也 亦有間歇型之熱狀而不是瘧疾者，如肺結核之末期，及間歇性腦脊髓膜炎等均與瘧疾無關，當此之時，則証狀的診察寧非有時而窮耶，又如痙病，雖痙病之特異點爲角弓反張，此一症狀最爲可靠 因痙既爲流行性腦脊髓膜炎，則此症未有不見背反張者，但背反張則未必爲流行性腦脊髓膜炎，此又不可不知也，例如化膿性腦膜炎，結核性腦膜炎，二者原因既與痙病迥然不同，唯是頸項強急達於極度，酷似角弓反張 最易與痙病相混，又如破傷風，如狂犬病臟燥症，番木必（卽馬前）中毒，每發生全身痙攣，尤與痙病相肖，祇憑症候診斷而不至蒙混者亦幾希矣、尤甚者莫如破傷風一症，考巢元方病源候論，有金瘡中風痙、產後中風（頸）痙漢書藝文志有金瘡瘈瘲，此皆破傷風之混稱爲痙者蓋似痙而非痙，非行原因檢查，則未有不混爲一談者也 總之中醫對於流行性病多知有通候而不知有個性，故解熱藥之應用，每不能察知其適當之時期，投之有效，則引爲己功，不效以爲藥不對症，於是惟以成敗論功過，而幸運之醫生，往往能邀功免過，遂得揚眉吐氣，醫藥眞理，永無發現之時，蓋疾病之個性不明，則不惟爲醫者有幸不幸，而解熱劑之遭值今與醫者同，則解熱藥之性用優劣，亦終古而不能得眞確之定評矣，例如柴胡自漢唐來皆以爲和平解熱之良藥，明清以來，則竟視爲發散僄悍之劣品，聚訟紛紜，其無解决無進步數千年如一日也，可勝慨哉，不寧唯是，中醫對於流行性熱病之經過期中，有突然增惡及忽陷心臟衰弱之二大危險，非不知之甚悉也，例如仲景傷寒論太陽篇所稱，陽盛則傳入陽明而爲實症，以太陽與陽明遞相傳也此即急性傳染病之經過期中，或因病勢進行，或因有合併症而致病勢突然增惡之謂也，何以明其然也，蓋傷寒爲急性傳染病之籠統名稱，前旣屢言之，太陽病云者，即熱度非甚高而又乏譫語等腦狀之謂也，陽明病者云，其見症蒸熱而有譫語，乃體温特別增高，而又起腦狀者也，然則由太陽而傳入陽明者，即無譫語而變爲有譫語，非蒸熱而變爲蒸熱之謂耳（以此數語質之一般中醫果以爲是耶非耶）此實際上非病勢之突然增惡而何，夫病勢之突然增惡，乃因病勢之進行及其合併症使然，非關解熱藥之誤用，尤非關解熱藥之某味獨不適於某種熱病而致，然蓋斷斷然者，又如太陽篇稱陽虛則傳入少陰而爲虛症，以太陽與少陰相表裏也，此即急性傳染病之經過期中，或因病者孱弱，或因壓心劑（如中醫之石羔及各種寒涼劑西藥之綠養冰之類）之濫用，而致心臟急陷衰弱之謂也　又奚以知其然也，蓋太陽之見症爲脉浮發熱，少陰之見症爲脉微細但欲寐（但欲寐爲昏睡，露睛之象，亦一種腦不安之狀也）一種心腦衰弱之徵候顯然　然則由太陽而傳入少陰云者，即由脉浮而變爲脉微細，加以昏睡露睛矣，此在實際上言，非心臟之急陷衰弱而何，夫心臟之急陷衰弱，乃因病者之孱弱，或壓心劑之濫用，此雖關於藥，亦不盡關於解熱劑之誤用也明矣，何世俗與庸醫之對解熱劑皆過於重視其功過耶，抑陰陽傳變之解釋亦屬不脫玄學之色彩，欲澈底研求解熱劑之藥性，不可不先掃除玄理，從實際上以求疾病之認識，及用藥之簡明，庶幾藥效之優劣得失可以察知，然又豈解熱劑之一種唯然哉，益以見中醫科學化之不容緩歟，又不寧唯是，在解熱劑應用之先，不可不先明疾病之個性固矣，而熱型與熱度之鑑別，則診察個性之唯一要着，而應用解熱劑之準的也，熱型前旣論之，今不復贅，今祇論其熱度，熱度之診察，最重要者有三　有熱無熱一也，早午夜熱度之高低二也，連日熱度之變遷三也，例如病者忽發搐搦，在高熱之小兒或因一時性之腦部充血使然，倘或非重要之徵象，但在無熱或熱度甚低之病人而發搐搦不止者，則慮及其爲流行性腦脊髓膜炎矣，又如數日間熱度成級狀上升者，不可不慮其爲腸窒扶斯，早無熱午熱增高者，不可不慮其爲瘧疾，且在腸窒扶斯之末期，由高熱而忽降至常温及常温以下，尤極慮其腸之出血或穿孔，凡茲種種非用温度計則不能盡診察之能事，彰彰明甚，診察不確，則解熱劑之應用，又焉有準的也，往者中醫僅憑脈象及觸覺以測病人熱度之有無及其進退，决不能得確實之觀念，則解熱劑應用又豈能準確而適當乎，吾恐雖有優良之解熱劑，而用之不以其道，投之不以其時，烏足以盡藥效之長也，雖然解熱劑特一對症療法流行性熱病之增惡及危險，乃多半由於毒素作用，未必爲解熱劑誤投之過，人體本具有自然療病之功能，投藥而愈者，又豈盡解熱劑之功耶，不過中藥之解熱劑，亦確有解熱之功用，爲中醫者同以解熱爲目的，當然以應用中藥之解熱劑爲宜，唯温度計則必當採用西法，不可株守古法耳，且發熱而知用温度計，而知用解熱劑，常人所能，不必其爲醫者始能，亦非此即爲科學化也，醫者之所獨能，乃在認識熱性病之原因個性處置得宜而已　此庶幾科學化歟，且中醫之應用中藥解熱劑也，其方法既與科學醫強半相同，則實際上與科學未嘗遠異耳，同化乎亦何難之有。

（第一類解熱劑完）

提倡針灸醫學之我見

趙彩藍

我國自神農發明藥物；岐黃發明針灸；伊尹發明方劑，以救治人民疾苦，故歷史悠久，種族繁殖，先聖後賢，悲天憫人，苦口婆心，相繼而傳，於是日數千年，其術不磨。蓋針灸有刺戟，與奮誘導，調節之作用；促進血液之循環，發揮新陳代謝之機能；增加血球之數量；活潑各組織之生活力，更能溫寒散鬱，治療便利，解除疾病，收效神速，爲國粹醫學之鼻祖。凡歷代起死回生之名醫，無一不精是術，故謂知藥而不知針，不得爲上工，遇有中西醫士束手難治之病，而以針一枚，艾一撮，如法施治，竟收奇效。然得其眞訣者甚少，著作頗缺，形成絕學，內經而下，如春秋時之扁鵲、漢之華陀，晉之徐文伯，皇甫謐，唐之孫思邈，甄權，狄仁傑，宋之王惟德，王執中，王纂，竇漢卿，竇材，元之滑伯仁，明之高武，汪石山，楊繼州等，發揮斯術，繼之者實罕有其人，間有一知半解，號稱針灸家者，視爲護身衣鉢，不肯輕洩，父傳之子，子衍之孫，以故愈傳而愈劣，知其略而不知其詳，知其用而不知其理，取穴不確，法乖岐黃，不知消毒，不合科學，故收效微而信者少，致人重視注射，輕棄針灸，加之醉心歐化者之崇拜西醫，對國粹醫學，棄若敝屣，此卽失傳之原因也。

方今列強環立，學術競爭，欲求學術之進步，在取人之長，彌己之短，豈可自暴自棄，數典忘祖，一味撫拾他人之唾餘，而抹殺固有之特長，西醫專尙形跡，實驗可貴；而中

腦膜炎中西療法之檢討

盛國榮

原因　中醫以六淫爲致病之原因，氣候暴熱，寒暖失常，結爲溫毒，溫毒從口鼻而入，遂成此症，或謂外感不正戾氣，外邪引動，伏邪而起。

西醫爲腦膜炎雙球菌，在一八七十年危塞蒲氏（EiChreaffnm）始發現此菌，其傳染路徑，多由鼻腔，咽喉，衣服，手帕，食具等，又此症對於小孩及年幼者，最易感染。

症狀　惡寒發熱，頭痛如劈，後腦尤甚，甚則重聽囈語，意識不清，項背強直，嘔吐交作，溫度華氏一百〇二、三度，最大特徵，病入下肢，形成半彎之位置，肌亦緊張下陷，西醫稱爲舟狀腹，兩腿屈而不伸，是爲克匿格氏徵（Kernigiign）脈象勁疾，（或謂初起脈甚遲，瀕死則數）瞳孔放大，目斜視，急者數小時則斃，死後身有發現紫黑色。慢性延至數星期，預後多不良。

治法　大抵初起用辛涼解表，清熱解毒，如惲鐵樵，顧允若，雷少逸等氏之方，都可取法，錄之於後，以供臨症採用之選擇。

一、惲鐵樵先生法製千金驚癎加減龍胆湯：胆草五分　川連三分　滁菊花三錢　鮮生地五錢　犀角三分　歸身三錢　安腦丹或回天再造丸半粒，磨藥湯冲服，準繩與羅氏牛黃丸亦可用，若抽搐厥逆，牙關緊閉，昏憒不省，加羚羊三、四分，如安腦丸一時不易購得，可於方中加正蘄蛇、全蝎、殭蠶、防風、羌獨活、天麻之祛風藥，消炎解毒，弛緩神經。

二、惲氏安腦丹（卽症治準繩所載羅氏牛黃丸）金錢白花蛇六條，去頭隔紙烘研節。白附子錢半　薄荷三錢　正梅片三錢　生川烏二錢　正天麻三錢　明雄黃二兩　獨活五錢　犀黃錢半　麝香一錢　麻黃二兩，陳酒熬膏，如無白花蛇，用眞蘄蛇六錢代用。民十八年春，滬上流行腦脊髓膜炎病者，頸項彎曲，如黃瓜，目上視，神經抽搐，熱不甚壯，脈不甚數，死亡相繼，先生以此方治之，活者甚衆。

三、王愼軒先生以余師愚之清瘟敗毒散加減，並重用羚羊、石決、貝齒等鎮靜神經。猴棗、天竹黃、貝母等，清化痰熱，屢經投治，皆有效驗。

四、金匱痙濕暍篇，痓爲病，胸滿口噤，臥不著席，脚攣急，必齘齒，與大承氣湯。陸淵雷先生謂以大承氣湯，治腦脊髓膜炎之實證，有一下而愈之效。

五、顧允若先生，分爲苦辛輕劑，甘涼輕劑，清熱解毒輕劑，清熱宣絡重劑，清肝鎮衝重劑。

A　枝子桔梗湯　生枝子　香豆豉　苦桔梗　桑葉　製殭蠶　甘菊花　連翹　小川連　鮮竹茹，治初起發熱，頭項強痛，口不甚渴，溲便如常，或溲色略常微黃。

醫法重氣化，理至精微，各有所優，吾人應溝而通之，參而用之，若蔑視岐黃大道，任其沉淪而不顧，則謬矣。外國人士猶知重視我國粹針灸醫學，如法人新列氏，著有小册，曰，中國針灸。日本亦有延命山針灸學院之設立，原次兒太郎，又著有灸法研究。其出版之皇漢醫書，新本草綱目，皆係採取中國醫經之理論，至其婦女，提倡家庭醫學甚力，舉辦針灸座談會，研究會等。外人且知保存我國粹醫學，我輩黃帝子孫，反而舍己從人，不克發揚光大，豈不愧哉！豈不愧哉！

觀彼侵略主義者之欲亡人國家民族，必先消磨其文化，而後滅亡其種族，是以國父遺教，「今吾人堅定自信力、恢復民族眞精神，發揚固有之學術與技能　利用科學，整理國粹」。以國粹爲立國之本也，而醫學一道，關係國民健康甚重，故良醫之功比之良相，醫人醫國，目的相同。且値此戡亂建國之際，生活程度高漲，外來藥物缺之而昇貴，人民貧窮、每有疾病，無力治療，殘廢枉死者不知凡幾！亟應提倡經濟而便利之國粹針灸醫學，普渡蒼生，強我種族，尤其婦女，心性慈靜，養老撫幼之責，所負獨重，研究針灸醫學　非惟家庭適用，且可廣施仁術　濟世活人，培養第二代國民之健康，而女性與女性治療，施術問苦，如針灸按摩，循經取穴，更覺便利也。

先父緝菴公，對針灸醫學精心闡發，著作針灸傳眞八卷，商諸孫祥麟先生，於民國癸亥出版，貢獻社會，其餘遺著，均脫稿成帙，不幸因七七時局變亂，懷恨而逝，所有針灸醫學

B　清熱解毒劑　銀花　山豆根　牛旁　生枝子　連翹　馬勃　射干　扳藍根　生甘草　川連　黃芩　薄荷　鮮蘆根，治壯熱如烙，神識瀰蒙，皮膚或現斑點，頭項強，嘔吐煩悶。

C　加味犀白虎湯　烏犀角　羚羊尖　川連　生石膏　知母　赤芍　葚豆　大靑葉　陳金汁　銀花　薔薇露　薏仁　鮮蘆根，治大熱大渴，狂言見鬼，撮空理線，頭痛如劈，項背牽強，或癍疹焮紅發頤，喉痺等症。

D　犀羚甘露飲　烏犀角　羚羊尖　生山枝　生芍　生石決　生地　竹瀝　硃砂　明淨雄黃　銀花　人中黃　鮮甘露五兩打汁，冲蚌蛤水代藥水，另取自頸蚯蚓，長約六寸許者二條、井水冲洗打汁冲，如蚯蚓不易得，乾地龍代之，或取鮮細葉菖蒲打汁冲亦佳，治頭痛如劈，項背強硬，肢體拘攣。

E　鎮衝玉女煎　生石膏　生地　石決明　紫石英　生芍　知母　白薇　麥冬　生龜甲　生牡蠣　活磁石　牛膝，治壯熱頭痛，項背強直，肢體拘攣，而舌降剝者。

他如日仁堂之紫散雪，萬應錠。雷允氏之六神丸，均能輔湯劑之不逮。西醫療治，最通用者，則爲腦膜炎血淸，如美國新出品之「配而西林（Reniciffin）」亦爲醫者所賞用。腦膜炎之原因，症狀，治法已如上述，症狀治法中西醫尙無大異，所不同者惟學理耳，今試述之，古時以搐搦拘攣之症，概屬於肝　以現代所知，古人之所謂肝，泰半指腦神經，蓋古時科學未明，人體生理不能澈底瞭解，而附以無形之言論，如金匱眞言論云：「東方靑色，入通於肝，開竅於目，藏精於肝，其病發驚駭」。又至眞大論云：「諸風掉眩，皆屬於肝」。若從而爲之說曰：肝在天爲風，在地爲木，在臟爲肝，肝風內動，則肢痙瘲，雖言之成理，羌無故實，難以遵循，殊不知掉眩牽掣，由感染腦膜炎球菌，其菌產生毒素（或由熱度過高），刺激腦脊髓膜發炎，因發炎之滲出物過多，則內壓過高，運動神經及知覺神經遭其影響，而上述諸症生矣，治之之法，西醫則直接殺菌，以愈病。中醫則消炎解毒，退熱中腦，說理雖異，治效則同。

或曰古人既不識細菌，所用之藥，當然不能殺菌，不能殺菌而能愈病者何耶？按素問言：「人淸靜則腠七理閉拒，雖有大風苛毒勿能害」。章太炎先生曰：「苛即小草，毒乃人之菌，風則播傳之，以達人體」。質言之，凡人之體質強壯，抵抗力自然充足，雖感染細菌，亦不卽病，所謂正氣足，則邪氣自除，若人之抵抗力薄弱，既感風寒，又染病菌，則不免於病，內經所謂邪之所湊，其與必虛，由此吾人可連帶明瞭，物必先腐，而後虫生；人必先病，而後菌肆其毒，中醫助體工以抗病菌，抗毒力充足，則菌不足爲害，此中醫不殺菌而愈病之明症也。

作品，未獲出版問世，提倡針灸學術之運動遂告停頓矣。幸有承淡安先生設社廣傳門徒，以資提倡，惜亦被日摧殘解散，殊堪浩歎！西北有余師黃竹齋先生者，竭力提倡針灸醫學，精心研究，著作宏富，保存國粹。現在華北由楊醫亞先生組織針灸研究社，出針灸季刊於北平，乃同道團結研究之良機，而肩負改進國粹醫學針灸之責任焉。抗戰時期，曾奉中央國醫館焦館長諭，聯絡西安女界同志，組織中華針灸醫學婦女研究會，於陝西國醫分館共相研究，意圖提倡，而求進步，由淺入深，分類參考，引起一般學習興趣，期我國針灸絕學，岐黃大道，隨肇國過程宏揚於全國，暢行於世界，完成救國家救人類之最後目的，以盡中華國民自救救人之責任，實為至幸，願我同道共相勉旃。

潛菴雜記

楊則民

絕病與絕症

中醫論病，但有絕症而無絕病。西醫則有預後不良之絕病。中醫對一切急慢性病，皆認為可治之病，獨至現絕症時，始諉謝不治。西醫不然，若者預後良，決可治，若者預後不良，決不可治。若者豫後視原因而定，可治或不治。如風，(中風)勞，(肺勞)膨，(腹脹)膈，(反胃)向稱內科四大症，而中醫書中，皆有治法，治方從無豫後不良等案語。獨至現弱症，脫症，陰陽兩竭，肝腎虛敗，如西

更有進者，古人既以腦膜炎屬之於肝，然古人無專治腦膜炎之方，吾人可推闡而補苴之、古人以肝病泰半是腦神經病，則肝病泰半是腦神經藥，何以知之，蓋古時治掉眩牽掣之肝藥，如龍胆草，羚羊，犀角，全蝎等，據今化學所得，即治腦神經之藥，可知古人學說雖悞，用藥固不誤也。

綜上所說，中醫用西醫之理論，以為臨症診斷之標準，西醫採中醫之方藥，以補治療之不足，中醫說理雖荒謬，而治療常好意外之功，須知寶藏每發現於荒謬之中，一針之入，一劑之投，足使歐西醫博口呿舌舉，心悅誠服，世有單方一味，氣死名醫，諒非虛語，如童便之療肺出血，豬血之滋補，木耳可周流血液之調節，諸如此類，西人向視為汚穢不堪，而今以為珍品，此豈非國醫之特長，誰謂中醫不合科學乎？吾人苟能平心靜氣，截長補短，利而用之，有如披沙揀金，往往見寶，故我以中西醫學之精通，有利而無害也。

強心劑

樊天徒

古今著名之強心劑

(十六)回陽返本湯(陶氏)
(方藥)人參　製附子　炮乾薑　炙甘草　五味子　麥冬　陳皮　臘茶
(適應證)凡四肢厥逆汗出脈弱，上吐下利，煩躁不安，氣虛而喘者，可與本方。

(十七)芍藥甘草附子湯(仲景)
(方藥)芍藥　炙甘草　炮附子
(適應證)凡腿腳攣痛，或腓腸肌拘攣，或腹肌攣痛，而衇弱惡寒者，本方主之。

(十八)附子瀉心湯(仲景)
(方藥)炮附子　大黃　黃連　黃芩
(適應證)凡肌表惡寒，汗出厥逆，脈數而軟，胸脘間煩熱疼痛，躁不得寧，或下利，或便秘，腹滿拒按，舌紅者，此消化管有炎症機轉，而心力衰沉故也，本方主之。

(十九)獨參湯
(方藥)老山人參
(適應証)凡元氣大虛，昏厥，脈微欲絕，以及大汗大吐大下大失血大出膿之後，猝然失神休克欲脫者，用此救急，俟氣回再隨証用藥施治。

(二十)羌活附子湯(寶鑑)

醫所謂心臟衰脫，惡液質時，始宜告不治。中西醫對病人之態度相異者是，果誰是而誰非乎？吾以爲中醫是，西醫不是。中風非必死之病，而現脫症，必死無疑。若無脫症，每可施救。胃癌嘔吐未必遂亡，而現肝腎兩敗，卽惡液質時，必死無疑。肺勞臌脹亦然。凡此四病，爲中西醫同認之大病，而或死或不死，或治或不治，無不以所現症狀以爲斷。然則西醫稱爲豫後不良之病，死於病乎，死於絕症乎？吾則曰，死於絕症。蓋絕症者，生活機能衰熄，已失自力更生之機轉也。中醫治病，以自然療能爲治療之經權。使生活力旺盛，雖有苛毒勿能害之。不然。雖感冒，亦可喪生，况其他乎？故論症不記豫後，正中醫之長處。且醫工之理想在愈病，若治治療書上以預後不良四字，印定耳目，在醫工爲御責之藉口，在病人爲絕望之宣告，今有上進青年，經診爲肺勞而憂憤自戕者，則「預後不良」四字爲絕望之宣告故也。又有經診爲不治之某病，而強迫出院者，則「豫後不良」爲卸責之藉口故也。然醫學進步，與與日俱增，不治者仍當思所以治愈之道。若因預後不良，而掉以輕心，斯爲罪惡之尤。由是言之，論病不當記預後也。故曰：中醫是，西醫不是。

古方與今方

二百年前，日人吉益東洞，善使經方，薄後世方不屑用之。相習成風，稱古方學派，非仲景方不使用。此風迄今已衰，如湯本求眞，殆碩果僅存乎。自湯本氏皇漢醫學譯爲中文後

（方藥）炮附子　炮乾薑　羌活　茴香　木香　（三因木香作丁香）

（適應證）虛寒喉逆心力衰沉時多見之可與本方

（二十一）六神丸（雷氏）

（方藥）犀角　腰黃（卽雄黃）珠粉　元寸香　冰片　蟾酥

（適應證）本方爲強心解毒消腫解凝之名劑，治急性咽峽炎，扁桃腺炎，癰癤膿腫，蜂窩織炎等，有消腫解毒之效。傳染疾病毒重，神昏脈弱者，可用以解毒強心。但熱高煩躁不寧者，愼用。

（二十二）飛龍奪命丹

（方藥）牛黃　辰砂　冰片　麝香　蟾酥　銀硝　金箔　麻黃　人中白　月石　珍珠　牙皂　腰黃　青黛　明礬　燈草灰

（適應證）治疫病氣厥，神昏不語，身強遺溺，牙關緊閉，肢涼脈伏，宛若中風而非中風者又熱病經過中，高熱神迷，譫妄瞀亂，痰涎充塞，煩懣痞脹者。又癰疽膿腫，因毒重而致昏憒咬牙者，均可與本方。

（二十三）至寶丹（條辨）

（方藥）犀角　牛黃　硃砂　麝香　玳瑁　琥珀　安息香

（和劑方有龍腦雄黃金箔銀箔）

（適應證）凡熱病經過中，高熱而四肢厥逆，脈見虛數，口臭苔黃，脣乾舌降，或昏不知人或譫妄不休，或身見瘢疹，此爲熱毒深重侵犯心腦，當以強心解毒爲治，本方主之。

又猝然中癖，發熱神昏，氣逆煩悶，甚則抽搐，似中風而非中風者，本方亦可用。

（二十四）安宮牛黃丸（條辨）

（方藥）牛黃　梅片　雄黃　黃連　眞珠　黃芩　犀角　麝香　鬱金　硃砂　山梔　金箔

（適應證）主治與至寶丹略同，而解熱解毒之力較勝。

針灸醫話（續）

焦勉齋編著

第十二節、五藏欬論刺法之研究

內經欬論篇曰「五藏六府皆令人欬　非獨肺也，皮毛者肺之合也，皮毛先受邪氣，邪氣

，我國醫工和之，時有一偏之見，（在昔陳念祖輩亦高唱使用經方，其選用後世方，名「醫學從衆錄」甚表不得已之心。）吾意大不然。夫經方效用確實，誠後世所不及。然仲景沒後千七百餘年矣。中間賢智代興，復加以西來之方劑，其效用確實，與仲景方比美，或補其所缺者，不勝例舉。以視古方學派之附加方，合併方者，優劣不可以道里計。且傷寒金匱，爲方不過百六十餘，若去其附加方，合併方，類似方，而有獨立面目者，不過三十餘方。（徐大椿傷寒類方上分十七種），吾人若以區區三十餘方，加減出入以應萬病，不其從襟見肘乎。丹波元堅有傷寒廣要之作，尤在涇有金匱翼之纂，皆見仲景方少，不足供臨床應用也。通人之見，自是非凡。

辨症與識病

中醫重辨症，西醫重識病。辨症之目的在應用藥治。識病之目的在明了病所。中醫非不貴求病所也，以不習解剖，不諳內景，無術明了有解剖病竈之疾患，於是降而求其次，以善症，辨著爲藥。西醫非不講求辨症也，以好求特效藥與單味藥，故不得不於病之單位上用力，遂以能識病所，壓倒中醫也。故中醫治病，有病愈而仍不知所患爲何病者，西醫有明識病所，而仍無治法者。此中醫病名所以異常混亂，而西醫病所以多待期療法也。

夫病理變化隨生理組織之複雜而複雜，誠如西醫之法，依病源病所而立病名，雖千之，萬之，可也，但疾病雖多，勢不能發明一病一

以從其合也，其寒飲食入胃，從肺脈上至於肺則肺寒，肺寒則外內合邪，因而客之，則爲肺欬，五藏各以其時受病，非其時各傳以與之，人與天地相參，故五藏各以治時感於寒則受病，微則爲欬，甚者爲泄爲痛，乘秋則肺先受邪，乘春則肝先受之，乘夏則心先受之，乘至陰則脾先受之，乘冬則腎先受之」詳究經文意義，所論欬症之原因，雖藏府皆能受病，然以肺胃二經爲病機之主要，故又言「此皆聚於胃，關於肺，」吾針醫對於欬症之治療，當遵內經所列藏府之症候，據時令之受邪，而分別配穴施術，關於肺胃二經，尤直加以重視，良以肺主行氣，司呼吸之權，居於上焦，爲皮毛之合，舉凡風寒表邪之侵襲，肺經首當其衝，外邪縈塞氣機，肺失宣化之職，爲欬症初起主要原因 而胃腑爲水穀之海，居於中焦，與脾藏表裏相合，司運化之總樞，欬由肺先受邪，而痰則發源於中焦，無論爲濕痰，濁痰，水飲等，皆由於中焦運化失職，胃腑爲足陽明乃衝脈所隸屬，痰生於脾而上於肺，係挾衝氣而上逆，激動肺胃神經叢起劇然之反射性，而成欬嗽痰喘之症象，故曰聚於胃關於肺也。茲按五藏之欬狀，及傳府之變症，分別配穴治療，以供續者之研究。

（一）肺欬之狀，欬而喘息有音，甚則唾血，肺欬不已 則大腸受之，大腸咳狀，欬而遺失。

配合經穴，「肺咳」太淵，魚際，肺俞，中府，膻中，（平刺）中脘，足三里，豐隆，「大腸咳」曲池，腎俞，大腸俞。

治療原理，太淵爲肺之俞，治藏者治其俞，爲經意大旨，故以此穴爲主，魚際爲肺之滎，善能宣肺而理嗽，肺俞爲背部要穴，能輸達肺氣之瘀塞，中府爲肺之募，能理肺利氣而宣通胸鬲之痞悶，膻中爲氣之會，能整調呼吸通暢，抑止肺神經之反射性，以上諸穴，配合治療，爲咳嗽喘息之適當療法，佐以中脘，足三里 豐隆，以降衝氣之上逆，則唾血可愈，因唾血由於咳甚肺失清肅，而波及胃腑，致挾衝氣上攻激盪，損傷肺絡所致，中脘屬任，爲胃腑之要穴，足三里爲胃之合，豐隆爲胃之絡，三穴配合，具有誘導作用，不惟能治唾血，且能降逆定喘，具有治咳之功，因咳病皆聚於胃，關於肺，故必注重二經之特效穴也，大腸咳針曲池者，此穴爲合，治府者治其合，佐以腎俞，大腸俞，（二穴宜灸，）以治咳而遺矢，當可收效，因大腸爲肺之絡，肺咳不已，而移於府，大腸爲傳導之府，寒氣入腸，故氣不禁而作遺矢，灸腎俞，大腸俞，能溫化寒邪，鼓舞腸蠕運動，而復其固有作用，故遺矢能治愈也。

附註：藏咳移府，爲表裏相合之關係，治府咳時，而藏咳症候仍在者，則可照藏咳經穴，選擇施用，至若各穴之刺法手技，不另註明，可參閱熱論刺法，（見十一節，）雖與刺欬經穴不同，然大法不外因病之虛實，而區分補瀉，寒性者灸之爲宜，熱性者針之有效，凡一經兩穴，左右同針，其姿勢相若者，兩穴可同時施術，關於深刺淺刺，

藥以治之，於是不得不隨症而施治。蓋疾病可無限，而症候却有限。故依前人經驗與藥物作用，以爲辨症用藥之規範，而輔佐自然治愈之勢，使病有出路，症可緩解。此醫者之能事也。是識病之後，仍有待於辨症用藥以治之。則西醫同於中醫矣。復次現代醫藥界，只有對症之特效藥，而無對病之特效藥。西醫所用之理學療法，強壯療法，及發汗，利尿，健胃，瀉下……諸法，固與中醫同爲對症療法也。即以六〇六之治梅，雞那之治瘧，西醫固自詡爲特效藥者。無論二藥在三百年前，國人早已應用以治梅與瘧，然以特效言，殊未見其然。蓋六〇六即砒素，本可治鱗屑疹，紅色苔癬，慢性濕疹，惡性淋巴腺腫，梅毒惡性瘧疾等病，非但治梅毒有效而已，而有效之故，正在殺菌殺虫之力。然有注射六〇六七八十次，而梅毒仍未肅清者，有必須與汞劑間服，方能收效者。則砒素亦非治梅特效藥也。況砒素補血，晉唐服石家，認此爲強壯藥，安知治梅有效，不爲強壯之功？古代治梅毒慢性發作者，如妙功丸，生生乳，固以砒爲主劑；而用強壯劑治之者亦屢屢也。至雞那可以解熱，可以解弛張性間歇性熱。瘧適爲間歇性熱，故治之有效，其稽留性及不整形之熱狀，用之無效。故瘧之惡性者（其熱狀多爲稽留性與不整形熱）雞那用之無效。此不僅西醫書明白言之，吾人亦經驗知之。然則雞那非治瘧病之特效藥，而爲治間歇性熱症之特效藥。由此觀之，砒素爲治濕毒之特效藥，雞那爲治間歇熱之特效藥：濕毒之病頗多，而梅爲其一，間歇熱之病頗多，而瘧

平刺斜刺，是在臨症配穴之隨機變通，不能固定法則耳。

（二）心欬之狀，欬則心痛，喉中介介如梗狀，甚則咽腫喉痺，心欬不已，則小腸受之，小腸欬狀，欬而失氣。

配合經穴，「心欬」神門，天俞，心俞，內關，巨闕，少衝，少商，商陽，「小腸欬」小海，小腸俞，大腸俞，腎俞。

治療原理，神門爲心之俞，爲治心欬之要穴，天俞，心俞，刺之能透達心肺，而輸氣以治咳，內關，巨闕，以療咳而心痛，兩穴配穴，具有特殊之功，少衝，少商，商陽，皆爲井穴，刺之出血，以通利咽喉之瘀，則咽腫喉痺可愈。

小腸咳針小海者，此穴爲心之合，佐以小腸俞，大腸俞，腎俞，（三穴皆灸）以治咳而失氣，因小腸爲心之絡，心嘔不已，移於小腸，而小腸與大腸氣相貫通，故咳而小腸寒氣下迫，入於大腸而作矢氣，灸以上三穴，與治大腸咳意義同，茲不贅述。

（三）肝咳之狀，咳則兩脅下痛，甚則不可以轉，轉則兩胠下滿，肝咳不已，則胆受之，膽咳之狀，咳嗽膽汁。

配合經穴，「肝咳」太衝，肝俞，肺俞，期門，章門，鬲俞，「胆咳」陽陵，幽門，上中脘，足三里。

治療原理，太衝爲肝之俞，與肝俞，肺俞，同爲治咳要穴，期門，章門，鬲俞，治療脇痛及胠下滿，刺之有偉卓之效，因肝脉上貫鬲布脅肋，期門，章門，適當肋脇之部位，且期門爲肝之募，章門爲藏之會，二穴同針，有開瘀解結之功，鬲俞屬膀胱雖居於背，然刺之能透達於鬲，鬲與脇肋，氣相連繫，故此三穴配合，不惟能療脇痛胠滿，而欬病亦可因之而愈，胆欬針陽陵者，此穴爲胆之合，能治膽氣之衝逆，咳嘔膽汁，由於肝咳不已，傳移膽府，胆氣善逆，故嘔膽汁，除刺合穴陽陵以降嘔逆外，佐以幽門上中脘，足三里，則欬嘔膽汁可應針而效，夫嘔逆乃衝氣之不降，膽汁上逆亦波及胃腑，幽門屬衝，（衝脈起於氣衝，並足少陰之經，）能降衝氣之上逆，中脘能和胃而止嘔，足三里引胃氣下行，以上諸穴配合，故能收治療之效。

（四）脾咳之狀，咳則右胠下痛，陰引肩背，甚則不可以動，動則咳劇，脾咳不已，則胃受之，胃咳之狀，咳而嘔，嘔甚則長蟲出。

配合經穴，「脾咳」太白，脾俞，肺俞，肩井，章門，鬲俞，「胃咳」中下脘，天樞足三里。

治療原理，太白爲脾之俞，與脾俞，肺俞，同爲治咳之要穴，肩井，章門，鬲俞，以治右胠下及引肩背之痛，因脾主右，故咳而右胠下痛，陰陰引肩背，爲寒濕阻氣之候，

為其一，中醫論法，濕毒為症名而非病名，間歇熱（即來寒熱）為症名亦非病名。故祇與雞那為治症之有效藥，而非治病之特效藥，二藥尚然，遑論其他？準此以談，中醫不識病而能治病者，特有對症之特效藥耳。西醫識病極詳，而成績平常者，無對病之特效藥耳。是故以治療應用言，辨症重於識病，蓋方藥雜多而對症之藥則只一種。苟非明辨，何所適，而施治？若徒洞肺腑，見病原，無方藥以治之，「手無斧柯，奈龜山何」，識病將何濟治道哉！是中醫之重辨症，為優於西醫之徒能識病矣。

更正：本誌上期有「漫談中醫科學化」一文，為天津韓龍泉先生大作，本社誤為徐金標先生，特此更正，並致歉忱。

醫案

三、失敗例

台灣張永霖譯

山田某。四十二歲　男

自訴病由一月前。顏面常呈腫氣。每至下午則自然消失。故不以為意。置之罔聞。殆四五日前。自覺心悸亢進。喘息喉鳴。食慾減退。呼吸迫促。且覺頭痛眩暈。四肢日漸腫脹。故迎先生診治云云。診之體格不小。可是顏面蒼白。按之四肢顏面均呈浮腫。脈沉緊。舌但乾燥。口渴。胸部則但心悸亢進。呼吸為促迫。並不大喘鳴。心下軟。不胸脇苦滿。腹部不膨脹。按之軟柔。亦無蓄水之象。唯大便鞕。小便短少。乃斷為腎臟炎，擬木防己湯加茯苓

故針灸章門以療肢痛，是穴為脾之募，部位居於脇下，肩井適位於肩部，膏肓俞居於背部之中央，此三穴針灸並施，能溫化寒濕，流通氣機，為適當之主要穴也。胃欬而取中下脘天樞，足三里者，理義甚為明曉，因三里為胃之合，亦止嘔之要穴也。

（五）腎欬之狀，欬則腰背相引而痛，甚則欬涎，腎欬不已，則膀胱受之，膀胱欬狀，欬而遺溺。

配合經穴，「腎欬」太谿，腎俞，肺俞，氣海俞，中膂俞，白環俞，氣海。「膀胱欬」委中，氣海俞，關元俞，氣海，關元。

治療原理，太谿為腎之俞，乃治腎欬之要穴，腎俞，肺俞，意義與他臟同，（腎俞亦療腰背之痛，）針灸氣海俞，中膂俞，白環俞，以治腰背相引而痛，諸穴屬膀胱與腎為表裏，腰亦為腎之府，針灸並施，能溫通經絡，促進氣化之運行，故有相當之功效，針灸氣海穴，以治欬涎，此穴為呼吸之根，生氣之海，能振腎陽而行水化氣，故治欬涎有效，因欬涎因於腎水上泛耳。膀胱欬委中者（禁灸）此穴為本經之合，佐以膀胱俞，氣海俞，關元俞，氣海，關元，諸穴皆用灸法，能治咳而遺溺，因膀胱為州都之官，與腎經臟府相合，腎主水，膀胱為水聚匯之處，清者化氣上騰而為津液，濁者下降而為溺，腎咳不止，而移於膀胱，因咳而膀胱失約束之權，故氣不禁而為遺溺，灸諸穴能溫腎陽而振發膀胱之氣，氣充則遺溺自止矣。

（六）久咳不已，則三焦受之，三焦咳狀，咳而腹滿，不欲食飲，此皆聚於胃，關於肺，令人多涕唾而面浮腫氣逆也。

配合診穴，膻中，華蓋，中脘，氣海，足三里，肺俞，膏肓俞，加針經渠，解谿。

治療原理，久咳不已，則三焦俱病，故腹滿不欲食飲，所謂聚於胃，關於肺者，因胃與脾合，為五穀之府，臟府之本，久咳則中焦氣機虛損，故腹滿不欲食飲，關於肺者，肺為皮毛之合，久咳則邪氣薰肺，故多涕唾而面浮腫氣逆也，灸膻中，華蓋，溫通肺氣，膻中為氣之會，與華蓋同屬任脈，二穴位居肺部之中央，故灸之有效，中脘，氣海，足三里，灸之能活潑中焦氣化之運行，以治腹滿不欲食飲，佐以肺俞，膏肓俞，以治久咳，加針經渠，（禁灸）解谿，（針灸）者，因經渠為肺之「經」，解谿為胃之「經」，浮腫者治其經，此內經咳論之刺法也，因經之所治，皆主喘欬寒熱，而解谿穴不惟治面浮而腫，且兼治氣逆喘欬頭滿，堪為適當之穴也，經義既云，聚於胃關於肺，故當刺肺胃二經之「經」穴也，然廣義言之，浮腫者非稱專在肺胃二經，病機屬於何經，既刺何經之「經」穴，是在臨症詳加審辨，隨機變通，所謂神而明之，存乎其人矣。

與服。且告不日即可全愈。服藥三天。告曰。小便反日益減少。浮腫益盛。困苦難堪。云云。診之。果然病狀惡化異常。一身悉腫。呼吸頻數短促。脈按之沈數。口舌更見乾燥。且被黃苔。時時乾嘔。幾如尿毒症迫在眼前之象焉。自悔初診失慎。誤投木防己湯。因改越婢加朮湯。一面向病家道歉。後三日。診之。水氣大減。呼吸流利。諸痛俱皆減退。依守越婢加。命其續服不怠。經兩星期幸獲全愈。爾來撫心自問。診病非易。古方之應用。更非容易也。

結論：所列藏府諸咳之症狀，而照經義施以針灸治療，係余歷年經驗所得，屢經實用，而有效者，然咳病多端，非簡義可以括盡無遺主要辨症，須分內傷外感，外感咳病，其勢勢雖劇其治較易因病在肺皮毛與上焦氣分，皆爲肺藏主宰，故風寒暑濕外邪，先入於肺、而陡病咳嗽、肺氣不解，他經亦病乃自肺而後傳諸藏府，但其素無虛損，故治療較易、或施以針灸，或投以湯液如能脈證合參，診察精確，不致誤治失效也詳究內經咳論，係爲外感實症在肺不愈而傳至其他藏府即經義所云五藏各以其時受病，亦係因時分氣候之轉變各藏感受邪氣而爲咳病、初起皆爲外感表證無疑也如內傷之咳，由七情飽勞所傷，以及因虛而咳，或失血過多，或病虛不復，以致精氣受傷，慮陽上亢、肺之肅降無權，咳病因之而起者，則其治較有困難也，不惟針灸術無捷效之功，即湯藥亦難迅速治愈矣，是以吾儕針醫治療咳病，務當詳察病機，洞悉症候，辨清表裏虛實，施術方可收效其屬於針灸之適應症者，即按病配穴以治之，非針灸所能療愈者幸毋輕率治療，貽誤病機，致引起病家之諷刺，此爲當注意之要點，不可不知者也。

本社成立廣東石龍鎮分社啟事

特聘單耀明先生爲分社長

本社成立廣東石龍鎮分社特聘單耀明先生爲分社長胡灼南先生爲研究主任鐘裕祥先生爲總務主任陳志超先生爲推行主任劉月明先生爲董事長李春華先生爲董事鐘藻彬先生爲董事　此啟

本社成立安徽壽縣分社啟事

特聘權養民先生爲分社長

本社成立安徽壽縣分社特聘權養民先生爲分社長姚亭洲先生爲總統主任趙傑三先生李復初先生爲推行主任賈醒初先生李藻川先生爲研究主任李半僧先生金子和先生楊子連先生張永安先生談祖貴先生張卓權先生王孟休先生爲董事　此啟

本社成立江蘇常州分社啟事

特聘周需春先生爲分社長

本社成立江蘇分社特聘周需春先生爲分社長黃介中先生爲總務主任趙覺民先生爲推行主任徐漢亭先生爲研究主任　此啟

本社成立廣東從化分社啟事

特聘李智強先生爲分社長

本社成立廣東從化分社特聘李智強先生爲分社長馮國良先生爲總務主任鄺錦棠先生爲研究主任徐景元先生爲推行主任鄺耀文先生爲董事長孫國臣先生爲　董事啟此

本社成立江西臨川分社啟事

特聘鄭恒生先生爲分社長

本社成立江西臨川分社特聘鄭恒生先生爲分社長李維齡先生爲總務主任黃子瑜先生爲研究主任趙太明先生爲推行主任　此啟

本社成立四川蒲江分社啟事

特聘楊熙民先生爲分社長

本社成立四川蒲江分社特聘楊熙民先生爲分社長蒲江縣縣長郭鴻厚先生爲名譽董事長縣黨部書記長杜亞東先生縣參會副議長湯和之先生爲縣商會主席張紹旭先生李陽脩先生爲名譽董事　此啟

本社各地分社籌備主任一覽

江蘇姜堰鎮	籌備主任	張澤霖
江蘇碭山	籌備主任	朱克勤
江蘇無錫	籌備主任	鄒鶴瑜
江蘇常熟	籌備主任	馮起清
江蘇小州	籌備主任	江靜波
江蘇崇明	籌備主任	趙海仙
江蘇睢寧	籌備主任	張恒道
江蘇宜興	籌備主任	承國維
湖北黃岡	籌備主任	但秉偵
湖北黃州	籌備主任	周耀章
湖南益陽	籌備主任	陳一中
湖南茶陵	籌備主任	康輝南
湖南臨武	籌備主任	王本剛
浙江石灣	籌備主任	張光炎
浙江麗水	籌備主任	諸葛琳
浙江黃岩	籌備主任	蔣汝德
浙江崇德	籌備主任	葉立成
浙江淳安市	籌備主任	凌玉堂
浙江樂清	籌備主任	萬選青
江西奉新	籌備主任	張松亭
江西龍南	籌備主任	廖家興
江西宜黃	籌備主任	吳志伊
江西永新	籌備主任	邱雨順
江西浮梁	籌備主任	陳象愚
江西贛縣	籌備主任	曾志詳
江西南昌	籌備主任	萬葉浩
福建尤溪	籌備主任	張兌就
福建古田	籌備主任	葉壽仁
福建漳平	籌備主任	黃仁惠
福建平和	籌備主任	王良明
福建福州	籌備主任	顧國英
福建政和	籌備主任	官樹勳
福建泉州	籌備主任	林漢民
福建長泰	籌備主任	戴培桂
福建松溪	籌備主任	魏晋壽
廣東靈山	籌備主任	蒙敦道
廣東石龍鎮	籌備主任	單耀明
廣東台山	籌備主任	譚愷予
廣東新興	籌備主任	顏卓廉
廣東陸豐	籌備主任	彭欣聲
廣東高明	籌備主任	羅國池
廣東肇慶	籌備主任	黃叔平
廣東河源	籌備主任	池逸燾
廣東台山	籌備主任	曾康亭
廣東潮安	籌備主任	凌祝南
廣東樂昌	籌備主任	梁裔強
廣東梅縣	籌備主任	陳增銓
四川浦江	籌備主任	楊熙民
四川奉節	籌備主任	龍鑑先
四川巫溪	籌備主任	余俊才
四川汶川	籌備主任	趙壽海
廣西融縣	籌備主任	龔國材
廣西梧州	籌備主任	區全生
廣西宜山	籌備主任	葉春
廣西西降	籌備主任	游少鴻
廣西武鳴	籌備主任	田邦傑
廣西岑溪	籌備主任	岑維幹
廣西寧明	籌備主任	曾光
廣西南寧	籌備主任	陸海東
廣西平南	籌備主任	黃勝白
廣西興業	籌備主任	何國傳
廣西永淳	籌備主任	蘇輝華
陝西乾縣	籌備主任	遜華強
山西陽高	籌備主任	于傑
安徽阜陽	籌備主任	陳生
河南鄭州	籌備主任	呂富中
河北塘沽	籌備主任	謝秀生
貴州貴陽	籌備主任	屠澤南
甘肅會寧	籌備主任	王明德
江蘇南通	×	吳雪痕

中華民國三十七年五月一日出版

中華醫學雜誌 第一卷 第八期

社長兼總編輯 董德懋
副社長兼駐滬代表 汪浩權
採訪主任兼駐京代表 孫西園

出版者：中華醫學雜誌社
印刷者：中華醫學雜誌社印刷部
發行所：中華醫學雜誌發行部
社址：北平前外打磨廠一八六號

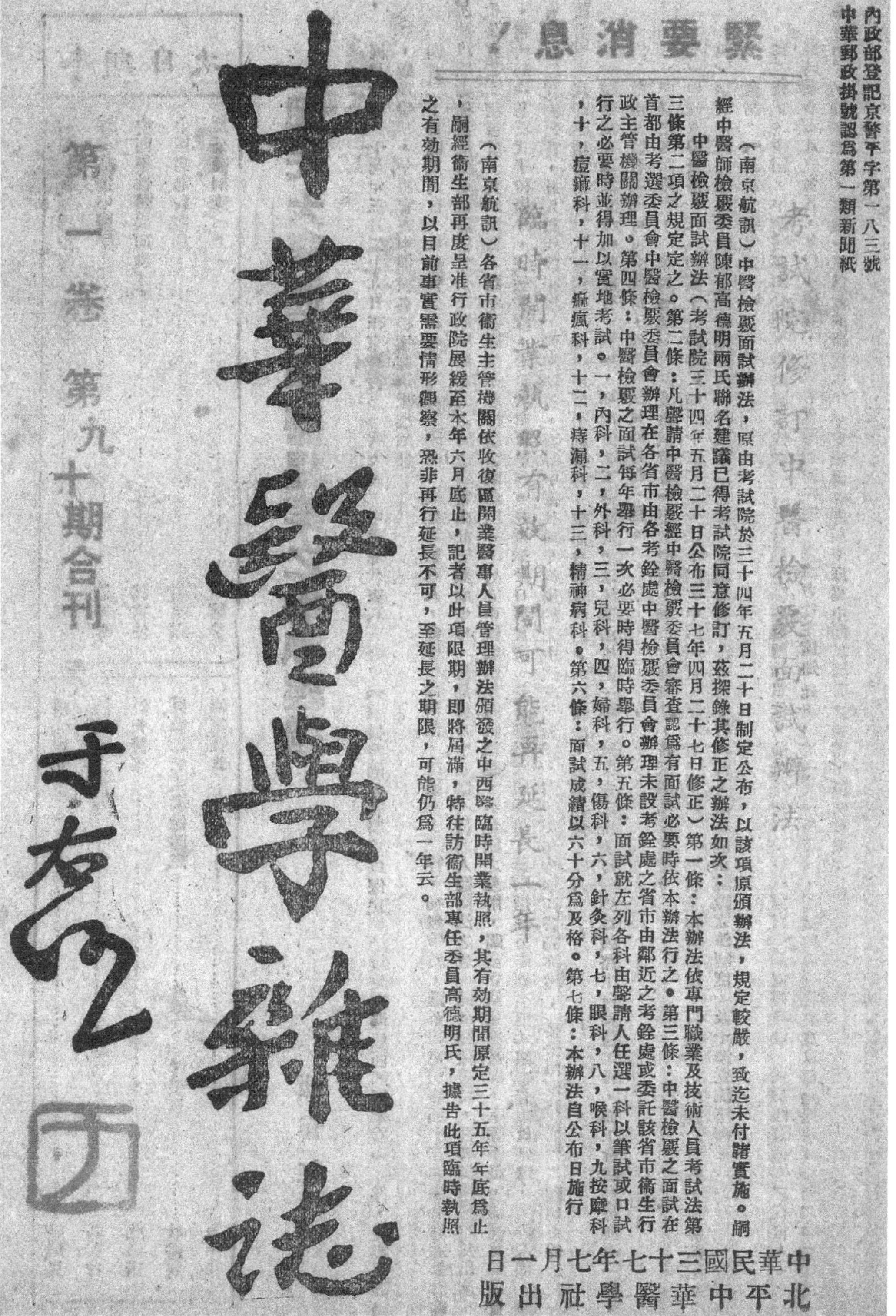

內政部登記京警平字第一八三號
中華郵政掛號認爲第一類新聞紙

中華醫學雜誌

于右任

第一卷 第九十期合刊

緊要消息！

考試院修訂中醫檢覈面試辦法

（南京航訊）中醫檢覈面試辦法，原由考試院於三十四年五月二十日制定公布，以該項原頒辦法，規定較嚴，致迄未付諸實施。嗣經中醫師檢覈委員陳郁高德明兩氏聯名建議已得考試院同意修訂，玆探錄其修正之辦法如次：

中醫檢覈面試辦法（考試院三十四年五月二十日公布三十七年四月二十七日修正）第一條：本辦法依專門職業及技術人員考試法第三條第二項之規定定之。第二條：凡聲請中醫檢覈經中醫檢覈委員會審查認爲有面試必要時依本辦法行之。第三條：中醫檢覈之面試在首都由考選委員會中醫檢覈委員會辦理在各省市由各考銓處中醫檢覈委員會辦理未設考銓處之省市由鄰近之考銓處或委託該省市衞生行政主管機關辦理。第四條：中醫檢覈之面試每年舉行一次必要時得臨時舉行。第五條：面試就左列各科由聲請人任選一科以筆試或口試行之必要時並得加以實地考試。一，內科，二，外科，三，兒科，四，婦科，五，傷科，六，針灸科，七，眼科，八，喉科，九按摩科，十，痘痲科，十一，痲瘋科，十二，痔漏科，十三，精神病科。第六條：面試成績以六十分爲及格。第七條：本辦法自公布日施行

臨時開業執照有效期間可能再延長一年

（南京航訊）各省市衞生主管機關依收復區開業醫事人員管理辦法頒發之中西醫臨時開業執照，其有效期間原定三十五年年底爲止，嗣經衞生部再度呈准行政院展緩至本年六月底止，記者以此項限期，即將屆滿，特往訪衞生部專任委員高德明氏，據告此項臨時執照之有效期間，以目前事實需要情形觀察，恐非再行延長不可，至延長之期限，可能仍爲一年云。

中華民國三十七年七月一日
北平中華醫學社出版

國民大會通過中醫提案之爭執經過

陳存仁

國民大會三十七年三月二十九日在京舉行第一次大會，中醫界代表八人合提『發揚我國固有醫藥以保民族健康並塞漏卮而固國本案』一件，其審查經過，頗多爭執，今將審查中西醫各提案經過記述如此

四月二十日國民大會，社會安全組審查委員會開會，出席者數百人，會場秩序尙佳，提案七十三件，初無爭執，議至胡定安等三十二人提『請速修訂醫師法以明職權系統而正視聽提請公決案』先由胡定安說明案由此案表面堂皇，實爲排斥中醫師不得列入醫師法之意，此事關係重要，吾等預邀焦館長出席，焦公首先登壇發言，表示反對，謂中醫斷斷不能揮諸醫師法門外，另立中醫師法爲偏狹理想，不合法之見解，闡發立法意義甚詳，掌聲不絕，繼胡定安發言，謂西醫均系正式學校出身，資歷甚深，不能與中醫並列，並指摘今日發言者，是否盡爲本組委員，蓋暗指焦公未列名爲本組審查委員是也。衆皆未理，忽有吳廷柱代表發言，此人爲西醫張目，形勢轉劣，吾等中醫代表早有預約先由濟寰兄發言，謂學術無分中西醫師亦然，妄分兩個醫師法，顯屬不妥云云，繼有吳天民許學培吳廷柱三代表發言，皆與中醫不利余乃一躍而登發言機前，綜駁諸說，要義如此：

（一）醫師法在國家立法『只能有一個』，如商會法工會法農會法技師法皆是一個，雖工會之中儘可分列爲鐵路工會郵務工會，而工會法只可能有一種，故中西醫名稱儘可再分細目，而醫師法只能合爲一種。

（二）中醫之考試證書，一律爲『醫師考試及格試證書』不分中西，如修改醫師法，將牴觸考試制度。

（三）中醫取得資格，考試檢覈十分嚴格，如三十五年度全國十四次中醫考試，應考者三千餘人，考試及格者不過二百餘人，中醫之資格，並無濫進。

（四）國大代表之權限，除修憲選舉總統外，并無立法之權，立法另有立法委員執行，吾人不能違法越議立法制度，及干涉立法精神。

結論：『請將本案保留！』

繼有祝正凡指稱，中西醫必須分開，並謂國大代表何以亦分爲中醫西醫兩個單位，此時余不明吳許祝諸君究是何等身份，疑爲西醫邀來之代言人。

此時賴少魂起立發言，並以拳擊桌，吾等各代表紛紛呼應，聲洪力壯主席知此事已成兩方對壘形勢，提議將此案審查意見爲『送請政府參考』主席爲一中立份子，姓名未悉，繼論一案爲救濟難民事，平安通過卿即而至即爲中醫界同人之提案，原文如次：

【發揚我國固有醫藥以保民族健康並塞漏巵而固國本案】

先由賴少魂君說明案由，甚為詳盡，此時形勢已為中西醫論戰開始，外界至此，未敢插言，胡定安起而發言，稱頌吾等皆為上海名醫焦公亦係熟人，中醫藥應研究提倡，但本案則不盡然，最多供政府參考賴少魂怒目而起，必欲議決為『移請政府切實辦理』態度堅強，第二次舉擊案桌，空氣大趨緊張，余亦熱血沸騰，躍然而起，第二次升座，振振發言，當仁不讓，其意二點。

『（一）中醫歷來受壓迫，人人有悶氣，故吾人激昂態度，亦是必然，應請會場人士同情。

（二）胡定安君對中醫藥事既表同情，則對吾人提案亦應同情，今吞國民大會有提案八百餘件，類皆送請政府辦理，或送請參考，將來政府辦理實際上亦難辦到滿意，胡君果為愛護中醫藥，不應反對若此，免貽西醫排斥中醫之譏誚，而示人以不廣，』

西醫界仍持反對態度，軍醫徐梓楠君發言尚佳，提擬請政府辦理，主席猶疑不能決斷，余乃正式提紙條一張，上書『請將審查意見訂為本案擬送請國民政府切實辦理』主席宣讀，眾議紛擾仍盛，未能定案

西醫代表華淑君女士及助產士代表謝能女士，前日與余方酣遊燕子磯，友情素洽，至此亦面目一變，諍諍為西醫張目，不讓一步。

林季祜亦是發言一次為中醫申說，吳廷桂發言一次，為西醫張目，柳贈春緘默已久，至此大聲作獅子吼，一拳擊桌，四座震驚謂此案非通過不可，否則將全力以赴，吾等男女代表皆呼應之（女代表為丁友竹女士吳承蘭女士）

主席無奈，付諸表決，雙方各執一議，爭持益甚，會場秩序遂紛亂，時已十二時，主席宣佈下午三時再議

主席并促吾等預為協議，遂訂二時半先由中西醫協議至三時再付表決。

余約中醫諸君在樓下先會集，焦館長熱忱可佩，不顧進膳時間已至，猶等候樓下，焦館長言吾等呼應人少，宜每人約十人到會，以壯聲勢，余發言以為時間極短，每人約十位第五組審查委員事實上為不可能做到，余為分晰事理以為此案必須與西醫協議，其結果不外為下列五項條款

一、『送請政府切實辦理』八字此為最有力。

二、『送請政府辦理』六字此為次有利。

三、『送請政府酌辦』六字其利更次。

四、『送請政府參考』六字則對中醫案等於不提，大大不利。

五、『本案移交大會討論』八字，則吾等中醫將遭總失敗。

蓋大會人多，一切以審查意見為基礎。審查不得結果，一付大會討論，則吾人何能取得半數以上（一千三百人左右）之同情，其為遭受『否決』必無疑也。余說明既畢，提議吾等以協議為是，其收獲條件以取得上述第二款為滿意，如再困難則得第三款亦能，終以不破裂移送大會討論為上策，眾首肯，遂約定少魂贈春為强硬爭議者，余為柔和發言爭取者，餘人皆為調和派，剛柔相濟，以抵於成。

下午二時半，中西醫協商約三刻鐘，議決中西醫各案均通過，皆用審查意見為『送請政府辦理』三時半開會，遂順利通過，悉照協商意見。醫師法亦如此，余尚不同意，與主席爭，有謂成議在先，適可而止，遂作罷論）

社會組提案七十餘件，以後順利續議，皆無週折，議至胡定安提『擬請政府加緊大量培植醫事人員以應衞生建設需要案』時余謂『依照憲法第一五七條，須全國辦公醫制度，今日各縣各鎭試問究有若干西醫，何能足敷應用，如全用西醫，亦無力耗費如許外匯，故主張原案培植醫事人員字樣，應改為『培植中西醫事人員』原案迅速通過，蓋西醫方面自爭吵以後，精疲力盡，有多人作潰退狀，故本人提案迅速通過。

五時散會

四月二十一日舉行國民大會二十四次大會，吾等中醫提案於極順利之狀況中・正式通過。

怎樣改進中醫學

許濟弘

（甲）引言

今天我要講的題目是「怎樣改進中醫學，」爲什麼要揀這個題目呢？因爲世界上萬事萬物，莫不隨時代而進化；拿政治說：那末由井田封建而變阡陌郡縣，由帝制而變民主；拿兵器說，由弓矢而變鎗炮，以至火箭原子彈；拿生物說：由單細胞微生物，進化而成複細胞動植物，再進化而成人類，所有不適應時代的如龍等，早已退化而淘汰：蓋根據達而文進化論，以爲萬物生存，都有一個定律，就是「物競天擇，優勝劣敗，適者生存，不適者淘汰，乃天演的公理，」醫術亦然，想我中醫，所以能流傳到現在，也就是能隨代而改進的緣故，中間雖有學派的不同，玄說的混入，但他們旨在改進，以求適應時代，則是一樣的，日本和田啓十郎說：醫術的進化。可分爲六個時代。第一爲巫祝時代，第二爲單味藥時代，第三爲成方時代，第四爲究理時代，第五爲病原顯出時代，第六病原剿滅時代，今更將進入預防醫學時代了；而我中醫，仍滯留於第四究理時代而不再進步了，然而當此生存競爭的世界，歐風東漸，美雨西來，吾中醫學術，倘仍抱殘守闕，不知追隨張仲景王淸任等改進醫學的精神，迎頭趕上，奮力改良，那末即使政府不取締，恐怕也難逃天演的公例啊！你們不忍中醫學的退化，所以開會研究，我也有感於中，所以很高興的參加，並且擬定了這個題目，現在首先講我們中醫學的長處，次說短處，然後談改進的方針；等於我們診病，先要明白病人的元氣知道病根然後開方給藥才能對症才易收效！

（乙）中醫學的長處

中醫的長處很多，現在我們不必自己吹噓，且看別國人的批評，以及西醫們的研究罷！日本自明治維新以後，一切都學西洋文明，對於醫學，也採西而賤漢，但有個和田啓十郎，他博通中西醫學，曾於明治十三年，（即宣統元年，）憑十九年的經驗，著有醫界鐵椎，却極力崇揚中醫，他說中醫決不迂遠，中醫的對症療法，深遠而微妙；……後來又有素習西醫的野津猛男，他在門司開業時、一次有個英國軍官阿來甫來治胃病屢屢吐嘔，遍就英醫和日本西醫診治，均不効，最後由野津改投中藥小半夏湯加茯苓，即霍然而愈，從此他屢用中法治愈西醫所不能治療的疾病，過去尊西賤中的心理，也翕然改變，並著有漢法醫典一書傳世。還有一個湯本求眞，他先習西醫，後經十八年行醫的經驗，深知中醫雖舊，苟能通其奧妙而活用之，足以駕凌現代新醫學，他不忍中醫的消沉，遂著皇漢醫學，書內目次，有漢方的傳染療法，以驅逐細菌性毒素爲主，漢方劑爲期待複合作用的發顯，漢方劑能于一方中發揮多數的能力，漢醫方劑的配合，爲極巧妙的能事等；對于中醫推崇備至。另有日本一個德國醫學博士叫松園渡邊熙，他自醫校畢業後，仍在國內外各醫科大學，實地試驗，以爲將來天下當無不治的疾病了，那知入世後，竟不然，後來他就改習中醫，歷五年的經驗，確信中醫學，是科學研究無上珍貴的材料，遂請求當局設立「漢醫講座」等。并著和漢醫學眞髓，震動了整個醫壇，我國沈石頑先生有譯本，諸位不妨購閱；在他書內，曾指出中醫的特色有五點：

（一）西醫不知的優秀治療法，如血液增殖法，血液消毒法，血中毒素排除法，皮膚毛髮的榮養法，皮膚及內臟溫劑，不害心臟的解熱劑，非劇的鎭咳劑，制止化膿法……等等。

（二）病名同而病原見解各異的速愈法。如腺病質，呼吸器病，子宮疾患，非溢血的半身不遂慢性下痢……等等。

（三）病名雖同而以和漢醫的治法較優者。如結核癌腫、肺病、腦神經衰弱、精神病、顚癇、黃疸，風濕慢性腹膜炎、傷寒、惡阻、痲疹、感冒、腎炎，腰痛……等等。

（四）西醫所不知的東方疾病，與其治法的優秀。如奔豚病，疑似臟躁症……等等。

（五）外科病用內科療法治之。如痔瘡、乳腺炎、乳癌、盲腸炎、子宮炎、橫痃、瘰癧、硬結消散法等！

再根据民國二十年美國華僑國民黨總支部代表黃社經先生報告，美國各地暗中仍多中醫開業，各大報紙不時有鳴謝中醫治術的啓事。中醫陳瑞生的醫舘，分支到有四十多處，足徵美國人信仰中醫的一斑；吳冕君在加州大學讀書時，曾代美國農商部譯譯中醫書數種，黃先生自己也曾譯過傳青主男女科等。送給美國人士，極受美人的重視，美國最大藥廠如 Lilly（禮來）及 Owldhugco.（夜鷹）等，都用重金聘有中國醫家，研究中藥。美國士丹林大學且專聘中醫教授，以教中醫，美國的未輕視中國醫藥，由此可見。近据越南華僑中西醫師公會理事長，林德仁報告，越南對於中西醫，一視同仁，法政府對之，亦無軒輊，我中醫之在越南十倍於法醫，可見他們注重中醫的情形。其他如蘇聯德國等，對於中國醫藥，也都在注意研究。

有人說中醫長於內科，西醫長於外科，這句話有一部份是對的，一部份還是可商。上面松園渉邊熙已指出中醫的優點，可用內科方法治療，外科疾病，今特舉一個極新近而極明顯的例，就是我國醫學博士楊海鐘，親自實驗盲腸炎十四例，內中有輕有重，或早或晚，均投以金匱大黃牡丹湯和苡仁附子敗醬散，結果都未開刀而全愈，所以他的結論，有云：「張仲景的內科療法，可將目前的外科療法取而代之，……但其何以能奏効之理，仍無法解說」原文載去年出版的西南醫學雜誌五卷三期。

其他治療成績，不勝枚舉，但都是中國人說的，或是中醫記載的。爲避免自我宣傳的嫌疑起見，不備錄。

又民國廿五年哈爾濱醫科專門學校校長閻德潤博士曾著闡明中醫學的書有好幾種內中傷寒論評釋最爲出色。

還有新近一位廣東中山大學的醫學士名叫張公讓，他鑒於中醫學的不可偏廢，故曾著中西醫學比觀二集共七冊，書內所舉實驗療效的例子很多，最有趣的，便是有一人患頭痛有年，屢治不愈在中山大學附屬醫院，留醫數月，由外科主任德人馬丁主治，百治罔效，他疑是腦部生瘤，擬開腦割治，那人懼而離院，旋請張公讓診治，張先生參照中衷參西錄的鎭肝熄風湯加減處方，服五六劑即愈。所以他相信如能合中西醫於一爐。方是世界最完善的醫學。

由上面幾個例子，歸納起來說。假使中醫其正沒有長處那末那幾位西醫博士們，怎肯來污筆作書，宣傳和闡發祂呢？

至於中國的藥物，更受全世界的注意，上面已由黃社經報告美國的情形。他們每年來到中國採辦的藥物，佔出口品中很大的數量，尤其如日本武田大藥廠，曾將中醫成方製爲成藥，叫做 Teogan 調而康，專治婦科疾患，据動物實驗而效確，藥味是當歸茯苓白芍白朮麥多等，銷路頗廣。另有 Radealin 藥黛靈乃萬年青中提出的精華，据云其效更勝於毛地黃。又如三共藥廠的 Akelin 即是我國的木通。帝國製藥社的 Peafonin，即是半夏，第一製藥社的 Rutawin 洛太命就是吳茱萸製劑，Jusain 喘嗽因就是皂莢製劑，其他如甘草麻黃防已鹿茸人參桔梗遠志貝仲川貝當歸等均有製劑。瑞士山德士藥廠的亞力山丁就是大蒜精。我國新亞藥廠的新亞[illegible]劑，就是萊菔精。又如新近上海新設一個仙鶴草素藥廠，專把中藥提取精華，以供注射內服之用，很是風行。還有上海中心藥廠，竟在中藥連喬中提鍊精華 Rootin 絡通，可以治療原子彈的毒害，以及血管硬化，高血壓等疾病，正是一件震動全世界的消息，而且中藥中如大黃人參川連等品，外國雖曾設法移植，但其產品，終無中國貨的優良，所以仍舊要來我國採購，

啊！中藥的優點很多一時也說不盡啊！

（丙）中醫學的短處

我們中醫學有長處，也有短處，長處因不可抹殺，短處也不應掩飾，惟其能知道自己的短處，方始能夠圖謀改進之道，現在我取客觀的態度，不客氣的自我批評，特把最顯著而最爲人所詬病的幾點，略述如下：

第一解剖生理學的短處　中醫的解剖生理知識，大多源自內難二經，著內經的人，据很多人的考据，一致以爲是春秋戰國時代的人，到了六朝，又經人傳抄改纂，分篇散帙，到了唐朝，王冰爲之編注增損，又經南宋的史崧把靈樞改編，方成現在流行的素靈，總之決不是黃帝做的，也不是一個人的手筆。還有難經，也是較後於內經的僞托書，兩經的學說，素爲中醫們奉做金科玉律的，其實拿現在目光衡之，一部份固是對的，一部份却很荒謬，現在姑就關於解剖生理的錯誤，坦白的略說幾點如下：

例如肝的位置，實在右邊而內經上偏說他在左，難經上說牠重二斤四兩凡七葉，其實肝僅二斤半左右，這或者是古今度量不同，但肝僅有五葉，豈非多說兩葉，他的生理作用，內經說牠是「將軍之官謀慮出焉」「在天爲風在地爲木，在體爲筋，其用爲動「肝病令人善怒善恐」又說，諸風掉眩，皆屬於肝，

「後世凡這神經性疾患，都稱他肝病，如肝氣，肝火，肝風，和現代實驗而知的肝作用，完全不同，雖有陸淵雷先生璧釋古書的肝，乃是包括他律神經而言，然而眞正的肝作用怎樣呢？一切肝病，如肝癌肝膿瘍，尊將怎樣稱呼呢？

內經又說：「心者君主之官，神明出焉」當心是身體的主宰者，所以通常多說用心當心，簡實把腦的作用，認是心了，內經雖有「心生血，」難經上有「心者血」的話，但造血臟器，現在知道，並不是心。故這兩語也是錯誤的。

脾的作用內經上說牠造「飲食入胃，游溢精氣，上輸于脾，脾氣散精，上歸于肺，」把脾當作消化器官，較之現代生理學，也是差誤的；至難經說「脾藏意與知，」尤其荒謬！

所謂「膻中者臣使之官，喜樂出焉」，不知膻中在那裏？更有「三焦」二字，尤其各人各說，究意不知是何物？內經說牠是「決瀆之官，水道出焉」好像是當牠排泄器官，難經說「三焦者水穀之道路，氣之所終始也，」是有其名而其形。李東垣分手三焦足三焦。陳無擇以為是脂膜。張景岳說是體腔周圍，上下全體，若大囊的便是。吳鞠通把牠當作說明病狀三個階段的代名詞，唐容川以為是全身的網油。各人意見不同，而三焦的形態和生理，也無一定了

又如腎，內經說牠「作強之官，伎巧出焉腎為身生之本，難經說「腎兩者非皆腎也，其左為腎，右為命門，」命門諸神精所舍，原氣所繫也，」都好像把牠當作生殖系統言；其實這是錯誤的難經的，一腎說尤其莫明其妙。

有了上述的錯誤解剖生理學便聯帶生了不正確的病理學和治療學，例如龐安常的論「子癇」以為由胎兒出胞，誤執母腸所致，只要隔腹針小兒虎口，便兒手縮回即愈，又如婦人良方催生丹說明，服一丸即產，男子握左手出，女子握右手出，蓋他們都知道胎兒在子宮內，毫不與腸胃相通啊！張景岳製左歸飲治腎水不足，右歸飲治命門火衰，也是根据左右兩腎生理不同之義。

惲鐵樵以為內經所言五臟，非實質之臟腑，雖有幾分見解，但眞正的臟腑，難道內經反略而未論嗎？果爾，那末根本不能當作醫典了！諸如此類的淺顯差誤，只要一讀現代解剖生理學，便能一目瞭然的

第二病理學的短處　醫藥的起始，原是礦彩，偶然某物治好某病，就稱他是藥；到後來，人們要滿足求知慾，所以要研究病的原理，或藥的原理，就稱牠們是病理學或藥理學。我國的病理學，向來也根据內經的學說，以為「百病之生也，皆生於風寒暑濕燥火，以及七情之傷於氣，故曰「怒則氣升喜則氣緩，悲則氣消，恐則氣下，驚則氣亂，思則氣結，勞則氣耗，」即謂內傷與外感，漢張仲景金匱以為「千般疢難，不越三條，一者經絡受邪，入臟腑為內所因，二者四肢九竅，血脈相傳，壅塞不通為外皮膚所中也。三者房室金刃虫獸所傷。已將病因分作三項。宋陳無擇據之而作三因方論，這好比現代的病理總論。隋朝巢元方奉旨撰病源候論共1726論，好比現代的病理各論。

所可惜的吾國病理學，大多流於玄妙簡略，或不能以實驗來證明！就是六氣吧，即使相信牠確為致病的原因，但不過是病因中一項罷了，如內中寒暑二氣太遠，能使人凍傷或中暑可以歸入物理學刺激類，比外不過是疾病的誘因而已，絕對不能視為外感病全部病因。

最不好的，便是把五行生剋，司天在泉等說，混入病理學說內，如內經上說（1）厥陰司天，風淫所勝病本於脾，（即木克土。）（2）少陰司天，熱淫所勝，病本於肺，（即火克金。）（3）陽明司天，燥淫所勝，病本於肝，（即金克木，）（4）太陰司天，濕淫所勝，病本於腎，（即土克水）（5）少陽司天，水淫所勝，病本於肺，（即火克金）（6）太陽司天寒淫所勝病本於心，（即水克水，）像這種虛誕之說，簡實把醫學變成了神學或者氣象學了，又何怪要被西醫們所攻擊呢？

夫五行之說，起自戰國時「齊人鄒衍，著用於秦！演繹於漢，上面已說過，內難經，都是後人偽托而著，而且內經更不是一個人的手筆，所以裏面的學說是雜湊的，五行氣化的玄說，也是後人所攙入的

明繆仲淳早就攻訐過，他說：「五運六氣，其起漢魏之後乎？蓋仲景元化均無其說……今之醫者，學無原本，侈口而談動云五運六氣將以施之治病豈有不誤者乎。」

目下一部份維新的同道，那都不再重視牠了，以為中醫的眞價，原不在這種空論，惟尚有一部舊派，仍奉為圭臬，復從而辯之曰，五行乃臟器的代名詞，然既有臟器眞名，何必再用此代名詞？況且所代的名詞，又不全嗎？況五行配五臟，今古文家、意見不同，今文說同素問，古文家，意見不同，今文說同素問，古文家則以為脾木，肺火，心土，肝金，腎水，原沒有一定，那末病理學說，豈非也將無定嗎？

我常見一派舊中醫的方案，仍多沿用五行的生尅來說明病理什麼木乘土哩，瀉南補北哩，培土生金哩，壯水制火哩，滋水涵木哩，土中升木哩，導龍入海哩，實在太晦奧了。況且拿生尅言病理，可以自由配搭，幷無嚴格的限制，例如土病而虛，可以主張補火，謂母旺則子强了（火生土。）亦可以主張瀉火謂衰便食木，木被食而弱，便不尅土了（木生火，木克土）更可以主張瀉水謂水衰不能克火火旺便生土了，（水不克火，火便生土，）又可以主張補水，謂水盛，便不仰食於金，金盛便尅木，木被尅，便不復尅土，土虛自愈了，（金生水，金克木，木克土，）如此輪翻，任何主張，都可言之成理，然而事實上豈有一病而可用相反的治法呢？

所以日本提倡中醫的東洞先生曾說：五運六氣，全與病無關係，由五運六氣，定寒熱溫凉斷主病，試脉理可謂迂曲之至，………這話很對的

還有傷寒六經的傳變也多不同的解釋，素問熱論以爲日傳一經，故說一日大陽受之，二日陽明，三日少陽，四日太陰五日少陰，六日厥陰；而仲景傷寒論則以爲六七日傳一經，故曰「發於陽七日愈，發於陰日六愈又曰「太陽病，頭痛至七日以上自愈者，以行其經盡故也」。所謂「經」王叔和成無已朱肱等，都以爲是「經絡；」方中行魏荔形等皆以體層的內外上下言；柯韻伯則解釋謂腰以上爲三陽地面，腰以下爲三陰地面此外或言不傳法（如閔芝廈，）或計日數以傳經，（如張志聰）或爲不拘日數，（如高世拭），或言傳不以次，（如吳崐。）又有所謂「循經傳」，越經傳」「誤下傳」（李東垣）。

近代如日本松園渡邊熙博士，則以貽生學釋六經，以爲太陽代表外胚葉系統，少陽代表中胚葉，陽明代表內胚葉。寒入內臟謂太陰，自表及裏的「微症症候爲少陰，寒極謂之厥陰。

章太炎以爲傷寒六經，未定合於素問之六經，不過借以名傷寒六個症候羣而已。今把他的意見製圖於下

少陰——［心病］——太陽　陽明——［胃腸］——太陰　少陽——［三焦］——厥陰

心弱　心强　實　弱　虛　重

陸淵雷說：「六經名義，本由藥證推溯而得，後人謂人身本有六經之氣，百病不離六經捕風捉影，徒令中醫學多生荊棘。」實則清朝徐洞溪早曾說過：「傷寒論已無成書，乃叔和所搜集者，雖分六經，而語無詮次，陽經中多陰經治法，陰經中多陽經治法，參錯不一，後人各生議論，各是其說，愈更愈亂，終無定論，不知當時著書，亦不過隨證立方，本無一定之次序也，」其大胆卓識多麼可佩啊！

我國中醫病理學的紛亂和玄妙，一至於此，豈可不加整理而改進呢？

第三診斷學的短處　中醫診斷疾病，向取望聞問切四法，內中最爲人所推重的便是切脈，甚至有的人以爲萬樣疾病，都可以憑切脉以斷定，其實中醫談脉的學說，確然可信的地方固多其玄虛龐雜處也不少現在特地把牠提出來一談。

根据素問知道成人診脉，原云三部九候，和「人迎」「氣口，」其所謂三部者，乃上至手頭，下至於足；其所謂「人迎，」乃結喉兩旁的動脉，「氣口」方是左右兩寸口，以故內經上并沒有叫人只診「寸口。」

到難經上方說脉爲三部九侯，三部者寸關尺也，九侯者浮中沉也；又說「寸口者脉之大會，十二經皆有動脉，獨取寸口以決五臟六腑，死生吉兇，」但是難經上並沒有明白規定寸關尺主何臟腑。

仲景傷寒論自序裏曾說：當時的醫生診病，「按寸不及足，握手不及耳，人迎趺陽，三部不參，」趺陽在那裏！學者意見不同，但可以證明古時診脉，不只是診寸口，就是仲景自巳的書裏常常還提到趺陽的。

不過到了後代，男女禮節嚴重，診病時，摸手摸脚，不大方便，故大家取難經的學說，而違內經和仲景的旨意了！

中西藥性類異同論

譚次仲

第二類　瀉下劑之異同

【正文】中西瀉下劑性類大致相同，且有一種藥而爲中西瀉下劑中所同具備之品者，而應用於治療上亦完全脗合無間，所不同則絕少也。

西藥瀉下劑可分爲植物類與鹽類二種，（鹽類即鑛物性但西藥鑛物性下劑有不盡爲鹽類者中藥則鹽類外更無鑛物性瀉藥矣）前者如巴豆大黃之屬，後者如鈉礦養（即朴硝）之屬，此幾味爲中藥所有，此外不爲中藥所有者尙多也，植物性下劑與鹽類下劑其致瀉下之藥理作用不同，植物性下劑乃刺戟腸粘膜及脫糞中樞而喚起腸之蠕動亢進，以急速輸送腸內容物而排泄之者，通常不藉吸收而顯其作用，因植物性下劑有一種戟刺腸粘膜之成分，更含有天然之膠樣物質以阻吸收，使達於腸而顯其作用者也，此爲腸之局部作用，但以某種植物性下劑，之主要成分注射皮下，亦可以起瀉下者，此又吸收於血液中以戟刺脫糞中樞之結果焉，至鹽類下劑雖易溶於水，但於動物性膜絕少滲透之作用，故不能藉吸收以戟刺脫糞中樞，而於大小腸之局部戟刺亦無特異之作用，其所以能起瀉下者，乃因能占據其溶解本藥之水份，不全吸收，使小腸內容之液狀形態不受變化直送至大腸以至於排泄故能作瀉耳，中藥瀉下劑之種類及其性用完全相同。

【註釋】中藥之瀉下劑亦分爲二種，屬於植物性者以大黃爲主要藥，屬於礦物性者以朴硝爲主要藥二味既與西藥相同，則其藥理之作用當無待註釋至於芫花，甘遂、大戟郁李仁、番瀉葉（此味即西藥之先拿）黑丑、白丑、秦艽、麻仁、巴豆。同爲中藥植物性下劑亦可想像而知其爲亢進腸蠕動之作用與大黃同耳，元明粉以朴硝萊菔子製成作用與朴硝同。（往者瀉下物富於水份以爲由於腸粘膜受瀉藥之戟刺而亢進其分泌使然今乃知其非也，此水份實由於飲食而來，既服植物性下劑則腸之蠕動亢進輸送急速經大腸時不及吸收耳，至於服鹽類下劑又能占據此水份而阻其吸收故也。）

【正文】西藥瀉下劑自其效用言之，又可分爲軟下緩下峻下三種，所謂軟下劑者，用較大之量而糞之稠度不甚變化，祇增加其排泄之次數者是，緩下劑者，用中等量，而糞便爲粥狀排泄，不惟次數增加而已，峻下劑者，則用少量亦起大瀉，所瀉爲液狀，排泄多量而頻繁者，同時起腸鳴疝痛裏急後重等症，此三種瀉下劑區別之大凡也，但有更應注意者，將此三種瀉劑之份量增減用之，則峻下劑可作緩下劑，緩下劑可作峻下劑，則又非有劃然的區別者焉，至於中藥之瀉下劑，其效用亦完全相同，證明之如下。

【註釋】中藥以麻仁秦艽爲軟下劑，其用爲三錢至五錢，如傷寒論陽明篇之脾約丸是其例也，大黃朴硝爲緩下劑，其用量爲一錢至二錢，如太陽篇之柴胡加芒硝湯及大柴胡湯是其例也，曷以明其然也，蓋丸者緩也，症有不當用急下峻瀉者，則有取乎丸以麻仁製丸而成所謂脾約丸者，爲非取軟下之意歟，然亦未始非麻仁之性，爲軟下故也，至大柴胡湯及柴胡加芒硝湯，則爲少陽病所用，本症中醫以爲禁吐汗下之症，祇可用輕瀉，而大瀉則在所應禁，故用大黃與芒硝入二方中均以輕瀉爲主也，故以麻仁爲軟下藥，大黃朴硝爲緩下藥，殆此故歟，至於峻下藥，則芫花，甘遂，大戟是也，其用量每味一分至三分即可大瀉，如傷寒論與金匱要略，所用之十棗湯，即以芫花、甘遂、大戟三味合爲細末作散劑，另用大黑棗十枚煎湯送服，每次服食之量，爲强人一錢匕羸人半錢匕，若服後下少，病不除者明日更服，加半錢匕，若得快利止後服，按古之一錢，即今之二分七，約當西藥一瓦之重，或弱人服半量即是，此藥三味合搗和勻爲散，用中秤）分半至三分即可大瀉，故稱爲峻下劑，其誰曰不然。至巴豆尤爲峻下劑之最劇烈者，西藥有巴豆油，其極量每次所服成人不得過一滴，原粒煎湯，成人不得過二枚，且未經煎沸者有毒，故此藥不宜輕用，更不能生服，西藥固以巴豆爲峻下劑之首，决無疑義，返觀中醫傷寒論白散一方用之，爲中量二釐，金匱要略備急丸一方用之爲中量亦約二釐，外台走馬湯一方用之爲數二枚，其分量之輕與西藥相同，可見中醫古籍久已深知此藥爲瀉下劑之最峻烈者，不獨西醫始知之也，（此藥中西藥物所咸備爲最劇烈非常服之品，中西藥籍之記載相同，奈今日庸妄輩之中醫用此藥每以過量殺人，良堪悲憫，在梧時嘗見某庸醫處方，爲一錢當門藥四瓦之重，幸服後胃粘膜受猛烈之激刺，即行吐出，再服再吐，涓滴不能下腸，否則不堪設想矣，又嘗見一未滿三十六個月之小孩，某庸醫教以生食巴豆仁六粒，立刻連大瀉十餘次，翌日纔下血液兼以發熱不能飲食，腸粘膜受過度之激刺而損傷之證，幸此兒非常强壯，一星期漸痊愈亦云幸矣，此二案所目擊，詳述於此爲庸妄者戒也）由此觀之因瀉劑用量及效力之等差，而分爲軟下劑緩下劑峻下劑三種，在中藥亦屬完全相同者也，不獨此也，甘遂爲峻下劑，上文旣言之，故太陽篇大陷胸湯用之爲峻下劑，但大陷胸丸用之則爲緩下劑矣此何以故，曰因減量之故，其相差之量爲五與三之比也，又大黃與朴硝爲緩下劑，上文亦已言之，故大柴胡湯（大柴胡湯有大黃二錢）及柴胡加芒硝湯（芒硝即朴硝）用此二味爲緩下劑，上文亦已言之，但陽明三急下症及少陰三急下症皆以大承氣湯爲救急之用，而大承氣湯又明明以大黃朴硝二味爲峻下之藥也，此又何以故，曰因增量之故，其相差之量爲十與五之比例也，由此觀之，然則中藥之峻下劑，減量可爲緩下劑，而緩下劑增量可爲峻下劑，又與西藥完全相同者也，至中藥之番瀉叶、郁李仁、黑丑（即黑牽牛）白丑（即白牽牛）之類皆緩下劑也，其用量及効力與大黃朴硝同，芫花，大戟其峻下劑也，用量及効力與甘遂同，至秦艽則可列爲輭下劑類與麻仁相彷彿焉。

（正文）西藥瀉下劑直接應用於腸以排除腸內容物爲目的者，其動機（1）由於消化不良，腸內容物異常醱酵，而發爲腹中脹滿、疼痛、下痢、腸鳴、倦怠、食慾不振、口苦、口臭、若與便秘併發或雖非便秘，而醱酵宿食，滯留不去者，則下劑尙所當用，以先行使胃腸清潔，然後可以更議其他之治法也，至若其他不因宿食及消化不良之腸病，亦有用下劑者，（2）由於腸蠕動力弱，有習慣性便秘之人，血中不潔，百病叢生，下劑亦往往適用，爲治療中之一法，（3）自餘因胃病而應用下劑者，亦不乏其例也，返而觀之，中藥瀉下劑，應用之目的及動機，亦完全相同，又證明之如下。

【註釋一】由於消化不良，腸內容物異常醱酵而症爲腹滿，腸鳴腹痛，下利，（所下或爲水狀稀粥狀粘液狀糊糞狀血液狀）倦怠、食減、口苦、咽乾、倘與便秘併發或雖大便流通但不消化之物仍有滯留腸中者，均當用藥廓清之，此中藥之處置，完全相同者焉，例如金匱腹滿寒疝宿食篇用三物厚樸湯以治痛而便閉，傷寒陽明篇用大承氣湯以治腹滿痛此者燥尿本有宿食， 又金匱嘔吐噦下利篇，用大承氣湯以治下利脉遲而滑者，實也，（此實字陳修園解釋之曰此有宿食亦燥尿之類也）又本篇本方兼治下利脉反實者當有所去下乃愈（當有所去四字亦燥尿宿食之屬蓋瀉藥所能去之物非燥尿而何）又五臟風寒積聚篇云，下利不欲食者，此有宿食，當下之，宜大承氣湯，又附入嘔吐噦下利篇之外台走馬湯，治中惡心痛腹脹，而大便不通，以上各例皆由腸病中兼與便秘併發或不兼便秘要皆由於消化不良所致，大便雖流通，而醱酵之宿食未能淸除，非下劑不能爲正本淸源之計， 故古人皆應用下劑以治療之也，然則中藥瀉下劑應用之動機及方法，又豈有異耶，且中醫之應用下劑於諸種腸病，不僅限於有宿食醱酵或大便閉結等症爲然也，例如金匱腹滿寒疝篇云，病腹滿，發熱，十日脉浮而數，飲食如故，厚樸七物湯主之，又曰腹滿不減，減不足言，當下之，宜大承氣湯，又傷寒論陽明篇云，傷寒吐後，腹脹滿者，與調胃承氣湯，又曰發汗不解，腹滿痛者，急下之，宜大承氣湯，又金匱嘔吐噦下利篇云，下利三部脉皆平，按之心下堅者，急下之，宜大承氣湯，又曰下利譫語者，宜小承氣湯主之，又傷寒少陰篇云，自利淸水色純靑，心下必痛，口乾燥者，急下之，宜大承氣湯，又吳鞠通溫病條辨，有云，純利稀水無糞者，謂之熱結旁流，調胃承氣湯主之，凡此各節，皆因腸病而應用下劑，不以有宿食便秘等爲限也，要之腸病之治法，以瀉下劑爲最普通，此中西所同者也。惟旣下利矣，而仍用下劑，或者不免懷疑，豈知此非獨西法惟然，亦中醫之所習用，所謂通因通用者，其此之謂歟。

【註釋二】其（二）瀉劑往往應用於習慣性便秘，中藥亦復相同。玆又證明於下，（但此所言便秘乃習慣性便秘故與上文偶發性便閉不同也）金匱五臟風寒積聚篇云，趺陽脉浮而濇，浮則胃氣強，濇則小便數，浮濇相搏，大便則堅其脾爲約，麻仁丸主之，此即中藥應用輭下劑之麻仁，緩下劑之大黃，以治習慣性便秘之例矣，因胃氣強三字乃知其飲食如故，以無病之人而發爲便堅，故曰習慣性便秘，但本節之稱脾，乃指分泌強有力消化液之腺，而非生理學 血臟器之脾，所謂名同而實異者也，內經云脾與胃相連，又曰脾癉者，用以消磨水穀，又曰脾病則倦怠頻宛宣泄食不化腹支滿，金匱嘔吐噦下利篇云，脾傷則不磨，不應但朝食暮吐，或暮食朝吐，以此觀之，脾爲消化之重要機關也明甚，（參看拙著中醫與科學一書內有再呈國醫館濕節對於脾即爲膵一說管按解剖生理病理各方面以引經據典證明之）脾約即消化不良之謂，且頭痛發作，爲常習性便秘之病人所屢屢遭遇者，故本草又云，驅除頭痛著腹中有宿食不化也，此即指習慣性便秘而起之頭痛，病理學名之曰反射性頭痛，皆宜用輭下劑之麻仁丸以治之也，抑宜注意者，凡常習性便秘之人，非一下可了，且習用瀉藥，則其秘益甚，蓋腸因瀉後而益疲憊故也，久之非用藥不能得一大便，於是由常習性便秘，而變爲常習性服瀉藥矣，可不愼歟，故治習慣性便秘，於瀉藥非不得已勿用，即用之亦以輭下劑爲宜，仲景麻仁丸之所以立也，而灌肛及各種坐藥比內服瀉劑有時較爲適用，中醫蜜煎導丸及大猪胆汁灌肛等法亦有可取者，仲景立麻仁丸與此緩法，亦與科學若合符節者也。

【註釋三】就其（三）論之，則中藥瀉劑應用於胃病者亦不乏其例，如金匱嘔吐噦下利篇云。食已即吐者，大黃甘草主之，又金匱腹滿寒痛宿食篇云按之心下滿痛者，此爲實也，當下之，宜大柴胡湯（心下二字陳修園註以爲居復之上部故當屬胃）此皆古人對胃病應用瀉劑之例矣。但胃病用下法，非屬必要，故當注意其原因及兼症，且嘔吐噦下利篇有云，病人欲吐者，不可下之，又傷寒陽明篇云，傷寒嘔多，雖有陽明症，不可攻之，又曰心下硬滿者（心下疑即胃之部心下硬滿殆即胃脹大或稱胃擴張者歟）不可攻之，攻之必脹滿不能食也，夫攻與瀉下同，故亦曰攻下，觀此則胃病用瀉劑，或胃之症狀强劇時而應用下劑，似宜從故容斟酌之必要，蓋恐胃受瀉藥之激刺而增惡敌也，以上乃言瀉藥之直接作用於胃腸者，於以證明中西均有同一應用之方法，而無絲毫岐異者焉，以下乃再言瀉藥間接之應用。

【正文】西藥瀉下劑亦有間接應用於腸以外之諸症者，因腸蠕動亢進，及水份排洩之反射作用，可藉以喚起其他臟器及組織機能之變化而達療治之目的者，如用以消腫，用以退炎，用以通經等皆瀉劑間接之作用，中醫之應用瀉劑以收間接之作用而達消腫退炎通經之目的者，亦與西藥完全相同，絕無絲毫違異焉，茲分別論證如下。

（註釋一）中醫用瀉劑以消水腫之證明，夫治水腫不外汗下利尿三法，此固中西之所同也，金匱水氣篇云，腰以上腫當發汗，腰以下腫當利小便，又曰諸有水者可下之，此中醫用汗下利尿三法，亦即中醫用瀉劑治水腫之例也，不獨此也，西醫言水腫病有三，曰心病性水腫，即金匱所言心水是也。曰肝病性水腫，即金匱所言肝水是也，曰腎病性水腫，即金匱所言腎水是也，（俱見水氣篇）三種水腫中，比較適於用瀉劑者爲腎病水腫，而中醫用湯劑以消水腫，亦以腎病爲多，茲舉水氣篇所論腎水之症狀及其應用瀉劑以治腎水之例如下，金匱水氣篇云，腎水者，其腹大，臍腫，腰痛不得下，又曰風水，其脈自浮，外證骨節疼痛，惡風，（風水即腎水，下文再證明）又曰，面目腫大，有熱名曰風水，視其人之目窠上微腫如蠶新臥起狀，頸脈動，時時咳，按其手足上臨而不起者名曰風水，又曰夫水病人，目下有形如臥蠶，面目鮮澤，脈伏，其人消渴腹大，又小便不利，其脈沉絕者有水，下可之，以上所言腎病性水腫之症狀，可謂詳細確切，而應用瀉下劑以治之，其法尤爲適當矣，但或者疑風水究是何病，下之二字究用何種瀉藥，則余可以絕不遲疑而置答之曰，風水即腎水也，瀉劑水氣篇無方，可用水飲篇之十棗湯，已椒藶黃丸以代之，何以知風水即腎水乎，則徵諸內經而可以知之，內經素問水熱穴論云，帝曰，腎何以能聚水而生病，岐伯曰，腎者牡臟也，屬於陰而生水液，內不得越於五臟，外不得下於皮膚，行於及裏，傳爲跗腫，水之於腎，名曰風水，觀此則風即腎水，蓋古人已言之鑿鑿，可考證而得者矣，此又中藥瀉劑治水腫獨多適用於腎病性之例，可謂與西法絕對相一致下焉，夫瀉下劑所以能使水腫的症狀消散者，乃因體中水份因瀉下而損失多量，血液乃吸取他部之水以補其缺，且腸蠕動之反射作用，亦可以喚起皮下組織之吸收，此乃瀉藥間接之作用焉，若以爲水腫之水直從大便瀉出之，則不諳科學之言，誤者也，以上乃證明中醫對水腫尤其是腎炎性水腫，最多應用瀉劑，與西醫治法相同，以下再舉中醫用瀉劑爲退炎之例。

（註釋二）（中醫用瀉劑爲退炎之證明）中藥瀉劑應用於退炎之例寔爲至夥，此亦與西法蔑有絲毫違異者焉，舉例以證明之，因流行性腦脊髓膜炎而應用瀉下之例，如金匱要略痙濕暍篇所記，痙病應用大承氣湯是也，蓋痙即腦脊髓膜炎也，文云病者身熱足寒，頸項强急，惡寒，時頭熱面赤目赤獨頭動搖，卒口噤，背及張者痙病也，觀此非完全一流行性腦脊髓膜炎之症狀乎，續下一節又云，痙爲病，胸滿口噤，臥不著席脚攣急，必斷齒，可與大承氣湯，此大承氣湯乃下峻下，此中醫用瀉劑退炎之證一也，復次因膀胱炎而應用劑瀉之例，如傷寒論太陽篇云，太陽病不解，熱結膀胱，其人如狂血自下，下者愈，其外不解者，尙未可攻，當先解外，外解已，但小腹急結者，乃可攻之，宜桃核承氣湯方，觀本節太陽病不解及外不解二句均屬發熱惡寒頭痛等代名，夫證見發熱頭痛發狂等全身症狀而兼有熱結膀胱小腹急結小便出血等局部症狀非急性膀胱發炎而何，仲景乃主用桃仁承氣湯以瀉下之，此中醫用下劑退炎之證二也。西醫紀盲腸炎一症，在化膿時當然以瀉藥爲厲禁，絕對不能用瀉矣，但在輕度之盲腸炎尤其是因宿便之激刺而起者，苟得通暢之大便數次症狀有因此而大爲輕快者，故於初起時軟下激刺未嘗不可斟酌一用之，中醫於盲腸炎一症，名之曰腸癰，張仲景記載頗詳，金匱腸癰篇之言曰，腸癰者，少腹腫痞，（少腹即大腹之兩傍臍之側是也惜未明言左右不足以代表蜜波滿氏點耳）按之即痛如淋，小便自調，時時發熱，自汗出，復惡寒，脈洪數者膿未成可下之，脈弦緊者膿已成不可下也，大黃牡丹皮湯主之，就以上腸癰之主要症狀爲發熱，疼痛，壓痛，腫脹四者，適於鑑別盲腸炎之四種診斷要點完全切合，而化膿切禁用瀉下劑，處置尤爲適當，但在輕度初起二三日間絕無化膿之疑時，軟下劑誠可酌用，此中醫用瀉劑退炎之證，三也，自餘若發黃一症，大概爲胆管炎，傷寒論陽明篇用茵陳蒿湯以治之，則用瀉劑以退炎之例四也，脅下疼痛而有積水，大概爲濕性助膜炎，太陽篇用十棗湯以治之（十棗湯節仲景原文有脅痛而無積水字樣，陳修園註則有內水滲溢水飲塡塞於胸脅之說原以十棗湯爲瀉水之劑也）則用瀉劑以治炎症之例五也，總上所言，則中醫以瀉劑適用於退炎之例，可謂彰明較著，鑿然可考者，亦即中西瀉劑應用相同之確證焉，至瀉劑所以能消炎之故，因亢進腸蠕動，使腹腔臟器起充血，則遠隔臟器及組織之血量減少，而炎性之紅腫熱痛等症候自消散，尤可促炎性產物之吸收（與上文促水腫之吸收同理），亦有因炎症而發水腫者，所謂炎性水腫是）此中西對炎症所以多用瀉劑之故焉。

【註釋三】中醫用瀉藥通經之證明，瀉劑足使下部腹腔及骨盤起充血，上文既言之，故利用瀉藥爲婦女通經之用，尤爲中西醫雙方不謀而合之治法也，試舉其例如左，金匱婦人雜病篇云，婦人經水不肯利下，抵當湯主之，此中藥瀉劑用於通經之例一婦人產後篇云，師曰產婦腹痛，法當以枳實芍藥散，假令不愈者，此爲腹中有瘀血著臍下，宜下瘀血湯主之，亦主經水不利方，此中藥瀉劑適用於通經之例二，又雜病篇云，婦人腹滿如敦狀，小便微難而不渴，在生後者，此爲水與血俱結在血室也，大黃甘遂湯主之，本節所云血室，大概指子胞而言，意其或因產後經過一定時間而經不通兼見腹滿等症，故不能例入產後篇而列於雜病篇，大約仍用本方以通經者近是，此中藥瀉劑應於通經之例三，然則瀉劑之可以通經，又不以中西而有岐異焉矣，以上乃證明中藥瀉劑每間接應用於消腫退炎通經與西藥完全相同，是皆以誘導之目的用瀉劑者也。

（正文）西藥瀉劑之內服，因病人體質之反應有過敏與遲純之二種相反現象，在前一種體質，則投與瀉劑雖少量亦至多瀉，在後一種體質，雖投與大量之瀉劑亦不起瀉下，故在此二種情態之下而患者又衰弱之時，每每停止內服瀉藥，而代以種種外施之法，如灌腸肛蛋之法是也，中醫對瀉劑與體質之論列，及用各種外施潤腸之法以代瀉劑，亦復與西醫完全相同，茲分別論証如下。

〔註釋〕對於瀉劑有過敏反應之質者，如傷寒論太陰篇所稱脈弱，其人續自便利，設當行大黃芍藥者，宜減之，以其人胃氣弱易動故也，此節即其例也，其反應遲純之體質者，無關瀉藥之多少，均不得瀉，即陽明篇所稱承氣湯一升，若腹中不轉失氣者勿更與之，明日不大便，脈反微澀者裏虛也，爲難治，不可更與承氣湯一節，是其例也，蓋轉失氣即俗稱放屁，爲糞出之先聲，腹中不轉氣者，腸管不蠕動之表徵，蓋對於瀉藥無反應之故，在此兩種體質中，則內服瀉劑實爲無益而有損，誠以瀉之太過，及屢服瀉藥而不瀉，藥積腸中，均能促進衰弱故也，但宿便在腸中尤爲有害，必設法排去之，此仲景所以出蜜煎導丸及土瓜根與大豬胆汁等外導之法也，傷寒論陽明篇云，陽明病，津液內竭者，雖硬不可攻之當須，自欲大便者。（此語宜注意蓋欲自大便則糞已至直腸矣，否則導肛法無所用之）宜蜜煎導而通之，若土瓜根及大豬胆汁皆可爲導。

【按】蜜煎導方用蜜七合，一味納銅器中，微火煎之，稍凝似飴狀攪之勿令焦著，欲可丸併，手捻作挺，令頭銳大，如指長二寸許，當熱時急作冷則硬，以納穀道中，以手急抱，欲大便時乃去之，又豬胆汁方，用大豬胆一枚，取汁和醋少許，以灌穀道中，如一食頃，當大便出，以上俱見陽明篇，惟土瓜根法不載，故不詳，此豈非與西醫之應用肛蜜及灌腸等法若合符節者耶。

【正文】西醫論瀉劑，在老人或衰弱者，每令心腦衰弱，而起虛脫，因腸蠕動之反射，及水份泄出過多作用所致，孕婦有因是而變流產，因瀉藥能令下部充血之故，且胃腸更多蒙害，有因此而變成慢性下利者，中藥所論，大致不殊，是謂瀉下劑之副作用。

【註釋】中醫對瀉下劑之作用，亦多能知之如傷寒論太陽篇稱下後脈微細者，即影響心臟之證，下後而變成頭眩卽影響於腦部之證，又言下之後，心下痞硬，又曰攻之必脹滿不能食則影響於胃，又曰下之後，續得下利清穀，腹中雷鳴，即影響於腸，又金匱婦人妊娠篇云，婦人得平脈，渴不能食，無寒熱、名曰妊娠，設有醫者治之爲逆，加吐下尤甚，此即言下劑不利於妊娠，至於瀉藥能誘起墮胎，中醫類知之，故曰大致不殊，且陽明篇之明禁濫用下劑尤爲反覆叮嚀，曰愼勿下之，愼不可攻之，蓋亦深知瀉下劑有種種副作用不宜濫投，但所論之病症與病理，多不合耳

【正文】西醫用瀉下劑對於疾病之個性，極爲注意，蓋以瀉下劑多應用於腸，而腸病中如腸窒扶斯，盲腸炎，及因一切腸病而誘發腹膜炎時或腸閉塞等，是四者瀉下劑必當嚴禁，中醫籍中，惜其記載略有不詳，而下藥處方中西亦有差別處，此其異也。

【註釋】中醫於腸病忌下之症，獨盲腸炎一病記載最詳確，即金匱腸癰篇所稱腸癰一病，即盲腸炎，所謂脈弦緊者，膿已成，不可下也，詳本章上文中醫用瀉劑退炎之證明一節，不贅，至腸窒扶斯及各種膜炎，中醫記載絕少類者，至腸閉塞中醫名吐糞症，亦記載不詳，則其症也，

至於處方，中西亦有差異之點，一則西醫之應用瀉劑多獨用一味，蓋藥物味簡則力專而効速（因瀉藥獨用則能直接激刺腸粘膜若他種藥獨用或簡用則取其吸收迅速，故簡則功効確而速）中醫瀉劑每與和緩藥用之，如大黃甘草湯及調胃承氣湯之與甘草十棗湯之用大棗，是其例也，中醫配入和緩藥於瀉劑中，力雖稍緩，但可免瀉藥之戟刺太甚，冀腹痛可減少，於胃腸粘膜知覺過敏者宜之，此則各有得失矣，至若合健胃劑用之者，如大小承氣湯是，蓋大小承氣湯枳寔厚樸，性用大黃朴硝迴殊，寔一辛苦胃藥耳（凡芳香辛辣苦味等物大劑皆爲健胃藥參看下文胃腸劑）舊以爲有瀉下作者，絕對錯誤，以病理學之眼光觀之瀉下劑與健胃藥不宜合爲一方，故西醫以　下劑合健胃爲處方者，可謂絕無必要時，則分開用之，先服瀉劑，經過數小時再服健胃劑，此則在彼方最爲慣見亦最爲合理，但在屢投瀉藥均無効，腸肌有陷於麻痺之時，則合健胃劑即可立瀉，或單服健胃藥於屢投瀉劑不下之時，亦每即作瀉者，皆此健胃劑能興奮腸肌亢進其蠕動，而瀉劑有時反足令腸肌脫力之故也，故在腸肌異常乏力時，則瀉劑合健胃藥反最爲適宜矣，此金匱大黃附干細辛湯，及備急丸，厚朴麩物湯等所以不能廢歟。此等方即以乾姜，生姜，桂枝，厚朴，細辛等爲健胃藥，籍其辛辣芳香之性，以興奮腸肌而作瀉耳，至解熱劑與瀉劑合方，亦屬不安，此在西醫方面，亦可謂絕無，而中醫方面則最爲習見。（如大柴胡湯是）因其互相牽制失效，不如分開用之，使得以，分道揚鑣之爲愈，不過中醫處方後，即諉其責任於藥肆而中藥配劑既素無定規，加以店伴未經學問，一日而施以兩種之處方，或一處方中而有兩種之藥物，又分兩次煎服，手續既繁，更慮弄錯，此在特殊之情形，不得不以合劑行之，誠非得已，又中藥以瀉劑退炎者，多合活血劑，如上文熱結膀胱爲膀胱炎，中藥用大黃而合桃仁，及抵當湯之水蛭飛虻，皆血份藥也，蓋中醫退炎以血分劑爲最有効，而西醫則否，此又其異也，又一處方中以兩種或兩種以上之瀉藥配五而成者，中醫最多，如大陷胸湯之用甘遂，又云大黃，大承氣湯用大黃，又用朴硝，十棗湯幷用芫花甘遂大戟三味，是其例也，此法西醫亦未嘗無之，但較鮮耳，若瀉劑之賦形上，作湯作丸作散等中法亦多得當，但灌腸坐藥及肛蛋等法，則粗陋不適，醫家病家實於無人過問耳，雖同有是法，而以研究不精，絕無改善，形同虛設者久矣，是誰之過歟，徒事虛言誇張不求實際改良，又何益哉，（第二類瀉下劑完）

公醫制度（上）

蔡適季

（一）

現代社會政策的特徵，是使全體人民獲得種種必須的生活資料，而達到富強康樂的境地。醫療組織是現代社會政策中的主要事業之一，當海亦應以全體人民的健康爲對像，因此，我們可以體驗得一個極明顯正確的動向，就是醫療組織的變化，已由醫師本位的醫療到社會本位的醫療，由私人關係的醫療到公衆關係的醫療。

這一種進步的社會意識，也就是本來醫學的使命，對於應該預防的疾病實施預防，對於需要診療的患者予以診療，務使醫學的恩惠能普及人人，務使構成社會的每一個份子都能得到健康的

中西病名對照解（續）

張永霖

陰瘡

C 略解　婦人陰部。因諸原因所呈之炎症。濕疹。潰瘍。化膿性疾患及諸良性或惡性諸腫瘍之總稱也。正宗云。其形固多。茲因便宜上以陰痔。陰臭。陰癢。陰腫等包括之。

E 考證　金匱要略婦人雜病篇。曰。少陰脉滑而數即生瘡。陰中蝕瘡爛者。狼牙湯洗之。病源候論。云。陰瘡者。由三蟲九蟲動作侵食之所爲。胃腸虛損則動作。侵食於陰。輕者或癢或痛。重者生瘡。外科正宗陰瘡門。云。七情之鬱火。肝脾爲之損傷。濕熱下注爲患。其形固多不一。譬之陰中一條蛇形。挺出尺許者。陰中突出如菌子。如鷄冠。四邊腫痛者，陰戶忽然腫痛者。陰中生蟲慝如小蛆。使人寒熱如勞瘵者。或陰中開而不閉者。或交接則出血者，或因新交房事而腫者種種不一。

F 治法拔萃　金匱云。陰中蝕瘡爛者。狼牙湯洗之。蛇床子散下白物。陰中癢小瘡。亦可治。婦人良方陰瘡門。云。四物湯。補中益氣湯。逍遙散。歸脾湯。龍膽瀉肝湯。小柴胡湯。隨證取用之。外科正宗治法較詳。陰中挺出如蛇形者。朝服補中益氣湯。晚投龍膽瀉肝湯。再塗雄黃藜蘆散。突出如菌如鷄冠者。與補中益氣湯。歸脾湯。陰戶腫痛者。宜四物加丹皮澤瀉花粉柴胡。陰中生蟲慝小蛆者。逍遙散四物湯加減。陰戶不閉者。當逍遙散或歸脾湯。若交後出血者。四物湯加減。因房事傷腫痛者。珍珠

保障。根據這一種基本概念，以社會全民的幸福為出發，求社會各階級都能徹底的享受到醫藥的保護，醫療的制度，當然會進於公醫制的一途了。

就各國的先例來看，對於社會的醫療救濟，最近均起源於含有宗教意味帶慈善性質的私人團體的設施，後來才慢慢地變成社會政策上的重要部門，由公共團體來經營，在歐美各國因為疾病保險制度的顯著發達，傳染病一例的患者的治療和隔離，大多數國民都能享受到醫療的保護設施，如疾病金庫，病院，和外來診療所等是，這就是基於社會的連帶思想，而期疾病的治療，預防由疾病的保險和醫療的發展，使醫學的恩惠能普及於社會各階級，這就是今日公立醫療機關社會事業醫療機關的勃興的緣故。

在他方面，產業附屬的醫療機關，亦跟現代社會藥療事業的發達而顯著的進展，它以相互扶助的觀念為基礎，排除醫療的營利性，利用組合來從事施診給藥的工作，雖然不能稱為公共的醫療，然而較之私人關係的醫療多少總帶有點社會連鎖的性質。

總之，社會所有的制度常常需要與時代相適應，醫療制度當然亦不能越出這個範疇之外，開業醫制度因為社會狀態的變遷，已不能適應時代的需要，惟有使其脫穎而出，保留其合理性，使在社會的新狀態中生存：而公醫制度却在社會的新狀態中應運而生了。

（二）

現代世界醫療制度的動向，已趨於公醫制度方面去了，而我國呢？在現行的醫制下，公共醫療機關的缺乏，開業醫師數量的不足，都市醫生的過剩，農村醫生的不足，有錢的人可以醫病，無錢的人任其死亡，這顯然是畸形的發展，對於

散。霖按○因帶下陰門搔癢難堪者○瀉膽寫肝湯。因糖尿病癢極者。柴胡勝濕湯。可奏偉效。屢驗之矣

七　陰頭瘡

A 中名　陰頭瘡

又名　疳瘡　下疳　陰疳　下陰疳　恥瘡

B 西名甲 Schankel　Ulcus Durum

乙、 Ulcus molle

C 譯名　硬性下疳（甲）

軟性下疳（乙）

D 略解　在現代醫學。以硬性下疳之病原體為 SPirochaeta Pallida 係由 SCHAUTLNN 及 HOFFMANN 兩氏。以黴毒動物。移植成功。發見命名者也。黴毒感染後。經三五星期。局部則呈紅色浸潤小結節。且硬甚焉。往往變成潰瘍。名謂初期硬結。多不甚痛。在男子多發生於龜頭。冠狀溝。包皮內面。或陰部莖幹。故名陰頭瘡。又有因接吻而生於口唇或頰部。然與中醫病名不符合矣。唯考諸古醫書。所謂陰瘡者。多指初期硬結。或潰瘍之生在婦人前陰之謂。陰頭瘡則似代表生在男子陰莖陰頭等處。雖然古謂陰頭瘡。以現代醫學觀之。又有包括癌腫。護膜腫。或其他潰瘍性疾患。至軟性下疳之病原體。一八八九年伊太利 DUCEY 氏所發見。為細長之桿菌。蓋菌體兩端鈍圓而中央狹小。在膽汁中則生於膿球之體內或體外。蛸集成羣。若在組織中。則成長形連鎖之象。故 UNNA 氏稱謂連鎖狀桿菌。此病感染後兩二天。局部呈小水泡或小膿泡。周圍紅暈。次則變成潰瘍。圓形如噴火口狀。自覺灼熱或疼痛。炎衝甚猛。觸之則甚柔軟也。由其病型分為隆起性軟性下疳。壞疽性軟性下疳。侵蝕性下疳。實扶的里下性軟性疳等。至侵蝕性軟性下疳。當是中醫所謂蠟燭發。以其蔓延侵蝕甚速。或邇直侵深部組織。終至陰莖全部崩壞。此症以現代智識考之當是混合感染。男子則龜頭包皮。女子則舟狀窩陰核等。易於發生。

E 考證　黴癘新書云。黴瘡之病。考華人所論。嶺南卑濕之地多發。蔓延四方。如本邦亦由肥前州播布全國。此病古昔稀少。後世則甚昌盛。故治法亦前粗後審也。黴瘡秘錄云毒中腎經。始生下疳。形如爛柿。名陽黴瘡。毒中肝經。先發便毒。形如砂仁。俗謂砂仁瘡。黴癘新書云。稱呼出百濫名頗多。以余觀之。唯以黴瘡。下疳便毒。結毒四名蔽之可矣。（霖按黴癘新書自此以下尚有本病之別名五十多種。今略之不錄）千金要方陰癩門云。妬精瘡，男子生於陰頭節下。婦人即在玉門內。均似疳瘡。其形如臼。霖按山田氏云。日本初謂楊梅瘡。綿花瘡。後改作黴瘡。黴毒。竹田秀蘭。西紀一五一二年月海錄。謂唐瘡。琉球瘡。

F 治方拔萃　千金方曰。治妬精瘡方。取銀釵以棉裹火上燒。以烙瘡上。又。治陰蝕瘡。以蒲黃一升水銀一兩為粉敷之。按水銀之應用。既於此時備之矣。神遺方云。陰莖瘡。陰門瘡。初則發癢。大如粟粒。後則成膿。疼痛難堪。膿甚腐爛。終而脫落。至陰門亦腐爛腫脹。膿汁淋漓難愈。禍及周身。疼痛難堪。霖按。狀似軟性下疳。黴瘡秘錄云。生生乳。乙字化毒丸。均可取用。古方丸散方云。梅肉散。治惡毒難解。另一方云。治諸惡瘡。結毒及下疳瘡者。

國家民族的前途，影響甚大。

我們要曉得，醫療事業的優劣，足以影響人民的健康。國父在建國大綱會明白規定，醫藥是國家建設，人民應享的權利之一。政府爲人民的公僕，對於醫病應盡具設施與保護的責任。同時，近代醫學的趨向，已由治療進而爲預防，所以普通醫療的設施，從事疾病的預防，更是政府發達公共衞生事業主要因素。所以國家對於保健政策的設施，實爲當務之急。

「公醫」，即適應時代潮流而產生的一種醫療制度，它正可以補救上述的缺陷，直接可以救濟貧民的窮困，強育國家民族的種子，簡接可以要護社會的安全，增加生產事業的活力，所以我們維竭力提倡，促其實現。

（三）

醫療制度爲國家衞生行政上的一大問題，其根據的理想和存在的目的，價值等等，都要適合國情和社會環境而確立。公醫制度即是一種最完善的嚴密的醫療組織。它的意義現在分別說明如下：

（一）社會上的說明：就社會學的見地說明公醫制度的究竟；我們就可明白：醫學本來的使命，是預防疾病，治療疾病，使人人能獲得醫學的實惠，使構成社會的每一份子，都能得到醫學的保障。根據這一種基本的解念，以社會對於醫療缺乏的現狀做出發，醫制當然會進於「公醫」一途。

（二）政治上的說明：國家是執行公衆意思的機關：它的職務，就是維持社會的安定秩序，謀國家永久的生存及人民的福利，一切設施，均須以大衆利益爲前提，公共衞生事業建設，在過去地方自治實施的部門，已列爲最重要的一環：在現在憲法第一百五十七條，又明白規定：「國家

輕粉、巴豆各一兩。乾梅肉、梔子各霜二兩。右四味爲散。方輿輗梅肉散條曰。疳瘡毒猛痛劇者。以此散急峻下。唯用度失其法。則反貽害。又云。同門染谷奉道君最近之治驗。謂一男子年五十。患蠟燭發。陰莖既將斷絕。痛楚難忍。投黴瘡約言之靈粉丸（永霖按。輕粉。鹽天蓋。梅肉）兼用阿膠附子湯（永霖按、阿膠二錢附子一錢半甘草一錢）疼痛止。陰莖幸免脫落。按。觀諸黴瘡秘錄。黴瘡新書。黴瘡約言。黴瘡口訣。黴瘡茶談。解毒奇効方等。其治療大綱。都以發表。攻裏。排毒。解毒。收斂。殺菌等劑運用之。其間時時以補劑挽回體力。以此比諸現代西醫六零六針。優勝數十倍矣。

（待續）

潛庵雜記

楊則民

藥物成分之不足深信

西醫以化學分析，而知藥物之成分，此爲藥物學一大革命，一大發現。賴此而識藥物之醫治作用，不勝枚舉。此因中醫之應虛心接受，切已體察，以爲治療之根據者。然而成分之不足深這者，甚多也。如過去西醫謂葛根，山藥之成分爲澱粉，謂石羔爲硫酸鈣，滑石爲矽酸鎂之化合物，皆無藥物作用者。然吾人用之，皆有著效。又謂：人參只有滋養成分，胆草黃連只有健胃作用，然吾人用之皆每奏滋養與健胃以外之奇功。是其分析所得之成分，固不可信已。科學研究，重在徵驗，凡研究所得之結果，而與事實不符，即廢棄之，無所借。今對中醫作用甚著之藥物，竟謂無藥物作用，或少作用，其分析之不足信，尚待言哉！且奎甯爲西醫之聖藥，經無數分析而得之有效成分，然治間歇性瘧，奎甯有效，治間歇熱已去向遺有惡液質，或滯鈍性消化不良者，（即吾醫稱脾腎虛）則不覲甯，而宜原植物之雞那皮。原植物與有効成分之作用有異如此，是分析成分所得之結果，未盡足以論述藥物作用也。此猶我國麻黃帶節者不發汗，用根者反止汗。又如杞子，用其子強壯，用其根解熱。如莞花，用其根瀉下劑激，用其花爲醒腦劑。（葛花）類乎此者，不一而足，皆非今科學程度所能分析而說明之者，如羚羊角和犀角，藥効極大，爲吾醫之名貴藥，但吾人不能盲信西醫分析之結果，視此爲石灰質，膠質，有機質等混有下，因而棄之不用。吾爲此言，非蔑視科學也，謂其分折所得，未盡合於事實也，更舉於時不中醫，多有「拋却自家無盡藏，沿門托缺効貧兒」也。

外科內科之關係

病之分內科與外科，猶雞與卵之爭先後也。夫一人之身，內外果何所標準乎？惟爲研究內外，便利計，大概分之，而不可鑿。自來稱外科者，約具三義：如局部病，一也，可以目擊，二也；腫紅熱痛，甚則膿血流出，三也。然求此三義於內科，如丹毒，如鼻病，如扁桃腺炎，（即單蛾雙蛾）如腥紅熱等，

為增進民族健康，應普遍推行衛生保健事業及公醫制度」。所以實施公醫制度，是人民的共意，也是政治上的必要措施。

（三）經濟上的說明：在現在商業化醫療制度下，醫藥的設施變為富人私有享受的權利，大多數貧困的人民都不能享受醫藥的保護，這是最不平的事；同時「醫學」的不幸，做少數人的奴隸，這又是不經濟的，所以要提倡醫療合作制度，一方面使開業醫得以維持他們的經濟生命，一方面使大衆可以滿足他們的醫療願望，公醫制度是由國家任命醫師，供給經濟費，為人民免費治療，是現代最合理的醫療合作制度。

總之，公醫制度是最適合本國社會的醫事政策，它的最大意義是：

由政府建立各級（中央省，縣鄉鎮，保甲）衛生機關，而將全國之開業醫師，統制訓練，按其資格學識分別任用，給予薪俸，經濟由國家統籌，設備由國家供給，而一切保健事業，全由政府規劃辦理，對於人民一律免費診治」。

（未完）

阿魏丸之療效

聶雲台

予於二十一年患消化不良精神衰弱殊甚，後查本草綱目見阿魏有健胃助消化之功効，又查西藥療學，見其說阿魏功用大致相同，即製阿魏丸用黃蠟烊丸從小量試服，次日糞便色質即不同，時值一二八之役，避難於靜安別墅，小住月餘竟能扶杖出門散步，因消化改良體力增健也，後送與胃痛人服之亦効，後試之患痢患瘧人亦屢效，旋即多製送成績頗著。

皆有局部症可以目擊，而紅腫熱痛，甚則潰爛者，而皆內科病也。內外科病之不易分如是。不但如此也，局部病而引起全身官能障碍，神經障碍，血行障障者，不可數。小則疔毒，大則癰瘍，散則疥瘡，聚則痔漏，其所發症狀與急性傳染病或慢性雜病，無絲毫之異。反之，全身病而外透於局部者，亦不可勝數。如糖尿病之患癰毒，結核病之患瘰癧，營養不良之濕疹，血行不良之瘡癤，均類似外科疾病，而非外科手術與藥所劑能治者。此皆有待於內外並治者也。

仲景方對內科病而有毒素症狀者，用排毒法。或以發汗劑，而由皮膚排出，或以瀉下劑，而由腸排出，或以清涼劑，而和解之。此為後世外科施方治療之祖。但黃連解毒湯與白虎解熱劑，就血液消毒法言，不如後世仙方活命飲，普濟消毒飲清[illegible]解毒，為更合理想。

夫血液消毒與排除毒素及和解毒素三法，為中醫所特有之法。自仲景以來，但於外科病用之，而不施用於內科。薛生白於濕熱條辨，有清營解毒湯，葉天士於溫熱論，有清營連喬湯及犀角解毒湯。於內科之急性熱病，而用外科下法，此為中醫一大進步，足以補仲景之未及。自是以後，清血解毒，利濕化濁之法，始普遍內外用之。蓋全身與局部之病的經過，自必產生病的毒素，而此毒素，經分解而吸入血中，則周流全身，於是病上加病，引起各藏器之病變，若不排除或和解之，將有不良之轉歸。先人識其然也，故製為清血熱，利濕毒，諸劑，或排泄於外，或和解於中，此無分內科外科，為中醫共信之治療，而西醫無此法也。王念西嘗慨瘍醫不識方脉，引為詬病。吾則謂內科應習外科，使知排除毒素之重要。（內科書對排毒療法不如外科完備故也）上海聶雲台先生著急性傳染病標準捷効療法，即主此排毒療法者，此吾醫之一大進步，以覘養陰，生津之法，更有捷效。

十棗湯

十棗湯為瀉下劑，傷寒論主治『心下痞鞭，滿引脇下痛，乾嘔短氣，汗出不惡寒者。』按此病，後世注家以為結胸症。然結胸即近世稱胸痺者，胃痛固不當用此解劑治之，况明謂『心下痞，鞭滿引脇下痛，』是痛本在脇而下引及於心下耳。其非胃病明甚。考金匱痰飲篇，『飲後，水流脇下，咳唾引痛，謂之懸飲。』『病懸飲者，十棗湯主。』據其所言觀之，為滲出性脇膜炎無疑。蓋傷寒所述，為滲出性助膜炎之急性發作過程，故其前條謂『太陽中風，下利，嘔逆，表解者，乃可攻之。』金匱所述為助膜炎發作之遺留症，故曰「懸飲。」但助膜炎之滲出物，多能自已吸收，而在急性發作中，每有嘔逆下利症。後世醫工，即能明診其病，亦斷不敢對已下利之病人，用此瀉劑也。故仲景以後，此方治懸飲遂成絕唱。

或者謂，助膜炎之滲出物在胸廓，十棗湯之排洩在胃腸。中間有橫膈膜相絕，果取何道而收治效乎？則曰：助膜炎滲出物過多，胸廓內淋巴管為所浸潤，吸收作用不得不因之減退。其時以十棗湯峻下之，胃腸失去多量之液體，各藏器組織自然分泌其組織液以補足之。如是助膜之滲出液，得以相當減去，而淋巴管因供給各藏之分泌需要，吸收作用因之旺盛。如是，助膜滲出物得近速吸收，助膜炎得以全治。此十棗湯治懸飲有效之故也。

仲景以後，此方雖無人治懸飲，（即滲出性助膜炎）然有以之腹水者。丹溪之小胃丹，即本方。吾鄉有數人專售此藥，以治腹水，用無不效。蓋即前述治懸飲有効之理。至以此方治哮喘，則更未之前聞茲舉最著之證例兩條如下：

一、爲韓組康君。卜內門洋行化學室主任，久患胃腸病，二十三年至予處談及渠之病情，據云，曾在寶隆醫院禁食三日以檢糞，迄不知其病源，後一年又至北京協和醫院同式檢查，又無結果，予請其試服阿魏丸，告以予所得之效驗，三日後來函云，服丸居然見効檢閱西藥與阿魏正爲渠之對症良藥，不知何以經過英美德各國醫生多如數年之久，竟未想及此藥，所服皆新出診貴之品，及無效驗，此丸服後即有效也，函內並言此藥並無毒性，曾有英人一次服至半兩未見何種弊害云，蓋因予之仿單所用每次分劑太小也。

二、爲曾立羣醫師，同德醫學校教務主任，亦久患腸胃病，各種西藥無效，榮柏雲先生與之素識，告以阿魏丸之功效確切，勸其試服，數日未見効驗，忽見糞中整丸未化乃嚼碎服之，次日即覺消化改良，續服多日而經年之腸胃病竟得全愈。

予初製此丸送人時毀謗紛起，因本草綱目中雖廣述其效方，但載有某家荒誕之言，故中醫素來罕用爲內服藥，止用於外貼膏藥，及消痞丸中，予之仿單則言小兒可服，故引起議議，旒值二十六年戰事發生，湘人難民收容所，腹腸諸病，服之皆效，索者接踵，疑謗始息，各救濟團體亦紛紛仿製送往後方，據朋壽堂藥號言，至三十一年止已共代製約二千科，料每料六百丸，並有某實業社在香港重嚴製以出售之。

友人榮柏雲周厚坤兩君，對於予所發明傷寒藥及阿魏丸均極信用，製以常年送人，周君則因黃蠟製丸不勻且有不化之弊，改用滑石水化阿魏和爲丸，製爲條子，劑量較爲準確，周夫人親手製藥，其熱心百不可及，周君爲美國麻省理工學士，交大教授，人多知之。

對於治瘧則予另製加草果者即方中加草果一。七八年前，偶過王君，謂其家世傳秘方，即以甘遂大戟芫花三者等分爲細末，和以糞泥，爲丸，服之治哮喘症而斷根，已達數十人之多。王爲人謹樸，且非以醫爲業，余雖未之試，其言因可信也。王君又謂渠家傳秘訣，凡哮喘發作前，背惡寒者，用麻黃，不惡寒者用十棗。按哮喘病人擬譬澀澀者多豈懸飲之比。但仲景懸飲明『咳唾引痛，』而哮喘不過氣喘痰多耳，無引痛症也。過有機會，余當試用證明之。

藥物之病

沈嵩崖謂『咳嗽吐衄，未必成瘵也，服四物知柏之類不已，則瘵成矣。胸腹痞滿，未必成脹也，服山查神麯之類不已，則脹成矣。面浮跗腫，未必成水也，服泄氣滲利之類不已，則水成矣。氣滯痞塞未必成噎也，服青皮枳殼之類不已，則噎成矣。』此極警惕之論。藥誤之足成大病者如此，但其言未能明確而道其所以然者茲爲釋之。

氣滯痞塞，爲胃病通有之消化不良症狀。青皮枳殼爲芳香苦味劑，僅有一時性刺戟胃肌，增加蠕動力之効。如習慣用之，不僅胃殼因而衰退，蠕動力之自然作用不能自作，馴致胃肌擴大，下垂，而變反胃。若其病在食道進行，將有咽下困難之慮，則成噎矣。此其一。面浮跗腫，爲腎臟炎之初發症狀，大忌滲泄之利尿藥。因腎有炎症，復刺戟之，則炎愈劇，非比肝藏性或心藏性浮腫，可以利尿也。此其二。胸腹痞滿，現消化不良症者，用山查神麯，退進消化本自不誤，但如其病在肝，則用此藥爲不對症。若病在胃弱，（如擴張症）則宜強壯激，從用刺戟性健胃激，則習慣既久，胃力愈弱，而更痞尿矣。此其三。咳嗽吐衄之已屬勞瘵時，可用四物知母爲適應藥，若係風寒內鬱即氣管支炎之急慢性者，則四物湯強壯劑，適以成氣管支炎之延久，苟其人有肺結核潛伏症，則一旦暴發，成勞瘵矣。此其四。凡此皆認症不清所致者。

不藥爲中醫

漢書藝文志「諺有病不治，常得中醫。」曾國藩述其先世有病，從不服藥。俞曲園因之倡爲廢醫論。仲尼對康子饋藥，亦有「未達不嘗之說。此皆對醫藥效能特懷疑態度者。夫藥之與病，其有効作用，非絕對者也。當急性病方張之際，無藥能消退之，遺傳病之不易根治，職業病之無法醫療，皆爲明白之事實，此前人所以持懷疑論也。夜盲，腳氣，青腿牙疳等維太命缺乏之症，與其藥療，不如食療。精神反常，神經衰弱等病，與其服藥，不如移念。（觀念移轉之之簡稱）痞滿嘈雜，消化不良等胃病，與其就醫，不如斷食。千金方之消渴三忌，（酒色土）便不服藥亦可。竇漢卿亦謂瘟疹諸症，以不服藥爲止。（見所著瘡瘍經驗）此所謂不藥爲中醫也。雖然，病之治愈，固有特於自然之抵抗力，而宜治與不治，宜服藥與不必服藥，非經醫生診斷不能知之。大如傷寒，固有不藥自愈者，亦有非藥不救者。小如傷風，固十九可以自愈，然有十分之一非藥莫愈，且有浸淫而成不治者。涓涓不塞，將成江河，世之沈痾錮疾，十九皆由於小恙而成，皆由不藥而成，醫固可廢乎哉？曲園尺牘其與友人討論藥物，講求補養者屢屢也。故普通人應特非醫莫治主義，庶無諱疾忌醫，養生遺患之憂。爲醫工者，應守不藥自愈主義，庶免摧殘正氣，代大匠斲之慮。

兩，奏效更確，然不加草果者亦能治瘧，因雄黃中有砒素能殺瘧蟲，阿魏亦能治瘧也，周君製送者，均有草果，亦可用爲腸病藥也。

此丸治愈細菌赤痢有可述者，有饅頭店夥友二人染痢死餘一人亦染痢，服之二日全愈，次年該店又一人患痢，家人以此丸送之，即愈，據稱渠之妻則於前三日患痢死，故知爲傳染細菌痢也，但雄黃所含砒素當亦治原蟲痢，最近友人何重先君送來顏公辰君與郭沫若君辯論中醫科學化函小冊子，內言「予素以爲我國無治阿米巴痢之効藥，後閱孟雲台君刊物以鴉旦子阿魏丸治愈阿米巴痢驗糞證明，因即照方配製用治阿米巴五次，皆經鏡檢證明，服丸數日，阿米巴即不存在，此丸治細菌痢及腸炎之腹瀉亦均有効云：」此小冊子三十四年利於昆明，其辯論各函乃抗戰時之事也。

肺結核病服此丸者數人很有功効

據韓組康君云阿魏及大蒜均含有一種揮發油，氣味略同，大蒜於肺病甚有益，人多知之，瑞士山德士廠之大蒜精說明對於止腸結核之瀉下有効，松江使醫師杜君以丸治腸癆久下之患者一人有効，可互相證明，本草綱目明言阿魏治癆，雄黃之砒素亦爲與奮代謝機能之品，故患肺病者可服之爲促進營養兼奮代謝之用也。

予最近用白臘二成與阿魏同研，加黃蠟製丸，專爲治肺癆腸癆之用，蓋蟲蠟本草說明治癆也。

附方如下

阿魏一兩　黃蠟二兩四錢　雄黃三錢（舊有硃砂三錢　後刪去不用，効驗相同，但朋壽堂仍有兩種出售無硃砂者價廉）阿魏不易研，藥店加桃仁少許同研易碎，西藥房則加粉質同研，所加之物量甚小服之無關係，予因黃蠟須入腸遇鹼性始化，故特用蠟丸入胃不起作用不致回

針灸醫案

焦勉齋著

病者：余友穆君紫瑜，濟市著名之中醫也，學識湛深，經驗宏富，在濟懸壺問世，已有悠久歷史，去歲并在濟南賑務會中醫醫院施診，深受一般病家之讚仰，今春因診務冗繁，精神消耗過度，兼以氣候寒暖失調，遂感風溫病症，自爲擬方調治，數月未覺獲効，因伊體質素弱，時有發熱內伏暫痢不易治愈故也，復診同道某君誤用辛溫發表，竟致變症叢生，纏綿不起，繼續經他醫治療，服藥多劑，始漸覺輕愈，惟病後正氣未復，精神萎靡，而胸膈停有蓄水，痛苦異常，用方藥調治月餘，而效果茫然，伊深感藥物療法之不足恃，更因誤服前藥而病機轉重，遂決定停止湯液，願以針灸治療，適值余由原籍赴濟南國醫慈善醫院應診，擔任針灸內科醫士，因與紫瑜君臥病多日，（紫瑜君曾受業先嚴相之公，故相識交誼頗深，）前往探視，乃毛遂自薦，而爲之針灸治療焉。

症象：體質羸弱，面無膏澤，呼吸短氣，坐臥不寧，自述胸膈胃脘之間病後停滯蓄水，壅塞不通，如飲水則凝聚而作響，重按則水聲振動，漉漉向下而行，略覺寬鬆片刻，旋即病勢依然，且小溲赤澀不利，夜不成寐，甫睡即醒。

診斷：脈象浮弦滑，而治取虛數，舌苔微黃不甚厚膩參以自覺症候，斷爲病後氣機失暢，宗氣不能旋轉，致水道不利，而三焦失決瀆之權，是以不能行水化氣，故停於胸膈而成蓄水之疾，治且宣暢胸膈，流通氣擬，爲治者要法。

治療及經過、並醫理談話錄．

先針內關，清利心包宣心陽以退群陰，利油膜而通瘀塞，刺時針另循經上行直達胸膈，（未針前先說明針刺之原理，以誘導患者之精神感應，）復針中脘引胸膈瘀塞之水，向下通降，針力透達少腹之下，又針足三里，陰陵泉，三陰交，健中化濕，通利小溲，針三里針力下達足跗，陰陵三陰交針力先由下而達上腹內，再由腹內而下達足大趾端，上穴悉用平補平瀉法，針後伊覺胸膈寬鬆水聲振盪，活動下行，囑其靜臥以觀成効，針畢余即返醫院應診，歷一小時後，紫瑜君又遣人邀余往視，伊云自針後胸膈頓感通暢，蓄水已覺活動而向腹部下行，直達膀胱，小溲現已通利數次，精神舒適異常，惟又忽覺心悸亢進，腦髓暑感激盪而眩暈，是否針後傷氣，發生之反應乎？余曰，針能傷氣之說，雖有此種理論，乃指手技拙劣，學識淺陋之針醫而言，因若輩不明補瀉之原理，不辨藏府之虛實，復以粗劣之針，妄行補瀉，故術後時有發生不良之現象，但余之針術，法遵內難，補瀉適當，且臨床四診合參根據病理施家，配穴施術，而所需之毫針，針體光滑，嚴重消毒，決無絲毫之副作用也，貴恙久藥不愈，經針療有此現象者，乃針力迅速，功効發揮之故，因針術乃直接治療，用適當之手技，能使針力直達病灶，而胸膈瘀水動搖，氣機斡旋通暢，代謝機能尚未整調，故血行現亦復常，致心臟搏動頻速，髓腦微有振盪，而覺心悸亢進，頭目眩暈，此乃臨時之現象，決非傷氣之故也，穆君聞言唯唯，至翌日復診時，伊精神培增，呈露愉快狀態，含笑向余曰，吾之蓄水痼疾，昨晚即覺消散無形，現已胸膈通利，呼吸舉調

出臭味，然有人服之不化，周君用滑石不用蠟以水溶解阿魏量較勻而易消化，亦有其長處，製藥者望研究而改良之可也。

製成丸藥，每粒梧子大，每次服四五丸每日二次或三次如有不消化者嚼碎服之。

吳尙先先生遺像題記

——醫史文物展覽會展覽品題跋之一——

耿鑑庭

吳尙先先生。諱師機。原名安業。晚年亦署杖仙。別號潛玉居士。浙江錢塘人，穀人祭酒之孫也。生於淸嘉慶十一年。九月十二日。幼承家學。治儒書。乙未入都。以病不克應試。遂絕意進取。隋父筠庵先生。僑寓揚城。以詩文自娛。兼治醫學。咸豐三年。避洪楊亂遷居泰縣東北鄉兪家垛。時下河一帶。貧病者輒不得良醫。先生乃出其所學。創新法。專以薄貼治病。嘗謂於外症易。內症難。實證易。虛證難。吾之此膏。焉能必應。然治得其適。而所包者廣。術取其顯。而所失者輕。又曰。藥熨本同乎飲汗。而膏摩何減於燔針。先生主用外治法之旨。蓋如此。鄉居八載。活人無算。積驗既久。方藥大備。自信亦益堅。乃本其心得。用祭酒家法。着爲駢文。初名外治醫說。後取子華子。醫者。理也。藥者。鑰也。之意。易名理瀹駢文。自敘其書之成。歷二十寒暑。稿經十數易先。後得富商之資助。板九三鋟。初印同治四年。次印於同治九年。三印於光緒元年。足本有序。有略言。續畧言。有駢文。有膏藥方。及辨臟腑法。補遺方，義施藥局用膏藥法。碧桐篇書塾藥所記。後附永嘉三業鈔。等六種。并治心病方。淨心說。二種。皆關乎修養身心之作。略言謂。尙有集證二卷，輯遺四卷。嗣出。

、毫無一切之痛苦矣，前服藥治療斯疾，數十方劑而不愈，何針術之妥効，竟有如此之迅速，抑針術擅能行水乎？余曰針術功効偉大，治療萬病，豈能專治蓄水一症，而他病竟無特效也，茲詳釋治療蓄水之原理，以明針術之功能，貴恙纒綿數月，營養不足，且久臥病床，缺乏運動，而消化系統之生理作用，已失其正當常態，故絡鬲胃脘之水，停滯不能運行矣，然經針術治療而得奏效者，良以人體之油膜，爲通利水道之經路，吾人健康常態，所飲之水，皆由三焦而下膀胱，決瀆通暢，必無停瘀壅塞之患，惟病後氣機衰弱，決瀆失職，致三焦不能行水化氣，而成蓄水之疾，針斯疾取內關，通利心包，并能使三焦氣化運行，因包絡與少陽爲表裏，故也，且是穴爲手厥陰之絡，別走少陽之路，故能使胸鬲之水被針力衝動下行，復針中脘者，因胃爲水穀之海，生化之源，且爲中焦領域，而屬於任脈，故能使包絡所停之水，由中焦向下焦通行，佐以足三里，陰陵泉三陰交，和中導滯，以助脾胃之健運，化濕行水，使小便得以通利，水由膀胱排洩而出，故斯疾配合以上經穴，施術治療，而收捷効者，實非偶然之事，確有區理所在耳，紫瑜君聞余談論治効之由來，深讚針術之偉效，實爲藥物療法之所不及云。

附註：穆君宿疾愈後，又邀余爲之針療腹內痞塊，患部在臍之兩側，往往攻痛按之則響，痛止則病塊消散，余爲之針灸脾兪，痞根，天樞下脘，氣海，足三里等穴，經三次治療，遂告全愈，伊又時患小便不利，甚感不適，余謂係膀胱氣虛，不能通利之故，乃灸三焦兪，膀胱兪，小腸兪，氣海，關元，諸穴，施灸三次，小溲通暢，伊又謂大便時常秘結因氣分衰弱，不敢輕用下劑，可否以針術通導，余乃爲之補支溝，瀉足三里，復針豐隆，陽陵，針後腹中頻向，翌日大便即排洩兩次，並下黑塊數條，以上穆君諸疾皆愈後，現已飲食漸增，精神日佳，不久即可恢復健康矣。

病者：穆祥麟，紫瑜君之長子也，年二十二歲，在天津謙祥益服務商業，近因省視父疾到濟，伊素有伏梁痛疾，屢治不効，且近內更覺病勢增據，特余爲之針灸治療。

症象：自述由心下至臍，有硬塊一條，痛時則突動而拒按，並衝及左脅作脹，每日病心數發，近覺胃脘鬱，悶，胸鬲不舒，呼吸困難，食慾減退，近年在津服藥調治，迄未獲效，原因由於號務忙綠，飲食失節，兼事不遂心而得此疾。

診斷：脉象右三部沉遲而緊，左部沉細，按壓胃部脹滿堅破，病塊跳動應手，黍以自述症候，及病之原因，斷爲飲食傷胃，兼心經氣不舒暢，成爲伏梁之疾，心胃皆病，而波及肝臟，故左脅亦脹滿攻衝作痛，胸鬲爲之不利，因肝脉上貫膈，布脅肋故也，治且消滯化鬱，乎平舒肝，兼通利心經，爲主要法。

治療：一次，針上中下脘，章門，天樞，足三里，

二次，針內關，支溝，期門，中下脘，復哀，氣海，

三次，針期門，巨闕，章門，陽陵泉，

四次，針內關，公孫，三陰交，足三里，

五次，灸脾兪，胃兪，痞根，

經過，治療一二次後，患者覺病塊衝動遲緩，胃內活動作響，胸膈舒暢，左脅亦無攻衝脹痛之苦，復經繼續治療至五次後，病塊按之無形，一切諸症，皆告全愈，飲食培增，健康如初，現已治裝返津矣。

恨未見。先生於同治四年。金陵既復後。重返揚城。設存濟藥局於城東瓊花觀右之觀巷。專以膏藥施治。歲活五六萬人。又會集資於北鄉公道橋。建立碧祠籥書塾藥局。碧祠祀咸豐十年。北鄉之殉國者。書塾訓童蒙。藥局療疾病。於以彰義烈。興弦誦。救災疴。並手訂規條若干。以示子孫。兼告復之主其事者。既勒石於祠壁。復附刋於斛文。先生歿於光緒十二年。八月初六日。存年八十有一。子炳恒。孫養和。均知醫。能世其家。

庚辰春日。同學葉勁秋兄自滬來書。詢先生遺跡。鑑初不知。輾轉探訪。始悉吳君養和。為其後裔。養和先生。吾邑中前輩。固熟稔者。乃往訪焉。僅餘荒地一坵。破屋數椽。詢其所遺。尚存膏約綢數團。論及書板。則以書中記載產業之數目因此會興涉訟。致家道中落。適書板亦燬。憤而付諸丙丁矣。嗟乎。象有齒以焚其身。良君浩歎。於是借其遺像。攝影一幅。寄葉君。轉贈中華醫史學會。醫史博物館。並由家君作贊。書於像右。而仍歸諸吳氏。今歲。中華醫史學會集會。葉物復來函詢其遺影。事隔七年。文孫養和先生。及其曾孫。相繼謝世。存濟原址。亦已出售。元孫尚幼。此像已查不可尋。鑑旁詢其與有關聯者。始於故紙堆中檢得。殘破不堪。已非昔日之舊。乃付手民裝池。并妄識數語於簡末。歸之醫史博物館。庶先生千秋之顯。於是乎託焉。

乙亥春日江都後學耿鑑庭敬識

本社歡迎！

定刊、入社、

函授學校

招收學員

（簡章函索）

病者：濟市院前瑞蚨祥賈經理（岱泉）之妻隗氏，年三十五歲今春患溫病愈後，胸痞脇脹，旬日未愈，因余與賈經理針療中風偏枯之疾，是以乘便與之診察治肺焉。

症象：自述胸痞鬱悶，呼吸不利，口苦咽乾，脅肋攻痛，飲食減退，食後則脘悶脹滿，消化困難。

診斷：脈象弦數，舌苦黃膩，斷為溫病蘊熱未盡，津液不布，致肺失宣化而呼吸不利，兼溫邪稽留少陽，故見症口苦咽乾脅痛，治宜清利溫邪，宣暢氣機，為主治要法。

治療：針內關，清利胸膈之蘊熱，濁魚際，尺澤，肺俞，清透溫邪而利肺氣，刺期門，中脘，建里，足三里，開瘀解結，疏利三焦氣化之運行，

經過：針畢即覺胸膈舒暢，呼吸通利，余又為之處方囑其服之即愈，青蒿二錢　枯芩一錢　生枳殼二錢　鮮石斛二錢　淡竹花二錢　婁皮二錢　清夏二錢　花粉四錢　鮮巴葉二錢　白通草一錢　赤苓二錢　碧玉散四錢包

隔日又與賈君診時，伊妻云自針後諸症即輕，繼服方藥，更覺輕爽，現已全愈矣。

附註：按賈君岱泉自去歲秋季（二十八年）患中風偏枯，以迄今春二月，經多數針醫治療，毫無效果，肢體痿廢如故，後經余用溫治療法，與之施治，頗見功効，隔二三日治療一次，取穴為肩井肩髃曲池外關手三里合谷，環跳，陽陵，風市定三里懸鐘，飛揚，崑崙等穴，繼續施診三十餘次，即能扶杖自行，四肢曲伸靈活，雖步履覺艱難，然此症能收効至此程度，亦屬不易，孰意賈君有友董姓，忽與伊薦他醫診察，醫云自有秘製丸藥，門專此病，連服三丸，即可步履如常，無須扶杖而行，賈君望愈心切，遂服醫與之丸劑，服後汗出過多，肢體痿厥如故，意臥床不能動展矣，候數日又邀余往診，賈君述其說服誤藥變症險惡之事，余知病無法挽救，施治一二次，即婉言謝絕，後賈君病勢日劇，遂離濟而返原籍，卒至病重而亡，惜哉。

臨床實驗

松脂能治蜈蚣咬傷驗案：

曹南華

民國三十四年仲秋間，敝鄉有樵婦數人，每日晨出山中採柴，入暮而歸，習以為常。一天，一婦正在林叢中採柴之際，左脚下忽微痛，似有蟲咬，急視之，見蜈蚣一條、大如指許。少頃，痛如蒸，且腫，步不能行，羣樵見勢不好。乃一樵夫急忙背回家去，待至家時，傷脚自膝至踵，腫達倍大，痛亦加甚，坐睡不得，躺在床上，全身輾轉不停，呼號救命之聲，不絕於耳，至鄰里之人，集於一室，都無我出一個急救施治法子、後一老嫗覩狀，急忙中在其家拿一塊松脂走進患者室內，作試驗之法。於是用火燃燒松脂，使液體滴下傷處，注下二三滴時，痛即立止，呼號聲頓告寐息、帷賑勢未，良隨即用萘豆搗爛塗數傷，遂告全愈。此方係無意中試驗得來，實有起死回生之效，故敢公開宣傳，以備同仁採試。茲將治愈經過情形，錄呈貴社，請為刋登，實有利於醫學之研究。

本社調整刊費啟事

逕啟者本社出版之中華醫學雜誌，承蒙吾醫界人士之愛護，始有今日之進展，本社向以發揚醫藥文化，服務社會自勉，故所定刊費，僅以排印工費與紙費之成本爲標準，然邇來物價之暴漲毫無遏制，紙張印工等均高數倍，爲維持本刊之前途計，不得已自七月一日起再爲調整如下：

全年十二冊定價洋四十萬元。半年六冊定價洋二十五萬元。零售每冊五萬元。平寄不加郵資。航寄全年加航空費四十萬，半年加二十五萬元。每期加五萬元。國外定價六十萬元。郵費按當時郵章而定。

本社改訂社員入社費啟事

逕啟者本社自七月一日凡社員入社每人入社費改爲二十五萬元。常年費改爲二十五萬元。共爲五十萬元。 詳章函索即寄（請附回信郵費伍千元（

中醫專科函授學校招生啟事

「學醫」可以用之保身，更可以之爲業，實爲利己利人，利國家利社會之事，但以中國醫書汗牛充棟，浩若淵海，投師不易，自修更難，每使學者望洋興嘆，本社有鑒於此，感中國之醫學宜發揚，與今日社會失學失業者之衆，以及各地中醫之程度不齊，故有創設「中醫專科函授學校」之舉，聘全國名醫爲導師，編古今名著爲講義，分門別類，詳加解說，公開非師生不傳之秘，爲現代新中醫之基，費用力求減低，以期學者利用業餘時間，而達成研醫志願，且取可得與各中醫學校同等資格而成爲正式中醫師，全部學費叁百伍拾萬元，簡章函索即寄『請附回信郵資』

地址北平前外打磨廠一八六號

中醫專科針灸函授班招生簡章

本校定名爲「中醫專科針灸函授班」

二、本校爲提倡中國針灸學術，使之科學化，使一般有志研究針灸學，而苦無門徑者，用通函習法，以最短期間養成專門知識與治病能力，爲民衆謀健康爲宗旨，只收講義費壹百伍拾萬元簡章函索即寄

地址：北平前外打磨廠一八六號本社

中華民國三十七年七月一日出版

中華醫學雜誌 第一卷 第九十期合刊

社長兼總編輯　董德懋
副社長兼駐滬代表　汪浩權
採訪主任兼駐京代表　孫西園

編輯委員

汪浩權　姜春華
孫西園　朱承漢
任應秋　尉尤山
焦勉齋　袁平
潘樹仁　郜香圃
潘雲程　王澤民
王健民　萬毅賢

出版者：中華醫學雜誌社
印刷者：中華醫學雜誌社印刷部
發行所：中華醫學雜誌社發行部
社　址：北平前外打磨廠一八六號

內政部登記京警平字第一八三號
中華郵政掛號認為第一類新聞紙

中華醫學雜誌

于右任

第二卷 第十一期

緊要消息！

全國中醫師公會推代表向立法院請願

（中央社南京十四日電）立法院審查本年度下半年總預算，於教育方面本有中醫中藥學校之預算，衛生方面中醫部份所佔甚微，全國中醫師公會特推代表賴少魂，張簡齋，鄭曼青等於十二日午持請願書至立法院請願，力爭上項經費中醫藥應占半數，據賴少魂表示：本會決根據國民大會發揚中醫藥議決案，及憲法規定教育機會均等，中西醫藥平等待遇之原則，力予爭取，并發動全國中醫藥界有力之呼籲，務達公平之分配。

本社擁護諸代表請願通電

南京賴少魂張簡齋鄭曼卿諸先生鈞鑒吾國醫學興遠古數千年來民族健康實多利賴乃自歐風東漸西術偕來喧賓奪主以至中醫前途日趨暗淡自醫師法公佈以來政府似已一視同仁無分畛域實則中西醫待遇仍未平等今者行憲伊始總預算着手彙篇而中醫教育費及衛生之中醫部份或付闕如或佔微數遠道傳聞莫名惶感先生等代表全國中醫向立院請願力爭本社全體社員熱誠擁護願追隨諸先生之後不達目的誓不罷休即請努力奮鬥是所企望北平中華醫學社全體社員同叩午梗

中華民國三十七年八月一日
北平中華醫學社出版

建設中醫藥實行步驟

施今墨

中國醫藥，關係國家經濟民族生命至鉅。茲值行憲開始，急宜由立法院從敎育系統上與衞生行政上，就中醫藥之建設計劃，釐定法規，付諸實施，俾中醫藥界得謀防療與製造之統一。

我國具數千年優良歷史之醫藥學術，曾發明望聞問切四診，而在診查病人自覺與他覺一切症狀上，分析其致病原因，與感受途徑，及病變所在，投以適量配合而具有效成分之方劑，俾在人體上發生物理化學兩作用，而收防療之特效，無一不合乎自然科學。只以敎育部不准將中醫列入敎育系統，編設中醫學校，無法用科學原理與科學器械，而對中國醫藥學術，作澈底之改進，致大多數中醫界，墨守陰陽五行一切理論，引起社會人士或西醫專家以非科學目之。鄙人忝列中醫，數十年來爲切合科學之中醫藥學術，向政府爭取敎衞地位，力謀從建設計劃，分別實施。

鄙人當抗戰前，曾在北平，應用科學，澈底改進中醫藥學術，編纂科學敎材，主辦華北國醫學院，有年，至民國三十五年冬，政府召開國大制憲會議時，會以國代資格，代表全國中醫藥界，爭取憲法上之地位，同時與謝君匯東等組織中醫藥界代表請願團，具書分向前國府及各院部會請願，已奉行政院函復「政府對中醫藥事業，素不漠視」，與「現在衞生法令，絕無限制中醫師主持衞生，行政院之規定」只以國帑空虛國家無從撥欵，特從事自力更生期以中醫藥之事實，徵信於政府，故最近與謝君有健民新中醫藥聯合診所之組織。

茲爲聯合中醫藥兩界實行中醫藥建設，特預組健民新中醫聯合診所，並決定在本市區多設分診所，附設於各國藥號內聘請登市，孫西園，徐維新，于逸仙，苑淑芬，朱文田，謝楚藩，王舜耕，李馨榮，卓海宗，查少農各中醫名流，分本內，外婦，兒，針灸，推拿，各科之專長，在每日規定送診一門診出診各時間，而對人群發生關於神經，生殖，循環，呼吸，消化，排泄各系統中一切急慢性病，實施有系統之治療。業已具呈向南京市政府社會局備案，以作組設中醫院之基礎。

特以治療疾病，除用針灸推拿等手術外，首病重物。即商得本市各國藥號主人之同意，監督其藥工，揀選各省道地藥材，根據分折化學，購備製藥機器參合國立藥學專科學校，與中國特効藥研究所製就之成藥，分行砲洗，浸漬，蒸溜，乾溜各法，改良飲片，散末，膏滋，丸錠酊劑之製造。除交由各國藥號，應付門市外，並藉以供作本總所及各分所各中醫師之處方，便利病家之服食，以作組設藥廠之基礎。

華北國醫學院簡介

濤鶯

——在沉默中滋長苦難裏前進——

在北平市外城西南隅是簽宿靜的所在，但每提及唐時古剎法源寺是人人皆聞名的，法源寺前衙迤東，在一條幽靜的西磚胡同中，雄偉的國旗直昇雲宵，這個建築宏麗的場合，就是華北國醫學院的校址，

光輝的院史　我國醫學有五千年悠久的歷史，聖哲相稱，學術精進，然惜近百年來業醫者多不再求進步，而西醫卻隨科學之發達：日新月異，其貢獻於人類，誠非淺鮮，顧我國醫學雖有卓著的功効，但診斷缺乏證明，漸蒙中醫不科學之評論，蕭山施今墨（即今之院長）見乎中醫是前途日形暗淡，先哲之偉業將墜，遂聯合醫藥名宿於民國二十年組織國醫學院，以科學之方法，整理中醫，培植專門人材，決不拘泥陳法，故步自封，唯一宗旨，希望闡明先哲之遺言，借助新醫之實驗與人羣造福。

組織概況　由這深切含意蓄偉的萌芽時期，組織頗稱完善，聘請中西醫界的醫學博士，担任專門教授設有醫科藥科，由民國二十一年始招生，至今已畢業學生十四班，服務醫學界，頗著聲望，也可以說中醫界新的演進，正在由此學院沉默地滋長中。

快樂的園地　這裏有完善的醫學醫藥設備，可供習醫諸君研求，再加上教師們熱忱的指導，這實在是學習的幸福，我們要在這快樂的園地中，產生出一條新的醫學前途，來增進國家民族的眞精神。

崇高的立場　這學院是在中央國醫館立案的，牠是全國中醫界最高的學府，社會當局皆承認的，凡是高中畢業的學生都可來應考的，這鞏固的立場，特殊的風格，炫耀的歷史，濟世的熱忱，眞是人類幸福的發源地，科學化的中醫，正在苦難中演enza，願意投考中醫的諸位，踴躍地來投考吧！來爲我們的生命綫我光明綫索吧！

骨蒸（肺結核）

楊則民

骨蒸即肺結核病。此病記載，始於巢氏病源而不能詳。千金方傳屍即本病之異稱，其所記症狀，亦太簡略。及外台秘要乃始詳其症狀，備其方治，而爲中醫對本病之模範記載，較之西醫認識本病之歷史，殆提早至三四百年之久，此亦醫學史上重要之文獻也。若夫金匱要略之虛勞，則爲神經衰弱及體質虛弱症，非本病也。茲篇材料什九取諸外台秘要，非崇古薄今也，實則外台所記已頗詳備云。

外台秘要之骨蒸，不但就肺結核言之而已，并頸腺結核與腹腔結核亦同時言之，此其觀察研究之精，尤足驚人。蓋三病即同一病毒之所傳染，西人知此亦不過二百年耳，吾先人於千餘年前已知之矣。最可怪者，金元以後醫家，不能繼續研究，對三病同源之說竟奇之不顧，然則謂中醫退化之說，豈果盡誣者乎！外台云：

『骨蒸病者，亦名傳屍，亦稱伏連，亦曰無辜，亦謂殗殜……：無問少長，多染此疾。嬰孺之流，傳注更苦。其爲狀也，髮乾而聳，或聚或分。或腹中有塊；或腦後近下兩旁有小結，多者乃至五六。或夜臥盜汗，夢與鬼交通（案指夢遺）。雖目視分明，而四肢無力。或上氣（氣促）食少，漸就羸瘦。縱延時日，終於溘逝。』

夫曰「傳屍」，曰「無問少長，多染此疾」，曰「嬰孺之流傳注更苦，」則已知此病有傳染性矣。曰「腹中有塊」，則已知小兒有腹腔結核已，（案兒科書稱此爲無辜疳）曰「腦後近下兩旁（案即頸腺）有小結，多者乃至五六」，則已知頭腺結核與肺結核爲同病矣。考世界醫史記此三者同爲結核病之分症，不過近世事耳。

又外台引蘇遊論云：

大都男女傳屍之候，心胸悶滿（案即暴躁，患此者每覺行住坐臥，都無是處），背膊煩疼，兩目精明，四肢無力。雖知欲臥，睡常不着，（案患此者多失眠及半睡眠狀態）脊膂急痛（案即胸側痛），膝脛痠疼。多臥少起，狀如佯病。每至旦日，即精神尚好，欲似無病。從日午以後，即四體微熱，面好顏色。喜見人過，常懷忿怒（案指性情乖張）。才不稱意即欲嗔怒。行立腳弱，夜臥盜汗，夢與鬼交通，或見先亡，或多驚悸。有時氣急，有時咳嗽。雖思想飲食而不能多餐。死在須臾，而精神尚好。或兩脇虛脹，或時微利（案指末期續發之腸結核症）。鼻乾口燥，常多粘唾。有時唇赤，有時欲睡。漸就沈羸，猶如水涸，不覺其孔矣」。

凡此諸狀爲肺結核病之要徵，肺結核病之症狀可謂大備。然肺結核病之經過，有急性慢性二種。年在三十以前患此者，治療不得其法，則取死較速，大抵三四年後，每歸泉路。若四十以上患此者，多能帶病延年。蓋年紀愈大，對未病更有抵抗力故也。外台名此曰「殗殜」，殗殜者，方言注：「病半臥半起也」，此猶今言取慢性經過者也。但此病實有取急性發作死者，俗稱百日勞。外台亦明言之曰：

骨蒸之候，無問男子婦人，因天行（案即急性熱性時病）以後，餘熱不除，或爲頻頻勞復，小兒閃癖……因茲漸就瘦損。初著盜汗，盜汗以後，即寒熱往來。寒熱往來以後，即漸加咳。咳後面色白，兩頰見赤，如胭脂色，團團如錢許大，左臥即右出。唇口常鮮赤，若至鮮赤即極重，十則七死三活。若此以後加吐，吐後痢，百無一生，不過一月死。」

此即近世醫學稱爲奔馬性肺勞者，多見於傷寒風溫，痲疹之以後發爲本病，取急速死亡。又曰：「天行以後，因茲漸就羸瘦」也。外台又引病源云：

「蒸盛之時，胸滿……兩脇下脹，大咳，徹背連胛痛……或蒸毒傷藏，口內唾血。」

案咳嗽，胸痛，咯血，潮熱爲肺之四大主症，外台明白言之如此，但肺勞末期，帶發喉瘡，所謂喉頭結核者，或變下痢，所謂腸結核者。腸結核外台言之未詳，喉結核外台未曾言之。

小兒發肺結核者少，發全身結核者多，或見於頸腺，或見於腹部，既發此症，無不發熱、消瘦、食減、盜汗喘咳，骨立如柴，宋元以來之中醫，承外台之餘諸，名此曰晡露，曰無辜，曰丁奚，曰疳疰，皆小兒結核病之異稱也。

肺結核病者，體內皆有毒素，古人稱此爲「蒸毒」，近世醫學稱此爲結核細菌分泌毒素，可謂中西一揆矣。此毒素入喉，則喉頭糜爛而聲啞喉痛，不能不食，入腸則下利頻仍，急速消瘦。若自已吸收，則引起發熱，盜汗，精精亢奮，口舌乾燥，而變骨蒸之狀道家書有上淸紫庭追勞方，謂本病有勞蟲，其發生次序分爲六代王肯堂證治準繩並各繪勞蟲六代發生形狀圖以明之，其說與近世醫學相較固無是處。然而各認本病有毒素，能傳染，則自唐迄今，均無異辭。外台引張文仲云：「死後家中更染，如此乃至滅門」，甚言其病之毒，而傳染性之足以驚人也。

此病起因甚多，或因先天不足，如所謂肺勞質者，一也。或因親屬遺傳，二也。或因生活艱難營養不佳者三也，或因憂患勞倦，四也，或因日光不足空氣不潔，五也，或因傷寒肺炎痲疹之後而陷肺於不健康，六也。凡此皆足爲本病之誘因。及內病已成，往往可由感冒咳嗽而誘發，或食減力脫消化不良而發作，或由面黃肌瘦，疲倦氣急而發作，總之皆以輕症小恙而爲本病之前驅，此爲肺結核之初期。

肺勞既發，即起短咳，乾欬，且每每爲淸晨欬，而色蒼白，消瘦顯著，但亦有毫無欬嗽者，而行動氣促，不堪工作，夜間往往失眠遺精，食量減少，現消化困難狀，其欬嗽劇者，痰中每每有血絲或血點混之，然而不足愼也，此爲本病之發作期甚者，晚間稍有寒熱往來狀，此皆外台中已明白言之矣。

病更進行，症狀漸劇，則欬亦更甚，其始也，痰爲白色粘液，至此則變黃色膿痰矣，始也痰不過混有血絲而已，至此則爲鮮血，始則爲日晡精神興奮，至此乃變爲弛張性之潮熱。其初只行動氣急，至此乃有胸側刺痛，其初不過夜臥不寧，至此乃臥位限于一側（左側或右側），其始只爲食減中滿，至此乃變惡心嘔吐，蓋症狀至此，幾於全身皆受毒素侵害矣，此爲末期。

本病既臨末期，已成危症，治愈希望漸少矣，若併發喉瘡與下痢，預後尤不良，然治療得法，仍可轉危爲安，惜不能多見耳。

肺勞治法，最重起居飲食，藥物係第二義，台引蘇遊論云：

「骨蒸之病，無問男女，最忌房室（案絕慾第一），舉動勞作，尤所不宜（案沈默靜養第二），陳臭酸鹹，粘食不消，牛、馬、驢、羊、大小二豆，豬、魚、油膩、酒麪瓜果，野猪之屬，葵、笋、蒜、蕨，及生冷等，並不得餐，（案節制飲食第三）自非平復一月以後，乃漸開也……此病宜食煮飯、土豉、豆醬、燒薑、葱、韭、枸杞苜蓿、苦菜、地黃、牛膝葉、並須煮爛食之，候病稍退，恐肌膚虛弱者，可時食乾鹿脯爲味」。

案上述靜默療法已爲近世所遵行，而飲食療治，實與西醫所實行者相反。西醫於肺結核病人主增加營養，外台則主蔬食而忌動物食品，西醫不禁生冷而外台雖蔬食亦主「煑爛食之」，然則果誰是而誰非耶？吾則曰外台是，西醫不是。何以言之，蓋肺結核進行期，身必發熱，而餌食血肉，每每增加熱勢一也。肺結核病人以毒素之刺戟，胃腸機能易弱，而餌食血肉，易起消化困難，二也，臨床所驗，凡欬嗽潮熱之病人，專主蔬食，更服藥劑，每易奏効，而嗜血肉者每多遷延，三也，至於忌食生冷，爲妨害胃腸消化故耳。然外台非謂血肉不能食，必須大勢平復，熱退，血止，欬減以後，方可攝食血肉無禁，故曰「平復一月以後，乃漸開也，」蓋牛、羊、豬、魚、野豬、之屬與大小二豆，營養價高，含熱量多，若在發熱出血欬嗽甚時食之，則發熱愈高，咯血、咳嗽更甚也。而瓜、果、葵、笋、生冷諸物消化不良之病人，食之每易下利，故不宜食，肺勞病人，尤宜禁忌，外台又云：

凡患骨蒸之人，坐臥居處，不宜傷冷，亦不得過熱。冷甚則藥氣難通，兼之脹滿，食不消化。若或氣上逆甚，則血脉壅塞，頭眩目痛，唇乾口燥，渴欲飲水，此等並足將息過度之狀，將養之法，使寒溫得所，先熱而脫，先寒而衣，若背傷冷，即令咳嗽。若手足傷熱，即令心煩，若覆衣過厚，即眠臥盜汗，若覆衣過薄，即必腹脹滿、故飲食不限時節，寧可少食，數數進之，必須傷軟（案即湯液狀），不宜傷硬（即固體狀），皆以意消息之，爲佳」。

以上所引，皆爲治肺勞病之起居飲食法，吾不惮煩言之者，因宋元以後醫家，只知用方，絕不於方藥以外，尋求其他療法，乃千餘年前之先人，其昭示吾人竟諄諄爲此，尙有導引法，針灸法，不具引，近世西醫更有光日療法，空氣療法，則與前人主張淸晨出門，散髮寬衣，向日東行之法相似，又有營養療法，則以營養化學之發展，其精覈確當，有非古人所能知其萬一者，凡吾醫界，不可不學。

最後則言肺結核之藥物療法矣，外台因鑒於本病之毒素，主用制毒殺菌之劑，惟金石剽捍之品，果能殺毒滅菌與否，大成問題，後世醫家廢之不用是也。

考藥物療法有二，一爲對症療法，一爲强壯療法，用之適當，可收卓效，然中醫對一切病絕無特効藥者，只有對症之特効藥，而無如西醫所謂對病之特効藥，故治肺勞有效之一切藥物，其醫治作用，仍爲相對的而非絕對的也。惟其只具對症之效，故於用藥宜忌，尤宜分別注意，宋陳藏器有用藥凡例，理虛言鑑有用藥禁忌，初學者可以參考。

肺勞病症狀不一，變化甚多，但吾人在臨床注意之者，不過（一）發熱，（二）咳嗽，（三）膿痰，（四）口渴，（五）咯血，（六）遺精，（七）消化不良如食減脹滿下利等主要症而已。因而治療之方藥，亦不過（一）解熱（二）止咳（三）袪痰（四）止渴（五）止血（六）澀精（七）健胃扶脾七劑。然肺勞病有義三，此爲消耗病，故用藥宜注意於補益，一也。此病體內含有毒素，故宜注意於排毒，二也，肺勞病人無不神經過敏而又每每消化不良，故用藥忌用刺戟性者，三也。苟知此三要義，而後方可爲對症用藥之標準。

治療肺勞之適用藥物，中醫方書種類極多，然用之有效有不效，則以對症不對症故。醫者於辨症用藥之際，必須（一）選其無興奮刺激性者蓋興奮刺戟性藥物，對虛性之神經過敏病人，每易引起種種之不快，（如引起頭痛，發熱，多咳，出血等），（二）選其無害消化機能者（如大苦大寒大熱大辛等皆不適用）。（三）選其不助長毒素者，（强壯興奮藥每促進毒素之行進）。（四）選其既能治病而兼有營養價值可以補益消耗者，（五）選其具有解熱或袪痰或止咳或止血或解渴作用而兼有益消化與增進營養者，（六）選其可久服多服，有益病體而又能解毒者，醫者而能依此標準以選藥處方，可以無往而不利，此余二十年來研究之結果屢用之而獲効者茲依標準而示方如左：

一、保肺扶勞湯（藥量均以錢計）

百合三——五　天花粉三——四　天冬三錢　麥冬二——三　桑白皮二——三　地骨皮三——五　五味子　〇、五——〇、八　米仁三——一〇、　批杷叶一——三　酸棗仁三——四

案米仁富蛋白質而能治咳排毒，百合花粉均含澱粉而能解毒清肺治欬，天冬麥冬均有糖質而能生津解渴，止欬，桑白皮批把葉止欬利尿）地骨皮强壯而能解熱，五味子治欬而助消化，酸棗仁滋養而能鎮靜神經此皆能治各症，而更有滋養强壯之效，絕對不害病體，與吾上述選藥標準符合者。惟肺勞病人對前舉七症，有全有不全之別，有或輕或重之別，本方應用時，應有加減，舉例如下

熱盛者，地骨皮增量，再加青蒿，生地，口渴甚者二冬增量，或加石斛。

內熱上衝，加童便一碗，再加藕汁，白芨粉。痰濃加川貝粉，少食，米仁百合增量，加人參枳殼，下利去二多花粉，加山藥茯苓，口味不適加薄荷二分，咳嗽甚，加川貝杏仁，盜汗加黃耆，氣急加蛤蚧六分，毒盛，加銀花連翹。

二、肺勞解熱湯　肺治核進行期，潮熱甚者，清熱爲主，

青蒿　鱉甲地骨皮生地秦艽知母（便溏者此二味）東白薇歸身

三、紫河車煎　發熱日久解熱無効時用人胞一個煮服，有偉效。

四、止血劑　一，熱盛咯血甚者飲十八九歲之青年人尿一碗，每天可服二三次，以止爲度　二，咯血纏綿者，服白芨粉三錢，一日三度，並服阿膠三錢。

五、喉痛　西牛黃研粉吹喉，一二次可愈。

六、咽喉乾燥　西洋參，白毛石斛，藏青果煎飲。

七、下利便溏　骨炭粉二錢靈或飛滑石三錢　阿片少許均可

八、遺精　金鎖固精丸二兩吞

九、食慾減退　生白芍雞內金烏梅神曲人參甘草生麥芽（此藥須浸不宜煎）

十、小建中湯　此方於肺病頗有適用之機會，凡脉大而緩口中和面色不紅之病人，服此方後，則惡寒發熱可以立止，咳嗽可以頓解，食態可以復常，盜汗可以立止，遺精可以立止。故遇其病人而視陽虛脾弱症狀者可以大胆用之，雖有小咯血，亦仍可用之！

對肺勞方藥，已如上述，至於飲食療法，强壯療法，前已略舉，不在本文記載之列。

怎樣改進中醫學（續）

許濟弘

到了晉朝王叔和著脈經，方有「肝心出左，肺脾出右，腎與命門，俱出尺部」的說法，從此大家盲從其說，把寸口的三部脈，分主各臟腑了。

但寸關尺主何臟腑？又多不同的學說，例如王叔和的意見是把：（左寸主心小腸）（左關主肝胆，）（左尺主腎膀胱，）（右寸主肺大腸，）（右關主脾胃，）（右尺主命門三焦，）

李瀕湖的意見是：

（左寸主心膻中），（左關主肝胆），（左尺主腎膀胱小腸），（右寸主肺胸中），（右關主脾胃），（右尺主腎大腸），

滑壽以左尺命門，李梴以右尺為男子命門，左尺為女子命門；沈氏尊生以為男子左右當異診，李東垣以為左主外感，右主內傷。至三焦子戶心包大小腸的位置，更聚訟紛紜，莫衷一是，現不再一一舉出，但由此可知某部主何臟的學說，完全憑各人的想像而定，根本沒有一定的標準；所以連著脈訣的李瀕湖，也慨然的說道：「余每見時醫於兩手六部之中，按之又按，曰某臟腑如此，某臟腑如彼，儼若臟腑居於兩手之間，可捫而得，種種欺人醜態，實則自欺之甚也。」

徐靈胎也說：「病之名有萬，而脈象不過數十種，且一病而數十種脈「有時無不可見，何能診脈而即知其為何病，此皆推測偶中，以此欺人也，。

陳修園也說：「時醫開口輒云脈象，便知其習慣欺人小技，而學術必陋，凡醫書論脈愈詳，讀者愈難體會，大抵不肯說實話。」　現代西醫們的批評，固無論了！

第四藥物學的短處——我中醫學中最為世界人士所推崇的，便是藥物，上面已經提過；但細考我國古代說藥之書，除神農本草，名醫別錄等，尚能老老實實的記載，但云某藥主某病外，（可惜牠們也來着神仙不老的憶說）愈到後代，究理愈殷，說理愈虛，宋朝醫家，受了儒家性理學說為影響最先，混入陰陽五行，氣運術數之論，始作俑的便是寇宗奭的本草衍義，金元以後，益發不可收拾了，譬如論藥，便說某藥治肝是金尅木，某藥治腎是金生水，某藥色白便主肺，某藥色黑便主腎，各憑已意以推想，毫無實驗精尋，坐使國醫墮入五里霧中，莫能振作，多么可膽啊！

到明朝李時診著本草綱目，集本草學的大成，共收藥1871種，但他自已並未實驗。人云亦云，依舊沒有改進，而且所收藥物，眞有藥効的，不過四五百種而已，有的藥物簡實駭人聽聞；如古塚水，三家洗盌水，市門溺坑水，洗手足水，燒尸場上土，鬼屎，糞坑底下泥，靈床鞋，死人枕席，蒼蠅，天靈蓋，戌腹糧，以及褌襠，月經衣，裹脚布，汗衫，子衫，病人衣等。

有不可思議的，如天子藉田三推犂下土，寡婦床頭塵等；有的現在還沿用，其實根本沒有藥效，不過取此意思，如杵頭糠的主治噎膈，鑿柄木的主治難產。

總之：從前我國的論藥，大多不加實驗，但聽人傳說，或自已驗一二例，便算千眞萬確了，所以所著的書，或者說天花亂墜，百病全治，長生不老，或者取些意義，或者覩污濁為有效，或者有實效的藥物，說理又太玄妙，今再舉數例如下：

梁上塵——大明本草載無毒，主金瘡出血，至今鄉間仍多採用，不知塵中多

細菌，尤其破傷風菌，喜與塵土爲伍，豈非治病反而害人嗎？

預知子——日華本草曰，取子二枚，綴衣領上，遇有蠱毒，則聞其有聲，當預知之，故名預知子。

禹餘糧——本經言鍊餌服之，不饑，輕身延年。

丹　砂——本經言久服通神明不老。

首　烏——相傳首烏千歲成人形，服之駐顏不老。

菌　蔯——本經言白兎食之能仙。

五味子——本草綱目引抱朴子云，一人服之十六年，面色如玉，入水不需，入火不灼，（以上六藥，所記藥效，均是虛妄）

柴胡升麻—傳會賾曰升麻能升陽明清氣，自右邊上行；柴胡引少陽淸氣，自左邊上行，（完全臆度）

獺　肝——本草綱目載一月生一葉，十二月十二葉，其間又有退葉，後由日本香川德修氏親加剖驗，共達三十多只，或大或小，有雌有雄，在冬在夏，發現獺肝都是七葉，從未見有隨丹升降之異，可見舊說的不確。

靑　蒿——本草從新註：此物二月生苗，得春木少陰之令最早，故入少陽厥陰血分，（說理多麼玄妙！）

山　藥——本草從新載色白入肺，味甘歸脾，肺爲腎母，故又益腎强陰……脾爲心子，故又益心氣。（等於算命還有許多藥性，往往各家解釋不同，或兩相矛盾，使人有莫知所從之感，

如當歸有頭身尾異用的說法，雷斅說「當歸止血破血，頭尾効各不同，若要破血，即用頭，若要止痛止血，即尾，若一併用，服食無効」張元素則謂「頭止血尾破血，身和血。」人參本經謂其甘，微寒，別錄謂其微溫，雷公曰苦，岐伯曰甘。桔梗本經曰辛微溫，別錄曰苦，扁鵲曰辛鹹，雷公曰甘，白頭翁本經曰無毒，別錄曰有毒，甄權曰有小毒，大黃雷公曰苦有毒，扁鵲曰無毒。硃砂本經言無毒，別錄曰有毒，甄權以爲有毒。

又如三七血竭五靈脂宣紅花等，或云止血，或曰破血，或云去瘀生新。無有定論。

如黃耆丹溪以爲無汗能發，有汗能止，簡直把葯當作有靈性的動物了。

又本草舊有相反，相惡之說，如甘草與大戟甘遂芫花海藻相反等。實則此乃偶有之事，幷非一定，不可拘泥，譬如十棗湯加甘草李東垣治項下結核；消曈潰堅加海藻。朱丹溪治勞瘵的蓮心飲用芫花，二方俱有甘草，可見古人用藥，並不拘執的，陶宏景說：「古人亦有相反相惡，並用，乃不爲害，「古方中合用相畏相惡的很多，未見有絕對的反作用啊！

總之凡說藥憑歲時六氣五行，原本於素問陰陽大論，升降浮沈，始於李東垣，此都是中醫藥物學的短處，爲現代有識者所詬病的。

再次藥物的炮炙，創自南北朝雷斅的炮炙論，後世盲從其說。吠影吠聲，用之不疑，甚至有許多藥，炒製了其效竟謂相反，例如一部份行血藥，炒黑了會變成止血作用，棗仁生用增煩，炒黑安神；然則炒得不透，將焦未焦的藥，他的藥性怎樣呢？假使一半炒焦，一半沒有，不是變成了中和無効嗎？

原夫炮炙的最初原理，蓋以爲一部份藥物，如生南星生半夏生烏頭生附子等，生用刺戟太甚，故加炮炙，以減其酷烈之性，並不是每藥都有炮炙的必要啊！

只有山査炭乃取其吸着作用，與西藥的獸炭末同理，故必需炒炭應用，其餘多數是穿鑿附會，不可盡信。

更如煆瓦楞取其鹼性，用於胃酸過多，很是有效；不過有的人竟用醋煆，殊不知鹼性與酸性相遇，照化學原則，已成中性，豈非失了原有的藥效嗎？

石膏宜乎生用，張錫純提倡最力，煆用非徒無益，而反有害；日前張公讓雖說煆石膏遇水仍能回復結晶，無驗可徵，故仍從北張之說爲是。

中醫學短處結語　中醫學的短處還多，但我不願並不及多說了，有人聽了這些話，恐將疑心我故意在搗亂，實則欲圖革命成功，必先有相當破壞，才能棄舊更新，重行建設，况且我所說的話，大多是提倡中醫的人所說過的，我不過把牠採集和集合罷了，最後目的，還是希望改進中醫學，建設新中醫？正和你們的意思相同！

中西藥性類異同論

譚次仲

第三類 湧吐劑之異同

(正文)吐劑在西藥大柢有礦物性及植物性兩種，致吐之原因，爲吸收後延髓嘔吐中樞，或未吸收前胃粘膜，受藥理戟而起之反應，如阿甫嗎啡之致吐，爲前者之作用，銅礦養之致吐，爲後者之作用，亦有一藥而兼有二種之作用者，其適應症爲服毒之救治，爲暴食不化之療治，爲肺及助膜部有炎性產物之壓迫，而促其吸收是三者吐劑實有應用之必要，中醫藉所記載吐劑之適應証，完全相同，茲證釋如下。

(註釋一)金匱要略卷十雜療方云，飲食中毒煩滿治之方，苦參三兩，苦酒一升半，右二味煎三沸服之，當吐食出，即瘥，又曰，食諸菌中毒，悶亂欲死治之方，大豆煮汁飲之服諸吐利藥，並解，又食楓樹菌而笑不止，治之以前方，又誤食野芋煩亂欲死，治之以前方．此即中醫以吐劑救治服毒之明證，右舉各方，苦參大豆，湧之吐劾力甚微，(中藥有効之吐劑詳下)但以取吐爲救治服毒之不二法門，古人固明若觀火者矣，又千金因服毒而應用吐劑之例尤多也，此其相同者一，又金匱雜療篇云，貪食，食多不消，心腹堅滿而痛，治之方鹽一升，水二升，右二味煮合鹽消分三服，當吐食出，即瘥，以上即中醫暴食用吐劑療治之明證，雖鹽水未必有湧吐作用，但古人以吐法療治暴食，固知之甚當矣，且金匱五臟風寒積聚篇云，宿食在上脘者當吐之，修園註上脘即胃脘，亦深得吐法之要領者矣，相同者又一，至於肺臟及助膜有炎性產物而壓迫心肺時，吐劑亦大有使用之價値．如傷寒論太陽篇結胸症用瓜蒂散是也，蓋中醫之稱胸痺爲慢性乾性助膜炎，稱結胸即急性濕性助膜炎，考其症狀而可知也，其原文云，病如桂枝症，無頭痛項強而脉浮，胸中痞硬，氣上衝咽喉不得息者，此爲胸有寒(凝結物之意)也，當吐之，宜瓜蒂散，瓜蒂即中藥最有效之吐劑矣，中醫用吐劑以治助間積蓄，此又其明證，張平和曰凡痰飲宿食在胸膈間者，當湧而出之，亦此意也，中醫自古頗重視吐劑，中經張平和氏之提倡，終無補於今日中醫界之漠視，誠以吐劑與下劑不同，下劑僅促進腸管之順次蠕動，雖少有腹痛，不若吐劑之使胃肌發生一種痙攣狀態之苦悶特甚也，故醫家病家均多畏之，雖然醫業咸有一定之規矩，若吐劑有一定之適應症，中西一也，如上文服毒暴食等治療，舍吐劑更有何藥，中醫多庸昧不知規矩而廢吐劑其可乎，(暴食不化必至胃擴張疼痛終且心肺受壓迫而陷危殆勢殊嚴重，有致死者，近日報載，因過食而死者不下數起故服毒及暴食之救治唯吐劑爲唯一之原因療法也，至肺病及助膜病而用吐劑雖每收奇效但宜斟酌恐吐劑足以促心臟衰弱，且此而用食劑，則非原因療法而僅爲對症療法耳)

(註釋二)中醫吐劑亦有鑛物性與植物性兩種，鑛物性即膽礬是，此物即上舉西藥之銅礦養，其作用當然戟刺胃肌，無異西藥，植物性即甜瓜蒂，此物普通簡稱瓜蒂，金匱中暍用超過湧吐劑之份量煎湯服之，往往不吐，欲取吐者，必作散服，故想像其戟刺胃粘膜之力多，而興奮嘔吐中樞之劾少矣，此外更有蜀漆一味，又名常山叶，亦植物類，醫家多作湯劑用之，服後許久始吐，則推想其吸收後有作用於延髓之劾。

(正文)西醫吐藥多用散劑，且論其副作用，則云有害於心臟機能及胃之消化，考中醫籍所論亦復相同，論證如下：

(註釋)中醫對藥劑賦形之理解云，湯者盪也，取其速人於血，以滌盪瑕垢之義如桂枝湯之退熱是，丸者緩也，取其緩緩消化可達於腸，如烏梅丸之治，蚘病下利是，散者散也，取其不緩不速以作用於胃，故胃病獨多用散，如平胃散之治嘔，逍遙散之治食慾不振，五苓散之治渴皆是也，而吐劑尤多用散，如金匱之蜀漆散，傷寒之瓜蒂散皆是，蓋吐劑取其作用於胃粘膜，當然更適於散劑也，後人以吐藥作湯作丸實背仲聖之旨，非科學也．此亦與西法相同者焉，至若吐劑之副作用不亞於發汗劑及瀉下劑，仲景論之尤詳，故其著作，輙有禁吐汗下之明文，其論吐劑之言曰，太陽病，當發熱惡寒，今自汗出而脉細數者，以醫吐之過也，此心力受其影響矣，又云，一二日吐之者腹中肌，口不能食，三四日吐之者，不喜糜粥，欲食冷食，朝食暮吐，以醫吐之所致也，此爲小逆，此吐劑傷胃之明證，此中醫對吐劑之副作用二與西醫完全相同。(待續)

金匱漫談

王建南

第一節 痙

痙是「症」，不是「病」。是因病毒侵犯腦神經，使一般隨意運動神經發生不隨意的運動而起。我國古醫書上所記載的如：攣急，瘈瘲，抽搦，撮空，循衣摸床，口噤，角弓反張，項背強直等，皆爲痙之像徵。各種傳染病中，以痙爲主要徵狀的，首推流行性腦脊髓膜炎。其他如：急性脊髓前灰質炎，破傷風等疾患，也常常發生痙症。仲景云：「病者身熱足寒，頸項強急，惡寒，時頭熱面赤目赤，獨頭動搖，卒口噤，背反張者，痙病也……」又云：「太陽病，發熱無汗，反惡寒者，名曰：剛痙，太陽病，發熱汗出而不惡寒，名曰：柔痙……」根據此二條條文，我們可以知道，仲景以發熱惡寒無汗爲剛，發熱不惡寒汗出爲柔痙；而頭熱，面赤，目赤，角弓反張，項強等則爲剛柔二痙俱有的徵象。然二痙雖不同，而皆冠以「太陽病」三字；可見痙乃是各種急性傳染病經過中之兼症而已。因爲「太陽病」三字的意義，本是指一切急性傳染病的前驅症狀而書。所以我說：「剛痙似乎有些像麻黃湯症併發痙症的現象。柔痙則像桂枝湯症併發痙症的現象。

本篇仲景一共立了三個方子；一是括樓桂枝湯，即桂枝湯中加括樓。一是葛根湯，即爲桂枝湯中加葛根麻黃。一是大承氣。仲景說：「太陽病，其症備，」便是指有惡寒發熱諸症狀而言，雖未明言有汗無汗，但以該方（括樓桂枝湯）仔細研究，本非發汗之劑，所以括樓桂枝湯是爲柔痙而設。又云：「太陽病，無汗而小便反少，氣上衝胸，口噤不得語，欲作剛痙，葛根湯主之」

醫案

灣台張永霖譯

四、攝護腺肥大症（岩虎氏治驗例）

本多某 四十二歲 男

病由二十二歲時。患淋疾。因羞恥不加療法。姑息的在家裏彌縫焉。迨二十七歲突然尿閉不通。求始於某病院。以 Katheter（導尿管）得血尿。再加溫濕布。得自排尿。三十二歲時，再發。雖仍如法如療。可是病勢遷延一進一退。似無向愈之象。及至昨夏。自覺尿意頻數。且覺殘尿感。又時時失禁。迨本年四月。竟大小便悉閉。發熱。八月則更加嘔氣。難以步行。

診之。體格尚好。唯羸瘦殊甚。面呈赤色。體溫三十九度。舌苔微黃厚膩。乾嘔不欲飲食。脈按之浮實。腹滿。臍下按之鞕痛。左側如有索狀焉。小便淋瀝。大便秘。以指由肛門內按之。攝護腺腫大。且充滿於肛門內。擬桃核承氣湯。翌朝。體溫漸降。小便點滴。仍投前方。命服四天。往診之。體溫如常。小便自利。不混濁。再服一星期。二便得通。腹症亦除。食欲漸加。乃轉換豬苓湯。服三天。由肛門診之。攝護腺縮小泰半。二便如常。續三星期全愈。

五、腎盂出血（矢數氏治驗例）

二瓶某 四十一歲 女

據訴本來身體衰弱異於常人。二十年前但舉一男孩。六年前嘗尿血。當時將左腎剔出。尿血遂愈。可是爾來面色蒼白如蠟。動則心動悸。呼吸迫促。現在全身疲勞。困憊不欲動。且謂三星期前。突發三十九度之高熱。或惡寒戰慄。如此將旬。此時右腎腫脹。自覺疼痛異常。且呈血尿如葡萄酒狀。日十數次。經打退熱針四次。熱雖退。全身未覺叙服。故求治先生云云。

診之。脈沈微而數。右腹肝臟與腎臟均呈腫脹。上由心下。下及腸骨窩皆然。按之則痛。不軟弱。而鞕滿。聽診上兩肺無異狀。唯心音呈貧血性雜音耳。體溫二十七度三分。大便如常。患者面色蒼白如蠟。口唇亦然。舌但滑無苔。眼光無力。言語幽微。應答澁滯。又將小便檢驗之。得蛋白質強陽性。赤血球強陽性。大腸菌陽性。結核菌陰性。又得球可證。以此可斷爲腎臟腎盂炎。而陶白如蠟。短氣心動悸。全身脫力。感不思飲食。言語蹇澁。眼光無力諸症。因屬因出血所呈。乃投加味歸脾湯。命服四貼。第三天往診之。尿血止。體力漸回。應答頗見活潑。診餘仍以前方命服五貼。第八天診之。患者已自能起坐。應答頗活潑。面色口唇亦呈微紅。飲食頗進。體力似將復元。腹部按之充實。不鞕滿。腎臟之腫脹亦無可摸觸。再將前方命服一星期。全愈如常。

六、奔豚症（矢數氏治驗例）

小谷某 四十歲 女

嬌小不肥之體格。帶些神經質，之婦人也。謂三年前因產後調攝失宜。致易生驚恐。或憂煩不已。甚則氣從小腹上衝胸。其狀圓如皮球。起則動悸激烈。呼吸困難。兩足冰冷。惡寒戰慄。小痛絞痛。全身冷汗淋漓。除多醫請生打強心針。瞬刻自漸緩解。隅醫生不在。或逢夜間延醫不便之際。隱忍靜耐之。翌朝可自消解。小便自利。全身爽然。如此兩天一發。或三日一次。既不可豫防。亦無根治之法。遂不，按葛根湯爲桂枝湯中加麻黃葛根以發汗清熱，所以適用於剛痙○而大承氣之設用於痙症，效果極大，然必以病邪充實，心力未衰，爲必要條件，否則即不可冒昧施用○仲景云：痙爲病，胸滿口噤，臥不着席，脚攣急，必齘齒，可與大承氣湯」，僅所說的各種症狀，都是充實的，熱性的，故可施用此方○近賢陸淵雷氏亦謂：「以大承氣湯治腦膜炎之實證，有一下而愈之效○」這是因爲大承氣中有多量的大黃，不僅能蕩病毒，降低血壓，並且又能清解血中的毒素，所以有這樣良好的效力○

除了此，我還有一點補充的意見；就是說：治痙症，除了上述各法外，倒底還有些什麼法子和方子？這當然是趕緊要明瞭的大問題，因爲近代所發現的腦膜炎諸病，確實現燥熱的現象多○仲景所說的麻黃桂枝，實在有點難用：因此後世論治痙的話也就多了！清朝的余師愚製了一個清瘟敗毒飲；重用石膏，生地，犀角等清熱解毒的藥物來治頭痛如劈，頭項強急，發熱昏憒的痙證○他所說的疫，便是近代腦膜炎一類的病○近人王甚軒先生以該方加減，並重用羚羊，石決明，貝齒等鎮靜神經○猴棗，天竹黃，貝母等清化痰熱，亦是透徹之談○因此我們知道：痙症除了金匱上所述的各種理法外，還應該曉得其他各法；大抵痙症屬熱性疾患的比較多，需重用清熱解毒鎮靜神經的藥物○若發現心腦症狀，則當急投安腦丹，六神丸，牛黃丸，紫雪丹等強心藥，方可轉危爲安○

社員園地

願讀中華醫學雜誌

敬告同道幾語

王有蔭

敝人自幼學習軒岐，現已臨症念餘年，每恨醫學疏淺而不勝其任，惟是終日訪友研究，奈無其人，想是已之肉眼不識賢者所在，俾醫學有進步，是爲至

能出外○只好在家靜待其苦○現在正逢發作○乞診療之云云○診之○脈但緊○舌苔白○腹棉軟無力○心下痞○自左側臍旁至心下○腹筋拘攣不休○按之○動氣殊甚○蓋即奔豚之氣也○因告病人曰○病根在此患者愁容頓開○曰○妾亦略知左腹之跳動或當是病源○每以此訴諸西醫○都謂神經之所爲也○醫之不以爲意○云云○乃投柴胡龍骨牡蠣湯（去鉛丹，大黃）兼用六味丸○服後不復發作○腹亦不再痛○續服一月有餘而休藥○

七、筋萎縮性側索硬化症（虎岩氏治驗例）

橋本某　十七歲　男

自謂十五歲時○患右側中耳炎○至鼓膜穿孔而全愈○但覺難聽耳重○十六歲因 Adenoid（腺樣增殖）而手術○既而身體筋胸日見羸瘦○殆十七歲之二月二十九日○不知何因突然兩足失力○倒仆路上○遂不能步行○雖經其病院療治○謂小兒痲痺症○數月未見寸效○或求他醫○則曰病在腦裏○或改用電氣○購求器械在家治療○四個閱月○亦無甚效○云云○此其既往症也○觀其行步○則兩脚軟弱○兩足趾跛拖不能舉○顏呈無慾表情○全身暗黑乾燥○舌不苔○口渴○脈大而弱○語言如常○聲音甚低○診之全身筋肉悉盡萎縮羸瘦如柴○肋間陷凹○腸骨與肩胛骨兀然高突○聽打診則胸部如常○腹部輕按之覺腹筋攣急殊甚○尤以左側最爲明○臍則因直腹筋之縮急○蹙偏移左側約五分之矩○呼吸困苦○幾若將欲斷絕○腹部一帶概呈陷沒而腓筋肉既甚萎縮○足膝反射則呈亢進○扣打之脛骨○四頭股筋悉盡收縮○乃斷爲筋萎縮性側索硬化症○立投芍藥甘草湯○兼用八味丸○經過五日○自喜呼吸叙暢○一月後臍動減半○再經兩月則筋潤澤○呼吸如常○病人喜甚○以爲重見天日而其父尤甚○命續服不可或怠○

八、胆石症（大塚氏治驗例）

六十歲之老婦○兩年前曾患膽石疝痛求治○當時擬大柴胡湯加石膏○連服四個多月○全愈○今由前月下旬突然再發○痛徹胸背○雖經近隣西醫頻打 Pantopon 鎮痛針六次○劇痛依然○因憶昔年之效果○隨其希望○仍與前方○經五六日○症狀依然如故○於第九日往診之○右季肋下抵抗甚強○具有壓痛○每當發作時○但惡寒戰慄○不大熱○口不渴○大便秘○小便少○日僅一二行○即將大黃附子湯○連服一星期○五日後其子來告曰○七帖服盡矣○疼痛已不再發○唯大便日四五次耳○乃減大黃之量○命其續服不怠○

九，濕性肋膜炎兼腎臟炎（虎岩氏治驗例）

濱田某　十六歲　男

既往症！姊妹兩人健在○兄弟四人○本病人以外餘皆夭亡○本病人稟賦衰弱○幼時因母體營養不良○罹患乳兒脚氣○吐乳嘔聲○或消化不良等症○小學時常因胃腸疾患休課○本夏七月廿五日赴海水浴場習水泳○僅兩天即覺全身疲倦○檢之體溫竟達三十八度有餘○乃購風藥與服○翌朝頗暢服○乃以脚踏車遊朋友處○日暮歸而檢之○又復三十七度八分○全身汗滴淋漓○七月廿七日就診近隣某醫○藥後大汗數次○迨第七月告爲肺門淋巴膜腫○即行葡萄鈣之注射○既入九月○諸症仍持原狀○及九月二十日斷爲肋膜炎○雖然病人因嫌治療陋劣○乃改他醫○經過仍是遲遲不好○迨十一月一日來院求治○

現症！面色蒼白○確是衰弱異常○顏面眼臉均甚浮腫○全身漐漐微汗○一身盡痛○難以轉側○體溫三十九度○打診之左胸全部梗甚○心臟稍隆右側○心尖纖動竟在右乳線左邊○聽診左肺呼吸音微弱○由左肺尖下至第三肋骨濁性音甚明○腹部側膨腹而柔軟○不疼痛著○蓋因腸部有輕度痲痺與異常醱酵故也○以此食慾減退○小便短小○且蛋白質呈強陽性○乃命記一日間之全尿量○

治療與經過！初病似太陽病○醫投汗劑○大汗淋漓○今猶漐漐然○當是病入陰○故口不渴○乃擬眞武湯合麥門冬湯○附子三○（譯者按單位當是瓦）又顏面浮腫是因腎臟炎○故禁食鹹類與蛋白質○

十一月二日○體溫三十九度一分○尿量四五〇大便溏○盜汗甚○

十一月四日○體溫三十八度三分○尿量九五〇○

顧也不意去歲十一月間幸有張之正先生駕臨敝惠介紹加入貴社研究醫學彼時欣然參加嗣後所寄之刊物讀之津津有味今期已完內所列登之物皆各處醫界名流至明理言滿目及經驗之實殊欽佩之至愛之不忍釋手百讀不厭可見此美舉皆賴

貴社長德懋夫子素具熱烈心腸堅剛之志方能成其最大之功業也故創刊號發行之後是以示啓全國醫界同人之信仰故我醫界紛紛躍躍加入現又各處組織分社將來我國同志全體仰夫子之志排除私意公開交換智識互相研究以長補短抱定始終如一奮發不怠之皆共同前進前途發揚光大自古茹毛飲血智慧日進夫人被發而瑩泥蛇被創而含草曆曆首出神農親嘗百草是爲醫學之始自今四千七百餘年發揚自古光大之國粹曆至現代世界最大莫大乎於醫國無民不立民無醫不康故憲法定國家爲增進民族健康應普遍推行衛生保健事業及公醫制度足可預卜恢復民族固有之健康雪東亞病夫之恥完成醫界之偉大則民族幸甚同道幸甚。

中華醫學雜誌社廣東靈山舊州分社成立宣言

我國醫藥，創自神農，進於岐黃，伊尹肇湯液之始，仲景著傷寒之論，迄今已有數千年之歷史，其間醫傑代出，各有發明，匡國活人，實深利賴！自吉末後，歐風東漸，國人迎新藥舊，多趨西化、醫藥當不能例外也。而各省大都市研究中醫變學術者，仍不之人，對於舊學之探討，新學之吸收，秘方之公閉，藥物用科學方法以研究，治療成續，興日俱進。而本邑地處偏隅，文化落後，西醫藥已感缺乏，中醫藥亦少人研究，醫藥衛生，人民疾苦，實爲堪虞。儒軒等有鑒及此，本年春加入北平中華醫學雜誌社，在董社長德愁領導之下，邃章成立靈山舊州分社，邀集同志，互相研究我國固有醫藥學術，以謀□療方法，縮短病期，辨除病者痛苦，並使人人有醫藥衛生常識，以保健康。惟同人等學識淺陋，經驗倘鮮，難脾重任，務冀我醫藥先進及社會賢達，時錫南針，以匡不逮，有厚望焉！

中華民國三十七年七月六日　分社長李儒軒

十一月六日。體溫三十八度二分。尿一二〇〇。十一月十日。不盜汗。體溫下降。僅三十六度七分。尿量仍一二〇〇。仍守前方。十一月十六日。尿量十五瓦以上。顏便浮腫減去大半。唯左胸呼吸音猶甚衰弱。可知助膜腔中猶停滲出液。乃以助膜穿刺針。排除四百C.C.。迨十二月初旬。脈象轉好。乃改小柴胡湯加味。又浮腫盡除。尿蛋白。轉陰性。乃許食蛋白質與食鹹。翌年一月七日診之。并無何等所見。尿量可一六〇〇C.C.。體力充分恢復。如常起居。告全愈。（未完）

脚氣病證治

黃萬安

脚氣素問稱之曰厥病，至唐始稱脚氣，該病多發生於沿海地區，高原之域，則不多見，兩性相比，男子居多，且屬於青年者，女子鮮有，而貧者尤多習見，以其營養不良故也。

原因：大概人體中缺乏維他命B，及感寒濕而成、故常發生於潮濕地帶。

症狀：初起時，全身違和，進而下肢浮腫，舉步則覺兩足倦重，同時腸胃障碍，食慾不振，肌肉疼痛，皮膚知覺較平時大減，其甚者，呼吸困難，心窩每感不快，此時乃漸入危險時期，即俗所謂脚氣衝心，治之失當，多致不救。

診斷：此症有乾性脚氣與濕性脚氣之分，乾性者，下肢多不現浮腫，然間有浮腫，亦甚微耳，不若濕性浮腫之甚也，而兩者均覺兩足乏力，酸軟，小腿部筋絡疼痛，濕性者以一指按其腫部，其處即下陷而成凹狀，乾性者反是，又凡患脚氣病者，令其蹲于自已踵上片時，非用手助不能起立，且感疼痛。

療治：據一般民間自療法，多採用荳類或魚類，常見患者多食眉荳子，落花生，蒜頭，鯉魚，鯽魚而獲全愈，葦者於民國二十八年因避中日事變之亂，深入農村，因水土轉換關係，曾染脚氣病，兩脚浮腫，知覺運動麻痺，重按之始感物觸，時因戰事，交通不便，且鄉村僻地，購買藥物，頗覺麻煩，後多食眉荳子及落花生，間用鯉魚和蒜頭同煮，代茶則用米皮糠煎水連服數日，浮腫漸消，不出一星期，前症若失，行動如昔矣，蓋荳類及米皮糠，富有維他命B，多食能補體中之缺欠，故能愈脚氣病，鯉魚鯽魚，有利尿作用，適應用於腫症，蒜頭味辛性温，通氣血，除風濕，亦俱利尿之功，多食能驅濕氣於體外，浮腫之象自除，故有如此之効試也。

治驗：何杰明，男，廿二歲，福溪人，業小販，常肩挑過市，飲食無時，飢飽過度，因之營養欠佳，下肢浮腫，立稍久，則覺足部麻痺，小腿筋痛，其妻扶之到診，按其兩手脉俱弦緊，舌苔白滑，食不多納，余定爲濕性脚氣病，投以桂枝，吳萸，羌活，雲苓，川樸，蘇葉，木香，服一貼，腫象略寬，再服一貼，腫退其半，後照前方去羌活，川朴，加蒼朮，扣皮，川加皮，苡仁，而麻痺筋痛諸症亦減，再二劑前症悉痊。

陳灼光，男，二十五歲，原籍桂省，因隨其叔到東莞習商，爲水土轉換關係，致而足乏之力，時覺小腿筋痛，曾服舒筋活絡，去濕之藥，數貼無效，求診於余，其自訴症如上，按其脉遲而濡舌白無苔，飲食與平時略減，乃令其蹲於自已踵上，復令其自行起立，患者不能如命運作，乃扶椅而起，余曰，君之疾，乾性脚氣病也，採用四物湯加黃耆，生羌，苡仁，茯苓，囑其先用米皮糠煎水數沸，隔去糠，然後用水煎藥，空心服，初服二貼，筋痛畧減，舉步有力，再診時，又令其蹲于自已踵上，毋須扶椅而自能起矣，後仍用四物湯加木瓜，蠶砂，黃耆等數劑而痊。

向各地社員讀者及函授學員說幾句話

本社發行部

數月以來，雜誌同業，因紙價及印費，逐漸增漲，勢不得不逐次調整定價，以求平衡，但事實上所增之收入與業務之開支，調整次數愈多，不敷之數愈鉅，即以紙價計之，本誌創刊之際報紙每令四十萬元，現已漲至六千萬元，約漲一百五十倍而本誌定價創刊時爲全年三萬元現逐次調整始增一百萬元約三十餘倍故發行愈多，賠虧愈大，明知文化事業，不能與普通商業并論、但可維持，不能不顧及讀者之負担但現在臨此嚴重關期，如不設法增加收入則唯有停刊試觀各地雜誌同業均已大部停刊，可資證明，此種增價實非得已，尚乞讀者　鑒諒

玆將本月份調整刊費列下：

一、訂刊費：全年十二册定價洋一百萬元，半年六册定價洋五十萬元，零售每册十萬元，平寄不加郵費，航寄航空費按當時郵章而定。

二、社員入社費：每人入社費爲六十萬元，常年費六十萬元共計一百二十萬元，詳章函索附郵票一萬五千元即寄

三、中醫函授費：全部學費八百萬元，簡章函索附郵即寄。

四、針灸函授費：全部學講義費三百萬元，簡章函索附郵即寄

中華民國三十七年八月一日出版

中華醫學雜誌 第一卷 第十一期

社長兼總編輯　董德懋

副社長兼駐滬代表　汪浩權

採訪主任兼駐京代表　孫西園

出版者：中華醫學雜誌社

印刷者：中華醫學雜誌社印刷部

發行所：中華醫學雜誌社發行部

社址：北平前外打磨廠一八六號